TRAITÉ

DES

MALADIES PARASITAIRES

NON MICROBIENNES

DES ANIMAUX DOMESTIQUES

PAR

L.-G. NEUMANN

PROFESSEUR A L'ÉCOLE NATIONALE VÉTÉRINAIRE DE TOULOUSE

Avec 306 figures intercalées dans le texte.

PARIS

ASSELIN ET HOUZEAU

LIBRAIRES DE LA FACULTÉ DE MÉDECINE

Et de la Société centrale de médecine vétérinaire

PLACE DE L'ÉCOLE-DE-MÉDECINE

1888

TRAITÉ

DES

MALADIES PARASITAIRES

9885-87. — Corbeil. Imprimerie Crété.

PRÉFACE

Ceux qui ont étudié les sujets si nombreux et si variés dont la substance est donnée dans ce livre ont eu lieu de s'étonner de la multiplicité des travaux qui s'y rapportent, des documents presque innombrables qui en constituent la matière. Ils ont aussi dû regretter plus d'une fois que, dans notre pays tout au moins, on n'ait pas encore entrepris de donner le tableau didactique des troubles provoqués par les parasites dans la santé des animaux domestiques. Ayant, autant que personne, éprouvé le regret de cette lacune, nous nous sommes déterminé à la combler. A vrai dire, cette tentative n'était pas tout à fait sans précédent. Mais aucun des ouvrages français ou étrangers, souvent excellents, auxquels nous faisons allusion ne pouvait nous servir de modèle : les uns, en effet, se bornaient aux « entozoaires » ; les autres, aux parasites de la peau ; certains comprenaient prématurément dans leur cadre les maladies microbiennes, ou bien ne s'attachaient qu'aux parasites, négligeant trop l'hôte et les sévices qu'ils lui infligent ; la plupart enfin, sinon tous, adaptaient leur plan aux subordinations taxinomiques de la zoologie et de la botanique.

Comme nous avions surtout en vue les troubles de la santé, les maladies parasitaires, nous avons jugé plus utile d'établir l'ordre à suivre d'après la nature des organes envahis. Cette idée domine dans tout le cours de l'ouvrage ; les rares dérogations qu'il a fallu y faire parfois sont sans importance, ne suscitent aucun embarras dans l'étude et ne gêneront jamais un lecteur attentif pour la détermination des parasites qu'il aura rencontrés.

Dans cet exposé des maladies parasitaires de nos animaux domestiques, il a été fait abstraction de ces parasites si subtils et si réduits, désignés communément sous le nom de « Microbes » et qui rentrent dans la vaste classe des Schizomycètes. Malgré l'intérêt incontestable qu'il y aurait à présenter dans tout son ensemble le parasitisme des animaux, il a paru plus avantageux de laisser ici de côté les maladies virulentes. Une raison décisive, entre autres, justifie cette séparation. Si, pour certaines d'entre elles, en effet, la preuve est faite de leur nature parasitaire, il en reste malheureusement beaucoup pour lesquelles on n'a pu la produire encore et qui cependant ne peuvent être séparées des autres, mieux connues, dont tout les rapproche : symptômes, marche, lésions, conditions de contagion, mesures prophylactiques de police sanitaire, etc. Les maladies dont il est ici question sont donc, presque toutes, dues à des parasites relativement volumineux et pourraient être dites macro-parasitaires.

Quant aux animaux domestiques (mammifères et oiseaux) considérés dans ce livre, ce sont presque exclusivement les espèces de nos pays, car les observations de parasitisme ont surtout porté sur elles. Les espèces propres à l'Asie, à l'Afrique ou à l'Amérique avaient, sous ce rapport, un intérêt trop secondaire pour qu'il y eût utilité d'en encombrer ce travail déjà très chargé ; aussi ne sont-elles l'objet que de rares et courtes mentions.

Bien qu'il s'agisse surtout de pathologie, nous ne nous sommes pas borné à présenter le tableau des troubles engendrés dans l'économie par les êtres qui l'envahissent. Pour faciliter les diagnostics, nous avons joint à l'étude des parasites proprement dits celle des commensaux, qui se rencontrent si souvent. Nous nous sommes efforcé de n'omettre aucune des formes vivantes signalées à la surface ou dans la profondeur des organes, qu'elles fussent communes ou rares, fréquentes ou exceptionnelles. Comme il n'est pas toujours facile, en présence d'une espèce intruse, de la rapporter au parasitisme ou au commensalisme, que le nombre est, en cette question, un puissant élément d'appréciation, la détermination d'un parasite est singulièrement aidée par sa comparaison avec les espèces ayant le même habitat. La mention dont chacune est accompagnée lui mesure exactement son importance.

Pour rendre intelligible l'exposé nosographique des désordres parasitaires, il fallait, de toute nécessité, faire intervenir bien des notions de zoologie et parfois de botanique. Elles ont, en général, été réduites au strict minimum, le lecteur pouvant trouver dans des traités ou travaux spéciaux le complément d'information dont il sentirait le besoin. Les *Éléments de zoologie médicale et agricole* de notre collègue, M. le professeur Railliet (d'Alfort), seront, à cet égard, d'un précieux secours. On y trouvera exposés, avec une précision, une exactitude et une clarté des plus rares, les caractères des nombreux parasites animaux qui doivent stimuler la curiosité. Nous en avons nous-même tiré un précieux parti et, le plus souvent, nous nous sommes rallié à l'opinion que nous y trouvions exprimée et qui nous paraissait péremptoire. Mais notre livre est redevable à M. Railliet de plus encore : avec une constance dévouée, il en a suivi l'impression depuis les premières feuilles et ses notes nous ont épargné et des omissions et des erreurs. Ce travail qu'il s'est imposé, nous le devons à son amitié, ainsi qu'à son intérêt passionné, actif et toujours en éveil pour toutes les questions de parasitologie.

A plusieurs reprises, nous avons pu recourir aussi à la compétence si notoire de notre collègue, M. le professeur Peuch, pour des questions de police sanitaire et de jurisprudence. On en trouvera l'indication à propos des « gales » et de la « ladrerie. » Nous tenons à lui témoigner ici nos sincères remerciements.

Mais le lecteur devra surtout à la foule des savants et des praticiens dont les observations ont constitué la science qui nous occupe. En nous efforçant de rendre justice à chacun, nous avons voulu fournir les moyens de compléter les enseignements de cet ouvrage. Si nous avons multiplié les indications bibliographiques, le mode adopté évitera, croyons-nous, les inconvénients qu'elles auraient pu présenter pour la lecture. Maintes fois, d'ailleurs, cette bibliographie a été réduite à un petit nombre d'auteurs, lorsque ceux-ci la donnaient très étendue et très complète. Bien souvent aussi, elle a été supprimée, lorsqu'elle se serait rapportée à des maîtres en la matière, tels que Dujardin, Diesing, Leuckart, Davaine, Zürn, etc., dont les ouvrages avaient été déjà l'objet de fréquentes citations.

Deux sortes de caractères typographiques ont été employés pour le texte. Le plus petit a été réservé aux descriptions des parasites, à la partie purement zoologique ou botanique, à l'historique des questions qui en comportaient, et à un assez grand nombre de sujets relativement peu importants, mais essentiels toutefois dans un livre qui visait à être complet.

De nombreuses figures ont été intercalées dans l'ouvrage, où leur présence était indispensable. A cet égard notre tâche a été singulièrement simplifiée : notre collègue, M. Railliet, a mis gracieusement à notre disposition celles qu'il avait fait graver pour ses *Éléments de Zoologie*, et nous avons eu peu à y ajouter.

Est-il besoin de dire enfin que nous avons trouvé chez nos éditeurs, MM. Asselin et Houzeau, cette bonne volonté intelligente, ce zèle, cette entente des besoins du lecteur dont ils ont donné tant de preuves et qui leur ont assuré les titres les plus sérieux à la reconnaissance du public médical et vétérinaire?

Tel que nous le présentons, et sans nous dissimuler ses faiblesses, nous avons l'espoir que ce *Traité des maladies parasitaires non microbiennes des animaux domestiques* contribuera à la diffusion, partant aux progrès de la parasitologie. C'est sa raison d'être et la récompense que nous ambitionnons.

L.-G. NEUMANN.

Toulouse, le 20 mai 1888.

TABLE MÉTHODIQUE DES MATIÈRES

LIVRE PREMIER

PARASITES DE LA PEAU

LIVRE DEUXIÈME

PARASITES DE L'APPAREIL DIGESTIF

LIVRE TROISIÈME

PARASITES DES SÉREUSES

LIVRE QUATRIÈME

PARASITES DE L'APPAREIL RESPIRATOIRE

LIVRE CINQUIÈME

PARASITES DE L'APPAREIL CIRCULATOIRE SANGUIN

LIVRE SIXIÈME

PARASITES DES MUSCLES, DU TISSU CONJONCTIF ET DES OS

LIVRE SEPTIÈME

PARASITES DES CENTRES NERVEUX ET DES ORGANES DES SENS

LIVRE HUITIÈME

PARASITES DES ORGANES GÉNITO-URINAIRES

FIN DE LA TABLE MÉTHODIQUE DES MATIÈRES.

TRAITÉ

DES

MALADIES PARASITAIRES

NON MICROBIENNES

DES ANIMAUX DOMESTIQUES

INTRODUCTION

DES MALADIES PARASITAIRES EN GÉNÉRAL

Parmi les maladies qu'engendrent les milieux extérieurs avec lesquels les animaux sont en rapport, le nombre est grand de celles qui tiennent aux êtres inférieurs renfermés dans ces milieux, à divers états de développement, depuis celui d'œuf ou de spore jusqu'à celui d'individu parfait. Les progrès récents et ininterrompus de la science augmentent chaque jour le domaine de cette partie de la pathologie et tendent de plus en plus à y faire rentrer bien des affections considérées jusqu'alors comme se rattachant à des causes purement physiques. Il en est résulté une sorte de science spéciale, la *Parasitologie*, qui a un objet distinct, ses méthodes et un intérêt particulièrement suggestif.

Dans l'immense usine de matière vivante qui constitue l'empire organique, les conditions de la nutrition sont telles, pour les animaux et les plantes sans chlorophylle, que leurs aliments sont exclusivement constitués par des substances organiques. La plupart s'en nourrissent lorsque la vie les a abandonnées; mais il en est beaucoup qui ne les trouvent à leur convenance que sur des organismes vivants, et qui sont astreints à les y rechercher pendant la totalité ou une partie de leur propre existence. Lorsque les rapports de taille et de force sont tels que le consommateur soit inférieur à sa victime, le premier devient le *parasite* de l'autre.

Le parasitisme n'est qu'un cas particulier de la *symbiose* (de Bary).

On appelle ainsi les différentes formes de la vie en commun d'organismes différents, et l'on y distingue le *mutualisme*, le *commensalisme* et le *parasitisme* (P.-J. van Beneden).

Dans le *mutualisme* ou *symbiose mutualiste*, les deux êtres en présence forment une véritable association et sont en quelque sorte solidaires.

Dans le *commensalisme*, l'un des deux êtres seulement profite de la réunion : il y trouve un abri et, sans porter préjudice à son co-symbiote, des conditions de subsistance plus favorables, quoique éventuelles.

Dans le *parasitisme* ou *symbiose antagoniste*, l'un des êtres encore est seul à profiter de la réunion, qui lui procure un abri et une subsistance assurée, parfois celle-ci seulement, aux dépens, le plus souvent, de son co-symbiote, qui, dans ce cas, devient son *hôte*.

C'est dans cette acception que nous prendrons le mot de « parasite », lui donnant ainsi une extension qui sera justifiée, au moins, par le but de cet ouvrage.

Les *Parasites* (παράσιτος, celui qui mange à côté d'un autre, de παρά, à côté, et σῖτος, aliment) qui vivent sur nos animaux domestiques (mammifères et oiseaux) appartiennent au règne végétal ou au règne animal. Tous les parasites végétaux (*Phytoparasites*) sont des champignons; tous les parasites animaux (*Zooparasites*) sont des invertébrés.

Parasites végétaux. — La plupart des Champignons parasites des animaux domestiques rentrent dans le groupe (ordre ou famille) des *Schizomycètes*, *Bactéries* ou *Bactériacées*. Ce sont des Champignons formés d'une seule cellule dépourvue de noyau, à protoplasma homogène généralement incolore, enveloppé d'une mince membrane. Leur mode essentiel de multiplication est la division, presque toujours transversale, rarement selon deux ou même trois directions. C'est parmi eux qu'on trouve les êtres les plus réduits. Si, en effet, quelques-uns (*Leptothrix*, *Spirochæte*, *Spirillum volutans*, etc.) peuvent atteindre jusqu'à 2/10 de millimètre de longueur (200 μ), il en est beaucoup qui sont situés à la limite du pouvoir grossissant des meilleurs microscopes. Tous les organismes inférieurs que l'on désigne couramment aujourd'hui sous le nom de *Microbes* rentrent dans les Schizomycètes. Leur rôle considérable dans l'économie générale de la nature est rendu tous les jours plus évident par les progrès de la science. On tend, en particulier, à leur attribuer une place de plus en plus prépondérante dans l'étiologie des maladies infectieuses et contagieuses, telles que le charbon bactéridien, le charbon symptomatique, le choléra des poules, le rouget des porcs, la tuberculose, la fièvre typhoïde, etc., etc. C'est dans ces *microbes pathogènes*, comme on les appelle, que l'on voit généralement aujourd'hui l'agent virulent propre à chacune de ces affections; et la multiplication de celui-ci, par division cellulaire, au sein de l'organisme animal, permet d'expliquer tous les processus caractéristiques de ces maladies.

Leur rôle en pathologie, la nature spéciale des affections qu'ils déterminent, leur physionomie biologique, les méthodes délicates et particulières que leur étude réclame, la plupart des points de vue sous lesquels on peut les envisager les séparent nettement des autres parasites. C'est pour ce motif qu'il n'en sera pas question dans le présent ouvrage, où l'on s'occupera seulement de parasites relativement gigantesques pour la plupart, localisés dans un ou plusieurs organes ou tissus, jamais mélangés intimement aux humeurs, et dont le rôle pathogène implique rarement l'intervention ou les enseignements de la police sanitaire. Il faut dire toutefois qu'il y a entre ces deux grands groupes de parasites quelques intermédiaires : il est des Schizomycètes, tels que les Sarcines, le *Micrococcus* de la funiculite, etc., qui se localisent très étroitement; des macroparasites qui, à certaines phases de leur développement, envahissent le liquide circulatoire, comme les embryons d'hématozoaires; des Champignons (*Actinomyces*) qui, par la plupart de leurs caractères, mériteraient de prendre place dans les cadres de la bactériologie. Malgré ces quelques exceptions, il y a plus d'avantage que d'inconvénient à séparer pour l'étude les deux groupes de parasites.

Nous ne retiendrons donc, comme rentrant dans le sujet de ce livre, qu'un très petit nombre de champignons parasites. Ce sont :

1° Les DERMATOPHYTES (*Trichophyton tonsurans* et *Achorion Schönleinii*), qui vivent sur la peau, peuvent être rapprochés des Mucorinées et seront étudiés à propos des dermatoses parasitaires.

2° Des SACCHAROMYCÈTES, tels que le *Saccharomyces* (*Oidium*) *albicans*, qui vit dans les premières voies digestives et détermine le muguet; et le *Saccharomyces guttulatus*, qu'on trouve dans l'estomac et l'intestin de divers herbivores.

3° L'*Haplococcus reticulatus*, parasite des muscles du porc, qui se rapproche des VAMPYRELLÉES.

4° Divers *Aspergillus*, moisissures de la famille des PÉRISPORIACÉES, qui peuvent aussi se développer dans l'appareil respiratoire des oiseaux et de quelques mammifères.

5° Enfin, les *Actinomyces*, dont la place n'est pas encore fixée et que l'on trouve en des organes très variés : os, tissu conjonctif, muscles, peau, muqueuses, etc.

Ces divers groupes de Champignons se séparent nettement les uns des autres par le siège des altérations qu'ils déterminent, et il est préférable de reporter ce qu'il faut en dire à chacun des chapitres consacrés aux organes ou tissus qu'ils envahissent.

Parasites animaux. — Trois embranchements seulement du règne animal renferment des parasites de nos espèces domestiques; ce sont les *Protozoaires*, les *Vers*, les *Arthropodes*.

A. Les **Protozoaires** sont des êtres de petite taille, le plus souvent microscopiques, formés d'une seule cellule plus ou moins complexe, ne présentant pas d'organes ni de tissus différenciés, à reproduction le plus souvent asexuelle. On les répartit en cinq classes, dont trois seulement (*Amœbiens*, *Sporozoaires* et *Infusoires*) renferment quelques parasites des animaux domestiques.

a. Les *Amœbiens* sont des Protozoaires nucléés, dépourvus de cils et de flagellum à l'état adulte et n'offrant pas d'autres appendices que des pseudopodes, c'est-à-dire des prolongements variables, pouvant rentrer dans la masse du corps, et qui sont ici ordinairement larges, obtus, à contours nets. Le seul parasite rapporté, avec doute, à cette classe, est l'*Amœba parasitica* trouvé par R. von Lendenfeld dans des ulcères des lèvres et des pieds des moutons.

b. Les *Sporozoaires* sont des Protozoaires parasites pourvus d'un noyau et généralement limités à l'âge adulte par une cuticule qui ne porte ni cils, ni flagellum, ni suçoirs. Ils se reproduisent par des *spores*, résultant de la segmentation de leur protoplasma ou sarcode. On les désigne souvent sous le nom de *Psorospermies*. Balbiani les a répartis en cinq ordres : *Grégarines*, *Coccidies* (*Psorospermies oviformes*), *Sarcosporidies* (*Psorospermies utriculiformes*), *Myxosporidies* (*Psorospermies des poissons*) et *Microsporidies* (*Psorospermies des articulés*). Les Psorospermies dont nous avons à nous occuper sont des Coccidies et des Sarcosporidies. Les premières vivent principalement dans l'appareil digestif; les secondes, exclusivement dans les muscles.

c. Les *Infusoires* sont des Protozoaires pourvus d'un noyau et, en général, d'une cuticule portant des cils, des flagellums ou des suçoirs. On les divise en trois sous-classes selon la nature de leurs appendices : 1° les *Flagellates*, pourvus d'un ou plusieurs flagellums; 2° les *Ciliés*, qui ne portent que des cils ; 3° les *Tentaculifères*, qui, à l'état adulte, ne présentent que des suçoirs en forme de tentacules. C'est seulement dans l'appareil digestif des animaux domestiques ou dans ses dépendances que l'on peut trouver des Infusoires : ils appartiennent aux Flagellates ou aux Ciliés.

B. Les **Vers** sont des Invertébrés dont le corps, mou et contractile, présente la symétrie bilatérale, est inarticulé ou nettement divisé en une série linéaire d'anneaux semblables (homonomes), est toujours dépourvu de membres articulés et muni d'un système d'organes excréteurs pairs (vaisseaux aquifères) s'ouvrant à l'extérieur.

Il est dans cet embranchement un vaste ensemble, les *Helminthes* (ἕλμινς, ver), qui ne forment pas une classe zoologique bien naturelle, mais qu'à notre point de vue il est utile de réunir en un même groupe, en raison de leurs analogies d'habitat, de mœurs et d'action. Ce sont des Vers généralement parasites, cylindriques ou aplatis, toujours dépourvus d'une chaîne nerveuse ganglionnaire ventrale et d'un appareil rotatoire pour la locomotion. Tous les Vers qui nous occuperont en font partie, à l'exception d'un petit nombre qui entrent dans les Annélides.

Les *Annélides*, à corps cylindrique ou aplati, nettement annelé, possèdent toujours une chaîne nerveuse ganglionnaire ventrale, un collier œsophagien, un ganglion cérébroïde et un système vasculaire sanguin. Les *Hémopis*, parasites de la bouche et de l'arrière-bouche, sont les seuls Annélides rentrant dans cette étude.

Les *Helminthes* réclament plus de détails. Simples dans leur organisation, ils sont, surtout dans les formes parasites, dépourvus d'organes des sens; leur respiration, peu active, s'effectue toujours par les téguments. Désignés dans beaucoup d'ouvrages sous le nom d'*Entozoaires*, de *Vers intestinaux*, etc., quoique pouvant se rencontrer dans les organes les plus variés, ils se divisent en deux sous-classes : les *Plathelminthes*, à corps plat, et les *Némathelminthes*, à corps cylindrique.

Les *Plathelminthes* ou *Platodes* (πλατύς, large, plat) comprennent trois ordres : *Cestodes*, *Trématodes* et *Turbellariés*. Les deux premiers seuls sont astreints à la vie parasitaire. Presque tous sont hermaphrodites.

a. Les *Cestodes* ou *Cestoïdes* (κεστός, ruban, εἶδος forme) sont des Plathelminthes dont le corps est nu à l'état adulte, de forme rubanée, presque toujours segmenté et pourvu à une extrémité d'organes de fixation (ventouses, crochets); ils n'ont pas d'appareil digestif. A l'état adulte, ils vivent dans l'intestin des animaux supérieurs. Auparavant, ils subissent un certain nombre de métamorphoses et de migrations qui s'effectuent souvent dans les organes les plus variés d'hôtes différents.

b. Les *Trématodes* (τρηματώδης, troué) sont des Plathelminthes dont le corps est nu, mou, non segmenté, généralement foliacé et pourvu d'une ou plusieurs ventouses ; ils ont un tube digestif à une seule ouverture, sans anus. Ceux qui nous intéressent vivent en parasites à l'intérieur du corps de leur hôte (endoparasites) et appartiennent tous au sous-ordre des *Distomiens*, caractérisé par la présence de deux ventouses au plus, dont une antérieure, orale.

Les *Némathelminthes* (νῆμα, fil) ou *Vers ronds*, chez lesquels les sexes sont presque toujours séparés, comprennent deux ordres : *Acanthocéphales* et *Nématodes*.

c. Les *Acanthocéphales* sont dépourvus de tube digestif et munis d'une trompe protractile armée de crochets. Ils comprennent seulement les *Echinorhynques*, qui, à l'état adulte, vivent dans le tube digestif des vertébrés.

d. Les *Nématodes* ou *Nématoïdes* ont toujours un tube digestif, en général complet, à deux ouvertures. Ils sont allongés, souvent grêles et même filiformes. Le nombre en est considérable. On en a trouvé dans tous les organes des animaux domestiques, à l'exception des os et du système nerveux.

C. Les **Arthropodes** sont des Invertébrés à symétrie bilatérale, formés d'anneaux dissemblables (hétéronomes) et toujours pourvus de membres articulés. Quatre classes : *Crustacés*, *Arachnides*, *Myriapodes* et *Insectes*. Les Arachnides et les Insectes renferment seuls des espèces parasites de nos animaux domestiques.

a. Les *Arachnides* sont des Arthropodes à respiration aérienne, s'effectuant par des trachées, par des poumons ou par la surface cutanée ; dont la tête est soudée d'ordinaire avec le thorax (céphalothorax) ; qui ont deux paires de mâchoires, quatre paires de pattes, jamais d'ailes, et un abdomen apode. Des dix ordres en lesquels on les divise, deux seulement comprennent des parasites des vertébrés à sang chaud : ce sont les *Linguatules* et les *Acariens*. Les premiers vivent à l'état adulte dans les voies respiratoires; à l'état larvaire, dans les organes internes. Les Acariens parasites habitent presque exclusivement la surface ou l'épaisseur de la peau.

b. Les *Insectes* sont des Arthropodes à respiration aérienne, s'effectuant par des trachées, dont le corps est divisé en trois parties distinctes (tête, thorax et abdomen), dont la tête porte une paire d'antennes, le thorax trois paires de pattes et, le plus souvent, deux paires d'ailes. On les divise en sept ou huit ordres, dont deux seulement, les *Diptères* et les *Hémiptères*, renferment des espèces parasites, vivant presque toutes, au moins à l'état adulte, à la surface ou dans l'épaisseur de la peau.

Des détails zoologiques plus étendus seront donnés sur les divers groupes de parasites (ordres, familles, tribus, etc.) à mesure que se présentera l'étude des affections qu'ils déterminent.

Siège des parasites. — Les parasites vivent à la surface de la peau ou dans la profondeur des organes. Les premiers sont appelés *ectoparasites* et les seconds *endoparasites*.

Les ectoparasites sont végétaux ou animaux. Dans le premier cas, ils prennent le nom de *dermatophytes*, dans le second, celui d'*épizoaires* ou *ectozoaires*. Cependant ces deux derniers noms sont, en général, particulièrement réservés aux Insectes aptères dits *Pédiculines* et qui comprennent les *Poux* et les *Ricins*. Les autres ectoparasites animaux sont des Acariens et des Insectes.

Les endoparasites végétaux comprennent tous les phytoparasites autres que les dermatophytes. Les endoparasites animaux sont des Sporozoaires, des Infusoires ou des Vers; on y compte encore un certain nombre de larves d'Insectes et notamment celles de plusieurs Œstridés. Le terme d'*Entozoaires*, qui leur convient parfaitement, est, dans l'usage, à peu près exclusivement réservé aux Helminthes.

Degrés et modes de parasitisme. — Le parasitisme se présente avec des degrés variés.

Il peut être *facultatif* ou *obligatoire*. Le parasitisme facultatif ne se rencontre guère que parmi les Champignons et surtout les Schizomycètes, dont un grand nombre peuvent se développer indifféremment dans des milieux privés de vie, dans des matières organiques en décomposition ou bien dans des organismes vivants. Presque tous les parasites qui rentrent dans le cadre de cette étude présentent le parasitisme obligatoire : leur développement comporte nécessairement ce mode d'existence pendant, au moins, une partie de leur vie.

A ce point de vue, le parasitisme est *transitoire* ou *permanent*. Il est transitoire pour les êtres qui, durant une partie de leur vie, peuvent se nourrir en dehors d'un organisme animal. Tantôt il n'a lieu que pendant le jeune âge : c'est le cas des Œstridés, dont les larves seules sont parasites. D'autres fois, c'est seulement à l'âge adulte : c'est le cas des Ankylostomes, des Ixodes, de la Chique. — Le parasitisme permanent s'étend de l'éclosion de l'œuf, de la mise en liberté de l'embryon à la phase de reproduction de l'adulte. La plupart des entozoaires y sont soumis.

Les parasites peuvent encore être *fixes* ou *errants*, selon qu'ils ont un habitat étroitement limité et ne peuvent passer spontanément d'un hôte à un hôte différent (Helminthes, Linguatules, larves d'Œstridés), ou qu'ils jouissent d'un domaine plus étendu (Poux, Ricins, Acariens psoriques, Puces, Punaises, Cousins, Sangsues, etc.).

Pour ces derniers, parasites obligatoires et errants, la vie parasitaire peut être essentiellement *intermittente*. C'est le cas lorsqu'ils ne viennent sur leur hôte que le temps nécessaire pour y puiser leur nourriture et le quittent aussitôt après. Tels sont les Diptères adultes (Stomoxes, Hématobies, Tabanidés, Simulies, Cousins, etc.), qui, lorsqu'ils se sont gorgés de sang, abandonnent leur amphitryon et volent à d'autres occupations. Le parasitisme est *continu* pour ceux qui restent en permanence à la surface du corps de leur hôte et dont les générations s'y succèdent : Poux, Ricins, Acariens psoriques. Nous appellerons parasitisme *rémittent* une forme intermédiaire entre l'intermittence et la continuité : elle nous est fournie par des parasites errants qui se reproduisent loin de leur hôte et n'y sont pas aussi étroitement attachés : les Puces, les Hippobosques, les Hémopis sont dans ce cas.

Le mode de reproduction est, en effet, l'un des principaux facteurs qui déterminent les conditions dans lesquelles a lieu le parasitisme. Un fait général, c'est la profusion avec laquelle les germes sont produits, et qui tend à compenser la multitude des causes de destruction auxquelles ils sont exposés.

Pour les parasites intermittents et rémittents, la reproduction est indépendante de l'hôte : l'accouplement se fait d'ordinaire loin de lui, et la ponte toujours.

Le parasitisme transitoire commence souvent à la ponte pour se terminer lorsque arrive l'âge adulte (larves d'Œstridés).

Indépendamment des cas cités plus haut (parasitisme continu), où les générations se succèdent indéfiniment dans le même hôte, il en est où les œufs, pondus dans le corps de l'amphitryon, ne tardent pas à en être expulsés et ont besoin du séjour extérieur pour acquérir la maturité indispensable à l'éclosion. Celle-ci peut alors se faire soit dans le milieu extérieur soit dans un nouvel hôte où les œufs ont pénétré par des voies diverses. Les Helminthes nous présentent à cet égard des types extrêmement variés, dont nous n'envisagerons que ceux qui se rapportent aux parasites des animaux domestiques, ou aux espèces voisines et mieux connues.

Tantôt l'évolution complète de l'espèce ne nécessite qu'un seul hôte, tantôt elle en exige deux, successifs et, en général, spécifiquement différents. Les parasites peuvent ainsi être appelés *monoxènes* (μόνος, un seul ; ξένος, hôte) ou *hétéroxènes* (ἕτερος, différent ; ξένος hôte) (1).

I. *Parasites monoxènes.* — *a.* L'œuf ayant été évacué par l'hôte, l'embryon se développe à son intérieur pendant qu'il se trouve encore dans sa coque et passe dans un hôte nouveau et définitif. Ex. : *Oxyuris vermicularis*, *Trichocephalus affinis*.

b. Les embryons, ayant quitté leur coque, vivent dans l'eau ou dans la terre humide, s'y nourrissent et s'y accroissent ; mais ils ne sont complets, c'est-à-dire sexués, qu'après introduction dans le corps de leur hôte. Ex. : *Dochmius trigonocephalus*.

(1) Expressions empruntées à la cryptogamie.

II. *Parasites hétéroxènes.* — Ces parasites passant par un hôte intermédiaire où ils ne peuvent atteindre leur forme définitive, il faut, pour ce résultat, que ce premier hôte devienne la proie du second. Le choix de celui-là est donc subordonné aux mœurs de celui-ci.

a. Une partie des embryons passe à l'hôte intermédiaire, les autres peuvent se développer dans l'hôte même chez lequel ils éclosent. Ex. : *Ollulanus tricuspis.* Ce type sert de transition entre les parasites monoxènes et les parasites hétéroxènes.

b. Les embryons sont éclos au sein de l'hôte qui héberge leur mère, et envahissent ses tissus; ils arrivent à l'état adulte chez un second hôte. Ex. : *Trichina spiralis.*

c. Les œufs sont expulsés du corps de l'hôte, et les embryons, libres ou encore enfermés dans leur coque, passent à l'hôte intermédiaire, où, après un premier développement, ils donnent naissance, par génération asexuelle, à des individus différents de leurs parents. Il faudra à ceux-ci une ou plusieurs migrations pour réaliser la forme définitive qui termine le cycle de leur développement. Ces parasites présentent donc la *génération alternante* au *digenèse hétérogone.* Par leur faculté de reproduction chez l'hôte intermédiaire, ils réalisent plus exactement que les autres l'hétéroxénie des champignons.

Enfin il est un grand nombre de parasites dont on ignore encore et les métamorphoses et les migrations.

En général, chaque espèce d'animal domestique a ses parasites, qui ne se trouvent que chez elle ou, tout au moins, ne prospèrent pas sur une espèce différente et ne tardent pas à l'abandonner. Il y a entre l'être inférieur et son hôte une corrélation étroite, une subordination exacte, que l'on reconnaît sans pouvoir le plus souvent en déterminer les conditions. Les parasites qui y échappent sont précisément ceux pour lesquels le parasitisme n'est pas impérieux et qui ne viennent sur nos animaux domestiques que par intermittences : tels sont la plupart des Diptères, qui, à l'état parfait, s'attaquent indifféremment au cheval, au bœuf, au mouton; telles sont certaines espèces de Puces qui passent facilement de l'homme aux animaux domestiques, et inversement, ou d'un oiseau à un oiseau différent. Les entozoaires sont plus strictement assujettis à une espèce déterminée, et les exceptions à cette règle sont rares. Une des plus remarquables est fournie par la Trichine, qui, à l'état larvaire, trouve dans les muscles d'espèces très différentes un habitat favorable. Bien des formes cystiques des Ténias sont également assez indifférentes à la nature spécifique de leur hôte, tandis qu'il n'en est plus de même à l'état sexué.

Cette subordination du parasite ne se limite pas à l'hôte, mais le plus ordinairement s'étend à l'habitat. En général, la peau a ses parasites, qui ne sont pas ceux de l'intestin; ceux-ci diffèrent de ceux des voies respiratoires, etc. Cependant les formes qui envahissent les organes parenchymateux se montrent souvent dans l'un ou dans l'autre indifféremment, foie, rate, poumon, rein, etc.; telle est la forme cystique du Ténia échinocoque. Certains Vers nématodes (*Spiroptera sanguinolenta*, *Filaria papillosa*, etc.) peuvent aussi se rencontrer dans des organes variés.

Étiologie des maladies parasitaires. — L'ignorance était autrefois générale sur l'origine des parasites. Certains, en raison de leurs faibles dimensions, avaient échappé à l'observation, et les maladies qu'ils déterminent étaient rattachées aux cadres de la pathologie dans lesquels la nature des lésions semblait les faire rentrer; telles étaient les maladies microbiennes, les dermatomycoses, les gales, etc.

Les autres étaient considérés comme des produits d'une génération spontanée au milieu des matières organiques, sous l'influence de la chaleur, de la fermentation, de la putréfaction, etc. Ces vues perdirent de leur crédit dès la fin du siècle dernier et au commencement de celui-ci, lorsqu'on eut des notions précises sur la structure complexe et les organes reproducteurs d'un grand nombre de parasites. Toutefois, dans les premières années du dix-neuvième siècle, les helminthologistes les plus célèbres d'alors, tels que Rudolphi et Bremser, se rattachaient encore aux anciennes doctrines, et Burdach les professait même en 1830 dans son *Traité de physiologie*.

C'est surtout dans les mystérieuses origines des Cestodes et des Trématodes qu'elles trouvaient leur plus solide appui. Mais lorsqu'en 1842, Steenstrup eut fait connaître la théorie des générations alternantes, que, peu d'années après, von Siebold, van Beneden, Küchenmeister et autres eurent publié leurs significatives recherches sur la génération des Vers plats, à la lumière qui en jaillit les théories primitives se dissipèrent, et la nécessité d'un germe antérieur, pour les parasites comme pour tous les êtres, fut universellement admise. Les ingénieuses expériences de Pasteur ont prévalu contre toutes les oppositions réfractaires et péremptoirement établi que la génération spontanée ne saurait être invoquée même pour les parasites infiniment petits ou microbes.

Nos connaissances sur les parasites végétaux furent plus tardives encore, car ils ne sont mis en évidence que par le secours du microscope. Les travaux si démonstratifs de Tulasne (1847) et de de Bary ayant prouvé la nature des Champignons parasites des plantes, la doctrine des mycoses parasitaires chez les animaux eut un solide point d'appui. Une grande part dans cette importante acquisition revient à Ch. Robin, qui a montré, dans un ouvrage devenu classique (1), le rôle considérable dévolu à ces organismes inférieurs.

(1) Ch. Robin. *Des végétaux parasites qui croissent sur l'homme et sur les animaux vivants*. Paris, 1847. — 2e édition. *Hist. natur. des végétaux parasites qui croissent sur l'homme*, etc. Paris, 1853, avec atlas de XV pl.

Une autre théorie invoquée par les anciens pour expliquer l'origine des parasites (des vers intestinaux, au moins) consiste à les regarder comme héréditaires. On comprend son crédit, si l'on se rappelle que, ignorant la nature de ces êtres, les anciens ne connaissaient que trois sortes de vers chez l'homme et, pour ainsi dire, aucune chez les animaux. Quand les recherches des naturalistes eurent établi le grand nombre de parasites qu'un seul individu peut héberger, il fallut bien renoncer à une explication qui ne pouvait satisfaire les bons esprits. Tout ce qui est admissible, c'est que le fœtus puisse être envahi, comme l'organisme maternel et au même titre, par des vers embryonnaires que les voies circulatoires transportent dans tous les points de l'économie.

La propagation des maladies parasitaires est subordonnée aux conditions d'existence des parasites.

Les œufs pondus par les vers dans les voies intestinales, biliaires ou urinaires, sont rejetés au dehors avec le contenu excrémentitiel des organes. Ceux des voies respiratoires sont chassés en avant par les cils vibratiles des cellules épithéliales (Davaine) et surtout par la toux et l'ébrouement. Souvent ce sont des vers entiers ou des fragments de ver qui sont ainsi expulsés et qui, par la désagrégation naturelle, abandonnent aux agents extérieurs les œufs qu'ils contiennent.

Ces œufs subissent des destinées diverses. La plupart sont perdus, tombant dans des conditions de sécheresse ou d'humidité contraires à ce qui leur est nécessaire. Ceux que le sort a favorisés peuvent attendre de longs jours, des mois, des années même parfois, la circonstance qui les amènera dans le corps d'un nouvel hôte. Tantôt c'est l'œuf lui-même qui effectue ce retour, tantôt c'est l'embryon qui en est éclos; souvent c'est une larve intermédiaire entre l'embryon et l'adulte; parfois ce sont des individus d'une génération nouvelle et qui restera plus ou moins longtemps indépendante.

C'est ainsi que les œufs de l'Ascaride lombricoïde et du Trichocéphale de l'homme peuvent attendre pendant quatre ans le hasard qui les ramènera chez leur hôte naturel. L'embryon formé à leur intérieur conserve une vie latente, qui se réveille à l'arrivée dans le tube digestif et qui le porte à percer la coque de l'œuf, ramollie par les sucs intestinaux.

Mais la durée du séjour de l'embryon dans l'œuf est variable selon les espèces. Chez les parasites ovovivipares, l'éclosion a même lieu avant la ponte : c'est le cas de la *Trichina spiralis* et de la plupart des Strongles des voies respiratoires. Cette durée plus ou moins longue de la vie intraovulaire répond à la migration plus ou moins facile du futur entozoaire.

« Les conditions dans lesquelles arrive l'œuf expulsé des organes de l'hôte sont généralement en rapport avec le genre de vie de cet hôte; car, dans le plus grand nombre des cas, l'œuf doit se développer ou achever de se développer en liberté. Si l'hôte vit dans l'eau, s'il vit sur un terrain plus ou moins aride, c'est dans l'une ou l'autre de ces conditions que cet œuf forme son embryon. Les œufs de certains entozoaires périssent sans se développer, s'ils se trouvent dans un milieu humide; d'autres, au contraire, périssent s'ils se trouvent dans un milieu desséché (1). »

D'autre part, chez certaines espèces, les œufs n'ont qu'une coque très mince; chez d'autres, elle est épaisse et résistante; et ces différences sont en rapport avec la durée que doit avoir l'œuf après la ponte.

L'embryon, mis en liberté dans le tube digestif, y gagne le compartiment qui convient à sa nature spécifique; ou bien il traverse les parois intestinales et, par reptation ou à la faveur des courants circulatoires, atteint les organes qui seuls peuvent permettre son développement ultérieur. C'est le cas des proscolex de Ténias, des embryons de Trichines et de plusieurs autres. Si ce premier séjour ne constitue qu'un stade dans l'évolution, il faudra que le premier hôte devienne la proie d'un second : ainsi parviennent dans l'intestin les cystiques qui deviendront des Ténias, des cercaires qui se transformeront en Douves, les futures Trichines adultes, les Linguatules du chien, etc.

La transmission des parasites peut se faire aussi d'un sujet infecté à un sujet sain. Ainsi se propagent en partie les bronchites vermineuses, par le moyen du jetage émis par le premier malade sur le fourrage commun à tous; les gales et les phthiriases, par le contact direct ou médiat.

Enfin, il est des cas où les instincts du parasite ne sont pour rien dans son installation. Il en est ainsi pour ceux qui sont libres à l'âge adulte. C'est la femelle alors qui se charge de déposer des œufs dans des conditions propres à leur assurer le séjour indispensable à la période larvaire : les Œstridés en sont un exemple bien connu.

Les circonstances qui président à la propagation des parasites sont tellement variées qu'il ne saurait être question de les passer toutes en revue. Elles se trouveront à leur place dans les chapitres qui suivront. En général, elles sont singulièrement favorisées par la prodigieuse fécondité de ces êtres et la résistance vitale dont un grand nombre sont doués.

Leuwenhœck aurait calculé que deux Poux femelles peuvent devenir en huit semaines grand'mères de 10,000 poux; suivant d'autres, la seconde génération d'un seul individu pourrait fournir 2,500 poux et la troisième, 125,000. D'après Gerlach, un couple de Sarcoptes de l'homme pourrait donner en trois mois six générations, dont la dernière comprendrait 1,500,000 individus. La Chique femelle, lorsqu'elle

(1) Davaine, art. PARASITES (*Dict. encycl. des Sc. méd.* 2e série, t. XXI, 1885).

est complètement développée, n'est guère qu'un sac gonflé d'œufs. L'oviducte remplit presque tout le corps d'une Ascaride femelle. Chaque anneau mûr d'un Ténia est gorgé d'œufs, et l'on a supputé que le Ténia inerme de l'homme peut émettre en un an, par le détachement successif de ses anneaux, jusqu'à 150 millions d'œufs. Ces quelques exemples effrayeraient à bon droit si l'on ne savait combien sont nombreuses, variées et puissantes les causes de destruction qui entravent la pullulation de la vermine.

Mais indépendamment de leurs vertus prolifiques, bien des parasites se maintiennent par leur résistance vitale tout à fait remarquable. Les Ixodidés peuvent supporter une abstinence très prolongée. Railliet a conservé des *Argas reflexus* vivants pendant quatorze mois dans un flacon de verre, et Laboulbène a vu des *Argas persicus* demeurer actifs pendant plus de cinq ans sans recevoir la moindre nourriture. Il est des Nématodes que la dessiccation complète ne fait qu'engourdir et qui reviennent à la vie sous l'influence de l'humidité. Les Trichines musculaires peuvent supporter un froid de près de 15°. D'autres vers continuent à vivre au milieu de substances en putréfaction... Les œufs enfin et les embryons d'un grand nombre d'espèces possèdent la même force de résistance.

La propagation des parasites est facilitée par certaines conditions prédisposantes.

L'*espèce* zoologique de l'hôte joue un rôle important. Il est peu de parasites communs à plusieurs espèces. Chaque animal domestique a les siens, qui ne se retrouvent pas sur les autres. Cependant il est quelques parasites plus ou moins cosmopolites sous ce rapport; tels le Cysticerque de la ladrerie, la Douve hépatique, la Trichine, les larves de la Linguatule ténioïde.

L'*âge* a une influence manifeste. Les jeunes animaux sont souvent envahis par des entozoaires, et facilement par ceux qui ont à immigrer dans les tissus, ceux-ci, plus délicats, leur offrant moins de résistance. Les sujets vieux sont aussi le siège favori des parasites, internes ou externes; ils se défendent moins contre leurs attaques; les contractions et les sécrétions des organes digestifs sont moins énergiques pour les éliminer.

On comprend, d'après cela, que la *constitution* de l'hôte remplisse un rôle analogue, et que les sujets faibles, malingres, valétudinaires soient plus sujets au parasitisme. Cela ne tient pas, comme on le croyait autrefois, à une diathèse vermineuse, mais très probablement à un défaut de réaction. Ainsi s'expliquent les faits constatés par Delafond : des Psoroptes déposés sur la peau de moutons bien portants ne pouvant s'y multiplier et ne tardant pas à périr, tandis qu'ils pullulaient sur des individus faibles et débiles.

Les *conditions de milieu* dans lesquelles sont entretenus les animaux domestiques favorisent au contraire la pullulation des parasites. Ceux dont la peau ne reçoit que des soins sommaires sont sujets aux phthiriases et aux acariases, qui ne se montrent pas sur les sujets bien tenus. Ceux qui ont été tondus ont aussi plus de chances d'y échapper. L'agglomération, la malpropreté des locaux habités aident à la propagation des parasites. Les herbivores qui vont aux champs sont seuls à héberger des larves d'Œstridés. Les chiens de bouchers, de bergers sont les hôtes favoris de certains Ténias dont la vie cystique se passe dans les tissus des herbivores. Ce sont eux surtout aussi qui hébergent dans leurs cavités nasales les Linguatules, dont la vie larvaire offre des faits analogues. Les troupeaux tenus dans des pâturages secs sont exempts de la distomatose, et l'on pourrait aisément multiplier les exemples.

L'influence des *saisons* se rattache aux précédentes. C'est en été seulement que se montrent les Diptères adultes qui tourmentent nos animaux pour se nourrir de leurs humeurs ou y déposer des larves; en été aussi, que les Ixodes apparaissent et que les Puces pullulent; les Rougets, en automne, et les Pédiculidés en hiver. Beaucoup de maladies parasitaires, comme les gales, subissent des variations saisonnières très remarquables. C'est surtout à l'automne que les moutons prennent les germes de la distomatose, etc.

Les *contrées* agissent par le climat qui leur est propre, mais aussi par le régime et le mode d'entretien des animaux. Bien des Ixodes et des Argas sont propres à certains pays chauds; le *Bilharzia crassa* n'a été vu qu'en Egypte; les Gastrodisques en Égypte et à la Guadeloupe; la Simulie de Kolumbacz est inconnue chez nous. Les Ténias du cheval sont fréquents en Allemagne, rares en France. En Islande, le Ténia échinocoque se trouve chez un tiers des chiens, et le cystique échinocoque chez la plupart des moutons et des bœufs. La Trichine spirale sévit surtout en Allemagne et aux Etats-Unis... Au contraire, il est des parasites que l'on trouve partout : tels sont la plupart des Ténias du chien, l'Ascaride du cheval, le Cysticerque ladrique du porc.

Symptômes et lésions. — L'influence des parasites sur la santé de leur hôte a de tous temps été l'objet d'appréciations contradictoires. Les uns, comme Andry, Nylander, Leuwenhœck, etc., attribuaient à des vers imaginaires ou à des parasites inoffensifs les maladies les plus variées et principalement les affections épizootiques ou enzootiques. Plus tard, on fut porté à regarder la plupart des parasites comme indifférents à leur hôte et même favorables à sa santé. C'est ainsi qu'Abildgaard et Gœze admettaient que les Poux sont des émonctoires naturels destinés à évacuer les humeurs viciées sécrétées par la peau, et que les Helminthes intestinaux stimulent la digestion et consomment les sucs superflus des viscères. Bracy-Clark émettait une opinion semblable pour les larves de Gastrophiles qu'on trouve dans l'estomac du cheval. De nos jours encore, c'est pour les Abyssins un signe de bonne santé que d'héberger un ou plusieurs Ténias, et il se trouve des médecins, rares il est vrai, pour soutenir une telle doctrine.

Il est certain qu'à l'autopsie d'animaux qui présentaient tous les attributs de la santé, on peut trouver l'intestin rempli d'une quantité considérable de vers. C'est souvent le cas pour l'Ascaride du cheval, pour les Ténias des chiens et pour ceux des oiseaux. Les larves de Gastrophiles peuvent couvrir la plus grande partie de la muqueuse du sac gauche chez un cheval bien portant; un bœuf peut, sans gêne apparente, avoir toute la partie supérieure du corps mamelonnée par des tumeurs d'Hypodermes. Mais on ne saurait, avec le vulgaire, conclure de faits semblables à un bénéfice quelconque pour les hôtes qui les présentent. On peut, tout au plus, admettre l'indifférence de ceux-ci ou, mieux, une réaction par laquelle ils compensent les inconvénients de cette invasion. Car ces parasites se nourrissent de la substance de leur hôte ou des matières chymeuses de leurs compartiments digestifs et obstruent plus ou moins des voies dont la liberté serait favorable à la santé. Celle-ci finit souvent par en être troublée, surtout s'il survient dans la constitution générale des modifications désavantageuses qui se traduisent, en somme, par l'apparition de maladies parasitaires; nombreux sont d'ailleurs les cas où la tolérance de l'organisme est rapidement excédée soit par la nature des armes du parasite, soit par son mode d'attaque, sa pullulation ou son habitat.

La nocuité de ce dernier est, dans son mode, subordonnée, pour une grande part, à son habitat, à l'organe qu'il envahit et aux fonctions de celui-ci. Tantôt, comme pour la majorité des parasites intermittents ou rémittents, le dommage tient peu à la soustraction du sang dont l'hôte est spolié, mais surtout aux tourments que lui cause la piqûre. Tantôt, comme pour les Acariens psoriques, leur pullulation amène dans la peau des désordres nutritifs qui ont leur retentissement sur la santé générale. Certains, qui envahissent l'oreille, provoquent des troubles nerveux d'une grande gravité.

En général, les parasites intestinaux agissent par encombrement, par gêne mécanique, et les digestions peuvent en être altérées ; rarement et par suite d'un défaut de résistance locale, il peut y avoir perforation ou déchirure de l'organe. Quelquefois la nocuité tient à la soustraction d'une certaine quantité de sang que le ver prend par succion à la muqueuse; les Dochmies agissent de cette façon.

Quand le foie est fortement envahi, outre les lésions et symptômes d'hépatite ou de cirrhose, on constate de l'ictère et de l'anémie.

Les organes respiratoires, surtout les bronches et les poumons, supportent difficilement la présence des parasites. La bronchite et la pneumonie vermineuses tirent leur gravité des effets sans cesse accumulés d'une cause toujours plus énergiquement agissante. Les parasites disséminés dans l'organe provoquent autour d'eux un processus inflammatoire d'intensité variable selon la vitalité de l'agent, et qui, comme Laulanié l'a démontré, peut descendre à la forme lente, insidieuse et silencieuse de la tuberculose.

Les parasites des voies circulatoires peuvent pendant longtemps ne pas éveiller l'attention; lorsqu'ils se manifestent, c'est par des symptômes inquiétants, qui tiennent à l'altération des parois des vaisseaux.

La susceptibilité naturelle des centres nerveux ne leur permet pas de supporter la présence des parasites. Comme leur étui osseux est exactement mesuré sur leurs propres dimensions, celui qui y pénètre ne peut se développer qu'en exerçant une compression atrophiante toujours funeste. De même les organes de la vision trahissent toujours par quelque trouble de leurs fonctions l'invasion qu'ils ont subie.

Les muscles sont, de tous les organes, les plus tolérants. La ladrerie, la trichinose, l'actinomycose, etc., s'établissent sans que, le plus souvent, rien ne vienne éveiller l'attention. L'altération histologique qu'ils éprouvent est sourde et peu retentissante.

Des organes génito-urinaires, les reins, à peu près seuls, montrent de la susceptibilité, surtout dans le cas d'Eustrongylose, susceptibilité justifiée par le volume énorme du parasite.

D'ailleurs, il est évident que, indépendamment de l'habitat, les phénomènes pathologiques dus au parasitisme sont subordonnés au nombre, aux dimensions, au mode de vie des parasites.

S'il n'y en a qu'un, il n'est nuisible que s'il s'attaque à des organes délicats, comme on le voit dans le tournis et l'ophthalmie vermineuse, ou si son volume nécessite de grandes destructions de tissu (Strongle géant). En général, c'est par leur accumulation que les parasites deviennent nuisibles.

Ce n'est guère que parmi ceux de l'intestin qu'on trouve de grandes dimensions, le volume et la nature de l'habitat pouvant les admettre sans grand inconvénient. Cependant les Échinocoques du foie et du poumon sont susceptibles d'atteindre un développement exceptionnel.

Un grand nombre de parasites de l'estomac et de l'intestin se nourrissent des matières alimentaires plus ou moins modifiées contenues dans la cavité de l'organe. Tous les autres empruntent les matériaux de leur nutrition à la substance même de leur hôte. Les Ricinidés, les Sarcoptidés plumicoles et gliricoles se nourrissent de lamelles épidermiques, de débris de plumes et de poils hors d'usage; on pourrait donc les considérer comme de simples mutualistes, débarrassant la peau de poussières inutiles, si l'on ne savait que les premiers, au moins, lorsqu'ils pullulent, sont un véritable tourment pour leur hôte, et que certains Sarcoptides plumicoles, s'introduisant dans le tuyau des plumes, peuvent, par atrophie de la papille, amener la chute de ces appendices cutanés et, par suite, une dermatose réelle.

Les parasites qui se nourrissent de sang (*hématophages*) sont rarement, de ce fait, dangereux pour leur hôte. Les uns, tels que les Puces, Cousins et autres Diptères, piquent la peau et s'en éloignent une fois leur premier appétit satisfait. D'autres sont plongés dans le milieu même qui les alimente (Hématozoaires). Certains, comme les Hémopis, peuvent cependant soustraire une telle quantité de sang que l'anémie en procède; elle se montre aussi lorsque les Dochmies de l'intestin sont en nombre considérable.

La plupart des parasites empruntent aux produits morbides dont ils provoquent la sécrétion les matériaux de leur développement et de leur entretien. Ceux qui sont pourvus d'un appareil digestif y font pénétrer ces matériaux, les autres les prennent par osmose cutanée. Les Nématodes et les Trématodes sont dans le premier cas, les Cestodes dans le second. Cette spoliation, aidant la compression, peut ramener l'atrophie des organes.

Le siège anatomique occupé par le parasite dans les tissus des organes est subordonné à sa taille. Les plus petits peuvent être logés dans les éléments eux-mêmes : le *Coccidium oviforme* dans les cellules épithéliales des conduits biliaires du lapin; les Sarcosporidies dans les faisceaux primitifs des muscles, de même les Trichines, les *Actinomyces musculorum;* les œufs de *Strongylus vasorum* dans des cellules géantes. D'autres sont enfermés dans des kystes formés aux dépens des tissus de l'hôte : tels sont les vers cystiques (Cysticerques, Cœnures, Echinocoques); telle est encore la Trichine. Ou bien ce sont de véritables abcès uni ou multiloculaires (larves d'Hypodermes, Spiroptères de l'estomac), des tumeurs fibreuses (Spiroptère réticulé), des anévrysmes (Sclérostome armé). Enfin, le ver est en contact direct avec les tissus qu'il a envahis et creusés pour se loger (Strongle géant).

Diagnostic. — Le diagnostic des maladies parasitaires repose principalement sur la recherche et la détermination des parasites qui les produisent. Il en est beaucoup qui, ne se traduisant par aucun signe ou par aucun symptôme précis, ne peuvent être révélées que par l'autopsie, et souvent le nom de maladie ne saurait leur être justement appliqué.

D'autres fois, le rejet de quelques parasites est le seul symptôme : c'est bien souvent le cas pour l'helminthiase intestinale, particulièrement chez le chien, pour les Œstridés gastricoles.

Lorsqu'il y a seulement suspicion, la certitude peut s'obtenir par l'examen microscopique des matières du jetage ou des excréments; à défaut du parasite, on peut en trouver les œufs ou les embryons : distomatose, bronchite et pneumonie vermineuses.

Ou bien, par une sorte d'autopsie partielle *ante mortem*, on extrait des fragments de tissus dont l'examen lève toute incertitude : ainsi fait-on par le harponnage dans la trichinose, par l'ablation des tumeurs dans les boiteries dues au Spiroptère réticulé.

Les dermatoses, otites et ophthalmies parasitaires montrent plus ou moins manifestement leur cause originelle.

Les symptômes proprement dits, dus aux troubles fonctionnels de l'hôte, peuvent aussi être suffisamment significatifs pour permettre d'établir un diagnostic solide que l'on confirmera plus tard, du vivant ou non du malade, par la recherche du parasite : c'est ordinairement le cas pour les gales, les hypodermes, la distomatose, la bronchite vermineuse, le tournis, etc.

Pronostic. — La gravité des troubles dus aux parasites est subordonnée aux altérations qu'ils déterminent. Inappréciable pour certains, elle peut présenter tous les degrés, depuis la simple incommodité jusqu'à la maladie mortelle. Cette terminaison arrive plus ou moins vite selon l'organe attaqué.

Ce qui constitue la gravité de bien des maladies parasitaires, c'est qu'elles sévissent souvent sous la forme épizootique dans tout un troupeau, dans toute une exploitation ou dans toute une contrée. Cela peut tenir à ce que la majorité des animaux a été soumise aux conditions qui permettent l'invasion des parasites (ex. : la distomatose), ou bien que l'agglomération a développé la contagion (ex. : la gale). Il y a multiplication des pertes par mort, par dépréciation des viandes ou des laines, par difficulté d'obtenir l'engraissement, par inutilisation des animaux de travail, par temps perdu dans les soins à leur donner.

D'autres fois, une affection bénigne pour l'individu qui la présente acquiert une gravité qui peut être extrême s'il s'agit de certains parasites hétéroxènes, dangereux sous leur seconde forme. L'helminthiase du chien, insignifiante pour lui, sera redoutable pour de nombreux herbivores, chez lesquels, selon leur espèce et celle du Ténia, elle pourra être la source du tournis, de l'échinococcose, de plusieurs cysticercoses.

Mais ce qui contribue pour beaucoup à l'intérêt de cette étude, c'est que la menace de ces parasites hétéroxènes s'adresse souvent à l'homme. Sans compter les gales et les teignes qu'il peut tenir du contact des animaux, c'est dans ceux dont il se nourrit qu'il trouve les germes de la trichinose, du Ténia armé et du Ténia inerme; le chien peut lui transmettre des Échinocoques; et l'énumération de ces affections pourrait être plus étendue, surtout si l'on faisait intervenir les maladies microbiennes.

Prophylaxie. — Si l'on ignore encore le mode précis d'introduction d'un grand nombre de parasites, on n'est cependant pas livré à la merci de leur invasion. Pour eux comme pour les autres, c'est certainement dans le milieu extérieur que le germe en est puisé, et il est évident qu'on rendrait nos animaux absolument indemnes si l'on pouvait assurer la rigoureuse propreté des divers agents de l'hygiène :

air respiré, eau des boissons, aliments, harnais, etc. C'est donc sur ce point que l'attention doit d'abord se porter. Mais comme cela demanderait des soins continuels, méticuleux, assujettissants, dispendieux, on s'en exempte, en général, dans la pratique, et l'on n'y a recours que lorsque les faits ont démontré l'imminence d'une invasion. C'est une conséquence des exigences de l'élevage.

S'il s'agit d'ectoparasites, on isolera les sujets atteints; la place qu'ils occupaient et, de préférence, tout le local, seront soigneusement désinfectés. L'eau bouillante est, à cet égard, le meilleur agent qui puisse être recommandé.

Pour les endoparasites, les moyens préservatifs seront subordonnés à ce que l'on sait de leur mode d'introduction. Les eaux ayant, dans ce cas, le plus grand rôle, on veillera à leur propreté. On s'abstiendra des abreuvoirs (mares, ruisseaux, citernes, etc.) où aboutissent les eaux de pluie, si celles-ci ont occasion de rencontrer et d'entraîner les diverses déjections où sont renfermés des germes de parasites. Est-on préoccupé de quelque parasite hétéroxène, on évitera le rapprochement de l'hôte définitif : par exemple, on ne fera pas manger au chien les têtes de moutons morts du tournis ; on éloignera des troupeaux les chiens porteurs de Ténia; les moutons ne seront pas conduits dans les pâturages humides, où pourraient se trouver les Lymnées infectées de Cercaires de Distomes, etc. D'ailleurs, pour chaque maladie étudiée plus loin, des renseignements précis seront donnés sur ces divers points.

Pour les parasites des voies respiratoires, il peut aussi y avoir utilité d'isoler les malades, la contagion étant possible.

Tous les parasites que l'on rencontrera, ceux qui seront rejetés par les voies naturelles ou recueillis par les instruments de pansage, tous les organes qui, après autopsie, seront reconnus infectés, seront soigneusement détruits par le feu ou l'ébullition. Surtout il ne faudra pas les jeter aux fumiers, d'où les pluies pourraient entraîner dans les eaux d'abreuvoir les germes qu'ils contiennent. Tout au plus pourrait-on faire consommer aux chiens des viscères parasitaires si la nature de l'infection ne comporte pas de passage par ce carnassier; tels seront les poumons vermineux, et encore vaudrait-il mieux s'abstenir de cet usage, car il n'est pas certain que les œufs des Strongles ne puissent pas traverser impunément le tube digestif pour être disséminés partout avec les excréments du chien.

Ces précautions diverses devront surtout être rigoureusement prises si les animaux à préserver sont, en raison de leur âge, de leur état de santé, de la saison, de la localité, du climat, etc., placés dans des conditions prédisposantes à l'invasion. L'état de santé pourra être avantageusement modifié : c'est ainsi que l'on soustrait bien souvent les moutons à la distomatose en prévenant l'anémie par une nourriture et des remèdes appropriés.

Enfin, il est des cas où l'intervention administrative contribue efficacement à restreindre les sévices des affections parasitaires. Dans les abattoirs et sur les marchés, des inspecteurs spéciaux saisissent les viandes et issues envahies par ces maladies et, en les dénaturant et détruisant, suppriment avec elles bien des germes qui auraient pu se développer dans l'organisme de l'homme et continuer leur évolution. Les lois et règlements de police sanitaire concourent à ce même but par les mesures qui ont pour objet de restreindre l'extension de la gale du mouton.

Traitement. — Dans la thérapeutique des maladies parasitaires, il peut être parfois avantageux de modifier l'état général par des toniques et des reconstituants. Cependant un résultat définitif ne peut être obtenu si les efforts n'ont pas pour objet principal et le plus souvent exclusif la destruction des organismes animaux ou végétaux qui, habitant une partie quelconque du corps, vivent à ses dépens. On donne le nom de *parasiticides* aux agents qui possèdent cette propriété, et plus particulièrement celui d'*anthelminthiques* ou de *vermifuges* à ceux que l'on emploie spécialement contre les vers intestinaux. Ces médicaments sont extrêmement variés. Il en est, comme les corps gras, qui, fermant les stigmates respiratoires des épizoaires, les asphyxient. Mais presque tous agissent comme toxiques contre les parasites auxquels on les destine, et un certain nombre étant irritants aussi pour l'hôte demandent dans leur emploi certaines précautions.

Les parasites situés dans la profondeur des tissus, ou dans des cavités en communication avec l'extérieur, restent à l'abri des agents médicamenteux, car on ne connait pas de substance qui puisse être donnée sans danger en assez grande quantité pour être distribuée dans l'organisme par la diffusion ou la circulation.

Cependant les maladies parasitaires ainsi inaccessibles n'ont pas nécessairement une issue funeste. En général, les parasites profonds ne peuvent pas se reproduire et leur nombre se borne à ce qu'a donné l'invasion primitive. Si celle-ci n'est pas mortelle, le temps ralentit la vitalité du parasite, son volume se réduit, il est envahi par la calcification et n'est plus qu'un corps étranger, inoffensif à cause de ses petites dimensions.

D'autres fois, la chirurgie fournit des ressources à la thérapeutique parasitaire. C'est par l'hydrothérapie, la trépanation que l'on combat le Cénure cérébral ; par l'extirpation des tumeurs, le Spiroptère réticulé ; par des injections ou des fumigations, la Linguatule du chien et les larves d'Œstre du mouton ; par la ponction, celles de l'Hypoderme.

Enfin il est des affections parasitaires qui disparaissent d'elles-mêmes en vertu des lois qui commandent l'évolution des parasites : telles sont celles qui sont liées aux saisons, les dermatoses dues aux

Ixodes, aux Rougets, les larves d'Œstridés de l'estomac du cheval, de la peau du bœuf, des cavités nasales du mouton.

Dans les chapitres suivants, où, pour la plus grande facilité de l'étude, les parasites sont étudiés dans leur rôle pathogène selon leur habitat, on indiquera les traitements qui conviennent à chaque cas particulier.

LIVRE PREMIER

PARASITES DE LA PEAU

Par sa situation périphérique et ses rapports avec le monde extérieur, la peau est, plus que tout autre appareil, exposée aux invasions des parasites animaux ou végétaux. Ils arrivent directement à sa surface, s'y installent et se propagent aisément de l'animal malade à l'animal sain. Les maladies qu'ils occasionnent varient dans leur gravité selon le mode de parasitisme qu'ils affectent, leurs mœurs, leurs besoins, leur habitat superficiel ou profond. En général, le diagnostic de ces affections est facile, la détermination de la cause étant à la portée immédiate de l'observateur. Il en est ainsi, et pour le même motif, du traitement. Quelques-unes disparaissent spontanément à cause des conditions mêmes qui président à leur développement (tumeurs d'Hypodermes, piqûres de Diptères). Cependant la plupart ont de la tendance à se perpétuer et à s'aggraver en raison directe de la fécondité des parasites, et, en l'absence de soins appropriés, le trouble profond apporté dans les fonctions de la peau entraîne le dépérissement de l'individu.

Il est un petit nombre de dermatoses parasitaires qui se distinguent nettement des autres sous tous les rapports. Elles ont pour cause quelque Nématode venu des profondeurs de l'économie et attiré à la peau par quelque élection accidentelle ou instinctive. Le diagnostic en est assez facile, mais non le traitement, qui, ne pouvant atteindre le parasite dans sa source, reste impuissant sur la marche de la maladie, d'ordinaire peu grave par elle-même.

Les dermatoses parasitaires se divisent naturellement en *dermatozoonoses* et *dermatomycoses*, selon que les parasites sont des animaux ou des végétaux.

Ces dernières, peu nombreuses, forment un groupe tout à fait distinct par leur physionomie comme par leur nature.

Les dermatozoonoses, au contraire, sont extrêmement variées, selon l'hôte qui en est atteint et surtout en raison des nombreuses espèces de parasites qui peuvent les déterminer. La plupart appartiennent à la classe des Insectes et à celle des Arachnides ; quelques-uns sont des vers Nématoïdes ou des Psorospermies.

Tous les Insectes parasites appartiennent à l'ordre des *Diptères* ou à celui des *Hémiptères*.

Les *Diptères* sont des insectes suceurs, pourvus de deux ailes seulement et subissant des métamorphoses complètes. Les deux ailes qui existent sont les ailes antérieures ; elles sont nues et membraneuses. Les ailes postérieures sont remplacées par les deux *balanciers*, petits organes constitués chacun par une tige grêle terminée par un bouton arrondi et souvent munie à sa base d'une petite écaille, concave en dessous, convexe en dessus (*cuilleron* ou *aileron*). L'appareil buccal est une trompe ou un suçoir propre à aspirer les liquides et souvent à piquer : la lèvre inférieure est, à cet effet, transformée en un canal, et les autres pièces en des stylets sétiformes, six au maximum, logés dans ce canal. A la bouche sont annexées des glandes salivaires dont le produit est souvent venimeux et détermine une irritation consécutive à la piqûre. Par le fait de leurs métamorphoses complètes, les Diptères se présentent à la sortie de l'œuf sous la forme de larves apodes, puis sous celle de pupes ou de nymphes, et enfin acquièrent l'état parfait. On les divise en trois sous-ordres : *Némocères*, *Brachycères* et *Aphaniptères*. Ce dernier comprend les *Puces*, qui, en raison de leur mode d'existence, se séparent nettement des Diptères proprement dits, au point de vue parasitaire.

Les *Hémiptères* sont également des insectes suceurs, pourvus en général de deux paires d'ailes, les antérieures de consistance variable, les postérieures membraneuses ; leurs métamorphoses sont incomplètes ou nulles. On les partage aussi en trois sous-ordres : *Homoptères*, *Hétéroptères* et *Aptères*. Ce dernier est essentiellement parasite et constitué par les insectes que nous étudierons sous le nom de *Poux*. Des deux autres sous-ordres, les Hétéroptères seuls sont à retenir : ils renferment les Punaises, dont l'action nocive sera indiquée à la suite de celle des Poux.

Les Arachnides parasites de la peau appartiennent tous à l'ordre des *Acariens*, dont l'étude sera l'objet d'un chapitre spécial.

Les divers parasites de la peau contractent avec leur hôte des rapports plus ou moins intimes, plus ou moins continus et plus ou moins nécessaires, subordonnés à cet égard à l'état de perfection de leur organisation. Les uns, tels que les Simulies et les Taons, ne viennent au contact de nos animaux domestiques qu'à de longs intervalles pour les piquer et en sucer le sang. D'autres, comme les Hippobosques, encore indépendants, restent beaucoup plus longtemps au contact de la peau du cheval. D'autres encore, agiles mais dépourvus d'ailes, ne vivent que par exception et peu de temps loin de leur hôte naturel : tels sont les *Épizoaires* (Puces et Poux). Ceux qui vivent plus profondément, les *Dermatozoaires*, comprennent les Acariens de la gale, logés dans l'épaisseur de l'épiderme ; les Démodex, moins bien doués, cantonnés dans les follicules pileux et les glandes sébacées ; les larves d'Hypoderme, qui pénètrent sous la peau elle-même ; des Nématodes, qui se rencontrent dans l'épaisseur du derme et les produits dont ils ont provoqué la formation. Cet aperçu montre la relation intime qui, d'ordinaire, existe entre l'organisation du parasite et son siège plus ou moins profond et permanent sur la peau de l'hôte.

Les troubles dus aux parasites animaux sont, en général, de nature inflammatoire : hyperhémies, exsudations, pustules, efflorescences, croûtes, hémorrhagies, abcès, tubercules, etc. Ils tiennent soit à la présence seule des parasites, soit à leurs migrations, soit à leurs piqûres. Ces êtres agissent encore en provoquant un prurit, qui porte les animaux à se gratter; d'où résultent des altérations secondaires, d'intensité variée : dépilations, excoriations, pustules, érythèmes, ulcérations.

Les symptômes de ces dermatoses consistent dans ces processus pathologiques et surtout dans la présence des parasites, leurs caractères zoologiques et leur mode d'existence. Leur gravité est subordonnée à la facilité avec laquelle les agents médicamenteux peuvent atteindre le parasite. Mais ce qui préoccupe surtout, c'est la contagion, qui s'exerce parfois avec une désolante facilité et devance, par sa rapidité, les tentatives faites pour localiser le mal. Enfin, lorsque les dermatozoonoses sévissent sur des animaux affaiblis ou mal entretenus, elles peuvent amener des troubles généraux, une misère physiologique quelquefois mortelle.

Dans l'exposé suivant, les parasites de la peau seront examinés autant que possible dans l'ordre zoologique, en le subordonnant en partie au siège des maladies et à leur gravité. On trouvera donc successivement :

1° L'étude des Diptères parasites à l'état parfait ou d'*imago*.
2° Celle des larves de Muscidés et d'Œstridés.
3° Celle des Puces.
4° Celle des Poux (*phthiriases*).
5° Celle des Acariens (*acariases*).
6° Celle des Nématodes cutanés (*helminthiases cutanées*).
7° Celle des Sporozoaires (*psoropermose cutanée*).
8° Enfin, celle des Dermatophytes (*dermatomycoses, teignes*).

CHAPITRE PREMIER

DIPTÈRES PARASITES A L'ÉTAT D'INSECTE PARFAIT

Ce sont des parasites libres et intermittents, car ils ne viennent tourmenter les animaux qu'à des intervalles plus ou moins éloignés, pour les piquer et en sucer le sang, ou simplement pour se nourrir de leur sueur. On les désigne vulgairement sous le nom de *Mouches*, quoique un très petit nombre seulement appartiennent à la même famille que les Mouches proprement dites. Ils sont compris dans les deux sous-ordres des *Némocères* et des *Brachycères*, ainsi appelés de la forme de leurs antennes.

Les antennes des *Némocères* (νῆμα, fil; κέρας, antenne) sont filiformes (quelquefois plumeuses chez les mâles) et formées de six articles au moins. — Chez les *Brachycères* (βραχύς, court; κέρας, antenne), elles sont courtes et composées de trois articles seulement, dont le dernier, plus fort, souvent segmenté, porte d'ordinaire un style grêle.

NÉMOCÈRES. — Dans ce sous-ordre, bien moins nombreux que l'autre, les *Cousins* et les *Simulies* se rattachent seuls à notre étude. Les uns et les autres passent leur phase larvaire dans l'eau, ou dans la terre humide, ou dans des endroits ombragés. C'est là aussi qu'ils abondent à l'état adulte, quoique les vents puissent également les emporter assez loin de leur lieu d'origine. Ils se nourrissent de sucs végétaux, mais les femelles se jettent fréquemment sur nos animaux pour les piquer et en sucer le sang.

Les **Cousins** (*Culex* Lin.) forment le type de la famille des Culicidés. Ils se reconnaissent à leur corps allongé, à leurs antennes formées de quatorze articles filiformes et très plumeuses, surtout chez les mâles, à leur prothorax bombé, à leur abdomen étroit, cylindrique, à leurs pattes longues et grêles, à leurs ailes allongées, étroites, reposant aplaties sur le corps pendant le repos, à leur bourdonnement pendant le vol. La trompe comprend six soies et porte latéralement les deux palpes maxillaires, plus longs qu'elle chez les mâles et très courts chez les femelles.

L'espèce la plus connue est le **Cousin commun** (*Culex pipiens* L.).

Il y a 5 à 6 millimètres de longueur, le thorax brun jaunâtre avec deux lignes foncées à la face dorsale, l'abdomen gris pâle, annelé de brun cendré, les pieds allongés et brunâtres. Il est répandu partout et abonde surtout au voisinage des lieux humides, des eaux stagnantes, qui sont nécessaires à la ponte opportune des œufs et aux métamorphoses.

C'est lui qui tourmente l'homme, particulièrement pendant la nuit, et constitue dans certains pays un véritable fléau. Sa piqûre, due à la pénétration des stylets de la trompe dans la peau, est d'abord inaperçue, puis, par le fait sans doute de la salive venimeuse qu'il y verse, devient le siège d'un prurit intense et d'une légère élevure.

C'est au genre Cousin que l'on rapporte les *Maringouins* de l'Amérique, abondants surtout aux Antilles, au Mexique et dans l'Amérique du Sud, où ils sont pour l'homme une source incessante de tourments. Certains voyageurs affirment même qu'ils nuisent à la multiplication des bœufs dans les llanos ou prairies du Vénézuéla, en les persécutant au point de les empêcher de se nourrir suffisamment dans les plus riches herbages.

Il n'est pas certain que, dans nos pays, les Cousins s'attaquent aux animaux; en tous cas, ils sont loin d'être pour eux aussi obsédants et tourmentants que pour l'homme. Cobbold signale cependant un *Culex equinus* qui s'attaquerait particulièrement aux chevaux. Le fléau qui, pour nos animaux domestiques, remplace les Cousins, sans toutefois épargner l'homme, ce sont les Simulies.

Les **Simulies** (*Simulium* Latr.), type de la petite famille des Simulidés de Schiner, ont le corps épais, le thorax bossu, les antennes assez courtes, cylindriques, formées de onze articles, les deux premiers étant séparés des autres; leur abdomen est relativement court et large; leurs pattes sont fortes, avec des tarses élargis; les ailes sont fort larges, assez courtes et couchées. La trompe ne comprend que deux soies résistantes, propres à piquer, et est munie sur ses côtés de deux palpes maxillaires, formés de quatre articles, dont le dernier est mince et allongé. Ces insectes ne bourdonnent pas en volant. Ils sont recouverts d'une vestiture fine et soyeuse; les mâles, bien plus rares que les femelles, sont plus foncés, plus veloutés, ont les ailes irisées, des jambes plus élargies et plus velues.

Les Simulies se tiennent d'ordinaire dans les buissons placés sous les arbres et volent en essaims au coucher du soleil. Elles se nourrissent de sucs végétaux, mais souvent les femelles attaquent les animaux et l'homme, dont elles sucent le sang avec avidité en produisant des piqûres douloureuses. On en rencontre sous tous les climats.

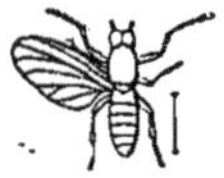

Fig. 1. — *Simulium reptans*, d'après Westwood.

En Laponie, elles sont parfois extrêmement abondantes dans les mois de juin et de juillet, et poursuivent jour et nuit les animaux et les hommes. Selon Guillard (1), « il n'est pas rare que des veaux et des brebis succombent sous leurs morsures. Les rennes n'échappent à cette torture qu'en se réfugiant au bord des glaciers et au sommet des montagnes. » Les espèces principales sont *S. boreale*, *S. reptans* (fig. 1), etc.

Les diverses parties du nouveau monde en sont souvent infestées. Au Brésil et dans toute l'Amérique du Sud, on les désigne sous le nom de *moustiques*; dans l'Amérique du Nord, sous ceux de *mouches noires* et de *brûlots*.

Comme celle des Cousins, la piqûre des Simulies est suivie d'une irritation locale assez vive, et due probablement à la salive venimeuse qui y est versée. On leur attribue un rôle dans la propagation des maladies charbonneuses ou septiques, en supposant qu'après avoir sucé le sang d'un animal atteint d'une de ces affections, leur trompe chargée de ce liquide virulent peut inoculer le sujet sain sur lequel elles viennent à se jeter.

Les Simulies d'Europe, quoique ne comptant qu'un nombre assez restreint d'espèces, sont, d'après Laboulbène (2), assez difficiles à distinguer entre elles.

La plus commune paraît être la **Simulie rampante** (*S. reptans* Lin.)

(1) Guillard, art. LAPONIE (*Dict. encycl. des sc. méd.*, 2e sér., t. I, Paris, 1868).
(2) Laboulbène, art. SIMULIE (*Dict. encycl. des sc. méd.*, 3e sér., t. IX, Paris, 1881).

(fig. 1). « Le mâle est noirâtre, velouté, avec les bords du thorax grisâtres; la femelle grisâtre; les pattes sont annelées de blanchâtre, la base des ailes et les balanciers sont jaunâtres. Longueur 2 à 3 millimètres » (Laboulbène). Elle est assez commune dans le bassin parisien.

La **Simulie cendrée** (S. *cinereum* Macq.) est d'un gris foncé, avec les antennes noires, le thorax marqué de trois lignes noires longitudinales, peu distinctes; et l'abdomen, de lignes noires transversales. Pieds noirs. Longueur 3 millimètres à 3mm,5.

Selon Mégnin (1), cette espèce serait commune surtout dans les grandes forêts du centre et du nord-est de la France. Elle attaque principalement les chevaux aux parties où la peau est fine et dépourvue de poils, comme à la face interne des cuisses et à l'intérieur de la conque auriculaire. Les piqûres, d'ordinaire en très grand nombre sur un espace restreint, donnent lieu à une inflammation assez vive, dont la résolution s'accompagne d'une exfoliation épidermique abondante avec chute des poils. Quelques chevaux conservent, pendant plusieurs jours, à la suite des piqûres des Simulies, une grande sensibilité des oreilles, qui les rend difficiles à brider. Chez certains autres, de race fine, à tempérament nerveux, les piqûres des Simulies à l'intérieur de la conque auriculaire ont été suivies « d'un véritable *psoriasis guttata*, caractérisé par de petites surfaces lenticulaires, isolées ou confluentes, couvertes d'une stratification épidermique blanche nacrée, sous laquelle le tégument avait disparu comme dans le vitiligo. Ce psoriasis, très sujet à récidive, persistant ou réapparaissant plusieurs mois après l'action de la cause, était alors une véritable manifestation de la diathèse dartreuse : les piqûres des Simulies avaient été le coup de fouet mettant en branle cette diathèse. »

Une espèce que sa multiplication excessive rend quelquefois redoutable est la **Simulie tachetée** (*S. maculatum* Meig.).

Le mâle est d'un noir de velours, avec les côtés du thorax, en avant, d'un jaune soyeux et la base de l'abdomen également jaune de chaque côté; la femelle, d'un gris cendré bleuâtre avec trois bandes noires longitudinales sur le thorax, l'abdomen porte en dessus des taches noirâtres contiguës. Longueur 2 millimètres à 2mm,5.

La Simulie tachetée est abondante en été dans les lieux boisés et marécageux. Elle se jette fréquemment sur les animaux et se montre surtout en grand nombre dans les journées chaudes et quand le temps est orageux. Au mois d'avril 1863, le canton de Condrieu (Rhône) fut particulièrement éprouvé par suite de la multiplication extraordinaire de ces moucherons. Le professeur Tisserant, de l'Ecole vétérinaire de Lyon, constata (2) qu'ils s'attaquaient principalement aux solipèdes et aux bêtes à cornes, tourmentaient moins les chèvres et les moutons, et n'épargnaient même pas l'homme. Ils recherchaient surtout les

(1) Mégnin, *les Parasites et les maladies parasitaires*, Paris, 1880.
(2) Tisserant, *Piqûres de moucherons* (*J. de méd. vét.* Lyon, 1863).

parties où la peau est mince ou peu garnie de poils, parties qui, lorsque les insectes étaient nombreux, devenaient bientôt rouges, sanglantes même et se dénudaient; puis survenait une tuméfaction dure et douloureuse, de la fièvre et parfois des symptômes de dyspnée et d'intoxication, qui pouvaient amener la mort quatre à douze heures après l'invasion de ces essaims de Simulies. De fait, huit ou dix animaux de l'espèce bovine avaient succombé. « On a voulu, depuis quelque temps, dit avec raison Railliet (1), ne voir dans ces faits qu'une épizootie charbonneuse, dans laquelle les insectes auraient joué tout simplement le rôle de porte-virus. C'est là une supposition toute gratuite. » On en reste convaincu lorsqu'on étudie sans idée préconçue le récit de l'événement et surtout quand on le rapproche du préjudice autrement sérieux qu'une espèce voisine cause en certaines contrées de l'Europe centrale, où elle est fameuse sous le nom de *mouche de Kolumbatz*.

La Simulie de Kolumbatz (S. *Columbatschense* Fabr.) femelle (le mâle est très rare) mesure $3^{mm},37$ à 4 millimètres environ. Elle est noirâtre, couverte entièrement d'une poussière blanchâtre et de poils jaunâtres; les antennes sont jaunes, les pattes, blanchâtres sur le vivant, deviennent jaunâtres après la mort; les ailes sont transparentes.

Cette espèce tire son nom d'un vieux château, situé en Serbie (cercle de Posharevatz), sur la rive droite du Danube, où elle abonde particulièrement, dans les endroits bas, humides et buissonneux qui s'y rencontrent aux environs. C'est là que ses funestes effets ont été d'abord observés et décrits par Schönbauer (2). On la retrouve d'ailleurs çà et là dans presque toute l'Allemagne; mais elle ne se montre guère en grand nombre que dans la Hongrie méridionale, la Serbie, l'Autriche et la Moravie, tout spécialement après les inondations du Danube. Les lieux humides et abrités lui sont en effet favorables, parce qu'elle passe dans l'eau les premières phases de son développement. Près du château de Kolumbatz sont de vastes carrières de pierre calcaire, où les Simulies trouvent sans doute un abri pendant les mauvais temps; c'est ce qui expliquerait la tradition qui rattache l'abondance de ces moucherons à la présence de ces grottes.

Dès les premiers jours de mai, ils se montrent, et en tel nombre que, de loin, leurs essaims semblent de sombres nuages, qu'on ne peut respirer sans en introduire dans la bouche, et que les animaux à robe claire sur lesquels ils s'abattent en paraissent tout noirs. Ils se jettent sur l'homme et surtout sur les animaux domestiques, qu'ils attaquent de préférence autour des ouvertures naturelles, en pénétrant même dans les voies respiratoires. « Chaque piqûre que fait cet insecte au bétail ou à l'homme, dit Schönbauer, cause une démangeaison brûlante et une tuméfaction très douloureuse, dure, qui se forme rapidement et ne disparaît guère qu'après huit à dix jours. Lorsque ces piqûres sont nombreuses et rapprochées les unes des autres, elles déterminent une fièvre violente et, chez les individus irritables, des crampes et des convulsions. On comprend, d'après cela, comment ces petits insectes peuvent faire périr en quelques heures de grands animaux, quand ils leur infligent à la fois des milliers de piqûres sur les parties les plus sensibles et

(1) Railliet, art. Mouches (*Nouv. dict. prat. de méd., chir. et hyg. vét*, t. XIII, Paris, 1885).

(2) S.-A. Schönbauer *Geschichte die Columbaczer Mücken*. Wien, 1795 (cité par Zürn).

les plus fines de leur corps, et quand, de ces piqûres, naissent des milliers de petites tuméfactions très douloureuses, qui aboutissent à une grosse tumeur et à une violente inflammation... Les animaux succombent et à la fièvre inflammatoire et à l'asphyxie, les insectes remplissant et obstruant le larynx, la trachée et les bronches. Chez quelques-uns, la mort survient dans le cours même de l'invasion par les Simulies ; chez d'autres, peu d'heures après; chez d'autres, enfin, dans la nuit suivante. Plus la peau est tendre, plus la partie piquée est sensible : l'irritation consécutive est donc d'autant plus intense, la tuméfaction plus forte et les conséquences plus funestes. C'est pourquoi les femmes, les enfants, les jeunes animaux souffrent beaucoup plus de ces piqûres que les hommes et les animaux âgés. On a des exemples de petits enfants tués par ces insectes, ce qui a lieu surtout lorsque les mères occupées aux champs avaient laissé leurs nourrissons couchés dans l'herbe. »

En 1783, dans les environs de Kolumbatz, les pertes dues à ces Simulies ne s'élevèrent pas à moins de 52 chevaux, 131 bêtes bovines, 316 moutons et environ une centaine de porcs. En 1813 et en 1830, on perdit encore de ce chef plusieurs centaines de chevaux, de bêtes bovines et de brebis.

Brachycères. — Ce sous-ordre, très étendu, a été divisé en un grand nombre de familles. Les seules qui se rapportent au sujet de ce chapitre sont celles des *Tabanidés*, des *Asilidés*, des *Muscidés* et des *Hippoboscidés*.

Les **Tabanidés** ont le corps large et un peu plat, les ailes souvent écartées, la tête large, déprimée d'avant en arrière ; les yeux sont contigus chez les mâles ; le dernier article des antennes est annelé, mais dépourvu de style ; la trompe, ordinairement saillante, comprend six stylets chez la femelle, quatre chez le mâle ; les tarses sont munis de trois pelotes.

Ces insectes, et particulièrement les Taons, « sont, dit Macquart (1), répandus sur toute la terre; chaque climat a des espèces qui lui sont propres ; quant à l'instinct, il est partout le même. Le lion des déserts de la zone torride et le

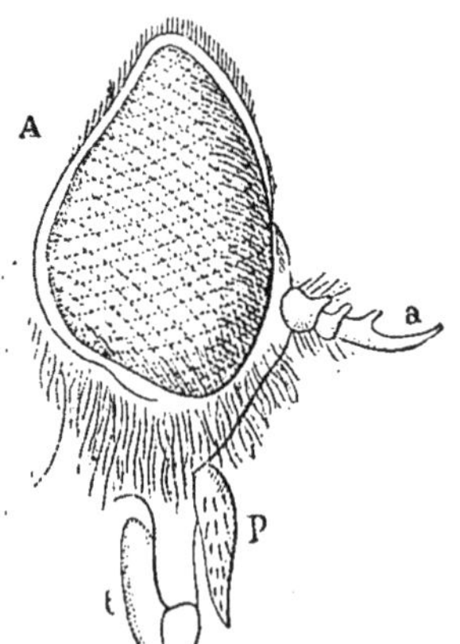

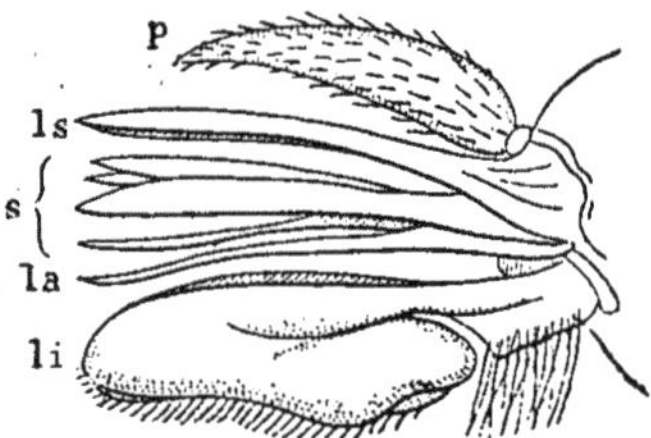

Fig. 2. — Taon automnal, femelle.

A, tête grossie, vue de profil : *a*, antennes. — *p*, palpe maxillaire. — *t*, trompe. B, détail de la trompe : *p*, palpe. — *ls*, épipharynx. — *s*, mandibules et maxilles. — *la*, hypopharynx. — *li*, lèvre inférieure, formant la gaine de la trompe (Delafond).

renne des Lapons les ont pour ennemis, comme nos bœufs et nos che-

(1) Macquart, *Hist. nat. des Insectes. Diptères*, Paris, 1834.

vaux. Au moment où l'insecte parvient à se fixer, la trompe perce le cuir le plus épais et le sang coule à l'instant. Cependant les femelles seules éprouvent ce besoin : les mâles vivent du suc des fleurs. Nous trouvons aussi quelquefois des femelles sur les corolles; il paraît même que les Pangonies n'ont pas d'autre aliment. Les Tabanidés fréquentent particulièrement les bois et les pâturages; c'est pendant l'été et aux heures les plus chaudes de la journée qu'ils se rendent le plus redoutables. Leur vol est rapide et accompagné d'un bourdonnement. » Le bruit révélateur est pour l'animal qu'ils menacent une cause d'effroi, mais vainement par les mouvements de ses membres ou de sa queue cherche-t-il à chasser son ennemi. Celui-ci fond subitement sur lui; choisissant de préférence les endroits à peau fine, il y enfonce sa trompe puissante et acérée et ne se retire que gorgé de sang. Après son départ, il s'écoule encore une dernière goutte de ce liquide, puis apparaît une petite tuméfaction qui persiste en général peu de temps. Les Taons n'attaquent guère que les grands animaux domestiques : le bœuf, le cheval, et en Algérie le dromadaire. On croit qu'ils peuvent être éventuellement les agents de transmission des maladies virulentes, lorsqu'en quittant un animal atteint d'une de ces maladies, ils vont introduire leur trompe souillée de virus dans la peau d'un animal sain.

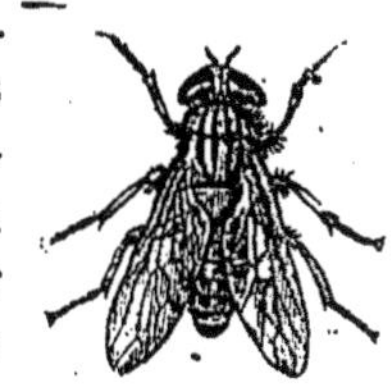

Fig. 3. — Taon automnal, grandeur naturelle (Railliet).

Les Tabanidés comprennent plusieurs centaines d'espèces. Les plus communes parmi les indigènes sont les suivantes :

Les **Taons** proprement dits appartiennent au genre *Tabanus* Lin., caractérisé par une trompe courte, épaisse, un peu saillante et le dernier article des antennes échancré en croissant.

Le **Taon des bœufs** (*T. bovinus* Lin.), la plus grande espèce indigène, mesure 27 millimètres de longueur; il est d'un brun noirâtre; le thorax couvert de poils jaunâtres est parcouru par des bandes noires longitudinales; les anneaux de l'abdomen sont fauves à leur bord postérieur, et portent chacun une tache dorsale, médiane, triangulaire, blanchâtre. Par sa force et sa taille, cette espèce, très commune, est une des plus redoutables. En Bourgogne, on la nomme *gros Tavin* pour la distinguer des autres Taons, qu'on appelle simplement Tavins.

Le **Taon noir** (*T. morio* Latr.), long de 18 millimètres, est d'un noir luisant; il a les ailes fuligineuses et le troisième article des antennes est en forme de faucille.

Le **Taon automnal** (*T. autumnalis* Lin.), de 18 à 20 millim., est noirâtre, a le thorax gris, velu, parcouru dans sa longueur par quatre bandes brunes, trois rangs de taches blanches sur l'abdomen, les ailes non fuligineuses, et les jambes d'un blanc jaunâtre, à extrémité noirâtre.

Le **Taon bruyant** (*T. bromius* Lin.), de 14 à 16 millimètres, diffère encore du précédent principalement par son thorax plus clair, par trois rangs de taches jaunâtres sur l'abdomen et par ses ailes plus hyalines.

Le **Taon rustique** (*T. rusticus* Fab.) a la même longueur que le précédent mais il est d'un gris noirâtre, à poils épais, jaunâtres, et est jaunâtre ou ferrugineux en plusieurs points.

Le **Taon fauve** (*T. fulvus* Meig.), de 16 millim., est plus fauve encore que le Taon rustique, principalement par le duvet épais qui le recouvre; il n'a, comme le Taon des bœufs, qu'une ligne de taches le long de l'abdomen.

Le **Taon albipède** (*T. albipes* Fab.), de 23 à 25 millimètres, est noir, avec des poils jaunâtres, touffus sur le thorax et les deux premiers anneaux de l'abdomen; ses jambes sont jaunâtres.

Toutes ces espèces, qui sont les plus importantes du genre, ont les mêmes mœurs, la même avidité. Elles ne sont pas toutes également communes; l'ordre dans lequel nous les présentons est sensiblement celui de leur fréquence.

Le genre **Hématopote** (*Hæmatopota* Meig.), qui diffère des Taons surtout par l'absence d'échancrure en croissant au troisième article de ses antennes, et par ses ailes couchées en toit, nous offre, comme principale espèce, l'*Hématopote pluvial* ou *petit Taon des pluies* (*H. pluvialis* Meig.). Cette espèce se distingue aisément des Taons par sa taille (1 centimètre), par son abdomen allongé et un peu étroit, par ses ailes très fuligineuses, marquées de taches hyalines, par ses yeux verdâtres avec des raies sinuées rougeâtres, par son abdomen marqué d'une ligne dorsale médiane blanchâtre et d'un rang de petites taches de même teinte.

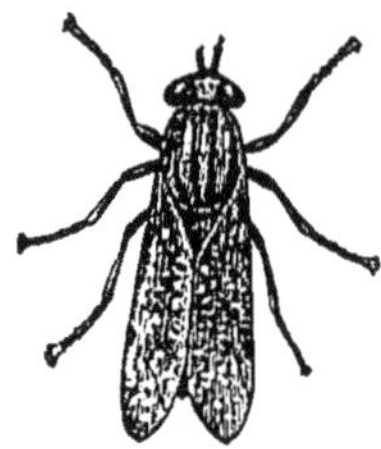

Fig. 4. — Petit Taon des pluies, grossi deux fois (Railliet).

Très commun en été, l'Hématopote pluvial harcèle surtout les animaux par les temps orageux; l'homme n'est pas à l'abri de ses piqûres. On le rencontre, assure-t-on, jusqu'en Laponie, où les rennes ont à souffrir de ses atteintes.

Les **Chrysops** (*Chrysops* Meig.) se distinguent des genres précédents par la présence de trois yeux accessoires ou ocelles, bien visibles sur le sommet de la tête, et tirent leur nom de leurs yeux d'un vert doré, à taches et à lignes pourpres. L'espèce la plus intéressante est le **Chrysops aveuglant, Petit Taon aveuglant** (*C. cæcutiens* Meig.). C'est un insecte de 9 millim. de long, à ailes très écartées, dont l'abdomen, aplati et coupé presque carrément à son extrémité, est jaune à sa base, gris dans le reste de son étendue; les ailes sont brunes, avec une grande tache hyaline près de la base et une autre triangulaire près de l'extrémité.

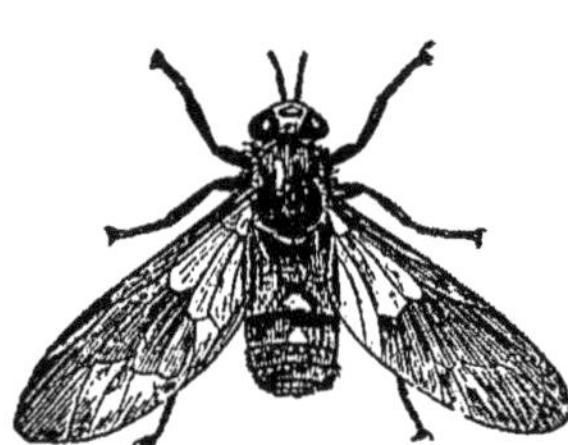

Fig. 5. — Petit Taon aveuglant, grossi deux fois (Railliet).

Commun en été, le Chrysops aveuglant est ainsi appelé parce qu'il pique de préférence les grands animaux autour des yeux. Il s'attaque également à l'homme.

Le genre **Pangonie** (*Pangonia* Latr.), qui appartient à la même famille, ne mérite ici une mention spéciale que parce que Mégnin y a rattaché des Diptères femelles rapportés de la Nouvelle-Calédonie, où, selon Germain, ils attaquent les bœufs à la façon des Tabanidés, et auraient concouru à la propagation d'une épizootie charbonneuse qui sévissait dans l'île des Pins. Mégnin, qui les a décrits, leur a donné le nom de *P. Neo-Caledonica.*

La famille des **Asilidés** offre peu d'intérêt. Les **Asiles** (*Asilus* L.), qui sont surtout des destructeurs d'insectes, ont la réputation, peut-être mal fondée, de tourmenter les bestiaux à la manière des Taons. C'est l'**Asile frelon** (*A. crabroniformis* L.) qui est surtout inculpé de ces méfaits. Il se reconnaît entre tous les Diptères par la ressemblance qu'il offre de prime abord avec les Guêpes. Il a 23 à 27 millim. de longueur; son thorax est d'un jaune brunâtre; l'abdomen, étroit et allongé, est noir dans ses trois premiers anneaux, d'un jaune vif aux autres; les pieds sont fauves, les ailes sont d'un jaune terne et tachées de noir au bord inérieur.

La famille des **Muscidés**, qui comprend toutes les Mouches proprement dites, est extrêmement riche en genres et en espèces.

Chez ces insectes, les antennes, infléchies d'ordinaire en avant de la tête, ont leur dernier article élargi en forme de palette et muni à sa base d'une soie ordinairement dorsale. La trompe, infléchie, est constituée essentiellement par la lèvre inférieure, se termine le plus souvent par un renflement mou, et ne renferme que deux stylets. Les tarses sont munis de deux griffes et de deux pelotes.

Il n'y a lieu de s'occuper ici que des Muscidés qui s'attaquent aux animaux pour se nourrir de leur sang ou de leurs sécrétions cutanées. On retrouvera plus loin ceux qui ne sont parasites qu'à l'état larvaire.

Les premiers appartiennent aux genres *Mouche*, *Stomoxe*, *Hématobie*, *Aricie*, *Hydrophorie*, *Hydrotée* et *Glossine*.

Les **Mouches** (*Musca* L.) ont le style des antennes plumeux jusqu'à l'extrémité et une trompe molle disposée pour la succion. Aussi sont-elles incapables de traverser la peau, et si elles se jettent sur l'homme et sur les animaux, c'est pour en sucer la sueur. Leur inconvénient est d'importuner, d'irriter par la démangeaison, les chatouillements qu'elles produisent à l'aide de leurs pattes et de leur trompe. Elles sont répandues dans nos habitations, dans les écuries, étables, bergeries, etc., dans les prairies et les pâturages. D'aspect cendré ou grisâtre, elles rappellent la **Mouche commune** (*M. domestica* L.) si connue, et se distinguent les unes des autres par des caractères minutieux qu'il y a pas d'intérêt pratique à reproduire; car toutes ces espèces, outre un port semblable, ont des mœurs presque identiques et sont, à un égal degré, le tourment de nos animaux domestiques pendant les chaleurs. Telles sont : la Mouche bovine (*M. bovina* Rob. D.), la Mouche corvine (*M. corvina* Fab.), la Mouche des vaches (*M. vaccina* Rob. D.), la Mouche vagabonde (*M. vagatoria* Rob. D.), la Mouche vitripenne (*M. vitripennis* Meig.), la Mouche bourreau (*M. carnifex* Rob. D.), la Mouche importune (*M. stimulans* Rob. D.), la Mouche des jardins (*M. hortorum* Meig.), etc.

Les **Stomoxes** (*Stomoxys* Geoff.), souvent appelés *Mouches piquantes*, ont une trompe solide, allongée, piquante, coudée près de la base, dirigée horizontalement, et dépassant la tête en avant. Ce caractère suffit pour les distinguer immédiatement des Mouches, dont ils ont d'ailleurs toute la physionomie extérieure.

Une espèce qui est très commune est le **Stomoxe piquant** ou *Stomoxe mutin* (*S. calcitrans* Geoff.). Il se montre à la fin de l'été et au commencement de l'automne, et recherche nos habitations, les étables et les écuries. Il s'attache de préférence aux jambes des chevaux, ce qui porte ceux-ci à frapper fréquemment du pied contre le sol pour s'en débarrasser; c'est de là que vient le nom de *calcitrans* donné à cette espèce. Sur des sujets à peau fine et sensible, la piqûre du Stomoxe peut être suivie d'une papule assez saillante avec hérissement des poils. Au repos, le Stomoxe et la

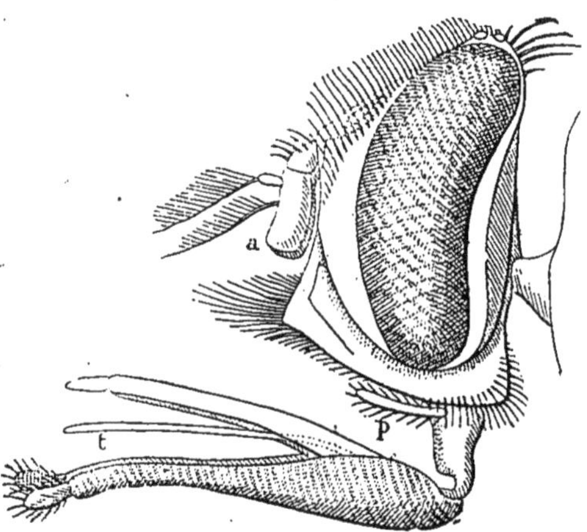

Fig. 6. — Tête du Stomoxe piquant, fortement grossie et vue de profil.

a, antennes. — *p*, palpe maxillaire. — *t*, trompe (Delafond).

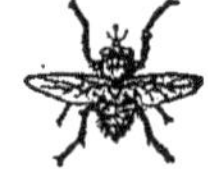

Fig. 7. — Stomoxe piquant, grandeur naturelle (Railliet).

Mouche domestique se distinguent en ce que le premier s'installe la tête en haut, tandis que celle-ci prend la position opposée (Railliet). On a supposé que les Stomoxes peuvent être les agents de propagation des affections charbonneuses, en piquant successivement un animal malade puis un animal sain. La démonstration de cette assertion n'a pas été donnée.

Les **Hématobies** (*Hæmatobia* Rob. D.) ressemblent aussi aux Mouches tout en restant cependant plus petites. Elles ont la trompe conformée comme celle des Stomoxes, et se distinguent de ceux-ci surtout par la longueur de leurs palpes, qui sont aussi longs que la trompe, tandis que chez les Stomoxes ils ne dépassent pas le bord antérieur de la fossette buccale.

Les Hématobies ne sont pas moins avides de sang que les Stomoxes, ainsi que leur nom l'indique, mais elles ne pénètrent pas dans les étables. Elles fréquentent les pâturages, où elles sont très incommodés aux bœufs et aux chevaux. Linné dit très sérieusement qu'elles sont favorables à la santé de ces animaux, car en se posant en grand nombre sur leur corps, elles les obligent à se mettre continuellement en mouvement, et les empêchent de prendre un excès de nourriture qui pourrait leur être funeste. L'Hématobie stimulante (*H. stimulans* Meig.), l'Hématobie féroce (*H. ferox* Rob. D.), l'Hématobie irritante (*H. irritans* Meig.), l'Hématobie à scie (*H. serrata* Rob. D.) sont les principales espèces françaises.

Les **Aricies** (*Aricia* Macq.), les **Hydrophories** (*Hydrophoria* Macq.), les

Hydrotées (*Hydrotæa* Rob. D), avec les mêmes mœurs et les mêmes inconvénients que les Mouches, se distinguent des espèces des genres précédents, en ce que leurs balanciers restent à découvert, tandis que chez les Mouches, les Stomoxes et les Hématobies, ils sont recouverts par un cuilleron.

Elles vivent de préférence dans les lieux humides. Leur nourriture ordinaire consiste dans le suc des fleurs; mais les femelles se jettent sur les bestiaux, et, quoique leur trompe molle ne puisse percer la peau et ne leur permette que de sucer les humeurs sécrétées à sa surface, elles les harcèlent et les tourmentent avec beaucoup d'opiniâtreté. On les trouve, en compagnie des Mouches, auxquelles elles ressemblent beaucoup par leur physionomie extérieure, autour des yeux, des naseaux, etc., parfois en véritables essaims. L'espèce la plus connue est l'Hydrotée météorique (*H. meteorica* Rob. D.). Linné l'a appelée *mouche météorique*, parce qu'à l'approche d'une pluie imminente, elle forme comme un nuage vers l'extrémité inférieure de la tête des chevaux.

Il reste à parler d'une espèce de la famille des Muscidés qui n'appartient pas à nos pays, mais qu'on ne saurait ici passer sous silence, en raison de la réputation universelle que lui ont value ses méfaits. C'est la *Tsé-tsé* ou **Glossine mordante** (*Glossina morsitans* Westw.), qui, par l'organisation de sa trompe, se rapproche des Stomoxes et des Hématobies. Elle est un peu plus grande que la Mouche domestique; sa trompe, grêle, est deux fois aussi longue que la tête; son thorax, châtain, est parcouru par quatre raies noires longitudinales; l'abdomen, blanc jaunâtre, ne présente que cinq anneaux, dont les quatre derniers portent de larges taches noires interrompues sur la ligne médiane; les ailes sont légèrement enfumées.

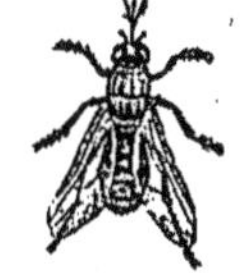

Fig. 8.— Tsé-tsé, grandeur naturelle (Railliet).

Cette mouche constitue un des plus sérieux obstacles à la civilisation de l'Afrique; car, dans les régions qu'elle fréquente, elle rend impossible l'emploi de la plupart des bêtes de somme.

Nous empruntons à Railliet un excellent résumé de l'histoire de cet insecte. « La mouche à laquelle les nègres donnent le nom de *Tsé-tsé* se rencontre à peu près dans toute l'Afrique centrale. Elle paraît se tenir de préférence au bord des marais, sur les buissons et dans les roseaux. Elle fait entendre un bourdonnement élevé qu'il est très facile de reconnaître quand on l'a perçu même une seule fois. S'il fallait en croire Bruce, le bourdonnement de la Tsé-tsé serait « un mélange de bruit sourd et éclatant qui » produit assez de discordance. Ce bourdonnement répand plus de terreur et » de désordre parmi les hommes et les animaux que les monstres des con» trées qu'elle habite ne pourraient en causer, quand ils seraient le double » plus nombreux. »

» De nombreux voyageurs, entre autres Livingstone et Oswald, nous ont fait connaître cette mouche comme un des fléaux les plus redoutés de la zone torride africaine. Toutefois, les récits publiés à son endroit ont un caractère qui nous semble tenir beaucoup de la légende. Comme les Stomoxes, la Tsé-tsé attaque l'homme et les animaux. Elle s'élance sur ceux-ci, disent les voyageurs, avec la rapidité d'une flèche, et les mord de préférence sous le plat des cuisses et sous le ventre. Une tumeur se forme bientôt au niveau du point attaqué.

» On a raconté que l'insecte s'attache de préférence aux parties découvertes du corps; que l'action de cette morsure sur l'homme n'est pas plus dangereuse que celle des Cousins; que les animaux domestiques, au contraire, à l'exception de l'âne, de l'éléphant et de la chèvre, commencent à maigrir aussitôt et ne tardent pas à succomber; que les chiens résistent à cette piqûre lorsqu'ils sont nourris de venaison, tandis qu'ils périssent lorsqu'ils sont alimentés avec du lait; que les veaux nourris de lait, au contraire, sont à l'abri des accidents, etc., etc. A l'autopsie, on trouverait le cœur, le poumon et le foie plus ou moins affectés.

» La plupart de ces récits des anciens voyageurs ont été contredits par des observations plus récentes. Ainsi, une expédition belge a perdu plusieurs éléphants ; le P. Baur a vu périr plusieurs de ses ânes à la suite des piqûres de la Tsé-tsé, et le même voyageur a constaté que, au lieu de piquer à découvert, cette mouche s'introduit d'ordinaire sous les vêtements, dans les manches des hommes, sous la queue des animaux. D'autres ont constaté que les sujets mordus succombent, en général, à la suite d'un affaiblissement graduel pouvant durer plusieurs semaines et même plusieurs mois. Enfin, des autopsies minutieuses n'ont révélé aucune lésion de la rate, du foie, du poumon ni du cerveau.

» Toutes ces données contradictoires nous montrent déjà que l'action des piqûres de la Tsé-tsé est extrêmement variable et que, par conséquent, ces piqûres ne doivent pas être venimeuses. Au surplus, nous avons, M. Nocard et moi, inséré sans aucun résultat, sous la peau de la cuisse d'un mouton, la tête et la trompe d'une Tsé-tsé rapportée depuis peu de Zanguebar (par le P. Leroy).

» En réalité, on ne peut regarder la Tsé-tsé que comme un porte-virus, et sa piqûre n'est dangereuse qu'autant que sa trompe est infectée au préalable. Quant à la nature du virus qu'elle inocule habituellement, il serait difficile de la déterminer dans l'état actuel de nos connaissances; mais, contrairement à ce qu'a avancé M. Mégnin, il est impossible d'incriminer le charbon, du moins dans la généralité des cas. Nous avons déjà émis l'opinion qu'il pourrait bien s'agir de maladies variées, et peut-être même d'affections spéciales à l'Afrique centrale. Cette manière de voir nous paraît seule propre à expliquer la diversité des renseignements fournis par les voyageurs. »

La petite famille des **Pupipares** termine naturellement cet exposé, car les insectes qui la composent vivent exclusivement en parasites soit sur des mammifères soit sur des oiseaux. Son nom lui a été donné par Latreille, parce que la femelle ne pondrait pas des œufs, mais des pupes ou nymphes. En réalité, d'après Leuckart, les œufs développés dans les ovaires subissent dans une dilatation du vagin l'évolution aboutissant à la formation des larves ; celles-ci restent dans cet organe, s'y nourrissent de la sécrétion d'appendices glandulaires de l'utérus, y subissent plusieurs mues et acquièrent tout leur développement avant d'être mises au jour. Immédiatement après cette éclosion, elles se transforment en pupe. Le terme de « Pupipares » n'est donc pas rigoureusement exact.

Ces insectes ont un corps plat et large, de consistance coriace. Le rostre ne comprend qu'un suçoir formé d'un tube extensible, renfermé dans un étui corné sétiforme, protégé à son tour par deux valves velues. Les antennes sont rudimentaires et réduites d'ordinaire à des renflements peu apparents.

Les pattes sont fortes et terminées par des griffes à crochets, dentées. Les ailes peuvent faire défaut, et l'insecte est alors parasite permanent à la manière des Poux.

Deux espèces seulement de Pupipares nous intéressent. L'une est le Mélophage du mouton, aptère, par suite parasite permanent, et ne rentre pas dans le groupe qui nous occupe actuellement. L'autre est l'**Hippobosque du cheval** (*Hippobosca equi* L.), qui vit dans des rapports intimes avec nos animaux domestiques, mais, étant pourvu d'ailes, quitte aisément son hôte, et appartient au groupe des parasites rémittents.

L'Hippobosque du cheval, *Mouche araignée* (Réaumur), *Mouche plate*, a environ 8 millimètres de longueur. La tête est jaune, marquée d'une tache brune au sommet; elle est saillante et séparée du thorax; les yeux sont noirâtres. Le thorax est brun avec trois taches jaunâtres, une à chaque angle antérieur, l'autre médiane, postérieure, triangulaire; l'écusson est blanchâtre, bordé de brun. L'abdomen est d'un jaune brunâtre. Les pattes sont d'un jaune foncé, avec quelques bandes brunes et les crochets des tarses bifides. Les ailes sont oblongues, arrondies, fuligineuses, et ne présentent de nervures que dans leur tiers antéro-externe. Le corps est couvert de poils courts, raides, espacés. D'après R. Leuckart, la transformation de la pupe en insecte parfait demande environ un mois.

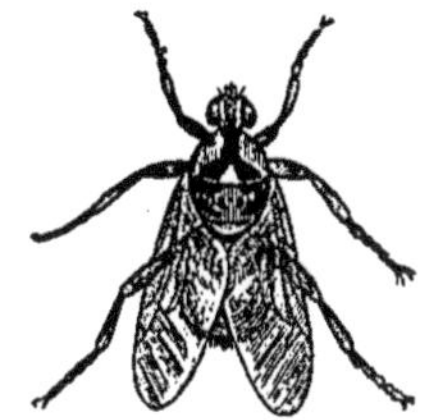

Fig. 9. — Hippobosque du cheval, grossi deux fois (Railliet).

Cet insecte est très fréquent en été. Il s'attaque quelquefois aux bêtes bovines et au chien, mais se pose surtout sur les solipèdes. Il se fixe sur les flancs, et plus encore dans les parties glabres ou peu velues, autour de l'anus et de la vulve, au périnée, à la face interne des cuisses. Il court sur le corps de son hôte avec rapidité, et certains sujets, particulièrement sensibles à ses attouchements, ruent à outrance au contact d'une seule Hippobosque. L'habitude paraît calmer cette irritabilité, et les chevaux arrivent à supporter avec impassibilité un essaim de ces insectes. Ceux-ci sont difficiles à chasser, ils reviennent avec opiâtreté, et leurs téguments coriaces résistent aux pressions modérées faites en vue de les écraser. Lorsque les animaux sont mal pansés, les Hippobosques ne les quittent qu'à de longs intervalles.

On a signalé encore une Hippobosque noire (*H. nigra* Perty), du Brésil, vivant sur les chevaux; une Hippobosque des chameaux (*H. camelina* Sav.), sur les chameaux en Egypte, etc.

Moyens préventifs et curatifs contre l'action des Diptères. — Les divers Diptères que l'on désigne généralement sous le nom de mouches causent des préjudices variés à la santé des animaux. Pour le moins, ils nuisent à leur repos à l'écurie ou à l'étable, et augmentent leur fatigue pendant le travail par les mouvements superflus et les attitudes incommodes auxquels ils les obligent. Il est donc utile de s'attacher à prévenir leurs approches.

Ce qui est d'abord de stricte nécessité, c'est de les éloigner de l'intérieur des habitations ou tout au moins de les y détruire. Le premier point s'obtient en maintenant celles-ci dans une obscurité relative. Les rideaux, les stores, les volets ont l'inconvénient de s'opposer plus ou moins au renouvellement de l'air. Un procédé indiqué par Spence, usité en Italie et à l'abri du reproche précédent, « consiste à garnir les fenêtres, en dehors, d'un simple filet, dont les mailles peuvent être même assez larges pour laisser passer plusieurs mouches à la fois. Si la lumière ne pénètre que d'un seul côté dans l'habitation, les insectes ne se hasardent pas à traverser le filet. Par contre, ils n'hésitent pas à le faire lorsqu'une fenêtre est percée dans le mur opposé et laisse passer la lumière » (Railliet).

Lorsque les mouches ont pénétré dans l'intérieur des habitations, il n'est pas sans inconvénient de chercher à les en chasser en y déposant certaines substances odorantes. Il est préférable d'imprégner des parties déterminées du corps des animaux avec des dissolutions amères, nauséeuses, telles que celles dont nous parlons plus bas. Dans certains pays, pendant que les animaux sont dehors, on fait brûler des feuilles sèches de courge; la fumée âcre qui s'en élève chasse immédiatement les mouches ou les fait périr. Dans d'autres, on suspend au plafond de la pièce ou aux murs de petits balais de bruyère, de genêt, de saule ou de fougère, dans lesquels elles viennent se réfugier la nuit; on profite de leur sommeil pour les détruire en secouant ces balais sur le feu.

Pendant le travail ou aux heures de pâturage, on protège les animaux au moyen de couvertures, de camails, en toile. Le harnais le plus employé dans ce but est le *caparaçon d'été*, *chasse-mouches* ou *émouchette*, espèce de filet ou de réseau dont on recouvre le corps des chevaux ou des bœufs de travail. Ce filet est bordé d'une frange de cordelettes (*volette*) dont l'agitation continuelle éloigne les insectes. Quelquefois cette volette, attachée de chaque côté aux traits des chevaux, constitue tout le caparaçon. Trop souvent aussi, on le réduit pour le bœuf à une pièce carrée en filet (*émouchoir*), qui recouvre la face et défend les yeux et le mufle. Le ventre est quelquefois préservé au moyen d'un tablier en toile. Le *béguin*, *bonnet* ou *oreillères*, qui enveloppe les oreilles, la nuque et le front, s'oppose à l'entrée des mouches dans les oreilles. Il est très usité dans l'est de la France et en Allemagne, et fait en filet ou, mieux, en toile. On remplace souvent ces appareils en fixant aux pièces du harnachement des branchages qui, agités par les mouvements de l'animal, chassent aussi les insectes.

Enfin, on peut enduire le corps des animaux de substances odorantes ou amères, nauséeuses. Dans tous les pays, on fait un usage fréquent de la décoction de feuilles de noyer ou de la macération de ces feuilles dans du vinaigre. L'imprégnation n'a pas besoin d'être renouvelée plus souvent qu'une fois par semaine. On se contente parfois de frotter les animaux avec des feuilles de noyer. On recommande aussi des décoctions étendues de tabac (100 gr. par litre), d'aloès (5 gr. par litre), d'asa fœtida (60 gr. dans 150 gr. de vinaigre et 200 gr. d'eau). Ce qu'il faut éviter, ce sont les substances qui, telles que l'huile empyreumatique, l'huile de cade, etc., salissent les harnais, la robe des animaux et n'ont pas sur les moyens précédents une supériorité notable. Les lotions, les frictions seront rarement générales, mais plutôt localisées aux régions les plus sensibles ou à celles que les insectes recherchent de préférence.

Il n'y a pas d'indications particulières à donner à propos des accidents que peuvent parfois occasionner les parasites diptères. On se conduira selon les indications que comporteront les phénomènes locaux ou généraux en présence desquels on se trouvera. En général, des affusions froides, des douches, des bains locaux ou généraux suffiront pour faire disparaître les tuméfactions et le prurit qui auraient paru demander une intervention thérapeutique.

CHAPITRE II

DIPTÈRES PARASITES DE LA PEAU A L'ÉTAT LARVAIRE.

Un certain nombre de Diptères passent leur phase larvaire soit dans des plaies de la surface du corps, soit dans l'épaisseur même de la peau. Tantôt ce séjour n'est pour eux qu'accidentel, tantôt il leur est absolument nécessaire. Le parasitisme est donc moins complet pour les premiers que pour les seconds. Ceux-ci ne comprennent que les larves des Œstridés appelés, pour ce motif, *cuticoles*.

Toutes ces larves sont acéphales : l'extrémité antérieure est dépourvue d'yeux et d'antennes et porte tout au plus deux crochets cornés ; les aliments sont introduits dans la bouche par succion. Pour la transformation en nymphe, la peau se durcit et prend la forme de tonnelet (*pupe en tonnelet*) ; à l'intérieur est renfermée la véritable pupe. L'insecte parfait en sortira en soulevant une valvule plus ou moins arrondie.

Le terme de *Myiasis* (Hope) (μυια, mouche; ασις, réunion) désignant toute affection due à des larves de Diptères, il ne sera naturellement question ici que de la *Myiasis cutanée.* Elle est causée par des larves de Muscidés ou d'Œstridés.

Larves de Muscidés. — Celles-ci appartiennent aux genres *Sarcophage*, *Lucilie* et *Ochromyie;* car il n'est pas démontré que la **Mouche**

bleue de la viande (*Calliphora vomitoria* Rob. D.), qui contribue à un si haut degré à l'altération des viandes de boucherie, ni la **Sarcophage carnivore** (*Sarcophaga carnaria* Meig.), **Mouche grise carnassière**, déposent en réalité, même accidentellement, leurs œufs et leurs larves sur les plaies. Par contre, on sait aujourd'hui, grâce à Portchinsky (1), que la plupart des larves qui se trouvent en Europe dans les plaies de l'homme ou des animaux sont celles de la **Sarcophage magnifique** (*S. magnifica* Schiner, *Sarcophila Wohlfarti* Portch.), qui, à l'état parfait, répond, d'après Laboulbène, à la description suivante :

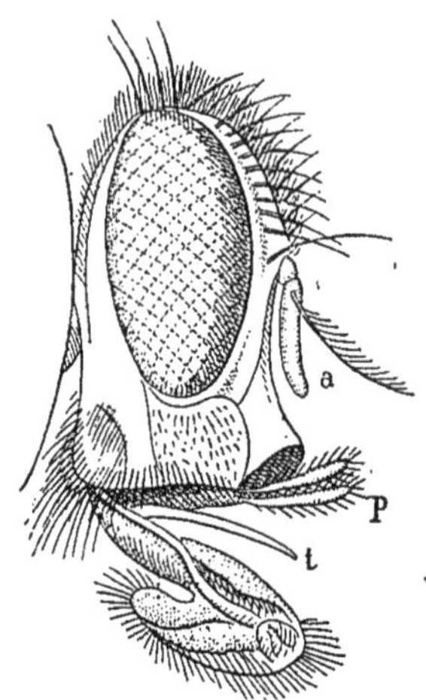

Fig. 10. — Tête de la Mouche bleue de la viande, fortement grossie.

a, antenne. — *p*, palpes maxillaires. — *t*, trompe (Delafond).

Longueur 10 à 13 millimètres. Couleur générale cendrée. Face et côtés du front blancs. Antennes et palpes noirs. Thorax gris cendré avec trois lignes longitudinales noirâtres. Abdomen gris blanchâtre à trois taches noires sur chaque segment. Ailes hyalines à base jaunâtre. Pattes noires.

Comme toutes les Sarcophages, celle-ci est vivipare : les femelles déposent leurs larves dans les plaies des animaux et de l'homme.

Ces larves sont fusiformes, à segments bien distincts, dépourvus d'épines; l'extrémité buccale est munie de deux crochets ; l'extrémité postérieure offre deux stigmates (orifices de l'appareil respiratoire).

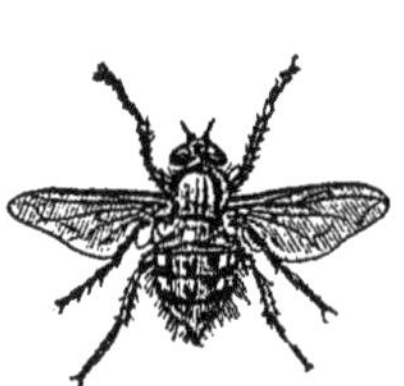
Fig. 11. — Mouche bleue de la viande, grandeur naturelle (Railliet).

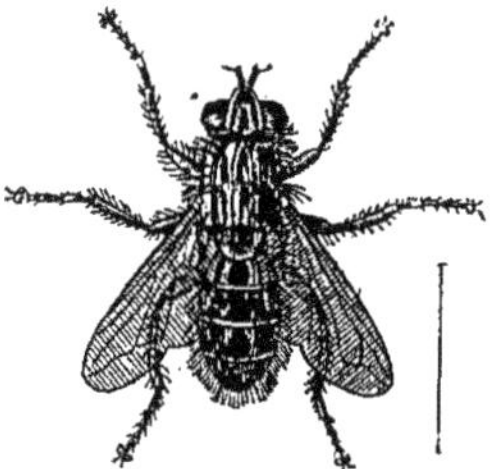
Fig. 12. — *Sarcophaga magnifica*, mâle (Laboulbène).

« Ce diptère, dit Portchinsky, est entièrement rural et on ne le voit jamais dans les maisons. A l'état parfait, il est très difficile à rencontrer et on ne l'obtient qu'en faisant éclore les nymphes provenant des larves recueillies dans les plaies des animaux. C'est une des plus

(1) J. Portchinsky, *Krankheiten, welche in Mohilew'schen Gouvernement von den Larven der Sarcophila Wohlfarti entstehen, und deren Biologie.* In *Horae societatis entomologicae russicae*, t. XI, Saint-Pétersbourg, 1875-76.

belles *Sarcophila*, et elle est très nuisible non seulement aux hommes, mais aussi aux animaux du gouvernement de Mohilew. En effet, j'ai obtenu exclusivement la *Sarcophila Wohlfarti* de différentes larves provenant de bêtes à cornes, de chevaux, de porcs, de moutons, de chiens et même d'oiseaux domestiques, principalement d'oies. Dans certaines années, l'infection des bestiaux par les larves de mouches s'étend sur les deux tiers ou au moins la moitié des animaux d'un même troupeau. Une plaie insignifiante est soudainement envahie par ces larves et devient bientôt considérable. Cette espèce recherche les muqueuses et surtout la région inguinale des vaches, où les larves engendrent des plaies extrêmement graves; ce fait est fréquent ici. Chez les chiens, les mêmes larves se rencontrent souvent dans les oreilles et il n'est pas rare de les voir en même temps piqués par des légions de *Stomoxys calcitrans* et couverts de sang. »

Mégnin dit avoir souvent rencontré les larves de cette mouche non seulement dans les plaies de nos animaux domestiques, mais aussi dans des creux ou des plis de la peau où s'accumule la matière sébacée toujours plus ou moins en fermentation ammoniacale, comme les lacunes de la fourchette du pied du cheval, la cavité du fourreau ou les plis du paturon du même animal; dans ces points, les larves en question finissent par amener l'ulcération de la peau, et elles pénètrent même quelquefois dessous en provoquant des désordres plus ou moins considérables.

Après leur transformation en nymphes, Mégnin en a toujours obtenu, à leur éclosion, la même mouche, la Sarcophage magnifique. Il pense que ce sont ces larves que l'on a trouvées le plus souvent dans les plaies de l'homme, et que, si on les a rapportées à celles des *Calliphora vomitoria*, *Sarcophaga carnaria* et *Lucilia Cæsar*, c'est que toutes ces larves se ressemblent beaucoup, qu'on ne peut parvenir à les distinguer qu'en faisant éclore l'insecte parfait, et qu'on a bien rarement réalisé cette expérience.

Le genre **Lucilie** (*Lucilia* Macq.) renferme des mouches à trompe molle; à épistome (bord supérieur de la cavité buccale) non saillant; antennes à troisième article quadruple du deuxième et à style très plumeux; abdomen court et arrondi; ailes fort écartées. Ces caractères, joints au vif éclat des couleurs métalliques, constituent un facies qui distingue ce genre de tous les autres.

La **Lucilie César** (*L. Cæsar* L.) en est le type; c'est la mouche d'un beau vert doré, qui est si répandue et qui dépose ses œufs sur les matières organiques en décomposition. Elle passe pour pondre aussi sur les plaies de l'homme et des animaux.

La **Lucilie soyeuse** (*L. sericata* Meig.) lui ressemble beaucoup.

Elle est plus petite, de couleur verte, avec reflets bleus. L'épistome et la face sont blancs, tandis que le premier est d'un rougeâtre pâle chez la Lucilie César. Le premier anneau de l'abdomen seul est noirâtre, tandis que chez l'autre espèce, le deuxième anneau présente, en outre, une ligne dorsale noire.

La Lucilie soyeuse détermine assez souvent en Hollande, chez les moutons, une affection d'une certaine gravité, que les éleveurs désignent sous le nom de « maladie vermiculaire » (Worm-ziekte). Elle a été d'abord bien étudiée par Gerlach (1), puis par Jennes et Van Laer (2).

Les larves se rencontrent principalement chez les antenais, et surtout chez ceux qui souffrent de la diarrhée. Les moutons adultes n'en sont tourmentés que lorsqu'ils sont malpropres. Attirées par les matières fécales qui s'attachent au train postérieur, les mouches viennent y déposer leurs œufs. Il en sort de petites larves de couleur crème, formées de dix à douze anneaux pointillés sur leurs bords. La tête est pourvue de deux crochets; l'extrémité postérieure, plus volumineuse, présente trois stigmates. Ces larves attaquent la peau et déterminent un prurit qui porte les animaux à agiter continuellement la queue, à se mordre, à se frotter contre les objets environnants. La laine est alors très étroitement feutrée, en plaques serrées, sous lesquelles la peau, criblée de petites ouvertures ou largement entamée, laisse couler un liquide épais, visqueux, nauséabond. Lorsqu'on les met à découvert, les larves s'agitent en tous sens et cherchent à se réfugier sous le derme. On en rencontre parfois jusque sur la croupe. Si la maladie persiste, elle complique la diarrhée et contribue à amener le marasme des jeunes sujets.

Une autre espèce, plus connue, est la **Lucilie bouchère** (*L. macellaria* Fabr.), que l'on désigne plus souvent sous les noms de *L. hominivorax* Coquerel et de *L. anthropophaga* Cornil. Elle mesure 9 à 10 millimètres et se reconnaît à son thorax bleu parcouru par trois bandes d'un bleu plus foncé à reflets pourprés; les pattes sont noires, les ailes brunâtres à la base. La larve mesure 14 à 15 millim. Cette mouche se rencontre dans une grande partie de l'Amérique, depuis le nord des États-Unis jusqu'à la République argentine, mais plus particulièrement dans les régions chaudes. C'est une espèce redoutable par ses larves.

Elle dépose ses œufs dans les plaies des animaux domestiques et de l'homme, et les introduit même dans les cavités naturelles. A l'aide de leurs deux crochets buccaux, les larves attaquent les tissus et produisent rapidement des désordres profonds avec pertes de substance et mutilations. Les faits publiés sur cet insecte trop intéressant se rapportent surtout à l'homme. Liguistin (3) a cependant signalé les complications d'une gravité excessive causée par les larves de cette Lucilie dans les plaies et surtout les crevasses dont étaient atteints les chevaux et mulets lors de l'expédition du Mexique.

(1) Gerlach, *Allgemeine Therapie d. Hausthierkrankheiten* (cité par Zürn).

(2) Jennes et Van Laer, *Dermatose parasitaire chez les moutons produite par les larves de la Lucilia sericata* (*J. de méd. vétér. et de l'élève du bétail.* Utrecht, 1864; et *Ann. de méd. vét.* Bruxelles, 1867).

(3) Liguistin, *Journ. de méd. vétér. milit.*, t. III, 1865, p. 663.

La dernière espèce de ce groupe de parasites est l'**Ochromyie anthropophage** (*Ochromyia anthropophaga* E. Blanch.). Railliet (1), qui l'a particulièrement étudiée, la décrit ainsi : « Mouche de teinte gris jaunâtre, mesurant 8 à 10 millimètres de long. La tête est testacée, revêtue de petits poils noirs; le style des antennes est plumeux. Le thorax offre en avant deux bandes noires longitudinales; les ailes sont légèrement enfumées. L'abdomen est couvert de taches noires assez étendues, surtout en arrière.

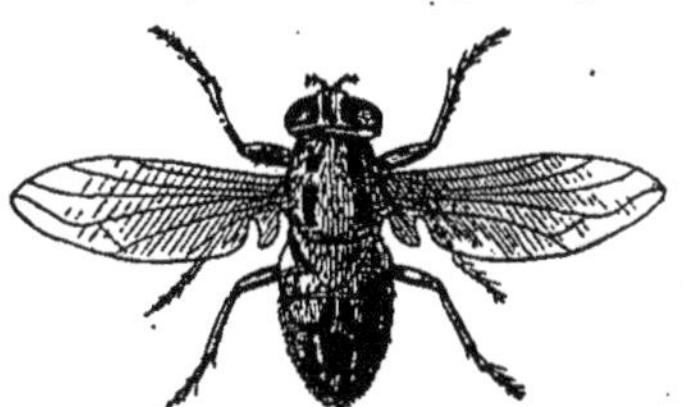

Fig. 13. — Mouche du Cayor, grossie deux fois (Railliet).

» C'est une mouche sénégalaise, qui se rencontre principalement dans la province du Cayor, d'où le nom de *Mouche de Cayor* sous lequel elle est généralement connue. On la voit quelquefois voltiger sur les animaux (Notaris); néanmoins, elle paraît déposer ses œufs dans le sable. Dans tous les cas, on constate que les larves, connues sous le nom impropre de *vers du Cayor*, se développent sous la peau de l'homme et de divers animaux (chien, chat, chèvre). Sur le chien, qui est plus particulièrement affecté, on observe une petite tumeur inflammatoire, qui grossit rapidement et se montre recouverte d'une croûte brunâtre. Au bout de six à sept jours, la larve, dont l'évolution est terminée, sort de cette tumeur pour se transformer en pupe, et la cicatrisation s'effectue spontanément. Lorsque les parasites sont peu nombreux, ils occupent de préférence la queue, les pattes, les oreilles (régions en contact avec le sol). S'ils sont, au contraire, en grande quantité, on les trouve sur toutes les régions du corps. Les jeunes animaux sont plus fréquemment atteints que les adultes; mais ceux-ci même peuvent être envahis au point de succomber. — Chose remarquable, le parasite dont il s'agit foisonne à Mont-Pol, à 32 kilomètres de Saint-Louis, tandis qu'il n'a jamais été vu à Saint-Louis même. Bien plus, les chiens qui rentrent dans cette dernière ville couverts de larves en sont définitivement débarrassés au bout de deux jours. » (Railliet.)

Prophylaxie et thérapeutique. — Les moyens prophylactiques que l'on peut opposer à la myiasis cutanée consistent à empêcher l'approche des mouches, et ils ont été suffisamment indiqués dans le précédent chapitre. Dans le cas de plaies et vu leur étendue ordinairement restreinte, il est avantageux de se servir de l'huile de cade, de l'huile empyreumatique étendues autour de la plaie. Leur odeur forte et longtemps persistante permet de n'en employer que de très petites quantités.

Il est clair que des pansements faits avec soin et suffisamment renouvelés éviteront l'envahissement des plaies par les larves. De même, un pansage sérieux les chassera des points (fourreau, fourchette, paturons) où elles ont été signalées. La propreté de la toison des moutons les mettra à l'abri de la Lucilie soyeuse. Pour la Mouche du Cayor, le moyen prophylactique, dit Lenoir, serait d'empêcher les chiens de coucher sur le sable, et, mieux encore, de les éloigner de l'habitat ordinaire de cet insecte.

(1) Railliet, *La mouche de Cayor* (*Bull. de la Soc. cent de méd. vét.*, 1884). — Lenoir, *Mouche et ver du Cayor* (*Archiv. vétér.*, 1884).

Le traitement curatif est fort simple ; les larves sont sensibles à une infinité d'agents peu irritants pour la plaie qui les héberge ; elles sont rapidement tuées ou chassées. On peut donc les retirer directement ou les traiter par l'éther, le chloroforme, la benzine, le pétrole, le camphre, l'alcool camphré, etc.

LARVES D'ŒSTRIDÉS (1). — Bien que les larves d'Œstridés cuticoles habitent le tissu conjonctif sous-cutané, leur étude a ici sa place naturelle, car la peau est directement intéressée par les perforations dont elle est le siège.

Un caractère essentiel des Œstridés, c'est le parasitisme nécessaire de leurs larves. Guidée par un instinct spécial, la femelle pond ses œufs sur le corps des mammifères, choisissant l'espèce à laquelle le développement futur est subordonné. A son éclosion, la larve emploie des moyens variés pour atteindre l'organe ou la région qui lui convient, tantôt le tissu conjonctif sous-cutané, comme pour celles dont on va s'occuper ici, tantôt les sinus frontaux ou le pharynx, l'estomac, l'intestin. Elle reste dans son habitat spécial un temps variable, en général, de l'été au printemps suivant, le quitte alors par un procédé approprié à chaque type, et s'enfonce ensuite dans le sol, se cache sous une pierre ou s'abrite dans quelque refuge un peu humide pour s'y transformer en une nymphe d'où sortira l'insecte parfait. Celui-ci est généralement assez rare à rencontrer.

Les Œstridés se reconnaissent aux caractères zoologiques suivants :

Corps ordinairement velu. Tête assez volumineuse, hémisphérique. Yeux à facettes séparés par un front ordinairement large. Antennes très courtes, insérées près du front, se repliant dans une fossette de la face, formées de trois articles, dont le dernier presque globuleux porte une soie dorsale, insérée près de la base et ordinairement simple. Trompe très petite ou à peine marquée ; deux palpes tantôt distincts, tantôt rudimentaires. Thorax grand, élevé, à écusson très visible ; ailes grandes. Abdomen formé de six anneaux apparents, à extrémité mousse chez les mâles, terminé par un oviscapte très extensible chez les femelles.

Certaines espèces sont vivipares, mettent au jour des larves tout écloses ; les autres sont ovipares, pondent des œufs de forme variable, à coque résistante, parfois operculée, qui présentent toujours à leur pôle postérieur un appendice servant à les fixer à la peau ou aux poils de leur hôte. Le nombre des larves ou des œufs que donne chaque femelle est toujours considérable.

Le corps des larves se compose de douze anneaux, dont les deux premiers (anneaux céphaliques) ne sont pas toujours très distincts. Entre ces deux premiers anneaux, se trouvent deux stigmates respiratoires, très petits, sous

(1) Numan, *Mém. sur les larves d'œstres qui séjournent dans l'estomac du cheval*, 1834. Trad. par Verheyen (*Biblioth. vétér.*, t. I. Paris, 1849). — Joly, *Recherches sur les Œstrides... (Ann. de la Soc. roy. d'agric... de Lyon*, 1846).

la forme de points, de nodules ou de petites fentes; ils sont parfois cachés dans une dépression du tégument. Le dernier anneau porte également deux stigmates consistant soit en ouvertures par lesquelles les trachées peuvent faire saillie, soit en larges péritrèmes percés d'un nombre varié d'ouvertures. A leur naissance, les larves possèdent des organes buccaux extérieurs, formés principalement de deux crochets, qui tantôt persistent, tantôt disparaissent par les progrès du développement. Au-dessus des organes buccaux se voient deux petits mamelons cornés ou cutanés qui représentent les antennes. L'anus, très petit, est situé au-dessous des plaques stigmatiques du dernier anneau. Pendant leur existence parasitaire, les larves subissent deux mues, qui partagent cette période en trois *stades*.

Lorsque la larve a quitté son hôte et atteint l'abri favorable à la nymphose, sa peau se durcit, se détache du corps de la nymphe, dont le tégument est mince et souple, et auquel elle reste toutefois unie encore par quatre trachées. La coque, plus volumineuse que l'insecte qui doit en sortir, est distendue à sa partie postérieure par des liquides qui s'écouleront plus tard. L'état de nymphe dure trois à huit semaines et même davantage si le temps est froid. Au moment de l'éclosion, l'insecte, à l'aide d'une vésicule développée sur le front, exerce à la face interne de la coque une pression qui en détermine la rupture à l'extrémité céphalique et dans la direction des sutures des arcs. Les ailes de l'animal éclos se déploient en dix à quinze minutes.

A cet état parfait, avec leur bouche atrophiée, les Œstridés paraissent ne plus prendre de nourriture; ils peuvent vivre plusieurs semaines aux dépens de la graisse accumulée dans leur économie. Calmes jusqu'au moment où leurs organes reproducteurs ont atteint leur maturité, ils montrent alors une vivacité extrême, surtout si les conditions atmosphériques sont favorables. Ils volent principalement dans les jours les plus chauds, les plus purs de l'été, et au milieu de la journée. Ils se tiennent, en général, dans les herbages situés à proximité des bois.

D'après l'habitat particulier des larves, celles-ci et les espèces auxquelles elles appartiennent sont distinguées, depuis Bracy Clark, en *gastricoles* ou *chylivores* (gastriques ou intestinales), en *cavicoles* ou *lymphivores* (celles des cavités de la face) et en *cuticoles* ou *purivores* (cutanées).

Brauer (1), dont les travaux sur les Œstridés font autorité, a réparti toutes les espèces connues en treize genres, dont quatre seulement (*Hypoderme*, *Dermatobie*, *Cutérèbre* et *Œstromyie*) ont des larves cuticoles. De ces quatre genres, les deux premiers seuls développent leurs larves sous la peau des animaux domestiques, soit en Europe, soit dans les autres parties du monde, et seules, par conséquent, doivent nous occuper. Au point de vue zoologique, ils rentrent dans le groupe dont les ailes ont une nervure transversale terminale.

Hypodermes. — Les Œstres cuticoles européennes appartiennent au genre **Hypoderme** (*Hypoderma* Latr.).

(1) Brauer. *Monographie der Œstriden.* (*Verhandl. d. k. zool. botan. Gesellsch. in Wien*, t. XIII, 1863).

A l'état parfait, ces insectes ont un corps velu ; la tête généralement plus large que la partie antérieure du thorax ; les antennes très courtes, logées au fond de leur fossette, très rapprochées, garnies d'une soie nue. La trompe est tout à fait rudimentaire ; le thorax presque sphérique, et généralement plus large que l'abdomen. Chez la femelle, la tarière (fig. 15), longue et à quatre articles, se continue avec le cinquième anneau ; les segments qui la constituent rentrent les uns dans les autres à la manière des tubes d'une lunette d'approche ; lorsqu'elle est étendue, elle fait saillie en arrière et se recourbe légèrement vers le haut ; au bout du dernier article se trouvent trois appendices cornés un peu recourbés en dedans et se rapprochant l'un de l'autre en forme de pince ; c'est entre ces appendices que sort l'œuf. Les ailes, le plus souvent un peu fuligineuses, sont petites, divergentes et inclinées en dehors.

Les œufs sont allongés, à coque épaisse et portent à leur pôle postérieur un appendice épais à cinq faces ; c'est cette extrémité qui apparaît d'abord à la sortie de l'oviducte (fig. 16).

Au premier stade, les larves sont libres dans le tissu conjonctif sous cutané, dans le peaucier, parfois aussi sous les aponévroses des muscles superficiels. La peau qui les recouvre ne présente pas de perforation, celle-ci s'étant oblitérée après avoir livré passage à la jeune larve. La durée de cette période paraît être de plusieurs mois.

Au bout de ce temps, la larve atteint jusqu'à 13 millimètres de longueur ; elle est presque cylindrique et n'a pas plus de $2^{mm},2$ d'épaisseur. La bouche, tout à fait antérieure, offre en haut un stylet saillant, complété de chaque côté par un crochet recourbé presque à angle droit. Ces crochets peuvent se rapprocher de façon à devenir parallèles au stylet médian et à former ainsi une pointe, propre à creuser les tissus, tandis que, par leur écartement, ils s'opposent au recul et facilitent la progression. C'est, sans doute, par ce mécanisme que la larve nouvellement éclose peut pénétrer sous la peau. Cette larve est formée de onze anneaux ; elle est blanche, sauf à la bouche, au pharynx et aux stigmates postérieurs où elle a une coloration brune. Ces stigmates consistent en des plaques de chitine minces et poreuses, qui ne paraissent pas encore remplir parfaitement leur rôle d'orifices de la respiration. Cette fonction doit s'accomplir en partie par la peau, qui est alors mince, presque transparente et nue, si ce n'est dans la dépression infundibuliforme de la bouche et sur le bord de la lèvre inférieure où elle porte des épines microscopiques.

Au deuxième stade, qui dure environ un mois, la larve augmente de dimensions en tous sens et conserve sa coloration blanche, excepté à la face inférieure, qui présente des taches noires, formées par des agglomérations d'épines microscopiques. A la face supérieure, elle est nue, à l'exception des deux ou trois premiers anneaux. La bouche, en forme de V, est circonscrite par des plaques de chitine ; le stylet et les crochets ont disparu. Les plaques des stigmates postérieurs sont réniformes et creusées de larges alvéoles. L'extrémité postérieure est amincie, l'antérieure renflée et vésiculeuse.

Le troisième stade dure deux à trois mois. La larve devient épaisse, pyriforme et presque sphérique à l'état de contraction ; elle a la forme d'une nacelle convexe en dessous, plane en dessus, quand elle est allongée. Molle, flexible, très contractile, elle devient jaunâtre, puis brunâtre et finalement noire. La fossette buccale est infundibuliforme ; les rudiments des antennes se montrent au-dessus. A la face supérieure de l'extrémité céphalique, on voit un léger sillon en forme de fer à cheval, qui s'étend jusqu'au quatrième anneau. Ce sillon circonscrit la partie qui, plus tard, à la fin de la nymphose, sera détachée par l'insecte sous forme d'opercule. Chaque anneau, du deuxième au neuvième, porte trois paires de bourrelets latéraux disposés les uns à côté des autres et garnis d'épines, dont la disposition varie selon les espèces. Le dernier anneau est hémisphérique ou cylindrique.

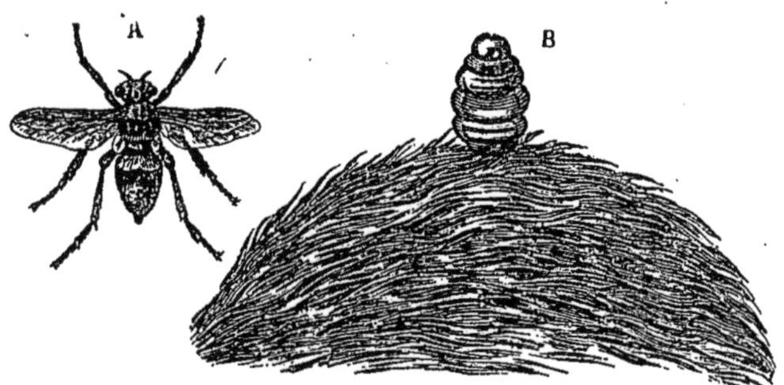

Fig. 14. — Hypoderme du bœuf.

A, femelle, grandeur naturelle. — B, larve sortant d'une tumeur (Réaumur).

Trois espèces d'Hypodermes à larves parasites d'animaux domestiques sont actuellement connues : l'*Hypoderme à lignes*, l'*Hypoderme du renne* et l'*Hypoderme du bœuf*. Celui-ci appartient plus particulièrement à nos pays et nous retiendra plus longtemps.

L'**Hypoderme à lignes** (*H. lineata* Villers) est noir, très velu, de 12 à 13 millimètres de longueur et tire son nom de bandes grises longitudinales qui parcourent la face supérieure du thorax. Il a été trouvé en Angleterre, en Norvège, en Allemagne, en Italie, dans la Russie méridionale et jusque dans le Kentucky (Amérique). Brauer suppose que sa larve vit sous la peau du bœuf et qu'il faut y rapporter aussi les larves d'Œstridés qui ont été plusieurs fois trouvées en Allemagne sous la peau de moutons récemment tondus.

L'**Hypoderme du renne** forme le sous-genre *Œdémagène* (*Œdemagena* atr.), qui ne se distingue des Hypodermes qu'en ce que, chez ceux-ci, les palpes sont absents et les épines du corps des larves plus rares à la face inférieure qu'à la face supérieure, tandis que, dans les Œdémagènes, les palpes existent, petits, globuleux, et les deux faces de la larve sont également épineuses.

L'Hypoderme du renne (*H.* (*Œd.*) *tarandi* L.) est noir, très velu. La femelle, plus grande que le mâle, a 16 millimètres de longueur. Le thorax, couvert de poils jaunes, porte une large bande transversale noire. Le premier segment de l'abdomen est couvert de poils d'un jaune pâle, les autres de poils courts. Cuisses et bas des jambes noirs ; le reste fauve.

La larve présente en tous sens des dimensions plus considérables que celle de l'Hypoderme du bœuf, à laquelle elle ressemble d'ailleurs beaucoup sous les autres rapports.

On trouve cette espèce en Laponie et dans l'Amérique du Nord.

Linné rapporte qu'elle inspire aux rennes une frayeur si grande, que dix individus suffisent pour mettre en émoi un troupeau de plus de cinq cents têtes. Dès que l'insecte se présente, on voit le renne trembler, s'agiter, souffler, s'ébrouer, frapper du pied et changer de place à chaque instant. Linné assure cependant que la femelle, comme celles des autres Hypodermes, ne fait que déposer ses œufs sur la peau de l'animal. Une fois éclose, la larve pénètre sous le cuir de sa victime et s'y nourrit à la manière des Hypodermes.

C'est vers les premiers jours de juillet, lors de la mue du renne, que l'insecte effectue sa ponte. Il s'attaque de préférence aux jeunes animaux, sans épargner les vieux. Il les poursuit dans les vallées, dans les précipices et jusque sur les cimes glacées des montagnes. Dans leur anxiété, ils ont à peine le temps de calme nécessaire pour prendre un peu de nourriture ; et il n'est pas rare de les voir se coucher et rester tout le jour sans manger devant la hutte de leur maître, afin que l'épaisse fumée qui s'en échappe les mette à l'abri des atteintes de l'Œdémagène. Les larves ne sont cependant pas nombreuses sur le même sujet, six à huit chez les jeunes; toutefois leur présence les fait beaucoup maigrir et même on leur attribue quelquefois des pertes qui se montent au tiers de ces jeunes animaux (N. Joly).

L'**Hypoderme du bœuf** (*H. bovis* Degeer) est, à beaucoup près, l'espèce cuticole la plus intéressante, car il est abondamment répandu

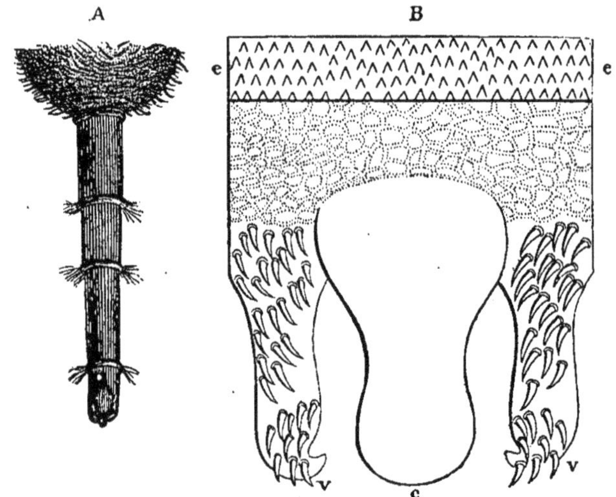

Fig. 15. — Hypoderme du bœuf.

A, tarière, développée, grossie (Réaumur). — B, extrémité de cette tarière, fortement grossie. — *e*, épines, qui revêtent la surface externe de l'avant-dernier tube de la tarière. — *v*, tentacules vulvaires. — *c*, pièce médiane ou cuiller (N. Joly).

dans nos pays, et s'étend depuis la presqu'île scandinave et l'Amérique du Nord, jusqu'au sud de l'Europe, en Asie et en Afrique. Il répond aux caractères suivants (fig. 14) :

Noir, très velu; face cendrée, à poils blancs ou jaunâtres; face supérieure du thorax à poils semblables dans la moitié antérieure, noirs dans la moitié postérieure, et parcourue par des bandes longitudinales larges, nues, noires, brillantes, très rapprochées ; abdomen noir, recouvert de poils blancs ou jaunes à sa base, noirs dans son milieu, rouge orangé dans son tiers postérieur; pattes noires à la base, jaunâtres dans leur moitié terminale; ailes un peu brunâtres. Longueur, 13 à 15 millimètres.

Cet insecte vit, à son état parfait, pendant les mois de juillet et d'août, et peut se rencontrer encore dans les premiers jours de septembre. Il est surtout connu par des éclosions artificielles, portant sur des larves bien développées, extraites de la peau du bœuf et conservées dans des conditions favorables. La femelle est pourvue d'un oviscapte mou, court, cylindrique, noir, replié par dessous dans l'état de repos, qui lui sert à déposer ses œufs sur la peau des bêtes bovines, pendant leur séjour au pâturage ou pendant le travail aux champs. Elle choisit de préférence les parties supérieures du corps, le garrot, le dos, le rein, la croupe, les épaules, les côtes et les flancs. Son vol est rapide et s'accompagne d'un bourdonnement. Lorsqu'elle va pondre, elle plane au-dessus du dos de la bête bovine pendant une ou deux minutes, puis elle s'abat avec rapidité, dépose l'œuf sur la peau, s'élève dans l'air et se met de nouveau à planer pour s'abattre avec la même rapidité et déposer encore un œuf. Ce manège se répète de dix à douze fois en un quart d'heure ou une demi-heure.

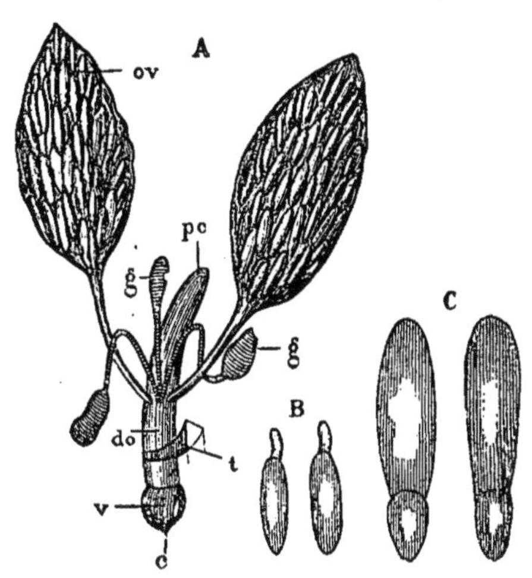

Fig. 16. — Hypoderme du bœuf.

A, appareil génital de la femelle : *ov*, ovaires. — *pc*, poche copulatrice. — *do*, oviducte. — *g*, glandes annexes. — *t*, portion de l'avant-dernier tube de l'oviscapte. — *v*, tentacules vulvaires. — *c*, pièce médiane ou cuiller. — B, œufs pris dans l'ovaire. — C, œufs recueillis hors de l'ovaire (N. Joly).

C'est une croyance généralement répandue et dont la plupart des auteurs se sont faits l'écho, que l'approche de l'Hypoderme femelle engendre chez les bêtes bovines une terreur profonde : l'animal est inquiet, s'agite de plus en plus, et part enfin d'une course effrénée, la queue droite, jusqu'à ce qu'il cesse d'entendre son ennemi. Parfois il va se plonger dans l'eau pour se mettre à l'abri de la poursuite qu'il redoute. Des accidents peuvent se produire ainsi pendant le travail. Cette épouvante est contagieuse, et il suffirait d'un seul Hypoderme pour mettre en fuite tous les animaux d'un troupeau. On assure que lorsqu'on imite parfaitement le bourdonnement de cet insecte on peut réaliser le même effet moral. Enfin, c'est à cela que beaucoup attribuent les terreurs paniques qui viennent parfois en été porter le désordre parmi tous les animaux d'un champ de foire.

Virgile est considéré comme le premier auteur qui ait décrit l'effroi que l'Œstre inspire aux troupeaux (*Georgicorum* lib. III). Mais il est plus que douteux que l'insecte dont il a parlé soit de la famille des Œstridés. D'autre part, on a révoqué en doute l'exactitude de la croyance populaire qui, de Virgile, s'est transmise jusqu'à nous. Elle reposait sur la crainte que le bœuf éprouverait de la piqûre de l'Œstre femelle à chaque œuf qu'elle dépose, en le faisant pénétrer dans la peau. Or, il est bien établi que l'oviscapte de l'Œstre n'est aucunement conformé pour la térébration, qu'il n'est qu'un simple appareil de dépôt, que, par conséquent, la ponte ne provoque aucune douleur chez l'hôte. C'est ce qu'avaient fait remarquer Brack Clark d'abord, et Hertwig ensuite. En outre, Goudot, qui a été personnellement éprouvé par des larves de Dermatobies, déclare n'avoir jamais pu entendre ni voir voler, à plus forte raison sentir, l'insecte qui venait déposer ses œufs sur lui, lorsque certaines parties du corps restaient à découvert. Aussi attribue-t-il à une prévision instinctive de la gêne future la préoccupation des animaux à l'approche des Dermatobies. D'un autre côté, on peut se demander si la part qui revient aux Hypodermes dans l'effroi des troupeaux est bien établie, et si l'on s'est attaché à la distinguer de celle qui incombe aux Taons, Cousins, Simulies et autres Diptères qui tourmentent les animaux dans les mêmes circonstances, c'est-à-dire par les temps chauds et orageux. Quoique Brauer, sur qui l'on s'est appuyé, déclare avoir vu deux femelles d'*Hypoderma Actæon* effectuer la ponte de leurs œufs sur le dos de cerfs sans qu'ils parussent s'en apercevoir, il se garde bien de conclure d'une espèce à l'autre. Il fournit, au contraire, un document prouvant qu'ici encore, l'observation populaire ne saurait être récusée sans un imposant ensemble de preuves. C'est une lettre de Schleicher, agriculteur éclairé de Gresten (Autriche), qui a constaté *de visu* la perturbation causée par l'Hypoderme, qui a pris celui-ci sur le fait et a remis à Brauer la femelle dont il s'était emparé. Ce dernier a reconnu que c'était bien un *Hypoderma bovis* et qu'il portait encore, un œuf pris entre les pinces de son oviscapte.

Il est probable que les œufs sont déposés sur la peau même ou à la base des poils; mais personne n'a pu les y voir. Ceux qui les ont décrits les ont obtenus directement de la femelle même, par une légère pression exercée sur son abdomen.

Ces œufs sont blancs, allongés, en forme de fuseau un peu aplati, et pourvus au pôle postérieur d'un appendice brunâtre, qui paraît destiné à faire adhérer l'œuf aux poils; ils ont $1^{mm},25$ de longueur. On ignore la durée de l'incubation et la forme de la larve pendant le premier stade.

Dans le deuxième, qui correspond d'ordinaire au mois de mai et dure environ un mois, la larve, allongée en forme de massue, mesure 13 millimètres de longueur et 4 millimètres de largeur au niveau du quatrième anneau. Les bourrelets latéraux sont très saillants. Les épines microscopiques des téguments se trouvent par petits groupes sur la face latérale des deux premiers anneaux, au bord antérieur et à la face supérieure du deuxième et du troisième, aux deux bords et à la face inférieure du deuxième et du neuvième, et sur toute la surface du dernier.

Au troisième stade, la larve est épaisse, pyriforme; les bourrelets latéraux encore plus saillants. A la face supérieure, on remarque, au bord antérieur du deuxième au cinquième anneau, de petites épines plus nombreuses aux antérieurs qu'aux postérieurs; de même au bord postérieur du deuxième au septième ou huitième; de même aux bourrelets supérieurs et moyens du deuxième au cinquième. A la face inférieure, des épines se voient aux deux bords du deuxième au neuvième anneau, plus grandes au bord antérieur qu'au bord postérieur; de même sur le bord antérieur des bourrelets latéraux inférieurs du deuxième au huitième anneau. Les deux derniers anneaux sont complètement inermes. La peau est rugueuse, chagrinée, blanche d'abord, sauf aux épines et aux plaques stigmatiques, qui sont brun noirâtre. En avançant en âge, la larve prend une teinte jaune grisâtre, puis tachetée de brun et enfin uniformément brun noirâtre à la maturité complète, qui a lieu de juin à juillet, exceptionnellement en août. Elle a alors 22 à 28 millimètres de longueur et 11 à 15 de largeur au niveau du huitième anneau.

La vie larvaire s'est passée sous la peau de l'hôte, dans le tissu conjonctif sous-cutané, dans les muscles peauciers ou sous les aponévroses. Dans les premiers temps, on ne constate pas d'irritation autour du parasite. Mais à la venue du printemps, la présence des larves se manifeste à l'extérieur par des tumeurs dont le volume va croissant avec le développement de la larve. Le nombre de ces tumeurs est variable : rarement inférieur à quatre ou cinq, ordinairement de dix à vingt, il peut s'élever à cinquante et même cent vingt. Elles sont d'un volume inégal, qui ne dépasse guère celui d'une noix, et de la nature des abcès froids, sans chaleur ni douleur bien manifestes. Elles sont percées, à leur sommet ou plus ou moins près de la base, d'un trou, qui, peu apparent d'abord, n'a pas moins de 4 à 7 millimètres de diamètre dans celles d'où la larve est prête à sortir. Par cet orifice s'échappe du pus, qui se concrète et agglutine les poils voisins. Il aboutit à un abcès sous-cutané dans lequel la larve est logée.

C'est dans le deuxième stade de la vie larvaire que la tumeur apparaît. Elle est due à la présence du parasite qui agit en corps étranger, irrite les tissus par les épines dont il est revêtu, et provoque autour de lui un mouvement inflammatoire modéré, qui aboutit à la formation de tissu embryonnaire, en couches concentriques, de consistance fibreuse dans les couches profondes, plus molle vers la surface. La peau se montre infiltrée, parsemée d'ecchymoses et de sugillations. C'est par un processus ulcérateur que se forme l'orifice; il n'existait pas tout d'abord, quoique Stricker ait admis que la larve pénètre par l'orifice d'un follicule pileux ou d'une glande sébacée, et que la tumeur d'œstre a pour siège primitif l'un ou l'autre de ces organes élémentaires. La larve remplit à peu près exactement la cavité du sac, qui reproduit en creux sa forme extérieure. Elle y est placée de manière à présenter à l'orifice l'extrémité ovale, munie des plaques stigmatiques et de l'anus, tandis que l'extrémité céphalique est tournée vers le fond du sac. Elle s'y nourrit non seulement du pus dont sa présence provoque la formation, mais encore du sang de son hôte, car on en retrouve en abondance dans son appareil digestif.

Lorsque la tumeur est assez avancée, une pression méthodique exercée à sa base peut aisément en faire sortir la larve. Quelques jours avant de quitter son abri, celle-ci agrandit l'orifice de la tumeur en y engageant à plusieurs reprises ses derniers anneaux. Elle en sort enfin à l'état de maturité complète, et d'ordinaire le matin, entre six et sept heures, comme Réaumur l'avait déjà remarqué. Celles qui ne périssent pas, écrasées par leur hôte ou mangées par les oiseaux, rampent à l'aide des crochets de leur face inférieure et par les contractions énergiques de leur corps, jusqu'à ce qu'elles trouvent un lieu convenable à leur transformation en nymphe : elles pénètrent à 5 ou 6 centimètres de profondeur dans le sol, ou se cachent dans du foin, dans du feuillage, etc. La nymphe a 2 centimètres de longueur à l'extérieur ; elle est pyriforme, renflée et présente à son extrémité antérieure une surface plane, oblique, tournée en haut et empiétant sur la face supérieure. L'état de nymphe dure vingt-cinq à trente jours.

Après le départ de la larve, la formation du pus se tarit peu à peu et la peau se cicatrise. Mais elle conserve encore longtemps la trace de l'altération qu'elle a éprouvée et il en résulte une dépréciation sérieuse du cuir, surtout lorsque les larves étaient abondantes. Ce n'est pas là d'ailleurs le seul inconvénient de ce parasite. Il agit évidemment à la façon d'un exutoire, et entraîne la déperdition de matériaux nutritifs, au préjudice de la sécrétion du lait et de l'engraissement. Il faut dire cependant que rarement la santé des animaux en paraît altérée. On peut douter que ces larves exercent un effet salutaire sur l'économie en prévenant les maladies à titre de révulsif, comme le croyait B. Clark. Selon Lafore (1), les habitants des campagnes considèrent la présence des larves comme une preuve que leurs animaux sont de bonne qualité et qu'ils s'engraisseront bien, et il explique cette croyance par l'instinct qu'aurait l'Hypoderme de déposer ses œufs sur les animaux à peau fine et souple. Il est cependant certain que si les animaux âgés sont le plus souvent épargnés, il en est de même des veaux.

Traitement. — Pour préserver les animaux des sévices des Hypodermes, il n'y a qu'à employer l'un des nombreux moyens indiqués à propos des mouches. Brauer rapporte que, dans certaines localités où les Œstres abondent, les habitants ont réussi à en diminuer le nombre en ne conduisant leurs animaux aux pâturages qu'après dix heures du matin depuis avril jusqu'en août. Comme les larves mûres quittent d'ordinaire leur hôte avant ce moment de la journée, elles tombent

(1) Lafore, *Tr. des malad. particul. aux grands ruminants*. Paris, 1843.

sur le sol de l'étable; n'y trouvant pas l'abri favorable à la nymphose, elles périssent, et l'espèce s'en trouve considérablement diminuée. On y constate, en effet, que le bétail est à l'abri des atteintes de l'Hypoderme, tandis que ses larves abondent chez les animaux qui, comme ceux des Alpes, vivent dehors nuit et jour.

Pour débarrasser la peau des larves qui l'ont envahie, on en détermine la sortie par la pression des doigts, ou bien on les tue sur place en introduisant par l'orifice de la tumeur une lancette, un bistouri étroit ou un stylet rougi au feu. On arrive au même résultat par l'emploi de la benzine, de l'essence de térébenthine, de l'eau salée ou du goudron. Mais ces procédés ont l'inconvénient d'entraîner une longue suppuration pour aboutir à l'élimination graduelle du cadavre du parasite. Il est donc préférable à tous égards de l'éliminer immédiatement en agrandissant par une incision, si cela est nécessaire, son orifice de sortie et en le saisissant avec des pinces. Il ne reste plus qu'à donner à la plaie des soins de propreté.

Hypoderme du cheval. — Les chevaux qui ont vécu au pâturage pendant la belle saison sont parfois aussi, le printemps suivant, plus ou moins envahis par des larves d'Hypoderme. Vallisnieri, Huzard père, Bracy-Clark l'avaient déjà observé. Roulin (cité par Joly) rapporte que, dans les llanos de l'Amérique du Sud, on rassemble de temps en temps les chevaux qui vivent à un état demi-sauvage, et qu'on leur ôte les larves d'Œstres. Loiset surtout (1) a donné une bonne relation de cette maladie cutanée du cheval, et il ressort de sa description que, par leurs signes extérieurs, les tumeurs à Hypoderme ressemblent de tous points à celles du bœuf. « L'œstre cuticole du cheval est commun, dit-il, non seulement dans le nord de la France, mais encore dans toute la Belgique, la Hollande et sur toute l'étendue du littoral de la Baltique et de la mer du Nord : car je l'ai très souvent rencontré sur de jeunes animaux de ces provenances. »

La larve est vésiculeuse, fusiforme, renflée en avant et terminée en pointe mousse en arrière ; beaucoup moins volumineuse que celle de l'Hypoderme du bœuf, elle n'a que 9 à 10 millimètres de longueur; sa peau est mince, diaphane, dépourvue d'épines, et les anneaux sont très marqués. La bouche est tout à fait inerme (Loiset).

Joly (2), en raison de ces caractères particuliers, y voit une espèce spéciale, qu'il appelle *Hypoderma equi*. Brauer a de la tendance à la croire identique à l'*H. silenus*. Ce qui laisse la question en suspens, c'est que l'on n'a pas encore réussi à obtenir la nymphose de ces larves ni l'insecte parfait.

(1) Loiset, *Note sur l'œstre cuticole du cheval* (*Mém. de Soc. vétér. du Calvados et de la Manche*, 1844).

(2) Joly, *Note sur une larve d'œstride qui vit sous la peau du cheval* (*C. R. des séances de l'Ac. des sc.*, t. XXIX. Paris, 1849).

Les tumeurs à Hypoderme ont, chez le cheval, les mêmes inconvénients que chez le bœuf; en outre, elles s'opposent à l'emploi des harnais qui s'appliquent sur les régions envahies.

Le traitement préventif et curatif est semblable.

Dermatobies. — Les Dermatobies (*Dermatobia* Brauer) se distinguent par l'existence d'une trompe coudée à la base, cachée dans la cavité buccale, sous la face inférieure de la tête, et par le style des antennes qui est plumeux à son bord supérieur. Elles sont intéressantes surtout en ce que l'homme sert parfois d'hôte aux larves d'une espèce, la Dermatobie nuisible (*D. noxialis* Goudot), qui vit en Amérique, depuis le Mexique jusqu'au Brésil. A Cayenne, la larve de cette Dermatobie est appelée *Ver macaque:* au Brésil, *Ura;* à Costa Rica, *Torcel;* à la Nouvelle-Grenade, *Nuche* ou *Gusano;* au Mexique, *Ver moyoquil.* Elle vit principalement sous la peau des bœufs et des chiens.

Elle est allongée, terminée en pointe, pourvue d'épines sur les bords des anneaux dans sa moitié antérieure seulement, porte deux forts crochets buccaux et mesure environ 3 centimètres. L'insecte parfait, long de 17 millimètres environ, a la face et le front jaunes, avec des poils courts d'un brun soyeux; thorax brun, rayé de gris; abdomen aplati, bleu, couvert de petits poils noirs, la base d'un blanc sale.

D'après Goudot (1), la *Dermatobia noxialis* se trouve en très grand nombre sur la lisière des grands bois et des prairies à taillis; aussi ces localités sont-elles considérées comme impropres en quelque sorte à recevoir des troupeaux de bœufs. Lorsqu'on y en met cependant, on voit parfois ces animaux passer une grande partie de la journée dans des terrains sablonneux et stériles, plutôt que d'aller paître à l'ombre dans des lieux où leurs ennemis sont si abondants. Dans certaines années, on compte ces larves par centaines sur un seul individu. Elles couvrent une grande partie des épaules des bêtes à cornes, formant sous la peau, par leur réunion, une agglomération de nombreuses tumeurs, d'où découlent continuellement, par une multitude d'orifices, des matières purulentes. Ces trous servent à d'autres insectes diptères qui viennent y déposer leurs œufs, produisant ainsi des plaies parfois dangereuses et toujours difficiles à guérir. On voit aussi des larves de la même Dermatobie sur la tête, les flancs, la queue, le long de l'épine dorsale; mais c'est toujours sur les épaules que se trouve le principal foyer d'habitation, car c'est le point que l'animal peut le moins bien défendre, soit avec sa queue soit avec ses cornes.

Dans les pays où les Dermatobies sont abondantes, les animaux que l'on abat donnent souvent un cuir criblé de trous et qui a, pour ce motif, perdu une bonne partie de sa valeur.

Les chiens sont aussi très attaqués par ces redoutables Diptères et nourrissent souvent un grand nombre de larves, tandis que les mulets et les chevaux en sont respectés.

Il est probable que les Dermatobies déposent leurs œufs à la manière des Hypodermes, c'est-à-dire sans piquer la peau et comme clandestinement. L'agitation, la crainte qu'elles font éprouver aux bœufs et que Goudot a constatées, doivent donc être rapportées à un instinct spécial, à une expérience acquise.

En Amérique, en emploie, pour débarrasser les animaux de leurs larves de Dermatobies, des procédés analogues à ceux qui sont usités en Europe contre les Hypodermes. Par une pression méthodique, on fait sortir ces

(1) Goudot, *Observ. sur un Diptère exotique dont la larve nuit aux bœufs* (*Ann. des sc. natur.*, 3e sér., t. III, 1845).

larves des tumeurs ; on lave celles-ci avec de l'eau salée et l'on s'attache à entraîner les œufs que les Muscidés ne cessent d'y déposer. Souvent l'animal, nettoyé le matin, offre déjà le soir, dans les trous vides de Dermatobies, une fourmilière de petites larves, qu'on ne parvient à tuer qu'en remplissant les trous d'extrait de tabac ou, mieux encore, en y jetant de la poudre de cévadille.

On ne sait à quelles espèces appartiennent les Œstridés qui déposent leurs larves sur les bœufs, les buffles et les gazelles de l'Afrique centrale et méridionale. Il s'y rattache une particularité intéressante. Certains passereaux, voisins des étourneaux, et appartenant à un genre nommé, pour ce motif *Buphaga* ou *Pique-Bœuf*, sont constamment à la recherche des troupeaux de ruminants. Lorsqu'ils aperçoivent sur un de ces mammifères une tumeur d'Œstre, ils se cramponnent fortement à la peau, attaquent l'élevure à coups de bec, la pincent vivement et réussissent ainsi à en extraire la larve. Les bœufs et les buffles supportent volontiers cette petite opération, comme s'ils en appréciaient l'utilité.

CHAPITRE III

DES PUCES (1)

Sous ce nom bien connu, l'on comprend les insectes appelés en zoologie *Suceurs* et, mieux, *Aphaniptères*. Comme il a été dit (page 22), la généralité des naturalistes s'accorde pour les considérer comme un sous-ordre des Diptères.

Ce sont des insectes sauteurs, à métamorphoses complètes, dont les pièces buccales sont disposées pour la mastication chez les larves et pour la succion chez les adultes.

Ces derniers ont le corps aplati latéralement. La tête est petite, arrondie ou anguleuse, reliée étroitement au prothorax. Le rostre, propre à percer la peau et à en sucer le sang, comprend : 1° deux mandibules transformées en piquants sétiformes, dentés en scie ; 2° deux mâchoires ou maxilles triangulaires, aiguës et portant chacune à leur base un palpe long et grêle à quatre articles ; 3° une languette impaire et raide ; 4° une lèvre inférieure terminée par deux palpes à plusieurs articles et qui sert de gaine ou de support aux autres parties ; il n'y a pas de lèvre supérieure. Les yeux à facettes sont remplacés par des yeux simples, derrière lesquels se cachent dans une fossette des antennes composées de trois à six articles. Le thorax, contitué par trois anneaux, porte sur les deux derniers de petits appendices en forme de plaques, qui représentent les quatre ailes. L'abdomen comprend neuf anneaux entre-croisés sur les côtés. Les pattes

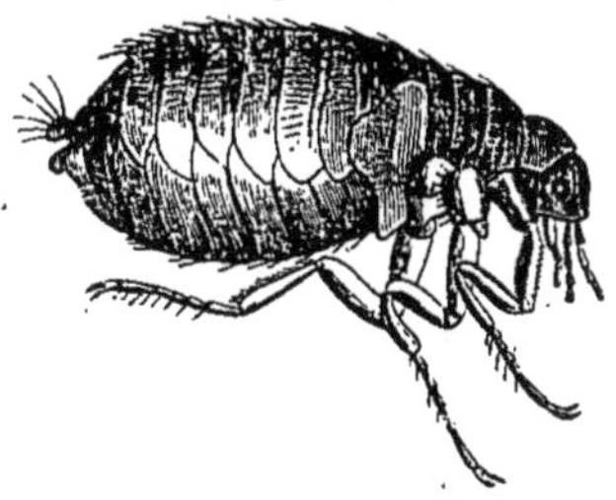
Fig. 17. — Puce de l'homme, mâle.

(1) O. Taschenberg, *Die Flöhe*, Halle, 1880.

sont longues, propres au saut, principalement celles de la troisième paire, à cuisses et jambes volumineuses, à tarses de cinq articles terminés par deux crochets. La teinte générale est brune, et la longueur, plus considérable chez la femelle que chez le mâle, varie de 1 à 4 millimètres.

Les Puces vivent en parasites sur les mammifères et les oiseaux et se nourrissent de leur sang. Très agiles, capables de sauts très étendus, elles passent aisément d'un animal à l'autre, d'autant plus qu'elles quittent souvent leur hôte, volontairement ou accidentellement, et errent sur le sol des habitations. La femelle pond environ une vingtaine d'œufs dans les coins sales, humides et poussiéreux, entre les fentes des planchers, sur des immondices, de la sciure de bois, etc. D'après Fürstenberg, la Puce femelle du chien se placerait au sommet des poils et, tournant vers le dehors l'extrémité postérieure de son corps, laisserait tomber sur le sol ses œufs blancs, elliptiques, allongés, de 0mm8 de longueur. Austin a toutefois reconnu que cette Puce parcourt sur son hôte même toutes les phases de son développement.

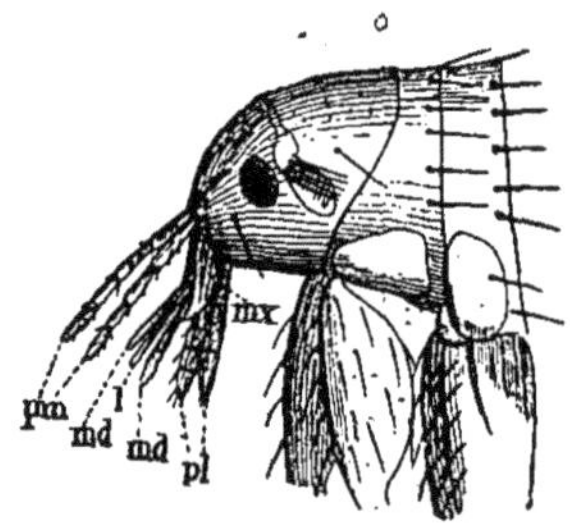

Fig. 18. — Tête de la Puce de l'homme, grossie 30 fois.

md, mandibule. — *mx*, mâchoires. — *pm*, palpes maxillaires. — *l*, stylet impair. — *pl*, palpes labiaux (Railliet).

L'éclosion des œufs a lieu au bout de six jours environ par les temps chauds, de neuf à douze par les temps froids. Il en sort une larve blanche, cylindrique, ténue et formée de treize anneaux.

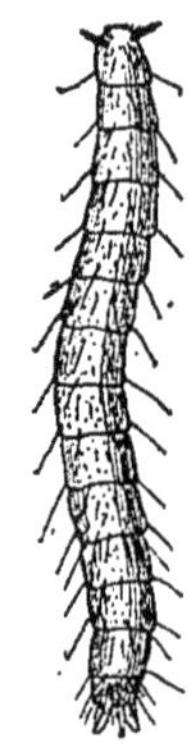
Fig. 19. — Larve de la Puce des poules, grossie 20 fois (Railliet).

Elle est absolument dépourvue de pattes et se meut assez rapidement par une reptation que favorisent deux pointes crochues situées à l'extrémité caudale, et de longs poils couchés en arrière, garnissant le bord inférieur et postérieur des douze premiers anneaux. La tête, distincte du corps, porte, indépendamment des pièces buccales, deux antennes de trois articles courts et, à la base de la lèvre inférieure, deux petits mamelons arrondis pourvus chacun de quatre petites pointes recourbées en arrière, et qui peuvent aussi servir à la progression.

Vers le onzième jour, la larve se file un petit cocon, se dépouille de son ancienne peau et se transforme en une nymphe qui montre déjà ses trois paires de pattes et porte deux petites pointes caudales en forme de pinces s'il s'agit d'un futur mâle, une seule pointe chez la femelle. D'abord blanche, la nymphe se fonce de plus en plus et, du onzième au vingtième jour, selon que la saison est chaude ou froide, apparaît l'insecte parfait, qui se met immédiatement en quête d'un hôte à tourmenter.

Parmi les animaux domestiques, seuls le chien, le chat, le lapin, les pigeons et les poules peuvent avoir des Puces.

Ce sont surtout les individus jeunes, malingres ou en station forcée comme le chien à l'attache et les mères nourrices, qui sont envahis par les Puces, parce qu'ils vivent dans des conditions favorables à la ponte de ces insectes, à la naissance et au développement des larves, qui se tiennent surtout dans les litières et les planchers. Les Puces peuvent vivre longtemps loin de leur hôte habituel, car on les voit fourmiller parfois en nombre énorme dans des lieux inhabités, des niches de chien, des terriers de renards abandonnés. On leur a attribué un instinct maternel remarquable, celui de nourrir leurs larves en leur apportant des corpuscules de sang desséché. Une observation attentive a montré que les Puces sont, à cet égard, d'une indifférence absolue.

Les espèces vivant sur l'homme et sur nos animaux domestiques appartiennent au genre *Pulex* L. qui répond à la description donnée plus haut. La plus connue est celle de l'homme, la **Puce irritante** (*P. irritans* L.).

Elle a le corps ovale, brun marron, luisant; la tête, arrondie en dessus et en avant, est dépourvue de spinules à son bord antérieur ; il en est de même du bord postérieur du prothorax. Longueur de la femelle, 3 à 4 millimètres; du mâle, 2 à 2mm 5.

Elle peut se porter sur les chiens et les chats qui vivent en contact avec l'homme.

Deux espèces vivent sur nos mammifères domestiques. L'une est la **Puce du chien** (*Pulex serraticeps* Gervais), qui abonde sur les chiens, est beaucoup moins fréquente sur les chats.

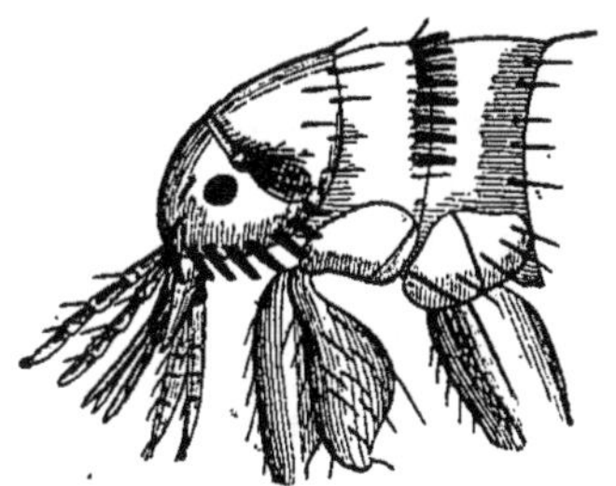
Fig. 20. — Tête de la Puce du chien, grossie 30 fois (Railliet).

Elle se reconnait aisément, sous un faible grossissement, aux épines mousses, noires, rangées comme les dents d'un peigne, qui, au nombre de 7 à 9, garnissent de chaque côté le bord inférieur de la tête, arrondie en avant. Le bord postérieur du prothorax porte aussi latéralement 7 à 9 épines semblables. Le mâle, long de 2 millimètres, a l'extrémité postérieure relevée; la femelle a 3 millimètres de longueur et le corps plus arrondi.

L'autre espèce est la **Puce des Léporidés** (*P. goniocephalus* Tg.).

Elle est caractérisée par sa tête, dont le sommet antérieur forme un angle droit, et par les épines de la tête et du prothorax, qui ne sont qu'au nombre de cinq à six de chaque côté. Les dimensions sont sensiblement les mêmes.

Elle vit sur les lièvres et les lapins. On a aussi trouvé quelquefois sur le lapin le *Pulex serraticeps* et le *P. irritans*.

Les Puces qui vivent sur les poules, les pigeons et beaucoup d'autres oiseaux sont rapportées par Taschenberg à une seule espèce, la **Puce des oiseaux** (*P. avium* Tg.).

Elle a le corps brun, assez allongé; la tête arrondie, dépourvue de spinules à son bord postérieur; mais le prothorax en présente 12 à 13 de chaque côté de son bord postérieur. Le mâle a 3 millimètres de longueur; la femelle, 3mm 5.

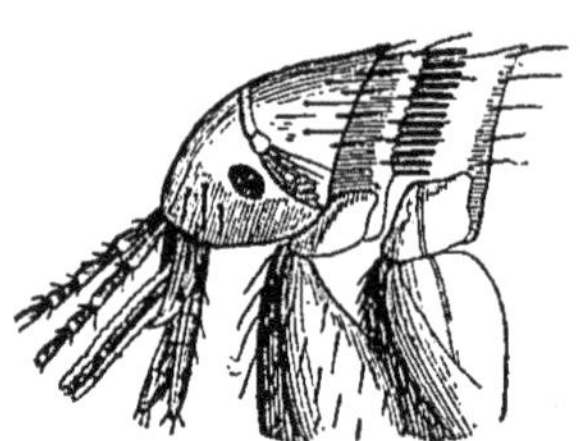

Fig. 21. — Tête de la Puce des poules, grossie 30 fois (Railliet).

Les Puces constituent une simple incommodité et ne nuisent guère aux animaux qu'en troublant plus ou moins leur repos ou leur quiétude. Elles sont plus fréquentes chez les chiens que chez les chats, communes chez les pigeons, plus rares chez les poules.

Destruction des Puces. — Pour détruire les Puces, on répand sur les animaux de la poudre insecticide à base de fleurs de pyrèthre, de staphysaigre ou d'absinthe, que l'on fait pénétrer entre les poils, ou bien on les frotte avec de l'huile ordinaire ou de l'huile de laurier, dans laquelle on a mélangé un peu de tabac en poudre; douze heures après, on donne un bain de savon. Certaines personnes se contentent de projeter de l'eau sulfureuse ou benzinée, de la poudre de graine de persil et d'absinthe. Les soins de propreté, bains, lavages au savon de potasse ou au savon phéniqué préviennent la multiplication des Puces. On nettoie les niches ou loges envahies en les lavant à l'eau bouillante ou en y passant un lait de chaux. Enfin on recommande les copeaux de sapin comme litière des chenils.

Pour les volailles, on emploie les mêmes moyens ou bien ceux qui seront indiqués contre les Poux.

De la Chique (1). — Au Brésil, à la Guyane, au Mexique, dans toutes les républiques équatoriales et, en général, dans toute l'Amérique tropicale, du 29e degré de latitude nord au 29e degré de latitude sud, on trouve une espèce de Puce extrêmement redoutable par les accidents que sa présence détermine, principalement chez l'homme. Dans ces dernières années (1872), elle a été introduite en Afrique (Congo, Gabon), par des navires venant du Brésil, qui l'ont débarquée avec leurs marchandises, et elle y constitue déjà un fléau sérieux.

Elle appartient au genre **Sarcopsylle** (*Sarcopsylla* Westwood), caractérisé par des particularités du rostre et par son front anguleux, qui porte une série de petites pointes simulant des dents de scie. On la désigne sous les noms vulgaires de **Chique**, **Puce pénétrante**, **Puce des sables** (*Pulex penetrans* L., *S. penetrans* Wd.) Elle est beaucoup plus petite que la Puce ordinaire, la femelle, un peu moins grosse que le mâle, n'ayant pas plus de 1mm3 de longueur. Sa couleur est sensiblement la même que celle des Puces de nos pays.

Cet insecte se tient dans les bois, sur les plantes, sur les herbes sèches,

(1) Laboulbène, art. CHIQUE, *Dict. encycl. des sc. méd.*, 1e sér., t. XVI, 1874).

dans les sables, d'où elle s'élance sur l'homme et sur les animaux domestiques ou sauvages. Elle attaque les brebis, les chèvres, les bœufs, les chevaux, les mulets, les ânes, les chats, surtout les chiens, et plus encore les porcs. Ceux-ci ont même été considérés comme contribuant beaucoup à la propagation de l'espèce.

Le mâle et la femelle vierge n'agissent pas autrement que les espèces du genre *Pulex*. Mais la femelle fécondée cherche à pénétrer dans l'épaisseur de la peau de l'homme ou d'un animal, se loge entre le derme et l'épiderme, et y reste pendant six à sept jours. Dès le deuxième jour, les deuxième et troisième anneaux de l'abdomen de la Chique augmentent de volume, grandissent dans tous les sens, refoulent en avant le thorax, en arrière les autres anneaux de l'abdomen, et prennent l'apparence d'une vésicule de la grosseur d'un pois. Ce sac est rempli d'œufs, dont le nombre s'élève à plus de cent. Ils sont ovoïdes, blancs, et de 0mm4 de longueur. Lorsque leur maturité est achevée, la femelle est souvent chassée par la pression des tissus qu'elle irrite et effectue sa ponte en dehors de son hôte.

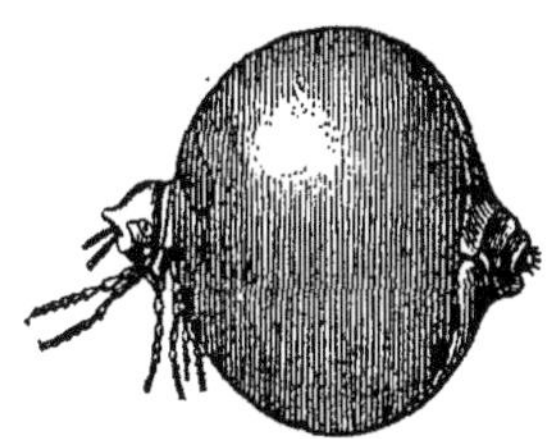

Fig. 22. — Chique gorgée, grossie (Karsten).

La présence de la Chique amène des désordres locaux de nature inflammatoire d'abord, puis ulcérative. Les plaies ont de la tendance à s'étendre, à se gangrener et, chez l'homme, dont les pieds surtout sont atteints, on voit fréquemment survenir des arthrites, des nécroses des os et des tendons, des fistules, la chute des phalanges et des doigts. Les animaux sont atteints des mêmes lésions; il n'est pas rare d'en voir ayant perdu des doigts ou une extrémité entière; d'autres ont les oreilles déformées, des cicatrices irrégulières.

Il est une espèce, la **Chique** ou **Sarcopsylle des poules** (*Sarcopsylla gallinacea* Westwood), voisine de la Chique américaine, qui vit sur le coq domestique, fixée principalement autour des yeux et à la nuque. Elle a été rencontrée à Ceylan, par Moseley, lors de l'expédition du *Challenger*, recueillie plus tard par Green et décrite par Westwood.

Traitement. — Le moyen à opposer à la Chique, c'est son extraction immédiate, l'*échiquage*. Elle se fait au moyen d'une aiguille et demande d'autant plus d'habileté que le séjour du parasite est plus ancien. On est alors exposé à perforer le sac ovigère, ce qui a pour conséquence de répandre les œufs dans la plaie, et, avec eux, une source de complications graves. Dans ce cas de non-réussite, on lave la poche cutanée avec de l'eau pure ou phéniquée, et on la cautérise avec le nitrate d'argent ou la teinture d'iode. Même dans les cas heureux, la cicatrisation est relativement lente. Quand les Chiques sont très nombreuses, on emploie avec succès les frictions d'onguent mercuriel, des bains sulfureux, des applications de benzine, etc.

Dans un but prophylactique, les Indiens américains s'enduisent avec des teintures âcres et très odorantes, avec une infusion de feuilles de tabac ou de rocou. Les nègres emploient l'huile des amandes du *Carapa guianensis;* ces onctions seraient fort utiles aux pattes et aux oreilles des animaux domestiques.

De l'Alakurt. — Dans ces derniers temps, Schimkewitsch (1) a décrit une forme de Puce qui se rapproche de la Chique et appartient comme elle à la famille des Sarcopsyllidés, mais doit être placée dans un genre à part, le

(1) W. Schimkewitsch, *Ueber eine neue Gattung der Sarcopsyllidæ-Familie* (*Zoologischer Anzeiger*, 9 février 1885, p. 75).

genre Helminthopsylle (*Helminthopsylla*) (1). Elle se trouve dans le Turkestan et est connue des Kirghiz sous le nom d'*Alakurt*, c'est-à-dire ver ou insecte versicolore, parce que, d'abord presque noire, elle devient, en se gonflant, blanche avec des raies versicolores. Schimkewitsch en a fait le nom spécifique (*Helm. Alakurt*).

La femelle seule est connue. Elle a 6 millimètres de longueur dans son complet développement. Elle a la tête assez grosse, arrondie en arrière et atténuée en avant, la fossette antennale située presque au milieu de la tête, les yeux assez grands, les maxilles triangulaires, en forme de lancettes à pointe aiguë, non recourbée en arrière. Les femelles fécondées ont l'abdomen vermiforme et articulé comme les Chiques. Le thorax est brun foncé, ainsi que les anneaux de l'abdomen, mais ceux-ci, à l'état de plénitude, sont très écartés les uns des autres et reliés par une membrane d'un blanc de lait.

L'Alakurt se rencontre dans certaines vallées et montagnes du Turkestan. « Il apparait en automne, lorsque les montagnes commencent à se couvrir de neige, et abonde surtout au moment des grands froids. Il vit en parasite sur les chevaux, les moutons, les chameaux et les bœufs, et amène un affaiblissement considérable de l'organisme, qui, chez les poulains, aboutit même à la mort. »

CHAPITRE IV

PHTIRIASES (2)

On donne le nom général de *Phtiriase* (de φθεῖρ, pou; ἀσίς, réunion) à l'affection cutanée qui consiste dans la présence des *Poux* à la surface de la peau. On la nomme encore *maladie pédiculaire*, *pouillotement*.

Dans son sens vulgaire, le terme de *Poux* comprend tous les insectes aptères parasites qui ne sautent pas comme les Puces et ne quittent leur hôte qu'accidentellement.

Sauf le Mélophage du mouton et quelques espèces douteuses, tous appartiennent au sous-ordre des *Hémiptères parasites*, *Rhynchotes parasites*, *Pédiculines* de Piaget.

Ce sont des insectes de petite taille (quelques millimètres de longueur), aptères, de couleur terne, et dont la bouche est conformée tantôt pour piquer, tantôt pour mâcher. La tête porte deux yeux simples, deux antennes, composées de 3, 4 ou 5 articles. Les trois anneaux du thorax sont plus ou moins confondus. L'abdomen comprend d'ordinaire neuf anneaux. Les pattes sont habituellement courtes et puissantes; les tarses sont formés de deux articles dont le dernier porte un ou deux crochets, ce qui permet à l'insecte de grimper. Les œufs, appelés *lentes*, sont pyriformes, pourvus d'un opercule à une extrémité et fixés très solidement aux poils et aux plumes par une subs-

(1) Rectification du mot hybride *Vermipsylla*, créé par Schimkewitsch (Railliet, *Elém. de zoologie médic. et agric.* 1886, p. 567).

(2) Piaget, *Les Pédiculines*, Leide, 1880; *Supplément*, Leide, 1885. — Taschenberg, *Die Mallophagen* (*Nova acta des Ksl. Leop.-Carol.-Deutsch. Acad.*, t. XLIV, Halle, 1882).

tance agglutinative. Les jeunes, qui en sortent en soulevant l'opercule, ont absolument la même conformation que les adultes, ne subissent donc pas de métamorphose, mais n'acquièrent leur coloration et leur consistance définitives qu'après plusieurs mues.

Le mâle et la femelle diffèrent l'un de l'autre par la taille ordinairement un peu plus faible du premier, souvent par des particularités des antennes, par le dernier anneau de l'abdomen fréquemment divisé chez la femelle et arrondi chez le mâle; ce dernier présente en outre sur la ligne médiane un appareil copulateur brunâtre, digitiforme ou lancéolé.

Les mâles sont, d'ordinaire, bien moins nombreux que les femelles.

Les Hémiptères parasites se divisent en deux familles : les *Pédiculidés* et les *Ricinidés*.

Les *Pédiculidés* ou *Poux proprement dits* ont la bouche disposée en suçoir, placée au bord antérieur de la tête, et les tarses se terminent toujours par un seul ongle (sauf pour le genre *Hæmatomyzus*, qui en présente deux). — Les *Ricinidés*, *Ricins* ou *Mallophages* ont l'appareil buccal conformé pour la mastication, sont *pellivores*, c'est-à-dire se nourrissent de productions épidermiques, poils (*pilivores*) ou plumes (*pennivores*); les pièces de la bouche sont placées à la face inférieure de la tête; les tarses se terminent par un ou deux ongles.

Pédiculidés. — Ils ont une trompe mobile, formée par la lèvre supérieure et la lèvre inférieure, et armée en avant d'un ou deux verticilles de petites épines. Dans ce conduit pénètrent quatre demi-gouttières associées deux à deux, dont la juxtaposition forme un tube interne ou suçoir, plus étroit et plus long. L'insecte fait saillir ce suçoir hors de la gaine pour l'enfoncer dans la peau, et il s'en sert pour aspirer le sang. Les crochets ou épines de la gaine servent à fixer l'appareil aspirateur et à empêcher l'accès de l'air. Le thorax, petit, plus large et d'ordinaire plus court que la tête, pré-

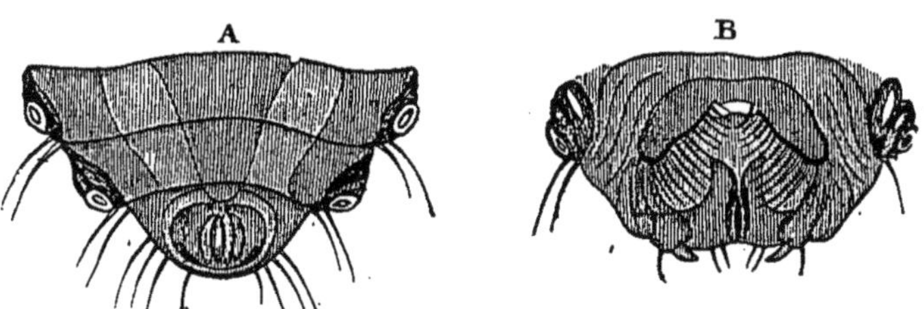

Fig. 23. — Extrémité postérieure grossie de l'Hématopinus du porc.

A, mâle, face dorsale. — B, femelle, face ventrale (Delafond)).

sente à peine les traces des trois anneaux. L'abdomen, à contour généralement elliptique, a son dernier segment arrondi chez le mâle, avec une ouverture par laquelle le pénis peut sortir; chez la femelle, ce segment est échancré ou bilobé, avec deux petits appendices terminaux.

Toutes les espèces connues vivent sur les mammifères. Les Poux de l'homme (Pou de la tête, Pou du pubis ou Morpion) appartiennent à cette famille. Les espèces qui vivent sur nos animaux domestiques sont toutes comprises dans le genre *Hæmatopinus* Leach.

Il se distingue de tous les autres par sa tête insérée directement sur le thorax, sans rétrécissement cervical; par ses antennes à cinq articles, par son abdomen à 8 ou 9 segments, par ses tarses à une seule griffe, et ses jambes sans appendice distinct à l'angle interne de leur extrémité tarsienne.

Ricinidés. — Ils se divisent en deux sous-familles : les *Philoptérinés* et les *Liothéinés*. Les *Philoptérinés* ont les antennes composées de 5 ou 3 articles et les palpes maxillaires nuls. Les *Liothéinés* ont les antennes composées de 4 articles et sont pourvus de palpes maxillaires quadriarticulés qui dépassent le bord de la tête.

Les **Philoptéridés** infestent toutes les espèces d'oiseaux; les *Trichodectes* seuls ne se rencontrent que sur les mammifères. Des neuf genres de ce groupe, six nous intéressent par les espèces qu'on en trouve sur les mammifères ou oiseaux domestiques. Ce sont : *Trichodecte*, *Docophore*, *Goniode*, *Goniocote*, *Ornithobie* et *Lipeure*.

Les **Trichodectes** (*Trichodectes* Nitzsch) sont caractérisés par leurs antennes à 3 articles, tandis qu'elles en comptent 5 dans tous les autres genres. Ils sont propres aux mammifères; les autres genres appartiennent exclusivement aux oiseaux (fig. 25, 26, 31).

Les **Docophores** (*Docophorus* Nitzsch) ont les antennes semblables dans les deux sexes, insérées dans des sinus ou excavations du bord de la tête, qui portent à leur angle antérieur de fortes trabécules mobiles; leur corps est large.

Les **Goniodes** (*Goniodes* Nitzsch) (fig. 33) et les **Goniocotes** (*Goniocotes* Nitzsch) (fig. 34) ont le corps aplati, à côtés arrondis, ou en ovale allongé et les antennes différentes dans les deux sexes, le premier article chez le mâle étant plus gros que les autres. En outre, le troisième article et parfois le premier portent chez les *Goniodes* mâles un appendice qui manque chez les *Goniocotes*. Ceux-ci ont toujours l'abdomen arrondi à son extrémité, tandis qu'il présente quelquefois deux pointes chez les *Goniodes* mâles.

Les **Ornithobies** (*Ornithobius* Denny) (fig. 37) et les **Lipeures** (*Lipeurus* Nitzsch) (fig. 35) ont le corps étroit, allongé, à côtés presque parallèles; les antennes sont différentes dans les deux sexes. En outre, chez les *Lipeurus* le troisième article porte, chez le mâle, un appendice qui manque chez les *Ornithobius;* ceux-ci ont l'abdomen bordé de chaque côté par deux bandes parallèles; il n'y en a qu'une chez les *Lipeurus*. Enfin les Ornithobies sont propres aux Cygnes.

Les **Liothéinés** parasites des animaux domestiques appartiennent aux genres *Gyrope*, *Colpocéphale*, *Trinoton* et *Ménopon*.

Les **Gyropes** (*Gyropus* Nitzsch) (fig. 32) se distinguent entre tous par l'existence d'une seule griffe au lieu de deux au second article du tarse. Ils ne se rencontrent que sur des mammifères (rongeurs et édentés).

Les **Colpocéphales** (*Colpocephalum* Nitzsch) et les **Trinoton** (*Trinoton* Nitzsch) ont les yeux placés au fond d'une échancrure (sinus orbital) plus ou moins profonde. Chez les *Colpocephalum*, les antennes dépassent le bord de la tête, tandis qu'elles sont cachées chez les *Trinoton*.

Le sinus orbital est à peine indiqué ou manque complètement chez les **Ménopon** (*Menopon* Nitzsch) (fig. 36).

Ces trois genres sont propres aux oiseaux, les *Trinoton* exclusivement aux palmipèdes. Piaget a deux fois rencontré des *Ménopons* sur des mammifères, dont l'un, le *Ménopon étranger* (*M. extraneum* Piaget), sur le Cobaye.

Ces données sommaires de zoologie permettant de reconnaître le genre auquel appartient un parasite rencontré, on arrivera facilement à la détermination de l'espèce par les renseignements suivants.

CHEVAL. — Le cheval nourrit l'*Hématopinus macrocéphale*, le *Trichodecte poilu* et le *Tr. pubescent*, le second plus fréquent que les deux autres.

L'**Hématopinus macrocéphale** (*H. macrocephalus* Burm.) a la tête allongée et étroite; les antennes implantées dans une espèce de protubérance latérale, en arrière de laquelle se trouve une profonde échancrure, logeant l'œil dans son fond ; à ce niveau, les tempes s'élargissent en se recourbant en avant, puis la tête se rétrécit et prend une forme triangulaire dans sa moitié postérieure. L'abdomen est ovale, à bords continus, à peine sinueux; les deux stigmates que porte chaque anneau sur ses bords sont situés au milieu d'une protubérance de plus en plus saillante sur les côtés, et même un peu pendante au 7e segment. Tête et abdomen gris jaunâtre; thorax brun marron. Longueur, 3mm6 (femelle) et 2mm6 (mâle).

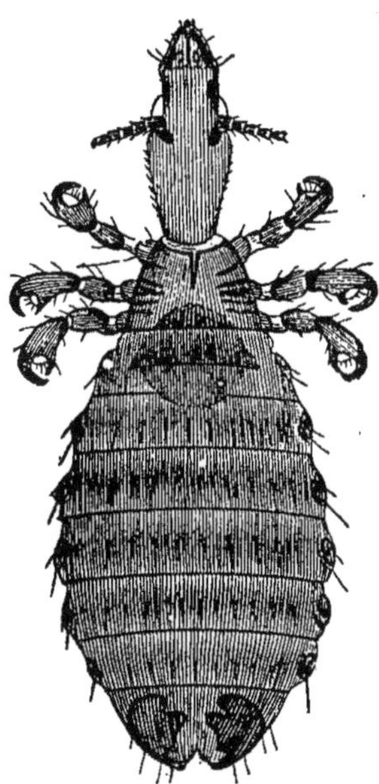

Fig. 24. — *Hæmatopinus macrocephabus*, femelle, du cheval, grossi 20 fois (Railliet).

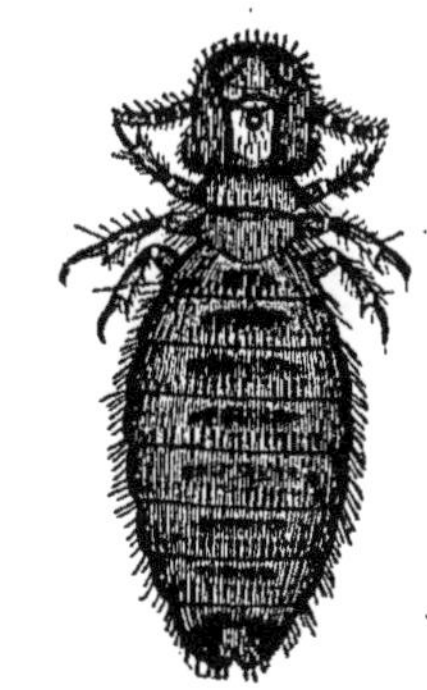

Fig. 25. — *Trichodectes pilosus*, femelle, du cheval, grossi 20 fois (Railliet).

Le **Trichodecte poilu** (*Tr. pilosus* Giebel) a la tête plus large que longue, arrondie en avant, où elle est bordée par une bande foncée partant des antennes et plus large au niveau des tempes. Prothorax plus étroit que le métathorax. Les sept premiers anneaux de l'abdomen portent des taches médianes quadrangulaires. La tête, le thorax, les pattes, l'abdomen sont couverts de poils sur les deux faces. En outre, le dernier anneau abdominal porte, chez la femelle, deux pelotes poilues. Couleur générale jaunâtre; taches et tête ferrugineuses; bandes brun marron. Longueur, 1mm9 (femelle) et 1mm6 (mâle).

Le **Trichodecte pubescent** (*Tr. parumpilosus* Piaget), beaucoup plus rare que le précédent, a 0mm2 de moins de longueur, et en diffère principalement en ce que la tête est poilue seulement le long des bords (1).

Ane. — L'*Hæmatopinus* de l'âne appartient à la même espèce que celui du cheval; mais Piaget en fait une variété (*coloratus*), un peu plus large que le type, à tête moins poilue, à couleur plus foncée, avec une tache quadrangulaire sur le sternum. — Le *Trichodectes pilosus* est aussi parasiste de l'âne.

Bœuf. — On signale sur le bœuf l'*H. eurysterne*, l'*H. ténuirostre* et le *Tr. scalaire*.

L'**Hématopinus eurysterne** (*H. eurysternus* Nitzsch) a la tête arrondie en avant, peu allongée, plus chez le mâle que chez la femelle; il se distingue, en outre, de l'*H. macrocephalus* principalement par son abdomen ovale, très large, portant sur chaque anneau un tubercule latéral un peu coloré. Tête et thorax fauves, celui-ci plus foncé; abdomen jaunâtre ou grisâtre; tache génitale noirâtre. Longueur, 3 millimètres (femelle) et 2 millimètres (mâle).

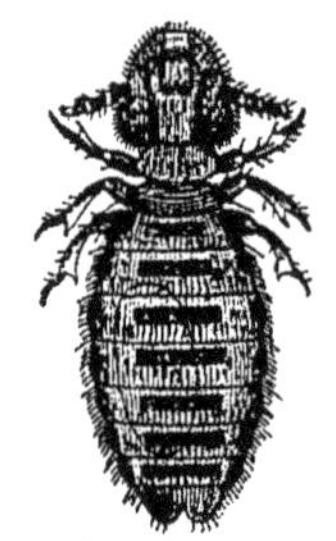

Fig. 26. — *Trichodectes scalaris*, femelle, du bœuf, grossi 20 fois (Railliet).

L'**Hématopinus ténuirostre** (*H. tenuirostris* Burm.), beaucoup moins fréquent que le précédent, a la tête allongée, un peu enfoncée dans le thorax; celui-ci aussi large que long, l'abdomen étroit, à peine plus large au 6e anneau (le plus large) qu'au premier. Teinte générale châtain foncé, plus claire à l'avant-tête, aux pattes et à la bande latérale de l'abdomen. Longueur 3 millimètres (femelle) et 2mm5 (mâle).

Le **Trichodecte scalaire** (*Tr. scalaris* Nitzsch) a la tête à peine plus large que longue, presque parabolique et très poilue. Il ressemble au *Tr. pilosus*, mais il n'a pas les pelotes poilues au dernier anneau abdominal et les taches médianes sont plus larges. Couleur générale blanchâtre, taches ferrugineuses, bandes plus foncées. Longueur de la femelle, 1mm5.

Mouton. — Les Pédiculines ne sont représentées chez le mouton que par le **Trichodecte sphérocéphale** (*Tr. sphærocephalus* Nitzsch).

(1) M. Gay a décrit (*Il medico veterinario*, 1878, p. 494) une forme de phthiriase du cheval causée par un insecte qu'il a nommé *Trichodectes quadricornis*. Si la maladie paraît bien devoir être attribuée à cet insecte, il est certain qu'il ne s'agit pas là d'un Trichodecte, vu surtout les dimensions considérables de ses antennes, la forme de ses pattes et ses yeux à facettes. L'auteur lui attribue deux paires d'antennes, y comprenant ce qui est évidemment des palpes maxillaires ou labiaux. Une nouvelle étude devra rectifier les nombreuses erreurs dont la première est entachée. Elle montrera sans doute, que Gay a eu sous les yeux quelque forme supérieure (Névroptère, Psoque? ou autre).

Mégnin a signalé un Parasite rencontré une fois sur tous les chevaux d'une même écurie, chez lesquels il avait déterminé une affection prurigineuse et pityriasique, comparable à celle que produisent certains Poux. Il l'appelle *Podurhippus pityriasis* et le rapporte à l'ordre des Thysanoures, famille des Poduridés, dont il possède, sous le milieu de l'abdomen, l'appareil saltatoire caractéristique. Il a 0mm7 à 0mm8 de longueur, le corps fusiforme, obtus, la tête arrondie en arrière et aiguë en avant, des antennes à quatre articles, vingt-huit à trente yeux simples. Couleur générale noir grisâtre. Mégnin y voit un parasite accidentel, qui vivrait habituellement dans la litière et la poussière des écuries.

Celui-ci a la tête plus large que longue, tronquée en avant, la bande antennale faisant le tour de l'avant-tête, qui porte de longs poils à son bord. Les antennes sont poilues et un peu plus longues chez le mâle que chez la femelle. L'abdomen porte des taches médianes subquadrangulaires. Couleur générale blanchâtre, taches et tête ferrugineuses. Longueur, 1mm6 (femelle) et 1mm4 (mâle).

La phtiriase du mouton est ordinairement due aux **Mélophages** (*Melophagus ovinus* Latr.), qui appartiennent aux Diptères pupipares (voy. p. 34), mais qui, étant aptères, ne quittent pas leur hôte, se multiplient dans sa toison et, se nourrissant de suint, des débris de poils et du sang qu'ils font sourdre de leurs piqûres, vivent à la façon des Pédiculines. Macquart formule ainsi leurs caractères :

« Tête dégagée du thorax. Palpes allongés, tomenteux, inclinés en dessous. Antennes nues, en forme de tubercules. Yeux fort étroits, petits. Point d'ocelles. Thorax assez étroit. Abdomen ovale. Pieds velus; ongles des tarses bidentés. Ailes nulles. » Couleur générale ferrugineuse; abdomen brun grisâtre, irrégulièrement tacheté. Longueur 3 à 5 millimètres.

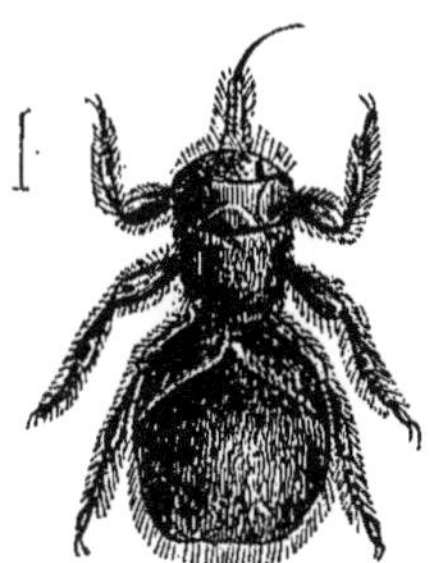

Fig. 27. — Mélophage du mouton, grossi. Le trait placé à gauche indique la grandeur naturelle.

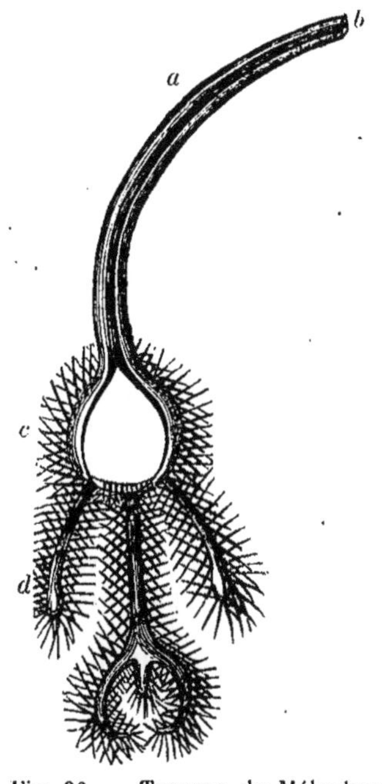

Fig. 28. — Trompe du Mélophage, fortement grossie.

a, trompe. — *b*, son extrémité libre. — *c*, renflement basilaire, avec les muscles qui s'y insèrent. — *d*, tiges cornées également garnies de muscles (L. Dufour).

Chèvre. — L'Hématopinus de la chèvre est l'**Hématopinus sténops** (*H. stenopsis* Burm.) (fig. 29).

La tête est allongée, étroite, conique, arrondie en avant, échancrée latéralement et élargie aux tempes, en forme de gourde, acuminée dans le thorax, qui est à peine concave sur l'abdomen; celui-ci ovale allongé, portant deux appendices terminaux. Couleur jaune paille, grisâtre pour l'abdomen. Longueur, 2 millimètres (femelle) et 1mm5 (mâle).

On a décrit chez la chèvre trois espèces de *Trichodectes*, dont une seule, le **Trichodecte échelle** (*Tr. climax* Nitzsch) est bien établie. Caractères :

Tête plus large que longue, quadrangulaire, présentant en avant une échancrure large, mais peu profonde, à laquelle s'arrêtent les deux bandes antennales; antennes poilues, un peu plus longues chez le mâle que chez la femelle, le premier article plus gros et plus court que les autres, le second plus long que le troisième; l'abdomen porte des taches médianes dont la largeur diminue à mesure que la longueur augmente; le dernier segment du mâle porte deux pelotes poilues. Tête et thorax rouge brun, abdomen jaune pâle, taches brun marron, bandes noirâtres. Longueur, 1mm6 (femelle) et 1mm3 (mâle).

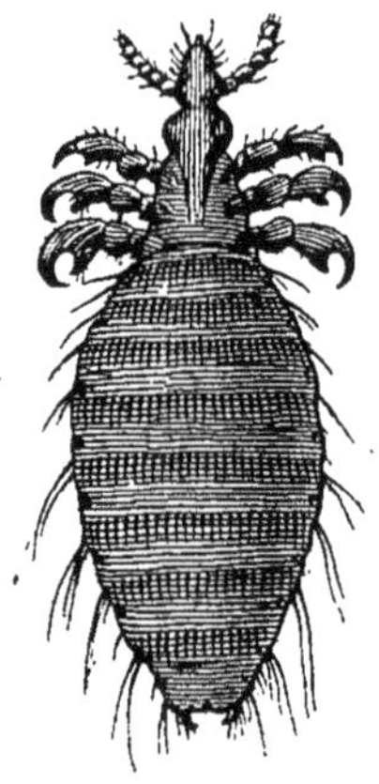

Fig. 29. — *Hæmatopinus stenopsis*, femelle, de la chèvre, grossi 20 fois.

Cette espèce vit sur la chèvre domestique ordinaire. Le **Trichodecte bordé** (*Tr. limbatus* Gerv.) a été trouvé par Gervais sur une chèvre angora et se rapporte probablement à l'espèce précédente. Le **Trichodecte à pieds larges** (*Tr. crassipes* Rudow) venait aussi d'une chèvre angora; il présentait comme particularité principale dix segments à l'abdomen; il n'a pas été retrouvé depuis.

Chameau. — L'**Hématopinus du chameau** (*H. cameli* Redi) vu par Redi seulement, se rapproche beaucoup de celui du porc.

Porc. — Le porc ne nourrit que l'*H. urius* Nitzsch (*H. suis* L.).

Cette espèce, la plus grande connue jusqu'ici parmi les Pédiculines, a la tête étroite et très allongée, à bords parallèles, conique et arrondie en avant avec cinq poils de chaque côté, et vers le suçoir trois longs poils encore. La tempe porte une corne très aiguë qui fait saillie sur le premier article de l'antenne, et se rétrécit peu à peu jusqu'à l'occiput, qui est arrondi à sa suture thoracique. L'abdomen est ovale allongé, très développé, à bourrelet latéral, à bords continus; les stigmates sur une protubérance latérale qui fait saillie sur les côtés. Tête et abdomen gris jaunâtre, taches stigmatiques et thorax brun marron, pattes fauves. Longueur, 5 millimètres (femelle) et 4 millimètres (mâle).

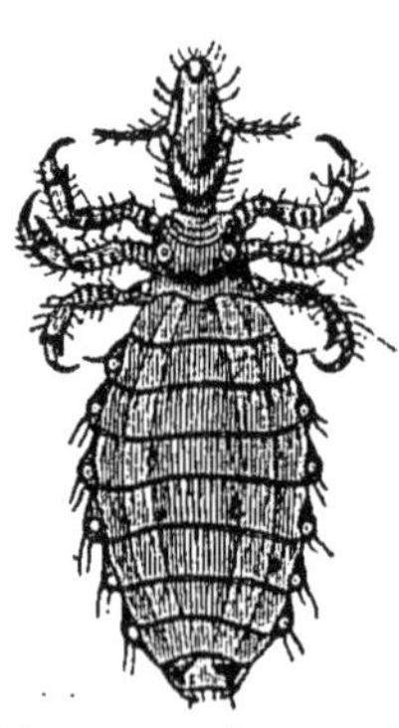

Fig. 30. — *Hæmatopinus urius*, femelle, du porc, grossi environ 9 fois (Delafond).

Chien. — Le chien a un Hématopinus et un Trichodecte. Le premier est l'**Hématopinus pilifère** (*H. piliferus* Burm).

La tête est courte, presque aussi large que longue, saillante dans le thorax et exactement appliquée contre lui; le troisième et le quatrième article de l'antenne sont égaux. Abdomen, très développé chez la femelle, ovale allongé, à neuf segments, avec un bourrelet latéral; les angles saillants et arrondis, les stigmates distincts, marginaux; les sept premiers segments avec deux rangées de soies courtes. Couleur générale blanc jaunâtre, tête et thorax un peu plus foncés. Longueur, 2 millimètres (femelle) et 1mm5 (mâle).

Le Trichodecte du chien est le **Trichodecte large** (*T. latus* Nitzsch).

Tête subquadrangulaire, beaucoup plus large que longue, tronquée en avant; antennes poilues, différant dans les deux sexes, le premier article chez le mâle étant beaucoup plus gros et prenant la moitié de la longueur de l'organe. Abdomen large, plus arrondi chez la femelle, avec des taches latérales et pas de taches médianes. Couleur jaune clair, taches plus foncées, bandes de la tête brun noir. Longueur, 1mm5 (femelle) et 1mm4 (mâle).

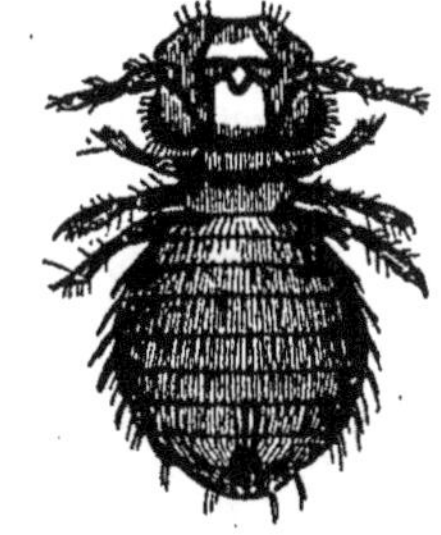

Fig. 31. — *Trichodectes latus*, mâle, du chien, grossi 20 fois (Railliet).

Chat. — Le chat n'a qu'une sorte de Pou, le **Trichodecte subrostré** (*Tr. subrostratus* Nitzsch).

Tête subpentagonale, plus longue que large, acuminée en avant, avec une petite échancrure peu profonde; antennes semblables dans les deux sexes. Abdomen plus large chez la femelle et échancré en arrière, affectant davantage chez le mâle la forme d'un cône renversé, terminé par un 9e segment très saillant, conique et velu. Abdomen blanchâtre; tête et thorax jaune clair; bandes et taches plus foncées. Longueur de la femelle et du mâle, 1mm2.

Furet. — On rencontre quelquefois sur le furet, et en grand nombre, l'*Hæmatopinus piliferus*, qui vit sur le chien.

Lapin. — Le seul pou du lapin est l'**Hématopinus ventru** (*H. ventricosus* Denny).

Tête sublyriforme, élargie à la tempe; antennes longues; occiput arrondi. Thorax très court et concave en arrière. Abdomen ovale, aussi large que long, renflé, chagriné, poilu. Longueur de la femelle, 1 millimètre à 1mm3.

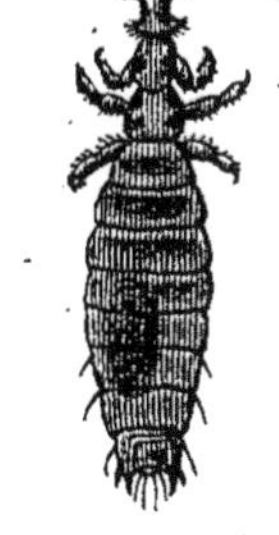

Fig. 32. — *Gyropus gracilis*, femelle, du cobaye, grossi vingt fois.

Cobaye. — Les Poux du cobaye sont deux espèces de Gyropes.

Le **Gyrope grêle** (*G. gracilis* Nitzsch) se reconnaît à son abdomen étroit, allongé, surtout chez le mâle, à sa tête comme trilobée en avant par l'échancrure des tempes, à ses antennes, dont le 4e article, globuleux, repose sur le 3e comme sur un pédoncule allongé. Couleur générale variant du blanc sale au jaune d'ocre. Longueur, 1mm2 (femelle) et 1 millimètre (mâle).

Le **Gyrope ovale** (*G. ovalis* Giebel) en diffère par son abdomen large, ovale, crénelé sur les bords et garni de deux rangées de poils sur chaque segment. La tête est plus courte et plus large. Couleur générale blanchâtre; taches, bandes, tarses et onglets foncés. Même longueur que pour le Gyrope grêle.

Il faut y joindre le *Menopon extraneum* Piag., trouvé une fois par Piaget et dont il a déjà été parlé (p. 61).

Les OISEAUX nourrissent un bien plus grand nombre de Pédiculines que les Mammifères. Ces parasites appartiennent tous aux Philoptérinés ou aux Liothéinés.

POULE. — Les Parasites signalés sur la poule appartiennent aux quatre genres Goniode, Goniocote, Lipeure et Ménopon.

Le **Goniode dissemblable** (*Gd. dissimilis* Nitzsch) a la tête plus large que longue, arrondie en avant, plus petite chez le mâle, où le sinus antennal est plus large et plus profond. L'antenne du mâle, double de celle de la femelle, en diffère encore par les particularités des articles. Le premier est plus coloré, plus gros et plus long que les autres, et porte un long poil au côté interne; le troisième porte un fort appendice plus long que l'article même; les deux derniers sont grêles. Les angles temporaux sont saillants, surtout chez la femelle. La bande antennale très forte, chez le mâle surtout, très élargie en avant, avec une série de fissures distinctes pour l'implantation des poils. Cinq soies au bord postérieur du métathorax. Abdomen ovale allongé, surtout chez la femelle; deux soies médianes, et trois ou quatre aux angles de chaque segment, qui porte en outre une tache marginale arquée; à la face ventrale de l'abdomen de la femelle, deux petites bandes en forme de T couché. Couleur générale blanc sale, taches plus foncées, bandes fauves. Longueur, 2mm5 (femelle) et 2 millimètres (mâle). Ce parasite est un des plus fréquents.

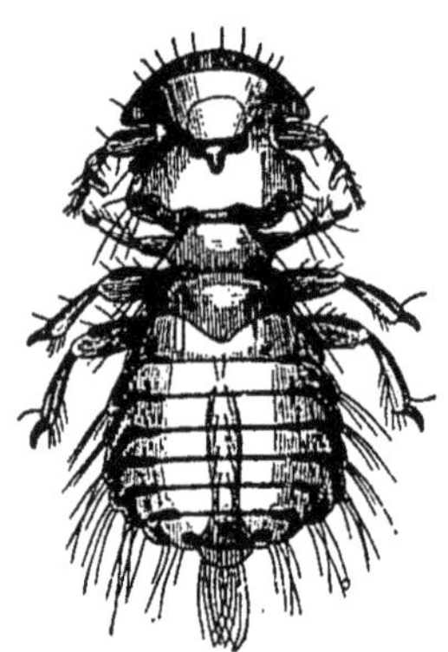

Fig. 33. — *Goniodes dissimilis*, mâle, de la poule, grossi 20 fois (Piaget).

Packard a signalé sur la poule domestique un **Goniode de Burnett** (*Gd. Burnetti* Pk.), probablement voisin du Goniode dissemblable.

Le **Goniocote hologastre** (*Gc. hologaster* Nitzsch) a la tête aussi large que longue, à bord antérieur arrondi, peu convexe, la bande antennale élargie en avant. L'abdomen, ovale et arrondi chez la femelle, est tronqué en arrière chez le mâle; il porte des taches latérales quadrangulaires, unicolores, recourbées et élargies vers la suture, des taches transverses faibles, mais distinctes; les sutures visibles seulement entre les trois premiers segments. Teinte générale jaune sale, plus foncée au thorax; bandes brunâtres. Longueur, 1mm3 (femelle) et 0mm8 (mâle).

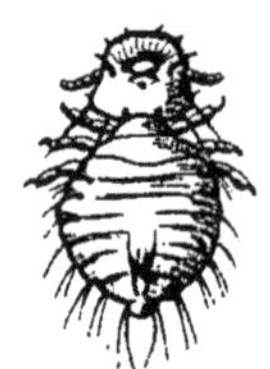

Fig. 34. — *Goniocotes hologatser*, mâle, de la poule, grossi 20 fois.

Le **Goniocote abdominal** (*Gc. abdominalis* Piaget) est reconnaissable à son abdomen ovale, arrondi, très large, marqué sur chaque segment de longues taches transversales, en forme de langue, colorées seulement à leur pourtour. Il a, en outre, des proportions exceptionnelles dans ce genre. Couleur générale, jaunâtre; abdomen et métathorax plus clairs; bandes et bords des taches, noirâtres. Longueur, 4 millimètres (femelle) et 3 millimètres (mâle).

Lipeure variable (*L. variabilis* Nitzsch). Tête arrondie en avant, plus large dans sa partie antérieure chez le mâle, et au niveau des tempes chez la femelle; bordée en avant par la bande antennale ininterrompue. Le premier article de l'antenne du mâle, plus long que les quatre autres ensemble, porte une forte excroissance obtuse. Une tache médiane sous le thorax. La femelle a une tache génitale en forme de fer de lance, et le dernier anneau de l'abdomen bilobé. Couleur générale blanc jaunâtre, taches fauve foncé, bandes noirâtres. Longueur, 2mm2 (femelle) et 1mm9 (mâle).

Lipeure hétérographe (*L. heterographus* Nitzsch). Tête parabolique en avant, très élargie en arrière de l'œil, limitée en avant par la bande antennale ininterrompue. Métathorax égal au prothorax. Abdomen ovale allongé, un peu plus large chez la femelle, avec six courtes soies implantées dans des tubercules sur chaque segment (mâle), des taches médianes sur chaque anneau et des soies sur leur bord. Teinte générale jaune pâle, taches fauves, bandes noirâtres. Longueur, 2 millimètres (femelle) et 1mm8 (mâle).

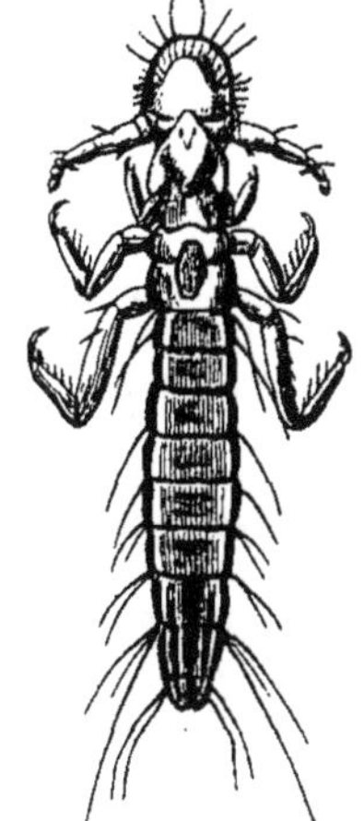

Fig. 35. — *Lipeurus variabilis*, mâle, de la poule, grossi 20 fois.

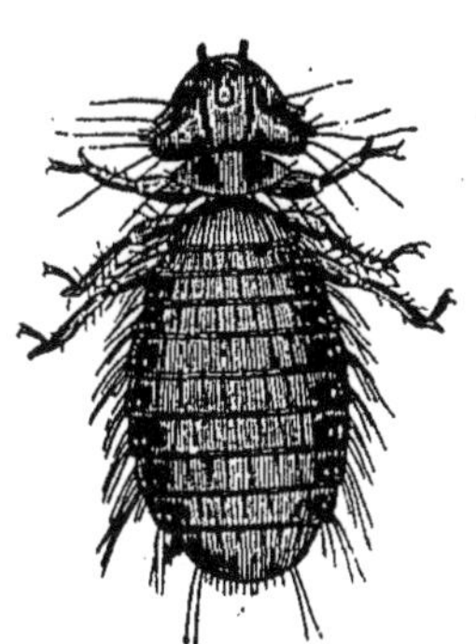

Fig. 36. — *Menopon pallidum*, femelle, de la poule, grossi 20 fois (Railliet).

Ménopon pâle (*M. pallidum* Nitzsch). Tête légèrement angulaire en avant, et un peu en croissant, parce que les tempes sont déjetées; celles-ci courtes et arrondies avec quatre soies et quelques poils; pas d'appendice au 2e article de l'antenne du mâle. Thorax plus long que la tête (femelle) ou égal (mâle). Pattes robustes et poilues. Abdomen ovale-allongé chez la femelle, plus étroit et plus long chez le mâle, avec une seule série de soies sur chaque anneau. Teinte générale jaune sale, taches de l'abdomen fauve clair. Longueur, 1mm7 (femelle) et 1mm8 (mâle).

Ménopon bisérié (*M. biseriatum* Piaget). Distinct du précédent par sa tête nettement parabolique en avant, par l'existence de deux séries de soies sur chaque anneau de l'abdomen, et le 8e anneau qui est, chez le mâle, allongé et étroit. Mêmes teintes. Longueur, 2mm7 (femelle) et 2mm9 (mâle).

Dindon. — Les parasites du dindon appartiennent aux genres Goniode, Lipeure et Ménopon.

Le **Goniode stylifère** (*Gd. stylifer* Nitzsch) a la tête plus large que longue, et quadrangulaire, surtout chez le mâle; l'angle temporal forme une longue corne, acuminée en arrière et terminée par une soie. Le premier article de l'antenne du mâle est plus gros et plus long que les autres, les deux derniers bien apparents. Métathorax à côtés divergents, acuminé sur l'abdomen, portant cinq soies à son bord postérieur. Abdomen ovale allongé (mâle) ou ovale arrondi (femelle), portant de chaque côté des taches linguiformes, qui n'occupent chacune que le tiers transversal de l'anneau correspondant; au milieu de chacune, une tache claire occupée par le stigmate; de nombreux poils sur les deux faces. Couleur générale blanc sale, taches fauves, bandes brunes ou noirâtres. Longueur, 3 millimètres (femelle) et 3mm2 (mâle).

Le Lipeure polytrapèze (*L. polytrapezius* Nitzsch) a la tête relativement courte, plus forte chez la femelle, à peine plus large à la tempe, très arrondie en avant, où elle est bordée par la bande antennale ininterrompue. Le premier article de l'antenne du mâle, gros, fusiforme, un peu moins lonque les quatre autres ensemble, porte une forte excroissance à sa base. Sous le thorax, deux taches médianes, dont la seconde s'étend un peu sur l'abdomen. La femelle a une tache génitale acuminée postérieurement, et le dernier anneau de l'abdomen profondément échancré. Couleur générale jaunâtre, taches fauves, bandes noirâtres. Longueur, 3mm (femelle) et 2mm8 (mâle).

Le *Ménopon* du dindon est le *M. biseriatum*, qui vit aussi sur la poule. C'est probablement le même que le *M. stramineum* Nitzsch.

PINTADE. — Un Goniode, un Goniocote et un Ménopon vivent sur la Pintade.

Goniode de la pintade (*Gd. numidianus* Denny). Tête plus longue que large, antennes du mâle assez longues, le 1er article gros et ovale, le 2e moins long, le 3e recourbé et aigu portant les deux suivants hors de l'axe; œil saillant; occiput un peu rentrant. Métathorax plus large que la tête, acuminé sur l'abdomen, avec une bande marginale noirâtre au bord postérieur; pattes robustes. Abdomen ovale avec des taches interrompues deux fois. Longueur, 0mm5.

Goniocote rectangulé (*Gc. rectangulatus* Nitzsch). Diffère du *Gonioc. hologaster* de la Poule, principalement en ce que les bandes latérales sont élargies à la face ventrale, ce qui n'a pas lieu chez le *Gc. hologaster*. Longueur, 1mm (femelle) et 0mm8 (mâle).

Ménopon de la pintade (*M. numidæ* Gieb.). Tête semi-lunaire, à sinus antennaux distincts. Prothorax grand, avec trois piquants à chaque angle latéral; métathorax large, trapéziforme. Abdomen large, à bords festonnés, garnis de soies et de taches foncées. Couleur générale rougeâtre. Longueur, 1mm.

PAON. — Les parasites du paon, comme ceux de la pintade, appartiennent aux genres Goniode, Goniocote et Ménopon.

Goniode falcicorne (*Gd. falcicornis* N.). Tête presque carrée, à peine convexe en avant, surtout chez le mâle, où elle est plus petite; la bande antennale est étroite en avant, à bords parallèles; les tempes, un peu angulaires, ne forment pas une corne en arrière; occiput à peine rentrant; le 1er article de l'antenne du mâle, presque aussi long que les quatre autres, très gros, porte au côté interne un fort appendice presque droit; le 3e, un long appendice recourbé; les deux autres, grêles, reposent sur une protubérance du 3e. Métathorax moins large que la tête avec une seule pointe et 5 soies au bord postérieur. Abdomen ovale, très large, portant sur les côtés des taches languetées et très foncées; appareil génital du mâle très large et remontant jusqu'au deuxième anneau. Couleur générale blanc jaunâtre, taches fauve foncé. Longueur, 3mm3 (femelle) et 3mm (mâle).

Goniode à petite tête (*Gd. parviceps* Piaget). Diffère principalement du précédent par sa tête, plus régulièrement quadrangulaire; par son métathorax, beaucoup plus large que la tête, avec deux soies au bord postérieur; par son abdomen, à peine plus large que le métathorax; par ses dimensions, 2mm (femelle et mâle).

Goniocote rectangulé. (*Gc. rectangulatus* Nitzsch). C'est celui qui a été trouvé aussi sur la pintade.

Ménopon phéostome (*M. phæostomum* Nitzsch). Tête allongée, rétrécie et arrondie en avant, très large à son bord postérieur, les tempes étant étroites et déjetées. Pas d'appendice au 2e article de l'antenne du mâle. Thorax plus long que la tête; métathorax un peu arrondi sur l'abdomen. Abdomen ovale allongé chez la femelle et plus grand que chez le mâle, avec une seule série de soies sur chaque anneau. Teinte générale jaunâtre, plus claire chez le mâle; taches fauves. Longueur, 1mm6 (femelle) et 1mm3 (mâle).

FAISAN. — Les parasites du faisan commun sont aussi des Goniodes, des Goniocotes et des Ménopons.

Goniode du faisan (*Gd. colchicus* Denny). Diffère du G. dissemblable (de la poule) principalement par l'existence d'une petite dent au côté interne de l'antenne du mâle, de deux soies seulement au bord postérieur du métathorax, par de nombreuses soies médianes sur chaque segment. Les dimensions sont sensiblement les mêmes.

Goniode tronqué (*Gd. truncatus* Giebel). Tête large, paraboliquement arrondie en avant, avec 5 poils fins de chaque côté; bande antennale un peu élargie en avant; tempes non excavées ni prolongées en corne en arrière; occiput convexe; angles occipitaux aigus; antennes du mâle plus longues que celles de la femelle, sans appendice au 1er article, un large appendice au 3e; les deux derniers bien développés. Abdomen ovale allongé, celui du mâle tronqué en arrière. Blanchâtre, avec bandes foncées. Longueur, 3mm (femelle) et 2mm4 (mâle).

Goniocote chrysocéphale (*Gc. chrysocephalus* Giebel). Diffère du *Gc. rectangulatus* (de la pintade) principalement en ce que les sutures sont visibles entre les huit premiers segments de l'abdomen. La couleur est jaunâtre, surtout à la tête et au thorax. Longueur, 1mm2 (femelle) et 0mm8 (mâle).

Ménopon allongé (*M. productum* Piaget). Diffère du *M. pallidum* (de la poule) principalement par ses tempes moins excavées et par son abdomen elliptique et rétréci au 6e anneau chez la femelle, presque aussi court que large chez le mâle, avec le 9e anneau court, en ogive renversée. Teinte générale jaune d'ocre, fauve sur les côtés de l'abdomen. Longueur, 1mm8 (femelle) et 1mm5 (mâle).

Ménopon bisérié. C'est celui que l'on trouve aussi chez la poule.

Parmi les parasites du faisan argenté, se trouvent le *Goniocote chrysocéphale* (du faisan commun) et une variété du *Ménopon phéostome*, dont le type vit sur le paon.

Le faisan doré offre, entre autres, le *Lipeure hétérographe* (décrit à propos de la poule) et le *Menopon productum* (du faisan commun).

PIGEON. — Cinq parasites sont signalés sur le pigeon domestique: un Goniode, un Goniocote, un Lipeure, un Ménopon et un Colpocéphale.

Petit Goniode (*Gd. minor* Piaget). Parmi toutes les espèces à abdomen ovale, élargi, celle-ci se distingue par les antennes du mâle dont les deux derniers articles, très réduits, sont difficilement visibles, et par son métathorax arrondi sur l'abdomen. Blanc jaunâtre. Longueur, 1mm7 (femelle) et 1mm4 (mâle).

Goniocote égal (*Gc. compar* Nitzsch). Longueur de la tête un peu inférieure à la largeur du bord postérieur; le bord antérieur convexe; la bande antennale linéaire. Abdomen ovale et arrondi chez la femelle, tronqué en arrière chez le mâle, portant sur chaque anneau des taches colorées seulement à leur bord; chaque bord de l'abdomen est longé par deux bandes parallèles. Jaune sale. Longueur, 1mm4 (femelle) et 1mm (mâle).

Lipeure baguette (*L. baculus* Nitzsch). Tête très allongée et très étroite, dont la partie antérieure (clypeus) est arrondie, séparée du reste par un étranglement, non bordée en avant par la bande antennale, garnie de six poils fins et, en outre, de deux appendices claviformes. Le 1er article de l'antenne du mâle, beaucoup plus gros que les autres, porte un renflement à la base, mais pas d'appendice; le 3e a un fort appendice latéral. Prothorax quadrangulaire, d'un tiers plus court que le métathorax. Blanc sale, avec taches jaune clair et bandes brunes. Longueur, 2mm1 (femelle) et 1mm8 (mâle).

Ménopon large (*M. latum* Piaget). Tête parabolique, presque angulaire en avant. Un appendice au deuxième article des antennes dans les deux sexes. Thorax plus long que la tête chez la femelle, plus court chez le mâle; métathorax moins large que la tête, arrondi sur l'abdomen. Celui-ci large, ovale et arrondi (femelle) ou ovale et allongé (mâle), scalariforme. Jaunâtre, avec taches fauve clair. Longueur, 2mm (femelle) et 1mm5 (mâle).

Colpocéphale à longue queue (*C. longicaudum* Nitzsch). Les bandes occipitales sont très peu distinctes. L'abdomen de la femelle est conique, bordé de bandes étroites et foncées; les premiers anneaux sont les plus longs; le 9e est allongé, rétréci à la moitié postérieure, arrondi et frangé de poils longs et fins; chez le mâle, l'abdomen est ovale allongé et le dernier segment arrondi et garni de soies longues et nombreuses. Blanchâtre, avec taches fauves. Longueur, 1mm6 (femelle) et 1mm3 (mâle).

Oie. — Les parasites de l'oie domestique appartiennent aux genres Docophore, Lipeure et Trinoton.

Docophore bilieux (*D. icterodes* Nitzsch). La tête est plus longue que large; sa partie antérieure (clypeus), semi-circulaire, porte un triangle de chaque côté et, à la face inférieure, une tache étranglée et allongée. Prothorax moins large que le métathorax. Abdomen bordé de chaque côté par une bande de largeur uniforme; le 1er anneau porte une bande transversale interrompue sur la ligne médiane; les autres ont une tache latérale large, laissant libre le tiers médian; le dernier est simplement échancré chez la femelle. Rouge brunâtre. Longueur, 1mm à 1mm25. — Fréquent sur les canards, il est relativement rare sur les oies, où il constitue, selon Piaget, une simple variété que Nitzsch a appelée **Docophore brûlé** (*D. adustus*).

Lipeure jeûneur (*L. jejunus* Nitzsch). Tête allongée, clypeus incolore, arrondi, séparé par un étranglement et une suture, non bordé en avant par la bande antennale, garni de six poils fins et de deux poils élargis à la suture. Prothorax subtrapézoïdal et portant une tache à l'angle postérieur, qui fait saillie latéralement; métathorax du double plus long, avec un large tubercule à l'angle postérieur, arrondi sur l'abdomen. Blanc sale, avec taches fauve foncé et bandes noirâtres. Longueur, 3mm (femelle) et 2mm5 (mâle).

Lipeure de l'oie (*L. anseris* Gurlt). Tête allongée, conique, arrondie en avant, avec clypeus analogue à celui de l'espèce précédente. Métathorax double du prothorax, étranglé sur les côtés, droit sur l'abdomen. Blanc avec taches noires. Mêmes dimensions.

Trinoton sali (*T. conspurcatum* Nitzsch). Tête aussi longue que large, dépassée en avant par les deux derniers articles des palpes, offrant sur chaque côté deux renflements dont le postérieur (tempe) porte cinq soies. Thorax plus long que la tête; prothorax cordiforme, rétréci en arrière, foncé sur les côtés; mésothorax court, trapézoïde, pubescent; métathorax arrondi sur l'abdomen, plus large que la tête, avec une bande latérale qui devient transverse en avant, une soie à chaque angle postérieur et une tache transverse très foncée, noirâtre sur les côtés, qui porte des soies et des piquants. Pattes longues, garnies de poils et de soies. Abdomen ovale, scalariforme; les huit premiers segments avec une série de soies implantées sur des tubercules incolores. Blanchâtre, avec taches brun marron, bandes noirâtres, thorax plus foncé que le reste du corps; tête fauve clair. Longueur, 6mm3 (femelle) et 5mm8 (mâle).

Trinoton continu (*T. continuum* Piaget). 4 soies aux tempes, l'abdomen non scalariforme, plus velu sur les deux faces et moins de poils aux pattes. Dimensions moindres : 6mm et 5mm6. N'est probablement qu'une variété de l'espèce précédente ; se trouve plus fréquemment.

CANARD. — Un Docophore, un Lipeure, un Trinoton et un Ménopon ont été trouvés sur le canard domestique.

Le **Docophore bilieux**, décrit à propos de l'oie, est surtout répandu sur les canards.

Lipeure souillé (*L. squalidus* Nitzsch). Tête étroite, allongée en avant des antennes, subitement rétrécie à la suture du clypeus ; celui-ci avec une tache (signature) parallèle au bord et arrondie en arrière; six poils à l'avant-tête, dont deux au clypeus, le second largement aplati ; en avant des mandibules, une fossette arrondie et très limitée; tempe arrondie avec une soie et une épine; les bandes antennales s'arrêtent à la suture du clypeus et ne le bordent pas en avant. Métathorax un peu moins large que la tête et un peu plus long que large, renflé au tiers antérieur, un peu concave sur l'abdomen. Celui-ci a une bande étroite de chaque côté, d'une largeur uniforme ; des taches transverses plus ou moins apparentes. Jaune fauve, avec taches fauves d'intensité variée, bandes noirâtres. Longueur, 2mm8 (femelle) et 2mm5 (mâle). Très fréquent.

Trinoton blême (*T. luridum* Nitzsch). Diffère du *T. conspurcatum* (de l'oie) surtout par la présence de quatre soies seulement aux tempes; le métathorax concave sur l'abdomen, de la largeur de la tête, avec une large tache transverse, parallèle au bord postérieur et limitée sur les côtés par une bande noirâtre semi-circulaire; entre la tache et le bord une série de soies espacées, entremêlées de piquants. Abdomen non scalariforme, mais à segments arrondis sur les côtés ; les soies des segments ne reposent pas sur des renflements. Blanc, avec taches marron et bandes noires. Longueur, 5mm4 (femelle) et 4mm7 (mâle).

Ménopon obscur (*M. obscurum* Piaget). Tête en croissant, forte, à tempes larges et déjetées, à bords latéraux entiers, à peu près aussi longue que le thorax. Abdomen à bandes latérales foncées, étroites, sans appendice. Fauve foncé. Longueur, 1mm4 à 1mm5 (1).

CYGNE. — Indépendamment du *Trinoton conspurcatum*, qui vit aussi sur l'oie, le cygne domestique offre un Ornithobie.

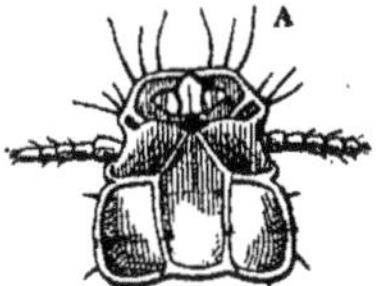

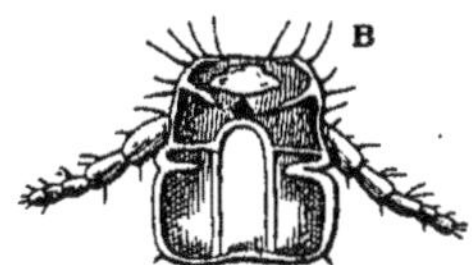

Fig. 37. — Tête de l'*Ornithobius bucephalus*, du cygne.

A, femelle. — B, mâle. Grossie 20 fois (Piaget).

Ornithobie bucéphale (*O. bucephalus* Giebel). Tête massive, presque aussi large que longue, irrégulièrement quadrangulaire, un peu échancrée

(1) Piaget n'indique pour hôte de cette espèce que l'*Anas radjah*. Nous l'avons trouvée en abondance sur un canard domestique.

en avant; antennes reportées en avant, robustes; partie postérieure de la tête partagée en trois parties par les deux bandes occipitales, qui, parallèles d'abord, convergent en avant vers la racine des mandibules, où se dirigent aussi les bandes temporales. Thorax plus étroit et un peu plus court que la tête. Abdomen ovale allongé, assez large, nu, sauf aux angles; bandes latérales très étroites avec un point noir sur les 3e, 4e, 5e et 6e anneaux. Blanc avec bandes nacrées et transparentes. Longueur dans les deux sexes, 3mm5.

Symptômes (1). — La phtiriase se manifeste chez tous les animaux par des démangeaisons dont l'intensité est subordonnée au nombre des parasites et au groupe auquel ils appartiennent. Les Hématopinus, dont le rostre est conformé pour piquer, qui attaquent l'épaisseur de la peau pour se nourrir du sang et des humeurs exsudées à la suite de leur piqûre, déterminent un prurit bien plus intense que celui qu'occasionnent les Philoptéridés et les Liothéidés. Le siège du prurit indique naturellement celui des parasites, qui se trahissent par leurs lentes moins profondément situées dans les poils ou les plumes, et par les dépouilles qu'ils y ont laissées à la suite de leurs mues.

Cheval et âne. — La phtiriase hématopinique du cheval et de l'âne a son siège principal au toupet, à la crinière et surtout à la base de la queue. L'animal cherche à se gratter contre tous les objets à sa portée. Il mord doucement ses voisins et se laisse mordre et gratter par eux. En passant dans une écurie, on reconnaît d'emblée les sujets affectés au hérissement, à l'enchevêtrement des crins de la base de la queue. Un examen attentif y fait aisément constater la présence des Hématopinus et de leurs lentes, accompagnés de nombreuses pellicules épidermiques, d'un véritable pityriasis. Lorsque le pansage n'a pas été fait depuis plusieurs jours, des cadavres desséchés d'Hématopinus, des téguments abandonnés à la suite des mues viennent augmenter l'aspect général de malpropreté. On voit rarement les papules que certains auteurs ont décrites, mais seulement des excoriations de formes diverses dues aux frottements. Railliet a vu une vieille jument d'expérience « qui offrait sur le dos plusieurs petites tumeurs constituées par des soulèvements épidermiques au-dessous desquels s'étaient amassés de nombreux Hématopinus. »

La phtiriase trichodectique est moins fréquente et moins prurigineuse. A cela près, elle ressemble à la précédente et s'en distingue surtout par l'examen du parasite. Elles peuvent, d'ailleurs, quoique rarement, coexister.

Bœuf. — Les mêmes différences symptomatiques se remarquent entre la phtiriase hématopinique du bœuf et sa phtiriase trichodectique. Mais, à l'inverse de ce qui a lieu chez le cheval, c'est celle-ci qui est à beaucoup près la plus fréquente. Le Trichodecte se répand sur toutes les parties du corps, tandis que l'Hématopinus recherche de préférence le chignon et le bord supérieur de l'encolure. Sous

(1) Mégnin, *Les parasites et les maladies parasitaires*, Paris 1880.

l'influence du prurit, l'animal se frotte contre les arbres des pâturages ou les parties saillantes de sa loge; il promène sa langue rugueuse sur les points qu'il peut atteindre, et montre de larges surfaces dépilées, souvent une abondante sécrétion épidermique et, très exceptionnellement, un épaississement de la peau, qui peuvent induire en erreur sur la véritable nature de la maladie.

Mouton. — Les poux du mouton se tiennent cachés au fond de la toison. La présence des Mélophages est indiquée par celles des pupes qui sont attachées à des brins de laine et se montrent sous la forme d'un corps ovale luisant, rappelant assez, par la couleur et la forme, un petit pépin de pomme. En écartant les mèches, on trouve les Mélophages dans le voisinage de la peau. Lorsqu'ils sont nombreux, la laine est emmêlée et quelquefois tombe par places. Ces insectes attirent les étourneaux et les bergeronnettes, qui viennent voltiger autour des troupeaux et se poser familièrement sur le dos des moutons pour se repaître de leurs parasites.

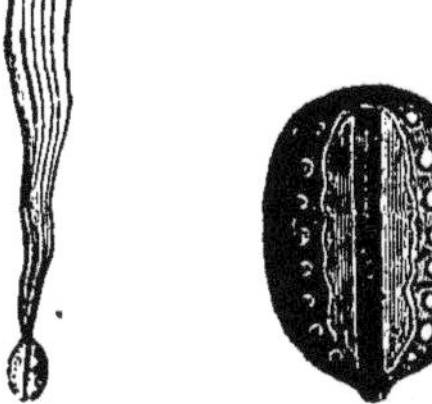

Fig. 38. — Pupe du Mélophage du mouton, fixée à l'extrémité d'une mèche de laine.

Fig. 39. — Pupe grossie du Mélophage du mouton, vue par la face dorsale et montrant deux séries de sept points ombiliqués.

Les Mélophages émigrent souvent des brebis nourrices sur leurs agneaux, qu'ils tourmentent parfois au point de les faire sérieusement maigrir. Lorsque la toison est courte, les Mélophages se réfugient, pour éviter la dent des animaux, en avant des épaules, au cou, et surtout dans le voisinage des oreilles et des cornes. Par leurs piqûres, ils déterminent de vives démangeaisons qui portent les moutons à se mordiller, à se gratter avec leurs pieds de derrière, à se frotter contre tous les corps à leur portée. Dans les endroits où ont eu lieu les piqûres, on voit en écartant la laine une macule rouge, de la largeur d'une lentille, au centre de laquelle est un petit point d'un rouge plus foncé.

Les Trichodectes sont moins souvent observés que les Mélophages, peut-être à cause de leurs petites dimensions. Ils peuvent dans certains cas altérer sérieusement la toison, car la chute de la laine paraît devoir être rapportée à la section qu'ils en font à la base à l'aide de leurs mandibules, comme cela semble ressortir des observations de Railliet (1).

Le Trichodecte provoque de vives démangeaisons et la toison est plus ou moins altérée, ébouriffée, mécheuse par places. On voit, dans ces endroits des taches d'un rouge assez vif, de 8 à 10 millimètres de diamètre, recouvertes de légères écailles furfuracées, formées de débris

(1) Railliet, *Sur le Trichodecte du mouton* (*Bull. et Mém. Soc. cent. de méd. vétér.* 1883, p. 105.

épidermiques et de sérosité desséchée. Les Trichodectes sont faciles à découvrir sur les brins de laine de ces plaques ou du voisinage, auxquels ils sont accrochés par leurs ongles ou leurs mâchoires dentées. D'après Delafond(1), ce parasite est beaucoup plus commun sur les bêtes à laine maigres, débiles et mal nourries, que sur les bêtes vigoureuses et bien alimentées.

Porc. — Cet animal est fortement incommodé lorsqu'il est envahi par les Hématopinus. L'espèce qu'il nourrit est la plus grande de toute la famille et le prurit qu'elle cause est proportionné à sa taille. On voit alors la peau marquée de papules rouges, de dimensions variées, souvent excoriées. Les démangeaisons s'exacerbent surtout la nuit, et l'animal se frotte avec d'âcres délices contre son toit, son auge, se roule sur son fumier et démolit souvent la cabane qui l'abrite. Selon Viborg, les Hématopinus pourraient s'engager sous la peau et ressortir par le nez, la bouche et les yeux. Cette exagération si manifeste montre à quel point ces parasites peuvent fourmiller sur le même animal.

Chien. — Les chiens pouilleux ne paraissent pas être bien incommodés de leurs nombreux hôtes. Les Hématopinus les tourmentent plus que les Trichodectes, mais l'affection ne se traduit jamais par des troubles bien apparents.

Chèvre, chameau, chat, furet, lapin, cobaye. — La phtiriase de ces animaux n'a guère jusqu'ici attiré l'attention et son peu d'importance ou sa rareté chez eux justifie le silence gardé à son égard. La plupart des cobayes ont de nombreux Gyropes cachés dans la fourrure et se montrant à l'extrémité des poils sous la forme d'une poussière jaunâtre vingt-quatre heures après la mort de leur hôte.

Oiseaux (2). — La phtiriase a une importance bien plus grande pour les oiseaux de basse-cour que pour les mammifères domestiques. Les premiers en sont presque toujours atteints à un degré variable, et la pullulation de leurs parasites devient souvent pour eux une incommodité réelle qui les trouble dans leur repos, les fait maigrir et compromet parfois avec ténacité l'élevage des jeunes. On les trouve en toutes les parties du corps, mais moins aux cuisses, au cou et à la tête qu'au tronc et surtout sous les ailes. C'est quelquefois l'inverse : la tête et surtout le cou, qui sont à l'abri des atteintes du bec, sont alors particulièrement recherchés par les poux. Chaque espèce de volaille pouvant nourrir plusieurs espèces de parasites, celles-ci peuvent se trouver réunies sur le même individu. On a vu aussi que plusieurs Philoptérinés ou Liothéinés attaquent des espèces fort différentes ; il faut de plus remarquer que, par le fait de la cohabitation des poules, dindons, pintades, etc., une espèce parasite peut accidentellement se rencontrer sur un hôte illégitime. On reconnaît que l'on a affaire à des

(1) Delafond et Bourguignon, *Traité pratique de la Psore*. Paris, 1862, p. 488.
(2) Zürn, *Die Krankheiten des Hausgeflügels*. Weimar, 1882.

parasites égarés, à ce qu'ils ne se sont pas multipliés et ne sont pas accompagnés de leurs lentes.

Diagnostic. — Le diagnostic de la maladie est facile, étant données les dimensions des parasites. Il est bon cependant, en ce qui concerne les mammifères et spécialement le cheval et le mouton, de se garder d'attribuer aux Pédiculides des affections de peau qui coïncident parfois avec la phtiriase et sont d'une tout autre nature. Telle est la gale, dont la gravité est autrement grande, et qui a été parfois méconnue pendant un temps parce qu'on rapportait aux poux le prurit, d'origine psorique, dont les animaux étaient tourmentés.

Pronostic. — Le pronostic a bien rarement de la gravité, vu l'efficacité des nombreux moyens de traitement dont on dispose. Cependant, dans certains cas, la maladie se montre particulièrement rebelle, surtout lorsqu'on a affaire à des agglomérations d'animaux affaiblis ou jeunes. Budelot a rapporté (1) l'histoire d'une enzootie de phtiriase hématopinique qui a atteint cent dix-neuf chevaux du même régiment d'artillerie et a duré près de cinq mois, malgré les traitements parasiticides employés. Il est vrai qu'en lisant sa relation, en appréciant la gravité des troubles cutanés qu'il a observés, on se demande s'il n'a pas eu précisément affaire à l'une de ces coïncidences de gale et de phtiriase dont nous indiquons plus haut la possibilité.

La nocuité de la phtiriase tient surtout au prurit dont elle s'accompagne. Il peut en résulter, au moins chez les bœufs, des dépilations qui déprécient temporairement les animaux. Ces dépilations sont préjudiciables chez les moutons ; on a vu la maladie persister six ans dans le même troupeau et la laine tomber à ce point que certains animaux paraissaient littéralement tondus.

Les oiseaux et surtout les pigeons souffrent parfois beaucoup de l'invasion des parasites. Il est des poulaillers, des colombiers, des volières où ceux-ci se perpétuent en dépit des efforts faits pour les détruire. Les jeunes animaux, les pigeonneaux en particulier, succombent parfois à la phtiriase et leur élevage en est rendu très aléatoire. Enfin lorsque les nids sont infestés d'insectes, les pigeons négligent leurs couvées et même abandonnent leurs petits.

Étiologie. — Il est clair que la contagion est la cause première de la phtiriase et que la pullulation des poux provient d'une succession de générations prospères dont l'origine remonte à un hôte contagifère de la même espèce que celle dont on se préoccupe.

Il est cependant possible que deux animaux domestiques d'espèce différente se contagionnent ; c'est lorsque la même espèce parasite peut vivre sur l'un et sur l'autre, comme c'est le cas pour le *Trichodectes pilosus* du cheval et de l'âne, pour le *Menopon biseriatum* de la poule, du dindon et du faisan, le *Goniocotes rectangulatus* de la pintade

(1) Budelot, *Journal de méd. vétér. militaire*, t. IX, p. 88.

et du paon, le *Docophorus icterodes* de l'oie et du canard, le *Trinoton conspurcatum* de l'oie et du cygne. Hors ces exceptions, les parasites qui s'aventurent accidentellement sur une espèce différente de celle de leur hôte naturel ne s'y acclimatent pas, ne se multiplient pas et ne tardent pas à émigrer. Kemmerer a cependant publié (1) une observation dans laquelle une femme atteinte d'une violente névralgie du cuir chevelu fut guérie immédiatement par l'extraction d'un insecte inséré dans une petite plaie de la tête et que l'auteur dit avoir reconnu pour un Trichodecte. Une autre fois, sur un maquignon souffrant d'une inflammation érysipélateuse du bras, l'auteur trouva dans une petite plaie un Trichodecte dont la tête était enfoncée dans le derme (!), le reste du corps étant saillant. Mais les symptômes observés sont tout à fait hors de proportion avec la cause qui leur est attribuée, et les détails donnés empêchent d'accepter la diagnose zoologique. Il faut donc jusqu'à présent faire abstraction de ces faits suspects.

Certaines conditions favorisent l'extension de la maladie et donnent à la contagion une activité inaccoutumée.

La malpropreté joue à cet égard le premier rôle. La longueur des poils, l'abondance de la toison sont une des circonstances prédisposantes. En outre, la débilitation des animaux en fait un terrain plus propre aux parasites, qu'elle provienne de l'âge, de la race, du tempérament, du travail, de la nourriture, etc.

Par exemple, le Trichodecte paraît un peu plus fréquent chez les jeunes chevaux, tandis que l'Hématopinus se voit plutôt chez les sujets âgés; on rencontre rarement des poux chez les chiens à poils ras, tandis qu'ils sont assez fréquents chez ceux dont les poils sont longs et frisés. Bien que les deux espèces puissent vivre ensemble, l'*Hæmatopinus piliferus* se rencontre surtout chez les chiens de chasse à longs poils (épagneuls, griffons, barbets) et le *Trichodectes latus* chez les petits chiens d'appartement à toison tombante ou frisée (petits épagneuls, havanais, Kings-Charles, etc.).

Ce sont les moutons anémiques qui sont le plus souvent pouilleux, et, dans le cas de Railliet, les brebis nourrices étaient plus spécialement atteintes. Villeroy dit (2) que ce sont les antenais qui ont le plus à souffrir du Trichodecte, et ce, pendant l'hiver et particulièrement par les temps pluvieux. Il rapporte, d'après Stephens, que, si l'on achète des moutons maigres pour les nourrir avec des turneps, c'est au moment où ils commencent à engraisser que les Mélophages se multiplient d'une manière étonnante. Ailleurs, ce sont les agneaux qui en souffrent le plus et, lors de la tonte, ils ont quelquefois, à la partie antérieure du cou, des places qui en sont littéralement couvertes.

Les Mélophages sont parfois si multipliés qu'ils constituent un véritable fléau; c'est ce qui a lieu dans l'Amérique du Nord et en Islande.

(1) Kemmerer, *Journ. des connaissances médico-chirurgicales*, 1853.
(2) Villeroy, *Recueil de médecine vétérinaire*, 1868, p. 963.

Ce ne sont cependant pas des parasites prolifiques. La femelle ne pond qu'une larve à la fois, quatre ou cinq dans le cours d'une année. Ces larves sont sacciformes, non annelées, à quatre faces latérales, mesurent $3^{mm},7$ de long sur $1^{mm},9$ de largeur et $1^{mm},6$ de hauteur. Leurs parties buccales sont seules mobiles. Elles se transforment très rapidement en nymphes sur le corps même de leur hôte.

On rapporte la phtiriase des oiseaux de basse-cour à une nutrition languissante par le fait d'une alimentation avariée ou trop uniforme, par le séjour dans des locaux humides, sales, étroits, obscurs, mal aérés. Il est des années favorables à cette maladie, et les saisons paraissent avoir de l'influence sur sa marche. Le tempérament et la race ne sont pas non plus indifférents : Bechstein (cité par Rivolta et Delprato) rapporte que, de deux capucins vivant dans les mêmes conditions, l'un était envahi par les poux, tandis qu'ils étaient rares sur l'autre. Nous avons vu de même une poule Bantam véritablement phtiriasique, tandis que deux poules gasconnes qui vivaient avec elle étaient presque indemnes.

Traitement. — Les soins à donner aux animaux dans le cas de phtiriase varient selon qu'il s'agit de mammifères ou d'oiseaux.

Mammifères. — Une propreté parfaite mettra toujours les animaux à l'abri de la phtiriase. Cette propreté, facile à réaliser pour les animaux à poil ras, fera rapidement disparaître les quelques parasites que la contagion aurait pu leur donner. Lorsque le mal existe, la guérison sera singulièrement favorisée par la tonte, pour le cheval et le bœuf comme pour le mouton et les chiens à poils longs. En ce qui concerne les moutons, la tonte suffit ordinairement pour les débarrasser des Mélophages ; beaucoup de ceux-ci sont coupés par les ciseaux du tondeur ; ceux qui restent sur la peau ne tardent pas à tomber sous les frottements des animaux, et, en général, au bout de deux jours, on n'en voit plus. Quelquefois cependant, pour eux comme pour les autres parasites, il faut recourir à des agents insecticides ; le nombre en est considérable.

A. Un des plus employés et des plus efficaces est la décoction de tabac (30 à 50 grammes pour un litre d'eau). Lorsqu'on est proximité d'une manufacture, on réduit beaucoup la dépense en se servant des déchets pulvérulents qui n'ont pas leur emploi, ou des jus. Mais ceux-ci, riches en matières ammoniacales, ont l'inconvénient de se décomposer rapidement. Ce traitement convient à tous les animaux Pour les moutons, on conserve la préparation dans une bouteille dont le bouchon est traversé par un tuyau de plume. Dès que le berger remarque une brebis qui cherche à se gratter, il la prend et, la tenant par la tête entre ses jambes, il entr'ouvre la laine et répand le liquide dans les endroits où il le juge nécessaire.

B. Les frictions de *corps gras*, d'huile de lin en particulier, tuent les poux par asphyxie. On a recommandé comme particulièrement efficace l'huile de cuisine dans laquelle on a fait frire du poisson. Ce traitement convient spécialement au porc.

C. L'onguent mercuriel est d'une réussite certaine, mais il est d'un emploi dangereux. Il ne faut en enduire que des surfaces restreintes, s'en abstenir pour les chiens, même en les muselant, et surtout pour les bêtes bovines, si sensibles au mercure. On a cité de nombreux cas d'intoxication chez ces animaux à la suite de frictions mercurielles.

D. Frictions avec une décoction de graines de staphysaigre (50 grammes de staphysaigre par litre d'eau), de bulbes de colchique (mêmes proportions).

E. Poudres insecticides. — Il est bon, au préalable, de mouiller légèrement la peau. On projette ensuite la poudre avec un soufflet *ad hoc*. Les poudres de fleurs de pyrèthre, de graines de staphysaigre, de graines de cévadille sont les plus employées.

F. Frictions avec un mélange de 1 partie de benzine, pour 6 de savon vert et 20 d'eau; ou bien pétrole 1 partie, huile ordinaire 10. Employée seule, la benzine et surtout le pétrole seraient trop actifs et pourraient amener la chute des poils.

G. Le mélange de Schleg est recommandé en Allemagne pour son efficacité et son innocuité; il se compose de 16 grammes d'acide arsénieux et de 16 grammes de potasse qu'on met dans un litre et demi d'eau; on y ajoute ensuite un litre et demi de vinaigre.

Quel que soit la remède adopté, il est bon de répéter l'opération de cinq à huit jours d'intervalle pour tuer les parasites éclos des lentes qui avaient résisté au premier traitement. La majorité des lentes sont tuées par le vinaigre; c'est pourquoi l'on en ajoute souvent aux décoctions parasiticides, à la dose de 500 grammes par litre.

Pour les chiens d'appartement, il faut éviter les préparations grasses, et, en général, toutes celles qui sont susceptibles de salir les meubles ou de souiller les poils. Pour ces animaux, on doit recommander des bains fréquents, des lavages au savon phéniqué, l'emploi de la brosse et du peigne.

Enfin, lorsqu'un groupe d'animaux est envahi, indépendamment des moyens curatifs, il faut procéder à la désinfection des écuries, étables, bergeries, porcheries, chenils, etc. L'eau bouillante d'abord, l'eau de chaux ensuite, conviennent parfaitement. On détruit les litières, et on a soin de faire le pansage dehors.

Oiseaux. — On dispose aussi de nombreux moyens pour détruire la vermine des volailles. On peut se servir de la fleur de soufre ou d'une des poudres insecticides indiquées plus haut; on les insuffle sous les plumes avec un instrument *ad hoc*. Comme les volailles en se secouant ou les pigeons dans leur vol font aisément tomber toute la poudre qu'on leur a insufflée, on se trouvera bien, selon Mégnin, de lubrifier le fond de leur plumage avec du savon noir délayé dans un peu d'eau avant d'y insuffler de la poudre de pyrèthre ou de staphysaigre.

Mais le traitement individuel ne suffit pas. Les planchers, plafonds, murs, perchoirs, nids sont des foyers de parasites qui ne tardent pas à prendre la place de ceux que l'on a détruits. On éprouve parfois de grandes difficultés à s'en débarrasser définitivement. Schneider (*Bull. d'insectologie agricole*, 1878, p. 56) préconise chaudement les fumigations de sulfure de carbone. On place de petites fioles ouvertes et remplies de ce liquide dans le poulailler ou le colombier, en des points où elles ne risquent pas d'être renversées, et très rapidement toute la vermine est détruite ou chassée. On recommence aux premiers indices d'une nouvelle invasion.

Zürn reproduit un article extrait des *Dresdner Blätter für Geflügelzucht* (n° 39, 1881), où la poussière de chaux, prise au four à chaux, est indiquée comme un moyen aussi simple qu'infaillible. En l'absence des oiseaux, on projette contre le plafond et les murs deux petites poignées de cette poussière de façon à produire un nuage épais. Une partie tombe dans les nids et les diverses anfractuosités ; le reste, sur le sol. La vermine est tuée. Au bout de deux minutes, on balaye avec soin et l'on porte la poussière au fumier, qui s'en trouve d'ailleurs amélioré.

Ce moyen a de l'analogie avec celui que donne *Le Poussin* (1884, p. 86). Un paysan prit des gravats de plâtre provenant de démolitions et les plaça sur la route pour que les roues des voitures les réduisissent en poussière. Il les jeta alors dans son pigeonnier, où ils formèrent sur le sol une couche d'environ un centimètre d'épaisseur. Les pigeons se mirent à gratter, à picorer cette poussière, dont ils se poudrèrent et qu'ils répandirent en volant dans toutes les parties du colombier. L'effet fut rapide : il ne resta bientôt plus un seul insecte dans le pigeonnier ni sur les animaux. De plus, la coquille des œufs des pigeons avait acquis un peu plus de dureté.

La procédé le plus recommandé et le plus employé est le suivant. On blanchit à la chaux, au moins deux fois par an, toutes les parties en maçonnerie. En outre, on retire de la basse-cour tout ce qui se trouve dans le poulailler : perchoirs, pondoirs, etc. On les laisse tremper dans de l'eau contenant 5 grammes d'acide phénique par litre. Puis, avec une pompe à main ou tout ustensile analogue, on projette fortement l'eau sur les cloisons, surtout dans les fentes, dans les angles, sur les supports des perchoirs, l'emplacement des pondoirs. Ce lavage tue et entraîne les parasites.

Les volailles sont avantageusement protégées contre eux par les bains de sable. Pour les établir, on fait dans la basse-cour, sous un abri quelconque, une excavation de 25 centimètres carrés environ, et on l'emplit de sable fin, de cendres, de terre légère, auxquels on mêle de la fleur de soufre. Si les oiseaux sont assez fortement envahis, on ajoute de la poudre insecticide à ce bain de sable, où ils viennent se poudrer.

Enfin, pour terminer, mentionnons ce moyen, bien insuffisant mais très souvent suivi, qui consiste à mettre dans les poulaillers une branche d'aulne. Les poux, attirés par l'odeur de cet arbre, s'y rassemblent. Le lendemain matin, de très bonne heure, on enlève la branche avec précaution pour la brûler en dehors de la basse-cour. On recommence jusqu'à ce qu'il ne se rassemble plus ainsi de parasites.

Indépendamment des parasites dont nous venons de parler et de ceux dont il sera question plus loin, quelques insectes peuvent accidentellement tourmenter les oiseaux et faire partie de cette vermine dont nous nous occupons.

La volaille et, en particulier, les oisons et les canetons sont quelquefois tourmentés par de petits diptères qui cherchent à s'introduire dans les narines et les oreilles. On peut les protéger par quelqu'un des remèdes signalés précédemment, ou, mieux, soit avec une décoction de feuilles de noyer (30 gr. pour un litre d'eau et 125 g. de vinaigre), soit avec de l'asa fœtida (60 g. pour la même quantité d'eau et de vinaigre). On en imprègne les parties menacées.

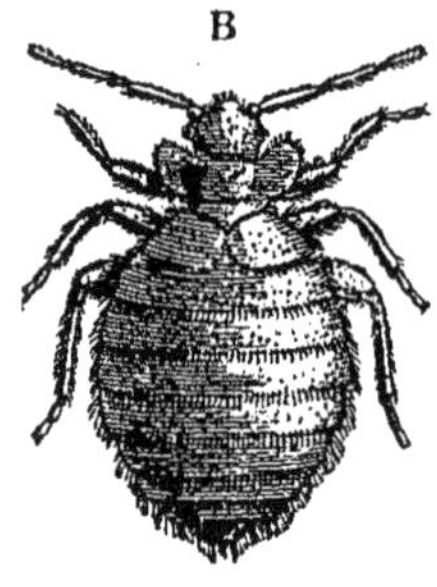

Fig. 40. — Punaise de la Poule.

A, grandeur naturelle. — B, grossie (Railliet).

Dans les pigeonniers et poulaillers malpropres, on voit parfois en grand nombre des Punaises, que plusieurs auteurs rapportent, probablement à tort, à une espèce particulière, la Punaise des pigeons (*Cimex columbarius*), voisine de la **Punaise des lits** (*Cimex lectularius* L.) Elles épuisent les jeunes animaux en suçant leur sang et les fatiguent par le prurit qui succède à leur piqûre. D'après Railliet, les poules couveuses tourmentées par les Punaises finissent par abandonner leurs œufs, sur lesquels on remarque alors de petites taches formées par les excréments de l'insecte.

On trouve aussi des larves du **Dermeste du lard** (*Dermestes lardarius* L.), du **Ténébrion de la farine** (*Tenebrio molitor* L.), de divers **Nécrophores** (*Necrophorus* Fabr.) et de **Silphes** (*Silpha* Fabr.). Ces larves de Coléoptères, qui se sont d'abord développées dans le fumier, trop longtemps respecté, du colombier, finissent par s'attaquer aux pigeonneaux, rongent la peau du cou et du ventre, même les muscles superficiels, et produisent des plaies souvent mortelles, dans lesquelles on voit grouiller aussi des larves de Muscidés. Ce mal est étroitement lié à la malpropreté du lieu, et il est facile de s'en affranchir. Cette sorte de vermine disparaîtra d'ailleurs par les moyens indiqués plus haut. On recommande encore, dans ce cas particulier, de garnir le sol du colombier avec de la sciure de sapin mélangée de sable, que l'on met aussi dans les nids.

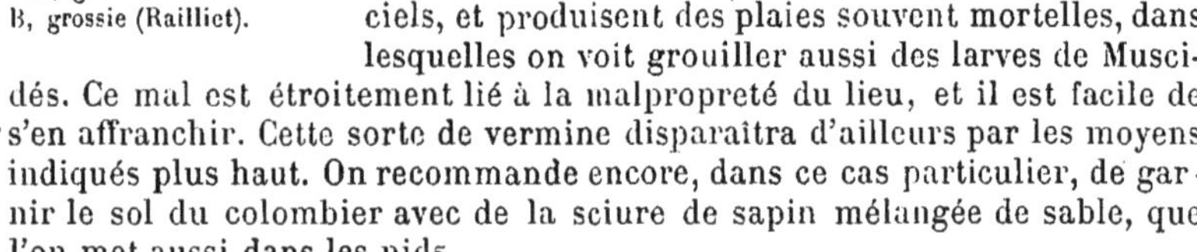

Les soins individuels consisteront dans l'enlèvement des larves de la surface des plaies et dans le pansement de celles-ci avec de l'eau phéniquée au dixième.

CHAPITRE V

ACARIASES (1)

Le terme *acariase* (*acariasis* de Kirby et Spence) désigne toute maladie déterminée par des ACARIENS. Ceux-ci constituent parmi les Arachnides un ordre à part.

Ce sont, en général, des animaux de petites dimensions, à corps ramassé, inarticulé, où la tête, le thorax et l'abdomen sont confondus en une masse commune. Parfois cependant la tête et le thorax sont séparés par un sillon; il en est quelquefois de même de l'abdomen, par rapport au thorax.

Le tégument, chitineux, offre, en général, des plis très fins et parallèles, et, par places, des épaisissements variés, des soies, des poils, des piquants, etc.

La partie antérieure du céphalothorax offre un enfoncement appelé *camérostome*, parce qu'il loge les pièces buccales ou le *rostre*. Celui-ci est, en général, formé de pièces distinctes, disposées pour mordre ou pour sucer; il fait saillie en avant du camérostome ou reste caché sous l'*épistome*, paroi supérieure du camérostome.

Les quatre paires de pattes, composées de six, de cinq ou même de trois articles seulement, sont terminées par des poils ou par des griffes, et présentent souvent, en outre, une sorte de lobe vésiculaire ou de caroncule membraneuse, qui, par sa puissance d'adhésion, facilite singulièrement la marche; chez la plupart des espèces parasites, ces *ambulacres* sont constitués par une petite ventouse pédiculée.

Sur un grand nombre d'Acariens terrestres ou aquatiques, on voit une ou deux paires de *stigmates*, orifices extérieurs de l'appareil respiratoire (trachées) et qui sont percés dans des épaisissements tégumentaires appelés *péritrèmes*. Les stigmates font défaut chez la plupart des formes parasites permanentes, où la respiration est simplement cutanée.

Les sexes sont séparés chez tous les Acariens. Les mâles, moins nombreux que les femelles, s'en distinguent de plus par leur petite taille, certains détails de conformation, la présence d'organes de copulation, etc. Ils ont souvent aussi un genre de vie et même un régime différents.

Parmi les mâles et les femelles, on trouve en plus ou moins grand nombre, dans les colonies d'Acariens, des individus qui ne présentent les caractères sexuels ni des uns ni des autres. Ce sont des *larves :* elles sont ordinairement pourvues de trois paires de pattes seulement (*larves hexapodes*). Elles subissent une succession de métamorphoses, dont l'une aboutit à l'apparition de la quatrième paire de pattes. L'animal prend alors le nom de *nymphe*. Une nouvelle métamorphose amène la formation des organes génitaux et l'Acarien est mâle ou femelle *pubère*. Enfin, une dernière transformation, propre à la femelle et consécutive à l'accouplement, en fait une femelle *ovigère*.

La plupart des Acariens sont parasites, soit temporaires, soit permanents. Parmi les premiers, il en est qui sont simplement com-

(1) Mégnin, *Les Parasites et les maladies parasitaires*, Paris, 1880. — P. Gervais, *Histoire natur. des Insectes. Aptères*, t. III, Paris, 1844. — Zürn, *Die Schmarotzer*, 1te Theil, *Die thierischen Parasiten*, Weimar, 1882. — Railliet, *Eléments de zoologie médicale et agricole*, Paris, 1886.

mensaux, dont la présence ne s'accompagne d'aucun trouble particulier et qui ne recherchent un hôte que pour s'en servir comme d'un moyen de transport; d'autres vivent des débris épidermiques et des excrétions naturelles de la peau; d'autres enfin piquent le tégument pour en sucer le sang ou, s'installant dans ses couches superficielles, déterminent des affections cutanées parfois très graves.

L'ordre des Acariens, renfermant un nombre considérable de formes, a été divisé en familles, dont la répartition varie selon les auteurs. Mégnin en reconnaît onze : *Gamasidés*, *Ixodidés*, *Oribatidés*, *Sarcoptidés*, *Sciridés*, *Limnocharidés*, *Hydrachnidés*, *Hygrobatidés*, *Arctisconidés*, *Démodicidés*.

Parmi elles, cinq seulement rentrent dans notre étude : *Gamasidés*, *Trombididés*, *Ixodidés*, *Sarcoptidés*, *Démodicidés*. Des représentants de chacune d'elles peuvent se trouver sur les mammifères et oiseaux domestiques, à l'exception des Démodicidés, qui, jusqu'à présent, sont propres aux mammifères. Ces cinq familles se reconnaissent aux caractères suivants :

1° **Gamasidés**. — Téguments coriaces, en tout ou en partie, offrant deux plastrons chitineux : un supérieur, dorsal, et un inférieur, ventral, lequel donne attache aux pattes. — Rostre complet, disposé pour piquer et pour sucer, dont les deux palpes maxillaires sont simples, libres, en forme d'antennes, à cinq articles; dont les deux mandibules sont en forme de pinces didactyles, généralement dissemblables dans les deux sexes. — Pattes à six articles, terminées par deux crochets et une caroncule membraneuse trilobée. — Deux stigmates situés entre les bases de la troisième et de la quatrième paire de pattes, et protégés par un péritrème tubulaire très long, couché le long et au-dessus des hanches et dirigé en avant. — Pas d'yeux.

2° **Trombididés**. — « Acariens presque toujours mous, plus ou moins velus et, en général, colorés de teintes vives. — Rostre en suçoir conique formé par les maxilles (mâchoires) et contenant une paire de chélicères (mandibules) styliformes ou en griffes, rarement en pinces didactyles; palpes ravisseurs. — Pattes à cinq ou six articles, à tarses onguiculés et parfois caronculés. — Squelette composé d'épimères. — Respiration trachéenne. — Souvent deux yeux. » (Railliet.)

3° **Ixodidés**. — Acariens relativement volumineux, plus ou moins aplatis à jeun et bombés lorsqu'ils sont repus. — Rostre (fig 44, 45) composé d'un dard constitué par les deux maxilles soudées entre elles ainsi qu'avec la lèvre et la languette, formant un tout indivis. Ce dard est garni, en dessous et quelquefois sur les bords, de plusieurs rangées de dents dirigées en arrière. Il porte sur les côtés deux palpes quadriarticulés, cylindriques ou aplatis ou creusés en gouttière à leur face interne, de manière à former au dard, par leur rapprochement, une gaine bivalve. Le rostre comprend, en outre, deux chélicères allongées, terminées par un article à trois ou quatre dents.—Pattes à six articles, terminées par un ambulacre formé d'une caroncule plissée en éventail et d'une paire de crochets. — Respiration trachéenne, dont l'appareil aboutit à une paire de stigmates situés en arrière de la quatrième paire de pattes et protégés par un péritrème discoïde percé en écumoire. — Souvent deux yeux. — Orifice des organes sexuels situé entre les hanches des premières paires de pattes. — Ovipares.

4° **Sarcoptidés**. — Les plus petits des Acariens, de taille comprise entre

0mm1 et 1 millimètre. — Corps mou, blanchâtre ou roussâtre; tégument mince et soutenu parfois par quelques crêtes chitineuses (épimères). — Rostre composé : 1° d'une pièce médiane (cuiller maxillo-labiale de Mégnin)- constituée par la soudure des deux maxilles avec la lèvre et la languette ; 2° d'une paire de chélicères courtes, à deux articles ; 3° de deux palpes maxil, laires à trois articles cylindriques. — Pattes à cinq articles, disposées en deux groupes de deux paires chacun, l'un près du rostre, l'autre près de l'abdomen. Tarses terminés par un ou plusieurs crochets, souvent accompagnés d'une ventouse campanulée ou d'une caroncule vésiculeuse. — Pas d'appareil respiratoire : respiration cutanée. — Pas d'yeux. — Ovipares ou ovovivipares.

5° **Démodicidés.** — Acariens très petits, vermiformes, glabres, dont le corps se divise nettement en céphalothorax et abdomen; celui-ci allongé, conique. — Pattes courtes, à trois articles : hanche, jambe et tarse. — Ovipares. — Un seul genre : *Demodex* Owen.

Les nombreuses espèces parasites des animaux domestiques que renferment ces cinq familles d'Acariens sont loin de produire des désordres comparables dans les téguments qu'ils habitent. Il en est qui ne sont guère que des commensaux, vivant des pellicules épidermiques, des débris de poils et de plumes. D'autres piquent la peau pour en sucer le sang, mais leur action ne dépasse pas l'étendue des points qu'ils ont attaqués. Un certain nombre enfin, par leur pullulation, par la multiplicité de leurs piqûres, par le venin qu'ils y versent, par les galeries qu'ils creusent ou par le siège profond qu'ils occupent, déterminent une maladie généralement grave, la *psore* ou *gale*.

Il y a donc lieu de distinguer des *acariases non psoriques* et des *acariases psoriques*. Celles-ci sont produites soit par des Acariens formant dans les Sarcoptidés une tribu spéciale, les *Sarcoptidés psoriques* ou *Sarcoptinés*, soit par les Démodex. Les acariases non psoriques sont dues aux Gamasidés, aux Trombididés, aux Ixodidés et aux Sarcoptidés non psoriques.

D'autre part, il est avantageux, pour l'étude, de considérer séparément les acariases des mammifères domestiques et celles des oiseaux.

C'est sur ces principes que sont établies les divisions suivantes, où, sous la rubrique « acariases », sont passés en revue tous les Acariens, pathogènes ou non, qui vivent sur nos animaux domestiques.

A. — ACARIASES DES MAMMIFÈRES DOMESTIQUES.

Art. Ier. — Acariases non psoriques.

Ces Acariases seront étudiées ici dans l'ordre même des familles qui les produisent : Gamasidés, Trombididés, Ixodidés et Sarcoptidés.

I. **Gamasidés.** — Deux des genres de cette famille ont des espèces vivant en parasites sur nos animaux domestiques. Ce sont les *Gamases* et les *Dermanysses*.

Les **Gamases** (*Gamasus* Latr.) ont les téguments entièrement ou en partie coriaces; les mandibules, chéliformes, sont semblables ou peu différentes dans les deux sexes. Larves hexapodes.

Une seule espèce a été trouvée chez nos animaux domestiques : c'est le **Gamase ptéroptoïde** (*G. pteroptoides* Még.), ainsi appelé en raison de sa ressemblance avec les Gamasidés du genre Ptéropte. Il vit en colonies complètes et permanentes au fond des poils des mulots, des taupes, des lapins, ainsi que de quelques chauves-souris.

Son rostre tout entier est saillant et découvert; le plastron inférieur est très réduit dans les deux sexes et uni par un tégument membraneux au plastron supérieur, qui recouvre toute la face dorsale. Les pattes sont toutes à peu près de même volume, semblables dans les deux sexes; les crochets et la caroncule qui les terminent sont très développés. Les nymphes ont un péritrème court. Le corps est trapu, ovale, brun. Longueur, $0^{mm}55$ (femelle) et $0^{mm}45$ (mâle); largeur, $0^{mm}30$ dans les deux sexes.

Ce parasite vit des exsudations naturelles de la peau de son hôte, et peut-être aussi de celles qu'il provoque par la piqûre de ses mandibules; mais jusqu'ici on ne lui a pas reconnu de nocuité particulière.

Les **Dermanysses** (*Dermanyssus* Dugès) peuvent se trouver sur des mammifères domestiques : cheval, bœuf, chien, chat. Mais ils y sont toujours accidentels, et proviennent des volailles, qui sont leurs hôtes naturels. C'est donc à propos des acariases des oiseaux qu'il y aura lieu de s'y arrêter.

II. **Trombididés.** — Cette famille se divise en de nombreuses sous-familles, dont deux seulement nous intéressent : les *Trombidinés* et les *Cheylétinés* (1).

Les **Trombidinés** sont des Trombididés à téguments mous, à chélicères terminées en griffes, à palpes composés de cinq articles, le cinquième en forme de massue, articulé à la base du quatrième, qui se prolonge en un crochet aigu dépassant ce dernier article. Deux yeux.

Dans cette sous-famille se trouve le genre **Trombidion** (*Trombidium* Latr.), dont une espèce, le **Trombidion soyeux** (*Tr. holosericeum* L.), peut vivre en parasite pendant son état larvaire.

Comme tous les Trombidions, celui-ci a des yeux pédonculés et un tégument revêtu de poils barbelés. Spécifiquement, il se reconnaît à sa couleur d'un rouge écarlate, à son corps presque carré, un peu plus large en avant

(1) Dans la sous-famille des *Tétranycidés* se place le *Bicho colorado*, de la République argentine et de l'Uruguay, qui, d'après G. Haller, n'est autre qu'un Tétranyque (*Tetranychus molestissimus* Weyenbergh). Ce petit Acarien, de couleur rouge, vit à la face inférieure des feuilles du *Xanthium macrocarpum*, dans des toiles qu'il s'est tissées; mais, de décembre à la fin de février, il se jette sur les animaux à sang chaud. L'homme n'est pas à l'abri de ses atteintes. Le Bicho colorado enfonce son rostre dans la peau et provoque des démangeaisons insupportables (A. Railliet, *Eléments de zoologie médicale et agricole*, p. 1006).

qu'en arrière, où le bord terminal est échancré sur la ligne médiane ; des poils et papilles cylindriques recouvrent le corps ; ils sont arrondis au sommet ou obtus sur la face dorsale, barbelés sur la face ventrale et les pattes. Longueur, 1mm35 ; largeur maxima, 1mm08.

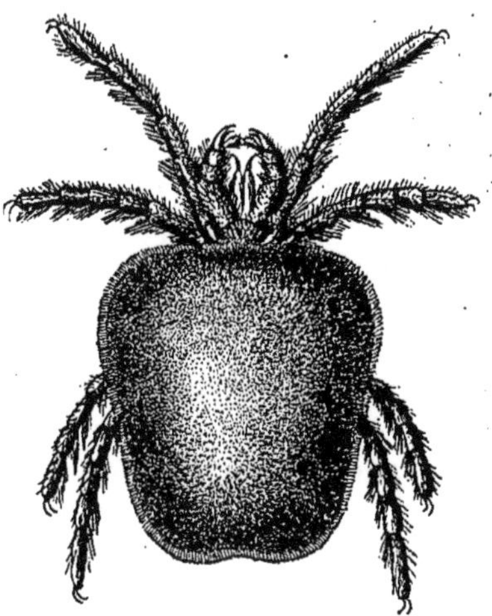

Fig. 41. — *Trombidium holosericeum*, femelle, vu par la face dorsale, grossi 20 fois (Railliet, inédite).

C'est une espèce très répandue, surtout dans le centre et l'ouest de la France, abondante dès la fin du printemps dans les gazons, les talus sablonneux, les bois, rarement dans les jardins. Elle est phytophage et souvent désignée sous le nom de *Mite rouge*.

D'après Mégnin, la larve hexapode du Trombidion soyeux serait le parasite connu depuis longtemps sous les noms de *Rouget*, *Acare des regains*, *Bête rouge*, *Puceron rouge*, *Bête d'août*, *Pique-août*, *Aoûtat*, *Aoûti*, *Vendangeur*, etc., et que les anciens naturalistes avaient décrit comme une espèce sous le nom de Lepte automnal (*Leptus autumnalis*).

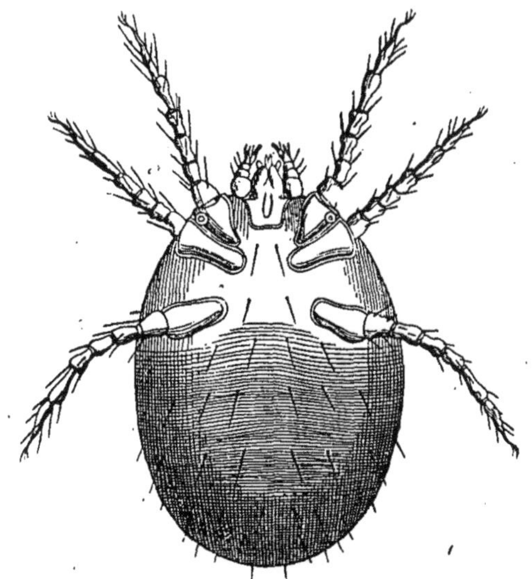

Fig. 42. — Rouget, ou larve du Trombidion soyeux, vu par la face ventrale, grossi 100 fois (Railliet).

Les diverses dénominations qui lui ont été données rappellent l'époque de sa pullulation. La femelle du Trombidion soyeux pond, en effet, au mois de juillet. Sa larve, de forme orbiculaire et de couleur rouge orangé, a le corps parsemé de poils courts et écartés ; elle possède les yeux et les stigmates de l'adulte et *six* longues pattes cylindriques, chacune à six articles. Elle s'attache aux animaux qui passent à sa portée et implante ses mandibules dans la peau de sa victime ; son abdomen se gonfle peu à peu et prend des dimensions relativement considérables ; c'est alors qu'elle attire l'attention et qu'on la reconnait sous les noms donnés plus haut. Elle mesure $0^{mm}40$ de longueur sur $0^{mm}25$ de largeur.

Les Rougets s'attaquent de préférence aux petits mammifères, tels que les taupes et les lièvres, qui en sont parfois littéralement couverts. L'homme en est fréquemment envahi, à l'automne : les Rougets grimpent rapidement le long des jambes et vont se fixer sur l'une quelconque des parties du corps, surtout de celles qui sont vêtues. Leur piqûre s'accompagne de démangeaisons insupportables.

Parmi nos animaux domestiques, ce sont les chiens de chasse qui sont surtout sujets à l'acariase trombidienne.

La première mention de l'existence de ce parasite sur le chien est due à Delafond (1) ; elle a été confirmée depuis par Friedberger (1875) et d'autres auteurs.

Au retour de la chasse, les chiens éprouvent très souvent une vive démangeaison autour du nez et des yeux, aux pattes et au ventre. Un examen attentif en fait reconnaître le cause dans des Rougets fixés à la base des poils, dans l'entrée du canal folliculaire, selon Mégnin. Ils sont quelquefois groupés en nombre de dix à douze, au bas du même poil. Les chats qui fréquentent les jardins peuvent être affectés de la même manière (Delafond).

D'après une observation de Moreau (de Saint-Benin d'Azy) et d'après Railliet (2), la *rafle* ou *feu d'herbe* des bêtes bovines, décrite par Chabert et Fromage de Feugré, par Gellé, par Lafore, par Cruzel, ne serait qu'une acariase trombidienne. Cette affection, qui apparait à la la fin de l'été, a été rapportée par ces anciens auteurs à l'alimentation des vaches par la rafle des grappes de raisins ou par des fourrages nouvellement récoltés. Elle occupe la face interne des membres, s'étend ensuite sous le ventre, sur l'encolure et la tête. Elle consiste en une éruption de pustules ou de boutons durs, qui laissent épancher une matière purulente ou séreuse ; ce produit se dessèche en croûtes qui disparaissent en poussière. La maladie se termine ainsi d'elle-même. Chez des vaches atteintes de cette affection, Moreau a trouvé des colonies de Rougets formant de petites plaques disséminées, de 1 à 2 centimètres carrés d'étendue.

L'acariase trombidienne est une affection sans gravité. Pour en débarrasser les animaux, il suffit de quelques frictions avec un chiffon

(1) Delafond et Bourguignon, *Traité pratique de la psore*, 1862, p. 211.
(2) Railliet, *Bull. de la Soc. cent. de méd. vétér.* 1886, p. 698.

imbibé de benzine, de glycérine benzinée, d'une pommade sulfureuse. Une solution phéniquée légère (1 à 2 pour 100) constitue un bon moyen préventif et curatif.

La sous-famille des **Cheylétinés** renferme des Trombididés à téguments mous, à chélicères styliformes; à palpes composés de trois articles, le deuxième portant un ou trois crochets; pas d'yeux.

Les **Cheylètes** (*Cheyletus* Latr.) se reconnaissent à leurs palpes maxillaires énormes, dont le deuxième article porte un seul crochet, grand, falciforme, dépassant le dernier article.

Il est une espèce vagabonde qu'on peut rencontrer accidentellement sur le corps des animaux: c'est le **Cheylète érudit** (*Ch. eruditus* Schrank), ainsi appelé parce qu'on le trouve souvent dans les vieux livres, comme, d'ailleurs, aussi dans les chiffons, les fourrages altérés, etc.

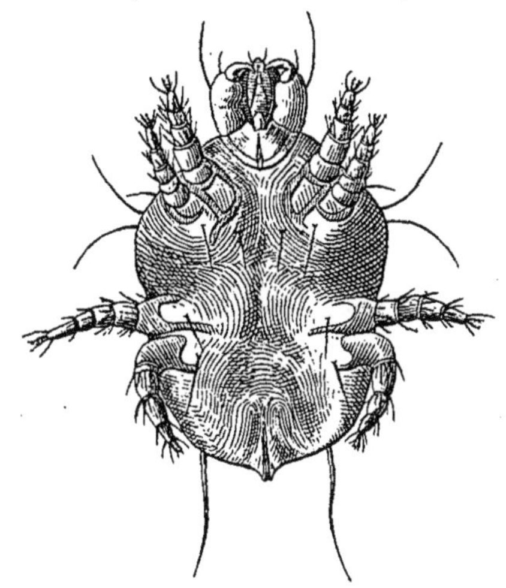

Fig. 43. — *Cheyletus parasitivorax*, femelle ovigère, vue par la face ventrale, grossie 100 fois.

Le **Cheylète parasitivore** (*Ch. parasitivorax* Még.) vit normalement sur le Lapin. C'est un commensal, ou mieux, un mutualiste utile, s'il est vrai, comme l'affirme Mégnin, qu'il fasse la chasse aux parasites mous de son hôte, principalement aux Listrophores. Le corps est en forme d'hexagone allongé, de couleur jaune pâle. Rostre large, pentagonal, égal au quart ou au tiers du volume du corps, les palpes formant la moitié du volume du rostre. Pattes antérieures plus courtes que les postérieures. Longueur : $0^{mm}45$ (femelle) et $0^{mm}32$ (mâle).

III. **Ixodidés**. — Cette famille comprend les animaux que l'on désigne vulgairement sous les noms de *Tiques*, *Tiquets*, *Poux des bois*. Ce sont tous des parasites temporaires. Nés loin de leur hôte, ils s'attachent aux animaux qui viennent à passer près d'eux, soit pour se faire transporter, c'est le cas des larves; pour se nourrir de la petite quantité de pus produite par le point de la peau où leur rostre barbelé est implanté, c'est le cas de certaines nymphes; ou bien enfin pour se nourrir de sang pur, c'est le cas des femelles fécondées.

Pour puiser cette nourriture vivante, la Tique se cramponne solidement sur son hôte à l'aide de ses pattes; elle dirige son rostre perpendiculairement à la peau, l'applique au point d'élection et y fait pénétrer les crochets terminaux de ses chélicères. A mesure que celles-ci s'enfoncent, le dard les suit, et les dents rétrogrades dont il est pourvu à sa face inférieure assurent la solidité de l'appareil dans la plaie. Il pénètre ainsi jusqu'à sa base, et les palpes maxillaires, restés en dehors, s'appliquent sur la peau de chaque côté de la blessure.

L'adhérence du rostre dans le derme est si étroite que, par une traction brusque, on risque de n'obtenir que le corps de la Tique et de laisser les pièces buccales dans la plaie. D'ailleurs, l'arrachement entraîne presque toujours, au moins pour les Ixodes, un petit lambeau de peau accroché aux dents du dard et pris entre les palpes. L'appareil d'aspiration consiste en une mince membrane, évasée en forme de cloche à partir du rostre et des bords saillants de la cavité buccale.

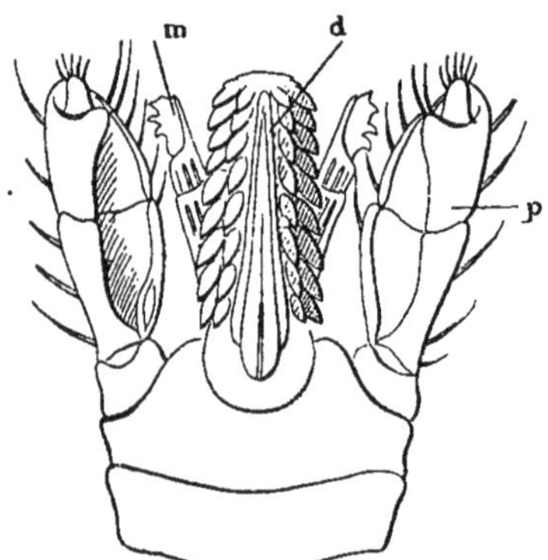

Fig. 44. — Rostre de l'Ixode Ricin, vu en dessous, grossi environ 50 fois.

m, chélicères. — *p*, palpes maxillaires. — *d*, dard maxillo-labial (Delafond).

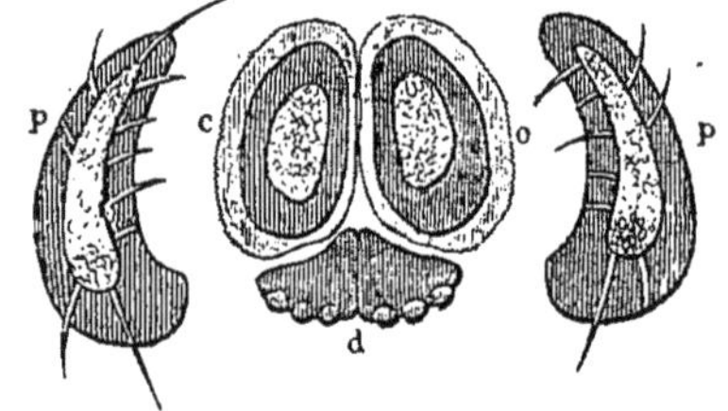

Fig. 45. — Coupe transversale du rostre de l'Ixode égyptien, grossie 50 fois.

c, chélicères enveloppées de leur gaine. — *p*, palpes maxillaires. — *d*, dard maxillo-labial.

Les femelles fécondées arrivent, en se gorgeant de sang, à acquérir un volume considérable, parfois décuple de leur volume primitif, ce qui est dû surtout au développement de l'énorme quantité d'œufs qui remplit l'utérus et qui rend nécessaire cette alimentation intensive. Une fois repue, et ayant pris alors les dimensions d'une graine de ricin, d'une olive et même d'une muscade, la femelle retire son rostre de la peau de son hôte, se laisse tomber à terre, et, cachée sous un abri quelconque, pond un nombre immense d'œufs agglomérés en un tas, avec lequel elle reste quelque temps en contact. La ponte dure de quinze à vingt jours. L'Ixodidé femelle vidée, et comme ratatinée, a presque repris son volume primitif et ne tarde pas à mourir.

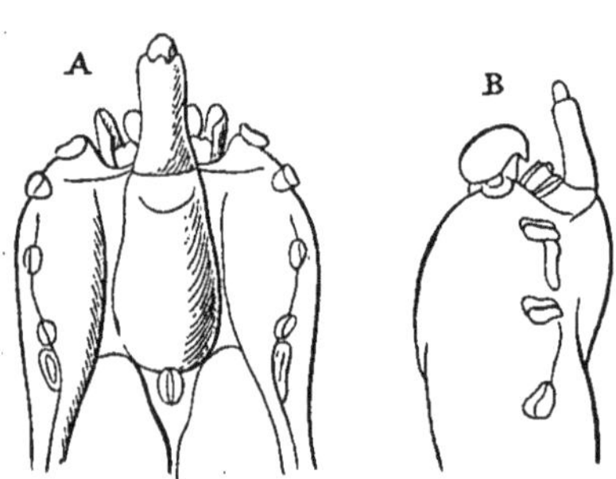

Eig. 46. — Oviducte de l'Ixode Ricin.

A, vu de dessous. — B, de profil (Delafond).

Les *larves* hexapodes qui sortent des œufs sont très petites. Elles se répandent de tous côtés et on les voit souvent dans la fourrure des rongeurs sauvages ; elles ne sont pas fixées par le rostre, et ont conservé leur couleur claire primitive. Elles peuvent vivre des mois sans manger, et il est probable qu'elles effectuent à terre leur transformation en *nymphes*.

Celles-ci se distinguent des larves par leur taille un peu plus grande, par la présence de la quatrième paire de pattes et des stigmates respiratoires. Elles se distinguent des adultes par l'absence d'organes sexuels, et vivent comme ceux-ci ayant le rostre implanté dans la peau de leur hôte, pénétrant même quelquefois au-dessous et y provoquant la formation de tumeurs purulentes. Leur taille augmente alors et leur couleur devient noirâtre. Elles quittent leur hôte pour effectuer à terre la métamorphose qui leur donne les organes sexuels.

Les mâles trouvent les femelles soit à terre soit sur un animal qu'ils ont joint à leur tour ou avant elles, et ils recherchent tous de préférence les points où la peau est fine et où ils sont à l'abri des atteintes de la langue, des dents, des membres ou de la queue de leur hôte.

Tous les vertébrés terrestres sont exposés aux attaques des Ixodidés, qui se répandent indifféremment sur les hôtes les plus divers, telle espèce parasite ne correspondant pas à telle espèce de vertébré.

Deux genres composent la famille des Ixodidés : les *Ixodes* et les *Argas*, qu'on a séparés en deux tribus : les *Ixodinés* et les *Argasinés*.

Les **Ixodes** (*Ixodes* Latr.) ont le rostre terminal, c'est-à-dire inséré dans une fossette de la face antérieure du céphalothorax, qui est renforcé, à ce niveau, d'un écusson dorsal plus ou moins étendu. Les palpes maxillaires sont plats ou valvés.

Les Ixodes sont connus depuis longtemps, puisque Aristote en parle sous la dénomination de Κυνοραίστης, dont Hermann a fait le nom générique *Cynorhæstes*, signifiant « qui tourmente les chiens ». C'est, en effet, sur les chiens qu'on les rencontre le plus souvent, sur les chiens de chasse surtout, qui sont appelés à fréquenter les bois, les buissons, où les Ixodes se tiennent de préférence et où ils vivent à l'état vagabond. On les désigne vulgairement sous le nom de *Tiques* ou de *Ricins*, mais ce dernier nom doit être abandonné, car il est déjà attribué à des insectes parasites formant une partie de ce que l'on nomme communément des « Poux. »

C'est particulièrement sur les Ixodes qu'ont porté les observations relatives aux Ixodidés. On en trouve dans tous les pays ; on peut en rencontrer sur les diverses espèces de vertébrés; mais la détermination spécifique des différentes formes est encore rendue difficile par une profonde confusion. On a souvent pris pour des espèces différentes le mâle et la femelle de la même espèce, et désigné aussi par des noms spécifiques distincts la même espèce rencontrée sur des hôtes différents. Nous mentionnerons seulement les espèces les plus répandues, au moins dans nos climats, et sur lesquelles l'accord paraît être fait entre les auteurs.

L'**Ixode Ricin** (*Ixodes Ricinus* L.) se rencontre très fréquemment sur les chiens de chasse. C'est l'espèce la plus anciennement connue, celle dont a parlé Aristote, et qu'on appelle *Tiquet commun*, *Tique Louvette*, *Tique commune du chien*. Elle est remarquable par la dissemblance qui existe entre les deux sexes dans la conformation du rostre.

A jeun, la *femelle* a le corps ovale, orangé, non festonné au bord postérieur; elle a 4 millimètres de long sur 3 millimètres de large. Fécondée et gorgée de sang, elle ressemble à une graine de ricin, est de couleur plombée

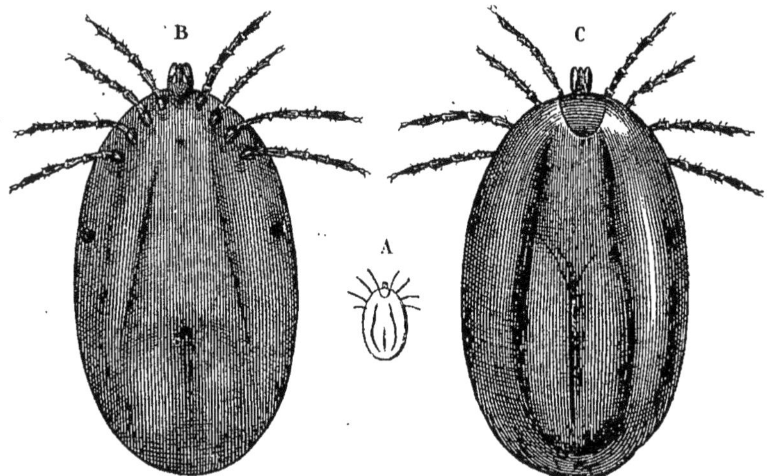

Fig. 47. — Ixode Ricin, du chien, femelle fécondée et repue.

A, grandeur naturelle. — B, grossie, vue par la face ventrale. — C, par la face dorsale (Railliet).

et mesure 10 à 11 millimètres de long sur 6 à 7 de large. Elle porte toujours un écusson arrondi, brun, lisse, sans yeux. Le rostre est court, carré, à dard rectangulaire, muni inférieurement de deux rangées longitudinales de huit dents chacune; les chélicères sont terminées par un harpon à trois dents; les palpes sont larges et courts, en forme de couperets. — Le *mâle*, long de $2^{mm}65$, large de $1^{mm}50$, a le corps toujours plat, ovo-triangulaire, anguleux en avant, arrondi et non festonné en arrière, entièrement recouvert à sa face supérieure par un écusson brun mat, sans yeux. Le rostre, plus court que celui de la femelle, n'a que des dents latérales, cinq de chaque côté; les chélicères sont terminées par un harpon à quatre dents; les palpes sont plus trapus que chez la femelle. — Les nymphes et les larves présentent les caractères de l'espèce modifiés par les attributs de leur âge (Mégnin).

Cet Ixode se rencontre surtout sur les chiens de chasse, mais il a été trouvé aussi par Mégnin sur des moutons valaques et des bœufs de Sardaigne. L'homme en est parfois attaqué. A l'état de larve, même de nymphe, il habite souvent la peau des petits mammifères sauvages, tels que taupes, lérots, écureuils, lièvres, lapins, etc. Il paraît répandu dans toutes les parties de la France et dans la plupart des pays de l'Europe. La durée de la vie de ces Tiques s'étend, en moyenne, du mois de mai au mois d'octobre. A partir de la fin de septembre, on n'en rencontre guère qui n'aient pas encore atteint l'âge adulte et, dès le commencement d'octobre, on en trouve rarement en liberté, même de cet âge, soit mâles soit femelles.

Les animaux ne paraissent pas s'apercevoir de la présence de ces parasites; la quantité de sang qu'ils peuvent extraire n'est pas suffisante pour porter préjudice à la santé, et la plaie, qu'ils laissent après leur chute guérit vite et spontanément. Cependant il faut immédiatement débarrasser les chiens des Tiques qu'ils ont rapportées de la chasse, car ces femelles fécondées, tombant sur le sol du chenil, engendreraient dans celui-ci une population de parasites dont on pourrait avoir de la peine à se débarrasser. On peut arracher les Tiques par une traction non brusque, mais progressivement croissante; la douleur que le chien éprouve par cette petite opération est insignifiante. Quand une traction brusque a déterminé la rupture de l'Ixode, le rostre resté dans la plaie s'élimine en quelques jours par un travail de suppuration. Il vaut mieux provoquer la chute de l'Ixode en le touchant avec une goutte de benzine, de pétrole ou d'essence de térébenthine.

Lorsqu'un chenil est infesté par les Tiques, on le purifie par des lavages à l'eau bouillante; on la fait agir dans tous les coins du local, surtout vers le plafond, que ces animaux recherchent de préférence.

L'**Ixode réduve** (*I. reduvius* de Geer) est une autre espèce fort répandue dans nos pays.

Le rostre est semblable dans les deux sexes. Il est deux fois aussi long que large; le dard est lancéolé, à pointe aiguë, pourvu de chaque côté de trois rangées de dents : deux à la face inférieure (dont une interne, plus petite, interrompue) et une sur le côté à dents plus fortes et plus aiguës; les chélicères sont terminées par un harpon à cinq dents; les palpes sont en lames de rasoir. Ecusson noir, sans yeux. — La *femelle*, de mêmes dimensions que chez l'Ixode ricin, est roux jaunâtre à jeun, plombée quand elle est repue, non festonnée en arrière. Son écusson est ovale, a une étroite marge blanche en avant, et est semé de poils rares. — Le *mâle*, long de 3 millimètres, large de 2 millimètres, a le corps triangulaire, arrondi en arrière où il n'est pas festonné, recouvert dans toute sa surface supérieure par l'écusson (Mégnin).

L'Ixode réduve s'attaque particulièrement aux moutons et aux bœufs; parfois aussi, il est fréquent sur les chiens; il n'épargne pas absolument l'homme.

Mégnin dit l'avoir souvent rencontré sur des bœufs et des chevaux d'Auvergne et sur des moutons du Nord de la France, et n'en avoir jamais vu sur les bœufs venant de Normandie, de l'Ouest et de l'Est. Ce sont naturellement les femelles qui vivent en parasites et elles se fixent de préférence aux aines, dont la peau plus fine est favorable à leur implantation. Ces piqûres sont sans importance; les chevaux et les bœufs ne paraissent pas s'en apercevoir; lorsque le parasite est repu, il tombe de lui-même et la trace de son séjour disparaît rapidement.

« Les nymphes de cette espèce d'Ixode, dit Mégnin, s'attaquent quelquefois aux chevaux de chasse qui parcourent les landes couvertes de bruyères ou de genêts, et produisent une affection beaucoup plus grave que la piqûre des adultes. Cette nymphe, qui n'a que 1 à 2 millimètres de long, a de singulières habitudes : elle ne se contente pas de planter son bec dans la peau..., elle se loge entièrement sous les téguments et provoque bientôt par sa présence l'apparition de grosses pustules qui sont de vrais petits furoncles et qui s'accompagnent d'une vive démangeaison. » Mégnin cite l'exemple d'un cheval dont les quatre membres étaient comme farcis de pustules à leur extrémité; sous la croûte de chacune d'elles, on trouva blotti le parasite en question. Le cheval fut guéri par l'extraction successive de tous ces Ixodes.

Mégnin a retrouvé de semblables pustules aux oreilles des chiens et des lièvres; et il faut rapporter sans doute à la même espèce l'Ixode que Trillibert retira d'un kyste séreux datant de six mois, qui était situé au bout de l'oreille d'un chien (*Rec. de méd. vét.* 1863, p. 607).

L'Ixode réduve ne paraît pas avoir d'inconvénients particuliers sur le mouton. Il se fixe aux parties dépourvues de laine, telles que les aines et les aisselles.

Une troisième espèce assez commune dans le Midi de la France, en Italie, en Algérie et au Maroc, est l'**Ixode de Dugès** (*I. Dugesi* Gerv.).

Le rostre est court et semblable dans les deux sexes. Le dard est un peu spatuliforme, à extrémité arrondie, pourvu de huit rangs de dents ; les chélicères sont terminées par un harpon à quatre dents; les palpes, plus courts que le dard, peu valvés, sont formés de quatre articles très distincts. — La *femelle* fécondée, à jeun, longue 6^{mm}, large de $2^{mm}50$, a le corps roux pâle, rétréci en arrière, non festonné. Repue, elle a 14^{mm} de longueur sur 8^{mm} de largeur et est de couleur plombée foncée. Son écusson étroit et court, pentagonal, à côtés latéraux parallèles, à angle postérieur arrondi, est brun noir, mat, chagriné et porte un œil à chacun des deux angles externes et postérieurs. — Le *mâle*, long de $3^{mm}50$, large de $2^{mm}50$, est subtriangulaire, à angles et côtés arrondis. L'écusson recouvre toute la face supérieure; il est brun, brillant, lisse, festonné au bord postérieur, et porte un œil de chaque côté à la hauteur de la deuxième paire de pattes (Mégnin).

Il a été recueilli sur des moutons, des bœufs et des chiens, vivant dans le midi de la France ou l'Algérie, ou en venant directement. Rien de particulier dans son action. La petitesse de son rostre réduit au minimum les plaies consécutives à sa chute ou à son arrachement.

Nous considérons comme une variété de cette espèce des Ixodes de la Guadeloupe, que nous devons à l'amitié de notre confrère Couzin, vétérinaire au Moule. Elle se distingue du type, tel que le décrit Mégnin, par des dimensions totales moindres, par la couleur des pattes, dont les deux premiers articles sont bruns, les autres plus clairs, par la teinte de la femelle, qui est uniformément marron foncé, et la petitesse de l'écusson, qui atteint à peine 1 millimètre.

Outre les espèces précédentes, l'Ixode de Fabricius (*I. Fabricii* Aud.), l'Ixode à épaulette (*I. scapulatus* Még.), l'Ixode à pince (*I. chelifer* Még.) peuvent se trouver sur le chien, d'après Mégnin, ainsi que l'Ixode grand-bouclier (*I. megathyreus* Leach) et l'Ixode d'automne (*I. autumnalis* Leach). Les deux premiers et l'Ixode marbré (*I. marmoratus* Risso) ont été trouvés sur les moutons, et l'*I. scapulatus* sur les bœufs du midi (Mégnin). Mais il règne encore bien des doutes sur la réalité de ces espèces, que l'on a surtout tenté de distinguer par des détails du rostre et de l'écusson.

Leurs effets ne se distinguent pas de ceux des espèces précédentes. On a cependant signalé des pertes sérieuses parmi les agneaux du comté de Kent (Angleterre), par l'épuisement dû aux Ixodes, qui avaient pullulé extraordinairement cette année-là. Les espèces en ont été mal déterminées (*The veterinarian*, Juin 1869).

On signale aussi la présence fréquente de Tiques sur les bœufs du sud-ouest de la France. Elles se fixent particulièrement au sommet de la tête, derrière les oreilles, et sont loin de laisser indifférents les animaux qui en sont porteurs. Ceux-ci deviennent irritables, et l'on éprouve souvent de réelles difficultés à les mettre au joug.

On a décrit un Ixode des chameaux (*I. camelinus* G. Fischer), que l'on trouve sur les chameaux dans les steppes.

Une espèce très répandue sur les bœufs en Afrique, et que l'on peut trouver sur ceux que l'on amène de ce pays sur les marchés d'Europe et particulièrement de France, est l'**Ixode égyptien** (*I. ægyptius* Linné).

Le rostre, semblable dans les deux sexes, est saillant, grand, cylindrique, nettement tronqué; le dard, un peu spatuliforme, est pourvu à sa face inférieure de six rangées de dents; les chélicères sont terminées par un harpon à trois dents; les palpes, aussi longs que le dard, sont valvés. L'écusson est noir, chagriné, polygonal. Les articles des pattes sont bruns à leur base, jaunâtres à l'autre extrémité. — La *femelle* fécondée et à jeun, longue de 9^{mm}, large de 7^{mm}, est rougeâtre, presque carrée, à bord postérieur partagé en huit festons peu marqués. Son écusson a près du tiers de sa longueur, est subrhomboïdal et porte deux yeux, un à chacun des angles latéraux. — Le *mâle*, long de 8^{mm}, sur $4^{mm}5$ de large, est irrégulièrement ovale, plus large au bord postérieur, qui porte huit festons saillants. L'écusson recouvre toute la face supérieure, à l'exception de deux étroites bordures latérales blanc jaunâtre, et porte un œil de chaque côté à la hauteur de la deuxième paire de pattes (Mégnin).

Mégnin a donné le nom d'**Ixode algérien** (*I. algeriensis*) à une forme qui se distinguerait de la précédente principalement par des dimensions moindres, par le harpon quadridenté des mandibules, et par les articles uniformément bruns des pattes. Ce nous paraît n'être qu'une simple variété de l'Ixode égyptien, en compagnie duquel Mégnin dit l'avoir trouvé en très grand nombre sur des bœufs d'origine africaine.

L'Ixode égyptien, la plus grande espèce connue, est très commun en Égypte, en Algérie et dans la plupart des parties de l'Afrique. Nous croyons pouvoir y rapporter un Ixode que nous avons reçu de la Guadeloupe (envoi de Couzin), où il est connu sous le nom de *Tique sénégalaise*. On l'y considère, en effet, comme originaire du Sénégal, d'où il serait importé avec les bœufs de ce pays que l'on introduit dans notre colonie. On le dit, d'ailleurs, étranger à la Martinique, qui, malgré sa proximité de la Guadeloupe, en serait exempte, sans doute parce qu'elle n'importe pas de bétail africain.

On peut avoir l'occasion de rencontrer cet Ixode dans les abattoirs de France, sur des bœufs algériens. Mégnin affirme même qu'il serait acclimaté dans le Midi, aux environs de Marseille, par le séjour momentané des bœufs d'Afrique dans cette ville et ses environs avant leur départ pour les différents marchés. Il base cette assertion sur ce qu'il aurait rencontré chez un lézard vert de Provence un Ixode mâle, qu'il regarde comme un Ixode égyptien. On sait depuis longtemps, il est vrai, que le mâle de cette espèce se fixe souvent sur des reptiles, tels que les tortues grecques et mauritaniques et sur les lézards.

Les bœufs que Mégnin a vus porteurs de véritables essaims d'Ixodes, aux aines et aux parties voisines du ventre, ne paraissaient pas en souffrir, ne cherchaient pas à s'en débarrasser et étaient arrivés à Paris gras et bien portants.

Cependant, en Afrique, les Ixodes algériens ne sont pas toujours inoffensifs. H. Lucas raconte avoir vu, en 1845, dans le cercle de la Calle, en Algérie, des bœufs mourir d'épuisement par le fait de ces parasites, qui se renouvelaient incessamment à la surface de leur corps. Chaque femelle, en effet, atteignant à sa plénitude complète le volume d'une grosse noisette, on comprend que cette soustraction de sang tant de fois répétée ait un retentissement sur la nutrition générale, indépendamment de l'irritation que la peau doit en ressentir.

Les mêmes effets sont signalés par Couzin sur les bœufs, les chevaux et les mulets de la Guadeloupe. En outre, les plaies qui résultent de leurs piqûres deviennent ulcéreuses sous l'influence du climat torride de la colonie. Il est possible que, selon l'opinion de Mégnin, cette ulcération soit primitivement due à ce qu'on détermine la chute des Tiques en les arrachant avec des couteaux de chaleur : le rostre, restant dans la peau, provoque un travail de suppuration éliminatrice, point de départ de ces plaies rebelles.

A la Guadeloupe, on fait jouer aux Ixodes du Sénégal un rôle important dans le développement d'une grave affection que l'on nomme *farcin*, qui paraît analogue au farcin d'Afrique (1), et qui sévit sur les bœufs, les chevaux et les mulets. Les plaies ulcéreuses dont nous venons de parler en sont le point de départ, et il est probable que cette maladie du système lymphatique trouve des conditions très favorables à son développement dans l'état d'épuisement où les animaux

(1) C. Couzin, *Etude sur le farcin de la Guadeloupe* (*Revue vétérinaire*, 1879, p. 401, 456).

peuvent tomber par le fait des Tiques. Ce « farcin » n'est pas connu à la Martinique, où les « Tiques du Sénégal » font défaut. L'Ixode de Dugès, fréquent aussi à la Guadeloupe, où on le nomme « Tique créole », n'est pas impliqué dans cette étiologie du farcin, sa piqûre ne laissant pas de trace, en raison de l'exiguité de son rostre.

Les diverses parties de l'Amérique centrale et de l'Amérique du Sud sont d'ailleurs infestées par de nombreux Ixodes appartenant à différentes espèces, que l'on désigne vulgairement sous le nom de *Tiques*, *Piques*, *Garapattes*, *Carapatos*. On confond même sous ces dénominations et des Ixodes et des Argas. Sur six Ixodes que nous avons reçus de Guatémala (envoi de notre collègue Soula), quatre appartenaient à une espèce, et deux à une autre, espèces bien distinctes, que l'on a souvent confondues et réunies sous le nom d'**Ixode américain** (*I. americanus* Linné) ou d'*Ixode Nigua*. Ces spécimens avaient été recueillis sur le cheval. « Cet animal, grâce à son mode d'élevage à la prairie (potrero) en est souvent littéralement couvert. On les rencontre sur toutes les parties du corps, mais de préférence sur celles que le cheval ne peut atteindre, comme l'encolure et la face interne des cuisses. Les animaux ne paraissent pas souffrir de la présence de ces parasites. »

Kalm, cité par de Geer, raconte avoir vu des chevaux « qui avaient le dessous du ventre et les autres endroits du corps si couverts de ces Tiques, qu'à peine pouvait-on introduire entre elles la pointe d'un couteau; elles s'étaient profondément enfoncées dans la chair de l'animal, qui, enfin, y succomba. » Les bœufs, l'homme lui-même, sont très souvent attaqués par ces parasites. L'Ixode qui attaque les bœufs du Texas a été appelé *Ixodes bovis*.

Mégnin rapporte que, selon J. Salé, les habitants de l'Amérique centrale croient fermement qu'on provoque la chute spontanée de ces Ixodes en faisant manger du sel à l'animal qui les porte.

Le moyen le plus simple et plus efficace de s'en débarrasser, consiste à les tirer progressivement avec des pinces, et mieux encore, à les toucher avec de la benzine, du pétrole, du jus de tabac, etc.

Les **Argas** (*Argas* Latr.) ont, dans leur forme extérieure et dans leurs mœurs, de très grandes ressemblances avec les Ixodes. Ils s'en distinguent par les caractères suivants :

Le rostre, au lieu d'être terminal, occupe la face inférieure du céphalothorax. Les palpes maxillaires sont antenniformes, c'est-à-dire formés d'articles cylindriques, subégaux, très mobiles les uns sur les autres. L'écusson manque toujours.

Une seule espèce se rencontre en France : c'est l'*Argas bordé*, qui vit sur les oiseaux. Par contre, on signale dans les pays chauds, en Asie, en Afrique et en Amérique, plusieurs espèces qui s'attaquent à l'homme et aux animaux domestiques.

Laboulbène et Mégnin (1) ont décrit deux espèces d'Argas qui vivent en Perse et sont un fléau pour les voyageurs. L'une est l'**Argas de Perse** (*A. persicus* Fischer), connu principalement sous le nom de *Punaise de Miana*, en raison de la localité qui en est plus spécialement infestée. Les rensei-

(1) Laboulbène et Mégnin, *Mém. sur les Argas de Perse* (*Journ. de l'anat. et de la physiol.* 1882, p. 317).

gnements qui s'y rapportent ne font point allusion à son action sur les animaux domestiques.

L'autre espèce est l'**Argas de Tholozan** (*A. Tholozani*), dont le corps, relativement étroit, a les bords latéraux parallèles, l'extrémité antérieure terminée en pointe mousse, la postérieure arrondie, le tégument très finement gaufré. Les femelles adultes ont 8 à 10 millimètres de long sur 4 à 5 de large. Leur couleur, à l'état de réplétion, est violet foncé. Cette espèce passe, en Perse, pour être très dangereuse à l'homme. On la nomme *Kéné* ou *Punaise du mouton*, ce qui fait supposer qu'outre notre espèce, elle s'attaque encore aux animaux domestiques ou, au moins, au mouton.

On manque de détails précis sur les caractères et les mœurs des Argas d'Afrique.

Les Argas de l'Amérique ont été souvent confondus avec les Ixodes sous le nom de Garapattes. Ils occupent surtout l'Amérique centrale. Ceux du Mexique ont été particulièrement étudiés par Alfr. Dugès et par Mégnin (1). Deux espèces s'attaquent aux animaux domestiques en même temps qu'à l'homme, ce sont l'*Argas turicata* et l'*Argas de Mégnin*.

L'**Argas turicata** (*A. turicata* Alfr. Dugès) est ainsi appelé du nom vulgaire sous lequel on le désigne au Mexique. Il a le corps sub-rectangulaire, presque carré, à bord antérieur anguleux obtus, et mesure 5 à 6 millimètres de longueur. — Les *Turicatas* infestent les porcs de Guanajuato (Mexique), se fixent à la face interne des avant-bras et courent avec une certaine vélocité. Leur piqûre déterminerait parfois chez l'homme des accidents très sérieux. Elle ne serait pas non plus supportée toujours impunément par les porcs. « Il arrive souvent, dit Alfr. Dugès (cité par Mégnin), que les porcheries où abondent les Turicatas, par l'incurie des maîtres, sont habitées par des porcs récemment arrivés ; quelques-uns meurent dans la nuit et d'autres sont incapables de se lever de terre; si on les y oblige, ils vacillent et tombent, le soutien leur faisant défaut. Chez les cochons morts, on trouve dans le tissu cellulaire un épanchement ecchymotique de 5 centimètres de diamètre environ pour chaque piqûre; je n'ai pas pu prolonger assez mon examen pour savoir s'il y avait d'autres désordres . Les poules qui s'alimentent d'Argas, ne fût-ce qu'un jour, meurent au bout du troisième, après être devenues tristes et avoir cessé de manger. »

Alfr. Dugès a nommé *Argas Megnini* une espèce dont le corps, lyriforme, à grosse extrémité antérieure, légèrement anguleux en avant, arrondi en arrière, mesure (femelle) 5 à 6^{mm} de long sur 3 à $3^{mm}5$ de large. Mégnin suppose que les nombreux Ioxdidés qui attaquent les animaux au Mexique et dont les chevaux de notre corps expéditionnaire ont surtout été affligés, doivent être rapportés à cette espèce. Elle n'est pas, d'ailleurs, plus nuisible que les Ixodes américains dont il est parlé plus haut et avec lesquels on la confond sous la désignation de « Garapattes ».

IV. **Sarcoptidés**. — Les Acariens compris dans cette vaste famille vivent dans des conditions très diverses, à peu près fixes pour chaque type et auxquelles est subordonnée leur conformation. On adopte généralement la division en cinq tribus ou sous-familles, proposée par Mégnin : 1° Sarcoptidés détriticoles ou *Tyroglyphinés;* — 2° S. gliricoles ou *Listrophorinés;* — 3° S. cysticoles ou *Cytoditinés;* — 4° S. plumicoles ou *Analgésinés;* — 5° S. psoriques ou *Sarcoptinés*.

Les trois dernières de ces tribus ne rentrent pas dans le cadre de

(1) Mégnin, *Les Argas du Mexique* (*Journ. de l'anat. et de la physiol.* 1885, p. 460).

cet article. En effet, les Sarcoptidés cysticoles ou Cytoditinés et les S. plumicoles ou Analgésinés sont exclusivement propres aux oiseaux · les premiers y vivent dans le tissu conjonctif et les réservoirs aériens; les seconds, dans les plumes, se nourrissant des matières grasses excrétées par la peau. Quant aux Sarcoptidés psoriques ou Sarcoptinés, ce sont les agents des gales ou psores, dont il est parlé à l'article suivant et à propos des acariases psoriques des oiseaux.

Les **Sarcoptidés détriticoles** ou **Tyroglyphinés** sont des Acariens qui se nourrissent de matières animales ou végétales en décomposition. Trouessart et Mégnin y rattachent provisoirement les *Sarcoptidés insecticoles*, récemment étudiés par Berlese et qui se rapprochent de cette tribu plus que d'aucune autre. Les Tyroglyphinés ne se rencontrent qu'exceptionnellement sur nos animaux domestiques et à simple titre de corps étrangers. Ils répondent à la diagnose suivante :

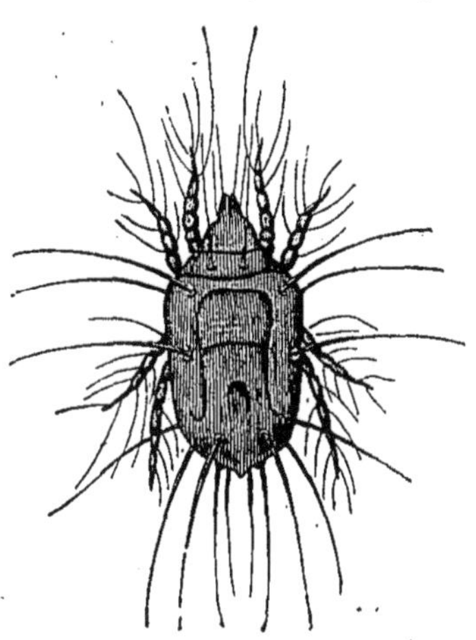

Fig. 48. — *Tyroglyphus longior.*

« Corps à téguments lisses et sans plis, quelquefois tuberculeux, portant des poils soyeux, plumeux ou palmés. Pattes égales et semblables dans chaque groupe antérieur ou postérieur et dans les deux sexes. Extrémité abdominale arrondie aussi dans les deux sexes. » (Mégnin.)

Ces caractères, comparés à ceux des autres Sarcoptidés, permettront toujours d'éliminer, comme simplement accidentels, les Tyroglyphinés qui pourraient s'être égarés sur un animal domestique. Nous nous bornons donc à l'énumération des cinq genres que renferme cette tribu : *Tyroglyphus*, *Carpoglyphus*, *Glyciphagus*, *Cœpophagus* et *Serrator*.

C'est probablement le *Glyciphagus cursor* Gerv. que Hering avait rencontré sur le pied d'un cheval affecté de crapaud et mort depuis peu. Il l'avait regardé comme propre à cette maladie et appelé *Sarcoptes hippopodos*.

Les **Listrophorinés** sont appelés *Sarcoptidés gliricoles*, parce qu'ils sont considérés comme propres aux Rongeurs (*Glires*). Cependant Mégnin et Railliet en ont trouvé sur le museau du furet. On n'en a encore décrit que trois ou quatre espèces, vivant au fond du pelage sans causer la moindre irritation cutanée : les matières grasses sécrétées par la peau suffisent à leurs besoins. Une seule espèce doit être ici mentionnée : c'est le **Listrophore bossu** (*Listrophorus gibbus* Pagenst.), que l'on peut souvent trouver sur les lapins de garenne ou domestiques et sur les lièvres.

Il a le corps ovoïde, comprimé latéralement, rempli de gouttelettes de graisse. La lèvre, très développée, est transformée en une sorte de pince à mors allongés, destinée à saisir les poils. Le *mâle* porte des ventouses copulatrices de chaque côté de l'anus, à la base d'un prolongement caudal aplati, bifide. La *femelle* a la vulve entre les bases des deux groupes de paires de pattes; son extrémité postérieure est arrondie. L'un et l'autre mesurent 0mm5 de longueur.

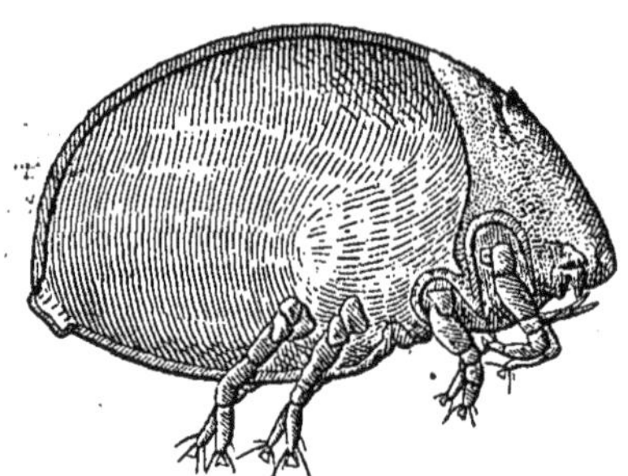

Fig. 49. — *Listrophorus gibbus*, femelle, du lapin. Vu de profil, grossi 100 fois.

Cet Acarien inoffensif ne saurait être confondu avec le Gamase ptéroptoïde ou le Cheylète parasitivore, dont il a déjà été question, non plus qu'avec les Sarcoptidés psoriques du lapin.

Art. II. — **Acariases psoriques** (1).

Les acariases psoriques, *gales* (2) ou *psores*, sont déterminées par les Acariens de la tribu des Sarcoptinés ou par ceux de la famille des Démodicidés. Les unes et les autres ont pour traits communs leur gravité, leur guérison plus ou moins difficile, la pullulation des parasites et les altérations plus ou moins graves de la peau. Elles diffèrent, non seulement par la nature zoologique des Acariens qui les produisent, mais encore par le siège de ceux-ci : les Sarcoptidés psoriques vivant dans l'épiderme, à des profondeurs variées, les Démodicidés se tenant presque exclusivement dans les glandes sébacées. Il est avantageux d'étudier séparément les gales dues aux Sarcoptinés (*gales sarcoptiniques*) et celles causées par les Démodex (*gales démodectiques*).

§ 1. — GALES SARCOPTINIQUES.

Les gales sarcoptiniques présentent un intérêt de premier ordre, car elles comprennent la presque totalité des gales ou psores de l'homme et des animaux.

(1) Chabert, *Traité de la gale et des dartres des animaux*. Paris, 1783. — Delafond et Bourguignon, *Traité pratique d'entomologie et de pathologie comparées de la psore ou gale*. Paris, 1862. — S. Verheyen, art. *Gale* (*Nouv. Dict. prat. de méd., de chir. et d'hyg. vétér* t. VII. Paris, 1862).

(2) Selon Littré (*Dict. de la langue française*), la dérivation du mot *gale* est incertaine. « Plusieurs sources se présentent : 1° le latin *callus*, cal, durillon, la permutation du *c* en *g* ne faisant pas un obstacle absolu, mais le sens n'étant pas satisfaisant; 2° l'allemand *Galle*, endroit vicieux ou malade, pourriture; danois, *gall*, vicieux; 3° l'anglais *to gall*, excorier; 4° le celtique : irlandais, *galar*, maladie en général; bas-breton et kimry, *gâl*, éruption; 5° le latin *galla*, gale des arbres, maladie des végétaux qu'on a transportée aux hommes et aux animaux. C'est cette dernière étymologie qui semble la plus vraisemblable. »

La *gale* ou *psore* était désignée par les Grecs sous le nom de ψώρα (de ψῶ, je frotte), et par les Latins sous celui de *scabies* (de *scabere*, gratter). C'est la *rogne* dans les pays méridionaux, c'est la *gratelle* dans le langage populaire. On la nomme *scabbia*, *rogna*, *raspa*, en Italie; *sarna*, *roña* en Espagne; *itch*, *scale*, *yuck*, en Angleterre; *Krätze*, *Krätzausschlag*, en Allemagne (Bazin, *Dict. encycl. des sc. médic.*).

Historique. — L'histoire de la gale chez les animaux est étroitement liée à celle de la même maladie chez l'homme. C'est cependant chez les premiers qu'elle est d'abord signalée dans les documents écrits. La plus ancienne mention qui s'y rapporte est dans la Bible (*Lévitique*, ch. XXII, verset 22): Moïse exclut des sacrifices les bêtes galeuses.

Polybe parle d'une gale épidémique (*limopsoron*) qui envahit dans la Gaule cisalpine les chevaux et les hommes d'Annibal et qu'il attribue aux privations (*Histoire*, liv. III, § 87).

Les Grecs et surtout les agronomes latins connaissaient la contagiosité de la gale et les désastres que le *turpis scabies* occasionne dans les troupeaux. Les Romains appliquaient le mot *scabies* à des affections variées de la peau; on ne saurait donc conclure de ce qu'ils en parlent qu'ils aient réellement connu la gale; mais ce qui prouve que la confusion n'existe pas dans Celse au moins, c'est qu'il étend à la *scabies* du mouton plusieurs de ses remarques sur la contagion, la marche et le traitement de la maladie.

Il faut arriver jusqu'aux médecins arabes pour trouver les premières notions précises sur la gale, pour voir poindre au moins l'idée de sa nature parasitaire. Avenzoar (Ibn-Zohr), qui vivait au douzième siècle (1072-1161), en fait la première mention; il indique l'existence d'une maladie causée par la présence d'un petit animal que le vulgaire appelle *soab;* il dit: « *Oriuntur aliqui in corpore sub cuti exterius pediculi parvunculi qui, cum excoriatur cutis, exeunt animalia viva tam parvuncula quod vix possunt videri.* » Quoiqu'il se serve du terme *pediculi*, il n'est pas douteux, d'après le siège assigné à la maladie et la petitesse des animalcules, qu'il a vu des Sarcoptes. Il se contente d'ailleurs de signaler le fait, sans en reconnaître la haute importance, et, comme ses contemporains, il voit dans la gale le résultat d'une altération humorale.

D'après Fürstenberg, on trouve dans la *Physica Sancti Hildigardis* (1200), dont l'auteur était abbesse d'un couvent sur le Ruppertsberg, près de Bingen, l'indication de remèdes contre l'animalcule de la gale. Il est désigné sous le nom de *suren*, terme emprunté au langage populaire, et qui indique que la connaissance du parasite de la psore s'était vulgarisée dans le Nord aussi bien que dans le Midi. Cette dénomination s'est conservée jusqu'à la fin du dix-septième siècle.

Depuis Abenzoar, la notion de l'animalcule de la gale se perpétue dans les traditions, les enseignements et les publications, mais avec des alternatives d'éclat et d'obscurité, qui en font encore une question controversée. Nombre d'auteurs du XIIIe siècle et des suivants en font mention. Dans Ambroise Paré (1664), on trouve ce passage: « Les cirons sont petits animaux cachés dans le cuir, dans lequel ils se traînent, rampent et le rongent petit à petit, excitant une fascheuse demangeaison et gratelle... Ces cirons doivent se tirer avec espingles et aiguilles. »

L'année 1634 est une date importante dans cette histoire par l'apparition du livre de Th. Moufet (*Insectorum seu minimorum animalium theatrum*, Londres). Il indique clairement, pour la première fois, le point précis où l'on trouve le Sarcopte dans le gale de l'homme. Il dit expressément qu'on ne doit pas le chercher dans les vésicules, mais à côté : « *Hoc obiter observandum, syrones istos non in ipsis pustulis, sed prope habitare.* »

Vers la même époque, Hauptmann consacrait à l'examen de l'acare une des premières applications qui aient été faites du microscope, découvert en 1619; mais il n'en donna qu'un dessin très imparfait (1657). Un livre d'hippiatrique (Pferdeschatz) paru à Francfort à peu près en même temps, mentionne la présence d'acares (Möiben) entre les crins de la queue, de la crinière et du toupet du cheval; mais il paraît que l'auteur a confondu les lamelles épidermiques avec les animalcules (Gerlach). Wedel, en 1672, indique les acares comme cause de la gale du chat. La tentative de Hauptmann fut ensuite répétée par d'autres observateurs et notamment par Michael Ettmüller, qui publia une figure plus exacte.

En 1687, dans une lettre adressée à Redi, Cosimo Bonomo donna, de la gale et des acares, une description remarquablement rigoureuse, d'après les recherches qu'il avait faites en commun avec le pharmacien Diacinto Cestoni, de Livourne. Il parle de la forme de l'acare, il dit même avoir vu un de ces animalcules pondre un œuf au moment où il l'avait placé sous le verre grossissant et où il en faisait une esquisse. Avec Cestoni, il arrive à cette conclusion que l'animalcule est l'unique cause de la gale; qu'il n'est point engendré par les humeurs perverties; que la contagiosité de la maladie s'explique tout naturellement par le passage de l'animal d'un individu sur un autre; que les remèdes internes sont inutiles, et qu'on doit se borner, dans le traitement de la gale, à des applications externes destinées à tuer le parasite.

Ces notions si précises ne pénétrèrent pas dans la masse du public médical. Cependant, en 1734, Linné reconnaît l'insecte de la gale (*Acarus humanus subcutaneus*), mais il commet une grave erreur en le considérant comme appartenant à la même espèce que la mite du fromage, dont il ne serait qu'une variété. La dissertation de Nyander, élève de Linné (*Exanthemata viva*), parue en 1757, souleva une polémique ardente. Nyander établit clairement qu'il faut chercher l'acare dans les sillons et non dans les pustules. Avelin, autre élève de Linné, attribue la gale du mouton, comme celle de l'homme, à la présence d'un acare, sans peut-être l'avoir vu, et les médecins restent partagés entre la théorie humorale et la théorie parasitaire de la psore.

En 1763, Sauvages (*Nosologie*) écrivait : « L'illustre Linnaeus a observé sur les bestiaux une gale qui avait beaucoup de rapports avec la lèpre par l'épaisseur et la dureté de ses tubercules; elle était causée et entretenue par des insectes qu'on trouvait nichés dans ces tubercules. »

En 1778, de Geer observe par lui-même le Sarcopte, en donne la première figure exacte et indique les caractères qui le distinguent de la mite du fromage. En 1786, un grand observateur, le médecin hanovrien Wichmann publie un mémoire important (*Ætiologie der Krätze*), dans lequel il expose magistralement et établit sur des preuves nouvelles et décisives la doctrine parasitaire de la gale, à peu près telle que nous la connaissons aujourd'hui. Dans une seconde édition de son travail (1791), il combat victorieusement les objections tirées des métastases, des répercussions, etc. Il émet encore l'hypothèse que la gale du mouton est aussi due à un acare, attendu que la laine joue un rôle important dans sa propagation. Abilgaard, professeur à l'école vétérinaire de Copenhague, lui écrit (1787) que le traitement justifie sa théorie, puisque, par l'emploi exclusif d'applications locales, il a guéri un grand nombre d'animaux galeux.

Malheureusement Wichmann avait laissé une porte ouverte au vieux préjugé des répercussions psoriques : il les admettait comme une conséquence possible de l'absorption des matières excrémentitielles de l'acare. Aussi voit-on les doutes et les dénégations persister. Le premier directeur de l'école vétérinaire de Hanovre, Kersting, a beau voir les animalcules chez des chevaux galeux; il ne les considère pas comme la cause de la gale, parce qu'il ne réussit pas à transmettre la maladie à un cheval sain, en lui répandant sur la peau, durant quatorze jours consécutifs, la poussière cutanée enlevée à un cheval galeux (1789).

Il est vrai qu'en Allemagne, Videbant, chargé d'étudier la gale du mouton, qui sévissait alors d'une manière désastreuse, l'attribue (1790) à des *insectes* qui sont dans l'air, dans l'herbe, et se transmettent d'un mouton à un autre. Mais cette assertion est accompagnée de tant d'autres erronées de tous points, qu'il est bien évident que Videbant n'a pas vu ce dont il parle et que son opinion n'est qu'une généralisation hasardée et hâtive de ce que Wichmann avait si bien établi pour la gale de l'homme. C'est à Walz que revient l'honneur de la découverte positive de l'acare du mouton (1809). Peu de temps après (1812), Gohier en recueille sur des chevaux galeux et Saint-Didier en donne la description avec figures. Gohier indique Dorfeuille père comme étant le vétérinaire qui a découvert l'acare du bœuf (1813); lui-même l'observe, l'année suivante, sur des bœufs hongrois qui suivaient l'armée autrichienne à Lyon. Il ajoute avoir vu à la loupe l'acare du mouton, du chien et du lapin.

Malgré les observations de Wichmann, de Walz, de Gohier et de nombreux naturalistes, l'existence et le rôle de l'acare psorique étaient généralement méconnus en médecine. Oubliant les recommandations du passé, on le cherchait dans la vésicule; on ne l'y trouvait pas, et l'on en concluait à sa non-existence.

Les discussions continuaient sur l'opinion des anciens au sujet de l'animalcule, lorsqu'en 1812, Galès, pharmacien de l'hôpital Saint-Louis, à Paris, publia une dissertation sur la gale et annonça avoir constamment trouvé dans les *pustules* l'animalcule tant cherché, dont il donnait le dessin. Ce travail eut un retentissement considérable; Galès paraissait avoir rétabli le règne du Sarcopte, selon l'expression d'Alibert. Mais personne ne put retrouver le mystérieux ciron, car on continuait à le rechercher dans les vésicules, sur les indications de Pinel, qui lui avait assigné ce séjour. Pendant plus de quinze ans, la figure publiée par Galès fut reproduite dans tous les livres comme la représentation exacte du parasite de la gale. Il s'était communiqué la gale à lui-même par le transfert d'un acare; il l'avait transmise expérimentalement à des enfants. Cependant sa prétendue découverte était une grossière erreur, sinon une imposture. Raspail, qui, comme tant d'autres, avait entrepris, sur les indications de Galès et sans y réussir, la recherche du parasite dans les vésicules, démontra (1829) que l'animalcule représenté par Galès n'était pas autre chose que la *Mite du fromage*.

Après ces tentatives malheureuses, l'incrédulité reprit son empire et s'étendit même aux travaux des anciens observateurs. On avait à peu près renoncé à trouver l'animalcule insaisissable, lorsqu'en 1834, un Corse, François Renucci, étudiant en médecine à Paris, entendant à l'hôpital Saint-Louis nier l'existence de l'acare, proposa de le montrer, séance tenante : il imita le procédé primitif des pauvres femmes de son pays, en extirpant la Sarcopte à la pointe d'une aiguille, de l'extrémité du petit sillon irrégulier qui partait de chaque vésicule. Dès lors, la nature de la gale fut définitivement reconnue, ainsi que l'exactitude des observations de Moufet, Nyander, Wichmann et de tant d'autres anciens.

Les travaux les plus récents eurent pour but principal la connaissance de l'anatomie et de la physiologie de l'acare, et le traitement scientifique de la gale basé sur les connaissances d'histoire naturelle. Telles furent l'excellente thèse de Renucci (1835), celle d'Albin Gras (1834) qui étudie au point de vue thérapeutique l'action de certains agents sur le Sarcopte, celle d'Aubé (1836) où le parasite de la gale est représenté comme un animal noctambule. Tels furent encore les mémoires de Raspail, d'Eichstadt, de Lanquetin, de Robin, etc.

En ce qui concerne la gale chez les animaux, nous avons déjà indiqué la première mention faite de l'acare chez le chat par Wedel (1672), puis sa découverte réelle, chez le mouton et chez le renard par Walz (1809), chez le cheval,

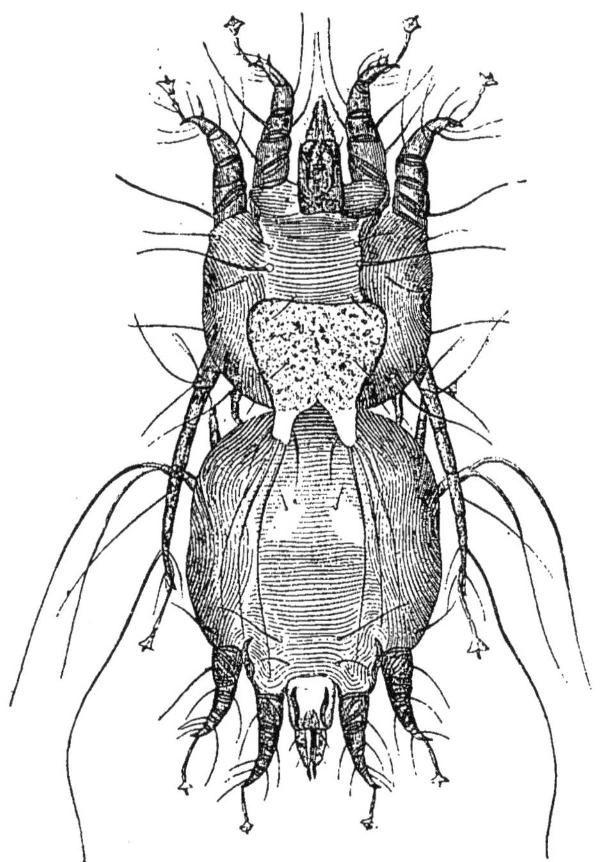

Fig. 50. — *Psoroptes communis*, var. *equi*, mâle et femelle pubère accouplés, vus par la face dorsale. Grossis 100 fois (Delafond).

le bœuf, le chien, le lapin, par Gohier (1812 et 1814). Il faut dire aussi qu'au commencement de ce siècle Havemann (cité par Zürn) connaissait déjà l'acare de la gale du cheval et en donnait une figure passable. Le parasite de la gale du porc et du sanglier fut trouvé par Spinola en 1846. Mais ce sont surtout les travaux magistraux de Gurlt et Hertwig (*Vergleichende Untersuchungen über die Haut des Menschen und über Krätz und Räudemilben*, Berlin, 1844), de Gerlach (*Krätze und Räude*, Berlin, 1857), de Fürstenberg (*Die Krätzmilben des Menschen und der Hausthiere*, Leipzig, 1861), de Ch. Robin (*Mémoire sur diverses espèces d'Acariens de la famille des Sarcoptides*, Moscou, 1869), de Delafond et Bourguignon (*Traité pratique d'entomologie et de pathologie comparées de la psore*, Paris, 1862), qui ont tout particulièrement établi nos connaissances sur les diverses espèces d'Acariens de la gale. Enfin le nom de Mégnin doit être honorablement cité à la suite de ceux-ci pour les nombreux mémoires qu'il a consacrés aux divers groupes d'Acariens et, en particulier, aux Acariens psoriques.

Caractères généraux des Sarcoptidés psoriques. — Leur corps est ovalaire ou orbiculaire, obtus aux deux extrémités, convexe en dessus, plat en dessous, marqué de stries sinueuses, fines et symétriques, sauf dans les endroits où existent des épaississements appelés *plastrons*. Il porte, en outre, en différents points, des soies, des poils ou des piquants.

Il est dépassé en avant par un rostre mobile, conique. La cuiller maxillo-labiale, située à la face inférieure, comprend deux pièces latérales (maxilles) soudées à une pièce médiane postérieure (menton) et réunies dans l'ouverture de l'angle ainsi formé par une membrane mince (lèvre). Le plancher de la bouche est constitué par la languette, pièce impaire, en forme de fer de lance. Les chélicères sont placées longitudinalement sur la face supérieure de la lèvre et de la languette, sans y adhérer ; elles sont aplaties à leur face interne par laquelle elles se touchent et limitent ainsi les parois supéro-latérales de la bouche, cavité prismatique à trois faces. Chacune d'elles est formée de deux articles, dont l'un, plus court, est articulé sur l'autre, qui a toute la longueur de l'organe ; il en résulte une sorte de pince à mors dentés. Les palpes maxillaires, cylindriques ou coniques, situés à peu près sur le même plan que les chélicères, les contournent en décrivant une courbe à convexité extérieure ; de leurs trois articles, le basilaire, très large, s'articule avec la maxille correspondante, ou avec celle-ci et le menton. Enfin, en dehors des palpes, il y a parfois des expansions membraneuses, transparentes, carénées, que Ch. Robin appelle *joues* et qui, partant des bords de la partie antérieure du céphalothorax (*camérostome*), s'appliquent sur les palpes, en suivant leur courbure.

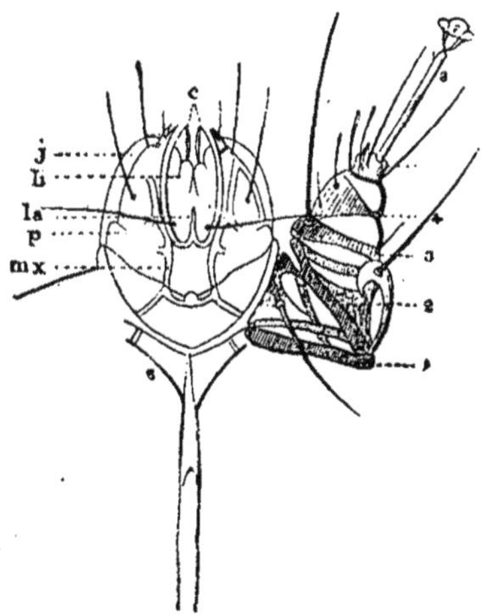

Fig. 51. — Rostre et patte de la 1re paire du *Sarcoptes scabiei*, var. *equi*, au grossissement de 300 diamètres.

c, chélicères ou maudibules. — *mx*, maxilles. — *la*, languette. — *li*, lèvre inférieure. — *j*, joues. — *p*, palpes maxillaires. — *s*, sternum. — 1, 2, 3, 4, 5, articles de la patte. — *a*, ambulacre à ventouse (Railliet).

Les pattes ont pour base des *épimères*, pièces squelettiques qui renforcent le tégument du corps. Chacun des cinq articles qui les composent, et qui sont, en allant de la base à l'extrémité libre, la *hanche*, le *trochanter*, la *cuisse*, la *jambe*, le *tarse*, comprend une pièce solide et des appendices variés, poils ou soies. Le *tarse* se termine par une longue soie ou par un ambulacre composé d'un pédicule transparent (de un ou de trois articles) et d'une expansion campanulée ou ventouse ambulacraire qui permet l'adhérence même sur les corps les plus lisses.

L'appareil digestif, sauf de rares exceptions, n'est observable que dans ses deux orifices. L'anus est une fente longitudinale, médiane, située ordinairement au bord postérieur, quelquefois sur la face supérieure et tangente seulement au bord postérieur.

Les sexes se distinguent par des particularités des pattes, par la forme générale du corps, par les détails d'organisation des parties externes des organes génitaux et par la taille, le mâle étant toujours plus petit que la femelle.

L'organe mâle est situé entre les deux dernières pattes et sur la ligne médiane. Il comprend un petit nombre de pièces chitineuses résistantes, qui forment une armure génitale complexe, s'articulent avec les épimères des pattes postérieures, et protègent ou dirigent le pénis. Il y a souvent en arrière de cet ensemble, deux ventouses circulaires placées symétriquement de chaque côté de la ligne médiane, qui servent à fixer le mâle à la femelle. Le bord postérieur, en regard de ces deux ventouses copulatrices offre ordinairement alors deux prolongements ou lobes munis de soies diverses et qui peuvent jouer un rôle dans l'accouplement.

C'est l'anus qui chez les femelles sert de vulve. Il acquiert pour cela, à l'époque convenable, de plus grandes dimensions et prend alors le nom de *fente vulvo-anale*. Lorsque la jeune femelle, par le fait de la fécondation, est devenue femelle ovigère, elle a acquis une plus grande taille et un organe spécial pour la ponte. Cette *vulve de ponte* (tocostome de Railliet) se montre à la face inférieure du céphalothorax, au niveau ou en arrière de la seconde paire de pattes, sous la forme d'une fente transversale, à lèvres plissées, accompagnée ou non de pièces chitineuses accessoires.

Les Sarcoptidés psoriques attaquent l'épiderme des animaux sur lesquels ils vivent, et leur piqûre est suivie de la formation de croûtes plus ou moins épaisses, probablement parce qu'ils déposent dans la petite plaie produite une salive venimeuse.

Ils sont ovipares, quelquefois ovovivipares. Les œufs sont ovoïdes, à contenu granuleux, à coque transparente. Lorsqu'ils sont avancés, on y distingue l'embryon avec ses trois paires de pattes bien développées, repliées sous le ventre, convergeant toutes vers le centre, et les poils aplatis le long des membres.

L'incubation dure seulement quelques jours, ainsi que l'ont établi les recherches de Eichstedt, Bourguignon et Delafond, Gerlach et Burchart, Gudden, Fürstenberg. Bourguignon fixe à dix jours cette durée. comme Eichstadt, pour avoir vu éclore au bout de ce temps des œufs de *Sarcoptes scabiei* qu'il avait maintenus dans une petite étuve chauffée à la température du corps. Pour Fürstenberg, cette durée est de six à sept jours. Gerlach a obtenu l'éclosion au bout de trois jours : après s'être assuré de la limpidité du contenu des œufs, il les déposa entre deux verres et les porta sur lui jour et nuit; de temps à autre, il faisait pénétrer entre les plaques une goutte d'eau ou de salive. Burchart, qui expérimentait en même temps, plaça les verres dans la poche de son gilet, où il les laissait la nuit; l'éclosion n'eut lieu que deux jours plus tard ou le cinquième jour (S. Verheyen). Ces résultats différents sont en rapport avec les physionomies variées que peut revêtir la marche de la gale. Celle-ci sommeille en quelque sorte en hiver, pour reprendre une plus grande activité au retour de la saison chaude. Il est donc établi que la durée de l'incubation varie selon les conditions plus ou moins favorables qui dépendent de la saison, de l'activité de la circulation locale de l'animal galeux, de l'épaisseur de son revêtement pileux, etc. Se fondant sur la rapidité avec laquelle la gale se développe dans certains cas, Mégnin est porté à diminuer encore cette durée, et il estime que, lorsque toutes les conditions les plus favorables sont réunies, vingt-quatre à quarante-huit heures suffisent pour amener l'éclosion.

La durée de la faculté germinative des œufs, le temps maximum au bout duquel les œufs éloignés du corps de l'hôte peuvent encore aboutir à la formation de l'embryon, n'est pas déterminé. Gerlach a vu éclore encore ceux du Sarcopte du cheval après quatre semaines. C'est une question intéressante à résoudre, puisque c'est celle de la durée de l'activité du contage de la gale.

Les larves sorties des œufs ont à subir des métamorphoses, que les travaux de Delafond, et Bourguignon, de Fürstenberg et de Mégnin ont particulièrement fait connaître.

1er *âge, Larve.* — Le petit Acarien qui vient d'éclore ne se distingue essentiellement de la forme adulte de son espèce que par l'absence de la quatrième paire de pattes et des organes génitaux, et par une taille moindre. A l'arrière de l'abdomen, il porte une paire de soies plus ou moins longues. A cet état il prend le nom de *larve* (de Geer). Avant de passer au deuxième âge, cette larve doit subir deux ou trois mues, qui lui permettent d'acquérir un certain accroissement. Au moment de chacune de ces crises, elle devient inerte et toutes ses parties se réduisent en une masse cellulaire, aux dépens de laquelle se forment à nouveau tous les organes, dans l'intérieur du tégument jouant le rôle de coque : l'animal retourne à l'état d'œuf, selon l'expression de Claparède.

2e *âge, Nymphe.* — La dernière mue de la larve l'amène à un deuxième état qui reçoit le nom de *nymphe* (Dugès). Il est caractérisé par la présence de la quatrième paire de pattes, un peu plus petites et moins complètes que celles de la femelle, à laquelle la nymphe ressemble le plus. Il n'y a pas encore d'organes sexuels. On ne voit pas chez les nymphes autant de variété de taille que chez les larves, ce qui prouve qu'il n'y a que peu ou point de mues dans le cours de cet âge, qui, du reste, est très court. On remarque cependant deux tailles différentes dans les nymphes, mais toutes deux, en muant, donnent des individus pubères ; les plus petites, des mâles, les plus grandes, des femelles (Mégnin).

3e *âge, Mâle et femelle pubère.* — La métamorphose des nymphes amène les Sarcoptinés à l'âge de l'accouplement ; c'est le dernier pour les mâles. Ceux-ci se reconnaissent à leurs caractères sexuels. Les femelles n'ont encore que la fente vulvo-anale et sont dites *femelles pubères.* Le mâle et la femelle pubère ont les diverses parties du tégument plus accentuées et plus colorées que dans les états précédents. L'accouplement se fait dans des conditions variées. La fin de la vie du mâle est principalement remplie par l'accomplissement de cet acte. Quant à la femelle, elle subit encore une dernière mue, pour passer à un quatrième âge.

4e *âge, Femelle ovigère.* — Ce quatrième âge, âge de la ponte, est reconnaissable à la présence de la vulve sous-thoracique. De plus, la femelle, dite *femelle ovigère,* subit des modifications portant sur la 3e et la 4e paire de pattes ou sur celle-ci seulement, et variant selon les genres. Dans son abdomen, on aperçoit par transparence un ou plusieurs œufs, qui seront pondus au fur et à mesure et dans des conditions d'habitat variant encore selon les genres.

« Se basant sur le nombre d'œufs que l'on rencontre dans une galerie de Sarcopte, Gerlach n'exagère certainement pas en attribuant à chaque femelle un produit moyen de quinze individus dont cinq mâles et dix femelles ; la faculté génératrice arrivant à l'âge de quinze jours, il établit une progression qui n'a aucune prétention à l'exactitude mathématique, mais qui donne une idée de la pullulation de ces parasites et de la rapidité avec laquelle la gale se propage dans les agglomérations d'hommes ou d'animaux.

1re génération après	15 jours....	10 femelles....	5 mâles.
2e — —	30 —	100 —	50 —
3e — —	45 —	1,000 —	500 —
4e — —	60 —	10,000 —	5,000 —
5e — —	75 —	100,000 —	50,000 —
6e — —	90 —	1,000,000 —	500,000 —

Soit pour deux individus, mâle et femelle, un million cinq cent mille descendants au bout de trois mois. La reproductivité d'une espèce animale marche de pair avec ses chances de destruction; lorsque les individus galeux sont abandonnés à eux-mêmes, les chances sont moindres que pour une foule d'autres invertébrés. Si l'on juge d'après l'étendue des croûtes et le nombre d'animalcules nécessaires pour provoquer leur formation et les entretenir, l'énorme multiplication établie par le calcul ne paraîtra pas exagérée. » (S. Verheyen.)

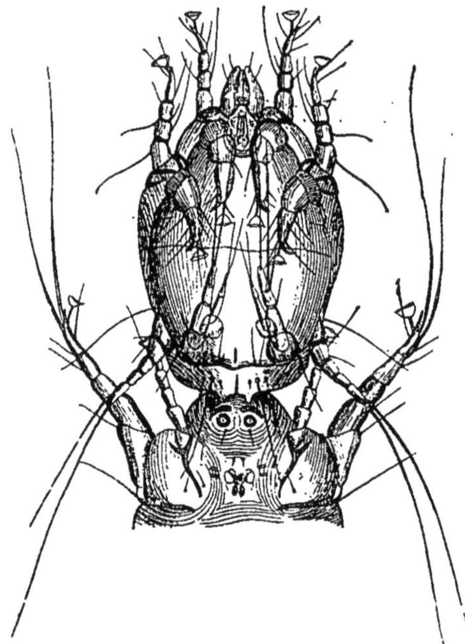

Fig. 52. — *Symbiotes ecaudatus*, femelle pubère se transformant en femelle ovigère pendant l'accouplement, grossie 100 fois. Le mâle a été un peu séparé par la compression de la préparation (Railliet).

Les mœurs des Sarcoptidés psoriques sont variées selon les genres et les espèces. Tous ces Acariens sont répartis en trois genres bien distincts : *Sarcoptes*, *Psoroptes*, *Symbiotes*.

Les **Sarcoptes** (*Sarcoptes* Latr.) (σάρξ, chair; κοπτεῖν, couper) sont reconnaissables à leur corps arrondi ou à peine ovalaire, à leur rostre court, bordé par deux joues, à leurs pattes courtes, épaisses, coniques, les deux paires postérieures cachées complétement ou presque complètement sous la face abdominale ; le tarse porte souvent une ventouse ambulacraire à pédicule simple et assez long; le mâle, ordinairement dépourvu de ventouses copulatrices, n'a jamais de lobes abdominaux.

Les **Psoroptes** (*Psoroptes* P. Gerv., *Dermatodectes* Gerlach, *Dermatokoptes* Fürst.) (ψώρα, gale; πτήσσειν, se cacher) ont le corps ovalaire, le rostre conique, allongé, dépourvu de joues; les pattes sont épaisses, surtout les antérieures, toutes visibles en dehors des bords latéraux du corps; leurs ventouses ambulacraires sont portées par un pédicule long, tri-articulé; le mâle a des ventouses copulatrices et des prolongements abdominaux.

Les **Symbiotes** (1) (*Symbiotes* Gerlach, *Chorioptes* P. Gerv., *Dermatophagus* Fürst., *Sarco-dermatodectes* Del. et Bourg.) (χορίον, chorion, πτήσσειν, se cacher, ont le corps ovalaire, le rostre légèrement conique, aussi large que long, dépourvu de joues; les pattes sont longues, épaisses, toutes visibles en dehors des bords latéraux du corps; leurs ventouses ambulacraires, fort larges, sont portées par un pédicule simple et très court; le mâle a des ventouses copulatrices et des prolongements abdominaux plus moins développés.

Sarcoptes. — Le genre Sarcopte comprend quatre espèces : le S. de la gale, le S. notoèdre, le S. changeant et le S. à dos uni. Les deux premières sont propres aux mammifères, les deux autres aux oiseaux.

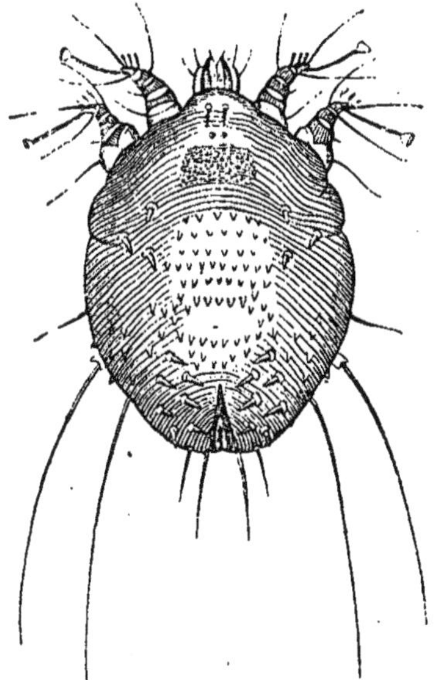

Fig. 53. — *Sarcoptes scabiei* var. *equi* : femelle ovigère, grossie 100 fois, vue par la face dorsale.

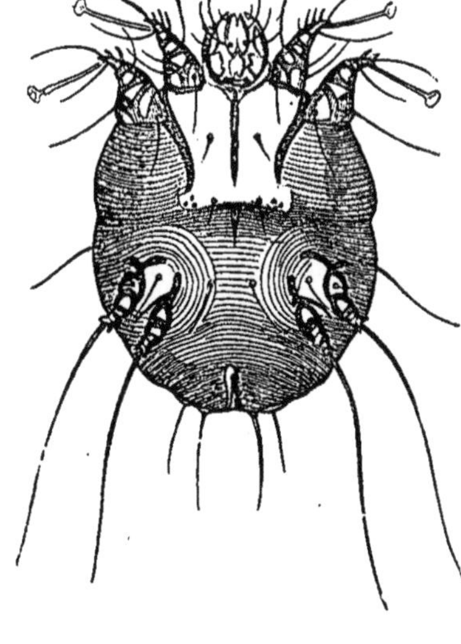

Fig. 54. — *Sarcoptes scabiei* var. *equi* : femelle ovigère, grossie 100 fois, vue par la face ventrale.

Le **Sarcopte de la gale** (S. *scabiei* de Geer, S. *communis* Del. et Bourg.) a le corps légèrement ovalaire, marqué de plis parallèles, interrompus sur

(1) Le nom de *Chorioptes*, créé par P. Gervais en 1859 pour un Acarien de ce genre trouvé par Delafond sur la chèvre, ne peut être substitué à celui de *Symbiotes* créé par Gerlach (*Krätze und Räude*, Berlin, 1857), ce dernier nom n'ayant été que postérieurement employé par Redtenbacher pour désigner un genre de Coléoptères de la famille des Cryptophagidés (*Fauna austriaca, Die Käfer*. 2te Auflage, Wien, 1858, p. 371.

la face dorsale et jusque sur les côtés par des saillies coniques, aiguës. La face dorsale porte, en outre : deux longs aiguillons ou spinules sur le bord de l'épistome ; trois spinules grosses et courtes, en triangle, de chaque côté, en arrière du niveau de l'insertion de la deuxième paire de pattes ; sept spinules disposées en quatre rangées, deux de chaque côté de la ligne médiane, dans le quart postérieur du corps ; un plastron chitineux, grenu, sur le céphalothorax, en avant des deux groupes de trois spinules. Deux longues soies de chaque côté de l'anus, qui est rétro-dorsal. Les deux premières paires de pattes sont munies de ventouses ambulacraires ; il en est de même de la quatrième paire chez le mâle. La troisième paire (mâle), la troisième et la quatrième paire (femelle) portent, au lieu d'ambulacre à ventouse, une longue soie.

Le *Sarcoptes scabiei* (*scabies*, gale) vit sur l'homme et sur un grand nombre de mammifères. Il détermine, par sa présence, le développement de la gale commune. Une particularité de ses mœurs, c'est que la femelle fécondée va déposer ses œufs au fond de sillons, de galeries sous-épidermiques, ce qui constitue un surcroît de difficulté pour la guérison de la maladie.

Le *Sarcoptes scabiei* varie dans ses dimensions et dans certains détails anatomiques secondaires selon l'espèce de mammifère sur lequel il vit. Il en résulte des variétés assez nombreuses que beaucoup d'auteurs ont décrites comme autant d'espèces. Selon Mégnin, ce sont surtout les dimensions qui peuvent servir à caractériser les variétés ; ces dimensions « sont assez en rapport avec l'épaisseur de la peau de l'animal qui leur fournit l'habitat. Ainsi les pachydermes nourrissent les plus grandes variétés ; viennent ensuite les carnassiers, puis les ruminants, les rongeurs, etc. » Voici, d'après Mégnin, les principales d'entre elles, par ordre de dimensions décroissantes : *suis*, *equi*, *lupi*, *capræ*, *cameli*, *ovis*, *hydrochœri*, *hominis*.

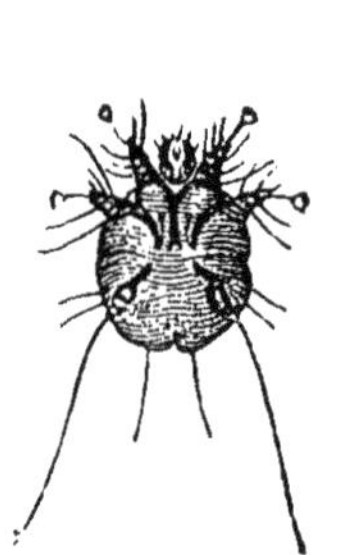

Fig. 55. — *Sarcoptes scabiei* var. *equi* : larve hexapode, grossie 100 fois, vue par la face ventrale.

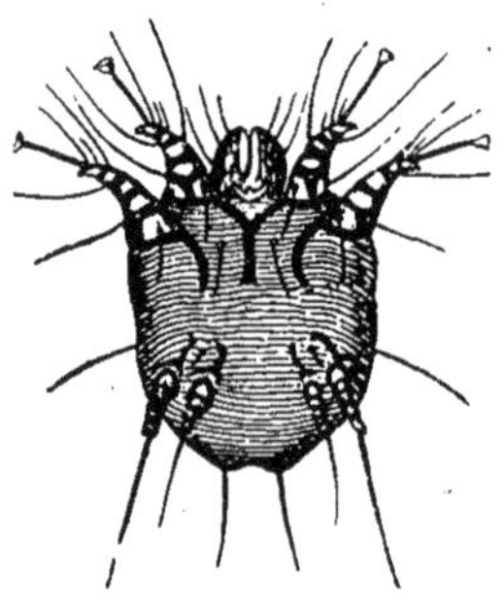

Fig. 56. — *Sarcoptes scabiei* var. *equi* : nymphe octopode, grossie 100 fois, vue par la face ventrale.

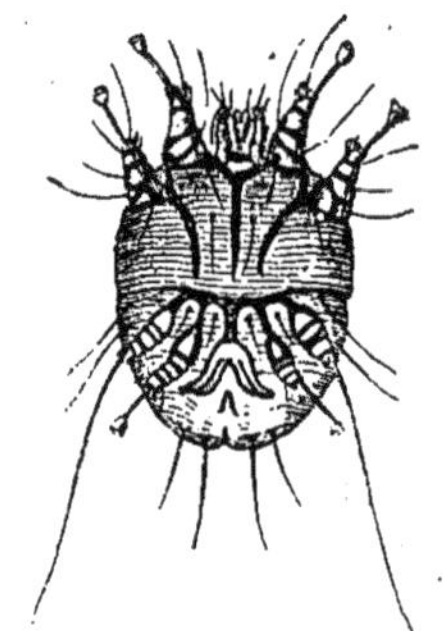

Fig. 57. — *Sarcoptes scabiei* var. *equi* : mâle, grossi 100 fois, vu par la face ventrale.

Le Sarcopte du cheval (*S. scabiei* var. *equi* ; *S. equi* Gerl.) a le corps ovale allongé, mesurant 0mm45 à 0mm47 (femelle ovigère) et 0mm26 à 0mm28 (mâle) de longueur, sur $0^{mm}35$ (femelle ovigère) et $0^{mm}20$ (mâle) de largeur. Il vit sur les solipèdes.

Le Sarcopte du mouton (*S. scabiei* var. *ovis* ; *S. squamiferus ovis* Gerl.) a les six spinules antérieures du dos courtes, en forme de gland ; les quatorze spinules postérieures plus longues et fusiformes. Il a été trouvé par Gerlach, après Delafond, dans une gale spéciale du mouton, et par Mégnin sur des mouflons et des gazelles. Longueur : femelle ovigère, $0^{mm}31$; mâle $0^{mm}22$. Largeur : femelle ovigère, $0^{mm}22$; mâle, $0^{mm}16$.

Le Sarcopte de la chèvre (*S. scabiei* var. *capræ* ; *S. capræ* Roloff) est identique au précédent, sauf les dimensions. Longueur : femelle ovigère, $0^{mm}35$ à $0^{mm}44$; mâle, $0^{mm}21$ à $0^{mm}25$. Largeur : femelle ovigère, $0^{mm}27$ à $0^{mm}34$; mâle, $0^{mm}17$ à $0^{mm}22$.

Le Sarcopte du porc (*S. scabiei* var. *suis* ; *S. squamiferus* Fürst.) ressemble aux deux précédents. Longueur : femelle ovigère, $0^{mm}40$ à $0^{mm}50$; mâle, $0^{mm}25$ à $0^{mm}32$. Largeur : femelle ovigère, $0^{mm}35$; mâle, $0^{mm}29$. Cette variété aurait été observée aussi sur le chien.

Une autre variété, trouvée sur le porc par Guzzoni, a des dimensions beaucoup plus restreintes. Longueur : femelle, $0^{mm}29$; mâle, $0^{mm}17$. Largeur : femelle, $0^{mm}21$; mâle, $0^{mm}13$.

Le Sarcopte du loup (*S. scabiei* var. *lupi* ; *S. sc. crustosæ* Fürst.) a été trouvé par Mégnin sur des loups atteints de gale. Il l'identifie à celui qui, d'après Fürstenberg, cause chez l'homme la gale croûteuse qu'il appelle *norwégienne*, du nom du pays où elle paraît être fréquente, et à celui qui sévit sur les fauves des ménageries. Railliet et Cadiot l'ont vu aussi sur un chien affecté de gale croûteuse.

Le Sarcopte du dromadaire (*S. scabiei* var. *cameli*) a les accidents tégumentaires moins marqués que les autres variétés. Longueur : femelle ovigère, $0^{mm}44$; mâle, $0^{mm}24$. Largeur : femelle ovigère, $0^{mm}33$; mâle, $0^{mm}16$ (?). Détermine la gale du dromadaire, du lama (P. Gervais), de la girafe (Mégnin), de l'antilope bubale (Railliet).

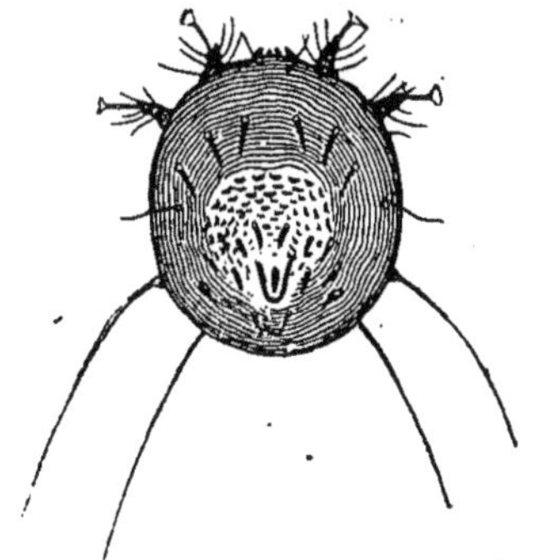

Fig. 58. — *Sarcoptes notoedres* var. *cati* : femelle ovigère, vue en dessus, grossie 100 fois.

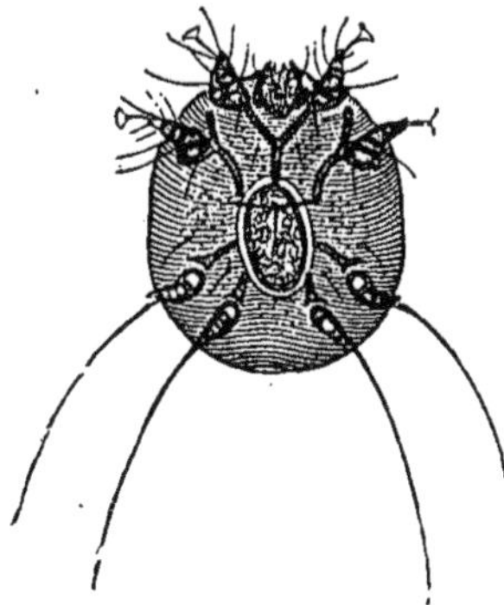

Fig. 59. — *Sarcoptes notoedres* var. *cati* : femelle ovigère, vue en dessous, grossie 100 fois.

Le Sarcopte du chien (*S. scabiei* var. *canis*) a été trouvé à plusieurs reprises par Railliet et Cadiot sur des chiens galeux. Il serait distinct des variétés *suis* et *lupi*, rencontrées aussi quelquefois chez le chien ; ses dimensions seraient un peu supérieures aux suivantes, qui appartiennent au Sarcopte de l'homme (*S. scabiei* var. *hominis*). Longueur : femelle ovigère, $0^{mm}30$; mâle, $0^{mm}20$. Largeur : femelle ovigère, $0^{mm}26$; mâle, $0^{mm}16$. Des Sarcoptes présentant exactement ces dimensions ont été vus sur le chien par Delafond et par Mégnin.

Le Sarcopte du cabiai (*S. scabiei* var. *hydrochœri*), auquel Mégnin rapporte celui du furet, présente à peu près les dimensions de celui du chien. Longueur : femelle ovigère, $0^{mm}36$; mâle, $0^{mm}22$. Largeur : femelle ovigère, $0^{mm}30$; mâle, $0^{mm}16$. Il détermine la gale sarcoptique du furet.

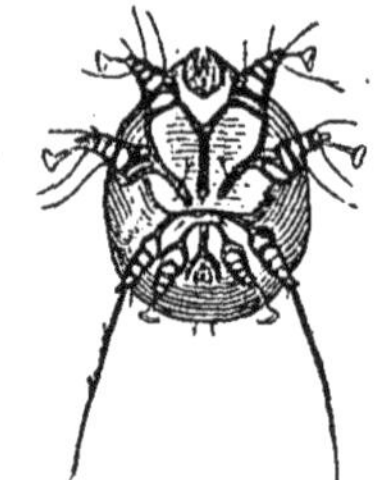

Fig. 60. — *Sarcoptes notoedres* var. *cati* : mâle, vu en dessous, grossi 100 fois.

Les diverses variétés de Sarcoptes ne sont pas localisées à une espèce déterminée de mammifère ; la plupart peuvent passer de l'une à l'autre, ainsi qu'il sera établi plus loin, dans l'étude des effets morbides qu'elles déterminent.

La seconde espèce de Sarcopte que l'on trouve sur les mammifères est le **Sarcopte notoèdre** (*S. notoedres* Del. et Bourg. ; *S. cati* Hering ; *S. minor* Fürst.).

Corps subsphérique ; plis dorsaux du tégument disposés circulairement,

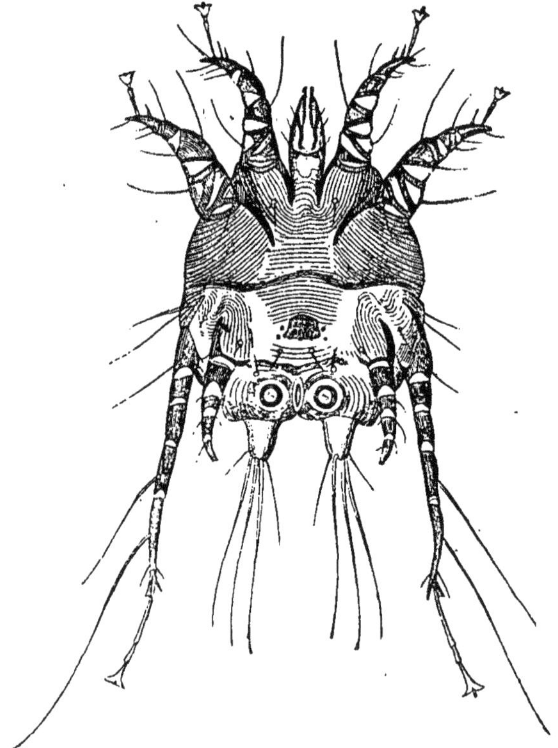

Fig. 61. — *Psoroptes communis* var. *equi* : mâle, vu par la face ventrale, grossi 100 fois.

se confondant, en les reliant, avec des saillies larges et mousses, et entourant l'anus, qui est dorsal, près du bord postérieur chez le mâle, au quart postérieur chez la femelle. Deux poils plus longs que le rostre, au lieu d'aiguillons sur l'épistome. Les six spinules antérieures sont disposées en une rangée courbe transversale, à convexité tournée en avant. Douze spinules postérieures au lieu de quatorze, huit disposées symétriquement en une courbe transversale parallèle à la précédente à proximité de l'anus, quatre en deux paires près des bords de la fente anale. Une paire de soies anales courtes. La répartition des ambulacres à ventouse est la même que dans le *Sarcoptes scabiei.*

Le Sarcopte notoèdre (νῶτος, dos; ἕδρα, anus) vit sur la tête du surmulot, du lapin, du chat, et sur le coati. Il est très variable dans ses dimensions. Celui qu'on trouve dans la gale du chat et du lapin (var. *cati*) a en longueur : femelle ovigère, $0^{mm}16$ à $0^{mm}25$; mâle, $0^{mm}12$ à $0^{mm}18$. Largeur : femelle ovigère, $0^{mm}13$ à $0^{mm}20$; mâle, $0^{mm}09$ à $0^{mm}14$. Celui des surmulots (var. *muris*), trouvé aussi par Colin sur le coati, a des dimensions presque doubles. D'après Mégnin, la femelle fécondée ne creuse pas de galerie linéaire, mais un véritable nid sous-épidermique.

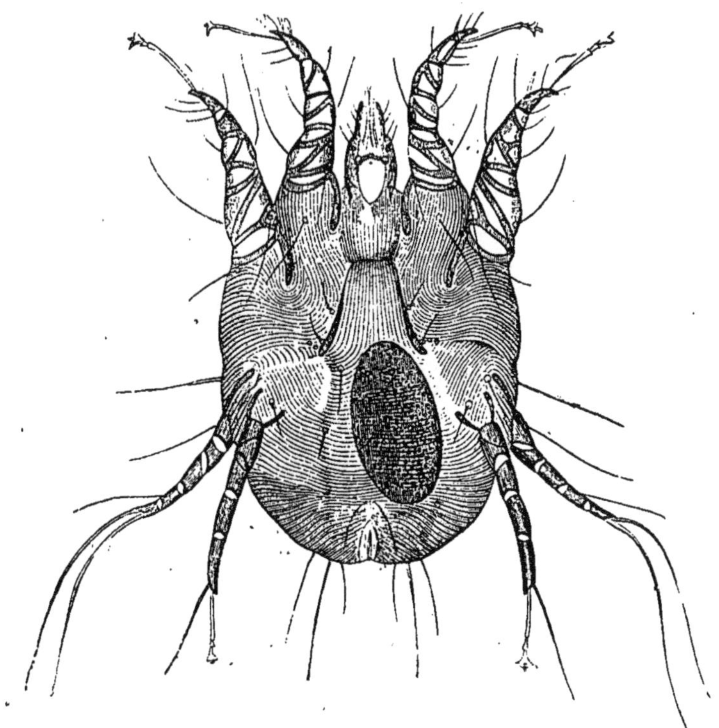

Fig. 62. — *Psoroptes communis* var. *equi :* femelle ovigère, vue par la face ventrale, grossie 100 fois.

Psoroptes. — Le genre **Psoropte** ne renferme, jusqu'ici, qu'une seule espèce, le **Psoropte commun** (*Ps. communis* Fürst. ; *Ps. longirostris* Még.). Elle se reconnait aux caractères donnés pour le genre. En outre, il faut noter :

La présence de soies de longueur relative constante, cinq de chaque côté, symétriques, à la face dorsale ; quelques soies semblables, peu nombreuses, à la face ventrale et sur plusieurs articles des pattes. Le *mâle* a ses lobes abdominaux triangulaires, terminés par cinq soies, les trois terminales plus grandes ; les trois premières paires de pattes sont complètes ; la quatrième est très courte et dépourvue d'ambulacre à ventouse. Chez la *femelle ovigère*, les lèvres de la vulve de ponte sont fortement plissées, et les commissures s'appuient sur deux pièces arquées, divergentes et dirigées en arrière. Elle porte un ambulacre à ventouse à toutes les pattes, sauf à celles de la troisième paire, qui sont terminées par deux longues soies. La *femelle pubère* s'en distingue par sa taille plus petite, sa large fente vulvo-anale, l'absence de vulve sous-thoracique et de la ventouse ambulacraire de la quatrième paire de pattes ; de plus, sous la face dorsale, de chaque côté de la commissure postérieure de la fente cloacale, on voit deux saillies hémisphériques (tubercules copulateurs) servant à l'accouplement par leur emboîtement dans les ventouses copulatrices du mâle. — La *nymphe* ne présente pas ces tubercules. — La *larve* a les pattes de la troisième (dernière) paire terminées par deux soies.

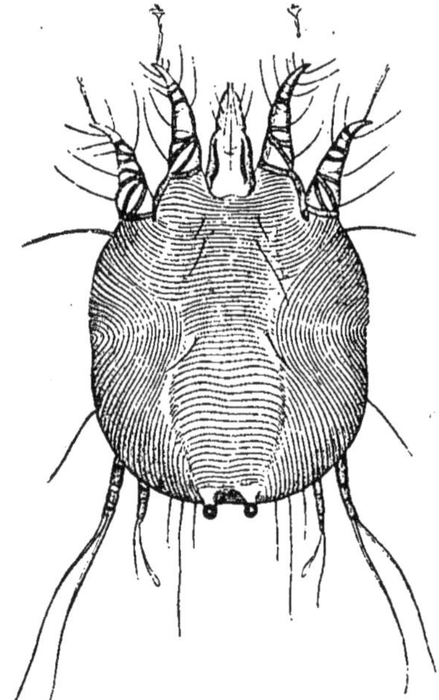

Fig. 63. — *Psoroptes communis* var. *equi* : femelle pubère, vue par la face ventrale, grossie 100 fois.

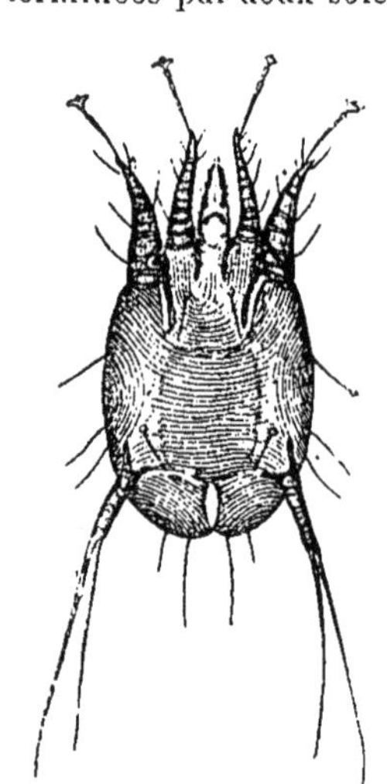

Fig. 64. — *Psoroptes communis* var. *equi* : larve hexapode, vue par la face ventrale, grossie 100 fois.

Le Psoropte commun ne creuse pas de galeries sous-épidermiques, comme le Sarcopte : il vit, en société, au milieu des croûtes dont il a provoqué la formation en piquant la peau de son hôte. Il détermine, chez le cheval, le bœuf, le buffle (1), le mouton et le lapin, une gale spéciale qui sera décrite plus loin. Ici encore, la différence d'habitat coïncide avec l'existence de variétés, qui se distinguent à peine les unes des autres par la taille et des détails sans importance, et que,

(1) Mégnin, *Comptes rendus de la Soc. de biologie*, 28 novembre 1885.

d'après leurs hôtes, on distingue par les noms de *Ps. c. equi*, *Ps. c. bovis*, *Ps. c. ovis*, *Ps. c. cuniculi*. Leurs dimensions moyennes sont : longueur, 0mm,65 (femelle ovigère) et 0mm,48 (mâle); largeur, 0mm,40 (femelle ovigère) et 0mm,30 (mâle).

D'ailleurs, en l'absence de renseignements sur leur origine, il n'est pas de caractère qui permette de distinguer sûrement l'une de ces variétés des autres.

Symbiotes. — Le genre Symbiote comprend trois espèces bien distinguées par Mégnin : le Symbiote commun, le Symbiote auriculaire et le Symbiote sétifère. La dernière, rencontrée sur l'hyène et sur le renard, ne nous arrêtera pas.

Le **Symbiote commun** (*S. communis* Verheyen, *S. spathiferus* Mégnin)

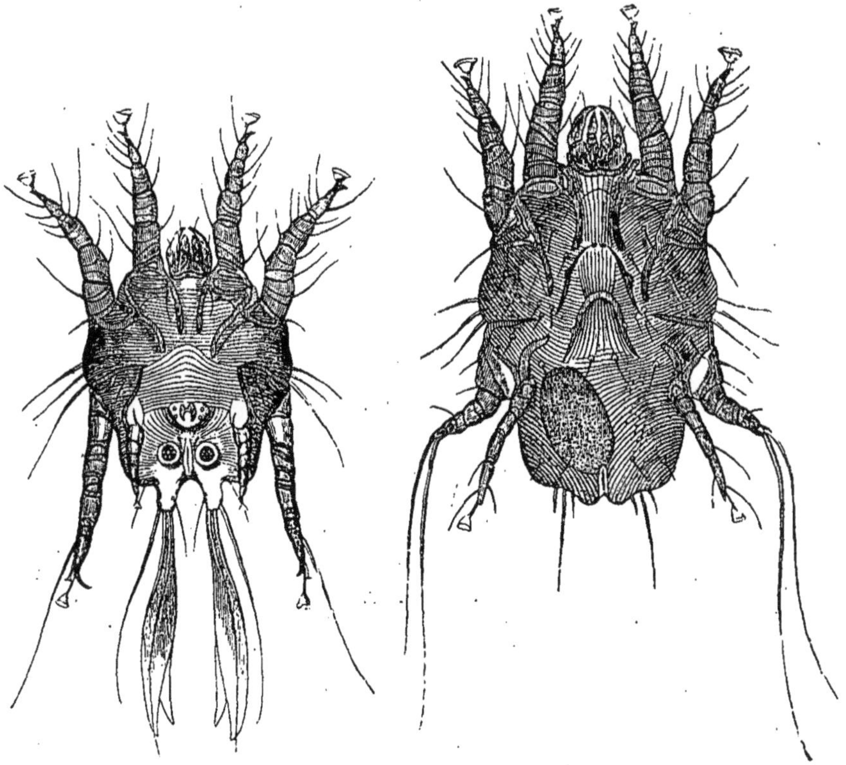

Fig. 65. — *Symbiotes communis* var. *equi* : mâle, vu par la face ventrale, grossi 100 fois.

Fig. 66. — *Symbiotes communis* var. *equi* : femelle ovigère, vue par la face ventrale, grossie 100 fois.

porte sur la ligne médiane du dos une large bande chitineuse grenue, deux fois plus large en arrière qu'en avant, à bords concaves en dehors, s'étendant du bord de l'épistome au niveau de l'insertion de la seconde paire de pattes. En arrière de chacun des deux angles postérieurs de cette bande, un poil court, et en arrière et près de ceux-ci deux longues soies; plusieurs autres poils, de nombre, de longueur et de situation variés selon les sexes, mais constants pour chacun, sur les autres parties du corps. — Le *mâle* a ses lobes abdominaux rectangulaires, portant à leur extrémité quatre soies : une externe ronde, ordinaire, libre ; trois réunies en faisceau par leur base, dont une semblable à la précédente, et deux autres accolées et superposées, élargies en une mince membrane foliacée. Les quatre paires de pattes sont pourvues d'ambulacres à ventouse ; la quatrième paire est courte, grêle. — La *femelle ovigère* a les lèvres de la vulve de ponte fortement plissées, en

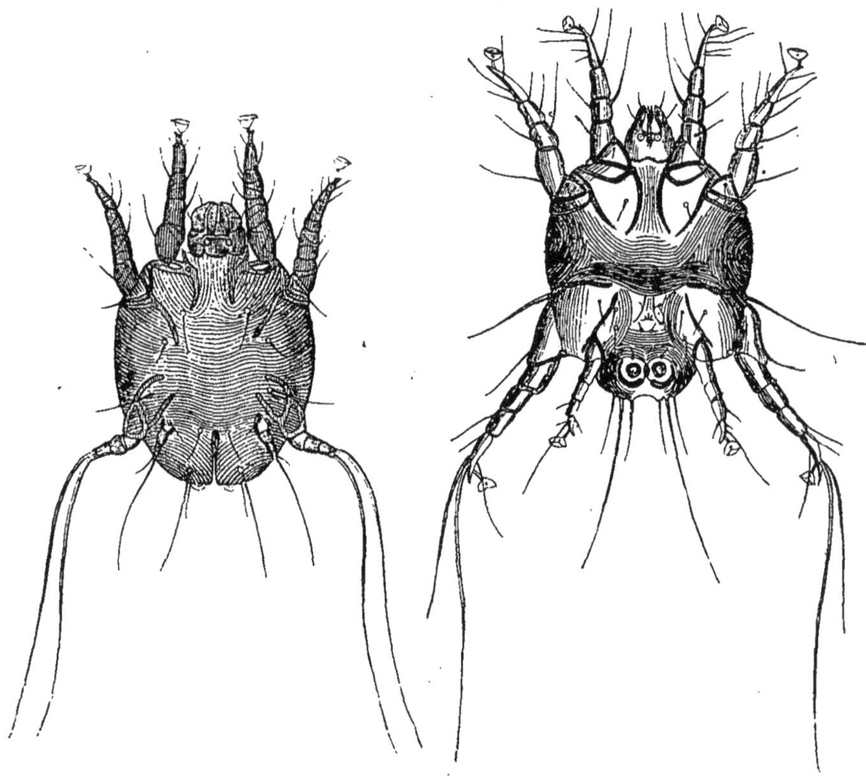

Fig. 67. — *Symbiotes communis* var. *equi* : femelle pubère, vue par la face ventrale, grossie 100 fois.

Fig. 68. — *Symbiotes ecaudatus*, du chien : mâle, vu par la face ventrale, grossi 100 fois (Railliet).

contact par leurs commissures avec deux pièces semblables à celles de la femelle ovigère du *Psoroptes communis*. Elle porte un ambulacre à ventouse à toutes les pattes, sauf à celles de la troisième paire, qui sont terminées par deux longues soies. — La *femelle pubère* diffère de la précédente par les mêmes particularités que chez le *Psoroptes communis*. Mêmes observations pour la *nymphe* et pour la *larve* hexapode. — Longueur : femelle ovigère, $0^{mm},40$; mâle, $0^{mm},28$. Largeur : femelle ovigère, $0^{mm},25$; mâle, $0^{mm},18$.

Le Symbiote commun vit à la façon du Psoropte commun, en colonies, sans creuser de galeries sous-épidermiques. Il détermine une gale localisée, à extension lente, que l'on observe surtout chez le cheval et chez le bœuf; on l'a vue également chez la chèvre, chez le mouton et chez le lapin (?). On pourrait donc ici distinguer encore des variétés *equi*, *bovis*, *capræ*, *ovis*, *cuniculi* (?).

Le **Symbiote auriculaire** (S. *ecaudatus* Mégnin, *Sarcoptes cynotis* Hering) diffère de l'espèce précédente principalement par l'absence des lobes abdominaux du *mâle;* ils sont représentés ici par deux légères saillies arrondies, séparées par une échancrure, et portant chacune trois soies dont l'intermédiaire est très longue. En outre, la *femelle ovigère* n'a pas de ventouses aux deux paires de pattes postérieures, la quatrième paire est rudimentaire; et la *femelle pubère* a les pattes de la quatrième paire réduites à l'état de simples mamelons portant un seul poil.

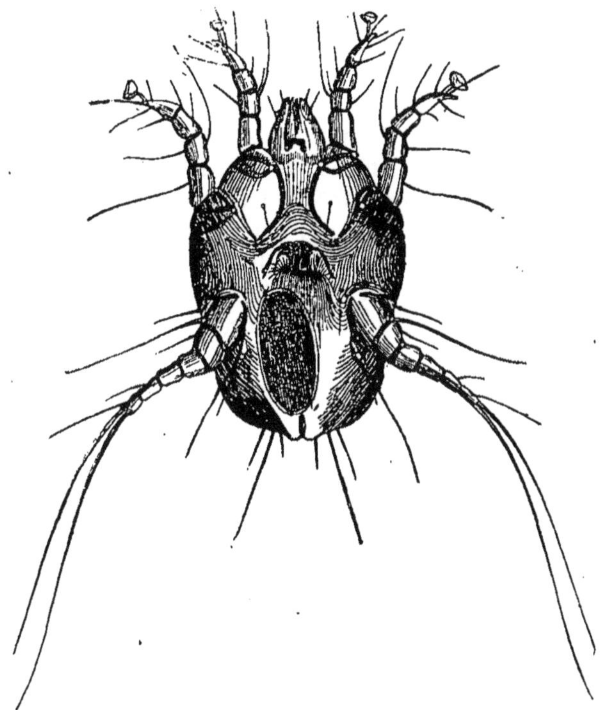

Fig. 69. — *Symbiotes ecaudatus*, du chien : femelle ovigère, vue par la face ventrale, grossie 100 fois (Railliet).

Cette espèce vit dans la conque auriculaire du chien, du chat et du furet, et provoque une affection très remarquable par les symptômes nerveux qui l'accompagnent.

Les notions zoologiques qui précèdent sont suffisantes pour déterminer le genre et l'espèce des Sarcoptinés que l'on est exposé à rencontrer. On y sera singulièrement aidé par la connaissance de l'hôte qui les aura fournis et des lésions qu'ils auront provoquées, c'est-à-dire par l'étude des diverses formes de gales.

Nosographie générale. — Les divers animaux domestiques peuvent servir d'hôte à des Acariens de l'un, de deux ou des trois genres de

Sarcoptinés. Par leurs piqûres et, sans doute, par la salive irritante qu'ils y déversent, ces parasites amènent une altération de la peau qui se traduit par des rougeurs, des dépilations, de l'épaississement, des suintements, des croûtes et un prurit intense.

La rougeur n'est appréciable que sur les peaux dépourvues de pigment; elle est alors un des signes les plus nets de la maladie. L'épaississement, peu marqué au début, va graduellement en augmentant par le fait de l'irritation parasitaire et aussi par les frottements énergiques auxquels se livrent les animaux sous l'influence du prurit. Dans les parties, comme les extrémités, où la peau est épaisse et recouvre un tissu conjonctif peu abondant, il en résulte une augmentation de volume de la région. Dans celles où la peau est mince, mobile, peu adhérente aux parties sous-jacentes, comme la face, l'encolure, les côtes, etc., il se forme des plis épais, des rides profondes, qui donnent à l'animal une physionomie toute particulière. Le fond de ces rides est humide et souvent excorié. La plupart des poils, sinon tous, manquent sur les parties atteintes, par le fait du processus morbide et des frottements. En même temps, les sécrétions de la peau suractivées et altérées amènent la formation de croûtes irrégulières dans leur forme, leur épaisseur, leur répartition, et constituées par de la sérosité, du sang desséché, des débris épidermiques, des poils, etc.

Le prurit, qui contribue tant, par les frottements qu'il provoque, à cette altération de la peau, est d'une intensité variable selon le tempérament des sujets, l'étendue et le siège du mal, le moment de la journée. Surtout intense pendant la nuit, il détermine une privation de sommeil, qui s'ajoute à l'inquiétude du jour et au trouble des fonctions cutanées pour débiliter l'économie, faire maigrir les animaux et les conduire lentement au marasme lorsque le mal a pris une grande extension.

Les caractères d'une gale sont subordonnés surtout à l'espèce du parasite qui la produit. A cet égard, il est difficile d'établir des règles générales, car on ne retrouve pas entre les Psoroptes et les Symbiotes des différences de mœurs analogues à celles qui séparent ces deux groupes des Sarcoptes. Ce qui, en effet, caractérise ceux-ci, c'est que la femelle ovigère, immédiatement après sa fécondation, creuse dans l'épaisseur de l'épiderme une galerie ou sillon (*cuniculus*) dans lequel elle dépose ses œufs. Il en résulte, pour la gale sarcoptique, une résistance plus prononcée à l'action des agents curatifs.

D'autres différences tiennent au siège préféré du parasite. Il est des gales qui peuvent se montrer sur toutes les parties du corps ; d'autres qui débutent toujours par les mêmes points pour gagner les autres régions ; d'autres enfin dont le siège est très localisé. Toutes ces différences seront indiquées en leur place.

Un élément essentiel de diagnostic étant la constatation du parasite, on doit y apporter tous ses soins. Les gales sarcoptiques offrent surtout à cet égard le plus de difficultés. Les recommandations suivantes, données par Mégnin pour celle du cheval, s'appliquent également à celles des autres animaux domestiques.

Par un temps froid ou venteux, il est à peu près impossible de trouver les Sarcoptes. Pour y réussir, il faut profiter d'un temps calme et d'un beau soleil et y exposer le cheval galeux. Au bout d'une heure de cette exposition, on recueille les croûtes et les poussières des parties malades ; mais il ne faut pas se contenter de prendre les croûtes qui se détachent le plus facilement ; à peine trouvera-t-on ainsi quelques larves hexapodes, qui ont un habitat plus superficiel que les adultes ; pour obtenir ces derniers, il faut avec un instrument tranchant un peu mousse, racler jusqu'au sang, enlever toute l'épaisseur de l'épiderme. — Des chevaux aussi galeux en apparence les uns que les autres ne nourrissent pas tous la même quantité de Sarcoptes ; c'est même l'inverse qui a lieu, c'est-à-dire que les chevaux lymphatiques, qui ont les croûtes les plus épaisses, les plus abondantes, ont le moins de parasites, et que les chevaux à tempérament sec et nerveux qui ont la gale la plus furfuracée, la plus sèche, en ont le plus. — Il est bien entendu qu'il ne faut chercher des Sarcoptes que sur des chevaux galeux qui n'ont encore subi aucune espèce de traitement ; car il arrive souvent que, chez les chevaux déjà traités, la gale a disparu pour faire place à un eczéma ou à un lichen chronique ou artificiel, par suite d'un traitement exagéré dans son énergie. — Lorsqu'on a récolté une bonne provision de croûtes, on s'installe dans un cabinet bien chauffé et, s'il est possible, devant une fenêtre en plein soleil ; car, sans cette précaution, les Sarcoptes restent immobiles, et on les distingue difficilement des parcelles de poussière au milieu desquelles ils se trouvent. Cela fait, on étale (à sec) sur une lame de verre une prise de poussière que l'on examine au microscope à un premier grossissement de 40 à 50 diamètres. On se sert alors de la lumière directe et non de la lumière réfléchie, car à ce grossissement les objets se détachent plus vigoureusement. Sous l'influence de la lumière du soleil, on voit les Sarcoptes se dégager peu à peu des blocs de poussières ou de croûtes qui les recouvrent. Alors, avec la pointe d'une aiguille emmanchée, on les isole avec précaution des corps étrangers qui les environnent : on leur fait saisir la pointe d'une aiguille (ou d'un pinceau fin), et on les transporte sur une lame de verre propre où l'on a déposé d'avance une goutte de glycérine (ou mieux d'un mélange à parties égales de glycérine et d'une solution sirupeuse de gomme arabique) dans laquelle on les plonge. Après les avoir recouverts d'une lamelle mince de verre, sans compression, on peut les étudier en vie, sous leur vraie forme et à tous les grossissements : celui de 150 à 300 diamètres, pour voir l'ensemble de la conformation ; celui à 400 à 500, pour voir les détails intimes de l'organisation.

Nous ajouterons que l'on réussit souvent à simplifier l'opération, en réchauffant la surface du corps du cheval par l'application d'une couverture ; que l'on excite l'activité des Sarcoptes en les exposant à la douce chaleur d'un foyer, et qu'on peut, à l'aide d'une bonne loupe, les reconnaître à leurs mouvements, en examinant sur du papier noir les croûtes que l'on a recueillies.

Un procédé qui permettra d'éviter bien des pertes de temps, des impatiences et des erreurs consiste à laisser pendant une à deux heures dans une solution de potasse à 10 p. 100 les croûtes recueillies. Au bout de ce temps on les examine : devenues diffluentes et incolores, elles s'étalent sous la lamelle et permettent de voir très aisément les Sarcoptes, dont les téguments résistent à la solution alcaline. Nous avons pu ainsi bien des fois réussir, après avoir échoué avec tout autre moyen, quelle qu'eût été notre persévérance.

Il faudra se garder de confondre les Sarcoptidés psoriques avec d'autres Acariens morts ou vivants, qui peuvent se trouver accidentellement sur les animaux et qui proviennent des fourrages : tels sont des Tyroglyphes, des Glyciphages, des Cheylètes, des Gamases, etc. Un examen un peu attentif suffira pour éviter cette erreur, car les caractères que nous avons donnés des premiers ne permettent pas la confusion.

Quant à l'*étiologie* des gales, il est inutile de rapporter les hypothèses engendrées par l'ancienne médecine pour en expliquer la genèse. Nous ne dirons donc rien des théories humorales, qui ont fait leur temps, ni du « vice galeux », ni de la génération spontanée, à laquelle on fut plus récemment tenté d'attribuer l'apparition des parasites psoriques. Il est aujourd'hui de toute évidence qu'un animal galeux a reçu le principe de la gale, le contage, l'acare, d'un autre animal galeux avec lequel il a été en contact immédiat ou médiat.

De nombreuses expériences l'établissent en ce qui concerne les animaux. Chaque fois qu'on remonte à l'origine du mal, on retrouve un sujet galeux qui lui sert d'introducteur. Dans toute gale, on rencontre un Sarcoptidé psorique. Les moyens qui guérissent la gale sont ceux qui tuent le parasite. Enfin, des expériences directes viennent à l'appui de la doctrine. Hertwig a inoculé à des animaux, par friction et par piqûre, de la sérosité des vésicules, du pus, des croûtes sèches et délayées, sans déterminer la gale. Une fois qu'il avait négligé de s'assurer que les produits qu'il inoculait ne contenaient ni œufs, ni acares, une éruption psorique s'ensuivit. Hering a contrôlé ces expériences et s'est rallié aux conclusions d'Hertwig. Delafond et Bourguignon, Gerlach sont arrivés à des résultats identiques. La corrélation constante entre les Acariens et l'éruption psorique ne saurait donc plus être un sujet de contestation.

Ce n'est pas le travail des parasites qui constitue l'irritation et le prurit. On ne sent pas le Sarcopte qui se promène à la surface de la peau, ni celui qui creuse ses galeries. Ce qui agit, c'est un principe irritant qui est déposé par le parasite dans la partie vivante de la peau. Bourguignon a obtenu une éruption vésiculeuse en inoculant des acares écrasés ou le liquide qui en provenait. Il en a conclu avec raison que l'animalcule sécrète un liquide âcre qu'il insinue dans la peau. Mais il a eu le tort de croire que ce liquide, absorbé, allait produire une éruption généralisée. Il y a longtemps que Hertwig a pratiqué sans résultat la transfusion du sang d'un animal galeux à une bête saine de la même espèce. On sait bien, d'ailleurs, que, lorsqu'on place un Sarcopte sur la peau de l'homme, la papule et la vésicule correspondent toujours au point précis du tégument percé par l'animalcule. Gerlach a donné une démonstration complète des effets purement locaux de l'humeur sécrétée par l'acare : avec une aiguille très fine, il traça un sillon épidermique; l'ayant réintroduite, après l'avoir trempée dans le liquide du parasite écrasé, il n'éprouva qu'une sensation vague. Mais quand la pointe de l'aiguille atteignit le derme, la sensation devint instantanée; il y eut une papule, une vésicule et du prurit. Par ce procédé, Gerlach constata encore que les Psoroptes sécrètent le suc le plus âcre, puis viennent les Sarcoptes et enfin les Symbiotes.

Tous ces faits établissent bien le rôle dominateur, essentiel, exclusif du parasite, qui agit localement et spécifiquement.

Doit-on admettre, en outre, une prédisposition, sinon nécessaire, au moins favorable au développement de la maladie? Delafond et Bourguignon, en particulier, ont répondu affirmativement à cette question; leurs observations sont relatives à la gale du mouton, et c'est à propos de celle-ci qu'il en sera question. En ce qui concerne le cheval et les autres animaux domestiques, il est vrai que les sujets affaiblis, mal nourris, mal soignés, mal pansés, en sont plus souvent atteints que ceux qui sont entretenus dans des conditions inverses. Mais cela tient tout simplement à la malpropreté des animaux eux-mêmes, à celle des litières, des couvertures et harnais divers, à l'absence ou à l'insuffisance du pansage. Les parasites, laissés dans une tranquillité presque absolue, se multiplient à loisir, et la gale s'étend de proche en proche, sur le même individu, ou d'un animal malade à un animal sain, non à cause de leur faiblesse constitutionnelle, mais bien de leur malpropreté et de la contagion naturelle. C'est à ces circonstances qu'il faut attribuer ces épizooties de gale qui surviennent d'habitude à la suite des guerres, dans les grandes agglomérations de chevaux, et qui sont si désastreuses pour le trésor public.

Le *traitement* des gales consiste dans l'emploi des remèdes dits *antipsoriques*, qui agissent en raison de leur propriétés toxiques pour les Sarcoptinés. Ils sont extrêmement nombreux et variés. Dans le choix que l'on en fait, on se guide d'après l'espèce de gale à traiter, la nature de l'animal malade, son espèce, son âge, sa taille, sa susceptibilité, les ressources dont on dispose, et surtout l'activité spéciale reconnue à chacun de ces remèdes.

S. Verheyen a donné, dans le tableau suivant, des indications intéressantes sur les principaux agents essayés et leur puissance acaricide. Elles résultent principalement des recherches de Walz, Hertwig, Raynal, Mathieu, Gerlach, et consistent à mettre les animalcules en contact avec des liquides variés et à noter par l'examen microscopique le moment de la mort.

	DURÉE DE LA VIE	
	heures	minutes
Créosote, benzine et naphte	»	1/4 à 3/4
Préparations de ces matières	»	2 à 5 1/2
Jus de tabac des manufactures	»	1/2 à 1
Solution de potasse caustique (1/24)	»	2 à 2 1/4
Huile empyreumatique	»	3 à 4
Essence de térébenthine et de pétrole	»	5 à 9
Acide sulfurique dilué (1/24)	»	7 à 8
Goudron	»	8 à 13
Solution ferro-arsenicale de Tessier	»	7 à 25
Décoction de tabac (1/6)	»	10 à 20
Solution de chlorure de chaux (1/30)	»	15 à 30
— — sulfure de potassium (1/10)	»	15 à 30
— — sublimé corrosif (1/46)	»	15 à 45
— — alumino-arsenicale de Mathieu	»	16 à 65
Savon vert	»	30 à 60
Huile phosphorée	1	»
Solution arsenicale saturée (1/6)	2 à 3	»
Onguent mercuriel double	4	»
Décoction d'ellébore noir et blanc (1/16)	6 à 36	»
Lessive de Walz	6 à 48	»
Liniment de sulfure de potassium (1/10)	10 à 20	»
Infusion de jusquiame et de belladone	12 à 16	»
— — digitale pourprée	24 à 36	»

Il ne faudrait pas accorder à ces données une signification absolue : la résistance expérimentale des Acariens est, en effet, subordonnée à leur vitalité au moment de l'épreuve. Von Schröder, par des recherches analogues, a obtenu des résultats très sensiblement différents des précédents.

En général, le traitement doit être précédé d'un tondage complet, à moins que la maladie ne soit strictement localisée : dans ce cas, on pourra se borner à un tondage partiel. On fait ensuite un lavage général à la brosse rude, avec de l'eau alcaline ou savonneuse. Puis on applique le remède choisi. Quatre à cinq jours après, on recommence le lavage et l'application médicamenteuse, pour détruire les Acariens provenant des œufs que le premier traitement n'aurait pas atteints. S'il y a amaigrissement et tendance à la cachexie, on s'efforce d'y remédier par une alimentation substantielle et abondante.

L'exposé suivant, conforme aux conditions de la pratique, envisage les diverses sortes de gales, successivement chez tous les mammifères domestiques.

A. — **Gales des Équidés.**

Le cheval, l'âne et le mulet peuvent présenter trois sortes de gales : 1° la gale *sarcoptique*, due au *Sarcoptes scabiei* (variété *equi*); 2° la gale *psoroptique*, due au *Psoroptes communis* (var. *equi*); 3° la gale *symbiotique*, due au *Symbiotes communis* (var. *equi*). C'est presque exclusivement sur le cheval qu'elles ont été observées.

1° *Gale sarcoptique.*

On doit rapporter à cette forme de gale ce que les auteurs ont décrit sous les noms de *gale sèche* (La Guérinière), *gale symptomatique* (Huzard fils), *gale épizootique*, etc. Nos connaissances sur sa nature, c'est-à-dire la découverte du Sarcopte qui la produit, sont dues à Delafond et à Gerlach, qui, à peu près à la même époque (1856), constatèrent l'existence de ce parasite chez le cheval et en donnèrent la description. L'épizootie qui sévit sur les chevaux de l'armée française à la suite de la guerre de Crimée put être nettement rattachée à cette affection, qui était auparavant attribuée à la misère, aux privations, aux mauvais fourrages, etc.

Symptômes. — Le premier signe de la maladie, c'est le prurit : l'animal cherche à se frotter contre tous les corps environnants; il se mord dans les points qu'il peut atteindre; il supporte avec satisfaction, il recherche même le contact de l'étrille pendant le pansage, et se penche vers l'homme qui le soigne pour en accentuer l'impression. Si on le gratte avec la main, il manifeste son bien-être par des mouvements très caractéristiques du bout du nez; c'est même un moyen provisoire de s'assurer de l'existence de la maladie, de la réalité de sa guérison. Ce prurit est plus fort la nuit que le jour, par la chaleur que par le froid, à l'écurie qu'au dehors, sous des couvertures que si le corps est nu.

Un examen attentif de la peau fait reconnaître les boutons de gale, dans les endroits prurigineux. La main promenée sur le tégument rencontre de légères saillies, des granulations, formées d'une petite croûte englobant un, deux ou trois poils, facile à arracher avec l'ongle et laissant alors à sa place une surface dénudée, rougeâtre, humide, de 2 mm. de diamètre, quelquefois de 4 à 5 mm. En d'autres points, mélangées aux taches croûteuses, on rencontre des papules peu saillantes, plus difficilement visibles. C'est le premier degré de la lésion précédente, la papule soulevant son épiderme par une sécrétion séreuse, qui se dessèche au fur et à mesure et forme la croûte. Dans les premiers temps, ces petites lésions sont disséminées ; elles amènent la chute des poils, des dépilations restreintes, à peu près circulaires, qui se multiplient, s'étendent, deviennent confluentes et forment enfin de larges plaques sèches, couvertes de débris épidermiques et de minces croûtes éparses. Il est bien rare que l'on puisse rencontrer quelques vésicules. Leur existence est, par excellence, éphémère, d'autant plus que le frottement provoqué par le prurit amène rapidement leur remplacement par des croûtes.

Les plaques s'étendent de même et, par une généralisation rapide, finissent par envahir toute la surface du corps sans en excepter les membres. L'animal présente un aspect tout particulier et misérable. Le brillant de la robe a disparu de partout; de larges plaques à bords sinueux, de teinte grisâtre, poussiéreuse, à surface irrégulière, croûteuse, souvent saignante, tranchent sur le reste du pelage. Un caractère particulier, c'est que la limite des plaques est toujours indécise et que, dans les parties voisines et dont les bords paraissent indemnes à première vue, on reconnaît les lésions initiales de la maladie.

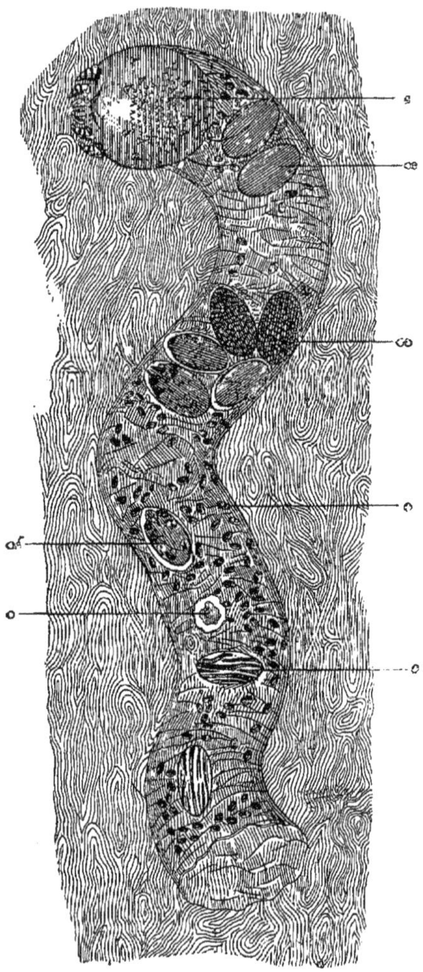

Fig. 70. — Sarcopte de l'homme.

Femelle fécondée (*s*) creusant sa galerie (*sillon*). Figure demi-schématique, en partie d'après Gerach. — On voit, d'avant en arrière les œufs de plus en plus anciens *œ*, *œ'*, *œ"*, puis des coques vides *c*. — *o*, cheminée ou orifice d'échappement des larves. — *e*, excréments.

La peau s'épaissit considérablement et, dans les régions où elle est reliée aux parties sous-jacentes par un tissu conjonctif lâche, il se forme des plis durs et épais, que l'on remarque principalement à l'encolure. Les frottements sont un agent très important des altérations de la peau; ce sont eux qui excorient les papules, accélèrent la formation des croûtes, déterminent des infiltrations sous-cutanées, des exsudats hémorragiques, des pustules, des crevasses, des ulcères.

Outre le prurit et l'éruption, un troisième symptôme, le plus important, le seul pathognomonique, c'est la présence des Sarcoptes. Les nymphes, les mâles et les femelles adultes se rencontrent au milieu des croûtes dans tous les points attaqués. Les jeunes larves et les femelles ovigères vivent dans des galeries intraépidermiques, dites *sillons*, qui, chez l'homme, se manifestent pas une fine ligne rougeâtre de 10 à 20 mm. de longueur. Ces sillons ne sont pas visibles chez le cheval, à cause de la coloration de la peau et de l'épaisseur de l'épiderme. Ils sont creusés par la femelle aussitôt après l'accouplement. Ce travail s'exécute assez rapidement, car au bout de 15 à 30 minutes il est achevé, et cela d'autant plus activement que la température est plus élevée. C'est ce qui avait fait considérer ces parasites comme noctambules : s'ils tourmentent davantage les malades la nuit, c'est qu'à ce moment les conditions de température du lit, ou de l'écurie, de l'étable, etc., leur sont plus favorables. Au point de pénétration du Sarcopte, il se produit une papule inflammatoire, sous laquelle on ne trouve pas le parasite, car il est à l'autre extrémité de son sillon.

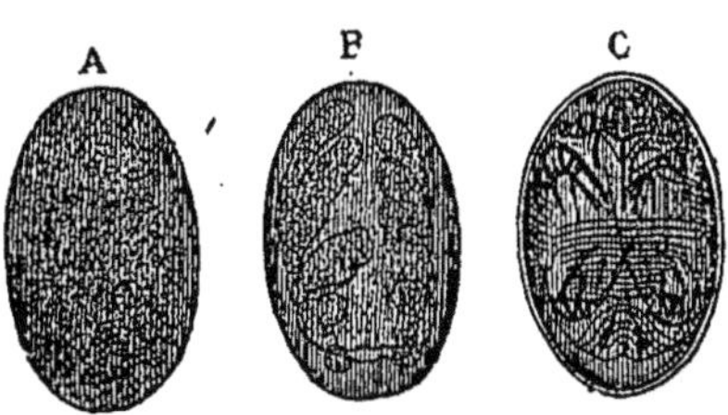

Fig. 71. — Œuf de *Sarcoptes scabiei*, grossi 150 fois, à divers stades de développement.

La femelle pond ses œufs dans sa galerie, à la suite les uns des autres. On les y trouve mélangés à ses excréments. Les larves qui éclosent s'y nourrissent pendant quelque temps, y subissent même des mues ou sortent par de petits orifices que l'on voit sur le trajet du sillon et qu'on avait considérés comme destinés à l'aération de la galerie.

Il n'est pas certain que les nymphes et les femelles pubères vivent aussi dans des galeries. En tous cas, l'accouplement a lieu surtout sous les croûtes et les squames épidermiques. Il est de peu de durée, et les mâles sont relativement peu nombreux. Leur nombre est estimé à 5 ou 6 pour 100 du nombre total.

Les habitudes des Sarcoptes expliquent la ténacité plus grande de cette forme de gale, son extension rapide grâce à l'abri sous lequel ces parasites peuvent braver bien des causes de destruction, et la difficulté que l'on rencontre souvent à les trouver.

On arrivera à ce dernier résultat par les procédés que nous avons indiqués plus haut. Il est rarement besoin de recourir à celui qu'a préconisé Gerlach : il conseille de transporter d'abord les acares sur l'homme et de les rechercher ensuite. Pour cela, l'expérimentateur place sur son bras des croûtes prises sur l'animal suspect; il les y fixe à l'aide d'un peu de papier de soie maintenu en place par deux bandelettes de sparadrap ou par un ruban de soie. Au bout de douze heures, les Sarcoptes ont pénétré dans la peau et, en enlevant les croûtes, on les aperçoit sous la forme de points blancs sur la peau légèrement hypérémiée ou sur une papule. On les saisit à l'aide d'une fine aiguille. Si on attend jusqu'à ce que la papule soit devenue le siège d'une vésicule, on n'y trouve plus l'acare, qui a tracé sa galerie. Ce moyen de diagnostic ne présente pas d'inconvénients : une friction d'essence de térébenthine ou de tout autre acaricide prévient la contagion.

Marche, durée, terminaison. — La gale sarcoptique est assez lente à son début pour rester quelque temps inaperçue. Une population peu nombreuse n'offre rien de saillant pendant la première quinzaine de son installation; ce n'est que dans la quinzaine suivante que les phénomènes d'invasion se manifestent; encore sont-ils assez vagues pour laisser planer le doute sur le diagnostic. L'affection commence à se dessiner dans le cours de la troisième quinzaine, et, pendant la quatrième, elle fait plus de progrès que pendant les six semaines précédentes (Gerlach). Cependant, lorsque les circonstances sont favorables, l'extension de la gale marche avec une rapidité au moins double, et la période d'incubation se trouve réduite à quinze jours. Il semble alors que la prospérité de la colonie soit absolument conforme à la progression géométrique de la multiplication des parasites, telle que l'a donnée Gerlach (Voy. page 106). Lorsque la maladie est bien établie sur un individu, elle peut en l'espace de huit jours gagner les extrémités du corps les plus éloignées de son point de départ.

La gale sarcoptique débute le plus souvent par le garrot, pour irradier de là sur les faces de l'encolure, les épaules, le dos, les côtes. Elle envahit difficilement les extrémités des membres et respecte aussi les parties recouvertes de crins, qui restent avec leur revêtement pileux isolées au milieu des régions voisines dénudées. Le Psoropte, au contraire du Sarcopte, paraît rechercher les régions garnies de crins. Quelquefois, plus rarement, la gale sarcoptique débute par la tête, les flancs, la croupe, etc. : cela dépend du point où s'est faite la contamination.

Lorsque la gale est abandonnée à elle-même, elle amène, par les troubles des fonctions de la peau, par l'inquiétude due au prurit, une altération profonde de la nutrition, un marasme accusé, qui peut, bien que très lentement, conduire les animaux à la mort.

Une pareille terminaison se voit seulement sur des sujets dont on ne prend que des soins rudimentaires; et comme ils ne sont pas l'objet d'une observation attentive, que presque toujours la maladie est troublée dans son cours par des traitements plus ou moins judicieux, on ne possède aucune donnée sur la durée minima, moyenne ou maxima de cette gale.

Sur un cheval galeux récemment guéri, les poils repoussent avec une vigueur insolite due à la surexcitation de la circulation capillaire de la peau; ils sont plus longs que les poils voisins restés sains et tondus pour le traitement; en général aussi leur nuance est plus foncée; ces marbrures de la robe persistent jusqu'à la première mue.

Etiologie, contagion. — Toutes les expériences, toutes les observations démontrent la contagion de la gale sarcoptique du cheval au cheval, à l'âne, au mulet, et réciproquement. Elle a lieu par toutes les voies qui peuvent servir au transport du parasite, et principalement par les litières, les couvertures, les instruments de pansage, les parois des stalles. Elle se fait aussi, quoique moins souvent, par le contact direct. La gale qui sévit sur les chevaux de l'armée française en Crimée fit surtout des progrès effrayants pendant la traversée maritime, alors que les chevaux étaient entassés dans les entre-ponts; et l'on avait là une preuve de la transmission directe des Sarcoptes, attendu que tous les chevaux étaient atteints de la maladie sur les points de contact qu'ils avaient eus entre eux (Delafond et Bourguignon).

L'imminence contagieuse est en rapport avec la phase et l'intensité de la maladie. A leur période d'installation, les Sarcoptes ont peu de tendance à émigrer; la cohabitation reste souvent inoffensive. Après la formation des squames et des croûtes, le Sarcopte passe vite d'un cheval à l'autre; il suffit d'un contact léger et fugitif pour qu'il y ait infection. Gerlach déclare avoir vu des chevaux en bonne santé, placés à côté de chevaux galeux recouverts de croûtes, contracter la gale en n'ayant eu qu'un quart d'heure de contact.

Les larves, les nymphes, les jeunes femelles fécondées et les mâles sont surtout les agents de transmission de la maladie. Les femelles pondeuses, cachées dans leur galerie, n'y concourent guère, à moins qu'elles ne soient violemment mises au jour par des grattages énergiques, allant jusqu'au sang.

Au point de vue de la persistance de la contagion par des objets provenant d'animaux galeux et recélant des Sarcoptes, Gerlach, d'une part, Delafond et Bourguignon, de l'autre, ont fait d'intéressantes expériences sur la durée de la vie du Sarcopte.

Selon Gerlach, aucune variété de Sarcopte, exposée à une chaleur sèche de 60° cent., ne prolonge son existence au delà d'une heure. Conservé dans un verre de montre, le Sarcopte du cheval périt du cinquième au sixième jour; enlevé avec les croûtes, il peut vivre huit à dix jours; dans une écurie habitée, la mort ne survient que du douzième au quatorzième jour. Sur un lambeau de peau couvert de croûtes et exposé à la chaleur, le Sarcopte meurt après la dessiccation complète de la peau, qui a lieu vers le neuvième jour; si elle conserve son humidité, l'animalcule donne encore de faibles signes de vie le vingt-quatrième jour; ils ont totalement cessé le vingt-huitième.

Delafond et Bourguignon ont obtenu des résultats peu différents.

Le Sarcopte du cheval n'étant qu'une variété du *Sarcoptes scabiei*, il y avait lieu de rechercher si le cheval peut contracter la gale sarcoptique par un contact médiat ou immédiat avec quelque autre espèce de mammifère susceptible d'être affecté d'une semblable forme de gale.

En ce qui concerne la gale de l'homme, Delafond et Bourguignon ont, à diverses reprises et dans l'espace de quarante jours, déposé sur la peau d'un cheval âgé et affaibli 176 Sarcoptes pris sur des hommes galeux. Ces parasites ont attaqué la peau, se sont enfouis sous l'épiderme et ont fait naître une éruption papulo-vésiculeuse sur les faces de l'encolure. Le cheval étant mort le quarantième jour, il a été impossible de retrouver des parasites sur sa peau, lors de l'autopsie. —

Dans une autre expérience, 187 Sarcoptes recueillis sur des hommes galeux ont été déposés en plusieurs fois, dans l'espace de 26 jours, sur la face de l'encolure d'un cheval vieux et maigre. Ils ont tracé de nombreux sillons, et fait naître une éruption vésiculeuse; puis les accidents se sont éteints, au point que l'animal, tondu le soixante-dix-neuvième jour de l'expérience, n'a présenté aucune trace de gale ou de parasites. — Ces expériences démontrent donc que le Sarcopte de l'homme ne s'implante que passagèrement sur la peau du cheval, et qu'il n'y a point à craindre l'infection psorique pour des chevaux qui seraient pansés par des hommes galeux.

On ne saurait être aussi affirmatif en ce qui concerne le passage du Sarcopte du chien au cheval. Dans trois expériences faites par Delafond et Bourguignon, des Sarcoptes du chien déposés en grand nombre (110, 58 et 220) sur la peau de deux chevaux, ont attaqué le tégument, soulevé l'épiderme, tracé des sillons; ils ont vécu de 20 à 24 jours, en faisant naître une éruption secondaire, accompagnée de la plupart des symptômes de la gale; mais ces parasites sont morts et les symptômes développés ont disparu spontanément. Gerlach a fait aussi quelques essais de transmission, qui n'ont donné également que des résultats peu décisifs. Il croit cependant qu'une émigration en masse du Sarcopte du chien pourrait donner naissance chez le cheval à une éruption passagère. Il pense devoir attribuer à cette cause la gale que le cheval contracte, assurent les chasseurs, lorsqu'on lui met sur le dos des renards galeux tués à la chasse.

Il est aussi intéressant de rappeler le fait de transmission de la gale du lion au cheval, observé par Delafond et Bourguignon. Cinq lions d'une ménagerie étaient affectés de gale sarcoptique. La brosse et l'éponge employées à nettoyer la peau des lions ayant servi, pendant quelques jours, au pansage de six chevaux, ceux-ci présentèrent au bout de 7 à 9 jours, sur la croupe, le dos, l'encolure et la poitrine, une éruption papuleuse très prurigineuse. On reconnut dans les croûtes recueillies sur ces chevaux les Sarcoptes du lion. Cette gale fut aisément guérie par une friction de benzine; il est probable qu'elle aurait disparu spontanément. Il faut rapprocher de cette observation, celle que citent les mêmes auteurs, d'après Hertwig, où il est question d'un chat qui donna la gale à un cheval en se couchant sur son dos. Enfin, la gale sarcoptique des chèvres se serait communiquée à des chevaux, dans l'épizootie qu'a rapportée Wallraff (1).

Contagion de la gale sarcoptique du cheval à d'autres espèces de mammifères. — *A. Homme* (2). La gale sarcoptique du cheval peut se

(1) Wallraff, *Repertorium der Thierheilkunde*, 1853.

(2) Enaux et Chaussier, *Mém. sur la pustule maligne*, 1785, p. 3. — Delabère-Blaine, *Notions fondam. sur l'art vétérinaire*. Trad. franç. 1803, t. III, p 404. — Chevassieu d'Audebert, *Tr. des exanthèmes épizootiques*, 1804, pag. 23. — Barrat, *Compte rendu de l'École de Lyon*, 1815. — Grognier, *Ibid.* 1817. — Robert Fauvet,

transmettre à l'homme, quoique cette transmission soit relativement rare. Depuis longtemps on en a enregistré des exemples, bien avant qu'on distinguât les trois sortes de gale dont le cheval peut être affecté. Nous empruntons à Delafond et Bourguignon la plus grande partie du résumé suivant.

Enaux et Chaussier ont signalé des cas de contagion de la gale du cheval à l'homme. Chabert assure avoir été affecté de la gale du cheval, ainsi que plusieurs vétérinaires. Delabère-Blaine en cite aussi un exemple. Chevassieu d'Audebert avance que la gale du cheval peut se transmettre à l'homme. Barrat a adressé à l'Ecole vétérinaire de Lyon une observation de la gale d'un cheval à plusieurs personnes. Grognier rapporte qu'un cheval galeux, avant d'être conduit à la clinique de l'école de Lyon, avait communiqué la gale à plusieurs personnes qui l'avaient pansé. Robert Fauvet, vétérinaire italien, raconte qu'un fermier ayant acheté un cheval galeux qu'il monta pour se rendre chez lui, éprouva le lendemain de son arrivée une forte démangeaison sur tout le corps, ainsi que son fils et un ami qui l'avaient accompagné au marché. Le garçon d'écurie à qui l'on confia le cheval se gratta beaucoup le second jour du pansage fait à cet animal. Ces personnes communiquèrent ensuite la gale à d'autres individus de la ferme, et successivement plus de trente personnes en furent atteintes. Le fermier vendit le cheval galeux à un meunier, qui fut promptement pris de gale, ainsi que ses garçons, qui avaient touché l'animal. Le caractère psorique de l'affection fut reconnu par des médecins distingués.

Montaut-Laforest fit connaître un fait de contagion à l'homme de la gale d'un mulet. Lavergne, Carrère, Girou, Soulé, Grève, Pachur, Hertwig, Stütz ont publié des faits très circonstanciés aussi de transmission de la gale du cheval à l'homme.

Sick rapporte qu'une gale épizootique ayant envahi un régiment de hussards, plus de deux cents cavaliers en furent infectés.

Marrel, vétérinaire à Valréas (Vaucluse), a été atteint par la contagion en traitant des chevaux galeux et a vu le même fait se produire sur un propriétaire, qui communiqua la maladie à sa femme et à un enfant qu'elle allaitait. Quatre autres enfants la contractèrent aussi en donnant des soins au nourrisson.

Dupont, vétérinaire à Bordeaux, a constaté, dans une mission officielle, des cas de contagion à l'homme de la gale dont étaient affectés les vieux chevaux employés à nourrir les sangsues des marais de la Gironde.

Ritter rapporte avoir été infecté de la gale, ainsi qu'un domestique, en donnant des soins à un cheval galeux.

En 1856, plusieurs élèves de l'école d'Alfort contractèrent la gale dans une séance d'exercices de chirurgie portant sur un cheval galeux. Ce fut, pour Delafond, une occasion de reconnaitre que cette gale du cheval était causée par un Sarcopte, qu'il regarda comme identique à celui de l'homme ; ce qui portait à trois le nombre des espèces d'Acariens psoriques du cheval.

Annali universi di medicina, 1823 (*Rec. de méd. vét.*, 1824, p. 152). — Laforest, *Compte rendu de la Soc. d'agric. de Paris*, 1822, p. 58. — Lavergne, Carrère, Girou, Soulé, *Journal des vétér. du midi*, 1838, p. 52 et 237. — Grève, Pachur, Hertwig, Stütz. Sick, *Journ. vétér. et agric. de Belgique*, 1842, p. 329. — Nérée Got, *De la gale de l'homme et des animaux, produite par les acares*, etc. Thèse de Paris, 1844. — Marrel, *Rec. de méd. vétér.*, 1847, p. 1000. — Dupont, *Journal des vétér. du Midi*, 1854, p. 524. — Ritter, *Ann. de méd. vétér.*, Bruxelles, 1855, p. 600. — Géraud, *Rec. de mém. de méd. milit.* 1881.

Gerlach, dans des expériences pratiquées sur lui-même et sur plusieurs élèves de l'école vétérinaire de Berlin, a vu le Sarcopte du cheval s'implanter sur la peau de l'homme comme le Sarcopte propre à celui-ci et déterminer une gale généralement fugace.

Mégnin a également observé des faits de contagion à l'homme, lors de l'épizootie de gale qui sévit en 1871 sur les chevaux de l'armée française..

Géraud en a publié des exemples et on peut encore en trouver un assez grand nombre d'autres dans la thèse de Nérée Got.

Tous ces faits établissent que la gale sarcoptique du cheval peut se transmettre à l'homme, mais aussi que le Sarcopte du premier ne trouve pas sur le second un terrain favorable à sa multiplication, car la gale qu'il y produit disparaît, en général, d'elle-même au bout de quinze jours à six semaines; en tous cas, elle cède facilement à un traitement simple, à des lotions alcalines et sulfureuses. On peut encore trouver une preuve de la difficulté de cette transmission dans sa rareté, comparée à la fréquence de la gale sarcoptique du cheval. Dans les épizooties de gale qui ont sévi sur les chevaux de l'armée française à la suite des grandes guerres, c'est tout à fait exceptionnellement que des cas de contagion à l'homme ont été constatés. Si la gale a causé des sévices sérieux parmi les soldats dans la guerre de Crimée, il n'est pas nettement établi que son origine puisse être rapportée à la gale du cheval, alors aussi en pleine extension, et bien des cas de contagion que l'on a cités ne comportent pas la preuve de l'origine qu'on leur attribue.

Il ne faudrait pas cependant donner à la rareté de cette contagion une signification exagérée. Car la contagion de l'homme à l'homme n'est elle-même pas aussi subtile qu'on le croit généralement. « La gale, disent Besnier et Doyon, ne se contracte *ordinairement* que par cohabitation, contact intime prolongé ou répété, et nocturne plus particulièrement; il ne faut pas affirmer que cela n'ait *jamais* lieu plus accidentellement, mais il suffit de bien savoir que cela est en dehors de la règle (1). »

B. Animaux domestiques. — La gale sarcoptique du cheval paraît pouvoir se transmettre aux animaux de l'espèce bovine, quoique, jusqu'à présent, on n'ait pas observé sur ceux-ci cette forme de gale dans les conditions de la pratique. La possibilité de cette transmission résulte des faits publiés par Robert Fauvet et par Grognier, dont il a été question plus haut (page 127). Le cheval de Robert Fauvet avait communiqué sa gale à une vache qui s'était frotté le cou contre la mangeoire de cet animal. Celui dont a parlé Grognier avait transmis sa maladie à deux vaches placées à côté de lui dans l'étable. En dehors de ces faits, où la nature sarcoptique de la gale du cheval est établie par sa transmission à l'homme, mais où l'origine équine de la gale des

(1) Besnier et Doyon. *Leçons sur les maladies de la peau*, par Moritz Kaposi. Trad. franç., t. II, p. 481. Paris, 1881.

bêtes bovines n'est pas suffisamment démontrée, il n'en est point qui permette de conclure plus sûrement à la possibilité de cette transmission.

Rien non plus n'autorise à admettre que la gale du cheval puisse se communiquer au mouton, à la chèvre, au chien, etc.

Diagnostic. — Un élément critère de diagnostic repose sur la constatation du Sarcopte et de ses caractères. La gale sarcoptique diffère de la *gale psoroptique*, comme on le verra plus loin, par sa généralisation plus rapide, par sa contagion plus subtile, par son siége, la gale psoroptique débutant et se localisant presque toujours au bord supérieur de l'encolure, au toupet, à la queue, qu'elle dénude de leurs crins, et qui se tuméfient et se plissent. La gale psoroptique affecte, en outre, la forme de plaques mieux délimitées, tuméfiées à la base, croûteuses et plus humides.

La gale sarcoptique diffère de la *gale symbiotique* en ce que celle-ci est localisée aux membres, débute par leurs parties inférieures, gagne lentement de bas en haut et est plus faiblement contagieuse.

D'ailleurs, les trois formes de gale peuvent coexister, et le souvenir de ce fait important pourra éviter de graves erreurs de diagnostic.

La gale sarcoptique est, à ses débuts, difficile à distinguer de l'*acariase dermanyssique*, due au passage du Dermanysse de la poule sur le corps du cheval. Elle s'en distingue cependant en ce que cette dernière se déclare sur les chevaux qui habitent au voisinage des poulaillers et des pigeonniers, est rebelle à tous les traitements jusqu'à ce que cesse le voisinage, et est alors facilement curable. Outre l'absence du Sarcopte, l'acariase dermanyssique se reconnait encore à ce que les petites dépilations qu'elle produit, semblables, au début, à celles de la gale sarcoptique, se multiplient, mais ne s'étendent pas par un développement centrifuge, comme celles de la gale.

Il est difficile de confondre la gale avec la *phtiriase*. Celle-ci n'entraîne que de légères dépilations, les parasites sont très visibles et, par la malpropreté qui a permis leur multiplication, la gale aurait pris un développement que ne présentent pas les légères lésions que l'on a sous les yeux.

Dans sa période d'état, la gale sarcoptique a l'aspect de l'*eczéma gourmeux* et de l'*eczéma dartreux;* le premier s'en distingue par l'absence de prurit et par sa marche rapide vers une guérison spontanée. Quant au second, qui s'accompagne du même prurit, d'une tendance seulement un peu moindre à l'extension, à la chronicité, à la forme lichénoïde, on éprouve pour les distinguer de grandes difficultés lorsque les recherches microscopiques sont restées infructueuses. Mais l'eczéma dartreux n'est pas contagieux, cède seulement à un traitement interne, tandis que c'est un traitement externe qui a raison de la gale.

Pronostic. — La gale sarcoptique est la plus grave des trois formes de gale qui peuvent affecter le cheval. Elle tire cette gravité de sa grande contagiosité, qui lui permet de revêtir la forme épizootique, et aussi de sa transmission possible à l'homme. Par elle-même, elle ne porte pas une atteinte irréparable à la santé des animaux, mais par l'épuisement, l'anémie qui en résultent lorsque sa durée est longue, elle facilite l'invasion de graves affections, dont la mort peut être la conséquence. Elle s'oppose à l'emploi des animaux qui en sont affectés et a, par ce fait, de sérieux inconvénients économiques. Quant à sa résistance au traitement, elle varie selon l'état des sujets et l'ancienneté du mal. Les sujets jeunes, vigoureux, en bon état, sont moins rapidement envahis par la psore sarcoptique, qui, chez eux, cède plus facilement au traitement que chez les individus âgés, faibles, épuisés. Elle est aussi d'autant plus aisément combattue qu'elle est moins ancienne. Il est rare qu'un traitement bien dirigé n'en triomphe pas régulièrement.

Anatomie pathologique. — Outre les altérations cutanées dont nous avons parlé à propos des symptômes, on peut par la dissection se rendre compte plus exactement des lésions qui accompagnent la maladie. Selon Delafond et Bouguignon, on laisse un fragment de la peau du cheval galeux à la chaleur et à l'humidité pendant 24 à 48 heures, temps généralement suffisant pour permettre d'enlever l'épiderme avec des pinces et un fin scalpel.

Dans les parties récemment atteintes, on voit à un faible grossissement et à l'éclairage par en haut, des rainures (sillons) droites ou sinueuses, étroites, peu profondes, de 2 millimètres à 4 centimètres de longueur, plus ou moins rapprochées les unes des autres. Elles présentent, en des points variées, des parties plus larges et plus profondes, où sont déposés deux ou trois œufs. A l'extrémité de ces galeries se trouve l'acare femelle, adulte et fécondé. Sur les côtés des sillons, les papilles sont rouges et hypertrophiées, et la couche superficielle du derme est pénétrée de sérosité jaunâtre. Dans les environs des sillons, et même assez loin d'eux, se montrent les vésicules formées chacune par une couche d'épiderme soulevée, emprisonnant un peu de sérosité. Au-dessous les papilles sont mises à nu, et le derme est rouge et infiltré. Des coupes tangentielles peuvent mettre aussi ces lésions en évidence.

Dans les points où les altérations sont déjà anciennes, les sillons sont déformés et disséminés, le derme et les papilles sont altérés à un plus haut degré ; il y a de nombreuses dépressions et élévations; les Sarcoptes ne vivent plus dans des sillons, mais dans les dépressions, sous l'épiderme soulevé et détaché. Tout le derme est épaissi par une infiltration de sérosité sanguinolente; les lésions s'étendent aux glandes de la peau et aux follicules pileux, ce qui explique la chute des poils, la sécheresse des croûtes et l'épaisseur de l'épiderme, dont la formation est irrégulière.

Enfin dans les parties où la gale est le plus ancienne, la peau est indurée et épaissie. On y trouve toutes les lésions secondaires dépendant des gerçures, érosions, etc., consécutives aux frottements. Il n'y a rien de particulier à en dire, non plus que des engorgements dont les membres spécialement peuvent être le siège, ni des complications internes qui peuvent venir s'enter sur la maladie primitive (Delafond et Bourguignon).

Traitement. — Au premier soupçon de gale, il faut isoler l'animal qui en est l'objet. Lorsqu'on a plusieurs chevaux galeux, il est bon aussi d'établir des catégories basées sur la période du traitement qu'ils subissent.

Dans le traitement, outre la destruction des parasites, on a parfois, lorsque la maladie est ancienne, à combattre l'état général de faiblesse, dont les conséquences sont surtout à redouter.

a. On commence par tondre le cheval, hors et loin de l'écurie. Ce tondage doit être général; il montre toujours la malade plus étendue qu'on ne le soupçonnait et permet seul d'atteindre tous les parasites.

b. On fait ensuite un savonnage général. On étend sur toute la surface de la peau un ou deux kilogrammes de savon vert (savon de potasse). On frotte vigoureusement pour faire pénétrer la substance dans les croûtes. On laisse agir le savon pendant une heure environ; puis, avec de l'eau tiède de rivière ou de fontaine, on fait une lotion générale accompagnée de frictions avec la brosse de chiendent. On lave ensuite à grande eau (tiède); on sèche la peau d'abord avec le couteau de chaleur, puis avec des bouchons de paille ou de foin, qu'il faut avoir soin de brûler ensuite. Un seul savonnage suffit, en général; on le renouvelle si la peau porte encore d'abondantes croûtes.

c. Lorsque la peau est sèche (le lendemain, en général), on a recours aux remèdes antipsoriques. Ceux qui comprennent des corps gras dans leur composition ne doivent pas être employés à la fois sur toute la surface du corps, pour éviter la suppression brusque des fonctions cutanées. L'application, dans le cas de gale généralisée, se fera donc en deux fois, successivement sur les deux moitiés, droite et gauche ou antérieure et postérieure du corps, en séparant les deux applications par un intervalle de 48 heures et un savonnage général.

Le *pétrole* et la *benzine* sont souvent mis en usage; ce sont d'excellents acaricides, mais ils ont l'inconvénient de produire une irritation de la peau, qui dure longtemps, empêche de juger aisément si la gale est guérie, et s'oppose à l'emploi des animaux immédiatement après la guérison. Il y a donc lieu de les rejeter de la pratique.

La *créosote* est très employée en Allemagne, les expériences de Gerlach ayant démontré qu'elle se place en tête des acaricides; elle détermine la mort des Sarcoptes en 15 à 45 secondes. On l'emploie mélangée à l'alcool et à l'eau (créosote et alcool 10, eau 25), ou à l'huile (créosote 1, huile 25 à 40) ou à l'axonge (mêmes proportions). La forme liquide est la meilleure. Une à trois frictions énergiques faites de trois à cinq jours d'intervalle suffisent à la guérison (Gerlach).

En France, les agents auxquels on doit le plus de succès rapides sont le *tabac*, le *sulfure de potasse* et le *soufre*.

Les déchets liquides des manufactures de tabac, dans la proportion de 100 grammes de ces déchets pour 1 kilogramme d'huile, constituent une préparation efficace et économique. Lorsqu'on n'est pas à proximité d'une manufacture, et qu'on ne peut se procurer de ces déchets, il faut renoncer au tabac, dont le prix serait trop élevé.

Le sulfure de potasse (sulfure de potassium solide), en solution concentrée (250 grammes par litre d'eau, *Codex*), agit avec efficacité et est d'un très fréquent emploi.

Le *Codex* donne encore la formule suivante sous le titre de « Pommade sulfureuse contre la gale (Trasbot) » :

Trisulfure de potassium solide	10	grammes.
Carbonate de potasse pur	2	—
Axonge	300	—

Mélangez exactement.

Elle est destinée à remplacer la pommade d'Helmerich.

Le soufre est utilisé sous forme de pommade soufrée (soufre sublimé 10, axonge 30, *Codex*) ou de pommade d'Helmerich (soufre sublimé 200, carbonate de potasse 100, axonge 800). De nombreuses formules ont été données pour l'emploi antipsorique du soufre, mais les deux précédentes, la pommade d'Helmerich surtout, sont celles qui méritent la préférence.

Le *Codex* donne la formule d'une charge contre la gale :

Benzine	300	grammes.
Huile de cade	100	—
Coaltar	100	—
Savon noir	100	—
Essence de térébenthine	100	—

Triturez dans un mortier le savon noir avec le coaltar, ajoutez l'huile de cade le mélange étant parfaitement homogène, incorporez peu à peu l'essence de térébenthine, puis la benzine.

Il est important dans l'emploi de ces différents remèdes d'agir à la fois sur toute la surface du corps. Cependant avec le tabac on s'expose ainsi à des accidents d'intoxication. Il faut donc, alors, se borner à ne frictionner qu'une moitié du corps, droite ou gauche, antérieure ou postérieure. Les préparations de sulfure de potasse et de soufre n'ont pas ces inconvénients et elles sont d'un prix peu élevé. On laisse agir le médicament pendant trois ou quatre jours; puis on procède à un dernier nettoyage au savon dans les mêmes conditions que le premier. Lorsque la friction médicamenteuse a été bien faite, avec énergie, qu'elle n'a ménagé aucune partie du corps, il est rare de voir les démangeaisons persister. Une répétition du traitement, faite avec plus de soin, triomphera sûrement alors de la maladie.

A l'École de Toulouse, le traitement aûquel on a recours et avec un succès certain consiste dans l'emploi d'une pommade dite *huile de cévadille*, préparée selon la formule suivante qui est à peu près celle de Pujol et Bonnet :

Poudre de cévadille	100	grammes.
Alun calciné	40	—
Fleur de soufre	60	—
Huile d'olives	1	litre.

Faites digérer pendant deux heures au bain-marie.

Dans le cas de gale localisée, on emploie quelquefois l'huile de cade.

Pour éviter la réapparition de la maladie, il est clair qu'il faut pratiquer la désinfection des harnais, des objets de pansage et de l'écurie. Le meilleur désinfectant est l'eau bouillante, les Acariens et les œufs étant détruits à une température de 70° à 80°. Si l'on craint d'altérer les pièces du harnais, on les désinfectera en les plongeant dans une solution antipsorique de sulfure de potasse.

Le traitement interne, qui jouait un si grand rôle dans l'ancienne médecine, doit avoir simplement pour objet de combattre la débilité de l'économie. Une ration abondante, des toniques, une bonne hygiène générale sont les moyens simples auxquels il faut seulement avoir recours.

Police sanitaire. — La gale sarcoptique du cheval n'est pas comprise dans l'énumération des maladies contagieuses donnant lieu à l'application des dispositions de la loi du 21 juillet 1881 sur la police sanitaire des animaux. Mais, en raison de l'importance des épizooties qu'elle peut causer dans l'armée, elle y est l'objet de mesures spéciales qui vont être exposées. Ces mesures sont prescrites par l'article 10 du décret du 26 décembre 1876 portant réglement sur le service vétérinaire de l'armée (art. 79 du décret du 28 décembre 1883 portant réglement sur le service intérieur des corps de troupes à cheval), et par la note D annexée à ce décret.

Lorsqu'un cheval est reconnu atteint de gale, il est immédiatement retiré du rang, et isolé dans une écurie spéciale, qui ne devra pas contenir d'autres chevaux, sains ou affectés d'autres maladies. Il est pansé chaque jour par le même cavalier ou canonnier, qui laisse dans l'écurie ses effets de pansage. Il n'est pas conduit aux abreuvoirs servant aux chevaux sains et il n'est promené que dans une cour spéciale ou dans un endroit retiré. Son harnachement et ses effets de pansage sont remis au vétérinaire en premier, qui les fait déposer dans un local spécial, d'où ils ne sortent qu'après désinfection.

Les deux chevaux voisins du cheval atteint de gale sont considérés comme suspects et placés dans une écurie spéciale si le casernement le permet; dans le cas contraire, ils sont isolés à une extrémité de leur écurie et attentivement surveillés. Le vétérinaire en premier les visite tous les jours et ils restent ainsi en observation pendant dix jours. Les trois places laissées vides sont désinfectées ; le vétérinaire en premier assiste à cette opération et la dirige.

Lorsque la gale règne dans un régiment et que, par le nombre des animaux atteints, elle revêt un caractère épizootique, le vétérinaire doit exercer une surveillance minutieuse sur les chevaux des escadrons, batteries ou compagnies.

Il passera chaque jour dans les écuries et examinera successivement tous les chevaux, en portant surtout son attention sur la crinière, la base de la queue et la face interne des membres. Il devra aussi recommander aux officiers, sous-officiers et brigadiers de semaine, de remarquer les chevaux qui se frotteraient et de les lui signaler.

Dans cette situation, tout cheval qui présentera des dépilations et manifestera les signes de la moindre démangeaison sera considéré comme suspect, retiré du rang et isolé.

La place du cheval sera nettoyée et désinfectée.

Deux écuries au moins doivent être mises à la disposition du service vétérinaire, l'une, destinée aux chevaux galeux avant leur traitement : c'est dans cette écurie que les chevaux seront tondus et médicamentés.

Dans l'autre sont placés les chevaux immédiatement après l'application du remède antipsorique, et ils y restent jusqu'à guérison.

Quelle que soit l'étendue de la gale, l'animal affecté devra être complétement tondu et soumis à une application générale du traitement.

Le traitement le plus sûr et le plus facile à employer dans ces circonstances est le mélange, à parties égales, de pétrole, de benzine et d'huile d'arachides. On l'applique simplement sur la peau, sans frictions.

On peut affaiblir l'action irritante de ce mélange en augmentant la proportion d'huile.

Les poils coupés seront réunis en tas dans l'écurie, bien mouillés avec une solution à 1 p. 100 d'acide phénique, puis transportés dans un lieu éloigné et enfouis profondément.

Après guérison, les chevaux galeux sont placés en observation dans les écuries de l'infirmerie ou dans une écurie spéciale, s'il y en a de disponible, et ils ne devront être remis en service que lorsque toutes traces de la maladie et de son traitement auront disparu, c'est-à-dire quand la peau aura repris sa souplesse et que les poils auront partout repoussé.

Une circulaire ministérielle du 6 janvier 1872 prescrit de ne jamais mettre en route un cheval douteux ou atteint de maladie contagieuse.

Dans les armées en campagne, les chevaux atteints ou suspects de maladies contagieuses sont immédiatement séparés et les maires des localités où l'on s'arrête sont prévenus de la maladie (*Décret du* 28 *décembre* 1883, art. 457). Les chevaux galeux sont dirigés, avec tous leurs effets de harnachement et de pansage, sur des dépôts spéciaux qui ne contiennent que des animaux malades de ce genre et sont installés dans des fermes ou villages, en dehors des lignes de communication et de passage des troupes. Les chevaux guéris ne quittent ces dépôts, pour être dirigés sur les corps de troupe auxquels ils appartiennent, qu'après que toutes traces de la maladie et de son traitement ont disparu, et après désinfection minutieuse et complète des harnais et effets de pansage (*Décret du* 26 *décembre* 1876, art. 71).

La note B, annexe de ce dernier décret, indique les moyens de *désinfection* à employer dans les cas de maladie contagieuse.

1° *Désinfection des écuries et des objets qu'elles renferment.* — Qu'il s'agisse d'une écurie entière ou de quelques places occupées par des animaux galeux ou simplement suspects, on commencera par faire soigneusement enlever la litière, que l'on enfoncera profondément dans le fumier.

Les interstices des pavés, les murs de face et de côté, la mangeoire et le râtelier seront fortement grattés et nettoyés à fond. — Un lavage général, à l'eau chaude autant que possible, sera fait immédiatement après, pour enlever toute la crasse non détachée par le grattage.

Cette première opération sera suivie, après quelques heures, selon que l'égouttement aura été plus ou moins rapide, d'un lessivage au chlorure de chaux (500 grammes pour 10 litres d'eau).

Enfin, le lendemain seulement, on procèdera au blanchiment des murs, râteliers, mangeoires, etc., au moyen de la chaux, qu'en outre on répandra sur le sol.

Si ce sol est bétonné ou macadamisé, il faudra le gratter fortement et même le repiquer, selon son état de conservation.

Si la désinfection a été opérée pour toute l'écurie, on ouvrira ensuite les portes et les fenêtres pour dissiper l'humidité.

Les écuries et les places ainsi désinfectées ne seront pas réoccupées avant 8 à 10 jours.

Quant aux effets et ustensiles d'écurie, tels que bat-flancs, coffres à avoine, fourches, pelles, seaux, baquets, auges, tinettes, etc., ils seront également grattés, lavés à grande eau, lessivés au chlorure de chaux, et on les laissera sécher avant de les remettre en service.

2° *Désinfection du harnachement.* — On devra préalablement démonter les brides, bridons et licols, et dégarnir les selles de leurs accessoires.

Toutes les parties en cuir ou en peau, ainsi isolées, seront lavées, une à une, et à plusieurs reprises, avec une brosse en racine, fréquemment trempée dans une solution de chlorure de chaux (500 grammes par seau d'eau de 10 litres). On brossera surtout, avec un soin particulier, les parties qui d'ordinaire se trouvent plus spécialement en contact avec le cheval.

Au fur et à mesure que chaque objet sera lessivé, on le jettera dans un baquet d'eau naturelle, d'où on le retirera pour le graisser avec de l'huile de pied de bœuf. On laissera sécher à l'ombre les pièces qui ne comportent pas le graissage.

Les parties en drap ou en toile et les objets en fer du harnachement (mors de bride et de filet, étriers, couverture, surfaix, etc.) seront trempés pendant 3 à 4 minutes dans de l'eau bouillante.

En principe, tous les objets qui peuvent, sans se détériorer, supporter une immersion de quelques minutes dans l'eau bouillante, seront désinfectés par ce moyen; autrement, ces objets seront lessivés à l'eau chlorurée, et, immédiatement après, lavés à grande eau.

La toile de doublure des panneaux et du petit coussinet des selles qui auront été désinfectées devra être remplacée.

3° *Désinfection des effets de l'homme et des effets de pansage.* — Les effets de coiffure et d'habillement que portent les hommes chargés de soigner les chevaux malades devront être passés à l'eau bouillante.

Les effets de pansage ayant servi à des chevaux galeux pourront être désinfectés par une immersion de quelques minutes dans de l'eau bouillante.

2° *Gale psoroptique.*

Synonymie. — *Rouvieux* des hippiâtres; *gale humide* de La Guérinière; *gale par acare* d'Huzard fils; *gale dermatodectique* de Delafond.

Cette gale, la plus anciennement connue, la plus commune, affecte le cheval, l'âne et le mulet. Elle sévit quelquefois à l'état épizootique.

D'après Delafond et Bourguignon, qui ont considérablement éclairé l'histoire de cette maladie, comme de la plupart des formes de psore, le parasite de cette gale (*Psoroptes communis* var. *equi*) a été signalé vers le milieu du siècle dernier par Lonting. La première figure qui en ait été donnée est celle que Gohier et Saint-Didier présentèrent en 1813 à la Société d'agriculture de

Lyon; puis vinrent les dessins donnés par Bosc en 1816, dans le *Dictionnaire des sciences médicales;* ceux de Raspail en 1833, de Hertwig et Hering en 1835, de Gervais en 1841, de Dujardin en 1843, de Gerlach en 1857.

Symptômes. — La gale psoroptique du cheval peut apparaître sur toutes les régions du corps, sauf les extrémités des membres; mais elle affecte plus particulièrement le bord supérieur de l'encolure ou la crinière, le garrot et la queue. Aussi, comme elle provoque immédiatement le prurit, l'attention est souvent attirée tout d'abord par l'état des crins, qui sont mélangés, ébouriffés. Le prurit a les mêmes caractères que dans la gale sarcoptique.

La première altération que l'on constate, ce sont de petites papules, rougeâtres sur les parties de peau non pigmentées, de 7 à 8 millimètres de diamètre, sur 2 à 3 de hauteur. A leur sommet, l'épiderme est soulevé par une accumulation de sérosité, qui amène rapidement sa déchirure. Il en résulte une croûte par le desséchement superficiel du liquide; mais celui-ci continuant à s'épancher, la croûte augmente, en englobant des débris épidermiques; elle reste humide et poisseuse, caractère qui la distingue de la croûte toujours sèche et furfuracée de la gale sarcoptique.

Comme chaque vésico-pustule est le résultat de la piqûre d'un Psoropte, et que celui-ci vit en colonies agglomérées, à la surface de l'épiderme, les piqûres se rapprochent, se multiplient comme les parasites, deviennent confluentes et forment de véritables plaques croûteuses.

Les frottements que le malade exerce énergiquement contre tous les corps à sa portée contribuent à l'inflammation de la peau, à l'abondance des croûtes, à la formation de plaies et d'ulcères. Les croûtes, naturellement d'un blanc jaunâtre, sont souvent rougeâtres ou noirâtres par le sang qui les imprègne. Les poils se déracinent, tombent par les frottements et le pansage, laissant une plaque lisse ou d'un reflet brillant, graisseux. La peau s'infiltre, s'épaissit, se ride, se plisse, là où l'abondance du tissu conjonctif sous-jacent le permet. Les croûtes s'agglutinent entre elles, deviennent de plus en plus abondantes, et adhèrent plus ou moins à la surface du derme.

A l'inverse du Sarcopte, le Psoropte recherche les parties abritées par des crins, malgré l'épaisseur de la peau dans ces points. Les progrès des troubles qu'il provoque sont plus importants par la gravité croissante des altérations locales que par la rapidité de l'extension du mal. Une grande superficie de la peau peut être encore intacte alors que des processus graves se sont accumulés dans un court espace autour du point primitif d'invasion. Les régions où la maladie reste longtemps localisée sont le toupet, la crinière, la base de la queue d'abord, puis l'auge, le poitrail, la face interne des cuisses et le voisinage du fourreau. La maladie s'étend par une reptation assez régulière, formant des plaques dont les limites reculent sans cesse, mais qui ne sont pas diffuses comme dans la gale sarcoptique. Elle peut être transplantée par le pansage dans un point quelconque du corps, mais toujours son extension est centrifuge.

Le bord supérieur de l'encolure atteint de gale psoroptique est épais, infiltré, parcouru transversalement par de gros plis, dépilés en partie ou recouverts de crins très courts et d'autres plus longs, emmêlés. Des croûtes sont étendues à leur surface et, dans les sillons profonds qui les séparent, suinte une abondante sérosité poisseuse, souvent fétide, et qui, en été, peut abriter des larves de Muscidés. C'est à cette localisation de la maladie que l'on a donné le nom de *Rouvieux*.

Ce qui, enfin, imprime à tous les symptômes leur signification précise, c'est la présence des Psoroptes. Il sont toujours en grand nombre dans les points envahis. On les trouvera donc aisément sous les croûtes, surtout à la limite des plaques. En examinant sur un papier noir les produits du râclage, on verra, à la loupe et même à l'œil nu, de nombreux Psoroptes, se mouvant avec une rapidité relativement grande, et se présentant à toutes les phases de leur développement, souvent en état d'accouplement.

Marche, durée, terminaison. — La gale psoroptique marche lentement, et envahit bien rarement toute la surface du corps. Tandis qu'au bout d'un mois les Sarcoptes se seraient répandus sur les points les plus éloignés de la peau, les Psoroptes sont encore, à cette époque, cantonnés au bord supérieur de l'encolure ou à la base de la queue, où ils ont établi leur première colonie. On ne peut assigner à cette gale une durée déterminée, même approximativement; en tous cas, elle n'a aucune tendance à guérir spontanément. Si l'on peut admettre qu'elle soit susceptible d'amener la mort par cachexie quand elle est absolument généralisée, on ne peut citer d'exemple de chevaux assez abondonnés de leur propriétaire pour tomber dans cet excès de misère.

Étiologie, contagion. — On a vu plus haut (p. 119) que, des trois genres d'Acariens psoriques, ce sont les Psoroptes qui sécrètent le suc le plus âcre, ce qui explique l'intensité de leurs effets morbides. La gale psoroptique, comme toutes les gales, ne se développe que par le fait de la contagion, sans qu'il y ait lieu de tenir compte d'une prédisposition. La malpropreté seule, quelle qu'en soit la cause, peut jouer un rôle préparatoire.

La contagion s'effectue dans les mêmes conditions extrinsèques que pour la gale sarcoptique. Elle est d'autant plus active que le sujet contagifère est plus gravement affecté.

Sous le rapport de la persistance des propriétés contagieuses d'objets provenant de chevaux galeux, les expériences de Gerlach ont montré que la résistance vitale du Psoropte surpasse celle du Sarcopte. Éloigné de son hôte, il vit 10 à 14 jours dans une atmosphère sèche, 20 à 30 dans une écurie. Plongé dans un état de mort apparente, il peut encore, au bout de six à huit semaines, être revivifié avec le secours de la chaleur et de l'humidité ; mais il ne récupère pas assez de force pour piquer la peau; les femelles fécondées l'emportent, par leur résistance vitale, sur les mâles; ceux-ci, sur les femelles non fécondées.

Les expériences établissent, au moins provisoirement, que c'est toujours du cheval que le cheval tire le Psoropte originel de la gale qui l'envahit. Gohier a cherché vainement à transmettre la gale du bœuf à des chevaux et à des ânes. Delafond a échoué aussi en ce qui concerne les *Psoroptes* du mouton transportés sur le cheval.

Placés sur la peau de l'homme, les Psoroptes occasionnent un prurit violent; mais ils ne donnent jamais lieu à une éruption de gale et périssent rapidement. Gerlach n'a jamais réussi à transmettre la gale psoroptique du cheval au bœuf ou au mouton. Delafond a échoué aussi avec cette dernière espèce, malgré l'identité apparente des Psoroptes que le cheval et le mouton peuvent héberger. Les expériences de transmission faites sur le porc, le chien et la chat, ont toujours donné un résultat négatif.

Diagnostic. — Ce que nous avons dit de la gale sarcoptique et de la gale psoroptique quant aux symptômes, le rapprochement que nous en avons fait à propos du diagnostic différentiel de la première, nous dispense de nous arrêter de nouveau sur ce point. La différence avec la gale symbiotique a été aussi suffisamment indiquée (page 129).

La facilité ordinaire de trouver le parasite rend aisé le diagnostic. Au début de l'affection, on peut en démontrer l'existence en fixant des pellicules sur le bras d'un homme; une ou deux heures après, celui-ci sentira un picotement dû à la piqûre du Psoropte.

On doit toujours se rappeler, d'ailleurs, que les trois formes de gale peuvent coexister chez le cheval, quoique le cas de simultanéité de deux types soit absolument rare.

Une maladie qui peut être confondue avec la gale psoroptique, c'est l'*éruption impétigineuse* ou *pityriasis* qui affecte souvent le bord supérieur de l'encolure et la base de la queue chez les chevaux mal pansés. Elle coïncide souvent avec la phtiriase, dont elle n'est alors qu'une manifestation. En dehors de ce cas, on la distinguera de la gale psoroptique par sa chronicité, son peu de tendance à l'expansion, la faiblesse du prurit et surtout l'absence de Psoropte. C'est surtout cette affection qui constitue le *Rouvieux* des hippiâtres.

Pronostic. — La gale psoroptique est beaucoup moins grave que la gale sarcoptique. Son extension est moins rapide; elle reste beaucoup plus longtemps localisée; elle est moins souvent épizootique ; elle est plus facile à combattre et cède rapidement à un traitement bien conduit. La peau du bord supérieur de l'encolure conserve souvent indéfiniment, apres la guérison, l épaisseur morbide qu'elle a acquise, et la plupart des crins ne repoussent plus.

Anatomie pathologique. — Les détails donnés par Delafond et Bourguignon sur les lésions morbides de la gale psoroptique du cheval n'ont rien de particulier : ils conviennent à toutes les irritations de la peau et sont subordonnés à la violence de celles-ci.

Traitement. — Il y a lieu d'appliquer à la gale psoroptique les diverses mesures prophylactiques, hygiéniques et thérapeutiques indiquées pour la gale sarcoptique. Rarement le succès fera défaut. Le traitement peut même être plus simple. On peut le limiter aux parties malades, en empiétant un peu sur les régions saines. Il faut aussi, pour ne pas trop défigurer l'animal, respecter partie des crins de la crinière et de la queue. A l'encolure, on coupe seulement, aux ciseaux, ceux qui occupent le fond des plis et l'on respecte ceux du sommet. A la queue, on fait des coupes transversales en formes d'allées larges d'un centimètre et passant sur les endroits les plus malades; cela permet à l'air de circuler plus facilement entre les crins, de dessécher les croûtes, et rend plus faciles le nettoyage des parties et l'application des remèdes.

Ceux-ci pourront, par mesure d'économie et vu leur emploi limité, être à base de goudron végétal, ce qui ne conviendrait pas à la gale sarcoptique, où l'application étant générale, on exposerait les animaux à cette asphyxie cutanée que Fourcault et H. Bouley ont obtenue dans leurs expériences. On emploie généralement le goudron mélangé à chaud au savon vert (2 parties de goudron, 1 de savon). On frotte avec un pinceau trempé dans ce mélange sur les plaques de gale, sans faire d'applications générales. Ce remède a l'inconvénient de salir la peau; il en est de même de l'huile de cade. On ne les emploie guère que pour les chevaux communs et, en général, on a recours à l'un ou l'autre des remèdes indiqués pour la gale sarcoptique.

3° *Gale symbiotique.*

Cette gale (*Gale du pied*, *Fussräude* de Gerlach) a été d'abord décrite par Gerlach (1857) et étudiée ensuite par Delafond et Bourguignon. Elle est due au Symbiote commun.

Symptômes. — Elle débute par les boulets et les paturons, principalement des membres postérieurs. Elle gagne ensuite les canons, les jarrets, les genoux, et les dépasse rarement pour se répandre sur la croupe et le tronc. Elle s'accuse par des démangeaisons, beaucoup moins vives que dans les deux formes précédentes, et qui se manifestent principalement la nuit et pendant le repos qui succède au travail. Le cheval piétine, se frotte les membres l'un contre l'autre, y porte la dent, donne des coups de pied.

Au bout d'un temps variable, quelquefois plusieurs mois, la région se couvre d'une abondante desquamation épidermique, au milieu de laquelle on découvre aisément les Symbiotes; les poils tombent; puis la peau s'épaissit, un suintement se produit, des croûtes plus ou moins épaisses se forment, et des crevasses apparaissent dans le pli du paturon. Elles peuvent être bourgeonneuses et acquérir une certaine gravité.

La gale symbiotique marche avec une extrême lenteur. Il faut que le cheval soit bien négligé par son propriétaire, et cela pendant des années, pour que la gale envahisse les régions supérieures des membres et le tronc. Elle se montre presque exclusivement pendant l'hiver; non pas que les Symbiotes abandonnent leur hôte pendant l'été, mais probablement parce que, dans cette saison, les excrétions naturelles de la peau les dispensent de piquer activement le tégument pour y provoquer l'afflux extérieur de liquides nutritifs.

La gale symbiotique peut persister pendant plusieurs années, si les chevaux sont mal pansés. La peau devient alors infiltrée, crevassée plus ou moins profondément dans le pli du paturon et au fanon. Il se produit, à la longue, comme nous l'avons dit, une hypertrophie des papilles, qui se traduit par des saillies coniques ou arrondies, rapprochées les unes des autres et recouvertes d'une couche épidermique lisse et luisante. Elles vont en augmentant de volume et, dans les sillons qui les limitent, apparaît une matière d'aspect séro-purulent, fétide, formée principalement de sérosité et d'une masse de cellules épidermiques. Dans ce produit, des Symbiotes de tout âge, mâles et femelles, sont en nombre considérable, ainsi que leurs œufs, les débris de leurs mues et leurs excréments.

Étiologie, contagion. — La gale symbiotique ne se voit pas sur les chevaux de race distinguée, en raison de la propreté dans laquelle on les tient et de la finesse des poils à leurs extrémités. Elle est l'apanage des chevaux communs, dont les poils des membres sont gros, longs, épais, et dont la peau est dans un état habituel de malpropreté. C'est pourquoi on les voit plus souvent sur les jeunes chevaux, qui, n'étant pas encore en service, ne reçoivent pas un pansage régulier, et sur les chevaux âgés, ruinés, tombés en des mains négligentes, et qui sont près de leur dernière station, le clos d'équarrissage.

La contagion se fait par les objets de pansage et surtout par les litières, dans lesquelles les Symbiotes peuvent se conserver longtemps vivants. Gerlach en a gardé avec des croûtes dans un appartement chauffé : au bout de 10 à 12 jours, ils étaient en un état de mort apparente, que le concours de la chaleur et de l'humidité dissipait encore après une durée de 14 jours. Au printemps, et dans un appartement non chauffé, ils ont succombé le quarantième jour, et le cinquantième dans une écurie. Delafond et Bourguignon les ont conservés vivants pendant 60 à 65 jours en les plaçant dans des boites, dans une écurie maintenue à $+14°$, à $+15°$, en ayant soin de renouveler l'air intérieur de la boite et d'y entretenir une humidité convenable.

La gale symbiotique du cheval a toujours pour origine un autre cheval atteint de la même affection. Le Symbiote du bœuf transporté sur le cheval ne s'y implante pas et disparait sans attaquer la peau. De même, les expériences de transmission du Symbiote du cheval à l'homme et à d'autres animaux que le cheval n'ont donné que des résultats négatifs.

La gale symbiotique est d'ailleurs la moins contagieuse des trois formes de psore dont le cheval peut être affecté, car le Symbiote a peu de tendance à l'émigration; il reste même souvent localisé à un seul membre ou à un seul bipède transversal. Gérard (1) a complètement échoué dans une expérience bien conduite en vue de développer la gale symbiotique sur un cheval par le dépôt des parasites dans le pli des paturons.

Diagnostic. — Rien à ajouter à ce qui a été dit sur ce sujet à propos de la *gale sarcoptique* et de la *gale psoroptique.* Le siège si spécial de la gale symbiotique, ses symptômes et la facilité de trouver les parasites feront toujours éviter les erreurs, surtout si l'on n'oublie pas la possibilité de l'existence concomitante de l'une des deux autres espèces de gale.

Pronostic. — La gale symbiotique, la plus bénigne des psores du cheval, ne persiste, pour ainsi dire, que par la volonté du propriétaire. Elle est des plus faciles à faire disparaître et n'a quelque gravité que lorsque, en vertu de son ancienneté, elle s'est compliquée de crevasses et de bourgeons papillaires, qui, après leur disparition, parfois lente malgré le traitement, laissent souvent des cicatrices grossières.

Traitement. — Pour éviter la contagion, peu active, de la gale symbiotique, il sera bon d'isoler le cheval atteint ou, tout au moins, de renouveler fréquemment sa litière et de l'entretenir dans un grand état de propreté. C'est la propreté encore qui sera un des agents curatifs les plus efficaces.

Il faut couper les poils de très près sur toute la région envahie et même un peu au delà. La brosse ou le bouchon font tomber ensuite, avec les croûtes et les furfurs épidermiques, quantité de parasites et d'œufs.

On fait alors, sur toute la partie malade, une bonne friction avec du savon vert ou savon mou, qu'on laisse en contact avec la peau pendant vingt minutes. On lave à l'eau chaude, on racle la peau avec le couteau de chaleur et on la sèche avec soin.

La médication antipsorique proprement dite conseillée par Delafond et Bourguignon consiste en une friction faite soit avec une décoction concentrée de tabac, soit avec la pommade d'Helmerich, soit enfin, ce qui est plus expéditif, avec la benzine ou l'essence de térébenthine. Il suffit d'une seule, de deux ou trois frictions, au plus, avec l'une ou l'autre de ces préparations, pour faire disparaître complètement cette gale. A l'école de Toulouse, on emploie un mélange à

(1) J. Gérard, *Recueil de méd. vétér.* 1871, p. 402.

parties égales d'huile de pétrole et d'huile de lin. Le mélange de goudron ou d'huile de cade avec du savon vert, à parties égales, appliqué chaud sur toute l'étendue les phalanges, donne aussi d'excellents résultats lorsque la gale est déjà ancienne. Enfin, lorsqu'elle s'accompagne de l'hypertrophie des papilles, il faut appliquer dans toute l'étendue du mal et à plusieurs reprises le mélange de goudron et de savon vert, auquel on ajoute 2 à 5 grammes d'acide arsénieux finement pulvérisé, pour 500 grammes du mélange.

B. — **Gales des bêtes bovines.**

On sait depuis longtemps que les bêtes bovines peuvent être affectées de psore, puisqu'au dire de Delafond et Bourguignon, il en est fait mention dans les écrits de Columelle, qui écrivait au premier siècle de l'ère chrétienne, et dans ceux de Végèce. Depuis la fondation des écoles vétérinaires, la gale du bœuf a été plusieurs fois signalée et sa nature parasitaire bien reconnue. Il semble bien que les bœufs puissent, comme les chevaux, être affectés de trois sortes de gale dont l'agent pathogène est un Sarcopte, un Psoropte ou un Symbiote.

1° *Gale sarcoptique.*

La gale sarcoptique du bœuf n'est ici mentionnée que pour mémoire, car son histoire se borne à la possibilité de son existence. — Grognier, en effet, rapporte que le cheval galeux dont nous avons parlé (p. 127) avait communiqué sa maladie, non seulement à plusieurs personnes, mais encore à deux vaches placées à côté de lui dans l'étable : la transmission à l'homme démontre la nature sarcoptique de l'affection. — Il en est de même dans le cas de Robert Fauvet : le cheval galeux, vendu au meunier, contagionna une vache qui s'était frotté le cou contre sa mangeoire.

Wallraff a rapporté l'histoire d'une épizootie de gale qui sévit sur les chèvres de la vallée de Prättigau (canton des Grisons). Elle se communiquait à l'homme et était donc sarcoptique ; de plus, elle se transmettait aux bêtes bovines et aux chevaux (1). Enfin, Delafond a obtenu une gale passagère, fugace, disparaissant d'elle-même, chez un taureau et une vêle, sur la peau desquels il avait déposé des Sarcoptes provenant d'un chien galeux.

A ces faits se borne ce que l'on connaît sur la gale sarcoptique du bœuf. Redemacher (2), rapporte qu'un chat galeux, qui avait l'habitude de se coucher sur le dos d'une vache, lui transmit la gale ; cette vache donna ensuite la gale à une servante, et celle-ci, à son tour, à toute la famille. On verra plus tard que la gale du chat peut se transmettre à l'homme ; mais comme elle est due au *Sarcoptes notoedres* et non au *S. scabiei*, l'exemple de Redemacher ne peut compter pour l'histoire d'une gale sarcoptique du bœuf analogue à celle du cheval, que cause le *S. scabiei*. Il n'y a guère lieu non plus d'utiliser l'observation très incomplète de Tudichum (3), relative au développement de la gale chez des personnes qui auraient été en contact avec une bête bovine galeuse.

(1) Wallraff, *Repertorium der Thierheilkunde*, 1858.
(2) Redemacher, *Magazin für Thierheilkunde*, 1842.
(3) Tudichum, *Illustr. med. Zeitung*, et *Ann. de méd. vétér.* Bruxelles, 1854, p. 327.

2° *Gale psoroptique.*

Synonymie. — *Gale dermatocoptique* (Röll), *G. dermatodectique* (Delafond).

Historique (1). — Selon Sauvages, Linné avait observé sur les bestiaux une gale qui était causée et entretenue par des insectes que l'on trouvait nichés dans des tubercules de la peau; mais, en somme, la première mention (1813) d'un parasite dans la gale du bœuf est due à Dorfeuille, vétérinaire à Port-Sainte-Marie (Lot-et-Garonne), qui fit aussitôt part de sa découverte à Gohier. L'année suivante, celui-ci trouvait lui-même cet acare sur les bœufs hongrois que les Autrichiens amenèrent en grand nombre à Lyon avec leur armée. Gohier ne découvrait aucune différence entre cet animalcule et celui (*Psoroptes communis*) qu'il avait vu dans une forme de gale du cheval. Après de longues recherches, Delafond (1856) retrouva ce parasite sur des bœufs anglais et limousins en même temps que Gerlach sur des bêtes bovines galeuses du district de Bromberg. Enfin, cette même forme de gale a été vue de nouveau par Müller en 1860 et, depuis, on l'a rencontrée de loin en loin sur des bœufs français.

Symptômes. — La gale psoroptique du bœuf a de grandes analogies avec la gale du même nom chez le cheval. Elle débute à la base de la queue ou, quoique moins souvent, à l'encolure et au garrot. Elle gagne peu à peu la tête, le dos, les épaules, les parties latérales de la poitrine, puis enfin tout le corps, en exceptant les membres.

Elle provoque un violent prurit, qui porte l'animal à se gratter par tous les moyens possibles et souvent à mettre à sang les parties atteintes. Un examen attentif montre, aux endroits où la maladie débute, de petits soulèvements épidermiques, miliaires, éloignés ou confluents, remplis de sérosité. Celle-ci, en s'épanchant, agglutine les poils, se concrète et donne lieu à des croûtes très adhérentes qui vont en augmentant de nombre et d'étendue. Bientôt on voit sur la peau de nombreuses plaques galeuses, dépilées, à bords irrégulièrement festonnés, recouvertes de croûtes épaisses, grisâtres, écailleuses ou lamelleuses. Sous les croûtes et dans leurs intervalles pullulent les Psoroptes, que l'on voit facilement à l'œil nu et à la loupe en étendant le produit du raclage sur du papier noir dans une chambre chaude. La peau, débarrassée des croûtes, se montre dépilée, épaissie, dure, sèche, fendillée, crevassée et formant parfois de gros plis sur les faces de l'encolure, les épaules, la poitrine. Dans les cas graves et négligés, de véritables ulcérations peuvent se produire, dues surtout à des frottements réitérés. Les malades sont alors tombés dans un état de profonde cachexie; les ganglions lymphatiques superficiels voisins des régions galeuses sont saillants et durs, non douloureux. Les animaux succombent à leur état de misère.

Gerlach et Müller ont constaté les modifications apportées dans le

(1) Sauvages, *Nosologie méthodique*, trad. Gouvion, Paris, 1772, T. IX, p. 439. — Gohier, *Mém. et observ. sur la chir. et la méd. vétér.* T. I, 1813, p. 10; T. II, 1815, p. 123. — Delafond, *Compt. rend. de l'Acad. des sciences*, 30 mars 1857. — Gerlach, *Krätze und Räude*, Berlin, 1857. — Müller, *Magaz. f. die gesammte Thierheilk.* 1860 et 1861.

cours de cette gale par le changement de saison. Dans une propriété du cercle d'Inowraclaw, la maladie sévissait tous les ans sur le gros bétail. Elle débutait chaque année vers la fin d'automne, au moment où les bêtes reprenaient le régime de la stabulation, atteignait son maximum d'intensité au mois de février, diminuait au printemps dès qu'on utilisait les bœufs pour les travaux des champs ; les croûtes alors se détachaient, les poils repoussaient et il ne restait plus que quelques taches dépilées à la base de la queue et au cou, en même temps qu'il se formait des pellicules épidermiques à la nuque et autour des cornes. Le tableau symptomatique reprenait à chaque automne. Gerlach et Müller reconnurent que les Psoroptes persistaient en été, quoique les bœufs parussent guéris. Ils étaient en très grand nombre alors à la nuque et autour des cornes. Des Symbiotes y étaient mélangés.

Il semble, d'après ces faits, que le séjour des bœufs en hiver dans des étables chaudes favorise le développement des parasites.

Étiologie, contagion. — La cause déterminante de cette gale est le *Psoroptes communis* var. *bovis*. Transporté sur des animaux sains, il y développe la même affection. On peut admettre cependant que la misère et la malpropreté constituent des causes prédisposantes. On vient de voir que le séjour à l'étable pendant l'hiver favorise le développement de cette maladie, qui est contrariée par la vie en plein air, au pâturage.

Le bœuf peut-il contracter la gale psoroptique d'autres espèces domestiques avec lesquelles il est en contact? Gohier et Carrère (1) ont rapporté des faits affirmatifs, dans lesquels des vaches ont été prises de gale après un séjour plus ou moins long à côté d'un cheval galeux. Mais ils n'ont pas donné de détails sur les caractères de cette psore soit sur le cheval, soit sur la vache, et il est impossible de préjuger même s'il s'agissait de la gale psoroptique ou de toute autre forme.

En revanche, les expériences de transmission de gale psoroptique du cheval au bœuf faites par Gerlach, par Delafond surtout, établies dans les conditions les plus satisfaisantes, ont toujours donné des résultats négatifs. Delafond a constaté une fois un prurit fugitif qui n'a pas été suivi de gale.

De même, le Psoropte du mouton ne s'est pas acclimaté sur le bœuf, dans les expériences de Delafond. Deux fois seulement sur cinq, les parasites transplantés ont attaqué la peau des génisses en expérience ; des croûtes peu épaisses se sont formées, mais les Psoroptes sont morts ou ont disparu du troisième au sixième jour.

Inversement, les essais de transmission de la gale psoroptique du bœuf au cheval sont restés sans résultats entre les mains de Gohier et de Müller.

(1) Gohier, *Compte rendu de l'École de Lyon*, 1817. — Carrère, *Journal des vétér. du Midi*, 1838, p. 241.

Diagnostic. — La gale psoroptique du bœuf peut, à l'une de ses phases, être confondue avec certaines affections cutanées qui ont avec elle quelque ressemblance symptomatique. Chaque fois, l'erreur sera évitée par un examen attentif qui montrera l'existence ou l'absence des Psoroptes, faciles à découvrir et à distinguer de tout autre parasite.

La *phtiriase*, due à l'*Hæmatopinus eurysternus*, qui est très prurigineuse, qui provoque des dépilations et siège de préférence au chignon et au bord supérieur de l'encolure, se reconnaît aisément à la présence des Poux. Comme elle peut coïncider avec la gale, il ne faut pas se borner à un examen superficiel. En général, cependant, le traitement employé contre les Insectes parasites pourra détruire aussi les Acariens.

Le *prurigo*, qui se développe à la suite d'une alimentation échauffante, du passage brusque d'un régime pauvre à une ration abondante, qui souvent apparaît sans causes appréciables, s'étend à diverses parties du corps ou est limité à quelques-unes. Il est caractérisé par des papules discrètes, petites et molles ou volumineuses et dures, qui causent un violent prurit, surtout lorsque le corps s'échauffe. A la suite des frottements, les papules excoriées se couvrent de croûtes sanguines; la peau s'épaissit, est écorchée, humide et se dépile par places. Cette maladie peut s'éteindre très rapidement d'elle-même, et aussi durer des mois entiers. Elle a de grandes ressemblances avec la gale, augmentées encore lorsqu'elle apparaît à la fois sur plusieurs animaux de la même exploitation : on pense alors à la contagion. On sera déterminé dans le diagnostic par l'absence des acares, par l'inutilité des agents antipsoriques et par le succès du traitement interne (rafraîchissants, purgatifs salins, acide arsénieux, etc.).

Dans la *teigne tonsurante*, contagieuse comme la gale, les plaques envahies par le *Trichophyton* sont toujours circulaires, ont des dimensions limitées, de 3 à 5 centimètres de diamètre, tandis que celles de la gale sont irrégulières et s'étendent de préférence dans le sens de la longueur du corps. D'ailleurs, chacune de ces deux affections a son parasite propre, dont la présence vient fixer le diagnostic.

Pronostic. — La gale psoroptique du bœuf ne devient grave, par la cachexie qui l'accompagne lorsqu'elle est ancienne, que si elle a été absolument négligée. Elle cède très aisément aux moyens curatifs divers que fournit la médication antipsorique.

Anatomie pathologique. — G. P. Piana (1) a résumé de la manière suivante ses recherches sur les lésions qui accompagnent la gale sarcoptique du bœuf :

Les Psoroptes provoquent des inflammations exsudatives très limitées dans les régions du derme correspondant aux points où ils ont

(1) G. P. Piana, *Ricerche sulle lesioni istologische... nella pelle del bue per la rogna dermatodectica* (*Giorn. di Anat. Fisiol. e Patologia*, Pisa, 1878, p. 287).

enfoncé leurs mandibules dans l'épiderme; l'exsudat produit par chacune de ces inflammations s'infiltre entre les cellules du corps muqueux, en même temps qu'il se rassemble dans l'épaisseur de l'épiderme même. Cet exsudat est très riche en leucocytes, qui, de même que la partie liquide et grâce à leurs mouvements sarcodiques, s'insinuent entre les cellules épidermiques plus profondes.

Consécutivement à ces faits, et selon l'intensité de l'inflammation du derme, le processus peut se présenter sous deux aspects différents. Dans un premier cas, la formation de l'exsudat s'arrête et de nouvelles couches épidermiques se forment au-dessous de la masse exsudative déjà développée, qui tombe ensuite avec les squames épidermiques. Dans l'autre cas, l'exsudation continue; le produit accumulé dans l'épaisseur de l'épiderme s'accroît jusqu'à produire la rupture de la couche cornée et la destruction complète du corps muqueux; d'où une irritation plus marquée et la formation possible d'un véritable ulcère.

Lorsque les ponctions pratiquées par les Psoroptes sont confluentes, au lieu de petits points inflammatoires distincts, il se développe un processus exsudatif très étendu et cet exsudat, prend, en se desséchant, la forme d'une croûte.

Traitement. — Les moyens curatifs que nous avons indiqués pour la gale psoroptique du cheval sont de tous points applicables à la même forme de psore du bœuf. Il faut s'abstenir rigoureusement d'employer des applications mercurielles; car elles peuvent être absorbées par la peau et provoquer un empoisonnement plus ou moins grave. On sait, en effet, que les bêtes bovines sont particulièrement sensibles à l'hydrargyrisme. De nombreux exemples ont été publiés qui prouvent le danger de ces préparations. Il provient, en grande partie, de la tendance des grands ruminants à se lécher, surtout lorsqu'ils éprouvent quelque démangeaison. Outre les préparations mercurielles, il faut donc proscrire absolument toutes les substances toxiques (cantharides, arsenic, etc.) qui créeraient un mal autrement grave que celui que l'on veut combattre.

3° *Gale symbiotique.*

Synonymie. Historique. — *Gale dermatophagique* (Röll), *G. chorioptique* (Mégnin). — Cette gale, très rare en France, a surtout été étudiée en Allemagne. D'après Gerlach, la première mention de l'acare qui la produit serait due à Kegelaar en 1835. Mais c'est Hering, de Stuttgart, qui le premier a fait connaître d'une manière positive, en 1845, cette forme de psore, qui a décrit, distingué et figuré exactement le Symbiote qui vit sur le bœuf (1). Cette étude a été reprise ensuite et développée heureusement par Gerlach dans son traité sur la gale. Delafond et Mégnin ont rencontré aussi, quoique rarement, le Symbiote du bœuf.

(1) Hering, *Nova acta der Ksl. Leop.-Carol.-Deutschen Akademie der Naturforscher*, 1845.

Symptômes. — Cette forme de gale a pour siège presque exclusif la base de la queue. Le prurit est modéré. D'abondantes pellicules couvrent la région malade; les poils tombent peu à peu; puis il se forme des croûtes et des gerçures circonscrites habitées par de nombreux acares. Ce n'est que si les soins de la peau sont absolument négligés, que la gale dépasse la base de la queue pour s'étendre sur le dos et le cou d'une part, le périnée, les mamelles et la face interne des cuisses d'autre part. En général, elle reste localisée pendant des années à la base de la queue et à la fossette de l'anus. Dans quelques cas, observés par Müller, le parasite était, pendant l'été, cantonné, avec des Psoroptes, dans les poils du chignon.

C'est une maladie peu grave, qui ne porte pas une atteinte sensible à la santé des animaux, à moins que, par une négligence prolongée pendant de longs mois et même des années, on ne lui ait donné le loisir de se propager aux autres parties du corps. Alors, par le trouble général des fonctions cutanées, elle peut contribuer à l'anémie, à la misère dans laquelle se trouvent les sujets.

D'après Johne (1), les bêtes bovines ont souvent des Symbiotes aux pâturons postérieurs sans manifester le moindre prurit.

Étiologie, contagion. — La gale symbiotique du bœuf est peu contagieuse. On a vu des bêtes malades cohabiter pendant quatre ans avec des bêtes saines sans leur communiquer la maladie. Elle n'est pas contagieuse pour l'homme ni pour d'autres animaux domestiques. Déposé sur la peau de l'homme, le Symbiote du bœuf y fait surgir quelques points rouges et une légère démangeaison, mais ces phénomènes ne persistent pas au delà de douze à seize heures. Des squames appliquées dans le pli du paturon du cheval y provoquent des papules et un prurit qui se dissipent au bout de quelques jours.

Inversement, Delafond et Bourguignon ont, à deux reprises différentes, déposé un grand nombre de Symbiotes du cheval, mâles et femelles de tout âge, sur la queue et au pourtour de l'anus de quatre bêtes bovines maigres et débiles. Ces parasites ont attaqué l'épiderme, produit des furfures et fait naître la gale; mais quinze jours après ils avaient disparu et, le vingtième jour, la gale était guérie spontanément.

Diagnostic. — La gale symbiotique est difficile à distinguer de la *gale psoroptique* à ses débuts, et peut se confondre avec celle-ci lorsqu'elle est elle-même étendue. Pour établir sérieusement le diagnostic préparé par les caractères différentiels des lésions, il est indispensable de recourir au microscope, qui montrera nettement s'il s'agit du Symbiote ou du Psoropte.

Un examen superficiel a pu faire prendre pour la gale symbiotique la *phtiriase* due au *Trichodectes scalaris*, lorsque celle-ci a son siège

(1) Johne, *Bericht über d. Veterinärwesen in Sachsen für* 1877.

dans les parties postérieures du corps, à la base de la queue, parce qu'elle s'accompagne d'une éruption furfuracée, de dépilation et d'un prurit léger. La distinction entre les deux maladies est des plus simples, d'après seulement les dimensions du Trichodecte, qui sont au moins quadruples de celles du Symbiote, et d'après tous leurs caractères spécifiques.

La *teigne tonsurante* du veau ne peut guère être confondue avec la gale qui nous occupe, puisque cette dermatomycose affecte toujours une forme circulaire plus ou moins régulière.

De même, le *prurigo* s'en distinguera par les caractères indiqués plus haut, à propos de la gale psoroptique du bœuf.

Traitement. — Le traitement de cette forme de gale ne comporte pas de recommandations particulières. Il suffira, pour en triompher, de se conformer à celles que nous avons faites ou rappelées à propos de la gale psoroptique du bœuf.

C. — Gales du mouton.

Le mouton, comme le cheval et le bœuf, peut présenter trois sortes de gales: sarcoptique, psoroptique et symbiotique. La vie en troupeau, qui est la règle pour les bêtes ovines, communique à leurs psores un caractère particulier de gravité, en en facilitant considérablement la contagion; celle-ci est encore accrue par le long séjour des litières dans les bergeries, un petit nombre seulement de parasites étant à de longs intervalles portés à la fosse à fumier. En outre, le développement de la toison fournit un abri efficace aux Acariens et oppose plus de difficultés à l'action des antipsoriques. Ces dernières proviennent encore du grand nombre d'animaux que le même homme doit soigner et qui rend si irrégulier l'effet du traitement. Toutes ces causes expliquent la tendance des gales à se perpétuer dans les troupeaux qu'elles ont envahis.

Ce qui ajoute encore à leur gravité, c'est qu'elles ne portent pas seulement atteinte à la santé des animaux; elles déprécient parfois fortement la valeur de la toison.

Ces divers points de vue justifient les préoccupations que la gale du mouton a fait naître, toutes les études dont elle a été l'objet, principalement au point de vue du traitement, et les développements dans lesquels nous entrerons à son sujet.

Des trois formes de gale que les bêtes ovines peuvent offrir, il en est une qui, par sa grande contagiosité, sa gravité et sa fréquence, l'emporte de beaucoup en importance sur les autres : c'est la gale psoroptique.

1° *Gale sarcoptique.*

Cette forme de gale est depuis longtemps désignée sous les noms de *gale de la tête*, de *dartre de la tête*, de *teigne*, de *vidragne*, de *lézard*, et plus particulièrement sous celui de *noir-museau*, qui s'applique encore à une affection ulcéreuse des agneaux siégeant aux lèvres et à leur pourtour. Jehan de Brie (1), au XIVe siècle, l'appelait *poacre*. « Et est le poacre une maladie et manière de rongne, qui prent et tient ès museaux des brebis. » Mais jusqu'à Delafond, on ignorait entièrement que cette maladie fût une véritable psore, déterminée par le *Sarcoptes scabiei* var. *ovis*. C'est en 1858 qu'il l'observa sur des moutons napolitains amenés à Paris (2). Elle a depuis été décrite par Gerlach (3). Nous l'avons observée aux environs de Toulouse, où les bergers la nomment *musarail*. Dans la Beauce, son nom vulgaire est *becquériau*.

Symptômes. — Cette gale a son siège presque exclusivement à la tête. Elle se montre d'abord à la lèvre supérieure, au pourtour des naseaux, bien plus rarement aux paupières et aux oreilles. Plus tard, elle se propage sur la face, le chanfrein, les joues, les paupières, et exceptionnellement sur l'espace inter-maxillaire. D'après Chabert, « ce n'est que lorsqu'elle est ancienne qu'elle se montre entre les ars, sous le ventre, autour des articulations, et notamment entre les plis des genoux, des jarrets et des paturons. Elle diffère en cela, ajoute cet auteur, de la gale ordinaire, en ce qu'elle paraît respecter les endroits garnis de laine. » Gerlach, en effet, n'a pas réussi à la faire développer sur les parties laineuses de la peau d'un mouton mérinos. Cela paraît dû à l'abondance du suint dans ces parties, car, chez les moutons à laine sèche (mouton de Zakkel, m. à queue grasse, m. napolitain), la maladie peut s'étendre graduellement à tout le corps.

Elle débute par de petites papules vésiculeuses, accompagnées d'un violent prurit qui porte l'animal à se frotter contre tous les corps environnants, plus rarement à se gratter avec les pieds de derrière. Les papules, écorchées par ces frottements, laissent suinter de la sérosité, qui forme, en se desséchant, de petites nodosités dures, adhérentes à la peau et que l'ongle découvre parmi les poils. On peut voir des sillons sur les oreilles lorsque la maladie y débute. La pullulation des parasites et leur extension généralisent les altérations sur de larges surfaces. La tête, à sa face antérieure, est recouverte de croûtes, d'abord légères, devenant plus tard épaisses, blanchâtres ou grisâtres, dures et adhérentes. A une époque plus avancée, toutes les places malades se confondent en une seule, et les lèvres, les naseaux, la face, les joues, le front et les oreilles ne forment plus qu'une vaste surface croûteuse, sèche, épaisse, unie par les frottements réitérés.

La peau, épaissie, se ride, se plisse, et le fond des plis montre des fentes, des gerçures, saignantes d'abord, puis en voie de cicatrisation plus ou moins avancée; les oreilles, d'après Delafond, peuvent présenter des kystes séro-sanguinolents par le fait de l'irritation due aux frottements.

(1) *Le vray regime et gouuernement des Bergers et Bergeres : compose par le rustique Jehan de Brie.* Edition de 1542, Paris, Denis Janot.

(2) Delafond, *C. R. de l'Académie des sciences*, 14 juin 1858.

(3) Gerlach, *Sarcoptes-Räude des Schafes*, *Scabies ovis sarcoptica* (*Archiv f. wiss. u. prakt. Thierheilkunde*. Berlin, 1877, p. 326).

Les animaux peuvent avoir un peu de difficulté à prendre leurs aliments; la conjonctive peut être injectée; les yeux, chassieux.

Les acares se trouvent sous les croûtes, dans leur couche adhérente, et qui se montre humide, quand on les enlève avec des pinces.

La durée de cette gale est subordonnée aux soins mis en usage pour la guérir; elle peut se perpétuer indéfiniment, s'ils ne sont pas persévérants.

Étiologie, contagion. — Selon les anciens auteurs et les bergers, la cause du noir-museau psorique consisterait dans des blessures que se font les moutons aux lèvres et au nez en passant parmi les chaumes, les ronces, les épines, les pierres, ou en se frottant contre les barreaux du râtelier pour prendre le fourrage. Les agneaux n'en sont que rarement affectés, le noir-museau dont ils sont atteints étant une affection différente et de nature ulcéreuse. La véritable cause de la maladie est la contagion; c'est pourquoi elle se perpétue dans les bergeries, par les contacts immédiats et médiats et surtout par le fait des râteliers contre lesquels, en se frottant soit pour calmer leur prurit, soit pour prendre leurs aliments, les moutons déposent des croûtes chargées de Sarcoptes qui transmettent la gale aux sujets encore sains.

Peut-être la gale sarcoptique du mouton provient-elle de la gale sarcoptique de quelque autre espèce domestique. Viborg admet que la gale du porc peut se transmettre au mouton; mais Am. Pach est d'un avis opposé; les faits manquent sur ce sujet. Il en est de même pour cette assertion de Chabert, que la gale du chien peut se communiquer aux moutons.

Pour la gale sarcoptique de la chèvre seule, la démonstration est faite de sa transmission aux bêtes ovines. C'est ce qui résulte des observations de Wallraff et de Roloff (1). La maladie transmise aux moutons eut les plus grandes ressemblances avec la psore que nous venons de décrire.

La gale sarcoptique du mouton peut se transmettre à l'homme. Delafond a vu un élève contracter une véritable gale pour avoir donné des soins à un mouton atteint de cette psore. Gerlach a réussi plusieurs tentatives de transmission à un élève; et chaque fois il fallut traiter cette maladie expérimentale pour en arrêter l'extension. Cependant la contagion à l'homme doit être des plus rares, puisque l'on n'en cite pas d'autre cas recueilli dans la pratique.

Chez le cheval, le bœuf, le chien, Gerlach a constaté que, après le dépôt sur la peau des croûtes sarcoptiques prises au mouton, il se développait dans les points inoculés une gale locale, qui, au bout de quatre semaines, ne les avait pas encore dépassés. Chez la chèvre, par opposition à ce qu'a vu Roloff, au bout de trois semaines il était

(1) Roloff, *Ueber die Räude der Ziege* (*Archiv für wiss. und prakt. Thierheilkunde*, Berlin, 1878, p. 311).

encore douteux que la transmission eût eu lieu ; il n'y avait pas trace de gale.

Diagnostic, pronostic. — La gale sarcoptique du mouton ne peut être confondue avec aucune autre affection. Son siège la distingue de la gale psoroptique, et la présence du parasite spécial que l'on trouve dans la partie humide des croûtes suffit pour lever tous les doutes.

C'est une maladie peu grave pour les individus attaqués; elle cède facilement aux moyens de traitement. Mais si elle est abandonnée à elle-même, elle peut amener des conjonctivites et des otites douloureuses ; elle peut s'opposer à l'engraissement des animaux par le prurit qu'elle cause et les altérations cutanées qu'elle entraîne aux lèvres. Enfin, sa gravité principale tient à la difficulté d'en purifier les bergeries sans une opération qui paraît hors de proportion avec le but à atteindre.

Traitement. — Les moyens prophylactiques destinés à prévenir l'invasion de la maladie, c'est-à-dire la contagion, sont ceux dont nous parlerons à propos de la gale psoroptique.

Quant au traitement curatif, il donne toujours de bons résultats si l'application en est rationnelle; la rapidité de la guérison est en partie subordonnée à l'ancienneté du mal.

Si la maladie est à ses débuts, on peut d'emblée appliquer les remèdes antipsoriques. Si elle est ancienne et la peau couverte de croûtes épaisses, celles-ci seront assouplies par des frictions répétées pendant plusieurs jours avec un corps gras; on les enlèvera ensuite par un savonnage et un léger grattage.

On fait alors, sur toute la région attaquée, en empiétant sur les parties saines, une friction assez rude avec de l'essence de térébenthine ou, mieux, avec de l'essence de lavande spic, qui est moins irritante. Selon de Gasparin, on peut obtenir la guérison par une seule application d'huile de cade sur toute la surface malade. Deux ou trois frictions avec le mélange à parties égales de goudron et de savon vert, ou avec la pommade d'Helmerich, guérissent également cette gale d'une manière prompte et rapide (Delafond).

Le même traitement est applicable aux cas exceptionnels où la gale s'est étendue aux ars, au ventre, aux mamelles, aux plis des genoux ou des jarrets, aux paturons.

Les complications locales (gerçures, crevasses, kystes, conjonctivite) sont traitées d'après les principes généraux de thérapeutique qui leur sont applicables.

Police sanitaire. — Dans son article premier, la loi du 21 juillet 1881 sur la police sanitaire des animaux domestiques compte « la gale dans les espèces ovine et caprine » parmi les maladies réputées contagieuses qui donnent lieu à l'application des mesures sanitaires.

On s'est demandé si, dans la pratique, cette dénomination générale de « gale » doit comprendre la gale sarcoptique et la gale psoroptique, ou bien exclusivement cette dernière, qui, seule, par sa gravité, justifie la sollicitude de l'autorité.

Il paraît certain que si, lors de la rédaction du texte de la loi, le législateur avait eu présente à l'esprit la possibilité de deux sortes de gale chez le mouton, il eût explicitement réservé l'intervention administrative pour la gale psoroptique. Mais, en raison de son silence sur ce point, il nous semble logique et prudent de s'en tenir à la lettre de la loi et de conclure que la gale sarcoptique, quoi qu'on ait dit, doit être l'objet des mesures applicables à la « gale du mouton », et qui sont exposées plus loin. On voit, d'ailleurs, que malgré les discussions récentes sur ce sujet, la même rédaction a été conservée dans le décret du 12 novembre 1887 portant règlement d'administration publique pour l'exécution en Algérie de la loi sur la police sanitaire des animaux. Il est vrai que si, selon l'article 2 de cette loi, un décret « peut ajouter à la nomenclature des maladies réputées contagieuses », l'administration n'est pas autorisée à réglementer dans un sens restrictif.

2° *Gale psoroptique.*

Synonymie. Historique. — *Rogne*, *Gale épizootique des anciens*, *Gale dermatodectique* (Gerlach, Delafond et Bourguignon). — Delafond et Bourguignon, dans leur *Traité pratique de la psore*, ont donné des détails étendus sur l'histoire de nos connaissances relatives à cette maladie. On y voit que la première mention qui en ait été faite remonte à Caton le Censeur, vers l'an 160 avant J.-C. Puis il en est parlé dans les *Géorgiques* de Virgile, les *Satires* de Juvénal, les œuvres de Celse, de Columelle, de Pline, de Végèce. Au moyen âge, Belon en fait mention et indique comme moyen de traitement l'huile de cade, qu'il appelle *tac*.

Bien que dès le XIIe siècle, Avenzoar eût fait connaître l'existence du Sarcopte dans la gale de l'homme (Voy. p. 99), il faut encore attendre bien longtemps pour que cette notion soit étendue à la psore si importante du mouton. C'est à peine si Linné (1735), Ettmüller (1754), Morgagni (1760), Werlhof (1765) osent émettre l'hypothèse de l'existence d'un parasite dans la gale du mouton. Nombre d'auteurs qui écrivent après eux et traitent de cette affection sont absolument muets sur ce point spécial. On a vu (p. 100) que Wichmann (1786) avait le premier été porté « à penser que la gale du mouton est de la même nature que celle de l'homme, et que l'une et l'autre sont produites *par le même acare* ». Il dit même que, si les ouvriers qui s'occupent de la laine sont souvent affectés de la gale, il faut en chercher la cause dans une *transmission opérée par l'acare du mouton*. Abildgaard, directeur de l'école véterinaire de Copenhague, admettait ces idées, car, dit-il, « on guérit la gale du mouton, par de simples remèdes externes, sans jamais avoir recours à des remèdes internes. » (1787).

Mais c'est Walz, vétérinaire wurtembergeois, qui doit être placé au premier rang parmi ceux qui ont fait connaître les causes, la nature, le siège et le traitement rationnel de la psore du mouton. Dans son mémoire (1) publié en 1809 et traduit en français en 1811, il a, par des expériences variées, donné des bases positives aux recherches ultérieures. Dès ce moment, on voit la notion de la nature parasitaire de la gale et de sa contagion être de plus en

(1) H. Walz, *Natur und Behandlung der Schaaf-Räude*, Stuttgart, 1809.

plus nettement affirmée dans les écrits de Tessier (1810), Bosc (1811), Gohier (1814), de Gasparin (1821), etc.

Enfin des recherches précises sur l'entomologie du Psoropte et la nosographie de la gale ont été poursuivies avec science et méthode par Hering (1835), Hertwig (1835), Delafond et Bourguignon (1854), Gerlach (1857).

Symptômes. — L'attention est d'abord éveillée par de légères altérations de la toison, qui est floconneuse et feutrée par places. En observant avec soin le mouton suspect, on le voit se frotter, se gratter, se mordiller, s'arracher la laine. Ces phénomènes deviennent surtout apparents lorsque le troupeau est échauffé par la marche. Si l'on frotte avec la main les points où la toison est feutrée ou éclaircie, la sensation de prurit est surexcitée : les animaux font trembloter les lèvres, agitent la tète, cherchent à se pincer la peau avec les dents, à se gratter avec leurs pieds. Lorsqu'ils ont marché dans la boue, celle-ci macule la toison dans les points prurigineux.

L'examen de la peau montre des papules, du diamètre d'une lentille et au delà, contrastant par leur aspect blanchâtre ou jaunâtre avec la teinte légèrement rosée du tégument : c'est le résultat de la piqûre du Psoropte. Les piqûres devenant plus nombreuses, les papules serapprochent, sont confluentes et la peau s'épaissit sur une surface généralement peu étendue. Au sommet des papules, s'accumule de la sérosité, qui les transforme en vésicules et en pustules, et qui, se desséchant, forme des croûtes. En peu de jours, les surfaces galeuses sont recouvertes d'une couche squameuse, jaunâtre, grasse au toucher, sous laquelle les parasites sont cachés. L'action répétée, multipliée des Psoroptes étend l'inflammation du derme, accroît l'exsudation et transforme peu à peu les squames du début en croûtes d'épaisseur moyenne. Celles-ci, en se soulevant, surtout sous l'influence des frottements, arrachent les brins de laine de leurs follicules et la dépilation va s'étendant sans cesse. Ces croûtes tombent, remplacées par d'autres plus épaisses, compactes, adhérentes. Les plaques psoriques s'étendent à leur périphérie, les acares abandonnant le centre, dont les croûtes sont remplacées par une abondante desquamation de l'épiderme ; peu à peu cette partie récupère son intégrité, tandis que le processus morbide se continue plus loin. Mais pendant longtemps elle reste épaissie et plissée. Chez les animaux tondus, il se forme d'ordinaire, dans les points malades, une croûte épaisse, sèche, comme parcheminée, qui couvre la peau fortement tuméfiée.

La toison des moutons galeux a un aspect inculte caractéristique. La laine est agglutinée en certains points, manque dans d'autres et se laisse arracher facilement dans des régions qui paraissent encore intactes. Les frottements auxquels se livrent les moutons accélèrent la dépilation, augmentent l'irritation de la peau, qui devient le siège d'inflammation, de contusion et même de nécrose superficielle.

A l'inverse du Sarcopte, le Psoropte recherche les régions garnies de laine. Aussi la gale ordinaire débute-t-elle en général par la ligne médiane supérieure, le garrot, le dos ; elle s'étend ensuite au cou, aux flancs, à la croupe. Les Psoroptes se trouvent rarement dans les régions sternale et sous-abdominale. Ils s'agglomèrent sur des surfaces circonscrites; la gale qu'ils provoquent se manifeste sous la forme de plaques constamment croissantes par leur périphérie. Le nombre de ces plaques est celui des points d'invasion. Mais comme le contact incessant facilite le passage mutuel des Psoroptes d'un individu à l'autre, le processus devient plus confus; les plaques, multipliées et de dimensions variées selon leur ancienneté, finissent par confluer.

Les parasites abandonnent les régions où leur présence a amené la formation de croûtes sèches, compactes, où le derme est épaissi, induré et on ne les y trouve qu'en petit nombre. Ils sont, au contraire, abondants dans les points nouvellement atteints, au pourtour des plaques galeuses. Ils sont là visibles à l'œil nu, sous l'aspect de petits points blancs, offrant une extrémité brunâtre. On peut les enlever avec la pointe d'une aiguille ou d'un pinceau; en les plaçant alors sur une feuille de papier noir et à une température douce, on les voit circuler, et l'on peut même, surtout à la loupe, distinguer les mâles, les femelles et les couples en copulation, qui sont relativement très nombreux.

Les Psoroptes se multiplient abondamment sur les agneaux et les antenais, dont la peau tendre et délicate leur offre un séjour plus favorable. Ils recherchent les toisons serrées et, après la tonte, émigrent en masse sur les sujets qui n'ont pas été soumis à cette opération.

Marche, durée, terminaison. — Les saisons et les milieux dans lesquels vivent les animaux exercent une influence sur la marche de la gale. En automne et en hiver, époques où ils sont réunis dans des bergeries chaudes et à atmosphère humide, où ils sont couverts de leur toison, la maladie fait des progrès rapides. En été, à l'époque des pâturages, et après la tonte et le lavage, elle subit souvent un temps d'arrêt, parfois même un recul.

L'âge, le tempérament des animaux, la longueur, la finesse, l'abondance de leur toison, leur état d'embonpoint et d'énergie, leur race, les conditions hygiéniques auxquelles ils sont soumis influent beaucoup sur la marche, les progrès et les terminaisons de cette maladie. Les individus affaiblis par une cause quelconque lui offrent peu de résistance. Ceux de race mérinos, pure ou mêlée, luttent généralement moins longtemps que les moutons indigènes.

Abandonnée à son cours naturel, la gale a une issue funeste par les troubles des fonctions cutanées, par la fatigue, le manque de repos, l'insomnie dus au prurit. Le marasme, la cachexie précèdent la mort, qui, sur les sujets maigres et débiles, peut survenir au bout de deux à trois mois. Une nourriture abondante et substantielle prolonge la vie, et si, en même temps, on applique de temps à autre un traitement externe incomplet, la maladie peut durer des années et rester stationnaire dans un pays ou dans une exploitation.

Étiologie, contagion. — Toutes les expériences, l'observation de tous les temps ont démontré le rôle prédominant de la contagion dans l'étiologie de la gale du mouton. Le contact intime dans lequel vivent les animaux à l'intérieur de la bergerie rend cette contagion très aisée, et il suffit souvent d'un mouton galeux introduit dans le troupeau pour infecter celui-ci dans une grande proportion. Les expériences de Delafond ont démontré (ce qui paraît aujourd'hui superflu) que, comme Walz et Hering l'avaient déjà dit, les humeurs morbides de la gale du mouton ne contenant ni Psoroptes ni œufs de ces parasites ne peuvent transmettre la psore; que la contagion n'a lieu que par les œufs ou les femelles fécondées.

Dans les circonstances ordinaires, la transmission de la gale se produit par le contact immédiat ou médiat des animaux galeux avec les animaux sains dans les bergeries, les parcs, les pâturages, par la réunion des troupeaux dans les foires, marchés et abreuvoirs. Elle s'opère encore lorsque les animaux sains se trouvent en contact immédiat avec les objets sur lesquels les galeux se sont frottés récemment et ont laissé des croûtes, des mèches de laine recélant des parasites.

Des expériences de Hertwig, de Gerlach et surtout de Delafond il résulte : 1° que les Psoroptes du mouton conservés dans des croûtes, de la laine ou des morceaux de peau fraîche, et maintenus à une température moyenne, peuvent trouver à se nourrir dans ces débris et y vivre de 10 à 20 jours; 2° qu'ils peuvent rester engourdis dans ces mêmes matières lorsqu'elles sont soumises à un froid peu intense, mais qu'ils se raniment à une chaleur douce et humide; 3° qu'ils meurent plus rapidement lorsqu'ils restent en contact avec des matières animales maintenues à une température de zéro; 4° qu'ils meurent promptement s'ils restent exposés soit à une haute, soit à une basse température.

Ces expériences diverses démontrent donc que les Psoroptes peuvent persister à vivre dans les bergeries, bien qu'exilés du corps des animaux, pendant 12 à 15 jours au moins; elles démontrent aussi la nécessité d'enlever de l'intérieur des bergeries les litières, les débris de toisons, les peaux des animaux morts ou sacrifiés, et de désinfecter les lieux qui ont été habités par des moutons galeux.

Les expériences et les observations de Delafond ont mis hors de doute la différence dans la force de résistance des sujets selon leur état de santé. L'embonpoint, l'énergie, l'alimentation succulente et abondante sont des conditions contraires à l'existence et à la multiplication des acares. La maigreur, l'appauvrissement des sécrétions conviennent mieux à la nourriture de ces animalcules, à l'incubation des œufs, à l'alimentation des larves, à la pullulation de la colonie, et, par conséquent, contribuent à l'extension, à la persistance et à l'aggravation du mal. Chez les animaux robustes et parfaitement nourris, la gale guérit seule, dit Delafond, ou guérit facilement par des soins de propreté et quelques remèdes antipsoriques, tandis que chez des bêtes maigres, chétives et chlorotiques, elle persiste et devient tenace, difficile à guérir si l'organisme n'est pas convenablement restauré par l'usage de bons aliments, si l'on n'apporte pas une attention particulière aux soins de propreté, si l'on n'a pas recours à une médication parasiticide énergique.

On a vu plus haut (page 138) que, quoique appartenant à la même espèce que celui du mouton, le Psoropte du cheval ne s'est pas acclimaté sur les bêtes ovines dans les expériences de Delafond. Bien que de semblables tentatives n'aient pas été faites avec le Psoropte du bœuf ni celui du lapin, on peut, au moins provisoirement, admettre que c'est toujours du mouton qu'un mouton a contracté la gale psoroptique dont il est affecté.

Quant à la possibilité de la transmission de cette gale à d'autres espèces animales, nous avons dit (pages 138 et 144) les résultats négatifs obtenus par Delafond avec le cheval et avec le bœuf. Il a également échoué avec la chèvre. Nous avons aussi indiqué l'influence des saisons sur l'extension de la gale du mouton. Les effets du froid et de l'humidité se font encore sentir dans la répartition géographique. C'est ainsi qu'elle est plus fréquente en Allemagne qu'en France, et, chez nous, plus dans le nord et l'ouest que dans l'est et surtout dans le midi.

Diagnostic. — La gale psoroptique ne saurait être confondue avec la *gale sarcoptique* : leurs lieux d'élection sont totalement différents et n'empiètent jamais l'un sur l'autre; la première n'occupe que les parties dépourvues de laine, la seconde que les régions laineuses; dans le cas où elles coexisteraient sur le même animal, on les reconnaîtrait aisément à leurs caractères distinctifs.

La confusion serait plus facile avec l'*inflammation des glandes sébacées*, décrite par Delafond, et qui apparait principalement en automne, quand les animaux ont souffert au parc en couchant sur un sol frais et perdu une partie de leur embonpoint. Elle s'annonce par un prurit assez vif suivi de l'arrachement et de la chute de plusieurs mèches de laine. La peau est rouge, sensible, douloureuse et, caractère important, recouverte d'une grande quantité d'un suint jaunâtre, rance, poisseux, acide, fortement odorant. Ce dernier symptôme, l'absence des Psoroptes et la facilité de la guérison, par l'emploi après la tonte de quelques lotions amylacées sur les parties malades, serviront pour établir le diagnostic différentiel.

Le prurit dû aux *Mélophages*, aux *Trichodectes* ou aux *Ixodes* sera facilement rattaché à sa cause par la découverte de ces parasites volumineux et si distinctifs.

Pronostic. — La gale psoroptique du mouton n'est pas grave si l'on ne tient compte que des dangers qu'elle peut faire courir aux individus considérés isolément. Il est toujours facile, en effet, de guérir un mouton galeux en le séparant du troupeau, en lui donnant une nourriture abondante et substantielle, et en le traitant par des moyens appropriés. Mais ce qui donne au pronostic de cette gale une gravité exceptionnelle, c'est que les moutons vivent toujours en troupeaux, que la gale se propage rapidement par le fait de ce mode d'existence et de la promiscuité étroite qu'il comporte, que la toison constitue une difficulté spéciale à l'action des médicaments, et que c'est tout un troupeau qu'il faut traiter à la fois et dans des conditions dispendieuses, gênantes.

En outre, lorsque les animaux sont, par le fait de leur tempérament naturellement faible ou accidentellement affaibli, dans les conditions qui favorisent le développement de la gale, la mortalité par cachexie ou autres affections intercurrentes vient prélever son tribut sur les revenus du troupeau. Elle est souvent désastreuse à l'automne, pendant l'hiver et le printemps, par la recrudescence qu'offre alors la maladie. « Les pertes annuelles, dans les circonstances ordinaires, peuvent s'élever à 10 et 20 p. 100; dans le cas de gale invétérée, la mortalité peut aller jusqu'à 40 et 50 p. 100, et dans les cas où la gale est compliquée d'une autre maladie grave et notamment de la cachexie aqueuse, elle peut atteindre le chiffre de 70 à 80 p. 100. » (Delafond.)

Il faut joindre à cela que le tourment éprouvé par les animaux nuit à leur croissance et à leur engraissement; qu'un grand nombre de brebis restent inféconde, avortent ou ne donnent que des agneaux petits et faibles, condamnés à périr pour la plupart. Enfin, la laine subit une dépréciation notable dont il sera parlé à propos des lésions.

En 1862, Delafond, d'après des appréciations qu'il regardait comme modérées, estimait que la psore attaquait annuellement le trente-cinquième des moutons français, soit un million, et que, par mortalité ou autrement, les dommages qu'elle causait s'élevaient à 5 francs par tête, soit une perte annuelle de 5 millions de francs pour l'agriculture française. Il est impossible de juger la transformation que ces chiffres subiraient aujourd'hui. Si la population ovine a considérablement diminué comme nombre de têtes, la valeur propre de chacune a crû dans une proportion inverse. Mais il semble bien aussi que de meilleures méthodes d'élevage et d'entretien, que des soins mieux entendus et l'application, même incomplète, des mesures de police sanitaire ont restreint dans une notable proportion l'extension de la gale du mouton. Elle n'en reste pas moins une affection grave et contre laquelle on doit mettre en œuvre toutes les ressources accumulées par l'expérience.

Anatomie pathologique. — Sur une portion de peau où la gale est récente, l'épiderme est soulevé par de la sérosité purulente. Dans une étendue en surface de 2 à 3 centimètres de diamètre, il y a de l'infiltration séro-sanguinolente. Plus tard il y a de l'induration. L'étendue de ces lésions peut être de 4 à 5 centimètres. Lorsque la maladie est très avancée, la peau, depuis longtemps dépilée, a acquis le double, souvent le triple de son épaisseur normale ; elle est dure, ridée, crevassée en certains points. Les papilles sont hypertrophiées. Le tissu conjonctif sous-cutané est infiltré par la sérosité déjà organisée dans les parties profondes du derme. Les ganglions lymphatiques voisins de ces surfaces profondément altérées sont gros, rougeâtres, infiltrés, riches en lymphe. Les lésions de la peau peuvent aller jusqu'à la formation, dans son épaisseur, de petits foyers purulents, rougeâtres, du volume d'un grain de chènevis à celui d'un pois. D'autres, atteignant le volume d'une noisette, occupent l'épaisseur de la peau et du tissu conjonctif sous-cutané. Les ganglions lymphatiques voisins sont alors enflammés et grossis; ils font une forte saillie sous la peau. Enfin, on peut trouver, dans les différents organes digestifs et respiratoires, des lésions appartenant à des affections cachectiques concomitantes.

Les altérations de la toison sont particulièrement graves au point de vue économique. Elle est feutrée, salie, jaunâtre, mélangée de corps étrangers, diminuée par la chute de nombreuses mèches et a perdu considérablement de sa valeur. Les brins sont inégaux et cela est surtout marqué dans les conditions suivantes indiquées par Delafond.

« Chez beaucoup de bêtes, et après la dépilation, sous les portions de toison restées adhérentes à la surface de la peau malade, il se développe une nouvelle sécrétion laineuse. Bientôt les brins de laine provenant de cette sécrétion s'engagent dans les brins détachés, s'y accrochent et viennent avec eux constituer une mèche de laine composée d'anciens et de nouveaux brins. Cette altération, que les cultivateurs, les bergers, les marchands de laine et les fabricants désignent sous le nom de *laine à deux bouts* (parce qu'en effet chaque mèche de laine est composée de deux couches d'inégale longueur) (1), peut se montrer non seulement dans la laine recouvrant les surfaces galeuses, mais encore dans les parties saines, lorsque les animaux ont souffert longtemps des attaques réitérées des parasites.

» On reconnaît cette altération lorsque, plaçant les mèches entre l'œil et la lumière, on voit une zone claire à l'endroit où les nouveaux brins de laine viennent s'enchevêtrer avec les anciens, et, lorsqu'en tirant la mèche par les deux bouts, les deux pousses se désunissent pour former deux mèches isolées. Si, d'ailleurs, on examine au microscope les brins, tant de l'ancienne pousse que de la nouvelle, on voit que le diamètre de chaque brin est alternativement rétréci et renflé ; condition

(1) Magne et Sanson appellent *laine à deux bouts* celle dont les brins ont un diamètre irrégulier. Généralement les plus petits diamètres occupent la partie moyenne du brin, les plus grands les extrémités. Cette forme se montre dans les troupeaux dont l'alimentation n'a pas été régulière. Les extrémités correspondent aux pousses estivales, la portion intermédiaire à la pousse hivernale, durant laquelle le troupeau a été nourri parcimonieusement.

qui donne encore une inégalité de résistance à la laine et qui nuit essentiellement à son emploi.

» Cette altération est très préjudiciable pour la fabrication des étoffes, en ce sens que la laine est plus courte, que les fils qu'elle donne se désunissent ou se rompent quand on les étire et que l'étoffe fabriquée est terne, sèche et de mauvaise qualité. Il est, en outre, probable que les laines ainsi avariées, et imprégnées d'un suint qui a lui-même subi des altérations, ne prennent pas aussi bien la teinture que celles des moutons en bonne santé. Nous avons quelque droit d'émettre cette opinion, d'après les expériences qui ont été faites par Roard, directeur des teintures de la manufacture des Gobelins en 1803, sur des laines provenant de bêtes bien portantes et de bêtes malades. »

Traitement. — Le traitement de la gale du mouton consiste dans l'emploi de moyens antipsoriques propres à détruire les parasites. Mais il faut surtout mettre les troupeaux à l'abri de la contagion. Comme elle est très subtile, on ne doit pas perdre de vue les données fournies par Delafond quant au rôle de l'état de santé antérieur sur le développement de la psore. On devra donc s'attacher à placer les animaux dans les meilleures conditions hygiéniques, à les soustraire autant que possible à l'influence de l'humidité, à maintenir les bergeries dans la plus grande propreté, par l'aération, la lumière, l'enlèvement fréquent des fumiers. Les qualités du berger sont, sous ce rapport, de première importance : la vigilance, le zèle, les soins, l'intelligence, les connaissances pratiques de cet auxiliaire permettront de reconnaître le mal à ses premiers indices et de s'opposer à son extension.

L'alimentation occupe une place prépondérante parmi les mesures prophylactiques sur lesquelles on peut le mieux compter. Reuss, Hering, Daubenton, Lullin (cités par Delafond) ont fait connaître des faits qui démontrent l'heureuse influence d'une nourriture abondante et substantielle sur la résistance des moutons à la gale, sur la facilité qu'elle donne pour la guérison. Selon Gerlach, les animaux adultes résistent d'autant mieux à la gale qu'ils sont mieux nourris, de telle sorte qu'ils peuvent ainsi conserver cette maladie des années entières. « Les pasteurs espagnols, dit Delafond, savent fort bien que les troupeaux qui ont contracté la psore pendant l'hiver dans les provinces chaudes de l'Estramadure, deviennent très facilement guérissables par l'emploi des remèdes les plus simples dans les pâturages succulents des montagnes de la Sierra Morena, de la Vieille Castille, de la Navarre et des Asturies. Les bergers auxquels sont confiés les troupeaux transhumants qui, des provinces méridionales de la France, sont conduits dans les pâturages des montagnes des Cévennes, du Dauphiné et des Alpes, font annuellement des observations semblables. En Suisse, ces faits sont vulgaires et connus de tous les cultivateurs et de tous les marchands de moutons. » Delafond a beaucoup insisté, et avec raison, sur l'importance du régime et de la bonne santé des moutons pour la guérison de la gale.

La guérison ne sera pas obtenue sans l'emploi de moyens antipsoriques. Ce qui fait la complication du traitement, c'est qu'il faut y soumettre un grand nombre d'animaux en même temps pour détruire à la fois tous les parasites du troupeau. Au début, quand un, deux ou trois moutons seulement sont atteints et légèrement, le berger, s'il est soigneux, peut arrêter et détruire le mal par des moyens simples (jus de tabac, essence de térébenthine, huile de cade, etc.). Mais quand la gale est installée dans le troupeau, que l'on doit soupçonner tous les animaux d'être atteints peu ou prou, que l'on est dans l'impossibilité de déterminer sûrement les places malades, il faut recourir à des bains médicinaux, dans lesquels on plonge les moutons l'un après l'autre.

Bien des substances ont depuis longtemps été essayées et recommandées dans le traitement de la gale des moutons. Le sel marin et les divers corps gras sont abandonnés comme insuffisants. La pommade mercurielle employée seule ou mélangée à d'autres agents doit être rejetée à cause des dangers d'empoisonnement qu'elle présente : les faits rapportés par Gasparin, Jauze, Tessier, Numan, etc. (cités par Delafond) démontrent la possibilité d'accidents graves, même mortels, du fait de ce remède, à la suite de son absorption soit par la peau, soit par la muqueuse digestive lorsque l'animal galeux se lèche, lorsque les moutons se lèchent les uns les autres, lorsque les agneaux lèchent leurs mères. L'huile empyreumatique, l'huile de cade sont très actives ; mais elles ont l'inconvénient de dégager une mauvaise odeur et surtout de tacher la laine et d'en diminuer considérablement le prix de vente. La solution de sulfure de potassium n'est efficace qu'à condition d'être concentrée, et alors elle jaunit la laine et la rend dure et cassante.

Dans beaucoup de pays, et particulièrement dans les régions montagneuses, où l'ellébore noir est très répandu, on a recours au rhizome de cette plante, employé en décoction après réduction du liquide aux deux tiers (eau, 1 litre ; rhizome frais, 125 grammes, ou rhizome sec, 62 grammes). On peut, selon les ressources locales, substituer à l'ellébore noir, soit l'ellébore vert, soit l'ellébore fétide ou l'ellébore blanc. En Allemagne, en raison du prix peu élevé du tabac, on obtient une bonne décoction antipsorique en faisant bouillir les feuilles préparées de cette plante avec de l'eau, dans la proportion de 200 grammes de tabac pour 1 litre d'eau. Ces diverses préparations sont efficaces, mais ne peuvent guère convenir pour le traitement d'un troupeau un peu nombreux. Aussi le véritable traitement de la gale du mouton consiste-t-il dans l'emploi de bains antipsoriques dont la composition est assez variée.

Pour retirer de ce traitement tout le résultat qu'on en attend, il faut éviter la réinvasion du parasite. Lorsque la gale est ancienne dans le troupeau, il est bon de désinfecter la bergerie. On portera à la fosse tout le fumier qui s'y trouve. On creusera le sol à une profondeur de 10 à 15 centimètres et la terre, ainsi retirée, riche en matières organiques, sera réunie au fumier. Toutes les parties en bois (portes, fenêtres, claies, râteliers, etc.) seront lavées avec de la lessive bouillante, puis blanchies à la chaux jusqu'à hauteur d'homme. Les parties bâties seront recrépies. Puis le sol sera remplacé par de la terre nouvelle rapportée et fortement tassée. Enfin, pendant deux semaines, la bergerie nettoyée sera laissée vacante, et lorsque ces diverses opérations auront été faites avec soin, on sera certain que si la gale réapparaît ce n'est pas de la bergerie qu'elle provient, mais d'animaux insuffisamment traités. Pendant ce temps, les moutons auront été mis dans un autre local ou parqués, et après le traitement seront réintégrés dans leur bergerie primitive. Si le local transitoire est laissé inhabité pendant 2 à 3 semaines, il sera inutile de le désinfecter. Si, avant que ce laps de temps soit écoulé, on a besoin de l'occuper par d'autres moutons, il faudra lui faire subir la même opération qu'à la première bergerie.

Avant tout emploi des remèdes, les anciens auteurs prescrivaient de racler les endroits malades, et Delafond insiste sur l'importance de cette opération préalable. Elle se fait soit avec le *grattoir* de Daubenton, soit avec l'*onglée* de Chabert et Fromage de Feugré. Le premier est une sorte de couteau dont la lame est en os et épaisse de un à deux millimètres. L'onglée est une tige en fer recourbée à angle droit à l'une de ses extrémités qui porte une série de petites dents, et que l'on passe doucement sur la peau recouverte de croûtes; elle a l'inconvénient de faire saigner. Beaucoup de bergers se servent de leur ongle pour remplacer le grattoir et l'onglée. Le mieux est d'employer une simple lame de bois dur et flexible. On gratte la partie malade avec le tranchant mousse, puis on la frotte avec le plat de la lame. Cette opération a l'avantage de faire tomber les croûtes, d'enlever ainsi une grande partie des Psoroptes et de leurs œufs, d'en écraser un grand nombre et de rendre plus efficace l'action du remède. Le grattage et le frottage doivent être pratiqués en dehors de la bergerie. Ils sont inutiles si les croûtes sont peu nombreuses et peu épaisses.

Il est extrêmement utile de pratiquer la tonte avant d'employer les remèdes. Lorsque la gale existe hors de l'époque favorable à cette opération, les propriétaires hésitent à faire couper la laine qui n'a que six ou huit mois de pousse, parce que sa valeur commerciale est moins élevée. Il faut alors s'attendre à ce que, le plus souvent, les effets du traitement soient incomplets. Il aura, au moins, l'avantage de maintenir la gale dans des limites restreintes et de permettre d'atteindre sans grand dommage la saison où la tonte sera pratiquée selon la coutume.

Quel que soit le bain que l'on emploie, il ne devra être donné que quatre à cinq heures après le repas.

Exceptionnellement et pour les animaux dont la peau est épaissie, comme parcheminée, il est nécessaire de faire prendre un bain savonneux, composé de : savon vert, 1 kilogramme; eau de rivière ou de puits dissolvant bien le savon, 100 litres. Ce bain est versé à la température de 30° à 35° dans un cuvier d'une capacité convenable pour y plonger l'animal. Le mouton y est immergé deux minutes, puis on le frotte pendant deux autres minutes avec une brosse rude. Ce bain nettoie la peau, ramollit les croûtes et débarrasse déjà l'animal d'un très grand nombre de parasites. Le lendemain, on fait prendre le bain antipsorique. Si le lavage à dos a précédé la tonte, le bain savonneux est inutile.

Bains antipsoriques. — En France, les bains antipsoriques ont pour base l'acide arsénieux. Le *bain de Tessier*, proposé par cet agronome en 1810, et qui est le plus employé, a pour formule:

	Pour 100 moutons.
Acide arsénieux.....................	1kil,500.
Sulfate de fer.....................	10 kilogrammes.
Eau.....................	100 litres.

Faire bouillir pendant dix minutes.

Le sulfate de fer est un correctif : il agit comme astringent, s'oppose à l'absorption du principe toxique par la peau et détourne les moutons de la tentation de se lécher. De nombreux faits publiés par Godine jeune, Gohier, Youatt, etc., démontrent en effet que les bains arsenicaux dépourvus de substances astringentes peuvent déterminer de graves empoisonnements.

Le bain ferro-arsenical de Tessier a l'inconvénient de donner à la laine une couleur de rouille, à cause du sulfate de fer qu'il contient. Clément (1846) a proposé de remplacer le sulfate de fer par le sulfate de zinc à dose moitié moindre. Mathieu (1856) a substitué l'alun au sulfate de fer à dose égale. Le bain Clément et le bain Mathieu ont donné d'aussi bons résultats que le bain Tessier et sans tacher la laine, ainsi que Delafond l'a constaté; mais ils n'ont pas été employés dans une aussi grande proportion. En outre, ils coûtent plus cher que le sulfate de fer, et augmentent le prix du bain pour 100 moutons de 1 fr. 50 (bain Clément) à 3 francs (bain Mathieu).

Un autre reproche fait au bain Tessier, c'est de pouvoir servir à des tentatives criminelles d'empoisonnement ou donner lieu à des méprises fatales dans les fermes. C'est pourquoi, sur la proposition du conseil des professeurs de l'école d'Alfort, une ordonnance ministérielle avait décidé que la solution du bain de Tessier serait colorée par le peroxyde de fer, et rendue amère par l'addition de la poudre de gentiane, selon la formule suivante :

Acide arsénieux	1,000 grammes.
Protosulfate de fer	5,000 grammes.
Protoxyde de fer anhydre (colcothar)	400 grammes.
Poudre de racine de gentiane	200 grammes.

C'était la seule préparation que les pharmaciens fussent autorisés à délivrer. Elle représente la dose pour 100 moutons, et doit être traitée par ébullition dans 100 litres d'eau. Cette formule est devenue caduque et est remplacée par celle du *Codex* de 1884, donnée sous le nom de « bain arsenical (Trasbot) », où la matière astringente est représentée par le sulfate de zinc, et la substance amère par l'aloès, qui, ainsi que l'a bien démontré Delafond, peut être avantageusement substitué à la gentiane. Voici la formule du *Codex*, qui convient pour 100 moutons:

Acide arsénieux	1,000 grammes.
Sulfate de zinc du commerce	5,000 —
Aloès	500 —
Eau	100 litres.

« Faites dissoudre à chaud l'acide arsénieux dans vingt litres d'eau ; dissolvez d'autre part l'aloès et le sulfate de zinc dans dix litres d'eau froide ; mélangez les deux solutés et ajoutez le mélange au reste du liquide. — Cette préparation remplace le *bain de Tessier* (1). »

Le prix de ce bain revient à environ 5 francs pour 100 moutons. Un peu plus cher que le bain de Tessier, il a l'avantage de ne pas tacher la laine; il a la même efficacité, puisque c'est le bain de Clément rendu amer et coloré par l'aloès, et que les bons effets de cette formule ont été constatés par Delafond et de nombreux praticiens. D'après les statistiques recueillies par Delafond et portant sur 36000 moutons traités de 1816 à 1852, 35963 animaux ont été guéris par le bain de Tessier, les 37 restants ont succombé à l'état d'anémie, de marasme, dans lequel ils étaient tombés avant l'emploi du traitement; 60 bêtes seulement ont exigé une seconde immersion pour que la cure fût radicale.

Nous empruntons au consciencieux travail du même auteur les recommandations suivantes sur le mode d'emploi des bains arsenicaux.

Autant que possible, ainsi qu'on l'a déjà dit, les animaux seront préalablement tondus. Cette précaution, toujours utile pour assurer l'effet du bain, est nécessaire si l'on a recours au bain primitif de Tessier, qui déprécie la toison par la coloration dont il l'imprègne.

Le bain est maintenu constamment tiède (30 à 35 degrés). Le local provisoire où sont renfermés les animaux est partagé en deux com-

(1) Beucler a fait connaître un cas intéressant, où, sur 51 moutons passés au bain arsenical de Clément, 49 sont morts en moins de 24 heures. L'expertise démontra que le sulfate de zinc avait été remplacé par du *sulfate de soude* (erreur du pharmacien). Les expériences consécutives rapportées par Nocard semblent établir que, chez ces animaux, l'absorption du poison avait eu lieu par la surface de la peau. (*Archiv. vét.* 1879 et *Bull. de la Soc. de méd. vét. prat.*, nov. 1879).

partiments par des claies. Ils passent de l'un dans l'autre à mesure qu'ils sont baignés. Quatre hommes au moins sont employés à l'opération : l'un amène les moutons, les trois autres font prendre le bain. Deux d'entre eux sont munis d'une brosse rude.

Tessier recommandait expressément que les mains des baigneurs fussent garnies de gants de peau. L'expérience a démontré que cette précaution est inutile et qu'on peut se livrer à cet exercice pendant vingt-quatre heures et même plusieurs jours de suite, sans avoir à redouter d'accident. L'épiderme des mains et des bras devient simplement sec, comme tanné, et prend une couleur de rouille (dans le bain de Tessier), qui disparaît promptement en se lavant avec une solution faible d'acide chlorhydrique. Cette solution peut aussi être employée à enlever les taches de sulfate de fer faites sur les vêtements par les éclaboussures des bains. Malgré nombre d'expériences favorables, les personnes qui ont des plaies aux mains feront bien de s'abstenir de faire prendre le bain.

Les mamelles et surtout les mamelons des brebis laitières devront être préalablement enduits d'un corps gras pour éviter l'action astringente du liquide, qui diminue pendant quelques jours la sécrétion du lait. Les autres animaux du troupeau ne demandent aucune préparation.

Chaque mouton est maintenu plongé dans le bain pendant deux minutes, à l'exception de la tête, sauf pour les animaux très galeux, chez lesquels on s'attache à faire pénétrer le liquide dans tous les replis cutanés de la tête, des aines, de l'espace interdigité. Après une ou deux minutes, l'animal, placé sur ses quatre membres dans la baignoire, est brossé, frotté, nettoyé, sans faire saigner, sur toutes les parties du tronc et surtout sur les surfaces galeuses, pendant deux à cinq minutes *au plus*. On fait de même aux membres et sur les parties nues de la tête, où se réfugient souvent des Psoroptes. Les baigneurs passent ensuite les mains sur toute la surface du corps pour faire écouler le liquide. Le mouton est alors mis en liberté dans l'enceinte préparée pour le recevoir, et l'opération est terminée.

Quatre hommes peuvent ainsi baigner de 12 à 14 moutons par heure, soit 120 à 130 par jour.

Tessier avait recommandé de rabattre les oreilles sur les yeux de l'animal lorsqu'il est plongé dans le bain, pour empêcher la pénétration du liquide ferro-arsenical dans les yeux et les oreilles. Delafond estime que cette précaution peut être négligée, car il s'est assuré expérimentalement qu'en pénétrant sous les paupières et dans les oreilles, le liquide du bain de Tessier ne détermine pas d'irritation.

Ce qui reste du bain est conservé pour des applications locales, en vue d'une disparition incomplète du mal ou d'une reprise de l'opération. Lorsque la gale a complètement disparu, le surplus du bain est enfoui.

On ne doit point négliger de nettoyer parfaitement la chaudière où l'on a fait chauffer le bain, de laver plusieurs fois à l'eau chaude la baignoire ou le cuvier, les seaux, les brosses et autres objets qui ont servi au traitement.

Tessier prescrivait de laisser les animaux pendant vingt-quatre heures dans un endroit dépourvu de litière, de paille, de fourrage, pour éviter l'imprégnation de ces matières par le liquide qui s'écoule des animaux et, par elles, des accidents d'empoisonnement. Delafond s'est assuré que les moutons n'ont que bien rarement de la tendance à prendre ces aliments rendus amers; que, nourris pendant trois à huit jours d'aliments contenant un à trois centilitres du bain de Tessier, ils n'en éprouvent aucune incommodité. En outre, il a établi que les animaux qui viennent d'être plongés dans le bain de Tessier, et dont la laine et la peau sont mouillées, ne cherchent pas à se lécher entre eux; que, dans le cas où ils se lècheraient, ils ne pourraient déglutir assez de liquide pour s'empoisonner; car, dans ses expériences, des moutons ont pris de 2 à 10 centilitres de cette liqueur sans en être indisposés, et il a fallu une dose de 5 décilitres pour déterminer un empoisonnement mortel.

A la sortie du bain, les parties de la peau dénudées de leur épiderme, gercées ou ulcérées sont manifestement cautérisées. Trois à quatre heures après le bain, il apparaît une excitation générale fébrile, souvent à peine appréciable et qui persiste dix à douze heures d'une manière plus ou moins marquée.

Du troisième au cinquième jour, la peau se montre dure, difficile à plisser et recouverte, surtout aux endroits galeux, d'une croûte sédimentaire adhérente, couleur de rouille (dans le bain de Tessier proprement dit). Les animaux ne se grattent plus et mangent avec un excellent appétit. Dans les croûtes de gale, le microscope ne fait plus découvrir que des Psoroptes morts et des œufs flétris et desséchés.

Du huitième au vingtième jour, des croûtes nombreuses se détachent, laissant voir la peau cicatrisée, rose et mince, souple. Dans les parties très galeuses, ce dernier résultat n'est atteint que vers le trentième et même le cinquantième jour. La laine repousse douce et brillante, la teinte rousse de l'extrémité des mèches disparaît de jour en jour et les animaux reprennent vite leur gaieté et leur embonpoint.

Parfois, mais rarement, sur certaines bêtes, la gale reparaît dans quelques endroits. Le grattage et une ou plusieurs lotions locales avec la solution primitive suffisent pour amener la guérison complète.

Le travail de cicatrisation des parties galeuses produit souvent un prurit intense qu'il ne faut pas prendre pour un signe de la persistance de la maladie; il est bon cependant de surveiller les moutons pendant cette période et de s'assurer si réellement les surfaces malades sont en voie de guérison.

La guérison de la gale est d'autant plus rapide qu'elle a provoqué des troubles moins graves dans l'économie. Elle est réalisée au bout de huit jours, quand la peau n'est pas profondément altérée. Dans les autres cas, elle est subordonnée à la puissance réactionnelle des individus.

Scheuerle et Kehm ont fait connaître (1) le bain arsenical qu'ils emploient. Ils le considèrent comme le meilleur quant à l'efficacité et à la rapidité de la guérison; il laisse à la laine une belle teinte blanche, et ne détermine jamais d'empoisonnement si l'on prend les précautions qu'ils indiquent. Il se compose de :

Acide arsénieux	500 grammes.
Alun	6,000 grammes.
Eau	100 litres (2).

Les bains se donnent en plein air. On se munit de deux chaudrons en fer, de la contenance de 20 à 24 litres, que l'on remplit d'eau et que l'on place sur un foyer. Deux autres chaudières à lessive, de 30 litres environ de capacité, incomplètement remplies d'eau, seront chauffées à la même source. Dans l'eau des deux premiers récipients on met les 500 grammes d'arsenic; en raison de sa densité, cette substance va au fond; mais au bout de 15 à 30 minutes d'ébullition et d'agitation avec un bâton, la dissolution est complète, et le liquide a repris la limpidité de l'eau. En même temps, les 6 kilogrammes d'alun concassé sont jetés dans l'eau des deux grandes chaudières, soumise à l'ébullition, et arrivent à être dissous au même moment. Les deux dissolutions sont réunies dans une tinette, cuvier ou baignoire, et l'on y ajoute la quantité d'eau froide nécessaire pour reconstituer les proportions de la formule. Pour baigner 200 moutons récemment tondus, il faut 2kg 500 d'arsenic, 25 à 30 kilogrammes d'alun et la quantité correspondante d'eau.

On place dans la baignoire une quantité de dissolution telle qu'un mouton puisse aisément y être immergé. Un homme prend l'animal par les deux membres antérieurs et les lui croise en arrière de la nuque; un deuxième le prend par les pieds de derrière, et l'animal renversé, le dos en bas, est maintenu plongé pendant deux minutes dans le cuvier, les yeux et la bouche restant en dehors. On le remet alors sur ses pieds dans un cuvier vide, et trois hommes le frottent vigoureusement, le brossent et expriment le liquide qui imprègne sa toison. Pour se préserver de l'action corrosive, à la longue, du liquide, ces hommes enduisent fréquemment leurs mains avec de l'huile de lin. Un d'eux s'occupe de la tête pour faire pénétrer le liquide dans les parties qui n'ont pas été mouillées; une main tient dans un vase une certaine quantité de la solution, tandis que l'autre agit, en ayant soin

(1) Scheurle et Kehm, *Repertorium für Thierheilkunde*, 1869, 2tes Heft.

(2) Le bain alumino-arsenical de Mathieu est composé de : acide arsénieux, 1000 gr.; alun cristallisé, 10,000 gr.; eau, 100 litres.

de préserver les yeux des atteintes du liquide. Les parties très galeuses sont grattées pour en faire tomber les croûtes. Quand tous les moutons ont été baignés, on les laisse quelques heures encore réunis, mais non serrés, pour faciliter l'évaporation, en évitant l'ardeur du soleil ou un vent sec, qui agiraient trop vite et dangereusement.

Bain de Walz. — Le bain le plus anciennement employé est celui de Walz. Hering et Hertwig l'ont particulièrement recommandé et il est encore d'un fréquent usage en Allemagne. Il se compose de :

Chaux éteinte en bouillie....................	4 parties.
Carbonate de potasse......................	5 —
Purin (urine de vache).....................	q. s.

Délayez en bouillie, puis ajoutez :

Huile empyreumatique......................	6 parties.
Goudron végétal (ou de houille)............	3 —

Délayez parfaitement ; étendez le tout de

Purin.....................................	200 parties.
Eau.......................................	800 —

100 litres suffisent pour 100 moutons. Ce bain a besoin d'être répété trois fois au moins, quelquefois quatre et cinq, à huit jours d'intervalle, pour obtenir une guérison complète. Il est donc inférieur aux préparations dont nous avons parlé plus haut.

Bain de Zundel. — Zundel a préconisé un bain particulier, dont la formule est inspirée de l'action acaricide énergique des substances pyrogénées, telle qu'elle ressort des expériences comparatives faites par Hertwig, Gerlach, etc. « Notre système, dit-il (1), est réellement économique, puisqu'il ne revient qu'à environ 10 centimes par tête, et qu'il guérit sûrement, souvent déjà après un premier bain. Pour cela, nous faisons prendre 1,500 grammes d'acide phénique brut, 1,000 grammes de chaux vive, 3,000 grammes de carbonate de soude et 3,000 grammes de savon noir. En mêlant ces substances, on obtient une pâte épaisse que, pour l'usage, on délaye dans 260 litres d'eau chaude, quantité suffisante pour 100 moutons préalablement tondus. Avec cette imitation rationnelle des bains de Walz, où il se forme de la soude caustique qui dissout l'acide phénique, on lave les moutons à la brosse de chiendent, en les plongeant dans la solution placée dans un grand baquet. Deux hommes et deux aides suffisent à l'opération. On fait bien de laver une deuxième fois, au bout de quatre à six jours, les moutons fortement atteints. » La soude caustique qui se forme dans cette préparation dissout les croûtes et les Psoroptes qu'elles cachent, dissout aussi la coque des œufs de ces parasites. Les alcalins irritent un peu les mains

(1) Zundel, *Dict. de méd., de chir. et d'hyg. vétér.* d'Hurtrel d'Arboval. Edit. de 1875, t. II, p. 24.

des opérateurs. Zundel assure que, au degré de concentration où elle se trouve ici, il n'y a pas à craindre que la soude saponifie le suint et, corrodant la laine, la rende sèche et cassante. Il préfère l'acide phénique brut à l'acide phénique pur, parce que les huiles essentielles empyreumatiques qui accompagnent le premier ont aussi leur utilité.

Tabac. — En Allemagne, le prix relativement peu élevé du tabac et son action acaricide certaine le font souvent employer pour le traitement de la gale du mouton. Il était vivement recommandé par Gerlach. Voici le mode d'emploi indiqué par Zürn :

On donne d'abord un bain alcalin composé de 4 kilogrammes de potasse et de 2 kilogrammes de chaux pour 100 litres d'eau. Le lendemain a lieu le bain antipsorique composé de 15 kilogrammes de tabac ordinaire pour 110 litres d'eau. Il faut calculer à raison de 1 à 2 litres de liquide par tête si les animaux ont été tondus, le double si l'on est en hiver, que la laine soit longue. Chaque animal est maintenu trois à quatre minutes dans le bain ; on lui plonge la tête plusieurs fois en mettant la main sur les yeux pour les protéger. Le mouton est ensuite placé sur ses pieds dans un baquet vide où l'on fait couler par expression tout le liquide superflu. Ce liquide est recueilli pour être versé de nouveau dans le bain. Les manipulations sont, d'ailleurs, les mêmes que pour les bains arsenicaux.

Ces bains de tabac ne portent leur action que sur les Psoroptes vivants. Les œufs, restés intacts, évoluent, et les parasites qui en proviennent doivent être détruits avant d'avoir atteint l'âge de la reproduction. C'est pourquoi il faut faire prendre un second bain antipsorique le cinquième, le sixième ou le huitième jour au plus tard après le premier. S'il y a beaucoup de croûtes, il est bon de le faire précéder d'un second bain alcalin. Dans quelques cas, il faut, par suite de la persistance du prurit, procéder à un troisième et même à un quatrième bain.

Police sanitaire. — L'article premier de la loi sur la police sanitaire des animaux domestiques du 21 juillet 1881, énumérant les maladies contagieuses qui donnent lieu à l'application de mesures sanitaires, y comprend « la gale dans les espèces ovine et caprine. » La gale psoroptique est évidemment la seule forme qui présente de la gravité et qui justifie la sollicitude de l'autorité.

Dans l'examen des mesures relatives à la gale, il y a lieu de distinguer deux cas, selon que la police sanitaire s'applique à l'intérieur ou à la frontière (1).

1° Police sanitaire a l'intérieur. — Dans le décret du 22 juin 1882 portant règlement d'administration publique pour l'exécution de la loi sur la police sanitaire des animaux, il est dit :

Art. 39. — Lorsque la gale est constatée sur des animaux des espèces ovine

(1) Nous ne croyons pouvoir mieux faire que d'emprunter nos renseignements sur ce sujet à l'excellent *Précis de police sanitaire vétérinaire* de notre collègue M. le professeur Peuch.

et caprine ou dans un troupeau d'animaux de ces espèces, le préfet prend un arrêté par lequel ces animaux ou ce troupeau sont placés sous la surveillance du vétérinaire sanitaire de la circonscription.

Il n'est permis de les conduire au pâturage qu'après l'application d'un traitement curatif, et en se conformant aux mesures prescrites par l'arrêté pour éviter tout contact avec les animaux non atteints de la maladie.

« D'où il suit que les bêtes galeuses doivent être séquestrées jusqu'à ce qu'elles soient l'objet d'un traitement curatif. Il est donc de l'intérêt du propriétaire de faire appliquer ce traitement le plus tôt possible afin d'éviter les inconvénients de la séquestration. Le traitement de la gale chez les animaux des espèces ovine et caprine ne peut être prescrit que par un vétérinaire, conformément aux dispositions de l'article 12 de la loi du 21 juillet 1881.

» Le vétérinaire traitant peut être celui de la circonscription sanitaire ou tout autre, car les frais de traitement sont à la charge du propriétaire du troupeau. Dans tous les cas, le troupeau galeux reste placé sous la surveillance du vétérinaire sanitaire, qui a le droit et le devoir de s'assurer que le traitement a été appliqué d'une manière rationnelle et complète. Après cette visite, il décide s'il y a lieu de conduire les animaux au pâturage en recommandant au conducteur du troupeau et surtout à l'autorité locale de veiller à ce que les animaux récemment traités ne se mêlent point avec les bêtes saines du voisinage ; car il peut se faire que tous les parasites qui pullulent sur les bêtes galeuses n'aient pas été détruits, et alors la gale *repique*. Il faudra donc que l'autorité désigne les routes, chemins ou sentiers que les animaux devront suivre pour se rendre au pâturage. En outre, on conçoit aisément que le traitement de la gale serait incomplet et insuffisant si la bergerie n'était soigneusement désinfectée.

» *Désinfection.* — L'article 19 de l'arrêté ministériel du 12 mai 1883 prescrit de procéder à la désinfection, dans le cas de gale, de la manière suivante :

1° Les litières, les fumiers existant dans la bergerie et les fourrages laissés dans les crèches sont fortement arrosés avec un liquide désinfectant, puis extraits de la bergerie, et transportés immédiatement dans les champs. Si le transport ne peut avoir lieu, les matières extraites de la bergerie sont mélangées au tas de fumier, lequel est ensuite recouvert d'une couche de terre tassée de $0^{m}10$;

2° Le sol, les crèches, ainsi que toutes les parties de murs et de boiseries jusqu'à hauteur de $1^{m}50$, sont lavés à grande eau et nettoyés, puis aspergés avec un liquide désinfectant ;

3° Il est ensuite procédé à une fumigation comme il a été dit précédemment (1).

» *Interdiction de vendre les animaux malades.* — Cette interdiction est spécifiée dans l'article 40 du règlement d'administration publique.

(1) Ces fumigations se font avec le chlore gazeux ou l'acide sulfureux (Art. 3).

ART. 40. — Il est interdit de se dessaisir des animaux atteints de gale, pour quelque destination que ce soit.

» Cette prohibition a une portée très générale; elle s'applique aux animaux vendus pour la boucherie ou pour une destination quelconque. Ses motifs se déduisent de la facilité avec laquelle la maladie se transmet, de sa gravité et de la nécessité qu'il y a à interdire tout déplacement des bêtes galeuses avant qu'elles ne soient guéries, d'autant plus que le traitement spécifique de cette maladie est simple, peu coûteux et d'une action prompte. Par conséquent, ceux qui, au mépris des défenses de l'autorité administrative, vendent ou exposent en vente des bêtes galeuses, sont passibles des pénalités édictées par la loi (art. 34) .En outre, cette poursuite correctionnelle n'empêche pas une action en dommages-intérêts devant le tribunal compétent, si un préjudice a été causé par la vente de moutons galeux.

» *Obligation de désinfecter les peaux et les laines.* — Cette obligation procède des dispositions contenues dans l'article 41 du règlement d'administration publique.

ART. 41. — Les peaux et les laines provenant d'animaux atteints de la gale ne peuvent être livrées au commerce qu'après avoir été désinfectées.

L'obligation de désinfection s'applique à toutes les laines provenant d'un troupeau dans lequel des cas de gale ont été constatés.

» Cet article est motivé par les dangers que présentent les peaux et les laines sous le rapport de la contagion de la gale, au moins pour les animaux de même espèce. Il est à remarquer que l'obligation de désinfecter s'étend « à toutes les laines provenant d'un troupeau dans le-» quel des cas de gale ont été constatés », attendu que ces produits peuvent donner asile à des parasites ou à leurs œufs qui disperseraient la maladie. — Conformément aux dispositions de l'article 14 de l'arrêté ministériel du 12 mai 1883, la désinfection des peaux consistera dans leur immersion dans la solution de sulfate de zinc à 2 p. 100. Quant aux laines, elles doivent être désinfectées par un lessivage à chaud avec une solution de carbonate de soude, dans la proportion de 30 grammes pour un litre d'eau. Les eaux de lavage seront ensuite désinfectées par l'addition d'acide phénique ou de sulfate de zinc.

» *Levée de la déclaration d'infection.* — Elle a lieu par un arrêté préfectoral, dès que le vétérinaire sanitaire a constaté que les animaux sont guéris et que les locaux ont été désinfectés (art. 42. *Règlement*). Le propriétaire est donc fortement intéressé à faire traiter son troupeau sans aucun retard.

» *Mesures à prendre lorsque la gale est constatée dans une foire ou un marché.* — Ces mesures consistent dans la mise en fourrière des animaux des espèces ovine et caprine atteints de gale et dans l'application immédiate d'un traitement curatif (art. 86. *Règlement*). Toutefois, si la constatation de la maladie a lieu dans une ville pourvue d'un abattoir public et que le propriétaire désire vendre pour la boucherie ses animaux galeux, l'autorité communale pourra lui accorder cette autorisation, à la condition : 1° que le transport à l'abattoir aura lieu sous la surveillance d'un gardien spécial, pour éviter tout détournement des bêtes galeuses ; 2° que le boucher acquéreur ou toute personne désignée à cet effet désinfectera, dans l'abattoir même et sous la surveillance du service d'inspection, les peaux et les laines (art. 86, 89, 90. *Règlement*). Mais il sera généralement plus avantageux, pour le propriétaire d'un troupeau galeux, de le faire traiter que de le vendre en mauvais état à la boucherie et de s'exposer ainsi à le voir refuser en totalité ou en partie, suivant l'état de maigreur.

» Les moutons et les chèvres, qui auraient été en contact sur le champ de foire avec le troupeau galeux, doivent être signalés par le service du marché aux maires des communes où ils sont envoyés, afin d'être surveillés.

» 2° POLICE SANITAIRE A LA FRONTIÈRE.—Le paragraphe 7 de l'article 70 du Règlement d'administration publique dispose simplement qu'en cas d'importation de troupeaux atteints de gale, ces troupeaux seront repoussés.

» Cette mesure est d'une application relativement facile lorsqu'un troupeau galeux est présenté à la frontière de terre ; mais quand la gale est constatée dans un arrivage maritime, on ne peut évidemment embarquer à nouveau les animaux, ni les traiter à bord du navire qui les a transportés, en supposant que la gale ait été constatée avant le débarquement. Il faut agir alors comme dans le cas de constatation de la gale sur un champ de foire ou sur un marché, c'est-à-dire que les animaux malades doivent être isolés et traités dans le plus bref délai, ou bien, si les circonstances locales ne permettent pas l'application de ces mesures, ils doivent être livrés à la boucherie ou à l'équarrissage suivant leur état de chair. Dans tous les cas, cette destination doit être surveillée, et les peaux et laines désinfectées comme il est dit ci-dessus.

» Quant aux animaux qui ont été en contact avec les précédents, mais qui ne présentaient pas encore de signes de maladie, ils sont fortement suspects et doivent être signalés par le service d'inspection sanitaire, aux maires des communes où les expéditeurs déclareront vouloir les envoyer, afin qu'ils soient surveillés. Il est à craindre que, pour éviter cette surveillance, les expéditeurs fassent de fausses déclarations ; toutefois, on peut remédier à cet inconvénient et en prévenir le retour en appliquant les pénalités édictées par notre loi sanitaire. »

3° *Gale symbiotique.*

Cette forme a été observée par Zürn (1). Le Symbiote est semblable à

(1) Zürn, *Wochenschr. f. Thierheilk. u. Viehzucht*, XVIII, p. 121, 1874 ; et *Die Schmarotzer*, I. Theil, p. 18.

celui du cheval, dont il constitue une variété (*Symbiotes communis* var. *ovis*) de dimensions un peu inférieures à celles du type.

Comme la gale symbiotique du cheval, celle-ci a son siège principal aux membres, dans le pli du paturon des moutons de race fine, mais négligés, notamment chez les Negretti. Ainsi que les Symbiotes du cheval, ceux du mouton émigrent difficilement de la région qu'ils ont envahie, et ne remontent que peu à peu vers les parties supérieures des membres. C'est une affection très peu contagieuse, et dans un troupeau il n'y a jamais qu'un petit nombre d'animaux qui en soient atteints, quelquefois un seulement sur cent. Aussi Zürn est-il porté à attribuer, dans l'étiologie de cette affection, un rôle important à la prédisposition et à l'immunité.

A son début, cette gale se caractérise par de la rougeur de la peau et une abondante desquamation épidermique; plus tard apparaissent des croûtes blanc jaunâtre. Il y a un prurit assez vif : les animaux se frottent, trépignent, se mordent les parties malades. Une exsudation se produit, des croûtes d'épaisseur variée, des crevasses plus ou moins profondes se forment dans le pli du paturon. De nombreux Symbiotes, où les mâles sont à peu près en même quantité que les femelles, fourmillent sous les croûtes. Les bergers considèrent cette éruption comme due à un régime trop riche en sel, surtout parce qu'elle s'observe pendant la stabulation hivernale. Ce sont d'abord les membres postérieurs qui sont atteints, puis les antérieurs, le scrotum chez le bélier, la région mammaire chez la brebis. Le tronc, le cou et la tête restent toujours indemnes.

Cette forme de gale, sans aucune gravité, pourrait disparaître par de simples soins de propreté. En tous cas, elle cèderait facilement à l'un ou à l'autre des moyens antipsoriques dont nous avons eu souvent déjà l'occasion de parler.

D. — Gales de la chèvre.

La chèvre peut être affectée de deux espèces de gale : la gale sarcoptique et la gale symbiotique. La forme psoroptique n'a pas été observée sur cet animal, qui, d'après les expériences de Delafond, n'est pas susceptible de la contracter. Cet auteur a vainement tenté, en effet, de transmettre à des chèvres la gale ordinaire du mouton, en leur déposant sur la peau de nombreux Psoroptes pris sur des moutons galeux.

1° *Gale sarcoptique.*

Parmi les chèvres du Thibet importées en France en 1818 par les soins d'Huzard, et en 1819 par ceux de Joubert et Ternaux, un grand nombre avaient été atteintes de la gale et beaucoup en étaient mortes. Il est difficile de dire s'il s'agissait là de gale sarcoptique ou de gale symbiotique (1). Le doute n'est pas permis en ce qui concerne la gale d'une chèvre persane, dont l'histoire a été publiée par Anderson (2); car sa maladie se communiqua à des hommes et à des chevaux sous forme de gale sarcoptique. Il en est de même de la gale épizootique qui, en 1851, 1852, 1853, affecta les chèvres de la vallée de Prättigau, dans le canton suisse des Grisons. Bien que Wallraff, qui l'a observée (3), n'ait pas trouvé d'acare, sa contagiosité à l'homme,

(1) *Comptes rendus de l'École de Lyon*, 1819.

(2) Anderson, *The veterinarian*, 1851.

(3) Wallraff, *Repertorium der Thierheilkunde*, 1853 (15e année, 4e cahier).

au cheval, au mouton, sa forme clinique sur ces espèces démontrent bien sa nature sarcoptique. Mais c'est Franz Müller (1), de Vienne, qui, le premier, en 1858, trouva des Sarcoptes, sur des chèvres naines d'Afrique. Hébra les considéra comme identiques à ceux de l'homme. Fürstenberg en fit l'étude et les regarda comme une espèce distincte, *Sarcoptes capræ*. Roloff, qui a de nouveau repris l'étude de cette forme de gale (2), a rapporté cet Acarien au *Sarcoptes squamiferus* de Fürstenberg. Il est plus juste de le nommer S. *scabiei* var. *caprae*.

Symptômes. — La maladie détermine dès ses débuts un fort prurit, qui en reste jusqu'à la fin un caractère essentiel. Elle commence par la tête et les oreilles, puis gagne le tronc, le ventre, les mamelles et enfin les membres. Elle apparaît d'abord sous forme de petits boutons, qui laissent suinter un liquide visqueux. Puis il se produit des croûtes minces, sèches, écailleuses, tantôt furfuracées, tantôt formées de grandes plaques blanc bleuâtre et brillantes. Les poils tombent; la peau devient épaisse, sèche, ridée, gercée, adhérente ; le nez et les lèvres sont tuméfiés. On trouve sous les croûtes de nombreux Sarcoptes.

D'abord limitée à quelques surfaces restreintes, la maladie, si elle est abandonnée à elle-même ou insuffisamment traitée, se généralise et amène rapidement un dépérissement qui peut aller jusqu'à la mort.

Elle est susceptible de prendre un caractère épizootique. Dans l'observation de Wallraff, après s'être montrée dans quelques communes du Prättigau pendant l'été de 1851, elle s'étendit de telle sorte qu'au printemps de 1853, dans dix communes, sur 2,596 chèvres, 1,015 étaient galeuses et 250 environ avaient déjà succombé. Lorsque l'épizootie fut à sa fin, les pertes totales s'élevaient à environ 500.

Étiologie, contagion. — Les observations, peu nombreuses, relatives à la gale sarcoptique de la chèvre montrent qu'elle s'attaque de préférence aux races originaires de l'Asie ou de l'Afrique. Il n'y a d'exception que pour le cas de Wallraff, où les chèvres malades appartenaient aux races des montagnes des Alpes. Mais dans l'observation des comptes rendus de Lyon, il s'agit de chèvres du Thibet ; dans celle d'Anderson, d'une chèvre persane ; dans celle de Müller, de chèvres naines originaires de Chartum en Afrique ; c'est sur un bélier à queue grasse d'Afrique, que Roloff l'a d'abord rencontrée.

Le gale de ce bélier fut transmise à un bouc, qui y succomba. Il n'est donc pas impossible que la gale sarcoptique des chèvres tire son origine de la forme psorique du noir-museau du mouton.

Inversement, cette gale de la chèvre est transmissible au mouton, chez lequel elle se localise à la tête comme dans la forme naturelle de la gale sarcoptique de cette espèce. Ce n'est que chez les races à toison sèche, pauvre en suint, comme la race de Zeckel, qu'elle peut s'éten-

(1) Fr. Müller, *Vierteljahrsch. f. wiss. Veterinärkunde*, 1858, p. 64.
(2) Roloff, *Archiv f. wissensch. u. prakt. Thierheilkunde*, 1877, p. 311.

dre sur d'autres parties du corps, où la laine est rare et grossière.

Dans le cas d'Anderson, la maladie de la chèvre s'était communiquée à des hommes, qui furent considérés comme galeux par les médecins appelés à les soigner. Il en fut de même dans l'épizootie de Prättigau et la gale de l'homme prit un caractère particulièrement grave. Les chevaux furent contaminés aussi dans ces deux observations, et, dans celle de Wallraff, le mal s'étendit de même sur des bœufs et des porcs. Un gardien des chèvres observées par Müller fut atteint aux mains d'une éruption de gale qui céda à la pommade soufrée. Roloff a relevé aussi un certain nombre de cas de vraie gale chez des personnes qui avaient été en contact avec ses animaux galeux. Par contre, dans ses expériences, il n'a pas réussi à implanter la gale de la chèvre sur d'autres animaux que les moutons à laine courte (Semalis) ou rare (moutons à queue grasse). Chez les mérinos, le porc, le chien, l'âne et le lapin, il n'obtint qu'une gale très fugace ou des résultats absolument négatifs.

Traitement. — Dans le cas où il s'agirait de troupeaux de chèvres, la gale serait traitée par les bains antipsoriques applicables à la psore du mouton. Il faudrait s'attendre à de plus grandes difficultés dans le manuel, par suite de la vivacité propre à l'espèce caprine. Wallraff a eu un succès complet avec le bain de Walz, complété par l'application d'une pommade à base de soufre et de savon vert. Cependant quelques chèvres, plongeant la tête dans le liquide en ont avalé et sont mortes empoisonnées. Pour les cas isolés, on aura recours, après la tonte préalable, à l'une des applications antipsoriques dont nous avons parlé à propos de la gale sarcoptique du cheval.

Police sanitaire. — Ce qui a été dit de la gale psoroptique du mouton s'applique, selon la loi, à la gale sarcoptique de la chèvre.

2° *Gale symbiotique.*

Cette gale a été vue et étudiée une seule fois par Delafond, sur des chèvres d'Angora appartenant au Jardin des Plantes de Paris (1854). Il reconnut le parasite pour appartenir au genre qu'il appelait *Sarco-dermatodecte* (Symbiote). Railliet a constaté, sur les préparations mêmes de Delafond, que le mâle de cette variété possède bien les soies foliacées indiquées par Mégnin comme caractéristiques du *Symbiotes communis*.

La gale symbiotique observée par Delafond débute sur les parties latérales du cou, derrière les oreilles, sur le garrot, le dos et les reins, quelquefois à la base de la queue, plus rarement sur les côtés de la poitrine et les flancs. Elle produit des dépilations plus ou moins étendues, mais d'abord incomplètes, par suite de la chute du duvet seul et de la persistance du jarre. Il se forme des croûtes jaunâtres, dures, épaisses, rudes et très adhérentes. Sous ces croûtes la peau est épaisse, sèche, ridée, crevassée, adhérente. « Parvenue à ce degré, la gale pourrait être confondue avec une ichtyose, » sans la présence des parasites. Ramollies avec un peu d'eau tiède, les croûtes se réduisent rapidement en une bouillie blanchâtre, qui, au microscope, se montre composée de granulations, de cellules purulentes déformées, et presque exclusivement de cellules épidermiques. Les Symbiotes sont toujours au-dessous des croûtes, surtout de celles qui sont récentes. Les ganglions lymphatiques voisins s'engorgent, consécutivement aux lésions de la peau.

La fourrure des chèvres d'Angora devient feutrée, s'arrache par mèches, dont les poils, salis à la base, ont perdu leur souplesse, leur moelleux, leur brillant. Le peignage en est difficile et donne beaucoup de bourre et de déchets. Dans les points où la gale est très ancienne, les poils de duvet sont courts, fins, atrophiés, très amincis à leur extrémité et entremêlés de beaucoup de jarre.

Cette gale a eu une marche lente et est restée deux à trois mois cantonnée sur la région sacro-lombaire du corps. Ce n'est qu'après ce délai qu'elle est descendue sur la poitrine, les flancs, les membres jusqu'aux genoux et aux jarrets. Elle a respecté la face, les oreilles, les testicules, les mamelles, la queue et les extrémités des membres.

Cette gale est facile à confondre avec la gale sarcoptique. Elles se distinguent l'une de l'autre par leur siège, à moins de généralisation extrême, par l'aspect des croûtes, et surtout, sinon exclusivement, par les caractères de leur parasite propre.

Le traitement suivi par Delafond a consisté dans la tonte, puis dans des bains alcalins (2 kg 500 à 5 kilog. de carbonate de potasse ou de soude pour 100 litres d'eau). La concentration du liquide est subordonnée à l'épaisseur des croûtes. Le bain dure un quart d'heure et est accompagné de frictions vigoureuses. « Deux ou trois bains, quatre ou cinq frictions rudes, à quatre ou cinq jours d'intervalle, suffisent pour opérer la guérison. » Delafond conseille, en outre, des applications locales de pommade d'Helmerich, d'essence de térébenthine, de goudron, etc. Tout traitement antipsorique convenablement choisi et appliqué donnera de bons résultats.

E. — **Gale du porc.**

Le porc ne présente qu'une seule espèce de gale, la forme sarcoptique, due au *Sarcoptes scabiei* var. *suis* (1).

Elle a été décrite depuis longtemps par Viborg (2), à qui les auteurs qui ont suivi paraissent avoir tous emprunté ce qu'ils ont dit de cette maladie. Mais les recherches de l'Acarien qui la détermine étaient restées infructueuses. Gurlt et Spinola avaient bien trouvé un Sarcopte dans la gale du sanglier (1847) et, quelques années après, même constatation avait été faite par Hertwig et Gerlach; mais les uns et les autres n'avaient eu que des insuccès en ce qui concerne le cochon domestique. C'est Delafond (3) qui, en 1857, découvrit à Alfort l'animalcule de la gale du porc sur deux jeunes sujets, de race anglo-française, destinés aux opérations chirurgicales. Plus tard, Müller,

(1) Nous ne pouvons admettre deux variétés de gale sarcoptique, dues à deux variétés différentes de *Sarcoptes scabiei*. Cette distinction a été établie par Mégnin d'après un examen incomplet de l'observation de Delafond et des notes trop sommaires fournies par M. Guzzoni. L'une de ces gales serait la gale du tronc, l'autre celle des oreilles; les Sarcoptes qui les produisent différeraient par leur taille, l'un serait le *S. sc. suis*, l'autre se confondrait avec le *S. sc. hominis*. Notre exposé de la gale du porc montre les motifs qui nous font, jusqu'à plus ample informé, rejeter cette distinction.

(2) Viborg, *Traité sur les maladies du porc*, Soc. centr. d'agric. de la Seine, 1805; imprimé en 1823.

(3) Delafond, *Recueil de médecine vétérinaire*, 1857, p. 459.

de Vienne (1864), et Kocourek (1865) retrouvèrent ce Sarcopte chez des cochons chinois (1).

Symptômes. — Cette gale détermine un violent prurit qui se montre dès le début. Elle paraît avoir son siège primitif à la tête, principalement aux oreilles et autour des yeux, au garrot, à la croupe, à la face interne des cuisses. Plus tard, elle peut envahir toute la surface du corps. Dans la gale récente, on ne distingue pas la présence des galeries, mais on voit des papules rougeâtres très rapprochées les unes des autres. Les sécrétions morbides, l'abondance des cellules épidermiques amènent la formation de croûtes sèches, d'un blanc grisâtre, argentées, adhérentes lorsqu'elles sont encore minces, faciles à détacher dans le cas contraire, et pouvant atteindre 5 à 10 millimètres d'épaisseur. La peau se ride, les soies tombent ou bien, évulsées de leurs follicules, elles restent agglutinées à la surface du tégument sous forme de petits pinceaux, pour tomber plus tard. Les plaques galeuses sont plus ou moins étendues selon l'ancienneté du mal. Souvent, toute la tête est envahie, même la plus grande partie de la surface du tronc, et l'animal semble avoir été saupoudré de guano sec. Sous les croûtes, la peau est excoriée, gercée, surtout dans le fond des plis; au thorax et à l'abdomen, elle peut acquérir une épaisseur de trois à quatre centimètres. Dans d'autres régions et notamment à la base des oreilles, les papilles, hypertrophiées, forment des tubercules du volume d'un pois à celui d'une fève et peuvent être comparées, selon leurs dimensions et leur forme, soit aux papilles de la langue du bœuf, soit aux verrues des trayons de la vache ou des lèvres du chien. Ces papilles cutanées hypertrophiées sont engainées dans des croûtes, sous lesquelles on trouve les Sarcoptes.

C'est, en effet, sous les croûtes qu'il faut les chercher; il est parfois nécessaire d'avoir recours au grattage jusqu'au sang, et bien des recherches restent infructueuses; cela explique l'insuccès des premières tentatives. Leurs dimensions les rendent perceptibles à l'œil nu et surtout à la loupe. Ils constituent la plus grande variété du *Sarcoptes scabiei* (femelle ovigère, $0^{mm}40$ à $0^{mm}48$ de long sur $0^{mm}30$ à $0^{mm}35$ de large; mâle, $0^{mm}25$ à $0^{mm}35$ de long sur $0^{mm}25$ à $0^{mm}30$ de large). Guzzoni en a trouvé, dans une gale des oreilles, dont les dimensions restaient toujours dans les limites du *S. scabiei* var. *hominis* (femelle ovigère, $0^{mm}30$ de long sur $0^{mm}26$ de large; mâle, $0^{mm}20$ de long sur $0^{mm}16$ de large).

La gale du porc progresse lentement. Quand elle a envahi une grande partie du tégument, elle empêche l'engraissement et amène peu à peu le marasme.

Étiologie, contagion. — Cette gale paraît rare, quoiqu'on l'ait dite re-

(1) Müller, *Oesterr. Vierteljahressch. f. wissensch. Thierheilkunde*, 1864. — Kocourek, *Ibid.* 1865.

lativement fréquente en Hollande, et plus répandue dans le centre et l'ouest de la France que dans les autres parties de notre pays. Il est possible, comme l'a dit Viborg, que la misère, une malpropreté excessive constituent des causes prédisposantes à son développement. La contagion est évidemment la seule cause efficiente. Les rares relations dont cette gale a été l'objet ne permettent pas de remonter à l'animal galeux qui aurait communiqué la maladie aux porcs sur lesquels on l'a étudiée.

« Il n'est pas rare, dit Viborg, que les porcs prennent la gale en se vautrant dans le fumier de brebis, de bêtes à cornes et de chevaux galeux. » C'est une assertion hasardée, qui n'est pas justifiée par l'expérimentation. Gerlach a inoculé au porc les Sarcoptes du cheval et du chat et ces tentatives n'ont eu qu'un résultat négatif. Le Sarcopte du sanglier seul a pu, transporté sur le porc domestique, y déterminer la gale (Spinola).

La gale du porc est contagieuse pour l'homme, comme le démontrent les observations cliniques de Batemann, de Vongemmeren, Bentekoe, Hekmeyer (cités par Verheyen); l'éruption disparaît spontanément au bout d'une quinzaine de jours. Le dépôt de Sarcoptes du sanglier sur le bras de l'homme détermina un exanthème qui se dissipa en huit à dix jours (Gerlach). Delafond a contracté la gale en étudiant et disséquant la peau d'un porc qui en était atteint; la maladie marcha lentement; ce n'est que vers le trentième jour qu'elle menaça de se généraliser et que Delafond s'en débarrassa par des frictions de pommade d'Helmerich. A l'école de Dresde (1), deux élèves s'appliquèrent sur le bras, au moyen d'un bandage, un fragment de peau galeuse provenant d'une truie. Il en résulta une gale très prurigineuse qui, chez l'un, céda d'elle-même, au bout de quarante-huit heures, et qui, chez l'autre, dut être traitée par la pommade de créosote.

La gale du porc paraît transmissible à tous les animaux domestiques d'après Viborg, au chien seulement d'après Am. Pack. Cependant Delafond n'a réussi à communiquer la gale ni à un chien ni à un chat sur la tête desquels il avait déposé des Sarcoptes du porc. A Dresde, on fixa sur la peau du cou d'un chien un fragment de la peau galeuse d'une truie; il en résulta un violent prurit, qui arriva à son maximum au bout de quarante-huit heures, s'atténua peu à peu, et le huitième jour cette gale factice avait disparu. La même tentative faite sur le dos d'un mouton n'amena absolument aucune réaction. L'épreuve aurait été plus démonstrative si elle avait porté sur la face du mouton, qui est le siège de la gale sarcoptique propre à cette espèce.

Traitement. — La désinfection de la porcherie est une condition prophylactique qui s'impose. Le traitement consiste d'abord dans des bains alcalins accompagnés de vigoureuses frictions pour faire tomber

(1) *Bericht über die Veter. in Königreiche Sachsen f. d. Jahr* 1877, p. 66.

le plus possible de croûtes. Comme remède antipsorique, Viborg a conseillé une décoction de 30 grammes de tabac dans deux litres d'eau jusqu'à réduction à un litre.

Dans les cas de gale étendue et ancienne, Delafond recommande plusieurs frictions rudes avec la pommade d'Helmerich ou avec un mélange d'essence de térébenthine (8 parties) et de fleur de soufre (1 partie).

F. — Gales du lapin.

On a vu plus haut que, dans la fourrure du lapin, on peut trouver trois espèces d'Acariens microscopiques n'appartenant pas aux Sarcoptidés psoriques, ne provoquant que rarement des lésions cutanées : ce sont le Gamase ptéroptoïde (p. 84), le Cheylète parasitivore (p. 87) et le Listrophore bossu (p. 97). Indépendamment de ces Acariens, un Sarcopte et un Psoropte vivent sur la tête du lapin et provoquent deux sortes de gales; une gale sarcoptique et une gale psoroptique (1).

1° *Gale sarcoptique.*

Gohier dit avoir constaté l'existence de cette gale sur le lapin domestique et avoir découvert le parasite qui la produit. Huzard a donné une description de cette affection (2); Gerlach en a décrit et figuré le Sarcopte, l'a appelé *Sarcoptes cuniculi*. Nous avons dit qu'il appartient à l'espèce *Sarcoptes notoedres*, var. *cuniculi*, ainsi que cela résulte de l'étude ultérieure qu'en a faite Fürstemberg. Railliet a eu l'occasion d'étudier cette gale (*in litt.*).

Symptômes. — La gale sarcoptique affecte d'abord le nez, d'où elle gagne les lèvres et le front. Gerlach ne l'a jamais vue s'étendre au-delà; mais chez un lapin qui y avait succombé, Railliet l'a vue, après avoir atteint le pourtour des yeux, le front, le chanfrein, la lèvre supérieure et l'inférieure, gagner la mâchoire inférieure jusqu'à la naissance du cou, la moitié inférieure de la face externe de la conque, les pattes antérieures jusqu'aux coudes et les postérieures jusqu'aux jarrets. Elle provoque un fort prurit, qui porte les lapins à se frotter contre les corps voisins et à se gratter avec leurs pattes postérieures. Les poils tombent et des croûtes apparaissent, blanchâtres ou grisâtres, peu épaisses et adhérentes d'abord, ayant plus tard un centimètre et plus d'épaisseur et devenant très adhérentes. Quand on les enlève, la peau se montre rouge et saignante, et on trouve à leur face interne les Sarcoptes, qui y sont nichés à la façon du *Sarcoptes mutans* de la gale des pattes des gallinacés.

Cette maladie, d'après Huzard, est très contagieuse. Elle arrête

(1) Nous croyons devoir, au moins provisoirement, faire abstraction d'une gale symbiotique dont l'existence a été indiquée par Zürn (*Wochenschrift* d'Augsbourg, 1874) et qui serait due à un *Symbiotes cuniculi*. Elle a son siège dans l'oreille externe, comme le gale psoroptique, dont elle offre tous les symptômes. Peut-être y a-t-il eu confusion dans la détermination du parasite.

(2) Gohier, *Mém. sur la méd. et la chir. vétér.*, t. I, 1813. (Introduction). — Huzard, *Nosographie vétérinaire*, 2e édit., 1820, p. 110.

l'accroissement des jeunes lapins, leur rend parfois impossible la préhension des aliments et peut les conduire à un marasme mortel.

Le diagnostic en est facile, vu la présence des Sarcoptes. Ceux-ci ne sauraient être pris pour l'un ou l'autre des trois Acariens non psoriques qui vivent dans la fourrure des lapins. On ne saurait non plus confondre cette gale sarcoptique avec le favus dont le lapin peut être quelquefois atteint : la teigne faveuse, qui n'est pas nécessairement localisée à la tête seulement, se manifeste par des croûtes (godets, favi) circulaires, limitées, d'un gris jaunâtre ou jaune de soufre, épaisses, constituées par un Champignon, l'*Achorion Schœnleinii*, visible à un grossissement bien supérieur à celui qu'exige la découverte du Sarcopte.

Étiologie, contagion. — Il n'est pas établi que la gale sarcoptique du lapin puisse tirer son origine de celle du rat ou de chat, causées toutes deux par la même espèce de Sarcopte. Gerlach assure, d'ailleurs, que le Sarcopte du lapin ne peut vivre ni produire la gale sur les animaux domestiques, pas même sur les chats, lorsqu'on en dépose un grand nombre sur leur peau. Sur celle de l'homme, ils provoquent une légère affection, à peine prurigineuse, qui disparait en deux à trois jours. Zürn dit cependant que la gale du lapin est transmissible à l'homme.

Traitement. — Couper les poils dans toute l'étendue du mal et même au delà; frictionner avec le savon noir, laisser agir le savon, nettoyer parfaitement la peau; revenir à ce savonnage une seconde fois au besoin et frictionner deux ou trois fois, à cinq heures d'intervalle, toute la surface galeuse et les parties saines environnantes avec la pommade d'Helmerich. Cinq heures après la dernière friction, on savonnera les parties imprégnées de pommade (Delafond).

2° *Gale psoroptique ou auriculaire.*

La première mention de cette gale a été faite par Delafond à la Société centrale de médecine vétérinaire, dans sa séance du 9 décembre 1858 (1). A la suite de sa découverte, il se renseigna auprès de marchands de lapins, qui lui apprirent que cette affection était fréquente et nuisait beaucoup au développement des animaux. Elle est, en effet, très commune à observer, et presque tous ceux qui l'ont cherchée avec persévérance ont pu la rencontrer.

Symptômes. — La maladie est exclusivement localisée à l'intérieur de l'oreille. Elle débute au fond de la conque et se manifeste d'abord par un prurit qui porte l'animal à secouer fortement la tête, à agiter ses oreilles d'avant en arrière, à les gratter avec ses pattes postérieures. Il accuse de la douleur lorsqu'on lui serre les oreilles. Au bout de quinze à trente jours, on aperçoit dans le fond de la conque une matière jaunâtre, épaisse, molle, qui montre des Psoroptes à l'œil nu,

(1) Delafond, *Recueil de médecine vétérinaire*, 1859, p. 74.

à la loupe et mieux encore au microscope. Plus tard, le fond de l'oreille est rempli d'un produit morbide, jaunâtre, fétide, riche en parasites. L'organe est, à sa base, gonflé, dur, douloureux. Le lapin tient ses oreilles couchées ou basses, les secoue, les gratte plus souvent. Si on débarrasse la conque de la matière morbide qu'elle renferme, on voit la peau de sa face interne rouge, douloureuse, épaissie, dépouillée de son épiderme et légèrement ulcérée; un liséré rouge et irrégulier délimite la partie saine et la partie malade.

Quand cette gale date de deux à trois mois, elle a envahi le tiers inférieur et même la moitié de la hauteur de l'intérieur de l'oreille, qui est alors remplie d'une matière jaunâtre, fétide, demi-desséchée, feuilletée ou agglomérée en une masse plus ou moins dure, et renfermant de très nombreux Psoroptes. Cette matière est, en outre, composée de cellules épidermiques, de granulations graisseuses, de globules de pus récents ou anciens, de divers corps étrangers.

Jamais les parasites ne s'installent ailleurs que dans la conque, ni ne déterminent de gale sur les parties voisines.

Lorsque la maladie est ancienne, les lapins maigrissent, quoique continuant à manger; puis l'appétit diminue: les femelles avortent ou n'entrent plus en chaleur; les membres s'infiltrent; une cachexie profonde se déclare lentement; une diarrhée séreuse apparaît, et bientôt les lapins meurent dans un état d'amaigrissement voisin du marasme.

Une terminaison possible, d'après Möller et Zürn (1), serait due à la pénétration des Psoroptes dans l'oreille interne. Les muscles auriculaires sont en partie paralysés, les oreilles sont portées de côté; des symptômes de vertige apparaissent, principalement si l'affection s'étend aux méninges et au cerveau. « Nous avons vu, dit Railliet, des lapins chez lesquels cette forme de gale avait provoqué une torsion de la tête sur le cou tellement accusée que la mâchoire inférieure était devenue supérieure : ces animaux ont pu vivre ainsi pendant de longs mois » (2).

Étiologie, contagion. — Sur 155 lapins domestiques d'âges diffé-

(1) Möller, *Wochenschr. f. Thierheilk. u. Viehzucht*, 1874, p. 377. — Zürn, *Deutsche Zeitschr. f. Thiermed. u. vergleich. Pathologie*, 1875.

(2) Villemin a signalé un cas remarquable de tuberculose pulmonaire due à la présence d'acares. A l'autopsie d'un lapin, il trouva « les deux poumons remplis de granulations nombreuses, du volume d'un grain de chènevis à peu près ; elles sont grises, transparentes, un peu jaunâtres à leur centre, et font saillie au-dessus de la surface de section pratiquée dans le poumon. » L'auteur crut d'abord à une véritable tuberculisation. Mais, à l'examen microscopique, il rencontra dans chaque granulation, formant une sorte de kyste, le cadavre d'un « acarus ». « Confronté avec divers individus de son espèce, il nous a semblé être l'acarus du cheval » (J. A. Villemin, *Etudes sur la tuberculose*, Paris, 1868, p. 483 et 534). — L'auteur ne mentionne pas l'existence de la gale auriculaire sur ce lapin. Il est bien probable que cet animal en était ou en avait été affecté. Les Psoroptes du lapin, semblables à ceux du cheval, auraient, après la perforation de la membrane du tympan qui s'observe parfois dans cette forme de gale, passé dans la trompe d'Eustache et, de là, dans les voies respiratoires; leur présence dans le poumon a déterminé un processus pseudo-tuberculeux comme peuvent en produire tous les corps étrangers microscopiques dont l'effet irritant est modéré.

rents et dans un état d'embonpoint fort variable, Delafond en a trouvé 45 atteints de gale auriculaire, soit 25 p. 100. Cette proportion élevée tient sans doute à ce qu'il avait surtout examiné des animaux vivant dans des milieux contaminés, comme les clapiers de marchands ou les cages dans lesquelles il tenait ses sujets d'expérience.

Il a constamment réussi dans ses tentatives de transmission de cette gale à des lapins sains et mis hors de doute la contagion de cette maladie.

Hosæus (1) a essayé sans succès de transmettre le Psoropte du lapin à des chiens, des chats, des moutons, des chevaux.

Cependant Mathieu (2) a vu se développer sur un cheval, par le dépôt de Psoroptes du lapin, des boutons semblables à ceux du début de la gale psoroptique. Les faits publiés par Cagny (3) sont plus démonstratifs. Un cheval a contracté une gale très étendue dans une écurie où se trouvait une cabane pleine de lapins; celle-ci étant supprimée, la gale a disparu au bout de peu de jours de traitement. Chez un autre cheval, la gale était localisée aux points d'appui de la sellette et de tout l'appareil de reculement, qui étaient ainsi dessinés sur la peau; il y avait, en outre, quelques taches galeuses disséminées. Or, les harnais en question étaient d'habitude déposés sur une cabane contenant des lapins atteints de gale psoroptique. Ceux-ci supprimés et l'écurie désinfectée, la gale guérit facilement. Enfin, Cadéac a remarqué, à l'école vétérinaire de Toulouse, que des lapins avaient présenté de la gale auriculaire à la suite de l'introduction de chevaux atteints de gale psoroptique dans l'écurie où se trouvait leur cage.

Ces quelques faits, malgré la précision qui leur manque dans les détails, semblent établir que le Psoropte du lapin et celui du cheval sont identiques comme le font prévoir leurs caractères extérieurs, et que ces deux espèces de mammifères domestiques peuvent se contagionner réciproquement.

Traitement. — Nettoyer l'oreille à plusieurs reprises et profondément, avec de l'eau savonneuse; après chaque lavage, ramollir les produits morbides en introduisant dans la conque quelques gouttes d'huile d'olive. Enlever alors la matière avec une petite curette; puis nettoyer l'organe avec précaution au moyen d'un chiffon attaché à l'extrémité d'un bâtonnet. Le même tampon servira à étendre sur la surface malade de la pommade d'Helmerich ou un liniment composé de benzine et d'huile en parties égales.

Andrée (de Fleurus) (4) a employé avec succès un liniment composé de :

Glycérine		100 grammes.
Acide phénique cristallisé		2 —
Essence de térébenthine	ãã	1 —
Laudanum de Sydenham		

(1) Hosæus, *Bericht über das Veterinärw. in Sachsen für* 1875, p. 60.
(2) Mathieu, *Soc. centr. de méd. vét.* (*Recueil de méd. vét.*, 1876, p. 979).
(3) Cagny, *Soc. centr. de méd. vét.* (*Recueil de méd. vét.*, 1878, p. 695).
(4) Andrée, *Annales de méd. vét.*, Bruxelles, 1872.

G. — Gale du dromadaire.

Le dromadaire est très souvent atteint de gale, et la prophylaxie de cette maladie entre pour beaucoup dans les règles d'hygiène qu'on applique à cet animal.

C'est une gale sarcoptique, dont le parasite a été vu en 1827, au rapport de Biett, par un aide d'anatomie au Jardin du roi, qui avait pensé que cet animalcule était un Sarcopte. En 1841, P. Gervais retrouva ce parasite sur un dromadaire nouvellement envoyé d'Afrique au Muséum d'histoire naturelle. Le Sarcopte du dromadaire appartient au *Sarcoptes scabiei*, dont il forme la variété *cameli*, propre, en outre, au lama, à la girafe, à l'antilope bubale.

La gale du dromadaire, connue, sans doute, des Arabes depuis un temps immémorial, a été particulièrement étudiée par des vétérinaires de notre armée d'Afrique : Flaubert, Gourdon et Naudin, Chevalier, Imbert et surtout Vallon. Enfin Haslam a donné récemment une assez bonne monographie de cette affection (1).

Symptômes. — La gale du dromadaire détermine un violent prurit qui maintient l'animal dans une agitation continuelle; il se frotte contre tous les corps à sa portée, les arbres, le sol, ses compagnons de route, etc. La maladie débute par les endroits où la peau est mince, les aines, les ars, la face inférieure de l'abdomen, puis gagne le tronc, l'encolure, la queue, les membres, la région interdigitée. Elle se manifeste d'abord par des boutons qui atteignent un centimètre de diamètre, se dépilent et sont bientôt excoriés par les frottements. Des croûtes se forment, les poils se détachent par places, tombent en flocons. La peau est épaissie, ridée et recouverte de croûtes épaisses, noirâtres, dures et très adhérentes. La maladie fait des progrès rapides; les croûtes augmentent d'épaisseur et d'étendue; la peau se ride, se plisse, se gerce, se crevasse; des ulcérations laissent suinter une humeur peu abondante, mais très fétide, et le malade présente un aspect repoussant.

Cette maladie détermine bientôt une profonde cachexie, des adénites et lymphangites multiples, de l'anasarque, des phlébites des membres postérieurs, des arthrites traumatiques par frottements réitérés et furieux, du tétanos dans quelques cas.

La marche rapide de cette affection, les complications qui l'accompagnent, la vie en troupeau contribuent à donner au pronostic une gravité particulière. Les cas isolés sont faciles à guérir au début, mais quand la maladie est généralisée, on ne peut guère compter sur le

(1) Biett, *Dictionnaire de médecine*, 2e édit., art. *Gale*, 1836. — Gervais, *Annales des sciences naturelles*. Zoologie, 2e sér., t. XV, 1841, p. 5. — Flaubert, Gourdon et Naudin, Chevalier, *Mém. de la Soc. centr. de méd. vét.*, t. III, 1849. — Imbert, *Recueil de méd. vét.*, 1854, p. 411. — Vallon, *Mém. sur l'hist. natur. du dromadaire* (*Rec. de mém. et observ. sur l'hyg. et la méd. vét. milit.*, t. VI, 1856, p. 585). — A. J. Haslam, *A page of cameline pathology* (*The veterinary Journal*, t. XXII, 1886, p. 16).

succès. Ce qui justifie encore la réputation redoutable qui s'attache à la gale du chameau, c'est que l'emploi de cet animal dans les caravanes le tient le plus souvent éloigné des lieux où l'on peut se procurer les substances médicamenteuses nécessaires au traitement.

Étiologie, contagion. — Les causes prédisposantes ont été de tout temps invoquées, pour cette gale plus que pour toute autre, dans l'explication de son apparition. La faiblesse, la misère physiologique, la malpropreté jouent, en effet, à cet égard, un rôle important. Les animaux jeunes ou vieux sont plus souvent galeux que les adultes Enfin, c'est surtout au printemps que la gale sévit sur les dromadaires et envahit la plus grande partie de la surface cutanée.

Mais il est clair que la contagion est la cause efficiente, favorisée par la promiscuité dans laquelle vivent les dromadaires employés au service des caravanes, au transport des vivres, des bagages et des munitions des armées. Au dire de Vallon, lorsqu'un animal galeux est introduit dans un troupeau sain, quinze à vingt jours après on voit des cas de gale se produire, et bientôt tout le troupeau finit par en être infecté.

La gale du dromadaire est transmissible à l'homme. Louis Franck, Straus-Durckheim, Hamon (1) en ont cité des exemples. Le cas le plus connu est celui que Biett a rapporté. Six dromadaires envoyés d'Égypte au Muséum d'histoire naturelle en 1827 étaient atteints de la gale. Celle-ci se communiqua aux hommes chargés de les soigner. « Dix de ces employés, dit Biett, furent admis à l'hôpital Saint-Louis. L'éruption avait pris une telle intensité chez plusieurs d'entre eux, qu'il survint des symptômes d'inflammation gastro-intestinale, et chez deux de ces hommes, vigoureusement constitués, une infiltration générale. »

Traitement. — On prévient le développement de la gale chez les dromadaires ainsi que sa transmission en maintenant leur peau dans une propreté constante, en les logeant convenablement, en leur évitant les longues fatigues, les privations, et surtout en empêchant tout contact des animaux sains avec les galeux.

Pendant le traitement, il est indiqué de donner aux dromadaires une nourriture alibile, de les promener tous les jours et d'améliorer leur hygiène sous tous les rapports possibles.

On commencera le traitement par la tonte générale, si la maladie n'a pas encore amené une vaste dépilation. Sur les rivages de la mer Rouge, les dromadaires galeux sont souvent traités simplement par des bains de mer quotidiens, d'une demi-heure de durée; à la sortie du bain, un indigène expérimenté frotte la peau avec un galet poli, pendant qu'un autre verse de l'eau sur les régions où se fait l'opéra-

(1) Franck, *Collection d'opuscules de méd. prat.*, etc. Paris, 1819, p. 9. — Straus-Durckheim, cité par Hering. — Hamon, *L'Égypte sous Méhémet-Ali*, t. I, p. 514 et 534.

tion; celle-ci se termine par un lavage à grande eau. Le grattage à la pierre doit être modéré pour ne pas produire d'excoriations nouvelles ou faire saigner les anciennes.

Les lotions au sulfure de potasse ont complètement échoué à Alfort en 1827. En Afrique, de temps immémorial, le goudron a été considéré comme une panacée contre la gale. Le Prophète a dit : « La gale des chameaux, son remède est le goudron » (Vallon). Même, dès que le dromadaire a accompli sa deuxième année, l'Arabe a l'habitude de le frictionner avec du goudron trois fois par an, après la tonte, pour le préserver de la gale et des attaques des mouches. Le goudron dont se servent les Arabes est obtenu avec le bois du *Juniperus phœnicea* et du *Thuya articulata*. Ils l'emploient mélangé à l'eau dans la proportion de 2 parties de goudron sur une d'eau. Ils mettent le tout à tiédir et font la friction lorsque le mélange paraît bien homogène. Ce goudronnage exige des soins particuliers; lorsqu'il est trop fort, les dromadaires succombent à une sorte d'asphyxie cutanée, ce dont on a tous les ans des exemples.

On éviterait ces accidents par l'emploi d'un mélange, à parties égales, de goudron et de savon vert, appliqué assez chaud. Les Arabes d'Égypte diluent le goudron dans de l'huile de poisson.

H. — **Gales du chien.**

Indépendamment de la gale démodectique, le chien peut présenter deux sortes de psores sarcoptiniques : une gale ordinaire, sarcoptique, due au *Sarcoptes scabiei*, et une gale auriculaire, symbiotique, due au *Symbiotes auricularum* Lucas et Nicolet (*S. ecaudatus* Mégnin).

1° *Gale sarcoptique.*

Dans la pratique, la gale sarcoptique est considérée comme une affection fréquente. Ceux qui se sont livrés assidûment à la recherche de son Sarcopte la regardent comme rare. Fürstenberg et Delafond, dans leurs nombreuses recherches, n'en ont rencontré, le premier, qu'un seul cas, et le second que deux; Mégnin n'en a observé que deux ou trois sur des centaines de chiens considérés comme galeux. Nos propres recherches étaient restées infructueuses jusqu'au jour où nous avons mis en pratique l'emploi de la dissolution de potasse (voy. p. 118); dès lors, le Sarcopte du chien ne nous a plus paru rare.

Depuis longtemps des observateurs ont signalé l'existence de Sarcoptidés psoriques sur le chien : tels sont Bosc, Gohier, Bonnes, Hertwig, Hering (1). Mais les descriptions qu'ils en ont données sont

(1) Bosc, Hertwig, cités par Hering, *Nova acta physico-medica*, etc., t. XVIII, 2e partie, 1838. — Gohier, *Mém. sur la méd. et la chir. vétér.*, 1813, t. I, p. 10; t. II, p. 52, 223. — Bonnes, *Comptes rendus de l'Acad. des sc.*, 1838, 1er sem. p. 613.

trop sommaires ou trop incomplètes, et il en ressort, presque avec certitude, que la plupart ont eu affaire à des Symbiotes. Gerlach a décrit un Sarcopte du chien et la gale qu'il détermine; mais il assigne à ce Sarcopte des caractères tels que Delafond est porté à y voir un Psoropte.

Gurlt et Fürstenberg avaient trouvé sur un chien galeux une variété de Sarcopte de grandes dimensions, qui pourrait être la même que celle rencontrée par Railliet et Cadiot sur un chien affecté de gale croûteuse; la même encore observée par Mégnin sur des loups de ménagerie atteints aussi de gale croûteuse (*S. scabiei* var. *lupi*); la même enfin que Fürstenberg a recueillie dans les croûtes épaisses de la gale de l'homme dite *gale norvégienne*, du nom du pays où elle paraît fréquente, variété que Fürstenberg a appelée *S. scabiei crustosæ* (1). Le Sarcopte de la gale sarcoptique ordinaire du chien, vu d'abord par Delafond, puis par Mégnin, par Railliet et Cadiot, etc., est un Sarcopte un peu plus grand que celui de l'homme : c'est le *S. scabiei* var. *canis*.

Symptômes. — La gale sarcoptique peut apparaître sur toutes les parties du corps, mais elle débute généralement par la tête, le museau, le pourtour des yeux et des oreilles. Elle se présente d'abord sous l'aspect de surfaces rouges, sur lesquelles se forment de nombreuses papules coniques, rouges à leur sommet et très prurigineuses. Elle s'étend avec rapidité, et, sous l'influence des grattages causés par les démangeaisons, les boutons écorchés laissent écouler un liquide roussâtre, sanguinolent, fétide, qui se concrète en croûtes molles, englobant les poils qui ne sont pas encore tombés. La peau dépilée, épaissie, se plisse, se ride, s'excorie et, dans le cas de gale généralisée, le chien prend un aspect repoussant.

La maladie fait tomber l'animal dans un profond état de cachexie et de marasme par l'insomnie, l'agitation continuelle, la privation de repos, la suspension des fonctions cutanées. La mort arrive au bout de deux à trois mois si le mal n'a pas été combattu.

Diagnostic. — On prend souvent la *gale folliculaire* ou *démodectique* pour de la gale sarcoptique, confusion qui entraîne un pronostic erroné, la première, d'une guérison très difficile, étant par là beaucoup plus grave que la seconde. La gale folliculaire débute comme la gale sarcoptique, mais la surface qu'elle occupe est sèche, tandis que dans la gale sarcoptique elle est recouverte de petites croûtes jaunes. Dans celle-ci, les papules deviennent rarement des pustules; les boutons d'acné sont, au contraire, un signe presque constant de la gale folliculaire, qui est aussi moins prurigineuse et à marche plus

(1) D'après le célèbre dermatologiste Hebra, la gale norvégienne ne serait pas due à une espèce particulière de Sarcopte, comme il l'avait cru d'abord, mais au *S. scabiei* var. *hominis* de la gale ordinaire; elle ne différerait de celle-ci que par le grand nombre des Sarcoptes et l'accumulation de leurs débris.

lente que l'autre. C'est surtout par la constatation du parasite que le diagnostic sera ferme.

La gale sarcoptique peut encore être confondue avec ce que l'on appelle le *rouge* ou *rouget*, affection dartreuse fréquente chez les jeunes chiens, non parasitaire, débutant sous la poitrine, sous le ventre, à la face interne des membres et caractérisée par la coloration rouge de la peau, l'absence presque totale de suintement et un vif prurit.

Une autre manifestation dartreuse est le *roux-vieux*, *dartre sèche*, *rogne*, fréquente sur les chiens âgés ou gras, siégeant sur le dos, et surtout sur les reins, caractérisée par le hérissement des poils, qui sont roux à leur base, et par l'induration de la peau, qui est épaisse, rugueuse, crevassée, d'un rouge brun, faiblement prurigineuse, et peut par ses crevasses laisser échapper un liquide séro-sanguinolent; d'où, formation de croûtes brunâtres, irrégulières. Ces différents signes, avec l'absence du parasite, permettront d'établir le diagnostic.

La *dartre humide* ou *dartre vive* a un siège varié et consiste en des plaques irrégulières plus ou moins dépilées, montrant de nombreuses vésicules très petites, dont le produit liquide s'échappe et entretient la surface malade dans un état continuel d'humidité. On n'y découvre pas non plus de parasite, et son extension est lente.

La *dartre sèche*, *dartre farineuse*, *pityriasis*, tenace chez les chiens âgés, siège à la tête, au cou, au dos, cause des dépilations, un prurit très modéré, a peu de tendance à s'étendre et se reconnaît encore aux abondantes pellicules épidermiques qui recouvrent la surface malade.

Enfin l'*acariase trombidienne*, due à la larve hexapode du Trombidion soyeux (voy. p. 85), a son siège principal autour des yeux, aux pattes et au ventre. Un examen attentif permet de reconnaître le parasite et d'éliminer la gale du diagnostic.

Étiologie, contagion. — Le jeune âge, la faiblesse, un état maladif peuvent être considérés comme causes prédisposantes, mais non nécessaires, le Sarcopte vivant sur des animaux de tout âge et de tout état. L'existence de la gale folliculaire prédispose aussi à l'invasion de la gale sarcoptique. Mais il est évident que la cause essentielle, c'est la contagion. La rareté admise pour cette affection a fait supposer que les chiens sur lesquels on l'a observée l'avaient contractée par le contact avec des personnes galeuses, ou bien à la chasse par quelque gibier (loup, sanglier) atteints de cette psore.

Des faits de contagion du chien au chien ont été publiés par Rayer, Littré, Leblanc, Sabatier (Thèse de Got, 1844), et surtout bien établis par Delafond. Ce dernier a, en outre, constaté que la gale sarcoptique du chat peut se transmettre au chien, quoique due au *Sarcoptes notoedres* et non au *Sarcoptes scabiei*. Il déposa sur la peau d'une chienne en parfaite santé 125 Sarcoptes pris sur un chat galeux; au bout d'un mois, la chienne fut couverte d'une gale généralisée. Dans une autre expérience, quatre jeunes chats galeux furent donnés à une chienne qui les allaita avec trois petits qu'elle nourrissait déjà. Elle devint galeuse, ainsi que ses petits, qui en moururent au bout de deux mois.

Delafond n'a pu développer la gale du chien par des Sarcoptes pris sur des hommes galeux. Par contre, de nombreux exemples démontrent que la gale du chien peut se transmettre à l'homme (1).

Chabert dit que la gale du chien se communique à l'homme et devient très rebelle. Grognier a vu un élève dont les mains se couvrirent de gale après qu'il eut frictionné un chien galeux. Viborg cite l'exemple d'un homme et d'une femme qui tous deux devinrent galeux par le fait d'un chien qu'ils possédaient. Mouronval a cité un cas semblable. Chevassieu d'Audebert assure que le chien et le chat peuvent transmettre à l'homme des gales rebelles. Biett a vu un enfant prendre la gale pour avoir caressé un chien galeux. Hertwig, Hekmeyer, Stütz, Marrel ont publié des observations de même ordre. Delafond a vu un élève contracter la gale après donné des soins à un chien galeux. Lui-même s'est donné, par le dépôt de Sarcoptes du chien, une gale réelle qui a duré 45 jours environ et n'a disparu qu'à la suite d'un traitement antipsorique. Le même fait expérimental s'est produit sur un élève; sur deux autres, il n'y eut qu'une éruption fugace. Enfin, Gerlach aussi a réussi à transmettre la gale du chien à l'homme et dit avoir vu deux fois cette transmission spontanée. Plus récemment, Friedberger a observé la transmission de la gale du chien à des femmes et à des enfants; chez ces derniers, il y eut une éruption très prurigineuse entre les doigts, aux bras et à l'abdomen. Leonhard a vu un cas analogue. Nous en avons également constaté un.

Selon Zürn, le Sarcopte du chien peut se transmettre au porc et au cheval.

Traitement. — Il faut prévenir la contagion : isoler les chiens malades des chiens encore sains; brûler les litières ; laver les loges, les parties en bois avec de l'eau bouillante maintenue telle sur un réchaud placé dans le local où l'on opère ; blanchir à la chaux les parties en maçonnerie ; en un mot, s'astreindre aux diverses mesures que nous avons plusieurs fois indiquées.

Pour combattre les effets débilitants de la gale, il faut donner aux chiens une nourriture animale et végétale abondante, variée et substantielle ; y joindre même des toniques ; insister sur l'exercice et la vie au grand air.

Dans le traitement, la première opération est la tonte générale, si restreintes que paraissent les parties malades. La propreté est indispensable. Il faut renouveler souvent la litière, et laver l'animal à

(1) Chabert, *Traité sur la gale et les dartres*, 1802, p. 22. — Grognier, *Compte rendu de l'École de Lyon*, 1817. — Viborg, Mouronval, Chevassieu d'Audebert. Cités par Delafond et Bourguignon. — Biett, *Dictionn. de médecine*, 2e édit., t. XIII, Paris. 1836, p. 544. — Hertwig, Hekmeyer, Stütz. Cités par S. V. H., *Transmission de quelques maladies des animaux à l'homme* (*Journ. vét. et agric. de Belgique*, 1842, p. 331 et 33.). — Marrel, *Recueil de méd. vét.*, 1847, p. 1001. — Friedberger, *Jahresbericht der Thierarzneischule in München*, 1873, p. 43. — Leonhard, *Archiv f. wissensch. u. prakt. Thierheilk.*, 1886, p. 292.

grande eau et au savon noir; une vigoureuse friction à la brosse pendant ce bain savonneux fera tomber de nombreuses croûtes et diminuera le nombre des parasites.

Quant aux remèdes antipsoriques dont on peut se servir, ils sont nombreux.

A l'École de Toulouse, on emploie ordinairement l'huile de cévadille (voy. p. 133), quelquefois l'huile de cade, ou un mélange à parties égales d'huile de pétrole et d'huile de lin.

Gerlach a préconisé le baume du Pérou en dissolution dans l'alcool (1 p. sur 30 p.); son odeur vanillée le recommande pour les chiens d'appartement. Le styrax s'emploie de la même manière. Ces médicaments donnent d'excellents résultats.

Beaucoup de praticiens se servent du savon phéniqué simple, c'est-à-dire de l'acide phénique incorporé au savon dans la proportion de 1 sur 20; on en enduit l'animal avant les bains.

La pommade d'Helmerich (100 grammes environ pour un chien de taille moyenne) est un moyen simple et souvent employé. Quand le chien est bien sec, après son bain savonneux, on fait une première friction générale, qu'on laisse agir 24 heures. Le lendemain, on le débarrasse de sa pommade par un bain savonneux; puis on fait une seconde friction dans les mêmes conditions que la première. Si l'on a bien opéré, il est rare d'avoir besoin de recourir à une troisième.

On ne peut se servir du goudron, car il est dangereux d'en enduire toute la surface de la peau. Ellenberger et Hofmeister (1) ont rapporté un cas d'empoisonnement mortel d'un chien atteint de gale, que l'on avait recouvert de goudron par tout le corps.

L'essence de lavande et l'essence de térébenthine ont souvent été employées contre la gale du chien. La première est infidèle dans ses effets. La seconde est trop irritante; elle forme la partie la plus active du topique suivant, bien apprécié des chasseurs et des vétérinaires :

Sel marin..................................	150 grammes.
Poudre de chasse........................	10 —
Fleur de soufre..........................	140 —
Vinaigre....................................	1 litre.

On prépare le mélange à la température de l'ébullition en agitant constamment. Quand il est homogène, on le laisse refroidir jusqu'à ce qu'il soit tiède et on y ajoute en mélangeant soigneusement :

Essence de térébenthine....................	90 grammes.

Ce topique est employé tiède. Il détermine une irritation de la peau qui ne disparaît qu'au bout de quelques jours et n'est pas à recommander.

Un autre remède généralement usité aussi par les chasseurs et les

(1) Ellenberger et Hofmeister, *Jahresbericht über d. Leistungen auf d. Gebiete der Vet.-Medicin*, 1882.

gardes, indiqué dès 1740 par Gaffet de la Brifardière (1) et recommandé par Prangé sous le nom de *oléo-sulfure tannique* (2), comprend :

Huile de noix	1,500 grammes.
Noix de galle pulvérisée	30 —
Soufre sublimé	80 —

Faites chauffer l'huile jusqu'à ce que le doigt ne puisse plus supporter la température; projetez le soufre par parcelles dans l'huile en agitant sans cesse avec une spatule de bois; ajoutez de même ensuite la poudre de noix de galle; chauffez encore pendant une demi-heure.

Ce remède est efficace, mais n'a pas une supériorité réelle et a l'inconvénient d'être irritant pour la peau.

La crésote, la benzine sont recommandées par Gerlach et par Zürn, en mélange avec l'huile ou l'alcool (1 partie sur 30 à 60). On leur reproche d'être trop irritantes.

La naphtaline, conseillée par Fürbringer, Fischer, etc., a été employée avec succès par Siedamgrotzky (3) sous la forme suivante :

Naphtaline	15 grammes.
Vaseline	75 —
Essence de thym } ãã	8 gouttes.
Essence de lavande }	

La guérison est complète en douze à quatorze jours. C'est un remède d'un prix peu élevé, adoucissant pour la peau, qui convient pour la gale au début et les chiens d'appartement.

2° *Gale symbiotique.*

Synonymie. — *Gale auriculaire, otite parasitaire, maladie épileptiforme des chiens de meute.*

Historique (4). — C'est le professeur Hering, de Stuttgart, qui, le premier, a constaté, en 1834, une maladie parasitaire de l'oreille du chien : dans un ulcère, il trouva au milieu du pus un Acarien qu'il nomma *Sarcoptes cynotis*. En 1849, le même parasite fut retrouvé dans l'oreille d'un chien par Sallé et décrit par Lucas, aide-naturaliste au Muséum : le dessin de la femelle, fait par Nicolet pour la collection du Muséum, montre bien qu'il s'agit d'un Symbiote. Lucas et Nicolet le nommèrent *Sarcoptes auricularum*. En 1862, Bendz (de Copenhague) a décrit et figuré le parasite de l'oreille d'un chien, et il en a bien reconnu la place zoologique, puisqu'il le nomme *Symbiotes canis*. En 1874, Schirmer (de Postdam) a, de nouveau, retrouvé l'otite parasitaire du chien, dont Zürn a décrit le Symbiote. Enfin, la maladie a été surtout étu-

(1) Gaffet de la Brifardière, *Nouveau traité de vénerie*, 1740.

(2) Prangé, *Rec. de méd. vét. prat.*, 1848, p. 269, et 1850, p. 656.

(3) Siedamgrotzky, *Bericht ü. d. Veterinärwesen im Königr. Sachsen f.* 1882, p. 22.

(4) Hering, *Nova acta physico-medica Academiæ... Naturæ curiosorum*, t. XVIII (pars posterior), 1838, p. 600. — Lucas, *Ann. de la Soc. entomol. de France*, 1849. — Bendz, *Tidsskrift for Veterinairer*, t. XX (*Repertorium* de Hering, 1863, p. 66). — Zürn, *Wochenschr. f. Thierkeilk. u. Viehzucht*, 1874, n° 31. — Guzzoni, *Sull' acariasi del condotto uditivo esterno*, Milan, 1877. — Mégnin, *Bull. de la Soc. cent. de méd. vétér.* 1878 et *Bulletin de la Société de biologie*, 1881. — Nocard, *Bull. de la Soc. centr. de méd. vétér.* (*Rec. de méd. vét.*, 1882, p. 375).

diée d'abord par Guzzoni, puis par Mégnin et par Nocard, qui ont nettement rattaché à la présence des Symbiotes dans l'oreille les symptômes épileptiformes dont les chiens de meute sont souvent atteints.

Ce Symbiote doit être appelé *Symbiotes auricularum* var. *canis*.

Symptômes. — Hering a trouvé ce parasite dans un ulcère de la conque, dont était affecté le chien sujet de son observation ; cet ulcère coïncidait, sans doute, simplement avec une otite plus profonde qui est restée inaperçue. Bendz n'a signalé que l'abondance, au fond de l'oreille, d'une matière brunâtre, grumeleuse ; et Schirmer a surtout insisté sur les rapports qui existeraient entre la présence du Symbiote et le catarrhe auriculaire. Il est admissible que la gale symbiotique, par l'irritation locale dont elle s'accompagne, facilite le développement et l'extension du chancre et du catarrhe de l'oreille, dont les chiens de chasse sont si fréquemment atteints; mais les symptômes de l'affection parasitaire sont d'un tout autre ordre. C'est à Guzzoni, à Mégnin et à Nocard que l'on en doit la connaissance.

Ils ont observé cette affection principalement sur les chiens de meute, chez lesquels, en raison de ses propriétés contagieuses, elle sévit parfois d'une manière épizootique. Selon Nocard, au chenil, à l'état de repos, non plus que pendant les premiers moments de la chasse, rien ne peut faire supposer l'existence du mal. Selon Guzzoni et Mégnin, le chien affecté secoue souvent ses oreilles; le seul symptôme est parfois de la démangeaison. Mais, en règle générale, ce qui attire l'attention, ce sont les accidents épileptiformes dont le chien est soudain l'objet, principalement après une promenade, dit Mégnin, exclusivement à la chasse, d'après Nocard. « Les chiens atteints, dit ce dernier, suivent la voie avec autant de vigueur et d'acharnement qu'à l'état normal; puis, au bout d'une demi-heure et quelquefois moins, tout à coup » le chien jette un cri plus violent, plus rauque et plus aigu ; « le malade bondit affolé à travers les taillis, l'œil hagard, l'écume à la gueule, hurlant chaque fois qu'il se heurte contre un obstacle ; puis, après avoir tourné en cercle deux ou trois fois, il tombe en proie à une véritable attaque d'épilepsie. Bientôt le chien se relève comme hébété, comme épuisé de fatigue, et si l'attaque n'a pas été trop violente, si le mal n'est pas trop ancien, il peut, après quinze à trente minutes de repos, sortir de son abrutissement et se remettre à chasser avec autant d'ardeur que si rien ne s'était passé. »

Pendant longtemps, rien ne distingue au chenil les chiens sains des malades ; puis, à mesure que le mal est plus ancien, que les accès épileptiformes sont plus fréquents, plus longs et plus intenses, les malades deviennent sombres, craintifs, sauvages ; plus tard encore, les accès sont si nombreux et si graves, qu'à peine en action les chiens en sont frappés, et qu'après l'attaque ils refusent obstinément de se remettre en chasse ; ils deviennent peu à peu impropres à leur service, abrutis, parfois complètement sourds. Ils peuvent mourir pendant un accès, mais n'ont jamais d'attaqué au chenil.

Guzzoni, Mégnin ont trouvé le conduit auditif tapissé d'une abondante couche de cérumen couleur de suie ou de chocolat, un peu fétide. Dans les nombreux cas observés par Nocard, cette matière était si profondément située, que l'examen de l'oreille ne pouvait révéler son existence, reconnue seulement par l'autopsie.

Anatomie et physiologie pathologiques. — A l'autopsie, on trouve, tout à fait au fond du conduit auditif externe, une masse parfois considérable de cérumen, de couleur chocolat, de la consistance du mastic, et obstruant toute la lumière du conduit. L'examen microscopique y dévoile une multitude de *Symbiotes auricularum*, de tout âge et de tout sexe. Par son abondance, cette substance comprime et refoule la membrane du tympan, qui fait une saillie convexe du côté de l'oreille interne. La physiologie pathologique de cet *otopiésis* (οὖς, oreille; πίεσις, compression) a été particulièrement étudiée par Boucheron (1).

« Les épilepsies auriculaires, observées chez l'homme et chez les animaux, dit-il, doivent être rapprochées de l'épilepsie de Brown-Séquard, par excitation d'un nerf sensitif cutané. Elles ont pour cause une excitation directe ou réflexe des nerfs auriculaires, soit à leur terminaison dans l'oreille, soit le long de leur trajet intra-crânien, soit à leur origine bulbaire, soit peut-être dans leur trajet intracérébral, chez les sujets prédisposés et dans des conditions données. L'excitation des nerfs sensoriels de l'oreille se transmet au mésocéphale, met en jeu les centres moteurs de cette région et provoque ainsi la crise convulsive épileptiforme. » Chez les chiens, cette crise a pour cause le bouchon cérumineux qui « est porté sur la membrane tympanique par la pression et le grattage sur le cartilage de l'oreille, le chien étant en repos; ou chez le chien en chasse par les mouvements violents de la course, l'échauffement et le glissement de la masse cérumineuse. Pour Nocard, l'excitation cérébro-spinale de l'animal en chasse serait une cause prédisposante de la crise convulsive. L'excitation des filets du trijumeau et du pneumogastrique, dans les conduits auditifs externes, par les acares, pourrait aussi être mise en cause. Il y aurait là une *zone épileptogène cutanée.* »

Diagnostic. — L'acariase auriculaire ne peut être confondue qu'avec l'épilepsie. Elle s'en distingue essentiellement par sa disparition à la suite d'un traitement acaricide, par la surdité qui l'accompagne souvent, mais qui ne peut être constatée que si elle est bilatérale; en outre, la crise acarienne est annoncée par quelques cris plaintifs, ce qui n'a pas lieu dans l'épilepsie, et elle ne s'accompagne pas d'émission d'urine et de défécation involontaire, qui ont presque toujours lieu pendant les crises véritables d'épilepsie. La présence du Symbiote

(1) Boucheron, *Épilepsie d'origine auriculaire; contribution à l'étude de l'otopiésis* (*Comptes rendus de l'Acad. des sciences*, 6 juillet 1885, p. 92).

dans le cérumen, lorsque celui-ci n'est pas trop profond, fixe encore le diagnostic, et les propriétés contagieuses de la maladie contribuent à lever tous les doutes.

Les attaques épileptiformes d'origine vermineuse ne se montrent guère que chez les jeunes chiens, tandis que celle qui nous occupe attaque les sujets de tout âge.

Certains chasseurs ont été portés à croire à la rage en présence de cette affection. Mais celle-ci ne s'accompagne pas des prodromes moraux propres à l'autre maladie, et ses accès, essentiellement passagers, n'accusent pas la folie furieuse et méchante de la rage.

Enfin, le catarrhe auriculaire, le chancre de l'oreille n'ont de commun avec l'épilepsie acarienne que leur siège, quoiqu'ils puissent coïncider avec elle.

Pronostic. — L'otite parasitaire n'a de suites graves que lorsqu'on n'intervient pas dans son cours par un traitement approprié ; elle cède, en effet, facilement aux agents parasiticides. Ce qui a pu lui permettre maintes fois de s'aggraver jusqu'à la mort, c'est qu'on en ignorait la nature. Sa contagiosité peut donner au pronostic un caractère sérieux. Mais ici encore, il suffit d'être prévenu pour s'opposer à sa propagation.

Étiologie. — Quoique cette affection ait surtout été constatée sur les chiens de meute, la race ne constitue pas une prédisposition. On l'a en effet observée aussi sur des chiens d'arrêt (Weber), des pointers (Mégnin), des terriers, maltais, barbets (Guzzoni).

La vraie cause est la contagion comme le démontrent les expériences de Guzzoni et de Nocard. Il n'y en a pas pour établir que le chien puisse emprunter son Symbiote à une autre espèce de mammifère, ni que ce parasite s'acclimate ailleurs que dans l'oreille du chien.

Traitement. — Éviter la contagion et, pour cela, désinfecter soigneusement les loges, dans les chenils où la maladie a fait son apparition.

Comme traitement curatif, maintenir les oreilles dans une grande propreté, en enlevant le cérumen apparent et en y faisant des injections tièdes détersives. Guzzoni a obtenu un bon résultat de la formule d'Andrée (de Fleurus) contre l'acariase auriculaire du lapin (voir p. 181). Mégnin recommande des injections répétées de sulfure de potasse au vingtième (deux par jour pendant trois jours). Nocard a réalisé de nombreux succès, même dans des cas très avancés et très graves, par la formule suivante :

Huile d'olives	100	grammes.
Naphtol	10	—
Éther	30	—

Conserver en flacon bouché à l'émeri.

« Faire chaque jour une injection de ce liniment, dans le conduit auditif externe, que l'on ferme ensuite pendant dix à quinze minutes, avec un tampon d'ouate pour éviter l'évaporation de l'éther. »

De tous les acaricides, le naphtol est celui qui a donné à Nocard les meilleurs résultats : c'est un produit pyrogéné très soluble dans l'huile, plus efficace, moins irritant et beaucoup moins odorant que l'acide phénique. L'éther ajouté à la solution huileuse a pour effet de faciliter la pénétration du liniment dans la masse du cérumen, souvent épaisse et consistante, qui réunit les Symbiotes.

I. — Gales du chat.

Le chat peut avoir une gale sarcoptique, due au *Sarcoptes notoedres* var. *cati*, et une gale symbiotique, due, comme celle du chien, au *Symbiotes auricularum*.

1° *Gale sarcoptique.*

Historique (1). — La plus ancienne description de la gale du chat est due à Wedelius : en 1672, il a décrit une épizootie, qui, en deux ans et dans l'espace de quelques milles, a sévi en Westphalie avec tant de violence que presque tous les chats ont péri. Malgré les exagérations manifestes dont son récit est entaché, surtout en ce qui concerne des altérations survenant aux yeux, il nous paraît très probable que c'est bien la gale qu'il a observée. Girtanner a publié aussi quelques documents positifs sur cette affection. Rigot a constaté, en 1811, l'existence de la gale qui régnait depuis près de quatre ans sur les chats des environs de Château-Gontier (Mayenne) ; et en 1827, Sajous, vétérinaire à Tarbes, adressait à la Société centrale d'agriculture un mémoire sur une gale épizootique, qui sévissait depuis quelques années et avait fait périr tous les chats dans des villages entiers. Des observations analogues, dont nous parlerons plus loin, ont également été publiées. Leur ensemble montre que la maladie est anciennement connue.

Si Gohier est le premier auteur qui dise avoir vu le Sarcopte du chat (1813), Hering en a donné la première description ; mais il n'a vu que le mâle et est inexact dans plusieurs détails. Ce Sarcopte est aujourd'hui bien connu, grâce aux travaux de Rayer, Gerlach, Fürstenberg, Delafond et Bourguignon. Ce sont ces derniers qui l'ont considéré comme espèce distincte et nommé *Sarcoptes notoedres*, désignation tirée de la position dorsale de l'anus.

Symptômes. — La gale du chat débute ordinairement par la nuque, gagne ensuite les oreilles, le front, toute la tête et dépasse rarement la partie antérieure du cou. Un prurit, d'intensité variée, est un des premiers symptômes qui se manifestent.

La lésion initiale est une papule ou une vésicule de la grosseur d'une tête d'épingle, qui est promptement déchirée et transformée en croûte. La multiplication des vésicules et leur remplacement par des croûtes amènent l'envahissement de surfaces plus larges, qui se re-

(1) Wedelius, *Collect. Acad.*, t. III, p. 156 (cité par Sauvages) et *Éphémérides des curieux de la nature*, 1672, p. 259 (cité par Delaf. et Bourg.). — Girtanner, *Bibliothèque médicale* de Blumenbach, t. III, et *Instructions vétérinaires*, t. V, p. 350, 2e éd., an XII. — Rigot, *Correspondance vétérinaire*, publiée par Fromage de Feugré, t. III, 1811, p. 188. — Gohier, *Mém. sur la méd. et la chir. vét.*, t. I, 1813, p. 10. — Hering, *Nova acta physico-medica Acad. Naturæ curiosorum, pars post.* (XVIII), 1838.

couvrent de croûtes grisâtres, dures, agglutinant les poils. Le plus grand nombre de ceux-ci tombent rapidement. La peau devient épaisse, dure, plissée. Les paupières s'éraillent, les yeux s'enfoncent dans les orbites, il y a une conjonctivite plus ou moins intense. Les tissus gonflés obstruent les narines, gênent la respiration; l'animal, affaibli, languissant, prend une physionomie triste et repoussante, et finit par succomber à sa maladie, si l'on n'a pas déjà précipité cette terminaison par un sacrifice opportun. La mort survient ordinairement du quatrième au sixième mois de l'affection, bien plus tôt chez les animaux jeunes, bien plus tôt aussi dans les cas d'épizootie.

Diagnostic. — Le diagnostic de cette affection n'offre pas de difficultés. Son début par la tête, sa persistance dans cette région, son extension rare dans d'autres points, la découverte facile des Sarcoptes, les caractères spéciaux de cette psore, suffisent pour lever tous les doutes. On ne saurait la confondre avec un prurigo non parasitaire, très tenace, qui atteint parfois les chats émasculés et qui siège sur le ventre, les aines, le dos, les membres et la queue, rarement à la tête. Il consiste en de petites papules sèches, très prurigineuses et très tenaces.

Une éruption analogue, mais éphémère, se montre parfois chez les chattes nourrices que l'on a brusquement privées de leurs petits.

Il n'est pas possible de confondre cette gale avec le prurigo du rouget, due à la larve du *Trombidium holosericeum*, non plus qu'avec les piqûres des Puces ou les affections dartreuses qui affectent les vieux chats d'appartement, n'ont pas de siège invariable, et consistent en des surfaces pustuleuses, à croûtes isolées, épaisses, modérément prurigineuses.

Pronostic. — La gale du chat n'est grave que lorsqu'elle est ancienne, et que les animaux qui en sont atteints ont des habitudes d'indépendance qui les soustraient à un traitement régulier. Suivant alors sa marche naturelle, elle finit par amener leur mort. Elle est grave surtout lorsqu'elle sévit sous forme épizootique, sans que l'on puisse rattacher cette gravité à une cause plausible. Lorsqu'elle est prise au début, elle guérit assez facilement, d'autant plus qu'elle est plus récente. La gravité de cette gale est encore augmentée par ses propriétés contagieuses à l'homme et aux autres animaux.

Lésions. — D'après Mégnin, le Sarcopte notoèdre ne se creuserait pas de galerie sous-épidermique, comme le Sarcopte commun, mais un simple nid, apparaissant comme une éminence miliaire, qui, enlevée à la pointe d'un scalpel, se montrerait constituée par une couche d'épiderme englobant des œufs à toutes les périodes d'incubation, ainsi qu'une femelle ovigère et ses excréments sous forme de corpuscules bruns, cylindriques. Les larves, les nymphes et les mâles errent au milieu des croûtes.

Quant aux altérations essentielles de la peau, à la suite d'une gale ancienne, elles sont de même nature que celles des autres gales.

Étiologie, contagion. — Sur 45 chats galeux, Delafond en a trouvé 26 âgés de 4 à 7 ans, 15 de 2 à 3 ans et 5 de six mois à un an. La plus grande proportion de chats âgés tient probablement à ce que ces animaux, devenus moins attrayants que dans le jeune âge et moins utiles qu'à l'âge adulte, sont souvent chassés des habitations, exposés alors à la misère et à la malpropreté, c'est-à-dire aux conditions prédisposantes des affections psoriques.

Sur ces 45 chats, il y avait 20 mâles, 15 femelles et 10 castrats. Le sexe ne paraît pas avoir d'importance en cette question, quoique cependant les chats castrés soient, par leurs habitudes sédentaires, moins exposés que les autres, que les mâles surtout, à la contagion.

Celle-ci s'exerce aisément du chat au chat. On doit évidemment y rattacher ces épizooties dont nous avons rapporté quelques exemples. Il faut y joindre celle qui s'est manifestée dans les années 1843 et 1846 sur les chats de la contrée d'Offenbourg (grand-duché de Bade) et qui a été observée par Bell. Delwart dit avoir vu, dans de grandes métairies où se trouvaient beaucoup de chats, la maladie se communiquer avec une telle rapidité qu'en quatre à cinq semaines tous ces animaux avaient succombé à cette affection (1).

Quoique le Sarcopte notoèdre détermine aussi la gale des rats, il n'est pas établi que ce soit en chassant ces rongeurs que le chat contracte la gale; on n'a pas encore recueilli d'observations sur ce point, ni constaté que les rats fussent galeux lors des épizooties de gale signalées sur les chats.

Delafond a réussi à développer une gale chez un chat en y déposant des Sarcoptes pris sur le lion, et chez un autre par la cohabitation avec un chien galeux; mais ces deux chats ont guéri spontanément : leur gale restait artificielle, étant due au *Sarcoptes scabiei* et non au *S. notoedres*.

La gale du chat peut se transmettre à l'homme. Hertwig rapporte qu'une servante contracta la gale après avoir fait coucher un chat galeux dans son lit. Berthold cite le cas d'une petite fille qui fut contagionnée par un chat galeux qu'elle avait fait reposer sur sa poitrine. Marrel dit avoir vu la gale d'un chat se transmettre à deux grandes personnes et à un enfant. Gerlach a obtenu expérimentalement la transmission de la gale du chat à l'homme, en déposant sur les bras de quelques élèves des croûtes prises sur des chats galeux; il s'ensuivit une gale locale, qui disparut spontanément au bout 10 à 20 jours. Enfin Perroncito a observé un cas de contagion de la gale du chat à une femme (2).

(1) Bell, *Rec. de méd. vét.*, 1850, p. 938. — Delwart, *Tr. de méd. vét. prat.*, t. I, Bruxelles, 1830.

(2) Perroncito, *Il medico veterinario*, 1887, p. 247.

La gale du chat peut aussi se transmettre au cheval. Hertwig (1) a cité le cas d'un chat qui donna la gale à un cheval en se couchant sur son dos. Mégnin dit avoir développé sur un cheval une gale étendue en fixant sur le garrot de cet animal un lambeau de peau pris à un chat galeux. Cette gale fut arrêtée par une seule friction de pommade d'Helmerich. Une autre fois, il a vu un chat galeux transmettre sa maladie à deux chevaux sur le dos desquels il avait l'habitude de se coucher (2).

En ce qui concerne le bœuf, nous avons déjà rapporté (p. 142) le cas de Redemacher, où un chat galeux qui avait l'habitude de se coucher sur le dos d'une vache, transmit la gale à celle-ci, d'où elle passa à une servante et par elle à toute une famille. Nous avons dit aussi (p. 186) comment Delafond avait réussi à transmettre au chien la gale du chat.

Traitement. — Le traitement de la gale du chat ne saurait comporter des bains alcalins ou antipsoriques, vu la répugnance de cette espèce pour l'eau, et des accidents du côté des voies respiratoires auxquels on exposerait les chats en les baignant. Tout au plus, après avoir soigneusement tondu toute la région malade, pourra-t-on faire un lavage local avec de l'eau savonneuse. Il est préférable de s'en dispenser et de recourir d'emblée aux topiques acaricides, quitte à en faire des applications plus répétées.

La pommade d'Helmerich convient particulièrement et a de très nombreux succès à son actif.

Dans la gale épizootique des environs d'Offenbourg, Bell a employé avec efficacité une lotion composée de 4 grammes de chlorure de zinc dans 500 grammes d'eau.

On préfèrera à cette lotion le baume du Pérou dissous dans 4 parties d'alcool, tel que l'a employé Anacker (3) dans cette circonstance, d'après le conseil de Gerlach. Il en faut environ 32 grammes pour deux applications, qui sont suffisantes. Cette préparation, outre son effet curatif certain et par son odeur de vanille, a le grand avantage de convenir pour le traitement des animaux d'appartement.

2° *Gale symbiotique.*

Cette gale, dite encore *gale auriculaire*, a été observée pour la première fois en 1860, par Huber (de Memmingen), qui en reconnut la cause, le Symbiote. Elle a été retrouvée en 1876 par Broquet et étudiée spécialement par Mégnin,

(1) Hertwig, *Magaz. f. Thierheilkunde*, 1838, p. 135. — Berthold, *Gaz. de la Soc. méd. de Berlin*, 1834 (Delafond et Bourguignon). — Marrel, *Rec. de méd. vét.*, 1847, p. 1001.

(2) Mégnin, *C. R. de la Société de biologie*, 1880, p. 185.

(3) Anacker, *Der Thierarzt*, 1873.

qui distingua ce Symbiote du Symbiote commun sous le nom de *Symbiotes ecaudatus* (1). C'est le *S. auricularum* var. *cati*.

Les deux chats que Mégnin a observés « étaient en proie à une démangeaison qui leur ôtait tout repos et qui causait même quelquefois de véritables attaques frénétiques. Ils ne portaient que quelques excoriations superficielles, résultant des grattages, avec les pattes de derrière, sur la face postérieure de la conque auriculaire. En examinant l'intérieur des oreilles, nous ne vîmes aucune plaie ni ulcère, mais le cérumen était très abondant et présentait à sa surface de petits points blancs mobiles » qui n'étaient autre chose que des Symbiotes.

Cette otite, que l'on ne peut appeler une gale qu'en raison de sa cause, puisqu'elle ne s'accompagne pas d'éruption, est en tout l'analogue de l'otite parasitaire du chien. Nous renvoyons donc à ce qui a été dit de celle-ci pour la physiologie pathologique et pour le traitement, les seuls points de vue qui méritent d'attirer l'attention.

J. — Gales du furet.

Indépendamment d'un Listrophore assez semblable à celui du lapin (voir p. 98) et qui vit dans la fourrure sans causer le moindre dommage, le furet peut être attaqué par deux espèces d'Acariens psoriques : un Sarcopte (*Sarc. scabiei* var. *hydrochæri*) et un Symbiote (*S. auricularum*).

1° *Gale sarcoptique.*

La gale sarcoptique a été décrite pour la première fois en 1869 par F. Peuch, qui en a rattaché la présence à un Sarcopte. Mégnin a confirmé les faits constatés par Peuch (2).

La maladie a son siège principal aux pattes et à la tête, mais peut envahir tout le tronc. Les parties malades sont recouvertes de croûtes brunes ou jaunes, sous lesquelles sont cachés les Sarcoptes. Elles sont le siège d'un prurit presque continuel; le petit animal se mord souvent, surtout aux pattes, et avec une sorte de fureur. Quand l'affection est encore peu avancée, non localisée aux extrémités des membres et aux oreilles, le tronc est constamment humecté par un liquide gélatineux, un peu poisseux, répandant fortement l'odeur propre au furet.

« A cette phase humide succède à une phase de dessiccation, avec chute des poils, qui sont comme poudrés d'une substance grossièrement pulvérulente. Presque en même temps que tombent les poils, détachés par la maladie, il en repousse d'autres, qui arrivent à la longueur normale. C'est l'indice que la maladie a disparu du tronc et n'existe plus qu'aux extrémités des pattes et aux oreilles, où les parasites se sont accumulés et retranchés. » (Mégnin).

Aux pattes, les croûtes sont amoncelées à la face plantaire et à la base des griffes, qui peuvent acquérir une longueur demesurée et se redresser, se retourner par en haut. La locomotion est alors lente et difficile, l'appui se faisant sur la partie postérieure de la surface plantaire.

Il n'est guère admissible que le furet contracte la gale dans les terriers

(1) Huber, *Comptes rendus de la Soc. d'hist. natur. d'Augsbourg* (In *Recueil de méd. vétér.*, 1875. Chronique de Zundel, p. 67). — Broquet, *Bull. de la Soc. cent. de méd. vét.* (*Recueil*, 1876, p. 879). — Mégnin, *Ibid.*, p. 982.

(2) F. Peuch, *La gale du furet* (*J. de méd. vét.*, Lyon. 1869, p. 411). — Mégnin, Gale du furet (*L'éleveur*, 1885, p. 101). — Railliet, *Acariases multiples sur un furet* (*Bull. Soc. cent. de méd. vét.*, 1887, p. 244).

infestés par des lapins, la gale sarcoptique de ceux-ci étant due au *Sarcoptes notoëdres* et non au *S. scabiei*. Il est plus plausible, comme le dit Railliet, que l'origine en remonte à des putois galeux qui auraient fréquenté des terriers de lapins.

Peuch n'a pas réussi à transmettre la gale du furet au chien non plus qu'à l'homme. Mais ses expériences, peu nombreuses, n'autorisent pas de conclusions fermes.

La gale du furet sévit quelquefois sous forme épizootique.

Son traitement se réduit aux prescriptions suivantes : « Onctions fréquentes sur les croûtes, avec la glycérine, afin de les ramollir et d'en faciliter l'avulsion ; puis frictions vigoureuses avec la pommade soufrée simple ou l'onguent d'Helmerich, sur les parties malades débarrassées entièrement des croûtes ; renouvellement fréquent et complet de la litière ; désinfection ou, ce qui vaut mieux, changement du local, caisse, boîte ou fond de tonneau, dans lequel le furet était placé » (Peuch).

2° *Gale symbiotique.*

Encore nommée *gale auriculaire, otite parasitaire*, cette affection, ainsi que le parasite qui la détermine, a été signalée par Mégnin (1). Elle est due au *Symbiotes auricularum* var. *furonis*.

En 1884, elle a régné sous forme d'épizootie grave dans le nord de la France, et particulièrement aux environs de Calais.

En pullulant dans le conduit auditif externe du furet, les Symbiotes déterminent la destruction de la membrane du tympan, une inflammation violente de l'oreille moyenne, puis une carie du rocher, et la mort par l'extension de l'inflammation au cerveau, autant que par suite de la douleur et de l'abstinence d'aliments.

La maladie ne s'accompagne pas des symptômes épileptiformes ou des accès frénétiques que l'on constate chez le chien et le chat. Le furet souffre silencieusement, et on ne constate qu'un abrutissement entrecoupé par des réveils pendant lesquels le petit animal cherche à se gratter les oreilles ; il meurt sans présenter de symptômes bien caractéristiques.

A l'autopsie, on trouve un cérumen brunâtre abondant, obstruant le conduit auditif, et englobant de nombreux Symbiotes mâles et femelles, isolés ou accouplés. Le tympan est détruit ; l'oreille moyenne est pleine de pus, et ses organes essentiels sont plus ou moins altérés.

Cette maladie, très contagieuse entre furets, peut durer de trois à quatre semaines avant de causer la mort.

En raison de sa forme silencieuse, elle passe souvent inaperçue. On ne la découvre guère par l'examen des oreilles que lorsqu'elle a déjà accusé sa présence par quelque perte. La guérison s'obtient alors par les mêmes moyens qui réussissent contre l'otite parasitaire du chien et du chat. Il faut également avoir recours à la désinfection des locaux, où pourraient s'égarer quelques Symbiotes.

§ 2. — GALES DÉMODECTIQUES.

Ces gales sont produites par l'unique genre de la famille des Démodicidés (voy. p. 83), le genre *Demodex* (2) Owen, dont les diverses

(1) Mégnin, *Soc. centr. de médecine vétér.* (*Recueil*, 1878, p. 209) et *l'Éleveur*, 1885, p. 115. — Railliet, *loc. cit.*

(2) De δέμας, corps ; δήξ, ver du bois.

formes sont généralement rapportées à une seule espèce, *Dem. folliculorum* Owen. Ces Acariens vivent dans les follicules pileux et dans les glandes sébacées de plusieurs espèces de mammifères. Leur organisation les différencie nettement des autres groupes.

Le rostre, un peu plus étroit que le thorax, est saillant en avant, recouvert à sa base par l'épistome, qui se prolonge lui-même par deux joues soudées sur la ligne médiane et s'avançant jusque près de l'extrémité antérieure du rostre. Celui-ci comprend : 1° une paire de chélicères (mandibules), en forme de stylets aplatis et lamelleux, plus larges en arrière, où elles se soudent sur la ligne médiane, qu'en avant où elles sont un peu divergentes; elles sont, par en haut, en rapport avec l'épistome et les joues; 2° une paire de maxilles (mâchoires), écartées à leur base, rapprochées en avant, où elles se continuent par des palpes maxillaires obscurément articulés; 3° une languette étroite, située entre les maxilles et à leur face supérieure, et complétant le plancher de la bouche.

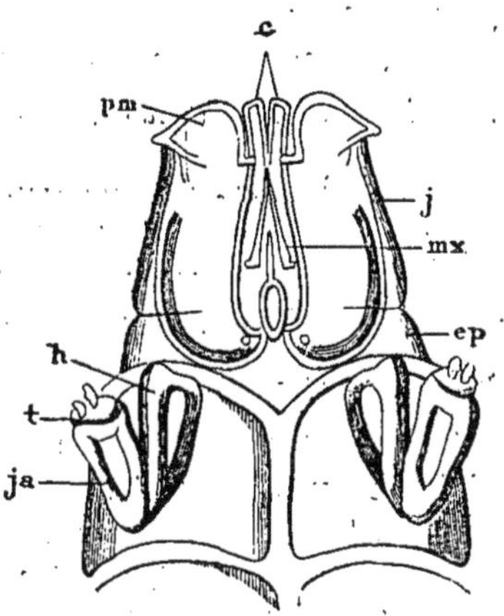

Fig. 72. — Extrémité antérieure, fortement grossie, du *Demodex folliculorum* du chien.

c, chélicères. — *mx*, mâchoires. — *pm*, palpes maxillaires. — *j*, joues. — *ep*, épistome. — *h*, hanche. — *ja*, jambe. — *t*, tarse.

Le céphalothorax, convexe à la face supérieure, finement strié en divers sens, est plan à la face inférieure, où il montre les quatre paires de pattes saillantes sur les côtés. Chaque patte se compose de trois parties ou articles : la hanche, basilaire, antéro-postérieure, triangulaire, à sommet postérieur, presque tangente en dehors au bord du thorax; la jambe, de la longueur de la hanche et formant avec elle un angle ouvert en avant; et le tarse, pièce discoïde, couronnant l'extrémité de la jambe, et munie de deux ongles. Ces pattes s'appuient par la base de leur hanche sur des épimères transversaux, arqués, reliés par une pièce médiane, longitudinale (sternum).

L'abdomen est allongé, conique, strié en travers, et présente à la partie antérieure de sa face ventrale une fente longitudinale, qui est l'anus. Cette fente est plus grande chez la femelle que chez le mâle et sert probablement à la copulation et à la ponte. Les mâles ont l'abdomen moins développé que les femelles et possèdent une armure génitale située immédiatement en avant de l'anus.

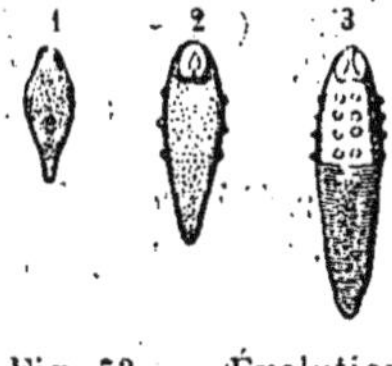

Fig. 73. — Évolution du *Demodex folliculorum*, du chien. Grossissement 100 diamètres (Railliet).

1, œuf. — 2, larve hexapode. — 3, larve octopode.

La longueur des Démodex femelles ne dépasse pas 400 μ dans les plus grandes variétés; celle des mâles ne descend pas au-dessous de 220 μ. La largeur, prise au thorax, varie entre 40 et 55 μ.

Les Démodex sont ovipares. Leurs œufs, longs de 60 à 90 μ sur 20 à 50 de large, sont cordiformes ou fusiformes. De l'œuf sort une larve hexapode, dont les pattes ne sont représentées que par trois paires de tubercules et dont les organes buccaux sont encore rudimentaires. A la suite d'une mue, la larve devient octopode, la quatrième paire de pattes étant encore sous forme de tubercules comme les trois autres. Une seconde mue transforme en nymphe cette larve octopode; la nymphe possède les pattes et les organes buccaux de l'état parfait, dont elle ne diffère que par l'absence des organes sexuels (chez le mâle). Cette acquisition est le résultat d'une dernière transformation.

Les Démodex ont été trouvés chez l'homme, le chien, le chat, la chèvre, le porc, le mouton, le bœuf, le cheval, le renard, le rat, le cerf d'Aristote et la chauve-souris de Surinam. En général, la différence d'habitat coïncide avec des différences dans les dimensions, qui autorisent au moins la distinction de variétés. Nous avons donc à citer :

1° Le **Démodex de l'homme** (*D. folliculorum* var. *hominis*). La femelle mesure 380 μ de long sur 45 de large au niveau du thorax; le mâle, 300 μ de long sur 40 de large. Le rostre est un peu plus long que large. La longueur du rostre et du céphalothorax réunis fait presque le tiers de la longueur totale du corps. Les œufs sont cordiformes ou fusiformes, de 60 à 80 μ de long sur 40 à 50 de large.

Le Démodex de l'homme vit dans les glandes sébacées de la face, où il demeure souvent sans que sa présence donne lieu au moindre trouble. Quand il y en a plus d'une douzaine par follicule, celui-ci est dilaté, élevé et donne lieu à un comédon. Il est rare que l'acné de la face puisse lui être attribuée. Gruby assure que, sur 60 personnes, 40 lui en ont présenté. Cette proportion a généralement paru exagérée.

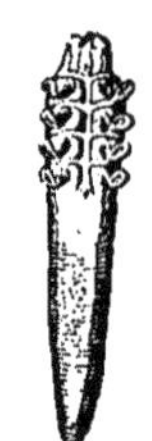

Fig. 74. — *Demodex folliculorum* mâle, du chien, grossi 100 fois (Railliet).

2° Le **Démodex du chien** (*D. folliculorum* var. *canis*, *D. caninus* Tulk). La femelle mesure 250 à 300 μ de long sur 45 de large; le mâle, 220 à 250 μ de long et a la même largeur. Le rostre est à peu près aussi long que large. La longueur du rostre et du céphalothorax réunis est un peu inférieure à la moitié de la longueur totale. Les œufs sont fusiformes, de 70 à 90 μ de long sur 25 de large.

Ce Démodex détermine chez le chien la gale folliculaire.

3° Le **Démodex du chat** (*D. folliculorum* var. *cati*) est d'un quart plus petit dans toutes ses dimensions que celui du chien.

Il a été trouvé par Leydy (cité par Zürn) et par Mégnin sur le nez et dans l'oreille du chat; il paraît inoffensif.

4° Le **Démodex de la chèvre** (*D. folliculorum* var. *capræ*). La femelle est longue de 230 à 250 μ, large de 60 à 65 μ. Le mâle est long de 220 à 230 μ, large de 50 à 55 μ. Le rostre et le céphalothorax réunis égalent presque la moitié de la longueur totale. Les œufs sont ellipsoïdes, longs de 68 à 80 μ, larges de 32 à 45 μ.

Il a été rencontré par Niederhœusern, par Railliet et Nocard, et détermine une dermatose pustuleuse (1) dont il est parlé plus loin.

(1) Railliet, *Éléments de zoologie médicale et agricole*, 1885, p. 462.

5° Le **Démodex du porc** (*D. folliculorum* var. *suis*, *D. phylloïdes* Csokor). La femelle mesure 240 à 260 μ de longueur sur 60 à 66 de large; le mâle, 220 μ de longueur sur 50 à 57 de large. Le rostre, très développé, est un peu plus long que large. La longueur du rostre et du céphalothorax réunis est à peu près égale à celle de l'abdomen. Les œufs sont ovales, un peu rétrécis et allongés aux extrémités, de 100 à 110 μ de long sur 30 à 34 de large (fig. 77).

Cette forme détermine chez le porc une affection pustuleuse.

6° Le **Démodex du mouton** (*D. folliculorum* var. *ovis*). Trouvé par Oschatz dans les glandes de Meibomius du mouton, il diffère de celui de l'homme principalement par la plus grande largeur de son rostre et de son céphalothorax. Il n'a plus été revu depuis.

W. Faxon (1) a trouvé le Démodex dans la peau d'une vache; mais le dessin et la description qu'il en donne sont insuffisants pour établir s'il s'agit d'une espèce ou d'une variété. Des Démodex auraient été trouvés aussi dans les glandes de Meibomius du cheval, par Wilson (2).

Historique (3). — En 1842, Gustave Simon (de Berlin), examinant le contenu des pustules de l'*acnea sebacea* chez l'homme, reconnut, dans la matière grasse exprimée par la pression sous forme de petits boudins noircis à leur extrémité externe (comédons), la présence d'animalcules dont il donna une description remarquable. Sur le conseil du savant entomologiste Erichson, il les considéra comme des acares et les nomma *Acarus folliculorum*. Il venait de faire la communication de sa découverte à la Société des naturalistes de Berlin, lorsque le professeur Henle (de Zurich) lui apprit que, l'automne précédent, il avait observé le même parasite dans les follicules pileux du conduit auditif externe; la découverte avait été presque simultanée; mais Henle paraît avoir eu des doutes sur la nature de ce qu'il avait vu. Dès lors, nombre d'observateurs cherchèrent et trouvèrent le nouveau parasite. Owen, le premier, le nomma *Demodex folliculorum*. Miescher l'a appelé *Macrogaster platypus;* Erasme Wilson, *Entozoon folliculorum*, puis *Steatozoon;* P. Gervais, *Simonea folliculorum*. Cette dernière appellation, francisée en *Simonée*, *Simonide*, a été souvent usitée en France. L'histoire naturelle des Démodex a été bien établie par les travaux de Wedl, Gruby, Leydig, Küchenmeister, Bärensprung, Valentin, von Siebold, Remak, Mégnin, etc.

Peu de temps après la découverte du Démodex de l'homme, Topping découvrit celui du chien, dont Tulk donna la description, le 20 décembre 1843, à la Société micrographique de Londres. La maladie qu'il détermine a été ensuite l'objet de nombreux travaux. C'est, en effet, chez le chien que la dermatose causée par les Démodex est, à beaucoup près, le plus fréquente et le mieux étudiée.

(1) W. Faxon, *On the presence of Demodex folliculorum in the skin of the ox* (*Bull. of the Museum. compar. Zoology Cambridge Mass.*, t. V, 1878, n° 2-3, p. 11-17).

(2) E. Wilson, *Transact. of the veter. med. association*, 1843-44, p. 399.

(3) G. Simon, *Medicinische Zeitung v. Verein f. Heilkunde in Preussen*, 1842, n. 9. — Henle, *Bericht über die Züricher Naturf. Gesellsch.* décembre 1841. — Owen, *Annals and Magazin of naturale history*. London, 1843. — P. Gervais, *Hist. nat. des Aptères*, t. III, 1844, p. 282. — Tulk, *Demodex folliculorum caninus*. In *Annals of nat. History*, t. XIII. London, 1844.

A. — Gale démodectique du chien.

Synonymie. — *Gale folliculaire, Gale rouge, Gale noire* des anciens veneurs.

Historique. — Comme il vient d'être dit, la nature parasitaire de cette maladie a été reconnue pour la première fois par Topping. Röll a séparé cette affection des autres exanthèmes du chien. Delafond et Bourguignon en ont montré toute la gravité et l'ont décrite sous le nom d'*Acne simonea*. C'est Verheyen qui a proposé pour elle le nom de *gale folliculaire*, sous lequel elle est presque exclusivement désignée aujourd'hui. Elle a été étudiée surtout par Gruby, Haubner, Gerlach, Sparks, Simonds, Oreste, Weiss, Friedberger, Lafosse, Saint-Cyr, Cornevin, Pennetier, Mégnin, Laulanié, etc.

Symptômes. — La gale folliculaire se présente avec des physionomes diverses selon son ancienneté, à tel point qu'on est porté à croire à des affections différentes si l'on n'est pas prévenu de ce polymorphisme.

Au début, il y a de simples dépilations, un peu rouges, aux coudes, aux jarrets, autour des yeux, aux doigts ; à la place des poils se voient de petites papules; une poussière pityriasique est répandue sur les plaques parasitaires; le prurit est à peine marqué, l'état général excellent.

Peu à peu ces dépilations s'étendent, en devenant plus rouges, gagnent la face interne des pattes et les joues; les paupières sont gonflées, tuméfiées, renversées en dedans (*entropion*) et leurs bords sont garnis d'une abondante chassie purulente. La peau des joues est épaissie, dépilée, sillonnée de rides, couverte de papules et de pustules plus ou moins irritées. Le prurit, encore intermittent, est plus intense.

Elle arrive enfin à se généraliser et à occuper toute la surface du corps. La peau présente partout, à des degrés divers, les caractères qu'elle offrait d'abord à la tête. Une foule de boutons d'acné sont disséminés en tous les points, tantôt confluents, tantôt discrets. Les uns sont encore à l'état de papules, les autres à celui de pustules. Parmi ceux-ci, il en est un grand nombre dont le sommet est d'un noir bleuâtre et qui laissent écouler à la pression une sérosité sanguinolente dans laquelle l'examen microscopique montre des Démodex. Ces parasites sont plus nombreux dans les petites pustules à contenu d'aspect simplement purulent ou dans celles qui ne donnent, quand on les presse, qu'une sorte de cylindre gras, sébacé. Souvent le nombre des Acariens est prodigieux et constitue la plus grande partie du produit observé. Des croûtes plus ou moins abondantes se remarquent en divers endroits, par suite de la rupture des pustules et de la concrétion de leur produit. Dans les points les plus atteints, la peau est humide, gercée, et montre dans ses plis une matière jaunâtre, poisseuse. La plus grande partie de la surface est dépilée et l'animal exhale une odeur fétide, âcre, absolument nauséeuse. Arrivée à ce degré, la maladie a eu un retentissement profond sur toute l'économie :

l'appétit, longtemps conservé et plutôt exagéré, finit par diminuer; la maigreur arrive et conduit peu à peu le malade au marasme.

Dans certains cas, comme l'a montré Saint-Cyr (1), la maladie est généralisée, mais n'a pas produit de dépilation, sauf dans quelques points assez circonscrits; les pustules sont rares, mais elles sont disséminées partout, sans ordre; on pourrait croire à une acné généralisée. En outre, la peau est partout recouverte d'une fine poussière ressemblant à de la farine de maïs dont on aurait saupoudré l'animal.

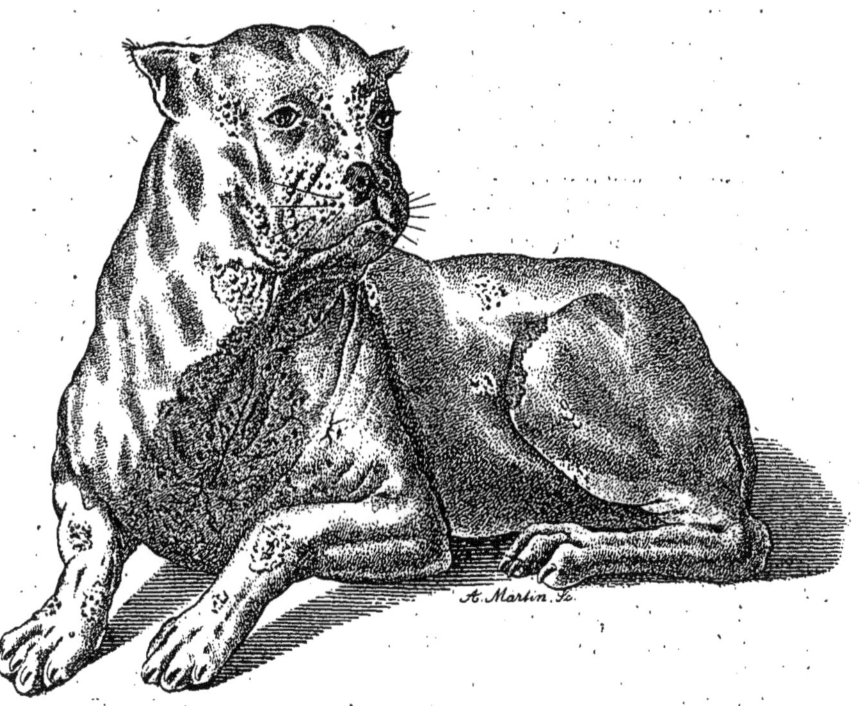

Fig. 75. — Chien atteint de gale démodectique avancée.

Dans les points dépilés, et qui sont plus ou moins circulaires, il y a une vive irritation, un suintement séreux, des excoriations et même de petites plaies.

Enfin, une forme intéressante est celle que Saint-Cyr a appelée « gale folliculaire à *forme circinée.* » Elle consiste en des plaques circulaires, de 2 à 6 centimètres de diamètre, rouges, enflammées surtout sur leurs bords un peu saillants, dépilées et présentant, souvent mais non toujours, et principalement à leur périphérie, de petits boutons rouges, pustuleux, acnéiques. En grandissant, ces plaques peuvent se réunir

(1) Saint-Cyr, *Gale folliculaire* (*Journ. de méd. vétér. et de zootechnie*. Lyon, 1876, p. 327).

et en former de plus étendues à larges festons. Souvent le centre pâlit et se couvre d'une poussière jaunâtre. Cette forme circinée se montre dans les périodes de début; elle peut être accompagnée de la forme acnéique; elle est peu prurigineuse, et les signes généraux de la santé se sont encore conservés.

Marche, durée, terminaison. — La gale folliculaire a une marche très lente, surtout à ses débuts. Sa durée est longue et on a vu des malades y résister pendant un an, deux ans et même davantage. Elle se termine ordinairement par la mort, en raison de sa résistance particulière aux agents parasiticides. Weiss (1) a cependant cité un cas de guérison spontanée, fourni par une chienne pleine qui avorta; les pustules disparurent peu à peu; une abondante desquamation se produisit; la peau devint unie, et l'on ne réussit pas à retrouver des parasites; la chienne n'en succomba pas moins à son état cachectique.

Diagnostic, pronostic. — La forme circinée peut être facilement confondue avec la teigne tonsurante. Toutefois, dans la gale folliculaire, les poils font absolument défaut, tandis que, dans la teigne, ils sont brisés au niveau de la peau, qui paraît simplement rasée. Le microscope montre à la surface de l'épiderme la présence du *Trichophyton tonsurans* s'il s'agit de la teigne; tandis que, dans la gale, le grattage jusqu'au sang permet de trouver dans les produits obtenus le *Demodex folliculorum.*

La confusion peut porter aussi sur la gale sarcoptique. Nous avons dit, à propos de celle-ci, sur quoi reposera le diagnostic : c'est encore le microscope qui prononcera en dernier ressort.

L'erreur la plus fréquente a pour sujet une affection dartreuse, érythémateuse, appelée le *rouge* (2), qui apparaît sur les jeunes chiens, et se distingue de la gale folliculaire en ce qu'elle n'est nullement parasitaire. De plus, au lieu de débuter comme celle-ci par les pattes et la tête, et d'être acnéiforme, elle apparaît aux membres, à la face interne des cuisses, des avant-bras, sous le ventre et les parties où la peau est fine et peu velue; elle est caractérisée par de la rougeur du tégument, qui est plus ou moins rugueux, chagriné et le plus souvent sans vésicules et sans croûtes. Elle est très prurigineuse, ce qui augmente encore la rougeur de la peau et amène des lésions artificielles par suite de frottements.

Le pronostic de la gale folliculaire est toujours très grave, les traitements parasiticides réussissant rarement à détruire les Démodex.

Anatomie pathologique. — Le fait essentiel dans l'anatomie pathologique de cette affection, c'est la présence du *Demodex folliculorum* dans les follicules pileux et dans les glandes sébacées, mais particulièrement dans les premiers, où il se montre en quantité parfois considérable.

(1) Weiss, *Repertorium der Thierheilkunde*, 1860.
(2) Mégnin, Trasbot, Weber, *Soc. centr. de méd. vét.* (*Recueil*, 1882, p. 1270).

Gruby, avec Delafond, en a compté jusqu'à 200 dans le même follicule pileux. Ils s'y montrent pressés les uns contre les autres, le rostre dirigé vers le fond du follicule (fig. 76) et la face ventrale ordinairement du côté du poil ou de l'espace qu'il occupait. On les y voit à tous les degrés de développement, depuis les œufs jusqu'aux individus sexués et aux femelles fécondées. Par leur présence, ils déterminent une irritation qui se traduit par des processus d'intensité variée, selon leur nombre et leur activité propre. L'inflammation, lorsqu'elle est franche, irradie autour du follicule pileux ou de la glande sébacée, pour gagner le tissu du derme et aboutir à la pyogénie et à la formation des pustules. D'autres fois, il y a simplement hypersécrétion de la matière sébacée, qui dilate le conduit du follicule.

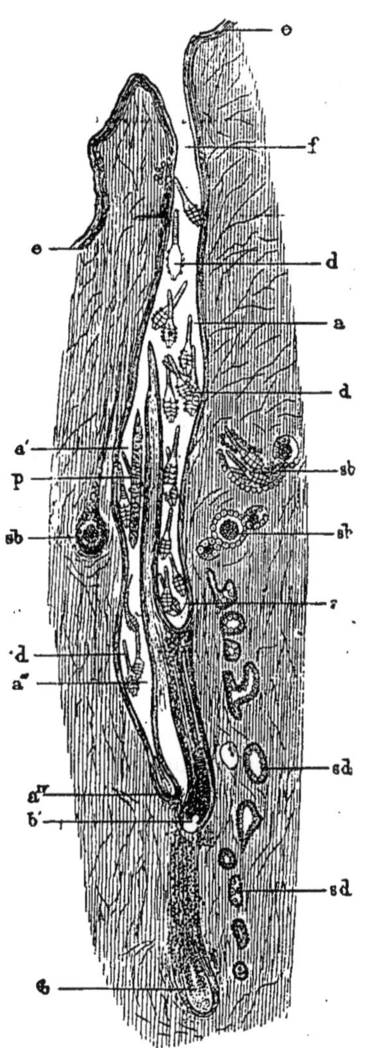

Fig. 76. — Coupe de la peau d'un chien affecté de gale folliculaire. Grossissement, 40 diamètres (d'après une préparation de Laulanié),

e, épiderme, se continuant pour former les gaines dans le follicule *f*, lequel, sinueux et bifide à son extrémité profonde, renfermait deux poils *p*, dont on voit les bulbes en *b*, *b'*. — En *a*, *a'*, *a"*, *a"'*, *a""*, ce follicule présente des dilatations dues à l'accumulation des Démodex *d*. — *sb*, glandes sébacées, dont une (*sb'*) contient des Démodex. — *sd*, glandes sudoripares.

Selon Krulikowski (1), les Démodex, lorsqu'ils ont un temps séjourné dans leur première retraite, en traversent les parois, s'introduisent dans le derme et dans le tissu conjonctif sous-cutané, déterminant, dans le premier cas, l'inflammation de la peau et l'éruption de pustules à sa surface, et dans le second, un petit abcès et une hémorragie. La chute des poils est due à la prolifération de cellules à la face interne du follicule et au ramollissement qu'ils éprouvent à leur base. Les récidives sont produites par quelques-uns de ces parasites qui s'étaient enkystés et qui ont de nouveau détruit les jeunes parois des follicules pileux. Le chien malade succomberait à une altération septique du sang, conséquence de la suppression des fonctions de la peau.

(1) Krulikowski, *Archives vétérinaires russes*, Saint-Pétersbourg, 1879.

Laulanié (1) a constaté dans la gale folliculaire une forme de tuberculose locale, dont l'étude a contribué à établir la pathogénie de la tuberculose. Il a vu qu'après la chute des poils, il y a atrophie et même disparition complète de toute la partie des follicules située au-dessous de l'insertion des glandes sébacées. Toutes les portions de l'appareil pileux qui ont persisté ont subi une hypertrophie manifeste : la gaine externe de la racine est devenue trois ou quatre fois plus considérable qu'à l'état normal ; les glandes sébacées se sont multipliées et ont augmenté de volume. Jamais les parasites ne se sont trouvés à l'intérieur des culs-de-sac glandulaires, dont l'épithélium reste intact. Sous l'étage occupé par les glandes sébacées, et dans une zone limitée en bas par les glomérules des glandes sudoripares, il y a des îlots jaunâtres, bosselés, formés par un tissu de granulation. Ces masses granuleuses sont allongées et occupent la place des anciens follicules, dont elles ont la direction. Ce tissu de nouvelle formation est composé de petits groupes cellulaires qui ont la composition des follicules de Koster de la tuberculose : au centre, une cellule géante embrassant un Démodex ; autour d'elle, une couronne de cellules épithélioïdes, enveloppée souvent par une ceinture embryonnaire. En général, l'irritation développée par le parasite dépasse ce degré ; des globules purulents pénètrent au centre des pseudo-follicules tuberculeux; la cellule géante centrale perd ses connexions avec la ceinture épithélioïde, se disloque et se fragmente, et peu à peu le pseudo-follicule se transforme en un abcès miliaire, dont les parois sont formées par du tissu de granulations. Ces parois elles-mêmes sont progressivement entamées par la suppuration et il ne reste plus rien de ces formations préliminaires, qui répondaient à la première modalité de la cause irritante. Ainsi l'action phlogogène du Démodex donne lieu à deux formations inflammatoires qui se substituent l'une à l'autre et se déroulent dans deux périodes distinctes (Laulanié).

Étiologie, contagion. — La gale folliculaire est-elle due à la présence du Démodex dans les follicules de la peau ou bien l'accumulation de ces parasites n'est-elle que la conséquence de l'état d'irritation dans lequel se trouve le tégument ? Certains auteurs ont prétendu que le Démodex se rencontre chez tous les chiens, même les mieux portants, et qu'il n'y a maladie que lors de sa multiplication excessive. Martemucci (2), d'après ces considérations, a regardé cette affection comme une dermatite siégeant particulièrement dans le derme et les follicules sébacés, qui, recevant alors une plus grande quantité de sang, ont une plus grande vitalité, et peuvent fournir aux

(1) Laulanié, *Sur une pseudo-tuberculose cutanée du chien provoquée par le Demodex folliculorum* (*Soc. de biologie*, 5 déc. 1884 et *Revue vét.*, 1885, p. 1).

(2) Martemucci, *Dermatite folliculosa reflessioni*, Napoli, 1866.

Démodex préexistants une nourriture plus abondante; de là, l'extraordinaire multiplication de ces derniers. Aussi cet auteur propose-t-il de donner à cette affection le nom de *dermatite folliculeuse*, mieux en rapport, d'après lui, avec sa nature inflammatoire. Ces idées ne reposent pas sur une base bien ferme. Il n'a pas été fait de recherches établissant la présence constante ou, au moins, très fréquente du Démodex sur des chiens d'ailleurs bien portants, comme cela a été observé chez l'homme. Et il semble bien que les idées de Martemucci ne soient qu'une généralisation aventurée de données appartenant à la dermatologie humaine. Ce qui viendrait seulement à leur appui, c'est la difficulté de la contagion de cette maladie; mais elle s'explique par le séjour profond, intra-cutané des parasites et par la nécessité d'une prédisposition.

Celle-ci réside, par excellence, dans le jeune âge des sujets; il est rare que des animaux adultes en soient affectés. La race joue aussi, à cet égard, un rôle important. D'après L. Lafosse (1), les chiens de salon, avant ou peu après avoir payé le tribut à la maladie du jeune âge, sont plus souvent atteints de gale folliculaire, bien qu'aucune race n'en soit exempte. Les observations de Cornevin (2) sont, en ce qui concerne la race, plus conformes à ce que l'on constate d'ordinaire, c'est-à-dire que la maladie est plus fréquente chez les chiens à poils courts que chez ceux à poils longs.

Étant données ces causes prédisposantes, la cause efficiente est la contagion. Cependant elle ne se produit pas avec la même facilité que dans les autres espèces de gale en raison de la situation profonde du parasite. Delabère-Blaine et Clater (cités par Verheyen) avancent que des chiens, cohabitant longtemps avec des galeux, ne contractent pas la maladie et que, d'autres fois, le contact le plus fugitif la fait éclater. Ces différences peuvent s'expliquer par des erreurs de diagnostic; la cause démodectique de la gale folliculaire n'étant pas connue à l'époque où elles ont été relevées. On a depuis cité bien des cas où la contagion n'a pas eu lieu, malgré les facilités qu'elle rencontrait. Le sujet de Weiss vécut pendant huit à quinze jours, pêle-mêle avec d'autres chiens qui sortirent indemnes de l'épreuve. Rivolta a transporté sans résultat des Démodex d'un chien malade sur un chien bien portant. Martemucci a inoculé des parties saines de la peau d'un chien avec le liquide riche en Démodex produit par les pustules des régions malades et n'a pas obtenu de résultat. Il en a été de même dans des expériences de Friedberger, qui, en outre, n'a pas constaté de contagion par la cohabitation de chiens malades avec des chiens exempts de cette gale; de même encore dans des observations de Siedamgrotzky faites

(1) L. Lafosse, *Traité de pathologie vétérinaire*, t. II, 1861, p. 247.

(2) Ch. Cornevin, *Du Demodex caninus et de la maladie qu'il occasionne*, Lyon, 1868, p. 57.

à l'école vétérinaire de Dresde, dans celles rapportées par Csokor, d'après la clinique de Vienne (1).

D'autre part, Haubner (cité par Verheyen) a réussi une expérience de transmission par le dépôt direct du pus démodectique sur un individu sain. A la région où il plaçait les animalcules, il y eut, au bout de 24 heures, une légère tuméfaction de la peau; après 48 heures, les follicules contenaient déjà un liquide purulent, dans lequel on distinguait au microscope des acares jeunes ou adultes et des œufs. L'exanthème prit de l'extension, mais les animalcules disparurent et la guérison s'opéra spontanément. Cornevin, sur quatre tentatives d'inoculation, en a vu réussir une; ici encore, au bout de huit jours, la maladie disparut d'elle-même. Cet auteur cite un cas assez frappant de contagion d'une chienne nourrice à deux de ses petits, un troisième restant indemne.

En somme, les expériences et les faits d'observation rapportés montrent la gale folliculaire comme très difficilement contagieuse. C'est contraire à l'idée règnant parmi la plupart des praticiens, contraire aux enseignements de bien des traités, qui la présentent comme éminemment contagieuse.

Cette opposition paraît résulter d'une étude insuffisante, qui serait à reprendre et dans laquelle on tiendrait compte de l'âge, de la race, du tempérament, du sexe, etc., des sujets d'expérience et d'observation; de manière à faire ressortir clairement l'influence exacte de chacune de ces causes prédisposantes. En tous cas, la nécessité de celles-ci est parfaitement établie.

Gruby, considérant comme identiques le Démodex de l'homme et celui du chien, a tenté de faire passer le premier sur le chien. Il rapporte (2) avoir réussi dans un cas. Il conserva pendant deux ans le chien soumis à l'expérience; le parasite avait envahi tous les follicules pileux, la chute du poil était complète. Mais il n'est pas absolument certain que cette gale folliculaire ait bien eu son origine dans l'inoculation expérimentale. On est porté à croire que le chien était déjà infecté quelque peu lorsque cette dernière a été pratiquée; d'autant qu'un pareil résultat a été cherché en vain par Martemucci et Friedberger.

Quant à la transmission de la gale folliculaire du chien à l'homme, elle n'a été constatée que par Zürn (3), qui a vu un vétérinaire, un cocher et une femme qui soignaient des chiens affectés de cette gale présenter une éruption pustuleuse aux mains et aux pieds, éruption qui s'accompagnait d'un violent prurit. Les pustules contenaient des

(1) Rivolta, *Il medico veterinario*, 1866. — Friedberger, *Archiv f. wissensch. u. prakt. Thierheilkunde*, t. II, 1876, p. 25. — Siedamgrotsky, *Bericht über das Veterinär- Wesen in Sachsen*, 1878. — Csokor, *Ueber Haarsackmilben*, Wien, 1879.

(2) Gruby, *Comptes rendus de l'Acad. des sciences*, mars 1845.

(3) Zürn, *Ueber Milben*, etc. (*Œsterr. landwirthschaftlicher Wochenblatt*, 1877).

Démodex. Il a fallu à ces individus une prédisposition bien marquée pour contracter cette affection. Car, de tout temps et tous les jours, des personnes ont soigné et soignent de ces chiens malades sans prendre de précautions contre la contagion, qui ne se produit pas. De plus, Martemucci a inoculé sans succès à l'homme le pus démodectique du chien; Cornevin a échoué également sur lui-même.

Traitement. — Toutes les substances parasiticides ont été employées contre la gale folliculaire du chien et, en général, on n'a recueilli que des insuccès. C'est que les parasites sont profondément situés et que les remèdes employés ne peuvent pénétrer jusqu'à leurs repaires. Il n'y a pas lieu d'énumérer toutes les tentatives faites; nous n'indiquerons que celles qui ont eu un bon résultat.

Unterberger (1) a réussi avec l'essence de genièvre employée en frictions. Quatre applications ont suffi. Weiss recommande le même remède.

Soula (2) a obtenu une guérison avec l'essence de térébenthine : cinq frictions en cinq jours.

W. Hunting (3) préconise : Créosote, 16 grammes; huile d'olives, 300 grammes; solution de potasse, 30 grammes. Mêlez la créosote et l'huile, puis ajoutez la solution caustique. On fait une ou deux applications par semaine selon que le mal est plus ou moins ancien. Le traitement dure plusieurs mois.

Le sublimé corrosif a été recommandé par Saint-Cyr. Cornevin l'a employé sous forme de bains à la dose de 1 à 2 grammes par litre d'eau. Mais l'intoxication mercurielle est fréquente, soit parce que l'animal boit quelque peu dans le bain, soit parce qu'il se lèche ou que le poison pénètre par absorption cutanée. On combat l'hydrargyrisme par le vin de quinquina et des gargarismes de chlorate de potasse. Les bains, de trois quarts d'heure d'abord, sont réduits peu à peu à une durée d'une demi-heure.

Dans les cas simples, Zürn dit avoir quelquefois réussi avec une pommade de benzine (1 p. sur 4 d'axonge) et Zundel (4) a tiré d'excellents services du baume du Pérou en solution dans l'alcool (1 p. sur 30). Hofer (cité par Zürn) a réussi avec une pommade d'acide phénique (1 p. 30) et Vogel recommande une solution de potasse caustique.

Herbet (5) a fait connaître un cas de guérison en quinze jours, la maladie durant depuis six mois. Il a employé l'huile animale de Dippel en frictions partielles, alternées avec des lavages au savon vert.

Le traitement de Mégnin « consiste à faire prendre tous les jours, pendant un mois au moins, au chien atteint de gale folliculaire, des

(1) Unterberger, Clinique de Dorpat (*J. de méd. vétér.*, Lyon, 1863, p. 125).
(2) Soula, *Revue vétérinaire*. Toulouse, 1887, p. 235.
(3) W. Hunting, *The veterinary Journal*, septembre 1875.
(4) Zundel, *Dictionnaire de méd., de chir. et d'hyg. vétér.*, t. II, p. 30.
(5) Herbet, *Journ. de méd. vét. et de zootechnie*. Lyon, 1882, p. 591.

bains de Barèges d'un quart d'heure à une demi-heure chacun, temps pendant lequel on malaxera la peau de manière que la solution sulfureuse pénètre bien dans tous les interstices. Après un mois de traitement, on continuera encore un second mois, mais en donnant les bains tous les deux ou trois jours seulement. » Par ce moyen, Mégnin dit avoir obtenu la guérison de gales folliculaires bien avérées, mais d'autant plus facilement que l'affection était plus récente. Il en explique les bons effets en admettant que les Démodex qui sont sortis par l'orifice de leur follicule pour aller coloniser un follicule voisin sont tués et eux seulement; mais « la répétition et la continuité des bains finit par tuer tous les Démodex émigrants et les anciennes colonies s'éteignent faute d'habitants. » Cette explication ne tient pas compte de l'extension de la maladie par effraction des Démodex dans l'épaisseur du derme.

Le même auteur a plus tard (1) recommandé le sulfure de chaux préparé en faisant bouillir 100 grammes de soufre sublimé et 200 grammes de chaux vive dans un litre d'eau. Après refroidissement, on décante la partie claire, que l'on conserve dans une bouteille bien bouchée. Pour l'employer, on l'étend de 4 à 5 fois son poids d'eau tiède, et on en imbibe une éponge avec laquelle on fait tous les jours des tamponnements jusqu'à guérison; « celle-ci se reconnaît lorsqu'on voit les poils repousser sur les parties malades. » Nous dirons toutefois qu'il ne faut pas compter absolument sur ce signe pour juger de la guérison; car, par suite de sa profonde altération, le follicule est incapable en général de régénérer un poil et, après guérison, les dépilations persistent.

Enfin, Mégnin a encore conseillé (2) contre la même maladie une pommade composée de : sulfure de carbone, 10 parties; vaseline, 30.

B. — Gale démodectique du porc.

Cette maladie a été observée pour la première fois et bien décrite par J. Csokor (3), qui a considéré comme une espèce particulière le Démodex du porc et l'a nommé *Demodex phylloides*. C'est la forme que nous avons décrite plus haut sous le nom de *D. folliculorum* var. *suis*. Quelque temps après Csokor, nous l'avons rencontrée sur des fragments de peau de porc reçus de Barcelone. Elle a été depuis observée de nouveau, en particulier par Lindgvist (4).

La maladie a de grandes ressemblances avec la gale folliculaire du

(1) Mégnin, *Le Chien. Histoire, hygiène, médecine*, 2e édit. Paris, 1883, p. 243.
(2) Idem, *L'Éleveur*, 1885.
(3) J. Csokor, *Ueber Haarsackmilben und eine neue Varietät derselben bei Schweinen, Demodex phylloides* (*Verhandl. der k. k. zoolog.-bot. Gesellschaft in Wien*, 1879, p. 419).
(4) Lindgvist, *Archives vétérinaires*, 1884, p. 823.

chien. Elle consiste en des pustules de la grosseur d'un grain de sable à celle d'une noisette, les plus grosses résultant ordinairement de la confluence de plus petites. Elles sont pigmentées ou non, plus profondes que superficielles, entourées ou non d'une zone inflammatoire. Ces boutons occupent surtout les parties fines de peau : le groin, le cou, le dessous de la poitrine, les hypochondres, les flancs, l'abdomen et la face interne des cuisses. Le sommet de la tête, le dos, la face externe des membres restent indemnes. Dans les petites pustules, Csokor trouva 50 à 60 parasites ; les grosses en renfermaient de 500 à 1000. Ils y étaient mêlés à des produits inflammatoires, des globules de pus, de la graisse sous forme de granulations et de gouttelettes. Ce n'est pas dans les follicules pileux, mais dans les glandes sébacées que ces Démodex se logent et se multiplient.

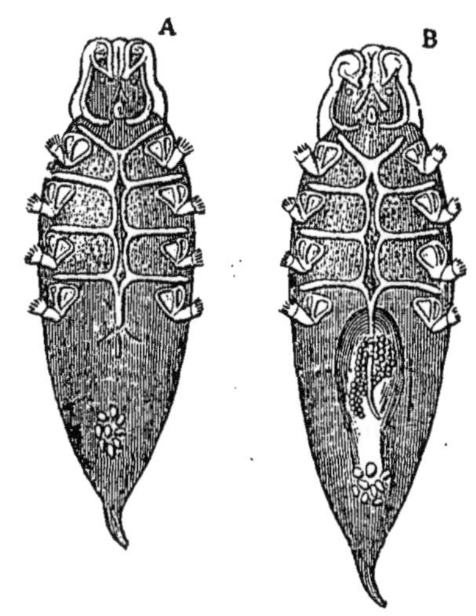

Fig. 77. — Démodex du porc, vus par la face ventrale, grossis 250 fois (Csokor).

A, mâle. — B, femelle ; un œuf est visible à l'intérieur de son abdomen.

La maladie doit être contagieuse ; car, dans le cas de Csokor, elle a été observée sur 22 porcs qui composaient un seul troupeau appartenant au même propriétaire. Cependant Lindgvist, à Stockholm, n'a vu qu'un animal atteint dans un troupeau de 800 porcs.

A cela se borne ce que l'on sait d'essentiel sur cette affection, qui ne parait pas troubler la santé des animaux atteints et ne peut faire obstacle à la consommation de leur viande.

C. — Gale démodectique de la chèvre.

Elle a été observée pour la première fois par v. Niederhœusern (1) à l'École vétérinaire de Berne. Une chèvre présentait en différents points de la surface du corps, mais surtout dans la région moyenne du tronc, des épaississements de la peau d'un volume variant entre celui d'un pois et celui d'une noisette. Ces nodosités offraient une certaine résistance et ce n'était que par une forte pression qu'on pouvait en faire sortir une matière demi-solide, de couleur jaune grisâtre, presque exclusivement constituée par des Démodex. Mais tous les parasites étaient sous la forme de larves, semblables à celles du Démodex du chien.

(1) V. Niederhœusern, *Acarus bei der Ziege* (*Schweizer. Archiv f. Thierheilkunde*, 1881, p. 225).

Au mois de mai 1885, Nocard et Railliet ont « retrouvé le même parasite sur un jeune bouc de deux ans, né et élevé à l'École d'Alfort. Les Démodex existaient en abondance dans des sortes de pustules de grosseur variable occupant surtout la région des côtes et des flancs. »

B. — ACARIASES DES OISEAUX DOMESTIQUES (1).

Les oiseaux sont pour les Acariens, comme pour les Pédiculines, des hôtes de prédilection. Il n'est guère d'individu, quelle qu'en soit l'espèce, sur lequel on ne puisse trouver un nombre varié d'Acariens. La plupart sont supportés avec indifférence; car, vivant des matières des plumes, ils ne portent pas atteinte à la santé de leur hôte. Ils appartiennent à l'une ou à l'autre des quatre familles suivantes : *Gamasidés*, *Trombididés*, *Ixodidés*, *Sarcoptidés*.

Comme pour les mammifères, nous distinguerons des acariases *non psoriques* et des acariases *psoriques;* les premières produites par des Gamasidés, Trombididés, Ixodidés et Sarcoptidés non psoriques; les autres exclusivement par des Sarcoptinés.

Art. Ier. — Acariases non psoriques.

I. **Gamasidés.** — Les **Dermanysses** (*Dermanyssus* Dugès) sont les seuls Gamasidés qui vivent sur les oiseaux, et même, mais accidentellement, sur les mammifères.

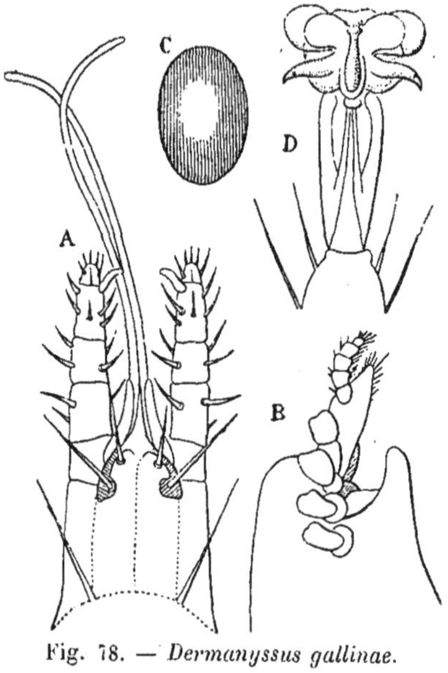

Ils se distinguent des Gamases (voy. p. 84) par leurs téguments mous dans toute leur étendue, à l'exception de deux petits plastrons lyriformes, transparents, et par leurs chélicères, différentes dans les deux sexes : en forme de stylet long et mince chez la femelle, subdidactyles chez le mâle. Ovipares.

Fig. 78. — *Dermanyssus gallinae.*

A, rostre de la femelle, vu de dessous. — B, vu de profil. — C, œuf. — D, tarse (Delafond).

Une seule espèce nous intéresse par son parasitisme sur les oiseaux de basse-cour et par son extension possible sur plusieurs espèces de mammifères : c'est le Dermanysse de la poule (*D. gallinæ* Redi). Il a pour caractères :

Corps ovopyriforme, à grosse extrémité postérieure, un peu aplati de dessus en dessous; abdomen bordé de soies courtes et écartées; couleur variant

(1) Rivolta et Delprato, *L'ornitojatria*, Pisa, 1881. — Zürn, *Die krankheiten des Hausgeflügels*, Weimar, 1882.

du blanc jaunâtre au rouge de sang et au rouge noirâtre, selon que l'animal est à jeun ou plus ou moins repu; le tube intestinal gorgé de sang se voit par transparence sous l'aspect d'un dessin de forme variée. La femelle ovigère a 0^{mm},70 de longueur sur 0^{mm},40 de large; le mâle a 0^{mm},60 sur 0^{mm},32.

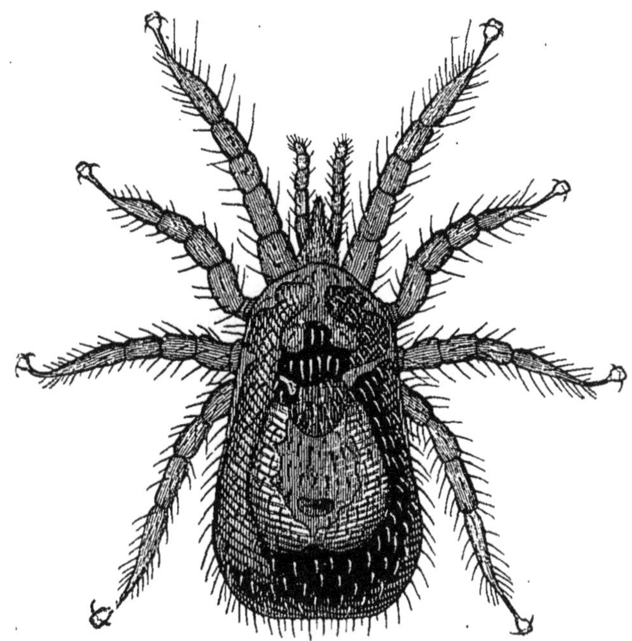

Fig. 79. — *Dermanyssus gallinae.*

Femelle ovigère, vue par la face dorsale, grossie environ 80 fois (Delafond).

On a décrit un Dermanysse des hirondelles (*D. hirundinis* de Geer) et un D. des oiseaux (*D. avium* de Geer); mais il n'est pas rigoureusement établi que ce soient des espèces différentes de la précédente; et beaucoup d'auteurs estiment que les Dermanysses trouvés sur les poules, les hirondelles et les oiseaux d'appartement ne représentent que des variétés de la même espèce, qui, sous l'influence d'un habitat différent, ont pris quelques caractères secondaires de dimension (1).

Quoi qu'il en soit, les Dermanysses de la poule vivent dans les poulaillers et les colombiers. Essentiellement noctambules, ils sont, pendant le jour, cachés dans les fissures des planchers, des murs, des perchoirs, des nids, dans toutes les anfractuosités et les creux du local; les nids en paille des pigeons en sont souvent infestés. On les y

(1) P. Gervais (*Hist. natur. des insectes. Aptères*, t. III, Paris, 1844, p. 223) a décrit un Dermanysse du dindon (*D. gallopavonis*) : « Corps mou, sans pièces clypéacées séparant le thorax de l'abdomen, marqué de stries transversales comparables à celles de la pulpe des doigts de l'homme; de petites impressions circulaires, nombreuses et serrées sur le dos; corps et pattes peu velus. — Vit dans les plumes du dindon domestique et se nourrit de sang. »

trouve en colonies nombreuses de mâles, de femelles, libres ou accouplés ventre à ventre, de nymphes et d'œufs. La nuit, ils se répandent sur les oiseaux à leur portée, poules et pigeons, et par les piqûres de leur rostre acéré, leur soustraient une notable quantité de sang. Ils deviennent aisément nuisibles aux poussins et pigeonneaux et peuvent les amener à la consomption et à la mort. En outre, leurs piqûres troublent le repos des oiseaux, les font maigrir et empêchent les poules de couver avec assiduité.

Lorsqu'on examine pendant le jour les oiseaux qu'ils tourmentent, on n'y trouve pas de Dermanysses, et il est bien rare même que leurs piqûres aient laissé des traces. Quelquefois cependant, d'intermittents qu'ils sont d'habitude, ils deviennent parasites permanents. On peut alors les trouver le jour, parfois en quantités innombrables sur les poules et, plus souvent, sur les pigeons, où ils pullulent et courent avec une grande rapidité. Ils sont extrêmement féconds, se multiplient très vite et, ce qui assure encore leur conservation, peuvent rester plusieurs mois privés d'hôte susceptible de satisfaire leur appétit sanguinaire.

On assure qu'ils pénètrent quelquefois dans les cavités nasales des oiseaux et y déterminent une inflammation catarrhale. Zürn l'a observé sur de jeunes pigeons et Weber sur des poulets (Zürn). Enfin Lax (de Hildesheim) en a trouvé dans le conduit auditif externe, à l'autopsie de plusieurs poulets (Zürn). Mais ce sont là des cas tout à fait exceptionnels.

Le traitement de l'acariase dermanyssique est des plus simples : il consiste dans l'emploi des moyens parasiticides dont nous avons parlé à propos de la phtiriase. Poudres insecticides, eau bouillante, lait de chaux, sulfure de carbone sont les principaux agents auxquels il faut recourir : leurs indications et leurs modes d'emploi ont été suffisamment exposés plus haut (p. 79).

Dans le cas de rhinite, on introduit avec une plume fine, dans les cavités nasales, de l'huile d'olives additionnée d'un peu d'essence d'anis éthérée.

Contagion à l'homme. — Les Dermanysses ne limitent pas leurs attaques aux oiseaux : ils peuvent se propager sur l'homme et d'autres mammifères.

En ce qui concerne l'espèce humaine, ce sont les garçons et les filles de basse-cour, à la campagne, et, dans les villes, les personnes employées à manier ou à plumer des volailles, qui sont exposés aux incursions des Dermanysses. Il ne peut en résulter une véritable affection, car ces parasites ne trouvent pas sur la peau de l'homme des conditions favorables à leur multiplication et ne s'y acclimatent pas. Le mal se borne à une affection prurigineuse éphémère, ressemblant à certaines formes de l'eczéma papuleux de la gale ordinaire. On l'observe surtout sur le dos des mains et les avant-bras dans la partie découverte pendant le travail: mais elle peut exister aussi sur toutes les parties exposées, et même sur la généralité du tronc (1).

Simon (de Berlin) a rapporté le cas d'une femme qui était, continuellement et malgré tous les soins, envahie par des Acariens. Erichson les reconnut pour des Dermanysses. On apprit alors que cette femme passait chaque jour au-dessous d'un poulailler pour se rendre à la cave où se trouvaient ses provisions, et c'étaient les oiseaux, effrayés chaque fois qu'ils la voyaient passer au-dessous d'eux, qui, en cherchant à s'enfuir, faisaient tomber sur elle les parasites qu'ils nourrissaient eux-mêmes (2).

Bory de Saint-Vincent a décrit et figuré un Acarien qui a causé de fortes démangeaisons sur le corps d'une femme de quarante ans, où il se trouvait en grand nombre. P. Gervais l'a regardé comme un Dermanysse d'espèce douteuse. Autant qu'on peut en juger par la figure, bien insuffisante, qu'en a donnée Bory, il semble bien s'agir là d'un Dermanysse très voisin du *D. gallinæ* (3).

Enfin F.-V. Raspail (4) dit avoir été témoin de l'action sur l'homme du Dermanysse des pigeons, qu'il appelle *tique*, mais que l'on reconnaît bien aux figures qu'il en donne. Les enfants et les adultes en étaient envahis, non seulement après avoir touché des pigeons, mais encore en fréquentant des jardins que l'on avait fumés avec de la colombine. Cette petite calamité disparut une fois qu'on eut fait enlever les pigeons et enfouir la colombine.

Ces quelques exemples sont les seuls où l'affection ait présenté de la gravité soit par le nombre des personnes atteintes, soit par sa persistance. Elle disparaîtra toujours d'elle-même par la suppression de la source des parasites, et les démangeaisons seront calmées par des lotions d'eau blanche ou d'eau vinaigrée, ainsi que par des bains d'eau pure ou amidonnée.

Contagion aux mammifères domestiques (5). — C'est sur le cheval que les Dermanysses se propagent le plus volontiers, et ils peuvent développer une affection prurigineuse qui a souvent été confondue avec la gale.

La première observation de contagion de cette acariase remonte à 1846; elle est due à Demilly. Quelques années après, H. Bouley donnait une excellente description des symptômes de cette affection. Depuis, d'autres observateurs, Anderson, Delwart, Moon et Taylor, etc., ont fait connaître des cas

(1) Besnier et Doyon, traduction des *Leçons sur les maladies de la peau*, de Kaposi, t. II, p. 499, note).

(2) Gervais et van Beneden, *Zoologie médicale*, t. I, p. 458.

(3) Bory de Saint-Vincent, *Ann. des sc. natur.*, 1re sér., t. XV, p. 125; pl. fig. 6. — P. Gervais, *Hist. nat. des Insectes. Aptères*, t. III, p. 225.

(4) F.-V. Raspail, *Hist. natur. de la santé et de la maladie*, 3e édit., t. II, Paris, 1860; p. 129, pl. V, fig. 1 et 3.

(5) Demilly, *Comptes rendus des trav. de la Soc. vétér. de la Marne*, 1846. — H. Bouley, *Rec. de méd. vétér.*, 1859, p. 889. — Anderson, *The veterinarian*, 1850. — Delwart, *Répert. de méd. vétér.*, 1851, p. 36. — Moon et Taylor, *The veterinarian*, 1855. — Trasbot, *Soc. centr. de méd. vétér.* (*Rec. de méd. vétér.*, 1875, p. 827).

semblables. Dans tous, la maladie cutanée du cheval coïncidait avec la présence des poules et des pigeons dans l'écurie ou dans son voisinage; elle cessait, avec ou sans traitement, quand l'animal était placé dans une écurie saine, pour reparaître si on le remettait dans sa première habitation. Elle cessait encore quand celle-ci avait été débarrassée des volailles et désinfectée. On l'attribua d'abord à des Poux des pigeons et des poules; on prit pour tels des parasites trouvés plusieurs fois sur le cheval malade, et que l'on reconnut pour être propres aux oiseaux; pour ce motif, on lui donna le nom de *phtiriase des oiseaux*, *phtiriase aviaire*. Reynal et Lanquetin en avaient cru trouver l'origine dans la gale des poules due au *Sarcoptes mutans*. Quelques expériences, certainement mal conduites, leur avaient fait croire que ce Sarcopte, si peu agile, était capable de développer en une seule nuit tous les méfaits qui caractérisent cette dermatose du cheval. Mégnin a reconnu que le Sarcopte changeant, déposé sur le cheval, y provoque bien, en effet, quelques démangeaisons, mais qu'il meurt sur place, sans progéniture, ne s'acclimate pas, et que la gale des oiseaux n'est pas contagieuse au cheval. Ce qui rendait difficile la constatation du Dermanysse dans ces cas de contagion, ce sont ses habitudes noctambules, qui lui font fuir la lumière pour se cacher au fond des poils. Une fois cependant, à la clinique de l'école d'Alfort, on en vit en plein jour toute une colonie qui était restée sur un cheval, protégée par la couverture qu'il n'avait pas quittée depuis près d'une semaine, et où ces Acariens se trouvaient comme à l'obscurité. Les Dermanysses, en effet, ne se répandent en grande quantité sur le cheval que pendant la nuit; le jour, ils vont se cacher dans les anfractuosités des murs, de la mangeoire, dans le fumier, etc. En raison de la cause réelle de cette affection, il y a lieu d'abandonner le terme impropre de phtiriase, et d'adopter celui d'*acariase dermanyssique*.

Le début de la maladie est instantané. Il se caractérise par un prurit général, intense, continu, au moins pendant la nuit. En même temps, la peau est le siège d'une éruption de vésicules très petites, les unes isolées, les autres, en plus grand nombre, agminées sur une étendue variable. L'épiderme soulevé, entraîné par les frottements, laisse à découvert une petite surface vive, circulaire, d'un diamètre de 5 à 10 millimètres qui se recouvre bientôt d'une nouvelle couche d'épiderme. Mais ordinairement le cheval n'est observé qu'après cette période, lorsque commence la dépilation qui succède à la dessiccation des vésicules. Cette dépilation est pour ainsi dire pathognomonique : elle donne à la peau un aspect comme tigré, par suite de la multiplicité des surfaces circulaires glabres qu'elle a produites.

L'envahissement général du tégument peut avoir lieu en trois ou quatre jours, et peut faire croire à une maladie herpétique beaucoup plus ancienne. Aux lésions propres à la présence des Dermanysses, se joignent celles qui proviennent des frottements, telles que excoriations, croûtes, ulcérations, etc.

Si la maladie dure longtemps, elle peut, par les tourments qu'elle cause, conduire à un véritable marasme.

Elle se distingue de la gale sarcoptique en ce que les dépilations ne deviennent pas confluentes, tandis qu'elles le sont rapidement dans cette gale. Les piqûres de l'*Hematopinus macrocephalus* peuvent s'accompagner aussi de dépilations circulaires; mais elles siègent à la base de la crinière et de la queue et ne deviennent pas générales comme dans l'acariase dermanyssique.

Le traitement consiste surtout dans l'éloignement du poulailler. On doit bannir les volailles de l'intérieur de l'écurie ou de son voisinage immédiat. L'affection disparaît alors d'elle-même en quelques jours; on y aide par quelques lotions émollientes, acidules ou sulfureuses.

Outre le cheval, Zürn affirme que les Dermanysses peuvent aussi se répandre sur les bœufs, les chiens et les chats, et y causer une affection vésiculeuse. Tröltsch (1) rapporte que Gassner a trouvé dans le conduit auditif externe d'un bœuf et au voisinage de la membrane du tympan, un grand nombre de Dermanysses, mélangés à de la matière de sécrétion; la muqueuse et la membrane du tympan étaient rouges et tuméfiées.

Un cas semblable, relatif à une vache, a été publié par Schnemacher (2). Les symptômes consistaient dans une violente agitation de la tête, prurit au côté droit de cette région, et affolement de l'animal, qui fut abattu. A l'autopsie, on ne trouva d'autre lésion qu'une grande quantité d'Acariens, rapportés au *Dermanyssus gallinæ*, qui couvraient à droite seulement, la face externe de la membrane du tympan et avaient envahi les parties voisines et les cellules mastoïdiennes. Une perforation de $0^{mm},5$ environ traversait la membrane; elle avait livré passage aux Acariens, qui avaient pénétré jusque dans l'oreille interne, et en avaient provoqué l'inflammation. L'étable de cette vache n'était séparée d'un poulailler que par une cloison en planches.

Nous ne savons s'il faut rapporter à la même espèce des Acariens trouvés plusieurs fois par Turnbull (3) dans l'oreille des bœufs, aux mêmes points que ceux rencontrés une fois par Gassner. Leidy, qui en a donné la description, les nomme *Gamasus auris*, et Pagenstecher ne doute pas que ce ne soient des Gamasidés. Leur corps est ovale, blanc, transparent, lisse, glabre, long de $\frac{3}{5}$ de ligne, large de $\frac{2}{5}$. Les pattes et le rostre sont bruns et pourvus de soies. Les pattes, longues de $\frac{2}{5}$ à $\frac{1}{2}$ ligne, sont terminées par une caroncule à cinq lobes et par deux ongles. Les palpes sont de six articles; les mandibules se terminent par des pinces didactyles (analogues à celles du homard), dont l'article mobile se termine par deux dents; l'autre, petit, est recourbé en forme de crochet dirigé en haut (Zürn).

II. **Trombididés.** — Les seuls Trombididés vivant sur les oiseaux domestiques appartiennent à la sous-famille des **Cheylétinés** (Voy. p. 87) et aux genres *Cheylète, Harpirhynque, Syringophile* (4).

Le **Cheylète hétéropalpe** (*Ch. heteropalpus* Mégnin) vit à la base des plumes des pigeons, d'autres colombins et de petits passereaux, qui n'éprouvent aucun inconvénient de sa présence. Il a le corps rhomboïdal, allongé d'avant en arrière, le rostre conique, étroit, allongé en avant, bordé de chaque côté par les palpes, qui sont bien moins volumineux que dans le Cheylète parasitivore et ne dépassent pas le rostre chez les femelles, où le crochet de l'avant-dernier article est petit et fortement coudé; chez le mâle, ils dépas-

(1) Tröltsch, *Archiv f. Ohrenheilkunde*, 1875, p. 193 (cité par A. Zürn).

(2) Schnemacher, *Badische thierärztliche Mittheilungen*, 1886, n. 12.

(3) Turnbull, *Procedings of the academy of natural sciences of Philadelphia*, 1872.

(4) J. Csokor a observé sur les Poules une affection prurigineuse due au Rouget, arve du Trombidion soyeux?) (cité par A. Railliet). — De même, Eloire a vu des poules que ce parasite, extrêmement abondant, avait conduites à une cachexie profonde *Le Poussin*, 1887, p. 5).

sent, au contraire, le rostre d'un tiers et leur crochet est courbé. Les pattes antérieures et postérieures sont à peu près égales. Longueur : $0^{mm},35$ (mâle et femelle); largeur, $0^{mm},22$ (femelle) et $0^{mm},16$ (mâle) (Mégnin).

Les **Harpirhynques** (*Harpirhynchus* Mégnin) ont, comme les Cheylètes, des palpes puissants, dont le troisième article est dépassé par le deuxième; mais celui-ci porte à son extrémité, non plus un, mais trois crochets recourbés en haut et en arrière. « L'**Harpirhynque nidulant** (*H. nidulans* Nitzsch) vit en colonies nombreuses dans des sortes de tumeurs cutanées, surtout chez les passereaux. Cependant M. Trouessart nous assure l'avoir trouvé (ou d'autres espèces du même genre) sur une foule d'oiseaux appartenant à des ordres divers. M. Mégnin, de son côté, dit avoir rencontré la nymphe pubère vagabonde dans les plumes des pigeons et de quelques autres oiseaux. » (Railliet).

Enfin, Zürn l'a trouvé une fois chez un pigeon, dans des tumeurs ou kystes cutanés occupant les follicules des plumes et ayant considérablement troublé dans des points circonscrits la formation des plumes.

Les **Syringophiles** (*Syringophilus* Heller) constituent, dans la sous-famille des Cheylétinés, un petit groupe dégradé, remarquable par la forme allongée, vermiculaire du corps et la réduction très accusée des palpes.

Le professeur Heller (de Kiel), qui a, le premier, observé ces parasites, en 1879, en a signalé deux espèces : le *Syringophile bipectiné* et le *S. unciné*.

Le **Syringophile bipectiné** (*S. bipectinatus* Heller) tire son nom de la présence de deux organes chitineux, jaunes, en forme de peignes, dirigés l'un en avant, l'autre en arrière, situé à la base de deux crochets qui terminent chaque patte. Il a $0^{mm},9$ (femelle) à $0^{mm},7$ (mâle) de longueur, sur $0^{mm},14$ à 0^{mm} 15 de largeur. Il vit sur les pigeons et les poules.

Le **Syringophile crochu** (*S. uncinatus* Heller) se distingue du précédent par ses formes plus trapues, le plus grand développement des crochets des palpes, et des peignes plus petits. Il a été rencontré sur les paons et n'est, sans doute, qu'une variété du précédent.

« On trouve les Syringophiles dans le tuyau des plumes de l'aile et de la queue et souvent dans celui des rectrices alaires. Sur les plumes atteintes, ce tuyau a perdu sa transparence : au lieu des cônes réguliers formés par le retrait de la pulpe, qu'on y voit à l'état normal, on n'y distingue plus qu'une matière opaque et pulvérulente. Si l'on fend la plume et qu'on examine cette matière au microscope, on voit qu'elle est formée de Syringophiles vivants, mais presque inertes, à tous les âges, entourés de leurs peaux de mues, de leurs fèces noirâtres et des débris des cônes qu'ils ont détruits pour se nourrir. Accidentellement, on rencontre des individus isolés en dehors des plumes. Il est probable que tous en sortent à l'automne, quand les plumes desséchées sont près de tomber, et vont chercher un nouveau logement dans les plumes récemment poussées. » (Trouessart) (1).

L'auteur à qui nous empruntons ces lignes admet que les Syringophiles s'introduisent dans la plume par l'ombilic supérieur de celle-ci, lequel reste largement ouvert pendant toute la période du développement et ne s'obture qu'au moment où le tuyau se soude à la tige, qui en est sortie comme d'un fourreau; au contraire, c'est par l'ombilic inférieur qu'ils doivent sortir, mais seulement après le desséchement et la mort de la plume, à la mue d'automne, époque où cet orifice devient libre. A l'appui de cette opinion, Trouessart cite les faits qu'il a observés chez les Sarcoptidés plumicoles, qui pénètrent aussi plus ou moins accidentellement dans le tuyau des plumes.

L'altération de l'âme de la plume reste absolument sans retentissement sur la santé de l'oiseau.

(1) E.-L. Trouessart, *Sur les Acariens qui vivent dans le tuyau des plumes des oiseaux* (*Comptes rendus de l'Acad. des sciences*, 22 déc. 1884, p. 1130).

III. **Ixodidés.** — Dans cette famille, seul le genre Argas a des espèces parasites des oiseaux domestiques. On en a distingué deux, l'*Argas de Maurice* et l'*Argas bordé*. Cette dernière seule a de l'importance pour nos contrées.

L'**Argas de Maurice** (*Argas mauritianus* Guér.) tire son nom de l'île Maurice, où il tourmente fréquemment les poules et occasionne, dans quelques basses-cours, des pertes considérables. Il ressemble beaucoup au suivant.

L'**Argas bordé** (*A. marginatus* Fabr., *A. reflexus* Latr.) a le rostre semblable dans les deux sexes, long de $1^{mm},9$, à dard long de 1 millimètre, présentant à sa face inférieure deux rangs de dents de chaque côté avec un commencement de troisième rang tout près de la pointe, qui est arrondie ; les chélicères sont terminées par un harpon à trois dents. Les quatre articles des palpes sont cylindriques et un peu velus. Pas d'yeux. La *femelle* fécondée et repue, d'un quart plus grande qu'à jeun, mesure 6 millimètres de longueur sur 4 de largeur. Le corps est ovoïde, un peu plus large en arrière qu'en avant. La partie centrale, de teinte noirâtre, correspond à l'appareil digestif, qui envoie ses digitations vers la périphérie ; le bord du corps reste jaunâtre, transparent, ce qui justifie la dénomination donnée par Fabricius. La vulve est située à la base du rostre, entre les deux premières pattes. — Le *mâle*, uniformément brun, un peu plus petit que la femelle à jeun, a son orifice sexuel au niveau de la troisième paire de pattes. — La *nymphe*, de la taille du mâle, s'en distingue par l'absence de pore génital. — La *larve*, hexapode, a le rostre terminal.

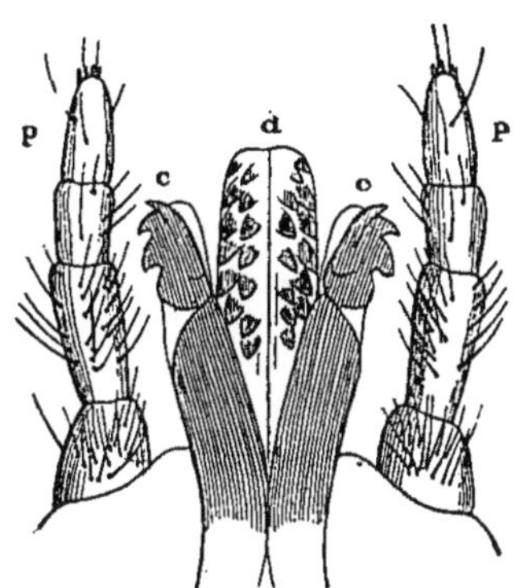

Fig. 80. — Rostre d'*Agas marginatus*, vu en dessus, grossi 50 fois.

c, chélicères. — *p*, palpes maxillaires. — *d*, dard maxillo-labial. On distingue, par transparence, les dents de la face inférieure du dard (Railliet).

L'Argas bordé vit dans les colombiers et se répand en nombre quelquefois considérable sur les pigeons, dont il suce le sang. Il est fréquent en Italie, comme dans quelques régions de la France, et assez rare en Allemagne.

Les Argas de tout âge et de tout sexe vivent de sang, et les larves paraissent même être fixées plus longtemps sur le corps des pigeons que les adultes. Ils fuient la lumière, et pendant le jour, à la manière des Punaises des lits, restent cachés dans tous les interstices du local : fissures des planchers, fentes, crevasses des murs, sous les écailles du crépissage, etc. C'est la nuit qu'ils commettent leurs méfaits. Lorsqu'ils ont envahi un colombier, l'élevage des pigeons court de grands risques. Ils s'attaquent surtout aux jeunes, et ils en amènent la mort par épuisement au bout de huit à quinze jours. On les rencontre de préférence sur le cou et le dessous de la poitrine, aucune région du corps n'étant, d'ailleurs, à l'abri de leurs atteintes. L'épuisement est dû non seulement à la quantité de sang soustraite, mais encore à l'inquiétude causée par la piqûre; le sommeil est troublé, interrompu, et la couvaison des œufs est irrégulière, sinon définitivement suspendue.

Les Argas se propagent aisément d'un local à l'autre, profitant pour cela de tous les passages, de toutes les fissures, et en particulier de celles des poutres et des solives. Il n'est pas absolument rare de les trouver dans les poulaillers situés au-dessous des pigeonniers. Cependant les poules ne sont guère tourmentées par ces parasites.

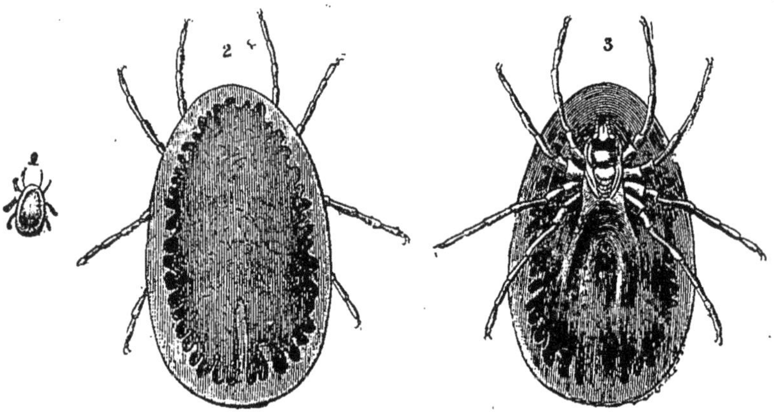

Fig. 81. — *Argas marginatus*, femelle fécondée et repue.

1, grandeur naturelle. — 2, grossie, vue par la face dorsale. — 3, par la face ventrale (Railliet).

Ce qui contribue à les rendre redoutables, c'est leur longue vitalité, et la faculté qu'ils possèdent de pouvoir se reproduire en l'absence de tout volatile capable de les nourrir. Ces générations successives doivent se contenter des matières organiques que leur fournit l'endroit où elles se trouvent. Une fois repu, l'Argas bordé peut vivre fort longtemps sans manger : Railliet en a conservé de très « maigres » pendant quatorze mois dans un flacon; Ghiliani (cité par Perroncito) en a vu survivre à vingt-quatre mois de jeûne. Le Dr Chatelin, de Charleville (cité par Railliet) « a observé sur un enfant des piqûres douloureuses et un œdème assez persistant, dus à des Argas d'un colombier évacué depuis plusieurs années. Ces Acariens avaient envahi le premier étage et le rez-de-chaussée de l'habitation dans laquelle était situé le colombier. Diverses personnes avaient été atteintes en même temps que cet enfant; aucune ne présenta de symptômes généraux. » On sait, d'ailleurs, depuis assez longtemps que l'Argas bordé se nourrit aussi, à l'occasion, du sang de l'homme, et que sa piqûre, très prurigineuse, a quelque analogie, dans ses effets, avec celle de la Punaise.

Il importe de combattre ces parasites et de les détruire par tous les moyens possibles. Lorsqu'on en voit sur le corps d'un pigeon, on les retire par une traction graduée pour ne pas laisser le rostre dans la plaie, et on les écrase. Mais ce qu'il faut surtout, c'est purifier le colombier infecté. Recrépir les murs, blanchir à la chaux et au chlorure de chaux les parties en bois, les échauder à l'eau bouillante, insinuer du pétrole dans les fentes : tels sont les moyens auxquels on pourra recourir. De plus, on insufflera dans le plumage des pigeons une poudre insecticide, comme cela a été recommandé à propos de la phtiriase, en ayant soin d'humecter les plumes, au préalable, avec une dissolution de savon vert. Enfin, on a conseillé de laver les pattes des pigeons avec une dissolution alcoolique de baume du Pérou (Zürn).

IV. **Sarcoptidés.** — Les Sarcoptidés non psoriques des oiseaux appartiennent à deux des cinq sous-familles ou tribus en lesquelles on divise la famille (voy. p. 96). Ce sont les *Sarcoptidés plumicoles* ou *Analgésinés* et les *Sarcoptidés cysticoles* ou *Cytoditinés*.

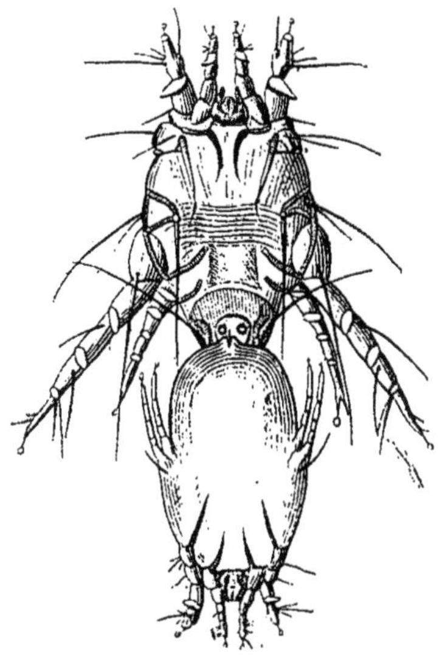

Fig. 82. — *Megninia asternalis* du pigeon.

Mâle (A) et femelle pubère (B) accouplés, vus par la face ventrale, grossie 100 fois.

a. Sous-famille des **Analgésinés.** — Les Sarcoptidés plumicoles se rencontrent à peu près chez toutes les espèces d'oiseaux, chacune en hébergeant une ou plusieurs formes qui lui sont propres ou qui peuvent se trouver chez d'autres. On rencontre souvent la même espèce sur tous les oiseaux de la même famille; en revanche, il est telle espèce d'oiseaux qui en porte jusqu'à quatre espèces distinctes appartenant à des genres très différents. Ces Acariens vivent entre les barbules des plumes, principalement sur les ailes, où on les trouve, pendant la vie, sur les rémiges, quelquefois sur les rectrices ou couvertures. Sauf de rares exceptions indiquées plus loin, ils sont inoffensifs.

D'après Trouessart (1), dont les travaux ont grandement éclairé ce sujet, le desséchement de la plume, en arrêtant l'afflux des liquides gras dont ces animaux se nourrissent, les amène à émigrer vers la racine. Il peut être produit par la mort de l'oiseau, par la mue ou par

(1) E.-L. Trouessart. *Sur les Acariens qui vivent dans le tuyau des plumes des oiseaux* (*Comptes rendus de l'Acad. des sciences*, 1884, t. XCIX, p. 1130). — *Les Sarcoptides plumicoles*, in *Journ. de micrographie*, 1884-1885 (en partie avec P. Mégnin). — *Note sur la classif. des Analgésiens* (*Bull. de la Soc. d'études scientifiques d'Angers*, 1885). — *Diagnoses d'espèces nouvelles de Sarcoptides plumicoles* (ibid., 1886, p. 85).

le froid. Ainsi, en hiver, comme l'avait noté Ch. Robin, on trouve très peu d'Acariens entre les barbules des plumes de l'aile; mais on rencontre de nombreuses nymphes et même des adultes agglomérés au niveau de l'ombilic supérieur. Parfois même, au moment de la mue, ils cherchent à gagner le tissu conjonctif sous-cutané en pénétrant par l'ombilic supérieur dans l'intérieur du tuyau, d'où ils sortent par l'ombilic inférieur. Certaines espèces semblent pouvoir hiverner dans le tuyau même. Au moment de la mort, ils quittent souvent les plumes pour gagner la surface de la peau.

Les Analgésinés se distinguent par leurs téguments toujours striés symétriquement, durcis en partie par des platrons qui se remarquent surtout supérieurement. Les pattes sont rarement toutes semblables, principalement chez les mâles, qui ont souvent la troisième paire très grosse. L'extrémité postérieure, au lieu d'être simplement arrondie, est ordinairement lobée plus ou moins profondément, surtout chez les mâles, quelquefois chez les femelles, et ornée de divers appendices; les ventouses copulatrices sont presque constantes chez les mâles.

Les Sarcoptidés plumicoles qui se rencontrent chez les oiseaux domestiques appartiennent au genre *Freyana* Haller, *Pterolichus* Robin, *Falciger* Trouessart, *Megninia* Berlese, *Pterophagus* Mégnin et *Dermoglyphus* Mégnin.

Les caractères de ces genres sont indiqués dans le tableau suivant emprunté aux plus récents travaux de Trouessart.

Mâles toujours pourvus de ventouses copulatrices.	Femelles adultes ayant toujours l'abdomen entier et sétifère.	Mâles peu différents des femelles par le développement des pattes postérieures.	Les deux paires postérieures sous-abdominales.		*Freyana.*
			Les deux paires postérieures latérales.	Mâles tous semblables	*Pterolichus.*
				Mâles dimorphes.	*Falciger.*
		Mâles ayant les pattes postérieures beaucoup plus développées que les femelles.	Pattes antérieures inermes, celles de la troisième paire plus grandes.		*Pteronyssus.*
			Pattes antérieures épineuses.		*Megninia.*
	Femelles adultes ayant l'abdomen bilobé et portant des appendices gladiformes ou sétiformes.				*Pterophagus.*
Mâles privés de ventouses copulatrices........................					*Dermoglyphus.*

On trouve chez la Poule le *Pterolichus obtusus* Robin; le *Dermoglyphus minor* (*Analges minor* Nörner), rencontré par Nörner dans le tuyau des plumes; le *Dermoglyphus elongatus* Még., que nous avons vu en abondance dans le tuyau des rémiges; le *Megninia cubitalis* Még. et le *Megninia asternalis* Még. Ces deux dernières espèces se distinguent principalement en ce que la première, un peu plus longue (femelle $0^{mm},40$, mâle $0^{mm},45$) a les lobes abdominaux du mâle articulés, munis de deux soies inégales et de trois poils, tandis que, dans le *Megninia asternalis*, les deux soies sont égales et très longues, et les lobes abdominaux, non articulés, sont bordés intérieurement d'une membrane échancrée.

On a trouvé chez le DINDON le *Freyana Chanayi* Trouess.; chez le FAISAN, le *Pterolichus obtusus* Rob. (qui vit aussi chez la poule), le *Pterolichus uncinatus* Még., et le *Megninia ginglymura* Még. Les deux espèces de *Pterolichus* se distinguent par l'extrémité de l'abdomen du mâle, qui est simplement bilobée, chaque lobe portant deux soies, dans le *Pt. obtusus;* tandis que, chez le *Pt. uncinatus*, elle est profondément échancrée en deux lobes prismatiques triangulaires.

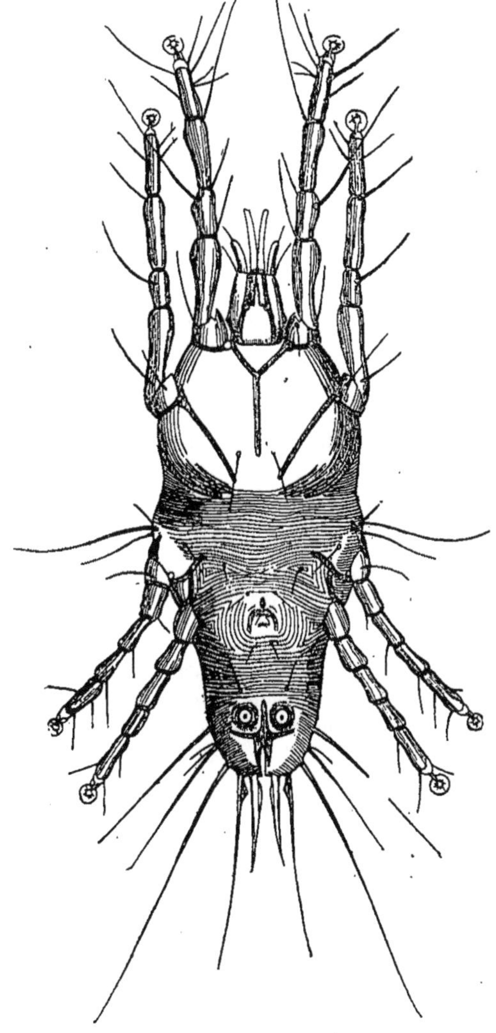

Fig. 83. — *Falciger rostratus*, du pigeon. Mâle, vu par la face ventrale, grossi 100 fois (Railliet).

Les seuls Analgésinés signalés chez la PINTADE sont le *Dermoglyphus varians* Trouess. et le *Derm. minor* (*Analges minor*) Nörner, var. *similis*. Le premier, qui n'est peut-être qu'une variété du *Derm. elongatus* signalé chez la poule, s'en distingue par la présence d'un prolongement conique transparent à la commissure postérieure de l'anus. Les Dermoglyphes de la pintade ont été trouvés par Trouessart dans le tuyau des pennes et des grandes couvertures de l'aile.

Le CANARD héberge le *Freyana anatina* Koch et le *Megninia velata* Még.

Les Analgésinés du PIGEON sont le *Falciger rostratus* Buchholz, le *Megninia asternalis* (qui vit aussi sur la poule) et le *Pterophagus strictus* Még. — Zürn a décrit sous le nom « Federmilbe der Tauben » un Acarien qui ne nous paraît autre que le *Megninia asternalis*. Les pigeons qui le lui ont fourni en portaient des quantités incroyables et avaient succombé au profond état de maigreur dans lequel ils étaient tombés. L'auteur est porté à rattacher ce marasme à cette acariase.

Le *Falciger rostratus* présente une particularité spéciale. Selon Mégnin (1), il peut subir des déviations dans ses métamorphoses lorsque surviennent des changements dans les conditions normales de son existence. Si, par exemple, la mue de l'oiseau et la sécheresse de la peau qui en est la conséquence viennent à priver le parasite des aliments ou de la chaleur qui lui sont nécessaires, la colonie périrait sans l'intervention de l'intéressant phénomène signalé par Mégnin. La nymphe normale, au lieu de se transformer en un mâle ou une jeune femelle pubère, devient une nymphe à *hypope*, c'est-à-dire qu'elle se dilate et laisse sortir de ses enveloppes une forme acarienne tout à fait différente de la forme normale, et dont la conformation est appropriée à un nouveau genre de vie. Cette forme acarienne est allongée, vermiculaire, dépourvue de rostre et d'organes internes. Elle s'introduit par les follicules plumeux dans le tissu conjonctif sous-dermique et y vit pendant un certain temps, par absorption cutanée. Puis, lorsque les conditions normales d'existence sont rétablies, elle revient à l'extérieur par les mêmes voies, reprend sa forme première, pour suivre ensuite son évolution régulière.

Cette forme transitoire et accidentelle a été appelée *nymphe adventive* ou *hypopiale* par Mégnin. On la rapportait avant lui à un genre particulier, *Hypodectes* de Filippi, où l'on distinguait plusieurs espèces, trouvées sur des oiseaux différents, formes hypopiales de Sarcoptidés plumicoles probablement différents aussi.

Ces Hypodectes avaient déjà été trouvés chez plusieurs oiseaux lorsqu'ils furent rencontrés pour la première fois sur le pigeon par Ch. Robertson (2) en 1866. Ils se trouvaient principalement dans le tissu conjonctif sous-cutané, dans celui qui entoure les larges veines du cou et à la surface du péricarde. Quand ils étaient peu nombreux, c'est dans les deux dernières régions qu'on les rencontrait. Robertson dit avoir examiné un nombre considérable de pigeons, soit sauvages, soit privés, et en avoir rarement trouvé d'indemnes de ces Acariens.

Slosarski (cité par P. Mégnin) (3) les a étudiés en 1872 et en a fait une espèce d'Hypodecte sous le nom d'*H. columbae*.

La présence de ces nymphes hypopiales dans le tissu conjonctif sous-cutané ne donne lieu à aucun trouble appréciable et paraît sans influence sur la santé.

La séparation entre les Sarcoptidés plumicoles et les Sarcoptidés psoriques n'est pas aussi absolue qu'il avait semblé jusqu'ici. Sur le moineau et sur une bécassine de l'Afrique australe, Trouessart (4) a trouvé un parasite qui cause des démangeaisons assez vives et qu'il a rapporté au genre *Symbiotes* sous le nom de *S. avus* (Symbiote ancêtre). Il établit ainsi un passage entre les Analgésinés et les Sarcoptinés.

D'autre part, il existe plusieurs observations dues à Rivolta, Caparini

(1) Ch. Robin et P. Mégnin, *Mém. sur les Sarcoptides plumicoles* (*Journ. de l'anat. et de la physiol.*, 1877, p. 404).

(2) Ch. Robertson, *Microscopical Journal*, 1866.

(3) P. Mégnin, *Les Acariens parasites du tissu celllulaire et des réservoirs aériens* etc. (*Journ. de l'anat. et de la physiol.*, 1879, p. 123).

(4) Trouessart, *C. R. de l'Acad. des sciences*, 28 mars 1877.

et Friedberger (1) qui tendent à faire admettre que, dans certaines conditions encore inconnues, des Sarcoptidés plumicoles pourraient déterminer chez les poules une dermatose psorique. Ces Sarcoptidés se présenteraient sous deux formes : l'une, vue par Rivolta, Caparini et Friedberger, a été considérée par Rivolta comme appartenant à un genre particulier qu'il appelle *Epidermoptes :* ce serait l'*E. bilobatus*. Caparini y voit un Symbiote (*Symbiotes avium*, *Dermatophagus gallinarum*). Selon Trouessart (*in litt.*), si cet Acarien se rapproche des Symbiotes par la brièveté du pédicule de ses ambulacres, il en diffère et s'éloigne même de tous les Sarcoptidés psoriques par la présence de ces ambulacres aux pattes postérieures des femelles. C'est, en réalité, un *Pterolichus* typique, qui, par son facies, se rapproche du sous-genre *Protolichus*, et la forme de son extrémité abdominale rappelle certaines espèces de *Pteronyssus* (*P. truncatus*, par exemple). L'autre forme d'Acarien, vue par Rivolta seulement et nommée par lui *Epidermoptes bifurcatus*, semble appartenir au sous-genre *Pseudalloptes* et Trouessart propose de le nommer provisoirement *Pterolichus* (*Pseudalloptes*) *bifurcatus*.

Ces Acariens se trouvaient en quantité considérable sur les poules malades. Dans les parties atteintes, la peau était recouverte de squames larges, minces, jaune pâle, stratifiées, formant, aux points d'implantation des plumes, des cornets emboîtés, qui se retrouvaient à l'intérieur du tube même de la plume (Caparini). — La peau était recouverte de croûtes d'un gris jaunâtre sale, sèches, épaisses de 1 millimètre à 1mm5, semblables à de la pâte de pain ; elles se trouvaient sur les parties nues et surtout sur les parties emplumées, à la base des plumes hérissées (Friedberger). — Les *Epidermoptes bilobatus* et *bifurcatus* déterminent une « gale furfuracée », caractérisée par la production de squames jaune sale, particulièrement accumulées à la base des plumes (Rivolta). — La maladie peut occuper les divers points de la surface de la peau, et exceptionnellement la tête (Caparini) ; la tête et le cou (Friedberger) ; la tête, le cou, la région du jabot, du dos, des aisselles, des ailes, de la poitrine (Rivolta).

En présence de ces caractères, nous avons émis l'opinion (2) qu'il s'agissait peut-être du favus des poules et, prié par nous de revoir les pièces qui avaient été conservées dans l'alcool, Caparini a retrouvé, sur celles provenant d'une des poules mortes, l'*Achorion Schœnleinii*. Il n'est pas impossible qu'un examen plus complet eût donné les mêmes résultats sur toutes les autres. Il est possible aussi, comme le démontre le fait du *Symbiotes avus* du moineau, que les Acariens observés par

(1) Rivolta, *Giorn. di anat. e fisiol.* Pisa, 1865 ; et *L'Ornitojatria*, par Rivolta et Delprato, Pisa, 1881, p. 301. — U. Caparini, *Di una nuova forma di rogna nei polli* (*Bull. veter.*, 1880, p. 65) et *Nouvelles observ. pour servir à l'histoire de quelques parasites* (*Revue vétér.*, 1887, p. 74). — Friedberger, *Einige Bemerk. zur Räude der Hühner* (*Deutsche Zeitschr. f. Thiermed. u. vergl. Pathologie*, 1881, p. 281).

(2) G. Neumann, *Sur une acariase des poules* (*Revue vétér.*, 1887, p. 121).

Rivolta, Caparini et Friedberger aient des mœurs et des habitudes intermédiaires entre celles des plumicoles proprement dits et celles des psoriques. C'est une question à résoudre.

b. Sous-famille des **Cytoditinés**. — Les Sarcoptidés cysticoles ou Cytoditinés vivent exclusivement chez les oiseaux, dans le tissu conjonctif sous-cutané ou intermusculaire, dans celui qui entoure les organes respiratoires, ou dans les sacs aériens. Malgré leur habitat profond, nous croyons utile d'en réunir ici l'étude à celle des autres acariases. Ils sont distincts des nymphes hypopiales de Sarcoptides plumicoles dont il est parlé plus haut et sont répartis en deux genres : *Cytodites* et *Symplectoptes*.

Les premiers ont été vus, en 1859, par Gerlach, qui les avait considérés comme des Sarcoptes. Ils ont été retrouvés en 1864 par Zundel et en 1868 par Vizioli, qui les a décrits, ainsi que les seconds. Ils ont été depuis rencontrés par divers observateurs (1).

Le genre **Cytodite** (κύτος, cavité) a été établi en 1877 par Mégnin qui l'a séparé avec raison du genre Sarcopte auquel cette forme avait été réunie par Gerlach et Vizioli. C'est sans motif taxinomique suffisant qu'il a proposé plus tard de changer ce nom en celui de *Cytoleichus*. On n'en connait qu'une espèce, le **Cytodite nu** (*Cytodites nudus* Vizioli, *Cytoleichus sarcoptoides* Még., *Sarcoptes Gerlachi* Rivolta).

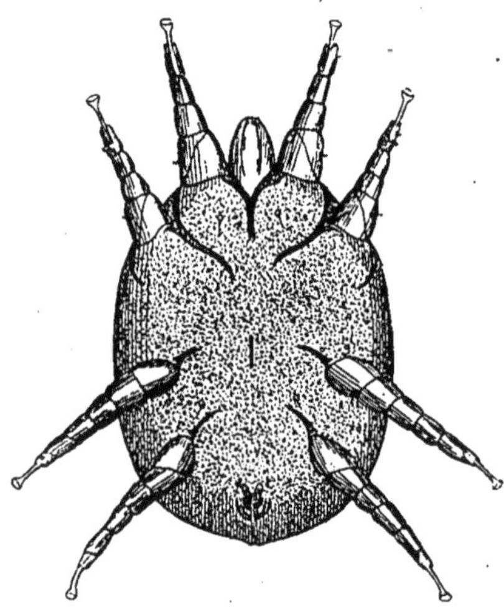

Fig. 84. — *Cytodites nudus*, de la poule ; mâle, vu par la face ventrale, grossi 100 fois (Railliet).

Cet Acarien a le corps arrondi, blanchâtre, presque glabre, sans stries visibles, dépassé en avant par un rostre conique, sans joues, formant un suçoir tubuleux. Les pattes sont fortes, coniques, allongées, à cinq articles, disposées comme chez les Sarcoptes, et toutes terminées par un ambulacre à ventouse, à pédicule simple. Le *mâle*, long de $0^{mm}45$ environ, large de $0^{mm}30$, présente en avant de l'anus un pénis conique. La *femelle ovigère*, longue de $0^{mm}56$, large de $0^{mm}40$ environ, montre une vulve de ponte (tocostome) sous forme de fente longitudinale, entre les deux paires de pattes postérieures ; elle est ovovipare ou ovipare, pouvant pondre des larves ou des œufs selon que ceux-ci ont séjourné plus ou moins longtemps dans l'oviducte.

(1) Gerlach, *Magazin für Thierheilkunde*, 1859. — Zundel, *La Phtiriase interne* (*Journ. de méd. vét.* Lyon, 1864, p. 565). — Vizioli, *Giornale di Anat. e Fisiologia*, etc. Pisa, 1868. — Mégnin, Réunion des Sociétés savantes à la Sorbonne, 6 avril 1877. — Mégnin, *Les Acariens parasites du tissu cellulaire et des réservoirs aériens*, etc. (*Journ. de l'anat. et de la physiol.*, 1879, p. 123).

Les Cytodites habitent les réservoirs aériens des gallinacés, surtout des poules et des faisans, et, en raison de leur taille relativement grande et de leur teinte blanche, il est facile de les apercevoir à l'œil nu. Ils pénètrent dans les bronches et jusque dans le canal aérien des os. Gerlach leur a attribué l'entérite qu'il a constatée chez les poules où il les a trouvés, et Zundel de l'entérite et de la péritonite. Zschokke(1) les a vus dans les poumons, la trachée et les sacs aériens

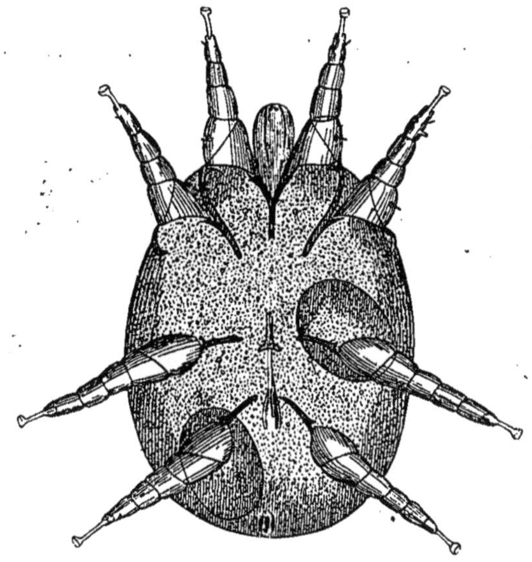

Fig. 85. — *Cytodites nudus*, de la poule ; femelle ovigère, vue par la face ventrale, grossie 100 fois (Railliet).

antérieurs, au sein de masses gélatineuses, jaunâtres, de dépôts de fausses membranes, de mucosités abondantes ; il n'est pas certain qu'il ne s'agisse pas là d'une simple coïncidence entre la diphtérie et l'acariase interne. La maladie avait les allures d'une affection contagieuse, assez rapidement mortelle.

De même à l'autopsie de plusieurs poules venant d'une même basse-cour et malades depuis longtemps, Holzendorff (2) a trouvé dans les poumons, le foie, les reins, etc. un grand nombre de corpuscules jaunes, du volume d'un pois, et dans le thorax d'innombrables Cytodites, qu'on rencontrait également dans les tubercules.

Mais les Cytodites existent souvent en grand nombre dans les sacs aériens sans que rien trahisse leur présence du vivant de l'animal. Ce n'est que lorsqu'ils sont extrêmement nombreux, qu'en se

(1) Zschokke, *Die Luftsackmilbe bei den Hühnern* (*Schweizer-Archiv f. Tierheilk.* 1884, p. 20).
(2) Holzendorff, *Archiv f. wissensch. u. prakt. Thierheilkunde*, 1885, p. 304.

pressant dans les bronches, ils peuvent provoquer des accès de toux par les titillations de la muqueuse. Mégnin les a même vus parfois amener la mort par congestion, obstruction des bronches et asphyxie.

Le nom de **Symplectopte** (συμπλεκτὸν, tissu; πτήσσειν, se cacher) donné au second genre de Sarcoptidés cysticoles est la rectification proposée par A. Railliet (1) du mot hybride *Laminosioptes* employé par Mégnin. On ne connaît qu'une espèce de ce genre, car il est à peu près certain qu'il y a identité entre le *Sarcoptes cysticola* de Vizioli et le *Sarcoptes* ou *Epidermoptes cysticola* de Rivolta (2), malgré quelques différences dans les descriptions. Cette espèce est le **Symplectopte cysticole** (*Symp. cysticola* Vizioli, *Laminosioptes gallinarum* Mégnin).

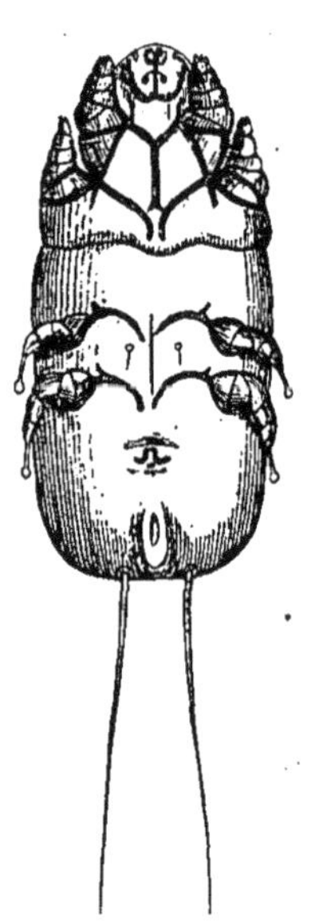

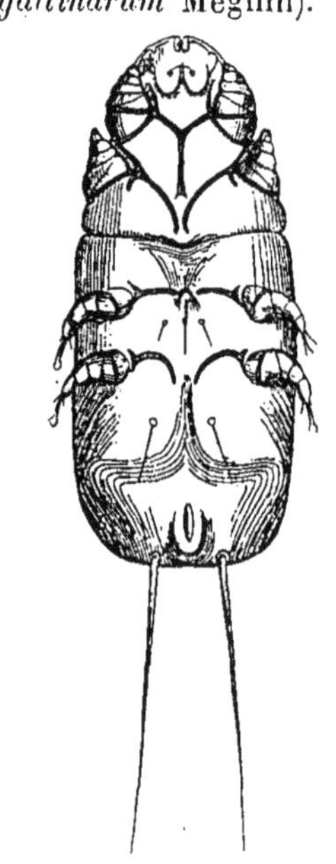

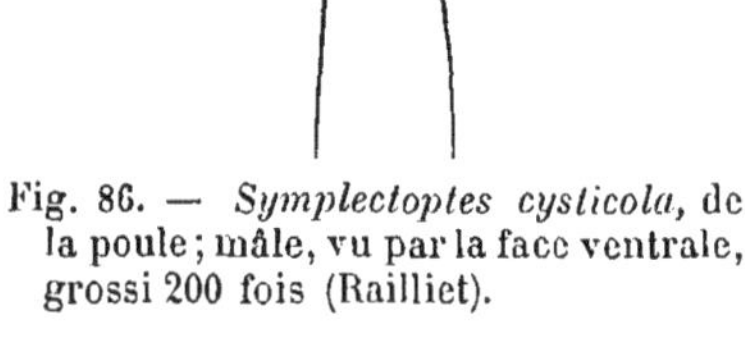

Fig. 86. — *Symplectoptes cysticola*, de la poule; mâle, vu par la face ventrale, grossi 200 fois (Railliet).

Fig. 87. — *Symplectoptes cysticola*, de la poule; femelle ovigère, vue par la face ventrale, grossie 200 fois (Railliet).

C'est un Acarien à corps oblong, plus de deux fois plus long que large, partagé par un sillon transversal circulaire en deux parties, l'antérieure portant le rostre et les deux premières paires de pattes; la postérieure, les deux autres paires, l'anus et l'orifice des organes génitaux. Le tégument est finement strié en travers, la couleur grisâtre. Les pattes sont courtes, glabres, munies d'ambulacres à ventouse, à pédoncule simple, caducs aux deux paires antérieures, persistants aux paires postérieures. Le rostre est analogue à celui des Sarcoptes; l'anus est sous-abdominal. Le *mâle*, long de $0^{mm}22$, large de $0^{mm}10$, a le pénis entre l'anus et la base des pattes postérieures. La *femelle ovigère*, longue de $0^{mm}25$, large de $0^{mm}11$, a son tocostome entre les bases des deux paires de pattes postérieures.

(1) A. Railliet, *Éléments de zoologie médic. et agric.*, 1885, p. 488.

(2) Rivolta et Delprato, *L'Ornitojatria*. Pisa, 18?

Les Symplectoptes cysticoles vivent dans le tissu conjonctif et ne paraissent pas y produire de lésions susceptibles de retentir sur la santé de l'oiseau. Cependant, lorsqu'ils s'y trouvent en très grand nombre, on est raisonnablement porté à leur attribuer la mort des animaux qui ont succombé dans le marasme. Ils provoquent alors de l'irritation dans le tissu conjonctif sous-cutané ou autre, et la formation de tubercules au centre desquels on trouve le cadavre d'un de ces Acariens. Ces corpuscules, vus d'abord par Voigtlander (1), puis par Vizioli et d'autres observateurs, sont jaunâtres, ovales, longs de $0^{mm}25$ à $0^{mm}50$ et 1^{mm}, parfois si abondants qu'on en trouve jusqu'à cent dans deux centimètres carrés et demi de surface (Vizioli). Leur contenu est mou, granuleux, graisseux ou calcaire, et rappelle le tubercule. Ils peuvent se trouver sur les viscères abdominaux, dans le péritoine, comme dans les muscles et sous la peau; et dans ce dernier cas, on peut les apercevoir à travers le tégument, et même les trouver dans les furfures épidermiques (Rivolta). On les a vus chez des poules, des faisans et des dindons. Heller (cité par Zürn) affirme les avoir rencontrés sur 70 pour 100 des poules de son pays. Ils sont fréquents surtout sur les volailles vieilles ou cachectiques.

Art. II. — **Acariases psoriques.**

Les Sarcoptidés psoriques qui vivent sur les oiseaux se présentent avec des caractères extérieurs et un genre de vie qui suffiraient, comme le dit Railliet (2), pour constituer, sinon un genre à part (*Knemidokoptes* Fürstenberg, *Dermatoryktes* Ehlers), du moins une section dans le genre Sarcopte, celle des Sarcoptes avicoles.

Ces Sarcoptes avicoles ont le corps orbiculaire, dépourvu de saillies squamiformes et de spinules sur le notogastre. Les épimères de la première paire de pattes envoient chacun sur le dos un prolongement qui se réunit en arrière à son congénère de façon à limiter un plastron rectangulaire. L'anus est situé à la partie postérieure du notogastre. Les mâles, les nymphes et les larves sont pourvus, à toutes les pattes, des ambulacres à ventouse qui caractérisent les Sarcoptes, et se ressemblent beaucoup par leur forme générale. Les femelles pubères et ovigères sont globuleuses, presque glabres, et leurs pattes, très courtes, coniques, sont dépourvues d'ambulacre et terminées par deux crochets inégaux. Elles sont ovovivipares.

Les Sarcoptidés avicoles actuellement connus ont été rapportés à trois espèces dont deux seulement vivent sur les oiseaux domestiques; c'est le Sarcopte changeant et le Sarcopte lisse.

Le **Sarcopte changeant** (*Sarcoptes mutans* Rob., *Knemidokoptes viviparus*

(1) Voigtlander, *Bericht ü. d. Veterinärwesen im Königr. Sachsen*, 1856-57, p. 26.

(2) A. Railliet, *Sur une nouvelle forme de gale observée chez le pigeon* (*Bull. Soc. centr. de méd. vétér.*, 1885, p. 284). — *Étude zoologique du Sarcopte lisse* (Sarcoptes lævis *Raill.*). (*Bull. de la Soc. zoolog. de France*, t. XII, 1887).

Fürst.) a, chez la femelle, la surface dorsale recouverte de saillies tégumentaires mamelonnées; la longueur est de 0mm40 à 0mm45, la largeur 0mm35 à 0mm38. Le mâle, long de 0mm20, large de 0mm15, est dépourvu de ventouses copulatrices, comme tous les autres Sarcoptes à l'exception de l'espèce suivante.

Le Sarcopte changeant vit sur la Poule, où il détermine la *gale des pattes.*

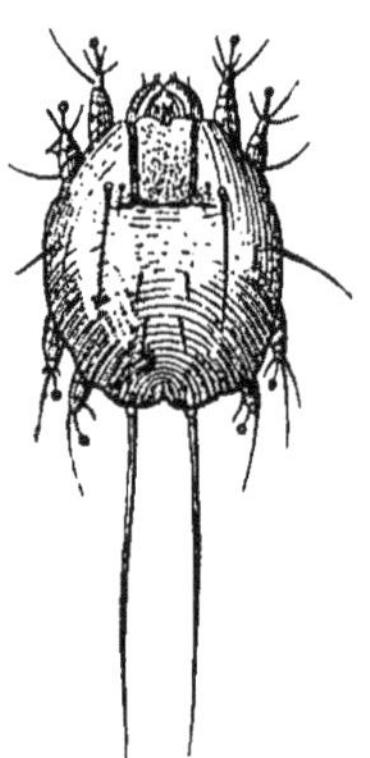

Fig. 88. — *Sarcoptes mutans*, de la poule; mâle, vu par la face dorsale, grossi 100 fois.

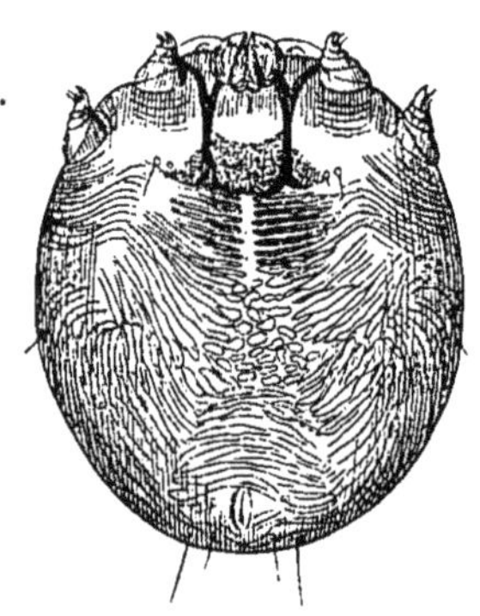

Fig. 89. — *Sarcoptes mutans*, de la poule; femelle ovigère, vue par la face dorsale, grossie 100 fois (Railliet).

Le Sarcopte lisse (*S. lævis* Rail.) n'a pas de saillies tégumentaires dorsales chez la femelle, mais des plis parallèles très fins et très réguliers; le mâle possède deux ventouses copulatrices. Les dimensions sont plus petites que dans l'espèce précédente (fig. 91, 92, 93).

Cette forme a été trouvée par Railliet et Cadiot sur un pigeon et sur la poule ; il développe le *gale du corps* ou *gale déplumante*. Railliet en distingue deux variétés, l'une petite (*S. lævis* var. *columbæ*), l'autre plus grande (*S. lævis* var. *gallinæ*).

§ 1. — GALE DES PATTES.

Connue depuis longtemps comme dermatose, la gale des poules (*gale des pattes*, *grappe*, *blanc*) n'est considérée comme une acariase que depuis 1859, où Ch. Robin et Lanquetin ont découvert le parasite qui en est la cause, le *Sarcoptes mutans*, où Reynal et Lanquetin (2) ont donné la description de cette gale, observée sur les poules. Elle a, depuis, été étudiée par de nombreux auteurs, qui l'ont rencontrée, en outre, sur des dindons, des faisans, des perdrix et des petits oiseaux de volière, tels que bouvreuils, chardonnerets, perruches, etc. (Mégnin).

(1) Ch. Robin et Lanquetin, *Comptes rendus de l'Acad. des sciences*, 21 nov. 1859, p. 793.

(2) Reynal et Lanquetin, *Bull. de l'Acad. de méd.*, 21 juin 1859. — *Gaz. hebd. de méd. et de chir.*, 24 juin 1859, p. 393. — *De la maladie parasitaire des oiseaux de basse-cour transmissible à l'homme et au cheval* (*Mém. de l'Acad. de méd.*, t. XXVI, 1863, p. 245).

Symptômes. — Reynal et Lanquetin disent que la maladie peut siéger soit à la tête, soit aux pattes, soit dans ces deux régions à la fois. Mais ceux qui sont venus après eux l'ont toujours vue limitée aux pattes. Tels sont Unterberger, Fürstenberg, Mégnin, etc. Nous avons montré que, dans les observations de Reynal et Lanquetin, une erreur grave s'était introduite par le fait de la coexistence du favus (siégeant à la tête) et de la gale (siégeant aux pattes). Il résulte de toutes les bonnes observations que cette affection psorique est exclusivement localisée aux pattes (1).

Le *Sarcoptes mutans* vit sous les écailles épidermiques qui recouvrent la face antérieure des tarses et le dessus des doigts. Il détermine bientôt par sa présence une irritation qui s'accuse par le soulèvement de ces écailles, par la formation d'une matière blanche, farineuse, qui reste agglutinée par du sérum exsudé. Il se forme peu à peu des croûtes rugueuses, grisâtres en dehors, blanches en dedans, irrégulières, mamelonnées, qui finissent par envahir toute la région digitée. Elles sont peu nombreuses à la face inférieure des doigts et en arrière des tarses, bien plus abondantes et grosses à la face supérieure des doigts, en avant des tarses. Ces nodosités adhèrent énergiquement au tégument. Quand on les enlève, on met à découvert le derme irrité, saignant, un peu fovéolé. En examinant à la loupe ou au microscope les croûtes ainsi obtenues, on voit que leur face profonde est creusée d'une infinité d'alvéoles moulés en quelque sorte sur le corps d'un Sarcopte femelle qui y est logé. Ce sont presque toujours des femelles ovigères, qui y restent blotties, immobiles, la face ventrale tournée du côté de la couche profonde de la croûte; on les reconnaît à leur forme régulière et à la teinte de rouille de leur squelette. Des larves, des nymphes, des femelles pubères et un très petit nombre de mâles sont

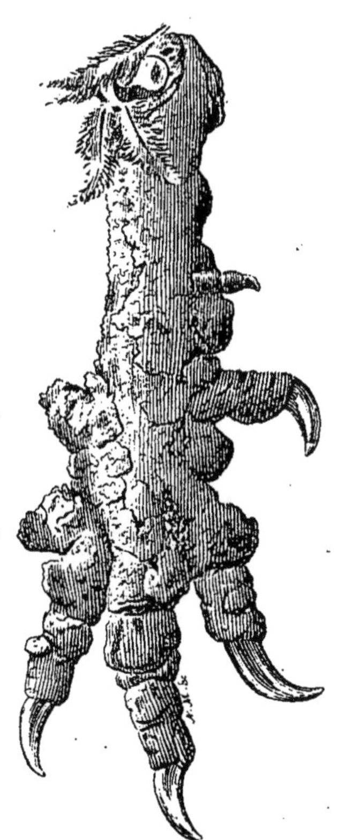

Fig. 90. — Patte de poule, atteinte de gale.

(1) Unterberger, *Klinische Beobachtungen und Mittheilungen* (*Repert. der Thierheilkunde*, Stuttgart, 1865, p. 122). — Fürstenberg, *Mittheil. a. d. naturwiss. Vereine f. Vorpommern u. Rungen*, 1870, p. 57. — Mégnin, *Les parasites et les maladies parasitaires*, Paris, 1880, p. 416. — G. Neumann, *Sur le siège de la gale sarcoptique des poules* (*Revue vét.* 1885, p. 489).

errants sous les croûtes. On n'y trouve pas d'œufs; ceux que l'on y rencontre par hasard se sont échappés du corps de femelles ovigères qui ont été écrasées accidentellement.

Toute l'épaisseur de la croûte est ainsi creusée de cavités qui la rendent spongieuse et lui donnent une assez grande ressemblance avec de la mie de pain desséchée. Ces alvéoles sont d'autant plus petits qu'ils sont plus superficiels, ayant subi un retrait par le dessèchement ou ayant été réduits par les pressions extérieures. Les profonds seuls renferment des Sarcoptes; ceux-ci abandonnent les alvéoles devenus anciens et, par le fait, éloignés du voisinage humide du derme. En réalité, il n'y a pas de sillons, comme pour les autres gales sarcoptiques, mais une prolifération épidermique autour de la femelle ovigère immobile et qui a pénétré sous l'épiderme après l'accouplement.

La saillie que forment les croûtes les expose à des froissements, à des chocs qui les ébranlent et amènent souvent un suintement sanguinolent dans des crevasses de leur base. Celles-ci se produisent aussi par le jeu seul des articulations, qui sont d'ailleurs gênées, comprimées; la marche, la station debout sont difficiles; l'oiseau boite manifestement; des arthrites apparaissent et il est fréquent de voir la chute d'une phalange ou d'un doigt entier.

La maladie produit un prurit modéré, plus intense pendant la nuit et par les temps chauds, que l'oiseau témoigne par des piétinements et en portant souvent le bec sur les endroits affectés.

Cette gale a une marche fort lente, et peut durer six, huit mois et même une année. Peu à peu la santé générale s'altère; les poules maigrissent, cessent de pondre, perdent l'appétit et succombent au marasme ou à une maladie intercurrente.

Les complications les plus ordinaires sont le favus, la diphtérie et la psorospermose. C'est à ces deux dernières affections et à la tuberculose que doivent être rapportés les tubercules hépatiques et quelquefois pulmonaires signalés par Reynal et Lanquetin comme lésions de la gale.

Sur un coq atteint de gale sarcoptique, Csokor (1) trouva la conjonctive des deux yeux tuméfiée, rouge, sécrétant en abondance une matière purulente. Le globe était cependant clair, la vision non troublée. L'emploi d'un collyre approprié amena la résolution de cette affection.

Étiologie, contagion. — La contagion est la cause réelle de la maladie. Elle s'exerce par la cohabitation des volailles saines et des malades, et elle a pour agent le Sarcopte changeant à ses divers âges, sauf à celui de femelle ovigère, où l'immobilité est à peu près absolue. Lorsque les volailles sortent peu, sont souvent confinées dans des locaux étroits, elles ont plus de chances d'être infectées par les acares errant dans le fumier. Cependant la contagion n'est pas subtile, car

(1) Csokor, *Œsterr. Vierteljahrschrift f. Veterinärkunde*, t. LV, p. 36.

des poules restent longtemps saines au milieu de poules galeuses, et même, selon l'observation de Friedberger (1), on peut voir quelques sujets très malades dans la même basse-cour où tous les autres sont sains.

La race nous paraît jouer dans l'étiologie un rôle réel. C'est ainsi que les poules de race commune résistent bien plus longtemps à la contagion que celles de races exotiques. Reynal et Lanquetin avaient déjà observé que la maladie est plus fréquente sur la race cochinchinoise et ses variétés, puis sur les races Dorking et Brahma-Pootra. Elle est ordinaire sur les poules de Bantam. Peut-être cette prédisposition tient-elle à une plus faible épaisseur de l'épiderme.

Cette gale est contagieuse aux gallinacés, passereaux, grimpeurs. Elle n'a pas été observée sur les palmipèdes. Reynal et Lanquetin la présentent comme transmissible à l'homme, aux équidés et aux ruminants; mais les preuves qu'ils invoquent à l'appui de leur opinion se rapportent évidemment au Dermanysse et non au Sarcopte changeant.

Traitement. — Pour éviter la contagion aux volailles saines, il faut loger à part celles qui sont galeuses et désinfecter soigneusement par des lavages à l'eau bouillante le local qui a été occupé par ces dernières. Ces lavages doivent porter surtout sur le sol du poulailler et sur les perchoirs ou juchoirs.

Le traitement a pour objet de faire tomber les croûtes et d'en empêcher la réapparition. On peut d'emblée les enlever avec l'ongle ou une petite brosse trempée d'eau tiède; mais c'est douloureux pour l'oiseau. Il est préférable de les ramollir par un bain tiède de quelques minutes; on peut ensuite les enlever sans faire saigner. Quand la région est sèche, on y applique une couche de pommade d'Helmerich. En général, deux jours après on peut enlever cette pommade par un lavage au savon et la guérison est réalisée.

On a encore préconisé la pommade phéniquée (1 d'acide phénique cristallisé pour 10 d'axonge), la pommade créosotée (1 de créosote, 20 d'axonge), l'huile benzinée (1 de benzine, 10 d'huile douce), le pétrole. Mais ces moyens, d'une efficacité plus certaine que la pommade d'Helmerich, peuvent avoir un mauvais effet sur la santé générale de la volaille, surtout si elle est jeune. Le baume du Pérou n'a pas d'inconvénients : son odeur est agréable et son effet certain; on l'applique une fois par jour pendant deux ou trois jours. Quand le mal est guéri, il peut être bon, pour calmer l'irritation qui persiste parfois encore, d'enduire la région primitivement malade avec de la graisse douce, de la crème, vaseline, glycérine, beurre, huile, etc. D'ailleurs, avec tous les acaricides, on pourra se rendre maître de cette affection, qui n'a de gravité que lorsqu'elle est abandonnée à elle-même, car elle ne résiste pas aux traitements antipsoriques les plus simples.

(1) F. Friedberger, *Deutsche Zeitschrift für Thierheilkunde*, 1881, p. 281.

§ 2. — GALE DU CORPS, GALE DÉPLUMANTE.

Cette forme de gale a été observée d'abord par Railliet et Cadiot sur un pigeon messager de Bruxelles. Cet oiseau était atteint, depuis près d'un an, d'une maladie de peau caractérisée par une irritation assez vive, accompagnée d'une abondante production de furfures épidermiques et de la chute des plumes. Celles-ci se brisaient au niveau de la

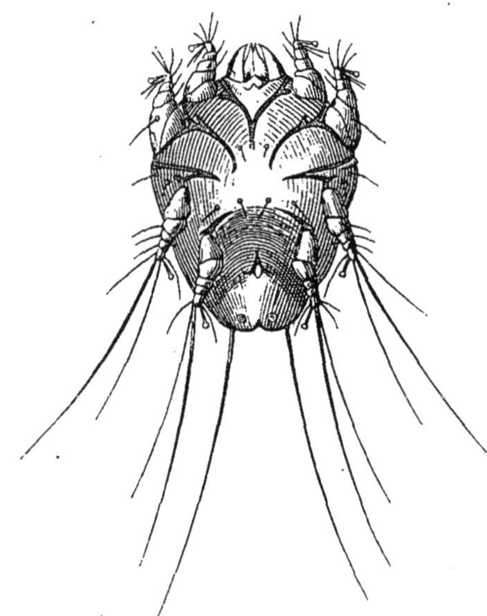

Fig. 91. — *Sarcoptes lævis* var. *gallinæ* : mâle, vu par la face ventrale, grossi 200 fois (Railliet, inédite).

surface cutanée, et la partie engagée dans le follicule se désagrégeait en une masse pulvérulente que la moindre pression suffisait à faire sortir. Les Sarcoptes se trouvaient à la base des plumes. L'affection a cédé à des lotions sulfureuses journalières, continuées pendant un certain temps.

Railliet a observé (1), en été, une gale tout à fait analogue, dans une basse-cour, où elle avait été introduite par une poule. En huit à dix jours, tous les sujets furent atteints. La maladie consistait en la chute de la plupart des plumes, surtout dans la région dorsale; les grandes plumes de la queue et des ailes, ainsi que leurs couvertures, étaient toutefois conservées chez la plupart des poules. La santé était d'ailleurs parfaite, la peau avait conservé son aspect normal. En arrachant les plumes conservées au voisinage des parties dénudées, on voyait à la limite du tuyau et du rachis un amas de lamelles épidermiques

(1) Railliet, *Nouvelle affection psorique des gallinacés* (*Bull. Soc. cent. de méd. vét.*, 1887, p. 45). — *Gale du corps chez les poules* (ibid., p. 193).

blanchâtres renfermant des *Sarcoptes lævis* var. *gallinæ*. La maladie guérit d'elle-même, et à la fin d'octobre les plumes avaient complètement repoussé. Railliet suppose que la « chute des plumes » signalée par divers auteurs doit probablement être rattachée à cette gale.

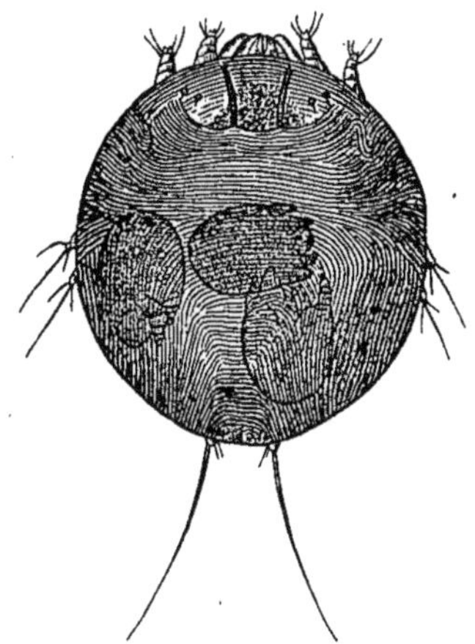

Fig. 92. — *Sarcoptes lævis* var. *gallinæ* : femelle ovigère, vue par la face dorsale, grossie 100 fois (Railliet, inédite).

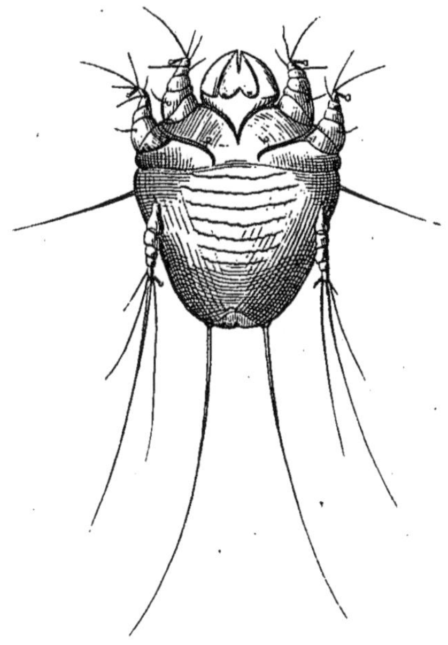

Fig. 93. — *Sarcoptes lævis* var. *gallinæ* : larve, vue par la face ventrale, grossie 200 fois (Railliet, inédite).

Peut-être est-ce la même que les éleveurs désignent sous le nom de « piquage ».

La maladie débute en général par le croupion et gagne les parties environnantes. La presque totalité du corps peut être progressivement déplumée. Railliet a proposé pour cette affection le nom de *gale déplumante*.

CHAPITRE VI.

HELMINTHIASES CUTANÉES.

Plusieurs espèces d'animaux domestiques peuvent être atteintes d'affections qui ont été rapportées à des Nématodes vivant à la surface de la peau, dans son épaisseur ou dans le tissu conjonctif sous-cutané. Telles sont les hémorragies cutanées des chevaux hongrois, les plaies d'été du cheval, l'helminthiase cutanée du chien et l'helminthiase des onglons du mouton.

Art. Ier. — Dermatorragie parasitaire.

On sait depuis longtemps que le cheval peut présenter de petites hémorragies locales sur les divers points de la surface du corps. D'après des données bibliographiques recueillies par Leymacher (1), les Chinois connaissent depuis une antiquité reculée une race de chevaux du Khodang *suant* le sang. Ercolani (2) a rapporté de nombreuses observations de semblables hémorragies, recueillies sur le cheval et sur le bœuf par différents praticiens, et qu'il a réunies sous le nom d'*Hémathydrose* (sueur sanguine). Mais la maladie est bien connue dans sa nature seulement depuis que Drouilly (3) et Condamine ont constaté la présence, dans les points hémorragiques, d'un Nématode particulier qu'ils ont rapporté au genre *Filaria*. On ne peut donc y rattacher les observations faites sur le bœuf, où semblable constatation n'a pas été réalisée, non plus que ces hémorragies des extrémités dont Rossignol (4) a fourni un exemple intéressant.

Symptômes. — L'hémorragie cutanée parasitaire débute par des élevures hémisphériques, tendues, indolores, un peu œdémateuses à leur pourtour, du diamètre d'une lentille à celui d'une noisette, sur lesquelles les poils sont hérissés. Elles sont constituées par une accumulation de sang sous la couche épidermique. Celle-ci se déchire sous la poussée du liquide, qui se coagule et forme des trainées sur la peau. L'ouverture qui donne écoulement au sang est, en général, placée au sommet et à peine visible. L'écoulement sanguin se produit peu de temps (une heure ou deux) après l'apparition de la tuméfaction, qui s'affaisse ensuite, et tout rentre dans l'ordre normal. Quelquefois cependant il y a suppuration.

L'éruption est principalement localisée sur les épaules, les côtes, le dos, les faces de l'encolure, les côtés du garrot. Elle est très éphémère, et lorsque le sang a été enlevé, on a de la peine à retrouver la trace de la lésion primitive. Il y a toujours plusieurs boutons en même temps, et cette poussée dure plusieurs jours, en s'atténuant peu à peu, les élevures étant moins nombreuses et moins grosses. De semblables bouffées se reproduisent à des intervalles qui varient de trois semaines à un mois, pendant les trois à quatre mois de printemps. Il n'y en a pas en hiver, et, dans nos pays, l'affection se guérit spontanément et définitivement au bout de trois ou quatre ans.

Aucun trouble général de la santé n'accompagne les hémorragies ni ne les précède. Dans quelques cas même, selon Salle, elles paraissent avoir exercé une influence favorable sur la marche des affections d'ac-

(1) Salle, *Soc. centr. de méd. vét.* (*Recueil de méd. vétér.*, 1868, p. 68).
(2) Ercolani, *Il medico veterinario*, 1860, p. 289 (trad. par Prangé, *Rec. de méd. vétér.*, 1860, p. 682).
(3) Drouilly, *Journ. de méd. vétérin. milit.*, t. XIV, 1877, p. 569.
(4) Rossignol, *Recueil de méd. vétér. prat.*, 1844, p. 878.

climatement auxquelles sont sujets les chevaux de remonte. Cependant Lamy (1), qui a constaté plusieurs fois la terminaison par suppuration, a vu que, dans ces cas, il y a une débilitation assez marquée. Brunswig (2) a rapporté un cas mortel : un cheval commença à suer du sang par toute la peau, et en si grande abondance que le second jour il était mort. En 1845, à Mustapha, Liautard (cité par Salle) a observé des hémorragies cutanées sur des mulets venus d'Espagne, dont plusieurs sont morts en présentant une hémorragie de la rate.

Il est difficile de dire si ces faits exceptionnels appartiennent à l'affection qui nous occupe, à la dermatorragie parasitaire. La nature de celle-ci n'est connue que depuis la découverte de Drouilly et Condamine, et avant eux, l'on a confondu avec elle toutes les maladies, d'ailleurs rares, qui s'accompagnent d'hémorragie cutanée.

Pour constater la présence de la Filaire, Drouilly recommande de raser les poils sur la partie de la peau où l'on sent une élevure. Quelques heures après, celle-ci présente à son sommet une ponctuation ecchymotique, qui s'ouvrira et par laquelle aura lieu l'hémorragie. Un peu avant que celle-ci se produise, on débride légèrement et on peut apercevoir le Ver, qui se contracte pour s'enfoncer dans le tissu conjonctif; il faut quelquefois pousser les recherches jusque dans les muscles. « Si on veut hâter et voir cette migration, il faut mettre une goutte d'essence de térébenthine ou de pommade mercurielle sur un bouton quelconque, en ayant soin de bien raser les poils sur une circonférence de 15 à 20 centimètres de diamètre ; alors il sera possible de suivre le Ver, soit en voyant de petites traînées ecchymosées sur la peau lorsqu'elle est fine, soit en sentant sous le doigt un petit cordon. Vingt-quatre à quarante-huit heures après, on est certain de voir apparaître un nouveau bouton à 3, 4 ou 5 centimètres du premier. »

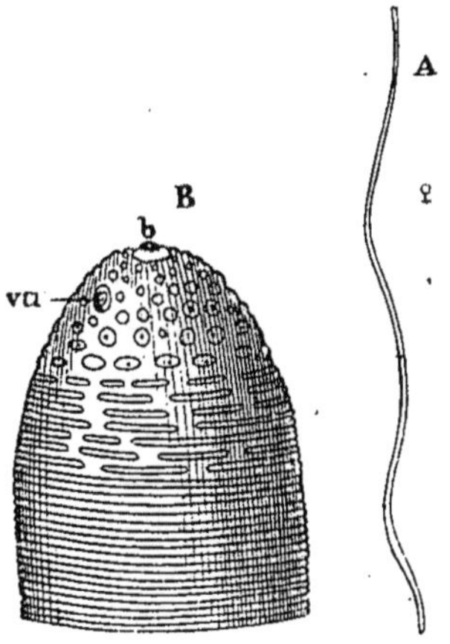

Fig. 94. — Filaire des boutons hémorragiques.

A, femelle adulte, grand. nat. — B, extrémité céphalique avec ses verrues, grossie 100 fois, d'après Condamine ; *b*, bouche ; *vu*, vulve.

La **Filaire des boutons hémorragiques** (*Filaria hæmorrhagica*, Railliet, *F. multipapillosa* Condamine et Drouilly) (3) a été découverte et décrite par

(1) Lamy, *Boutons hémorrhagiques* (*Journ. de méd. vétér. milit.*, t. XIV, p. 214).

(2) Brunswig, *Magazin* de Gurlt, 1836 (cité par Ercolani).

(3) Condamine et Drouilly, *Description de la Filaire femelle* (*cause déterminante des boutons hémorrhagiques*). In *Rec. de méd. vét.*, 1878, p. 1144 (av. 2 pl.). — Railliet (*Élém. de zoologie*) a changé le nom spécifique adopté par les deux auteurs, parce qu'il avait été appliqué antérieurement par Molin à une autre Filaire.

Condamine et Drouilly, revue par Trasbot (1) et par Mégnin (2). La femelle seule est connue.

Elle est blanche, filiforme, longue de 6 à 7 centimètres, large de 0mm355 et graduellement atténuée dans son tiers postérieur. La bouche est nue; l'extrémité antérieure du corps est couverte d'un grand nombre de petites verrues coniques entre lesquelles s'ouvre la vulve. Les embryons sont tout formés et extrêmement nombreux dans le corps de la femelle, qui est ovovivipare.

Étiologie. — En France, la maladie n'a été observée que sur des chevaux hongrois (3) versés par les remontes dans les régiments de cavalerie, et les documents que l'on possède la montrent propre aux chevaux d'origine orientale. « Ainsi, dit Trasbot (4), Spinola la considère comme spéciale aux chevaux de la race des steppes; Ercolani dit que Sibald, dans son *Histoire naturelle du cheval*, affirme l'avoir souvent observée sur les chevaux blancs de la Tartarie. M. Leblanc père a déclaré, à la Société vétérinaire, dans la courte discussion qui a suivi la lecture de l'intéressant travail de M. Salle, qu'il l'avait observée sur l'un des chevaux russes amenés à l'Exposition universelle de 1867 et qu'à ce propos, le vétérinaire russe qui accompagnait ces animaux la lui avait signalée comme une affection fréquente en Russie. M. Leblanc a rappelé, en outre, que Barthélemy aîné l'avait souvent observée en Allemagne, pendant les campagnes du premier Empire, sur les chevaux provenant des steppes. Enfin, les observations récemment faites en Russie par M. Leymacher, lorsqu'il était détaché à Leybach en Illyrie, pour recevoir les chevaux hongrois achetés par le gouvernement français, et celles qui ont été recueillies, peu de temps après, par MM. Salle et Naudin, au moment où ces mêmes chevaux ont été versés dans les régiments, viennent temoigner que l'hémorrhagie cutanée est une maladie particulière aux chevaux des races orientales. En effet, cette hémorrhagie a été observée, de toute antiquité, sur les chevaux tartares, comprenant ceux que les habitants de l'empire du Milieu ont décorés du nom de chevaux *célestes*, et elle se manifeste maintenant, presque uniquement sur ceux des steppes de la Russie et de la Hongrie, qui descendent vraisemblablement des premiers. »

Aujourd'hui que l'on peut rapporter cette affection à un parasite, il est naturel d'admettre que sa localisation géographique est liée à la répartition du Nématode qui la produit.

On ne sait rien, d'ailleurs, des migrations de cette Filaire; on ne connaît que son habitat dernier, le tissu conjonctif sous-cutané. Il est

(1) Trasbot, *Soc. centr. de méd. vétér.* (*Recueil de méd. vétér.*, 1877, p. 388).
(2) Mégnin, *Recueil de méd. vét.*, 1878, p. 1151.
(3) Bernard dit l'avoir vue aussi sur des chevaux espagnols (*Journ. de méd. vétér. milit.*, t. XIV, p. 709).
(4) Trasbot, art. *Hémorrhagie* (*Nouv. Dict. prat. de méd., de chir. et d'hyg. vétér*, t. IX, 1871, p. 54).

possible que des embryons aient à subir une évolution en dehors de l'organisme. Railliet a injecté sans résultat, dans le tissu conjonctif sous-cutané d'une vieille jument un assez grand nombre de ces embryons extraits du corps de la Filaire.

Diagnostic, pronostic, traitement. — La physionomie particulière de cette affection ne permet de la confondre avec aucune.

Les auteurs sont à peu à près unanimes sur sa bénignité. Il n'y a donc pas lieu de lui appliquer de traitement. Des soins de propreté, des lavages suffisent pour enlever le sang épanché. Dans le cas exceptionnel où il y aurait affaiblissement du sujet, on le combattrait par par un régime tonique et reconstituant. La seule mesure à prendre d'ordinaire consiste à s'abstenir du travail qui nécessite l'application de harnais sur les parties où siège l'éruption.

ART. II. — Plaies d'été des Équidés.

Synonymie, historique (*Plaies estivales*, *Plaies granuleuses*, *Dermite granuleuse*). — C'est à H. Bouley (1) que l'on doit (1850) la première description de cette affection. Il la considérait comme une complication particulière des plaies cutanées, sous l'influence des chaleurs de l'été, et pendant longtemps cette opinion a eu cours. Cependant, en 1868, Rivolta (2) avait nettement indiqué la nature parasitaire de ces plaies; mais ses observations paraissent être restées sans écho. Il y a quelques années, Laulanié (3) a confirmé ces faits et il semble bien établi que les « plaies d'été » doivent être rapportées, au moins dans un grand nombre de cas, à la présence d'un Nématode larvaire dans l'épaisseur de la peau.

Symptômes. — Les plaies d'été ont jusqu'à présent été considérées comme une complication des plaies ordinaires sous l'influence des chaleurs de l'été (4). Aussi à leur début, tel qu'on le connaît, elles ne présentent pas de caractère particulier. Lorsqu'elles commencent à attirer spécialement l'attention, on les voit manifester une tendance à s'étendre; elles se recouvrent d'une couche mollasse et pulpeuse. Les bourgeons charnus sont d'un rouge brun, séparés par des sillons remplis d'un pus séreux ou de la matière pulpeuse qui recouvrait l'ensemble. Le centre de la plaie est mollasse et facilement pénétré par le doigt. Au milieu des bourgeons se forment des granulations jaunes

(1) H. Bouley, *D'une variété particulière d'inflammation de la peau*, etc. (*Rec. de méd. vét. prat.*, 1850, p. 945).

(2) Rivolta, *Natura parasitaria di alcuni fibromi e della psoriasi estivale*, etc. (*Il medico veterinario*, 1868, p. 241 et *Journal des vét. du midi*, 1868, p. 578).

(3) Laulanié, *Bull. de la Soc. centr. de méd. vét.*, 1884, p. 72.

(4) Outre les travaux de H. Bouley, voyez notamment : Quin, *Des plaies granuleuses ou plaies d'été* (*J. de méd. vét. mil.*, t. II, 1863, p. 88 et 164). — Rey, *Des plaies granuleuses, furonculeuses ou plaies d'été* (*J. de méd. vét.*, Lyon, 1864, p. 587). — Minette, *Des plaies estivales* (*J. de méd. vét. mil.*, t. XII, 1874, p. 280), etc.

de matière fibrineuse et calcaire. Si l'on enlève en dédolant la couche bourgeonneuse exubérante au-dessus du niveau de la peau, « on met à découvert sur sa coupe une multitude de concrets, qui donnent au tissu l'aspect d'une tranche de poumon hépatisé et siège d'une infiltration tuberculeuse » (H. Bouley).

Le volume de ces granulations varie entre celui d'un grain de mil et celui d'un pois. Les unes sont superficielles et faciles à enlever par un léger grattage; d'autres, plus profondes, sont comme incrustées dans le tissu induré des bourgeons.

D'abord irrégulières dans leur forme, les plaies prennent peu à peu, en s'étendant, un contour circulaire. Leur diamètre, variable, se borne le plus souvent à trois ou quatre centimètres ; il peut atteindre cependant jusqu'à un décimètre.

Elles n'ont pas de siège particulier : on peut les trouver sur tous les points du corps, surtout sur ceux qui sont plus particulièrement exposés aux blessures (disait-on autrefois), tels que l'emplacement des harnais et les extrémités des membres.

Un de leurs caractères constants, « c'est le prurit ardent, insupportable, ne laissant pas à l'animal un seul moment de repos, le sollicitant à se frotter, à se déchirer, à se dévorer avec les dents, jusqu'à destruction complète de la plaie qui en est le siège » (H. Bouley).

Durée, complication, pronostic. — Ces plaies sont remarquables par leur ténacité. Ce n'est qu'exceptionnellement que l'on voit survenir la guérison spontanée avec la fin des chaleurs de l'été. Leur durée est toujours longue et paraît accrue par l'effet des frottements auxquels les animaux sont impérieusement portés à se livrer. Souvent elles résistent si énergiquement aux agents thérapeutiques qu'il faut deux, trois mois, et davantage pour s'en rendre maître ou, du moins, pour les voir disparaître. Quelquefois leur guérison n'est que momentanée et elles se montrent de nouveau, l'été suivant, au retour des chaleurs.

Leur résistance et leur durée font leur gravité. De plus, les atteintes qu'elles reçoivent de la part du malade peuvent les compliquer gravement, selon leur siège anatomique : on en a vu entraîner l'ouverture d'une gaine synoviale ou une exfoliation tendineuse.

Anatomie pathologique. — Le tissu particulier de la plaie n'est pas aussi superficiel qu'il en a l'apparence : on peut s'assurer aisément qu'il va souvent au delà de l'épaisseur de la peau et se prolonge dans le tissu conjonctif sous-cutané. Il peut ainsi se former une sorte de tumeur un peu diffuse et d'une étendue sous-épidermique bien supérieure à la dénudation cutanée.

Dans le tissu pathologique, il y a à distinguer les granulations spéciales et la néoplasie qui l'englobe. Celle-ci est l'expression d'un processus inflammatoire dont l'intensité, selon Laulanié, paraît dépendre de l'époque de l'année où se fait l'examen. En hiver, cet observateur a trouvé le derme très épaissi et, en quelque sorte, sclérosé. En été, les altérations avaient un caractère subaigu; le derme était infiltré par des éléments embryonnaires et surtout fibro-plastiques, interposés abondamment aux faisceaux connectifs ou fibreux; dans les deux cas, on y voit de petites artères en voie d'oblitération. Les blocs caséeux des granulations sont entourés d'une zone disjonctive dont les éléments sont plus ou moins altérés par le processus de caséification, et d'une ceinture fibreuse ou en voie d'évolution fibreuse.

Les granulations sont constituées par une masse caséeuse ou calcaire et sont particulièrement intéressantes par la présence à leur centre d'un Nématode, ou de ses débris, ou simplement de la loge spiroïde qu'il occupait et qui ne présente plus qu'une cavité irrégulière à contours déchiquetés. Rivolta, qui a pu étudier les granulations au début de leur formation, a réussi à isoler cet Helminthe, qui avait peut-être été déjà vu par Ercolani et Semmer (1).

C'est un Ver très grêle, qui peut atteindre 3 millimètres de longueur, dont la tête est quelquefois un peu distincte du corps; la queue est atténuée, terminée en pointe et bordée de fines dentelures. La bouche, orbiculaire, semble munie de lèvres. A peu de distance de la tête se voit une ouverture. L'anus est placé au point où le corps s'atténue pour former la queue. Le tégument est délicatement strié en travers.

C'est évidemment une larve de Nématode. Rivolta a proposé récemment de lui donner le nom de *Dermofilaria irritans* (2), que Railliet réduit justement en celui de *Filaria irritans* Riv.

Étiologie. — Les recherches ne sont pas encore assez nombreuses pour permettre d'affirmer que toutes les plaies que l'on a appelées granuleuses ou plaies d'été sont dues à ce Nématode. Cependant la découverte de cet élément rend parfaitement compte de la physionomie de l'affection. Sa périodicité, sa disparition en hiver, son explosion en été tiennent à ce que « grâce à la congestion naturelle qui résulte de l'accroissement de la température, les granulations parasitaires, placées au centre d'un tissu devenu plus irritable, y développent les premiers termes d'une inflammation sourde qui s'accompagne de prurit et qui sollicite les animaux à se gratter. De là des excoriations et des plaies, d'autant plus opiniâtres que le derme mis à nu est plus impressionnable et subit encore plus facilement l'effet irritant des granulations » (Laulanié).

Quant à l'inefficacité ordinaire des traitements, elle tient à la situation profonde du Nématode, protégé par la masse caséeuse indifférente qui l'entoure.

(1) Ercolani et Semmer, cités par Siedamgrotzky et Hofmeister, *Anleitung z. mikrosc. u. chem. Diagnostik*. 2te Auflage, Dresden, 1884, p. 176.

(2) Rivolta, *Giornale di Anat., Fisiol. e Patol. degli animali*, 1884.

Le mode d'introduction du parasite est encore inconnu. Rivolta admettait qu'il pénètre dans la peau de dehors en dedans, et il attribuait une action prédisposante à la malpropreté des animaux et des écuries. Mégnin (1) a même affirmé, sans apporter aucune preuve à l'appui, que les Nématodes des plaies d'été ne sont que des embryons d'*Oxyuris curvula* Rud., parasite intestinal du cheval. Mais, comme l'a fait remarquer Railliet, les parasites des plaies d'été occupent le centre des granulations, et il est difficile d'admettre, par conséquent, qu'ils ne représentent qu'un épiphénomène, les granulations elles-mêmes constituant l'élément essentiel des plaies d'été. Il est plus probable que, selon l'opinion de Laulanié, le parasite s'introduit à l'état d'œuf par les voies digestives, pour pénétrer ensuite dans les voies circulatoires.

Outre le parasite, on attribue une influence prépondérante aux chaleurs de l'été, et l'on admettait qu'elles déterminent la dessiccation du pus et la réunion de ses éléments figurés sous forme de concrétions. Les frottements ont également été considérés comme très importants dans cette étiologie. La maladie est plus fréquente dans les pays chauds, en Algérie et en Italie, par exemple. L'âne y paraît plus exposé que le cheval et chez lui le siège est principalement localisé aux extrémités des membres.

Traitement. — Une indication essentielle du traitement est d'empêcher l'animal de céder au prurit qui le dévore. On usera pour cela de moyens de contention subordonnés à la situation de la plaie.

Bien des agents ont été employés dans le traitement de ces plaies, et la plupart ont à leur actif plus d'insuccès que de réussites. Parmi ceux qui ont échoué le moins souvent, nous citerons les irrigations continues d'eau froide, conseillées par Quin, lorsque la situation de la région malade le permet. Le même auteur a recommandé les onctions de glycérine; mais ces deux modes de traitement doivent être assez longtemps employés, pendant quinze jours au moins. Les caustiques échouent presque constamment. Cependant Rey a obtenu d'excellents résultats du sulfure jaune d'arsenic ou orpiment, pulvérisé; il en imprégnait l'extrémité humectée du doigt et en étendait sur la plaie « une couche imperceptible. » Une seule application suffit : le prurit cesse complètement; la plaie se dessèche ; il se forme une escarre épaisse d'un centimètre environ, qui se détache au bout de

(1) Mégnin, *Bull. de la Soc. centr. de méd. vét.*, 1884, p. 76; — *L'Éleveur*, 1885, p. 486. — Cette assertion de Mégnin peut lui avoir été inspirée par une observation de Pflug (*Rev. f. Thierh. und Thierzucht*, juin 1881) relative à un cheval qui portait à la base de la queue des croûtes nombreuses, épaisses et très prurigineuses. Ces croûtes renfermaient des œufs d'*Oxyuris curvula* à différents degrés de développement, et ce parasite existait dans les crottins de l'animal. Pflug pense que les Oxyures du rectum déterminent un vif prurit de l'anus, que le cheval, en se frottant, peut en déposer des œufs contre les parois de l'écurie, œufs qui sont repris par les crins de la queue; ils donnent naissance à des embryons qui continuent à vivre à l'abri des croûtes et sous l'influence de la chaleur de la peau.

8 à 10 jours, laissant une plaie simple, dont la cicatrisation marche rapidement.

Blaise (1) a eu recours avec un égal succès à l'éther, au chloroforme et à l'iodoforme, dont il imbibait la surface de la plaie pendant deux minutes environ toutes les 24 ou 48 heures; immédiatement après, il établissait une couche protectrice de la plaie en y étendant du collodion. La guérison était complète au bout d'environ 15 jours.

Art. III. — Maladie de peau des chevaux des Indes.

Les vétérinaires de l'armée anglaise des Indes sont très souvent aux prises avec une maladie de peau (*skin-disease*), qui est extrêmement rebelle aux divers agents thérapeutiques. Très prurigineuse, elle cause une grande irritation, la chute des poils, le plissement et l'épaississement de la peau, la formation très abondante de furfures. Les frottements, les morsures provoqués par le prurit augmentent encore les altérations du tégument. Elle se manifeste le plus ordinairement sur les faces de l'encolure, à la base de la crinière et de la queue, en avant du poitrail. Sa nature est mal connue, et de nombreuses hypothèses ont été émises à son sujet (2). En 1884, Gunn (3) a affirmé avoir trouvé chaque fois dans les croûtes qui accompagnent cette affection un Ver parasite « qui ressemblait assez à un Ténia. Sa longueur était d'environ 0mm3 et sa largeur 0μ2. Le cou avait le tiers de la longueur du corps et la moitié de sa largeur au plus. La tête offrait vingt saillies semblables à des stylets. L'extrémité caudale était tronquée. » Cette description incohérente est accompagnée d'une figure qui ne l'éclaire pas : on peut à peine supposer qu'il s'agit d'un Nématode très détérioré (4).

Art. IV. — Helminthiases cutanées du chien.

Rivolta a publié (5) une observation de maladie herpétique chez un chien, due à des embryons de Filaire. Ce chien présentait à la partie supérieure du cou, d'un côté seulement, une plaque de 3 centimètres environ de diamètre, de couleur rouge foncé et ayant l'aspect d'un ulcère humide. Les poils, peu nombreux, étaient dressés et accolés entre eux par des croûtes. La pression en faisait sortir une matière purulente mêlée de sang, dans laquelle le microscope montrait des embryons de Nématodes, dont la queue exécutait des mouvements énergiques. Ils étaient également très nombreux sous les croûtes et dans les pustules. Les poils avaient été en partie détachés de leurs follicules. Ces embryons avaient la bouche orbiculaire, la partie antérieure du corps un peu moins volumineuse que la moyenne, laquelle se rétrécissait bientôt en une queue très déliée. Ils ressemblaient à ceux qu'Ercolani avait trouvés sur le cheval, mais étaient un peu plus petits. Rivolta les a considérés comme des embryons de Filaire de Médine (*Filaria Medinensis* L.),

(1) Blaise, *De la dermite granuleuse* (*J. de méd. et de pharm. de l'Algérie*, 1885, p. 174).

(2) P. Adams, *Quarterly Journal of veter. science in India*, 1883.

(3) W. D. Gunn, *The veterinary Journal*, nov. 1884, p. 315.

(4) « Cobbold a décrit, sous le nom de *Pelodera Axei*, un Ver trouvé par le professeur Axe dans les sabots des chevaux affectés de fourmilière; nous pensons que ce sont des anguillules du fumier, n'ayant aucun rapport avec la maladie. » (Railliet, *Élém. de zoologie*.)

(5) Rivolta, *Il medico veterinario*, 1868, p. 300; et *J. des vétér. du Midi*, 1869, p. 476.

espèce parasite de la peau de l'homme et qui, au rapport de Hussem (1), aurait été trouvée aussi chez le chien, par Dœrssel une fois à Buenos-Ayres et une autre fois à Curaçao. La détermination de semblables embryons est très hasardée : il est impossible, sans autres renseignements, de pouvoir les rapporter à une espèce précise.

Cette affection, qui n'avait aucun retentissement sur la santé générale du chien, céda à quatre ou cinq applications d'onguent mercuriel.

Siedamgrotzky a publié aussi une observation de dermatose du chien causée par des Nématodes. Le chien qui en fut l'objet portait à la face externe des quatre membres des pustules petites, discrètes, à contenu purulent, et entourées d'une aréole rouge; il y avait en outre de petites papules rouges, entre lesquelles les poils avaient été enlevés en partie par le frottement. Le prurit était intense.

Dans chaque pustule, on trouvait un, deux ou trois Némadodes de $0^{mm}04$ à $0^{m}7$ de longueur sur 10 à 25 μ de largeur maximum. L'extrémité antérieure du corps était légèrement atténuée ; la postérieure, effilée en une queue acuminée de 50 à 80 μ de longueur; les téguments étaient très délicatement striés. La bouche, entourée de six lèvres peu distinctes, aboutissait à un œsophage cylindrique; estomac musculeux, arrondi; intestin simple; anus un peu en avant de la pointe caudale. L'absence d'organes génitaux indique que l'on avait affaire à des embryons.

Le chien ne rendit pas de Vers soit avant, soit après l'administration d'anthelminthiques. Toutefois dans la poussière de sa niche, on en trouva de semblables aux précédents, mais plus petits et desséchés, ainsi que quelques femelles adultes également desséchées. Celles-ci différaient des embryons par leurs dimensions (longueur $0^{mm}8$ à $1^{mm}2$, largeur maximum 70 μ), par leur queue brièvement acuminée, par la présence de la vulve située un peu en arrière du milieu de la longueur, et de 15 œufs environ, ovales, de 37 μ de long sur 25 μ de large, ne renfermant que du protoplasma.

On se contenta de simples soins de propreté, et l'affection disparut d'elle-même au bout de trois semaines. La niche fut nettoyée à fond et garnie de litière neuve.

Siedamgrotzky, rapportant ces Vers aux Anguillules, rappelle des observations de Möller (de Berlin), qui a rencontré des Anguillules sur la peau de différents chiens galeux. Une seule fois, les Vers existaient sans acares; la peau était épaissie, dépilée et le siège d'une abondante desquamation. Möller ne put établir si l'éruption était causée par les Anguillules, ou si celles-ci n'étaient que des commensaux vivant dans les sécrétions pathologiques de la peau. Leuckart (cité par Zürn) (3) a fait une semblable constatation sur un renard galeux.

Art. V. — Piétin vermineux du mouton.

Prümers a décrit (4) une maladie contagieuse qui sévissait parmi les moutons des cercles de Wetzlar, de Coblentz, de Simmern, de Wissenheim, et que plusieurs vétérinaires confondaient avec le piétin. Elle en différerait, selon lui, en ce qu'elle siège à la face plantaire, moins souvent à la face interne des onglons, tandis que le piétin occupe la fente interunguéale et

(1) B. Hussem, *Aanmerkingen betreffende den Dracunculus* (*Verhand. van het Genootsch te Vlissingen*, Middelburg, 1771) cité par Rudolphi (*Entozoorum historia naturalis*, Amsterdam, t. I, p. 68).

(2) Siedamgrotzky, *Bericht über d. Veterinärw. im K. Sachsen f. d. J.* 1883.

(3) Zürn, *Die tierischen Parasiten*, 2e éd., p. 281.

(4) Prümers, *Archiv f. wissensch. u. prakt. Thierheilkunde*, 1885, p. 305.

la couronne et s'accompagne d'un écoulement séreux. En outre, la « pourriture contagieuse des onglons, de Prümers (*anstekende Klauenfäule*), se manifeste par des taches brun noirâtre, de 2 à 3 millimètres d'abord, et qui, au bout de 10 à 12 jours, ont pris le diamètre d'une pièce de 50 centimes. Les couches cornées superficielles sont détruites, et le processus de décomposition continue sa marche perforatrice. Il reste ordinairement localisé à la sole, mais il s'étend quelquefois jusqu'aux parties charnues et produit des ulcérations.

L'examen microscopique de la corne malade y montre, à un grossissement de 500 à 600 diamètres, des Nématodes dont la bouche est en forme de fer à cheval, l'extrémité caudale très aiguë et les mâles plus petits que les femelles. Ces détails, trop sommaires, sont tout à fait insuffisants pour déterminer le genre de ce parasite.

Cette affection est plus fréquente chez les moutons sédentaires à la bergerie que chez ceux qui vont au pacage. Elle est contagieuse, probablement par les litières. Les agneaux peuvent en être atteints dès leur deuxième ou troisième jour, lorsqu'ils restent avec leur mère à la bergerie.

Il reste à établir si ces Vers ne sont pas de simples commensaux attirés de la litière sur la corne par le ramollissement de celle-ci sous l'influence d'un état pathologique d'origine différente.

CHAPITRE VII

PSOROSPERMOSE CUTANÉE (1).

Rivolta et Silvestrini ont décrit et rattaché à la psorospermose une affection des poules et des pigeons, qui a son siège principal à la tête.

Elle consiste en des nodules plus ou moins nombreux, arrondis ou oblongs, jaunâtres, saillants, d'un volume variant entre celui d'une graine de pavot et celui d'un grain de maïs. Les plus gros se trouvent à la base et aux commissures du bec, aux narines et sous la muqueuse nasale, autour du méat auditif externe, aux bords des paupières et sur la face. Ils forment, sur la crête et sur les barbillons des poules, des rugosités jaunâtres.

Ces nodules offrent une dépression centrale et renferment une matière épaisse, athéromateuse, jaune de soufre.

Chez les pigeons, l'affection peut être diffuse et envahir la tête, le cou, la face inférieure de la poitrine et du ventre, la face supérieure des ailes, aux points d'insertion des pennes. Les nodules peuvent s'ulcérer spontanément ou par un traumatisme facile, et exsuder un liquide séro-purulent très fétide.

Quand la maladie est limitée, la santé générale ne parait pas en souffrir. Dans le cas contraire, la maigreur, le hérissement des plumes, le marasme en sont la conséquence.

Dans le premier cas, la guérison peut avoir lieu spontanément : les nodules cessent de s'accroître, se dessèchent et tombent en une fois ou par fragments.

La maladie est contagieuse ; mais, selon Rivolta, la transmission n'a pas lieu si on dépose de la matière morbide sur la peau d'un oiseau bien portant. Au contraire, si un sujet malade vit pendant quelque temps au milieu de sujets sains, les éléments du contage, épars dans le poulaillier ou le colombier, parcourant hors de l'organisme certaines phases de leur développement, pénètrent ensuite par les aliments dans le bec de l'animal sain, qui se trouve ainsi infecté.

(1) Rivolta et Delprato, *L'ornitojatria*. Pisa, 1881, p. 269.

Les désordres peuvent s'étendre à l'intérieur du bec, au pharynx, à la conjonctive, et nous aurons l'occasion d'y revenir en étudiant les altérations parasitaires de ces organes.

Rivolta et Silvestrini avaient attribué cette affection à des Coccidies identiques au *Coccidium oviforme*, qui vit dans le foie du lapin (Voy. *Psorospermose hépatique*). Plus tard, Rivolta en fit une espèce distincte qu'il appela *Amœba croupogena* ou *Psorosperma crouposus*, en raison des affinités cliniques de cette maladie avec la diphtérie des oiseaux. Puis il crut y voir un Champignon qu'il nomma *Epitheliomyces crouposa*. D'autre part, Bollinger voit entre ces nodules de la peau des oiseaux et ceux du molluscum contagiosum de l'homme, une très grande analogie. Enfin, Cornil et Mégnin (1), dans de récents travaux et par une généralisation hâtive, font rentrer cette pseudo-psorospermose des volailles dans la diphtérie et la tuberculose ; ce serait alors une affection microbienne. Une grande confusion enveloppe donc encore cette maladie des poules et des pigeons, et c'est avec une extrême réserve que nous l'accueillons dans notre cadre.

A la suite de cette affection nous plaçons celle que Lendenfeld (2) a observée sur des moutons australiens. Cette maladie, semblable en apparence à un cancer épithélial, siégeait sur les lèvres et sur les pieds en arrière des onglons. Le réseau muqueux de Malpighi était enflammé, les papilles dermiques hypertrophiées et la couche cornée de l'épiderme très épaissie. Dans celle-ci se trouvaient des masses granuleuses, d'apparence parasitaire et pourvues de noyaux. L'auteur les rapporte aux Amibes. Il les nomme *Amœba parasitica*, et les considère comme ayant provoqué par irritation l'hypertrophie de l'épiderme. Il a réussi à les élever dans un milieu humide.

CHAPITRE VIII

DERMATOMYCOSES.

Les *dermatomycoses* (de δέρμα, peau ; μύκης, champignon), *dermophyties* (de δέρμα, et φυτὸν, végétal) et mieux *Épidermophyties*, sont plus souvent désignées sous le nom de *teignes* (3). Elles sont dues à des Champignons inférieurs dits *Épiphytes*, *Ectophytes* ou *Dermatophytes*, que les mycologues réunissent généralement en une petite famille, les *Trichophytées*. Ils sont voisins des Mucorinées, qui vivent sur les matières végétales ou animales en décomposition, et qui, rentrant dans le grand groupe des *moisissures*, comptent plusieurs des moisis-

(1) Cornil et Mégnin, *Mém. sur la tuberculose et la diphtérie chez les gallinacés* (*Journ. de l'anat. et de la physiol.*, 1885, p. 268).

(2) R. von Lendenfeld, *Note on an apparently new parasite affecting Sheep. Linnean Society of New South Wales*, 31 déc. 1884 et 28 janv. 1885 (*Zoologischer Anzeiger*, 2 et 30 mars 1885).

(3) « La teigne, dit Guy de Chauliac, est rongne de la teste avec escailles et croustes, et quelque humidité et arrachement de poil et couleur cendreuse, odeur puante et aspect horrible..... Jamier l'appelle *teigne* du *tenir*, parce qu'elle tient fermement la teste, ou du ver nommé *tigne*; car, comme ce ver corrompt le boys, ainsi la teigne gaste la teste. » (Cité par H. Feulard, *Teignes et teigneux*. Thèse de Paris, 1886, p. 9.)

sures les plus vulgaires (*Mucor mucedo, Rhizopus nigricans*, etc.). Comme les Mucorinées, les Trichophytées ont un mycélium dont certaines branches portent des chapelets de spores, mais elles sont dépourvues de véritables sporanges. Du reste, leur histoire naturelle est encore imparfaitement connue.

Les Trichophytées sont caractérisées par leur mode de végétation, qui les amène à former à la surface de la peau des cercles plus ou moins réguliers et quelquefois des godets.

Elles ne comprennent que deux sortes d'éléments : 1° les *spores*, constituées par une enveloppe amorphe, plus ou moins épaisse et résistante (*épispore*), et une partie centrale plus ou moins granuleuse (*protoplasma*) ; elles peuvent être libres ou se grouper en chaînettes ou en amas ; — 2° les *tubes*, offrant, comme les spores, une paroi amorphe et un contenu protoplasmique. Dans les uns, ce contenu est indiscontinu : ce sont les *filaments du mycélium*, formant par leur ensemble le *thalle* ou la partie végétative du Champignon. Dans les autres, le protoplasma est segmenté plus ou moins régulièrement : ce sont les *tubes sporifères, sporophores* ou *réceptacles*.

Mais lorsqu'on suit le développement du parasite, on reconnaît que la distinction entre ces éléments n'est que le résultat de la phase d'évolution à laquelle on les observe. En effet, comme le dit F. Balzer (1), « tout dérive de la spore ; en s'allongeant et en se développant, elle forme un *tube* ou *filament de mycélium* ; dans l'intérieur de ce tube, la substance du noyau (protoplasma) bourgeonne, envoie des prolongements latéraux, se segmente de manière à constituer le *tube sporifère* ; lorsqu'enfin la segmentation de la gaine se produit à son tour en emprisonnant les segments de la substance centrale, de *nouvelles spores* se trouvent formées et évolueront à leur tour de la même manière. En résumé l'évolution commence et finit par la spore. » C'est ce qu'indique clairement le schéma suivant.

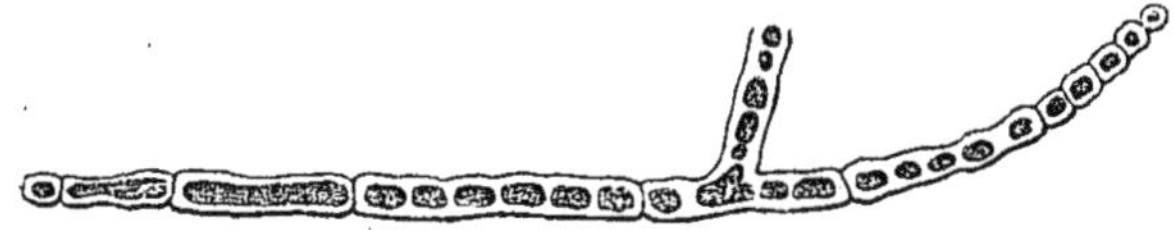

Fig. 95. — Schema de la végétation des dermatophytes (F. Balzer).

Il ne faut pas conclure de ce qui précède que chaque tube doive fatalement subir dans toute son étendue la segmentation sporulaire. C'est particulièrement à son extrémité que cette segmentation a lieu. Mais beaucoup de tubes restent stériles et se flétrissent après avoir ou non ébauché leur segmentation.

Chaque dermatophyte offre des caractères constants en rapport

(1) F. Balzer, *Recherches histologiques sur le favus et la trichophytie* (*Arch. gén. de médecine*, 1881, t. II, p. 387).

avec la maladie qu'il détermine, et a reçu un nom particulier. Dans l'esprit de celui qui l'a découvert, il constitue une espèce propre, bien distincte des autres plus ou moins semblables qui peuvent également être agents d'une dermatose. Mais, déjà en 1850, Lowe avait cherché à démontrer que le Champignon de l'herpès tonsurant et celui du favus ne sont qu'une seule et même espèce, et, de plus, qu'ils dérivent tous deux de l'*Aspergillus*. Quatre ans plus tard, Hébra, le grand dermatologiste de Vienne, appuyait cette opinion sur les phénomènes provoqués sur la peau de l'homme par l'application de compresses couvertes de moisissures. A cette époque, Tulasne avait découvert la pléiomorphie (polymorphisme) de certains Champignons; les observations de de Bary, de Hoffmann, de Kühn avaient confirmé ce fait, et il était naturel de chercher à appliquer ces données aux dermatophytes. C'est surtout Hallier qui s'est fait le plus ardent promoteur de cette généralisation des faits de pléiomorphie. Mais les expériences invoquées à l'appui de sa théorie ont été considérées comme entachées d'erreur par les botanistes les plus distingués. Actuellement, et en restant sur le domaine de la dermatologie, les espèces dermatophytiques conservent chacune son autonomie; le Champignon qui provient du favus ne détermine jamais que du favus; celui de la teigne tonsurante n'a jamais donné qu'une trichophytie; de même pour celui du pityriasis. Jamais non plus on n'a réussi par des cultures à obtenir la transformation de ces Champignons en véritables moisissures. Enfin, de l'avis des dermatologistes les plus autorisés, les phénomènes morbides déterminés par l'application de moisissures sur la peau de l'homme n'ont avec les dermatomycoses vraies que des analogies symptomatiques toutes superficielles.

Les dermatophytes se localisent dans le tissu épidermique. Ils pénètrent dans l'épaisseur même des poils et entre les cellules de l'épiderme, les séparent les unes des autres, les décomposent, s'en nourrissent, et déterminent, consécutivement à cette action et à la chute des poils, une irritation plus ou moins vive, caractérisée par un prurit d'intensité variée, par de la rougeur sur les parties ladres, et parfois aussi par de l'exsudation.

Subordonnées à la végétation du Champignon, les teignes ont ordinairement une marche chronique; mais le pronostic qu'elles comportent est toujours favorable, car, chez les animaux, il est toujours facile de détruire impunément le parasite dont elles procèdent.

Elles ont pour cause unique la contagion, et, en dehors de l'âge (les jeunes animaux paraissant en être plus facilement atteints), on ne connait pas de circonstance générale qui influe sur leur apparition.

Le diagnostic se base sur les symptômes cliniques les plus apparents; mais, quelle que soit leur netteté, il est toujours utile, sinon nécessaire, de recourir à l'examen microscopique des produits épidermiques altérés. La recherche porte sur les parties les plus jeunes (les plus profondes) des croûtes qui recouvrent les plaques circulaires de la maladie, et sur les poils de la périphérie. Comme les parasites sont presque toujours mélangés de diverses impuretés et souvent de graisse, il faut plonger une ou plusieurs fois dans l'alcool absolu ou dans l'éther les fragments que l'on désire étudier. Puis on les examine dans une solution de soude ou de potasse (de 10 à 40 p. 100), qui a la propriété de dissocier les cellules épithéliales et d'éclaircir la préparation. On emploie un grossissement de 200 à 500 diamètres.

Nous ne décrirons guère ici, comme dermatomycoses de nos animaux domestiques, que la teigne tonsurante et le favus, à peu près les seules dermatoses dans lesquelles l'intervention d'un parasite végétal soit absolument hors de toute controverse. Zürn (1) y ajoute, il est vrai, plusieurs autres affections sur lesquelles il se montre plus ou moins catégoriquement affirmatif ; mais sa tendance à la généralisation ne nous paraît pas avoir encore un appui suffisant dans les faits de la clinique. Nous ne dirons donc rien ni de la plique polonaise, ni de l'alopécie ou pelade, ni du pityriasis, car la nature parasitaire de ces affections est loin d'être admise par la généralité des dermatologistes de l'homme, dont la plupart voient dans les parasites décrits des éléments accidentels de la lésion, apportés par l'air ou les applicata divers, et non la cause initiale de la maladie. A plus forte raison doit-il en être ainsi chez les animaux domestiques, dont le pelage offre à ces germes errants un abri plus épais et moins tourmenté que la peau de l'homme. De même, laisserons-nous de côté l'eczéma qui consiste dans des crevasses aux membres postérieurs des bêtes bovines entretenues dans les distilleries et nourries avec les résidus de ces établissements, et que Zürn regarde comme causé par le ferment alcoolique; de même, enfin, plusieurs autres affections dont l'histoire repose sur quelques cas rares et insuffisamment observés, où le parasite incriminé n'a pas été mis en évidence par des procédés à l'abri de tout reproche.

Art. I. — Teigne tonsurante.

Définition. — La *teigne tonsurante* est une affection cutanée, parasitaire et contagieuse, causée par des Champignons appartenant au genre *Trichophyton*, susceptible d'affecter l'homme, le bœuf, le cheval, le chien, le chat, la chèvre, le mouton et le porc, et caractérisée cliniquement par des plaques plus ou moins régulièrement circulaires, dont les poils, d'abord hérissés et ternes, tombent en laissant la peau à nu.

Synonymie (2). — Cette maladie a pendant longtemps été confondue sous le nom commun de *dartres* avec diverses autres dermatoses non para-

(1) F.-A. Zürn, *Die Schmarotzer* (Zweiter Theil : *Die pflanzlichen Parasiten*), Weimar, 1874.

(2) Grognier, *Rech. sur le bétail de la Haute-Auvergne*. Paris, 1831, p. 95. — Lemaistre (de Limoges), *Transmission de l'anders du bœuf à l'homme* (*Union médic.*,

sitaires, et correspond plus particulièrement à ce que les anciens auteurs appelaient *dartre croûteuse* et *dartre sèche*. Les paysans de l'Auvergne la nomment *anders* ou *indères* (Grognier), ceux du Limousin *anders* ou *endai* (Lemaistre), ceux du Poitou *anderses* (Gellé), et ceux du midi de la France *teigne* (Carrère), *brillants* (Rigal) ou *sous-brillants* (Houlez).

Depuis la découverte de son parasite, les dénominations qui lui ont été affectées ont rappelé sa nature et ont été mises en rapport avec celles employées en dermatologie humaine pour le même objet. Telles sont celles de *dartre tonsurante contagieuse* (Reynal), *herpès tonsurant* (Cazenave), *trichomycose* (Gerlach), *trichophytie* (Lafosse, Hardy), *teigne tonsurante* (Bazin). Ces deux derniers noms doivent être préférés, quoique celui d'*herpès tonsurant* soit souvent employé.

Historique. — Avant qu'on en connût la nature parasitaire, on faisait rentrer la teigne tonsurante dans le groupe si mal défini des *dartres*, et la théorie alors en vogue sur le *vice dartreux* lui était naturellement appliquée. Ce vice dartreux, cette diathèse se développaient sous l'influence de la misère physiologique ; mais il est remarquable que, parmi les causes multiples invoquées pour en expliquer l'apparition, se place la plus favorable, en effet, au développement des dermatoses parasitaires, c'est-à-dire la malpropreté du corps et celle des étables ou écuries. Malgré la confusion qui régnait dans la dermatologie des animaux, la physionomie de la teigne tonsurante n'était pas restée inaperçue. C'est sans doute elle que Chabert avait vue dans cette dartre ronde dont il parle, qui « afflige quelques parties du corps et de l'encolure, » et dont il mentionne le caractère contagieux, en l'attribuant aussi, d'ailleurs, à toutes les formes de gale et de dartre qu'il décrit. Mais, en général, il est malaisé de reconnaître la trichophytie dans les travaux des anciens vétérinaires. Elle rentre évidemment par ses symptômes dans la dartre *furfuracée* ou *farineuse* d'Hurtrel d'Arboval ; c'est la dartre *sèche* de Carrère, la dartre *croûteuse* ou *pustulo-croûteuse* de Gellé et de Lafore (1).

Cependant un fait important s'était établi. Ernst, vétérinaire dans le canton de Zurich, constatait en 1820 la transmission des dartres d'une vache à une jeune fille sous la forme d'herpès tonsurant. En 1831, Grognier relate que, d'après les paysans de l'Auvergne, la dartre du bœuf est contagieuse à l'homme. Köllreuter (1836), Lavergne, Carrère, Fehr (1838) publient des faits semblables, et les observations analogues vont se multipliant. En 1852, Reynal et Bouley jeune constatent la contagion de la dartre du cheval à l'homme encore, sous forme d'herpès tonsurant, et de nombreux exemples prouvent que les dartres passent facilement de l'animal malade à l'animal sain (2).

Dans l'intervalle (1842), Gruby avait découvert le parasite de l'herpès

1858, p. 38. — Gellé, *Pathologie bovine*, t. III, Paris, 1841, p. 349. — Carrère, *Journ. des vétér. du midi*, 1838, p. 237. — Houlez (de Sorrèze), *Cas de transmission de la dartre bovine à l'homme* (*Rev. méd.*, 1858). — Reynal, *Dartre tonsurante du cheval et du bœuf contagieuse de ces anim. à l'homme* (*Mém. de l'Acad. imp. de méd.*, t. XXII, 1858). — Idem, *Dartre tonsurante* (*Nouv. Dict. de méd., de chir. et d'hyg. vétér.*, t. IV. Paris, 1858). — Gerlach, *Die Flechte des Rindes* (*Mag. f. d. gesammte Thierheilk.* 1857, p. 292), trad. et analysé par Verheyen (*Rec. de méd. vét.*, 1857, p. 81 et 327). — L. Lafosse, *Tr. de pathologie vétérinaire*, t. II, 1861, p. 228. — Cazenave, *Ann. des mal. de la peau*, 1851.

(1) Chabert, *Tr. de la gale et des dartres des animaux*. Paris, 1783. — Hurtrel d'Arboval, *Dict. de méd., de chir. et d'hyg. vétér.*, 2e édit., t. II, 1838, art. *Dartres*. — Lafore, *Tr. des mal. particul. aux grands ruminants*. Paris, 1843, p. 316.

(2) Ernst, *Archiv f. Thierheilk. v. d. Gesellsch. schweizer. Thieraerzte*, 1820. — Köllreuter, *Medic. Correspondenzblatt*, 1836, n. 26. — Lavergne et Carrère, *Journ. des vétér. du midi*, 1838, p. 52 et 237. — Fehr, *Repertorium*, etc., t. I, p. 139.

tonsurant de l'homme. Mais c'est en 1853 seulement qu'est signalée pour la première fois, par Bazin, l'existence du *Trichophyton tonsurans* chez les animaux domestiques : il le voit dans la dartre tondante d'un cheval qui a transmis son affection au gendarme chargé de le soigner. Quelques années après (1857), Gerlach publie un important travail où la nature parasitaire des dartres du bœuf est manifestement démontrée. Presque en même temps, le 30 juin 1857, Reynal lit à l'Académie impériale de médecine un mémoire où il met en évidence la contagion à l'homme de la dartre du bœuf et du cheval, et leur identité de nature avec l'herpès tonsurant de l'homme. Peu à peu l'histoire de la maladie se complète : les faits précédents sont confirmés; Gerlach (1859) étudie l'affection chez le chien; Fenger (1866) la voit chez le chat; Perroncito (1872) constate sa transmission d'un bœuf à un agneau; en 1874, Horand, Vincens, Lancereaux, Michelson, font voir la transmission de la teigne tonsurante de l'homme au chien et inversement. Enfin, en 1880, Railliet donne de l'état actuel de nos connaissances sur ce sujet, un excellent tableau, riche en indications bibliographiques (1).

Symptômes et lésions. — Les symptômes vont être examinés successivement sur chacune des espèces qui peuvent être affectées de teigne tonsurante; car, tout en conservant un air de parenté qui en indique la commune origine, ils ont des caractères spéciaux selon le terrain animal où le parasite se développe.

Espèce bovine. — Dans cette espèce, où la maladie semble plus fréquente que dans toute autre, elle est rarement disséminée sur toute la surface de la peau, mais se montre de préférence autour des lèvres chez les veaux, à la tête, au cou, aux parties supérieures du corps, et est tout à fait exceptionnelle aux régions inférieures des membres.

Le début se manifeste par une légère saillie circulaire, à la surface de laquelle les poils se hérissent. Une prolifération active de l'épiderme y amène rapidement la formation de squames plus ou moins adhérentes entre elles et constituant une croûte de 2 à 7 millimètres d'épaisseur : d'où le nom de *dartre croûteuse* appliqué à cette affection par les anciens vétérinaires. Selon Gerlach, les croûtes sont plus épaisses sur les peaux noires et y ont un aspect gris blanchâtre, fibreux, qui rappelle l'amiante (*porrigo asbestinea*); sur les peaux blanches, ordinairement plus fines, la croûte est plus mince et légèrement jaunâtre.

La lésion progresse par une irradiation régulièrement centrifuge;

(1) Bazin, *Rech. sur la nature et le trait. des teignes*, 1853. — Gerlach, *Magazin f. d. gesammte Thierheilk.*, 1857 et 1859. — Fenger, *Uebertragung der Trichophyton von einer Katze auf den Menschen* (*Repertorium* de Hering, 1866). — Perroncito, *Il Trichophyton tonsurans vegetante sopra un ovino* (*Ann. della R. Accad. d'agric di Torino*, 1872). — Horand, in *Rech. expérim. pour servir à l'histoire de l'herpès tonsurant chez les animaux*, par J. Vincens. Th. inaug. Paris, 1874. — Lancereaux et E. Besnier, *Soc. méd. des hôp.* (*Gaz. hebd. de méd. et de chir.*, 1874, p. 339). — P. Michelson, *Uebertragung des Herpes von einem an Herpes und Scabies leidenden Thiere auf den Menschen* (*Berlin. klin. Wochenschr.*, 1874 et *Rev. des sc. médic.*, t. V, 1875). — Railliet, *De la teigne tonsurante chez les anim.* (*Ann. de dermatol. et de syphiligr.*, 1880, p. 232). — Juhel-Rénoy, art. *Trichophytie* (*Dict. encycl. des sc. méd.*, 3e sér., t. XVIII, 1887, p. 183).

d'autres plaques se forment; celles qui sont voisines se fusionnent en une plaque d'autant plus grande. Leur diamètre varie ainsi de celui d'une pièce d'un franc jusqu'à celui d'une pièce de cinq francs; d'après Gerlach, elles peuvent même atteindre les dimensions d'une assiette.

Les poils foncés se brisent au niveau de la surface libre de la croûte et les plaques en deviennent plus apparentes. Les poils blancs subissent rarement le même sort; d'ailleurs, un certain nombre d'entre eux persistent toujours et surmontent la croûte, de telle sorte que les peaux blanches ne paraissent jamais tonsurées.

A ses débuts, la croûte adhère très solidement à la peau; si on l'arrache, le derme apparaît tuméfié et saignant. Peu à peu, elle se détache en son centre, tandis que les parties périphériques, plus récentes, conservent leur adhérence. On trouve alors sous la croûte une mince couche de pus, qui, enlevé, montre le derme encore enflammé et pointillé de nombreuses fossettes laissées par les poils arrachés. Le pus soulève la croûte qui le recouvre, se dessèche peu à peu et forme des couches superposées, adhérentes ou non à la production parasitaire, et constituant une nouvelle croûte. Celle-ci reste seule après la chute de la première, à l'inverse de laquelle elle ne montre plus, surtout dans ses couches profondes, d'éléments cryptogamiques.

Cette seconde croûte se dessèche à son tour et tombe sous forme d'écailles ou de squames (*dartre furfuracée*), laissant une plaque glabre sur laquelle les poils repoussent régulièrement, soit d'emblée, soit après une desquamation épidermique de courte durée.

La maladie s'accompagne d'un prurit assez net, plus prononcé au début et à la fin que dans la période intermédiaire, mais qui est loin d'avoir la même acuité que dans la gale.

Cheval. — Dans cette espèce, où l'affection est, en général, moins fréquente que chez le bœuf, les plaques trichophytiques siègent principalement sur la partie supérieure du corps, à l'encolure, au dos, au rein, à la croupe, aux côtes, aux flancs : c'est là, en effet, que les instruments de pansage portent le plus aisément les parasites, étant les agents les plus actifs de la contagion d'un sujet malade à un sujet sain ou de l'extension de l'affection sur le même individu. Ces plaques peuvent d'ailleurs se rencontrer sur toute la surface du corps; mais elles sont aussi tout à fait rares aux extrémités inférieures des membres.

Quelque soin qu'on y apporte (même dans les conditions expérimentales, où l'on surveille de très près l'évolution du mal), l'abondance des poils et la pigmentation de la peau s'opposent le plus souvent d'une manière absolue à l'observation des phénomènes primitifs de l'éruption. Ce que l'on voit tout d'abord, ce sont des plaques circulaires, dont le diamètre oscille autour de celui d'une pièce d'un franc et qui tranchent sur le reste de la robe par le hérissement et l'aspect terne des poils qui les recouvrent.

Ceux-ci tombent au bout de quelques jours, et souvent c'est le premier symptôme qui attire l'attention. Mégnin fait remarquer que ce phénomène est précipité par le pansage et que, les poils de la périphérie tombant les premiers, c'est sous forme d'anneaux que se présente alors la teigne tonsurante; aspect qu'il ne faut pas confondre avec celui de l'herpès circiné de l'homme, où il est dû à un tout autre phénomène. Du reste, cet aspect dure peu : bientôt toute la surface de la plaque est dépilée et, si la maladie a pris de l'extension, la robe de l'animal a acquis, par l'ensemble de ces taches nummulaires, une physionomie toute particulière. Les poils ne tombent pas par évulsion, mais par brisure presque au ras de l'épiderme, et l'on reconnaît aisément que l'extrémité brisée est irrégulière, divisée en petits brins, comme épiée ou pénicillée.

L'épiderme de la plaque tombe en même temps que les poils; il parait se ramollir, et la surface de la peau offre alors une teinte gris noirâtre et une légère humidité, que l'on a attribuée à la rupture de vésicules; mais leur existence n'a jamais pu être démontrée et, comme le remarque Railliet, on ne peut donc pas dire que la maladie se présente d'abord sous la forme d'*herpès*, ce que l'on appelle ainsi dans la pathologie de l'homme, comportant une phase marquée par l'apparition de vésicules.

L'humidité de la plaque trichophytique dure peu de temps. Sa surface ne tarde pas, en général, à se dessécher et à se recouvrir de squames épidermiques d'épaisseur variée, agglutinées en croûtes plates, qui tombent et se renouvellent incessamment. Ces croûtes ont plus souvent que chez le bœuf un aspect brillant, grisâtre ou jaunâtre, qui rappelle l'amiante.

En même temps, la lésion progresse par une extension périphérique jusqu'à atteindre le diamètre d'une pièce de cinq francs, ou même plus, et sur chaque zone envahie on voit se succéder les symptômes que nous venons de décrire. Arrivée à ces dimensions, la plaque cesse de s'étendre, et les croûtes de se former. Il reste une surface glabre, sèche, chagrinée, d'une coloration gris ardoisé, émettant encore quelques squames furfuracées, et sur laquelle les poils repoussent lentement.

Ce n'est qu'une guérison locale : des plaques se sont formées plus ou moins près de la précédente, pour parcourir les mêmes phases. Il est possible que des plaques confluentes se réunissent pour constituer une vaste surface teigneuse, dont la guérison est alors des plus difficiles à obtenir (Railliet).

Fleming (1) a signalé une variété circinée, qui peut être rapprochée de la trichophytie circinée de l'homme, et par sa forme et par son mécanisme, étant due simplement à la guérison rapide de la partie

(1) Fleming, *The Veterinarian*, mai 1872, p. 287.

centrale de la plaque, pendant que l'affection gagne encore à la périphérie. La lésion se présente alors sous l'aspect d'un anneau plus ou moins régulier.

Le prurit fait à peu près complètement défaut chez le cheval trichophytique, et ne se manifeste guère que par des mouvements de satisfaction de la part de l'animal lorsqu'on gratte légèrement les plaques.

Mégnin (1) a fait connaître chez le cheval une autre forme de teigne trichophytique, qui aurait avec celle du bœuf les plus grandes analogies. Les croûtes sont jaunâtres et non grisâtres, et les poils, au lieu de se briser, tombent soulevés par l'irritation du follicule. Cette forme, plus tenace que la précédente, serait due, ainsi que la teigne tonsurante du bœuf, à un Champignon particulier que Mégnin a proposé d'appeler *Trichophyton epilans*. Cette forme clinique de trichophytie a été observée par Viseux, par Delamotte et Bogenez (2) Mégnin y rapporte une dermatose contagieuse rencontrée par Weber (3), qui consiste en des papules d'un centimètre environ de diamètre, surmontées d'une croûte facile à détacher par le grattage, laissant alors une surface dénudée, gris foncé, légèrement bourgeonneuse, qui, à distance, offre l'aspect de la cicatrice d'un bouton de variole. Cette dernière forme diffère encore du type établi par Mégnin par sa guérison facile. Nous reviendrons plus loin sur la valeur de ces distinctions.

Chien. — La teigne tonsurante du chien, rare en France, est plus fréquente en Allemagne. D'après Gerlach et Friedberger (4), elle offre de grandes analogies symptomatiques avec celle du bœuf et du cheval. Les plaques peuvent se montrer sur toutes les parties du corps, mais sont plus fréquentes à la tête. Les croûtes sont de couleurs variées, blanchâtres, jaunâtres, grises ou brunes, étant souvent imprégnées de sang à la suite des frottements auxquels l'animal s'est livré. Lorsque la peau a été débarrassée de ces croûtes, elle se présente avec une teinte ardoisée caractéristique et paraît fraîchement rasée, les poils étant brisés comme chez le cheval. Le prurit, parfois insignifiant, est souvent assez intense. Par l'effet des frottements et des morsures que s'inflige le malade, la forme nummulaire, régulière au début, ne tarde pas à être masquée : des plaies se forment qui dénaturent la physionomie de l'affection. La guérison spontanée est rare.

(1) Mégnin, *Les teignes des animaux* (*Bull. Soc. cent. de méd. vét.*, in *Rec. de méd. vét.*, 1878, p. 205 et 831).

(2) Viseux, *Maladie cutanée de nature herpétique* (*Rec. de mém. et observ. sur l'hyg. et la méd. vétér. milit.*, 2e série, t. VII, 1881, p. 338). — Delamotte et Bogenez *Epizootie d'herpes epilans* (*Rev. vétér.*, 1886, p. 297).

(3) Weber et Mégnin, *Note sur le Trichophyton epilans* (*Bull. Soc. centr. de méd.. vétér.*, in *Rec. de méd. vétér.* 1882, p. 1247 et 1250).

(4) Friedberger, *Herpes tonsurans bei einem Hunde mit Uebertragung auf den Menschen* (*Archiv f. wissensch. u. prakt. Thierheilk.* 1876, p. 369).

Espèces diverses. — Nous manquons de renseignements en ce qui concerne le *chat*, le *chèvre* et le *mouton*. Le peu qu'en disent les auteurs que nous avons consultés permet de conclure à de grandes ressemblances avec la teigne tonsurante chez les espèces précédentes. Il y a lieu seulement de tenir compte des modifications apportées par la nature du revêtement pileux. Cette teigne est très peu tenace chez la chèvre. Sur deux porcs observés par Siedamgrotzky (1), les plaques trichophytiques avaient 2 à 5 centimètres de diamètre; leur forme n'était pas régulièrement arrondie; il n'y avait pas d'exsudation à leur surface, un peu rouge d'ailleurs, mais seulement une assez notable desquamation épidermique.

Dans le diagnostic de la teigne tonsurante, il peut être utile de se servir du procédé recommandé par Dyce Duckworth (2) pour les dermatomycoses de l'homme. Si on laisse tomber sur la région suspecte quelques gouttes de chloroforme, après l'évaporation du liquide certains poils ont pris une teinte blanche ou jaune primevère dans la teigne tonsurante. Cette teinte ne se montre que sur les poils malades et doit être attribuée, comme en témoigne l'examen microscopique, à la présence du parasite; son intensité est proportionnelle à son abondance. De plus, les points du tégument d'où émergent les poils infestés prennent, sous l'influence de ce réactif, un aspect poudreux spécial et une coloration blanche dans la teigne tonsurante, blanchâtre dans le favus. Cet emploi du chloroforme a encore l'avantage de contribuer à la guérison en calmant les démangeaisons. Le bisulfure de carbone rend aussi les poils plus transparents, les spores et le mycélium plus visibles.

Examen microscopique. — Le diagnostic de la teigne tonsurante n'est définitif que par un examen microscopique portant à la fois sur les poils et sur les produits épidermiques et crustacés qui recouvrent les plaques.

En raclant la peau avec une spatule ou une petite curette à bords un peu tranchants, on recueille les pellicules épidermiques et les poils. Les produits qui recouvrent en abondance les plaques sont très pauvres en éléments parasitaires et il est bon de concentrer ses recherches sur les parties les plus profondes, en contact direct avec la peau. Pour examiner aisément les poils, on les arrache avec une pince à la périphérie des taches. On peut déjà procéder à un examen direct, car il suffit de ramollir dans l'eau les croûtes ou les pellicules épidermiques. Mais il est mieux de se servir d'une solution de potasse à 40 p. 100. La particule que l'on prend se dissocie d'elle-même en pressant sur le couvre-objet, et l'on peut voir les éléments du Champignon parasite. En général, il n'est guère besoin de dégraisser la substance en la traitant au préalable par l'éther ou l'alcool absolu. Pour faire des préparations durables, il faut substituer à la solution alcaline dans laquelle les éléments ont été d'abord examinés, de la glycérine ou mieux de l'eau phéniquée, qui n'a pas, comme celle-ci, l'inconvénient de trop éclaircir les préparations. Enfin, on pourrait encore colorer les parasites à

(1) Siedamgrotzky, *Bericht ü. d. Veterinärw. im. k. Sachsen*, 1872, p. 80.

(2) D. Duckworth, *Clinical observations upon certain skin diseases* (*St-Bartholomew's hospital Reports*, t. IX, 1873, p. 100, et *Rev. des sc. méd.* t. III, p. 658).

l'aide de l'éosine ou du violet de méthylaniline, après avoir dégraissé dans l'éther les produits du grattage (Balzer).

A l'œil nu ou à la loupe, on constate souvent déjà, à la base des poils que l'on a arrachés, une masse blanchâtre entourant la racine, et qui est formée d'éléments parasitaires. Si l'examen porte sur des poils très altérés et déjà brisés, l'extrémité libre se montre divisée en brins et comme pénicillée. Parfois, on trouve çà et là entre les croûtes et la peau de petites masses jaunâtres, d'apparence terreuse, faciles à écraser, qui sont presque exclusivement formées par le Champignon, à l'état de spores et surtout de filaments. Mais c'est par l'étude de tous les produits du processus que l'on arrive à avoir une idée complète de la nature du parasite.

Ce Champignon, comme il a été dit, a été découvert par Gruby en 1842 dans l'herpès tonsurant de l'homme. Quelques années après (1846), Malmsten, en Suède, étudiant avec plus de précision les produits pathologiques de cette affection, donna une description exacte et minutieuse de ce dermatophyte et lui assigna le nom de *Trichophyton tonsurans*, qui lui est resté. Bazin, le premier, le reconnut chez le cheval (1853), puis Gerlach chez le bœuf et chez le chien (1857-1859), Fenger chez le chat (1866), Perroncito chez le mouton (1872), Siedamgrotzky chez le porc (1872).

Le *Trichophyton tonsurans* Malm. comprend deux sortes d'éléments : les tubes ou filaments et les spores ou conidies.

Les tubes sont très allongés, composés d'articles placés bout à bout; ils sont réguliers, peu flexueux et n'offrent que de loin en loin de rares ramifications. Chez le chien cependant, Friedberger leur a vu une disposition ramifiée très remarquable. Nous en avons trouvé, chez le même cheval, deux sortes, distinctes surtout par le diamètre, très faible chez les uns, normal chez les autres.

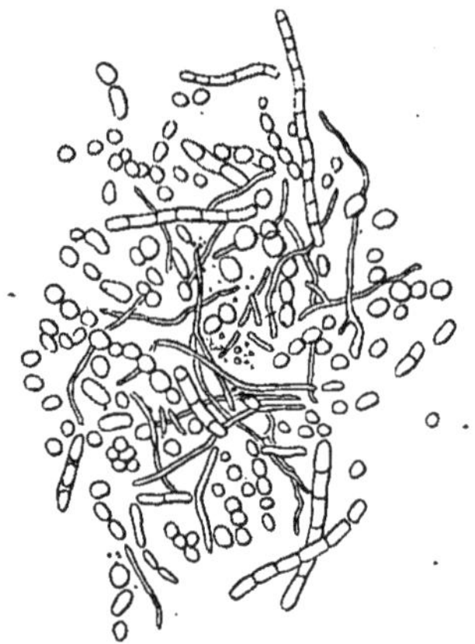

Fig. 96 — *Trichophyton tonsurans* du cheval ; grossi 500 fois.

Selon Bizzozero, le tube est opaque et granuleux à son extrémité; il se continue ensuite par des articles clairs, renfermant un liquide transparent. Puis viennent des articles contenant des spores en voie de segmentation, qui se transformeront en chaînes de spores lorsque leur évolution sera achevée. Leur diamètre ordinaire varie de 4 à 6 μ; chez le chien, il peut descendre à 1 μ, 5.

Les spores ou conidies sont rondes ou ovales, à contours nets, à contenu homogène et fortement réfringent. Elles sont généralement incolores, quelquefois colorées en jaune ou en brun pâle. Elles sont irrégulièrement agglomérées ou bien réunies en chaînettes distinctes et assez longues. Leur diamètre ordinaire est de 3 à 4 μ, mais il peut varier entre 2 et 8 μ. Il est, en général, inférieur à celui qu'on lui voit dans la trichophytie tonsurante de l'homme, et plus petit chez le cheval et le chien que chez le bœuf.

Ces deux sortes d'éléments ne sont pas également abondants. Le plus souvent, le nombre des conidies est tellement considérable qu'elles cachent les filaments qui peuvent les accompagner. Ces derniers sont généralement plus nombreux au début du processus. D'autres fois, on les voit prédominer sans pouvoir rapporter cette particularité à une cause quelconque.

On trouve le parasite sous la forme de filaments surtout dans les croûtes, dans les squames de la plaque tonsurante, et sous la forme de spores surtout à la surface et dans la substance des poils. C'est principalement ceux-ci qu'il importe d'examiner. A un faible grossissement on voit déjà, sur la racine, une couche fortement pointillée et, à un grossissement plus fort, on reconnaît surtout des conidies. Elles pénètrent dans la substance du poil, qu'elles dissocient en fibres irrégulières et qu'elles rendent cassant. Elles sont accumulées autour de la racine et dans la gaine du poil, lequel a pris un aspect grisâtre caractéristique. Cette prédilection de la végétation sporulaire pour les poils est un des caractères distinctifs du *Trichophyton*.

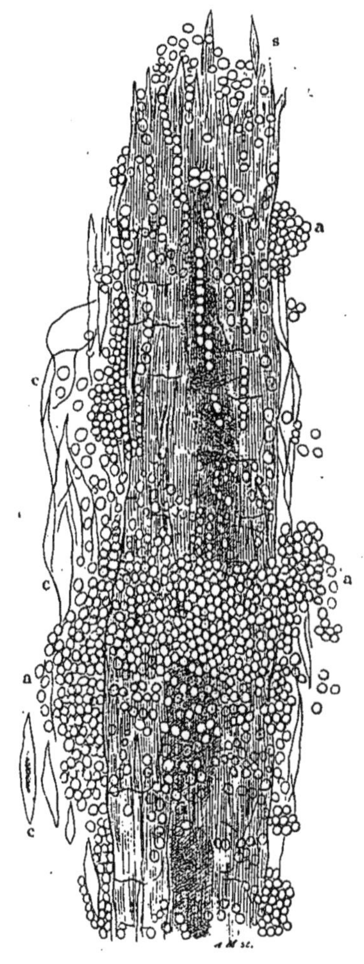

Fig. 97. — Poil de cheval envahi par le *Trichophyton tonsurans*, grossi 350 fois.

a, amas de spores extérieures. — *s*, sommet épié du poil. — *c*, cellules de l'épiderme du poil.

A l'inverse de l'*Achorion*, qui recherche d'abord les parties molles de l'épiderme, et peut même les dépasser pour pénétrer jusque dans le derme, le Trichophyton siège de préférence dans les zones sèches et cornées, et ne provoque pas les phénomènes inflammatoires relativement violents qui caractérisent l'évolution du favus.

Le Trichophyton, de même que l'Achorion, s'introduit dans le poil directement, au niveau de l'épiderme, passant de celui-ci dans celui-là, et s'étendant ensuite vers sa racine jusqu'au bulbe. C'est la théorie qu'a soutenue Unna. Des coupes transversales du poil montrent qu'il pénètre de sa surface dans sa profondeur.

D'après Balzer, la pénétration par la racine (théorie du détour) peut également avoir lieu, et il est plus commun de la rencontrer, surtout de pouvoir l'observer, dans la trichophytie que dans le favus.

Selon son activité particulière, le parasite détermine la brisure du poil et une simple prolifération épidermique (cheval) ou l'avulsion du poil et une légère inflammation de la peau.

D'après Mégnin, les spores dans la teigne tonsurante du bœuf, ainsi que dans la forme analogue qu'il a signalée chez le cheval, ont un diamètre constant de 5 à 6 μ, tandis que, chez le chien et dans la teigne grise du cheval, elles ne mesurent que 2 à 3 μ. Cette différence, jointe à celle qui résulterait de son mode d'action spécial, lui paraît suffisant pour assigner au premier parasite un nom différent, celui de *Trichophyton epilans*.

Plus épidermique et pileux dans la teigne du cheval et du chien, il végèterait de préférence dans le follicule du poil chez l'espèce bovine. La teigne tonsurante pourrait donc, chez cette espèce, être comparée au sycosis trichophytique de l'homme, et déterminerait des endofolliculites pilaires pariétales qui amèneraient la chute des poils. Ainsi s'expliqueraient les différences symptomatiques de l'affection selon les espèces atteintes. Si vraisemblable que soit cette manière de voir, elle a besoin d'être appuyée sur des recherches microscopiques précises et sur des cultures comparatives.

Marche, durée, terminaison, pronostic. — En général, la plaque de la teigne tonsurante n'a pas de tendance à s'étendre indéfiniment; elle est limitée par un maximum de diamètre qu'elle dépasse rarement. Arrivée à ce degré, elle guérit spontanément, le Champignon ayant épuisé son activité locale. Mais l'animal n'est pas guéri : des frottements divers ont transporté les spores en d'autres points, où se sont formées des plaques qui suivent la même marche. Si elles sont voisines, elles peuvent se réunir, et c'est le plus souvent ce qui donne lieu aux larges surfaces que l'on a maintes fois signalées. Mais cette extension de la teigne tondante n'est pas indéfinie. Elle s'atténue peu à peu, au moins chez le bœuf et chez le cheval, et la maladie finit par guérir d'elle-même. Cette terminaison heureuse n'a pas été signalée chez le chien; elle est rare chez les veaux.

La durée moyenne de la teigne tonsurante est de quarante à cinquante jours chez le cheval, de six semaines à trois mois chez le bœuf. D'ailleurs, les circonstances qui favorisent l'apparition du mal, et qui seront étudiées à propos de l'étiologie, favorisent aussi sa longue durée. C'est ainsi qu'il est beaucoup plus tenace chez les animaux jeunes et surtout chez les veaux que chez les sujets adultes. L'état de malpropreté agit plus activement encore : il facilite la multiplication des plaques dartreuses et recule indéfiniment le terme de la guérison. Celle-ci a lieu plus tôt sur les chevaux que sur les bœufs à cause du pansage que l'on fait aux premiers; plus tôt encore sur les animaux à poil fin, tondus, bien nourris, bien pansés que sur ceux à poil grossier, long, abondant, et qui sont mal entretenus, pansés irrégulièrement. La mue des poils précipite la guérison; c'est ce qui explique l'influence du printemps, de la vie aux pâturages.

Il est peu probable que les exutoires aient sur cette affection l'heureuse influence que leur attribue Reynal. Celle qu'il assigne de même à la gourme est peut-être plus vraisemblable; mais cela demande vérification.

En tous cas, la maladie est généralement peu rebelle et cède aisément aux agents thérapeutiques les plus variés. C'est le contraire pour la teigne tonsurante de l'homme.

La guérison réalisée, les poils se reproduisent et, d'emblée, les plaques se différencient de celles où le processus est dans toute son activité. Il y manque les croûtes et les squames, et les poils ne sont pas brisés, pénicillés, épiés à leur extrémité libre. Plus tard et pendant quelque temps, les plaques guéries se reconnaissent sur le reste de la robe à la plus grande finesse des poils qui les recouvrent et à leur teinte plus sombre.

La teigne tonsurante, considérée en elle-même, est, chez les animaux domestiques, une affection bénigne, qui n'apporte pas de troubles dans la santé générale et ne résiste pas aux moyens de traitement, pouvant même guérir spontanément. Les symptômes généraux que plusieurs auteurs y ont rapportés ne sont qu'une coïncidence et appartiennent à un état pathologique antérieur (langueur, inappétence, faiblesse, marasme) qui a préparé le terrain d'évolution du parasite. Chez les veaux, cependant, où la maladie est plus tenace, elle peut contribuer réellement à compliquer leur mauvais état, au moins lorsqu'elle a pris une grande extension. Enfin, il ne paraît pas douteux, dans les cas rapportés par Macorps, que le violent prurit ait nui considérablement à l'engraissement.

Ce qui constitue la gravité de la teigne tonsurante, ce sont ses propriétés contagieuses. Elle peut s'étendre à tous les animaux de la même ferme, de la même écurie, d'un même régiment et, ce qui est plus grave, par le caractère plus malin qu'elle y prend, aux hommes chargés des soins de ces animaux : c'est ce qui impose la nécessité d'un traitement prompt.

Diagnostic. — La teigne tonsurante diffère trop du *favus* pour qu'il y ait à craindre, en général, une confusion entre ces deux maladies. D'ailleurs, le chien et le chat sont les seuls animaux qui leur offrent un terrain commun. Cependant, lorsqu'il y a confluence des plaques ou des favi, la physionomie de l'un et de l'autre mal peut s'en trouver assez défigurée pour rendre le diagnostic embarrassant. On se rappellera que les godets faviques sont excavés à leur centre, que les croûtes trichophytiques sont, au contraire, plutôt surélevées en leur milieu par le suintement purulent qui se forme sous elles et qui n'atteint que plus tard la périphérie.

D'autre part, le poil est beaucoup plus intimement attaqué dans la trichophytie que dans le favus. Les croûtes faviques sont presque exclusivement formées d'éléments parasitaires; les croûtes trichophytiques en présentent relativement peu et montrent surtout des produits épidermiques, du sang desséché ou des globules de pus. Si le diamètre des tubes et des spores des deux parasites ne permet pas de les caractériser rigoureusement, on les distinguera cependant par la longueur, la ramification et l'abondance différentes des tubes, par le nombre et le groupement différents aussi des spores.

La nature parasitaire de la teigne tonsurante la fera toujours séparer, après examen microscopique, des autres affections cutanées avec lesquelles ses signes cliniques pourraient d'abord la faire confondre. On sera d'ailleurs, en général, prévenu par la forme arrondie des plaques et par l'aspect de leur surface, surtout par celui des poils, par les propriétés contagieuses de la maladie et par les divers points sur lesquels il a été précédemment insisté.

Mégnin(1) a décrit chez le cheval un *psoriasis circiné*, de nature herpétique et qui pourrait être aisément confondu avec la teigne tondante. Il se distinguerait par l'absence de tout parasite, par la non-altération des poils, qui tombent entiers, et par la résistance de cette affection à tous les traitements parasitaires, tandis qu'elle céderait assez vite à l'iodure de potassium donné à l'intérieur.

L'*herpès gourmeux*, qui s'accompagne d'une sécrétion poisseuse agglutinant les poils sur des surfaces arrondies ou ovales, amène en trois ou quatre jours la dépilation de celles-ci, qui se recouvrent très vite de poils fins et abondants. Cette marche toute différente, l'absence de parasite constituent un critérium suffisant.

Chez le chien, les morsures et les frottements ont souvent modifié, dénaturé l'aspect primitif des lésions, que l'on pourrait être tenté de rapporter à un *eczéma*, fréquent chez cet animal. En bien des cas, l'examen microscopique seul lèvera toute indécision. On sera moins embarrassé à l'égard de la *gale folliculaire*, qui, outre sa marche bien différente, a son parasite très accessible à l'observation. C'est seulement dans la forme circinée de cette gale que la confusion est possible. Mais alors les poils font défaut, ont été évulsés par le Démodex et non simplement brisés. En outre, le parasite animal obtenu par grattage jusqu'à suintement lèvera tous les doutes.

Étiologie. — La cause efficiente de la teigne tonsurante est évidemment le *Trichophyton tonsurans*, dont elle est inséparable. Certaines conditions favorisent son développement et la contagion.

CAUSES PRÉDISPOSANTES. — Pour cette maladie, comme à peu près pour toutes, à l'époque où l'on en ignorait la nature, on en voyait la

(1) Mégnin, *Précis des maladies de la peau du cheval*, 1876, p. 88.

cause dans toutes les circonstances qui affaiblissent l'économie. On prétendait que les animaux malingres, chétifs, épuisés, y étaient plus sujets que les autres. Tout au plus peut-on admettre qu'ils offrent au parasite un milieu plus favorable.

L'influence de la malpropreté, des mauvais soins est plus réelle. Les animaux mal pansés, mal entretenus sont plus souvent atteints, et c'est d'ordinaire à cela qu'il faut attribuer la plus grande fréquence de l'affection dans certaines contrées, ainsi que son extension sur les veaux rassemblés à Lyon en 1871 en prévision d'un siège. Mais cette cause n'agit évidemment qu'en favorisant la contagion.

La coïncidence de la maladie avec certaines saisons, qui a été plusieurs fois relevée, peut s'expliquer de la même façon. Ainsi Fleming a constaté qu'après avoir persisté pendant tout l'hiver sur des vaches, elle disparaissait au printemps. C'est que, pendant l'hiver, ces bêtes vivaient dans des étables sombres et malpropres où le parasite s'entretenait indéfiniment, tandis qu'au printemps elles étaient mises au pâturage, par conséquent dans des conditions contraires à la contagion.

Spinola avait attribué à la lumière une part d'influence sur l'évolution des plaques trichophytiques. Il lui avait paru que, à l'étable, elles se développent sur la partie du corps qui reçoit l'action directe de la lumière et qu'elles guérissent lorsque cette partie y est soustraite, pour reparaître sur une autre région qui y est exposée. Gerlach conteste formellement le fait : « Ou le hasard est intervenu, dit-il, ou l'exanthème n'était pas dartreux. »

Le jeune âge est réellement une cause prédisposante. Les animaux à la mamelle n'en sont pas exempts ; mais ce sont surtout les veaux qui contractent cette teigne avec la plus grande facilité, tandis qu'elle n'a que difficilement prise sur les sujets âgés. De même, c'est sur les jeunes chevaux, comme on le voit souvent dans l'armée, qu'elle se montre presque exclusivement.

Chez le chien, d'après les observations publiées, l'âge n'exerce pas une influence aussi prédominante. Cependant Horand, dans ses expériences sur le chien et le chat, n'a pu contaminer que des animaux très jeunes.

CONTAGION. — La contagion peut être *directe*, se faire par le contact même des animaux, ou *médiate*, par l'intermédiaire des instruments de pansage, litières, etc. Il n'est pas impossible encore qu'elle se fasse à distance, par l'intermédiaire de l'air transportant les spores du Trichophyton. Elle s'exerce sur les animaux de la même espèce ou d'espèce différente et même de ceux-ci sur l'homme.

A. *Contagion entre animaux de la même espèce.* — Il y a longtemps que les anciens vétérinaires (Chabert, Grognier, Carrère, etc.) avaient signalé la contagion des dartres d'un animal à l'autre chez les *bêtes bovines*. « Le virus dartreux, dit Carrère, peut se conserver longtemps dans les endroits des étables où ont séjourné les veaux atteints de cette maladie, si l'on n'a pas eu la précaution de brûler les instruments qui ont servi à les attacher et de nettoyer les différents objets où ils se sont frottés. » Cette observation a été plusieurs fois confirmée, et Pflug (1) cite le fait d'un propriétaire chez lequel un veau atteint de teigne tonsurante transmit sa maladie, par voie médiate, à tous les veaux qui furent mis à la place qu'il avait occupée. Mais c'est surtout à Gerlach que l'on doit des éclaircissements précis et définitifs sur ce sujet. Voici le résumé que Railliet a donné de ces expériences aussi nombreuses que variées :

« Dans toutes ces expériences, les croûtes prises sur des animaux affectés de tondante étaient divisées au moyen des doigts et déposées, après quelques légères frictions, sous le poil d'animaux d'âge varié. Les sujets âgés se montraient réfractaires à la contagion, qui se manifestait, au contraire, avec une très grande facilité sur les animaux d'un à deux ans, et particulièrement sur les veaux. La contagion était plus certaine encore lorsqu'on avait soin d'humecter la peau, ou de la gratter, ou de la scarifier légèrement. De plus, chose remarquable, quelle que fût la disposition de la surface inoculée, fût-elle même longitudinale, la lésion produite manifestait constamment la tendance à prendre une forme circulaire, et constituait même un cercle véritable, à moins que le sillon d'inoculation n'occupât une trop grande étendue. Dans tous les cas, l'éruption se manifestait dans la quinzaine.

» Gerlach a même tenté la réinoculation sur des parties dénudées par une première éruption : les résultats ont toujours été négatifs; tandis qu'une éruption nouvelle s'est produite, avec une intensité relativement faible toutefois, dans les points où les poils avaient repoussé partiellement ou avec toute leur longueur.

» Pour démontrer que la contagion doit être attribuée exclusivement au Champignon, Gerlach a inoculé le sang recueilli par la scarification d'une plaque teigneuse, ainsi que la sérosité sanguinolente puisée sous une croûte bien formée, et même les squames développées après la chute de la croûte, mais ne contenant plus de Champignons. Dans aucun cas, l'inoculation n'a été suivie du développement de la maladie. »

La contagion de la teigne tonsurante du *cheval* au cheval paraît avoir été observée pour la première fois par Bouley jeune en 1852. Il s'agit d'un jeune cheval de gendarme, récemment arrivé du dépôt de remonte de Caen, avec une plaque tonsurante et qui communiqua son affection cutanée à son voisin d'abord et successivement à sept chevaux de la même écurie. Deux de ceux-ci, envoyés à l'école d'Alfort, transmirent la maladie à deux autres chevaux, leurs voisins. Les agents de la contagion furent les étrilles, brosses, bouchons et couvertures qui avaient servi aux animaux affectés.

(1) Pflug, *Wochensch. f. Thierheilk. und Viehzucht,* 1871, p. 251.

Ce mode de contagion est d'ailleurs observé souvent dans les régiments, soit dans la forme ordinaire de teigne tondante, soit pour celle que Mégnin a rapportée à son *Trichophyton epilans*. Elle peut avoir lieu encore par les harnais de travail, spécialement par la selle. Mégnin a fait connaître (1882) une observation où ce rôle de la selle est particulièrement remarquable. Deux cents chevaux environ de son régiment ont été successivement affectés de teigne, et dans les premiers cas les plaques occupaient l'emplacement de la selle du côté gauche. Cela tenait à ce que la lésion avait cet emplacement sur le premier cheval et que sa selle, ayant successivement servi à plusieurs chevaux, avait sur chacun d'eux semé dans le même point les spores de Trichophyton. Nous possédons d'autres exemples d'épizooties semblables observées dans des régiments de cavalerie.

Gerlach (1859) a observé la transmission spontanée du *chien* au chien; Friedberger (1876) l'a obtenue expérimentalement, et Siedamgrotzky (1872) ayant réussi à communiquer à deux *porcs* la teigne tonsurante du cheval, vit ces deux animaux la donner à deux autres de la même espèce qui leur avaient été réunis.

B. *Contagion entre animaux d'espèce différente.* — Gerlach a réussi à transmettre la teigne du *bœuf* au *cheval :* « Au bout de huit à dix jours, les traces de la contagion n'étaient pas équivoques ; une dartre circulaire, à contours nets s'établissait dans le courant de la troisième semaine; vers la quatrième ou la cinquième elle avait disparu, laissant après elle une plaque dénudée, lisse. La croûte, moins épaisse que chez la bête bovine, ne contient entre ses squames que de rares Champignons; les poils ne se cassent pas. » Mégnin (1878) a également obtenu la transmission de la teigne du veau au cheval.

La contagion du *bœuf* au *chien* réussit entre les mains de Gerlach lorsque l'inoculation était précédée de légères scarifications et de la destruction de l'épiderme. Le Champignon se montrait au bout de six à huit jours. « Un jeune chien éprouva de vives démangeaisons, la peau se tuméfia et se couvrit d'une croûte peu consistante, laissant après elle une plaque circulaire, dégarnie, du diamètre d'une pièce de cinquante centimes à un franc; le poil ne tarda pas à s'y reproduire. La croûte mince était composée de cellules épidermiques, faiblement agglutinées et entre lesquelles on ne découvrit point de Champignon. »

Gerlach a vainement tenté l'inoculation de la teigne du *bœuf* au *mouton* et au *porc*, et Railliet a échoué aussi dans ses tentatives sur le *lapin*. « Cependant, dit-il, on a constaté dans quelques cas fort rares, du reste, la contagion au mouton et au porc. » Tel Perroncito, qui a cité un cas de contagion d'un bœuf à un agneau.

Reynal a obtenu expérimentalement (1852) la transmission de la teigne tonsurante du *cheval* à deux *veaux*, en les faisant panser avec les étrilles, brosses et bouchons qui servaient aux deux chevaux dont il a été question précédemment. Nettleship (1) a observé des faits analogues.

Siedamgrotzky a réussi l'inoculation de la teigne d'un *cheval* à un *chien*, à deux *moutons* et à deux *porcs*. A l'École de Dresde, on a transmis à la *chèvre* la teigne tonsurante du *bœuf* (2).

Enfin, on a signalé la possibilité de la transmission du *chien* au *chat* et réciproquement (Zürn) (3), du *chien* au *porc* (Lespiau) (4) et de la *chèvre* au *bœuf* (Epple) (5).

C. *Contagion des animaux à l'homme et de l'homme aux animaux.* — *a. Bêtes bovines.* — On a vu que, dès 1820, Ernst avait signalé un exemple de transmission des dartres d'une vache à une jeune fille; que Grognier (1831), Köllreuter (1836), Lavergne, Carrère, Fehr (1838) avaient fait connaître des cas semblables. Le nombre des observations qui s'y rapportent est aujourd'hui considérable (6). Telles sont celles de Hintermüller, de Epple (1839), de Rademacher (1842) citées par Verheyen, de Houlez (1845), de Höring, de Hafner (1846), de la commission instituée pour l'étude de la péripneumonie (1849), de Cazenave, de Malherbe et de Letenneur (1851), de Kowack (1853), de Chandeley, de Sautlus (1856). Ces faits, dont le plus grand nombre se rapportent à des veaux, nous amènent à l'important travail de Gerlach, où la plupart sont analysés, mais où se trouve donnée surtout la démonstration expérimentale de la transmission de la dartre des bêtes bovines à l'homme. Gerlach a fait sur lui-même et sur un certain nombre de ses élèves de fréquentes inoculations, suivies d'un succès constant. Toutefois elles n'ont jamais porté sur le cuir chevelu, par crainte de développer une affection rebelle; c'est sur la peau du bras que l'on a agi de préférence, et elles ont toujours donné lieu à un *herpès circiné* plus ou moins bien dessiné et débutant du septième au quatorzième jour après l'inoculation. Bärensprung, au dire de Gerlach, s'est aussi inoculé la dartre bovine et a de même obtenu un herpès circiné.

(1) Nettleship, *The veterinarian*, juillet 1870.

(2) *Bericht über d. Veter. in Königr. Sachsen f.* 1877.

(3) Zürn, *Die pflanzlichen Parasiten*, Weimar, 1874.

(4) Lespiau, *Soc. médic. des hôpit.* (*Gaz. hebd. de méd. et de chir.* 1876, p. 379).

(5) Epple, *Canstatt's Jahresber. ü. Leistungen in der Thierheilk.* 1854.

(6) Verheyen, *Transmission de quelques maladies des animaux à l'homme* (*Journ. vétér. et agric. de Belgique*, 1842, p. 321). — Malherbe, *Études cliniques sur l'herpès tonsurant, suivies de réflexions sur l'herpès tonsurant*, par Letenneur (*Journ. de la sect. de méd. du dép. de la Loire-Inférieure*, 1851, p. 298). — Chandeley, *Maladie cutanée de nature douteuse, transmise du bœuf à l'homme* (*Gaz. heb. de méd. et de chir.*, 1856, p. 496). — Sautlus, *Psoriasis vitulina* (*Deutsche Klinik*, 1856). — Rüffert, *Canstatt's Jahresber. ü. Leistungen der Thierheilk.* 1856. — Macorps, *Affection dartreuse épizootique* (*Ann. de méd. vét.* 1859, p. 1.) — Fünfstück, *Bericht. ü. das Veterin. im K. Sachsen*, 1863-1864, p. 85. — Bergemann, *Magazin für Thierheilkunde*, 1866. — Kretschmar, *Ibidem*, 1871, p. 140. — Chaboux, *Union médic. de la Seine-Inférieure*, 1880, n° 61. — Gerlier, *Une épidémie trichophytique à Ferney-Voltaire* (*Lyon médical*, 1880, p. 333, 376). — Boucher et P. Mégnin, *Affection de peau de formes variées et d'origine parasitaire communiquée à plusieurs individus par un veau malade* (*Comptes rendus de la Soc. de biologie*, 1887, p. 476).

Depuis Gerlach, Rüffert, Lemaistre, Houlez, Macorps, Lafosse, Fünfstück, Bergemann, Nettleship, Pflug, Kretschmar, Besnier, Chaboux, Gerlier, Boucher, signalent de nouveaux exemples de transmission à l'homme des dartres du veau ou du bœuf.

La contagion peut s'effectuer dans des circonstances variées. Le plus souvent c'est en donnant des soins aux animaux, et les plaques apparaissent de préférence aux poignets et aux avant-bras, surtout à la face palmaire, quoiqu'on puisse en trouver sur toutes les régions du corps. Les veaux, atteints au pourtour des lèvres, font développer la trichophytie aux flancs et aux mamelles de vaches qu'ils tettent. C'est pourquoi les personnes occupées à la traite des vaches contractent la teigne tonsurante aux mains (face dorsale surtout), aux poignets, aux avant-bras, et aussi au front et au cuir chevelu en appuyant leur tête contre le flanc de l'animal. Horand a constaté une plaque trichophytique sur la partie postérieure du cou d'un boucher qui avait porté sur ses épaules un veau teigneux; un fait semblable avait déjà été constaté par Cazenave. Enfin, selon E. Besnier, on voit souvent l'herpès circiné sur le dos de la main et l'avant-bras des bouchers qui dépouillent les jeunes veaux. Il est évident que le parasite peut ensuite être transporté à tout autre point du corps par des attouchements des parties primitivement inoculées.

La forme sous laquelle se présente la maladie chez l'homme est celle d'herpès circiné (herpès vésiculeux, érythème trichophytique vésiculeux), car ce sont les parties glabres qui sont en général atteintes. Au cuir chevelu, c'est la teigne tonsurante; à la lèvre, c'est le sycosis ou mentagre, comme l'a vu Tilbury Fox (1). On sait, d'ailleurs, depuis Bazin, que ce ne sont là que trois formes d'une seule et même affection. Mais la trichophytie par contagion animale offre, en général, une activité beaucoup plus grande que celle qui lui est ordinaire. Les vésicules sont plus nombreuses, parfois suppurantes, le prurit plus intense, les plaques plus grandes, leur ténacité plus marquée. C'est ce qui a été particulièrement accentué dans les cas observés par Boucher et P. Mégnin.

b. Cheval. — D'après Zürn, la transmission de la dartre du cheval à l'homme aurait d'abord et plusieurs fois été observée par Papa, en 1840, lors d'une épizootie de teigne tonsurante qui sévissait sur les chevaux dans la vallée de Borne (Savoie). Mais la première observation détaillée ne date que de 1852; elle est due à Bouley jeune et Reynal, et a pour origine les chevaux dont il est parlé plus haut. Les gendarmes qui les pansaient contractèrent la même maladie, et l'un d'eux la communiqua à sa femme et à sa fille. Les deux chevaux qui furent envoyés à Alfort infectèrent aussi l'élève et le palefrenier qui les soignaient. Bazin reconnut dans ces dartres d'origine animale l'herpès

(1) Tilbury Fox, *Clinical Lectures on tinea Sycosis* (*The Lancet*, 1873).

circiné. Quelques années après, Galligo (1) publia un nouveau cas de contagion d'un cheval à son cocher.

Pendant longtemps ces faits restèrent isolés. Mais, à partir de 1871, ils se multiplient (2). Tilbury Fox communique alors à la Société clinique de Londres le cas de transmission d'herpès circiné ou « ringworm » d'un poney à sept personnes. Puis G. Fleming, T. Fox, Horand en font connaître de nouveaux. En 1876, le docteur Dieu publie le récit d'une épidémie d'herpès circiné transmis du cheval à l'homme dans son régiment : en huit mois, vingt-deux cavaliers furent successivement contaminés par de jeunes chevaux récemment arrivés de la remonte de Caen. Larger voit un cinquième environ de l'effectif en hommes d'un régiment de dragons être atteint d'herpès circiné d'origine équine. Des faits semblables sont indiqués par Mégnin, par Aureggio et Touvé, par Gerlier, et enfin par Longuet, qui a donné un excellent tableau de cette question.

La contagion à l'homme est cependant exceptionnelle, relativement à la fréquence de la teigne tondante du cheval, puisque il n'est guère de régiment où l'on ne puisse en trouver presque en tout temps sur quelque jeune cheval.

La circonstance la plus ordinaire dans laquelle se produit la contagion, c'est le pansage : on lui rapporte presque tous les cas constatés. Une autre fois, ce sont les couvertures empruntées aux chevaux par les hommes qui ont été pour ceux-ci les agents de transmission (Mégnin). L'épidémie trichophytique de Ferney-Voltaire, relatée par Gerlier, avait débuté par les enfants d'un tondeur de chevaux, à qui leur père avait coupé les cheveux avec sa tondeuse.

Les frictions qui accompagnent le pansage facilitent l'inoculation. Le siège principal de l'éruption est à l'avant-bras et au poignet, c'est-à-dire deux parties du membre supérieur ordinairement découvertes pendant cette opération. Dans le fait de Mégnin, c'est à la face et au cou qu'apparut l'éruption chez les hommes qui avaient fait usage des couvertures de leurs chevaux atteints de trichophytie. La période d'incubation varie de cinq à dix jours.

La trichophytie, atteignant ici de préférence les parties glabres, se présente, comme pour celle d'origine bovine, sous la forme de teigne circinée ; et il faut remarquer l'intensité particulière du processus dans ces cas d'origine équine. Souvent, en effet, elle ne le cède pas sous ce rapport à la trichophytie venue du bœuf. Cependant Gerlier assigne à la teigne transmise de la vache et du cheval les caractères différentiels suivants : provenant de la vache, elle revêt une forme plus inflammatoire ; c'est le sycosis vrai, allant

(1) Galligo, *Gaz. med. ital. Stat. Sard.* 1858 (*Gaz. hebd. de méd.*, 1858).

(2) Tilbury Fox, *The Lancet*, 1871, p. 412. — Dieu, *Contag. de l'herpès circiné du cheval à l'homme* (*Gaz. des hôpit.*, 1876). — Larger, *Épidémie d'herpès tonsurant causée par le pansage de chevaux teigneux* (*Soc. de méd. publ. et d'hyg. profess.* In *Rev. d'hyg. et de pol. san.*, 1881, p. 138). — Mégnin, *Bull. Soc. cent. de méd. vétér.* (*Rec. de méd. vétér.*, 1881, p. 93). — R. Longuet, *De la trichophytie par contagion animale, et en particulier chez les cavaliers*, Paris, 1882.

jusqu'au furoncle et même à l'anthrax; la guérison spontanée est plus fréquente, mais elle est suivie de cicatrices. Le Trichophyton du cheval a plus de tendance à s'acclimater sur l'homme; il est plus épidermique, mais plus rebelle au traitement. Il faut dire toutefois que la distinction de Gerlier ne ressort pas de la plupart des observations publiées par les autres auteurs.

c. Chien. — Friedberger a rapporté (1876) le cas de contagion de teigne tonsurante par un chien à un enfant et à une servante avec lesquels il jouait d'habitude. Le siège de l'éruption fut le visage chez l'enfant, et le cou chez la servante, et ici encore ce fut la forme circinée qui se montra. Les expériences faites par l'auteur sur lui-même et sur trois élèves avec des croûtes provenant du chien ou de l'enfant restèrent sans résultat. Horand avait rapporté déjà un fait semblable, et Haas (1) en a fait connaître un autre.

d. Chat. — En 1874, Lancereaux a rapporté deux faits qui paraissent prouver la transmissibilité de la teigne tonsurante du chat à l'homme. Dans le premier, trois enfants furent atteints à la fois d'herpès circiné après avoir joué pendant plusieurs jours avec un jeune chat malingre dont les poils étaient malades. Le second a trait à une infirmière qui parut également avoir gagné la maladie d'un chat qui en était porteur. Dans ces deux faits, le résultat de la contagion fut la teigne circinée.

Un autre, très intéressant, est celui que l'on doit à P. Michelson : un jeune chat affecté à la fois de gale et d'herpès transmit cette dernière maladie à toute une famille; des expériences faites avec des croûtes provenant de cet animal firent développer sur trois étudiants l'herpès circiné et non la gale. Les Sarcoptes étaient recouverts de spores, et il est probable qu'ils ont servi de véhicule au contage. Les premiers symptômes, caractérisés par un prurit très vif, avaient apparu au bout de six à huit heures.

e. Porc. — En 1876, Lailler a communiqué à la Société médicale des hôpitaux une lettre de Lespiau relative à une endémie de trichophytie observée dans les cantons de Céret et d'Arles-sur-Tech (Pyrénées-Orientales). 34 personnes, dont 28 enfants, ont été atteintes. La maladie a paru s'être propagée du chien, d'abord atteint, au porc (qui, dans ces contrées, vit dans la famille humaine), et du porc à l'homme. L'humidité saisonnière a favorisé le développement du parasite. C'est particulièrement à la tête, aux sourcils, aux joues, autour des organes génitaux, que le Trichophyton s'est attaché, y provoquant des démangeaisons.

Enfin, et par réciproque de tous les faits précédents, il faut ajouter que l'inoculation du Trichophyton de l'homme a été faite avec succès sur de jeunes chats, mais n'a pas réussi sur les souris ni sur les rats

(1) A. Haas, *Identität von Herpes tonsurans und Pityriasis circinata* (*Berlin. Klin. Wochensch.*, 1882, p. 259 et *Rev. des sc. méd.*, t. XX, p. 224).

(Horand et Vincens), et que, selon Zürn, dans l'épizootie observée par Papa, on aurait constaté l'infection réciproque du cheval par l'homme. De plus, Gerlach a réussi la rétro-inoculation de l'homme (contaminé par le bœuf) au bœuf.

Identité. — Tout ce qui précède montre que le Trichophyton s'accommode d'organismes très différents, et Longuet demande si l'on ne pourrait pas admettre une origine toujours animale pour la trichophytie de l'homme, comme beaucoup de dermatologistes tendent à voir dans le favus de la souris la source première du favus des enfants. Il est infiniment probable, dit-il, que le premier terrain du Trichophyton, c'est le bœuf; que c'est lui qui le communique au cheval dans les pâturages et que c'est de lui que vient plus ou moins directement la teigne tonsurante de l'homme. « L'abondance de l'éruption, et souvent son caractère inflammatoire (dans les cas de contagion d'un animal à l'homme) paraissent pathognomoniques d'un parasite de première culture, je veux dire provenant immédiatement de la vache ou du cheval. C'est ce que Dühring a également bien observé : « Contractées directement des animaux, dit-il, les éruptions » d'herpès circiné sont d'un caractère beaucoup plus grave que dues à » la contagion humaine. » Originairement parasite du bœuf, le Trichophyton est déjà plus rare et moins envahissant chez le cheval; s'éloignant de plus ou plus, en passant à l'homme, des conditions de son milieu natif, il périclite sur ce terrain étranger; son pouvoir contagionnel affaibli est souvent en défaut, et les éruptions symptomatiques de moins en moins accentuées. »

Cette explication n'est encore qu'à l'état d'hypothèse vraisemblable. C'est aux vétérinaires et aux médecins des pays d'élevage où la maladie est enzootique d'établir ce qu'elle a de fondé.

Une autre question préalable soulevée par Mégnin et qui offre avec celle-ci des rapports étroits, c'est de savoir si le Trichophyton est toujours de même espèce et chez le bœuf et chez le cheval. Nous ne nous arrêterons pas sur la distinction à faire entre le Trichophyton et l'Achorion; il sera montré, à propos du favus, que ces deux parasites sont spécifiquement distincts. Mais faut-il considérer comme appartenant à la même espèce botanique le Trichophyton du bœuf et celui du cheval et celui du chien, etc.?

On a déjà vu que l'affection ne se traduit pas par des symptômes identiques dans toutes les espèces; mais cela ne saurait infirmer l'identité du parasite. Il serait, au contraire, surprenant que l'espèce zoologique de l'hôte, son tempérament et les différences spécifiques de structure de la peau n'entraînassent pas des différences dans la réaction pathologique que le Champignon provoque. Cependant, mettant en opposition les symptômes de la teigne tonsurante chez le bœuf et le cheval, Mégnin rappelle que, sur le premier, les poils sont arrachés, tandis qu'ils sont seulement brisés sur le second. Selon lui, ces différences s'expliqueraient par ce fait que le Trichophyton du bœuf végète surtout dans les follicules et dans les couches épidermiques, déterminant l'inflammation du derme et la chute du poil, tandis que celui du cheval s'introduit dans le poil lui-même, le dissout et le rend friable. Inoculé au cheval, le Trichophyton du bœuf lui communique une teigne tonsurante de même nature que sur la première espèce. Cette forme de teigne pourrait être aussi observée cliniquement sur le cheval. Enfin, Mégnin a transporté sur un même chien, par inoculation de croûtes, les deux sortes de teignes du cheval. Les différences cliniques correspondraient à des différences dans les spores du végétal, qui auraient chez le bœuf un diamètre double environ de celles du Trichophyton du cheval, et seraient légèrement jaunâtres chez la première espèce et grisâtres chez la seconde. Comme conclusion, Mégnin estime qu'il y a deux espèces de Trichophyton : il propose de conserver à celui du cheval, qui, dit-il, a les mêmes caractères que celui qui végète sur le chien et sur le chat, le nom de *Trichophyton tonsurans* et d'appeler celui du veau *Trichophyton epilans*. Cette distinction confirmerait les vues de Bazin, qui tend à admettre « deux variétés de *Trichophyton* : le *tonsurans* pour la teigne tonsurante et pour la fausse pelade ; le *decalvans* pour la teigne décalvante d'emblée (1). »

Cette idée de Bazin est restée sans écho parmi les dermatologistes et, pour la plupart, la fausse pelade serait plutôt une fausse tondante, la teigne décalvante une vraie pelade. Il nous paraît aussi que, sur ce sujet, on peut trouver une explication satisfaisante dans ce qu'avait dit le même auteur à son article *Mentagre* (2) : « Nous avons démontré, par l'observation clinique et par le microscope, que le Champignon de la mentagre est le même que celui de l'herpès tonsurant et de l'herpès circiné. Nous avons établi que les trois affections décrites sous les noms d'herpès circiné, tonsurant et sycosis, n'étaient que trois états successifs d'un même état morbide ; que le siège du Champignon sur tel ou tel élément cutané explique pourquoi on a de l'herpès circiné ou de l'herpès tonsurant ou du sycosis. »

Il est difficile d'accorder une importance spécifique aux dimensions des spores, puisque chez l'homme, où l'on ne reconnaît qu'une espèce de *Trichophyton*, le diamètre de ces corps reproducteurs peut varier entre 3 et 10 μ. C'est par des différences dans le terrain qu'il faut expliquer les différences du végétal. Depuis longtemps Gerlach avait montré que, chez le bœuf même, les poils foncés se brisent, tandis que les poils blancs subissent rarement le même sort ; c'est que, « dans les peaux blanches, l'exsudation l'emporte sur la végétation

(1) Bazin, art. *Microsporon* (*Dictionnaire encyclop. des sc. méd.*, 2e série, t. VII. Paris, 1873, p. 611).
(2) *Ibidem*, t. VI, Paris, 1872, p. 752.

des cellules épidermiques; la croûte jaunâtre, lamelleuse, qui en est la conséquence, atteint rarement l'épaisseur de celle qui couvre la peau noire; les poils, moins profondément situés, se laissent plus facilement déraciner. Il faut attribuer à cette circonstance que les Champignons s'insinuent bien moins souvent dans les poils et qu'ils ne sont jamais assez nombreux pour les rendre fragiles. »

Au contraire de Mégnin, Gerlach a vu les spores dans l'intérieur même des poils du bœuf; Railliet et Nocard, nous-même et d'autres observateurs les y ont vues aussi. La différence de siège n'est donc pas absolue.

D'autre part, E. Perroncito a réellement constaté que le diamètre des spores est susceptible de varier suivant les espèces, les individus et même les parties (épiderme, poil) sur lesquels le Champignon végète.

Enfin, si l'on tient compte de ce fait que, le plus souvent, les différences des deux Champignons ne se retrouvent plus dans les effets qu'ils produisent en s'implantant sur l'homme, on aura, pensons-nous, bien des raisons pour considérer comme hâtive la distinction spécifique de Mégnin. C'est cette opinion qu'ont déjà exprimée Railliet et Perroncito. Des expériences de culture décideront en dernier ressort. Mégnin n'en a pas moins le mérite d'avoir appelé l'attention sur les deux formes cliniques que peut présenter la teigne du cheval.

L'explication des différences dans le mode d'action d'un même parasite pourrait se trouver dans l'hypothèse de Longuet exposée plus haut (page 268). La forme décalvante ou sycosique de la teigne chez le cheval serait due alors à une origine bovine plus proche. Par des transmissions successives de cheval à cheval ou de chien à chien, le Trichophyton s'atténuerait, et ses spores deviendraient plus petites, comme c'est le cas pour ces éléments dégénérés du parasite de la mentagre que Gruby, trompé par l'apparence, avait considérés comme différents du Trichophyton, et désignés sous le nom de *Microsporon mentagrophytes*.

Il n'y a pas lieu de nous arrêter sur l'opinion émise par Grawitz, qui a eu un grand succès en Allemagne, et d'après laquelle il y aurait identité entre l'*Oidium lactis* et le Champignon de l'herpès tonsurant, celui du favus, celui du pityriasis versicolor et celui du muguet. Dans ces derniers temps, Grawitz a avoué s'être trompé en assimilant le *Trichophyton tonsurans* à l'*Achorion Schœnleinii* et à l'*Oidium albicans*. Duclaux (1), qui a fait des cultures pures de Trichophyton dans du lait, n'en a jamais obtenu les formes de l'*Oidium lactis*. De même, l'*Oidium lactis* ne lui a jamais donné le Trichophyton. Les cultures comparatives faites par Verujski (2) montrent nettement aussi les différences morphologiques et biologiques qui séparent le *Trichophyton tonsurans* et l'*Achorion Schœnleinii*. Ce qui explique l'erreur de Gra-

(1) T. Duclaux, *Sur le Trichophyton tonsurans* (*C. R. de la Soc. de biologie*, 1886, p. 14).

(2) Dm. Verujski, *Rech. sur la morphologie et la biologie du* Trichophyton tonsurans *et de l'*Achorion Schœnleinii (*Ann. de l'Institut Pasteur*, t. I, 1887, p. 369).

witz, c'est la variété de formes et de modes de fructification que l'on constate chez le Trichophyton, soit en changeant le milieu, soit dans une seule et même culture, lorsqu'elle est conservée pure et que l'évolution du Champignon, toujours très lente, a pu aller aussi loin que possible.

Vitalité du parasite. — Gerlach a entrepris quelques expériences pour « déterminer la durée de la faculté germinative des sporules. Des croûtes recueillies en automne, déposées dans des capsules de papier et conservées dans un cabinet de travail jusqu'au printemps suivant, furent soumises de temps à autre à un essai. Celles âgées de plus de trois mois demeurèrent inefficaces sur une peau non préparée; les sporules datant de six mois, dont l'inoculation eut lieu par le procédé de la scarification, germèrent encore et produisirent des dartres parfaitement développées. On nota, comme différence, une plus longue incubation, des croûtes moins épaisses et une guérison plus hâtive. Des sporules âgées de plus de six mois n'ont point été essayées. » A l'école de Dresde, on a tenté en vain la transmission de la teigne tonsurante du cheval à la chèvre par des croûtes conservées depuis cinq ans et huit mois. Mais on a réussi sur l'espèce caprine avec des croûtes provenant d'un taureau et conservées depuis dix-huit mois (1). Mégnin a pu, dit-il, inoculer avec succès au chien des croûtes conservées depuis dix-huit mois.

Comme le dit Railliet, toutes les expériences faites sont incomplètes à bien des points de vue, et il serait du plus grand intérêt de déterminer, par exemple, quelle peut être l'influence de la température, de divers agents, etc., sur la conservation des facultés germinatives du Champignon.

Distribution géographique. — La teigne tonsurante parait avoir été observée en tous pays. Il est cependant certains grands centres d'élevage où elle est plus fréquente, comme la Normandie, la Vendée, la Bretagne, la Hollande, l'Oldenbourg, la Bavière (et principalement la Franconie), l'Angleterre, la Suisse. C'est surtout sur le gros bétail qu'elle s'y montre souvent; cependant la Normandie est connue pour envoyer de nombreux chevaux teigneux dans les dépôts de remonte. Au contraire, d'après G. Fleming, la trichophytie est commune en Australie sur le gros bétail, et rare sur les chevaux.

Dans certains cas, elle se répand sur de nombreux sujets, au point de constituer de réelles épizooties, d'une gravité peu sérieuse d'ailleurs. Ainsi, aux environs d'Adelfingen et particulièrement dans la commune de Dorlikon (canton de Zurich), Fehr a constaté (1838) sur le gros bétail une épizootie de trichophytie qui a duré quatre ans et s'est transmise à nombre de personnes, au point que la plus grande partie des habitants de Dorlikon furent atteints. Il est vrai que, d'après les détails donnés par l'auteur, il s'agissait plus probablement, comme

(1) *Bericht über d. Veter. in Königr. Sachsen f.* 1887.

le dit Gerlach, d'une gale sarcoptique. Mais le même doute n'existe plus pour l'obervation de Papa (1840), où plusieurs centaines de chevaux furent atteints dans la vallée de Borne en Savoie, non plus que pour celle de Macorps (1859) qui, dans l'espace de trois mois, vit dans le canton de Huy (Belgique) plus de cent bêtes à cornes atteintes de cette affection dartreuse. Enfin, Gigard a constaté un fait semblable aux environs de Lyon. Pflug rapporte que, dans certaines étables, la maladie s'entretient, en quelque sorte, en permanence. Et il en est de même dans certains pâturages.

Traitement. — La prophylaxie de la teigne tonsurante consiste dans la propreté des animaux, dans un pansage fait avec soin et régularité. Elle comporte aussi la désinfection des étables, écuries, chenils, où ont habité des animaux teigneux, celle des instruments de pansage et des harnais qui leur ont servi, et au préalable, l'affectation rigoureuse aux sujets malades des objets à leur usage.

Quant au traitement curatif, lorsque la maladie est peu étendue, on limitera son extension, en se gardant de toucher les parties malades avec l'étrille, la brosse ou le bouchon, qui transporteraient en d'autres points les corps reproducteurs du parasite.

Mégnin rapporte avoir guéri radicalement beaucoup de jeunes chevaux en se contentant de racler la croûte avec précaution, de l'enlever complètement ainsi que les poils brisés, et de brûler immédiatement le tout.

Dans quelques cas, il est bon de recourir à la tonte générale comme préliminaire du traitement. On se rappellera que le pansage doit être fait dehors.

Quant aux médicaments à employer, presque tous donnent des résultats favorables, la végétation du parasite sur nos animaux domestiques étant facilement troublée et suspendue par les applications médicamenteuses. Les plus simples seront souvent à préférer. Il faut surtout se garder des substances irritantes, qui pourraient laisser à la peau des traces trop durables ou même indélébiles; se garder aussi de la pommade mercurielle, au moins chez les bêtes bovines, qui, en se léchant, pourraient contracter une intoxication plus ou moins grave, dont on a cité quantité d'exemples.

Tabourin (1) a donné l'énumération fastidieuse des très nombreux agents qui ont été employés contre les dartres des animaux.

Les plus usités sont : la solution de sublimé corrosif (1 p. 300) légèrement alcoolisée, la glycérine phéniquée ($\frac{1}{10}$), la teinture de baume du Pérou, l'alcool pur, le pétrole, l'huile de cade, la pommade de précipité blanc (au $\frac{1}{4}$), la pommade de précipité rouge (au $\frac{1}{8}$), l'égyptiac, un onguent composé d'acide phénique (1 partie), axonge et savon vert

(1) Tabourin, *Nouv. tr. de mat. méd., de thérap. et de pharm. vétérinaires*, 3e éd., t. II, 1875, p. 718.

(de chacun 10 parties), la pommade d'Helmerich, la teinture d'iode.

On répète les applications deux fois par jour, ou une fois, ou tous les deux jours, selon le topique que l'on a choisi et son action locale irritante.

La guérison est obtenue lorsqu'il se produit sur la surface de la plaque une poussée de poils fins et serrés.

ART. II. — **Favus.**

Définition. — Le *favus* (1) ou *teigne faveuse* est une maladie cutanée parasitaire et contagieuse, causée par le Champignon appelé *Achorion Schœnleinii* Remak, susceptible d'affecter l'homme, le rat, la souris, le chat, le chien, le lapin, la poule, et caractérisée cliniquement par des croûtes généralement de couleur jaune à leur début, disposées ornairement en godets et entraînant l'altération, puis la chute des poils ou des plumes.

Synonymie. — Dans la dermatologie humaine, cette maladie a été successivement désignée par des noms très variés. On voit encore persister dans quelques descriptions les termes de *porrigo lupinosa* (2) (de Willan et Bateman) et de *porrigo favosa* (de Biett). Mais les dénominations de *teigne faveuse* et surtout de *favus* sont les plus universellement adoptées, et doivent l'être à l'exclusion de toutes autres en pathologie vétérinaire, où la maladie est de découverte récente et où, par conséquent, la nosologie n'a pas été encombrée comme dans la médecine de l'homme.

Historique. — Le fait dominant de l'histoire du favus chez l'homme consiste dans la découverte d'un parasite entrevu par Remak en 1837, mais dont la présence est, pour la première fois (1841), démontrée par Schönlein, qui le rapporte au genre *Oidium*. En 1845, sur les indications de Link, Remak fait voir que ce Champignon doit former un genre distinct des *Oidium*, et il le nomme *Achorion Schœnleinii*. C'est le nom qu'il a gardé.

Depuis cette époque, les travaux successifs de Gruby, Lebert, Hannover, Müller et Retzius, Montagne, Ch. Robin, etc., permettent d'en établir l'histoire naturelle et de préciser son rôle exclusif dans l'étiologie du favus. Mais c'est surtout Bazin qui a démontré dans tous ses détails la végétation du parasite, la manière dont il altère le poil et le procédé le plus efficace pour triompher chez l'homme de sa ténacité.

En ce qui concerne le favus des animaux (3), la première mention qui s'y rapporte remonte à 1847 et se trouve dans la thèse de Jacquetant, ancien interne de l'Antiquaille de Lyon, qui l'observa sur des chats; Bennett (1850) constate ensuite sa présence sur des souris; puis Saint-Cyr (1868) fait connaître le premier cas de favus chez le chien, et l'année suivante il l'étudie

(1) De *favus*, rayon de miel, à cause de la ressemblance des croûtes de cette maladie avec le produit principal de l'industrie des abeilles.

(2) De *porrigere*, étendre, par allusion à la marche de la maladie.

(3) J.-C. Jacquetant, *Essai sur le favus*. Thèse inaugurale, Lyon, 1847. — Bennett, *Monthly Journal of medical science*, 1850, p. 48. — Saint-Cyr, *De la teigne faveuse du chien et du chat* (*Journ. de méd. vétér.* Lyon, 1868, p. 5). — Idem, *Note complém. de la leçon sur la teigne faveuse des anim.* (*Ibid.* 1869, p. 395). — Idem, *Étude sur la teigne faveuse chez les anim. dom.* (*Rec. de méd. vétér. prat.* 1869, p. 641. — Mollière, *C. R. de la Soc. des sc. méd. de Lyon*, 1869.

aussi sur le lapin. La même année, le docteur Mollière présente un rat favique à la Société des sciences médicales de Lyon.

Depuis ces dates, des observations plus ou moins nombreuses selon les espèces animales qui les ont fournies ont pleinement confirmé l'existence du favus chez la souris, le rat, le chat, le chien et le lapin, et ont permis d'en constituer l'histoire. Mais les plus importants travaux sur ce sujet sont, sans contredit, ceux de Saint-Cyr, qui sont devenus classiques.

En dehors des mammifères qui viennent d'être cités, la teigne faveuse a été observée chez les poules dès 1858 par Gerlach, par Müller et par Leisering (1) et a été depuis l'objet de plusieurs travaux.

Symptômes. — Les symptômes du favus, étant différents selon la nature du revêtement de la peau, seront étudiés successivement chez les mammifères (chat, chien, lapin) et chez les volailles.

MAMMIFÈRES. — C'est le chat qui nous fournira le type de la teigne faveuse, car c'est lui qui y est le plus exposé.

Chez le *chat*, la teigne faveuse affecte de préférence l'extrémité des pattes, la base des griffes; elle peut cependant débuter par l'ombilic, par les parties latérales de la poitrine. Peu à peu, elle s'étend en envahissant d'abord la tête, spécialement le front, la base des oreilles, la ligne dorsale du nez, puis la face externe des cuisses et les diverses parties du corps. Le maladie se caractérise par des croûtes plus ou moins épaisses (1 à 4 millimètres environ), de consistance un peu poisseuse, de couleur jaune de soufre lorsqu'elles sont relativement récentes et devenant, par l'ancienneté, grisâtres ou gris jaunâtre. Elles affectent une disposition remarquable, tout à fait analogue à ce qui se rencontre dans le favus de l'homme. « Leur contour, dit Saint-Cyr, parfois très régulièrement circulaire, d'autres fois plus ou moins échancré, forme un léger rebord qui s'élève un peu au-dessus de la peau environnante; leur centre est, au contraire, plus ou moins fortement déprimé, ce qui donne à l'ensemble de la croûte l'aspect d'une petite cupule ou d'un *godet.* » Le godet favique ou *favus* (plur. *favi*) a un diamètre très varié. Il en est qui ne dépassent pas celui de la tête d'une épingle, tandis que d'autres atteignent les dimensions d'une pièce de un franc, et l'on peut trouver entre eux tous les intermédiaires. Leur saillie n'est pas subordonnée à leur étendue en surface, et certains ne forment que des plaques à peine saillantes. La disposition en cupule est beaucoup moins marquée quand le siège est à la base de l'ongle : « là, on ne voit, le plus souvent, qu'un amoncellement irrégulier de croûtes jaunes, poisseuses, fendillées, mais que le microscope montre très évidemment formées par les mêmes éléments que celles plus haut décrites » (Saint-Cyr). La déformation des croûtes peut aussi être le résultat de leur confluence; lorsqu'elles viennent à

(1) Gerlach, in *Magazin* de Gurlt et Hertwig, 25e année. Berlin, 1858, p. 236. — Müller, in *Œsterr. Vierteljahrsschr. f. wissensch. Veterinärmedizin*, t. XI, Vienne, 1858, p. 37. — Leisering, in *Veterinärbericht des Königr. Sachsen*, 1858, p. 32.

se multiplier sur une surface restreinte, elles se serrent les unes contre les autres, et leurs caractères primitifs peuvent s'en trouver plus ou moins masqués. A leur surface libre, on voit souvent des poils hérissés, raides, ternes, qui paraissent venir de leur profondeur et qui s'arrachent à la moindre traction. Plus tard ces poils tombent, soulevés hors de leur follicule par le processus parasitaire.

« Si l'on enlève ces croûtes avec précaution, on trouve au-dessous d'elles la peau amincie, déprimée et comme atrophiée par compression, mais lisse, non ulcérée, complètement sèche ou fournissant à peine un léger suintement séreux, parfois pâle et comme anémique, plus souvent rouge, irritée et laissant voir par transparence quelques ramuscules vasculaires très déliés. Au pourtour de la croûte, la peau est sensiblement enflammée, rouge, épaisse, et forme comme un bourrelet assez saillant » (Saint-Cyr).

La maladie ne s'accompagne que d'un prurit à peine marqué et ne paraît pas exercer d'influence fâcheuse sur la santé générale.

Chez le *chien*, le favus a la plus grande ressemblance avec ce qu'il est chez le chat. Les quelques observations qui le concernent sont dues à Saint-Cyr, Trasbot, Siedamgrotzky (1). Elles montrent que, chez les jeunes chiens à la mamelle, la teigne faveuse débute souvent par la région ombilicale et que, chez cette espèce, elle envahit plus aisément une grande étendue de la peau. Dans l'observation de Trasbot, la tête était tellement couverte de favi, qu'ils ne laissaient plus que quelques lignes étroites et sinueuses encore garnies de poils. Chez une chienne nourrice, l'abondance des croûtes se trahissait encore par une odeur particulière, que Trasbot compare à celle du fromage moisi et qui peut être rapprochée de celle que l'on constate en pareil cas chez l'homme, « odeur fade, repoussante, dit Bazin (2), qui a quelque analogie avec l'odeur de souris, d'urine de chat, de moisissures, de matières animales en macération. ».

Le favus du *lapin* a été vu par Mourrand (de Lyon), par Recordon (de Corbeil) et par Mégnin (3). — L'observation de Mourrand concerne de jeunes lapins russes, chez lesquels le mal était disséminé sur les pattes, la tête et le tronc, mais localisé surtout aux deux premières régions. On comptait chez un sujet vingt-cinq à trente favi sur chaque oreille. Leurs dimensions variaient entre celles d'une tête d'épingle et le diamètre d'une pièce de 20 centimes. Quelques-uns, du volume d'une petite lentille environ, étaient traversés en leur centre par un bouquet de poils. D'ailleurs, par leurs caractères, ils se rapportaient

(1) Saint-Cyr, *Recueil de méd. vét. prat.*, 1869. — Trasbot, *Bull. Soc. cent. de méd. vét.* 1870-1871, p. 211. — Siedamgrotzky (cité par Zürn).

(2) Bazin, art. *Favus* (*Dict. encycl. des sc. médic.*, 4e sér., t. I, 1877, p. 284).

(3) Mourrand, cité par Saint-Cyr (*J. de méd. vét.*, Lyon, 1869, p. 395). — Recordon, cité par Mégnin (*Soc. cent. de méd. vét.* — *Recueil*, 1878, p. 832). — Mégnin, *Teigne faveuse à forme lycoperdoïde* (*C. R. de la Soc. de biologie*, 1882, p. 252).

absolument à ceux du favus du chat. — Dans l'observation de Recordon, il s'agissait d'une portée de douze lapins argentés; la localisation était la même que dans le cas précédent. — Chez des lapins à fourrure, Mégnin a vu l'affection se présenter sous forme de croûtes isolées, un peu globuleuses, circulaires, aplaties, de 1 centimètre à

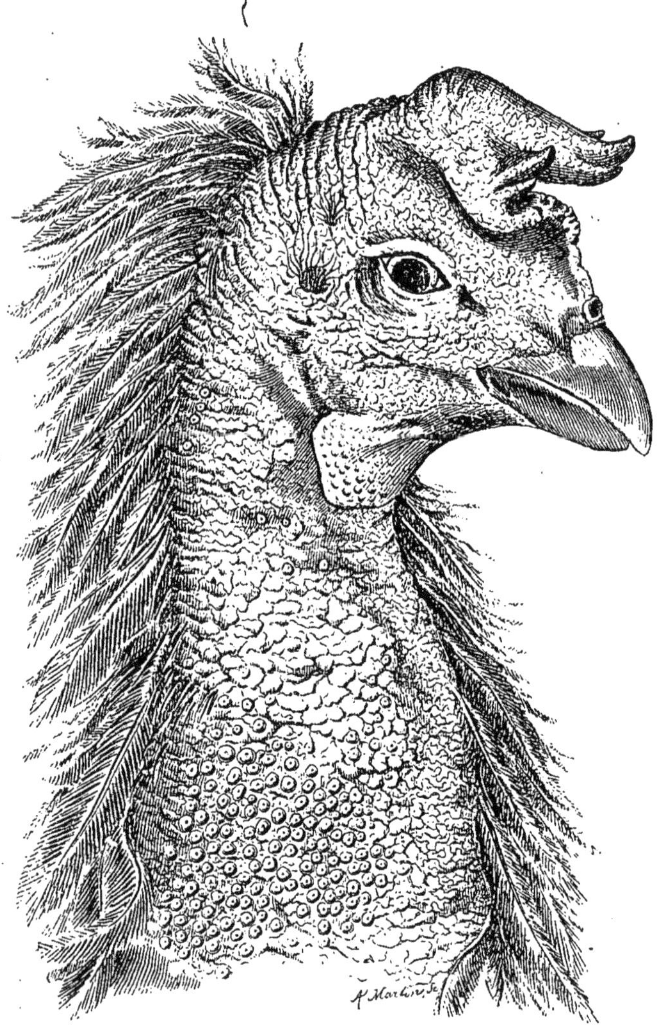

Fig. 98. — Tête et cou d'une poule atteinte de favus généralisé.

1 centimètre et demi de diamètre, coriaces seulement à la surface, qui était facile à déchirer et laissait alors échapper un contenu farineux, d'un blanc de plâtre, formé exclusivement de spores d'*Achorion*. Par comparaison avec le *Lycoperdon* ou vesse-de-loup, Mégnin a donné

à cette variété de favus le nom de favus *lycoperdoïde*. Elle affectait exclusivement les lapins de un à trois mois, épargnait les sujets plus âgés et disparaissait complètement chez les malades qui atteignaient l'âge de quatre mois.

Poule. — Comme il a été dit plus haut, le favus des poules, connu depuis longtemps, a été pour la première fois, en 1858, assimilé à la teigne faveuse de l'homme par Gerlach, par Müller et par Leisering. Ce dernier y a de nouveau consacré quelques pages en 1864, et l'on en trouve l'étude dans les ouvrages de Rivolta et de Zürn. Dans ces derniers temps, Schütz a confirmé ce que l'on en savait et éclairé sur quelques points l'histoire du parasite. Nous y avons contribué nous-même (1).

Le mal débute, en général, par la crête, les barbillons et les oreillons. Il se montre sous la forme de petites taches blanches ou blanc grisâtre, arrondies ou irrégulières, qui, s'étendant et se multipliant, deviennent confluentes et forment un enduit à peu près indiscontinu, mince et de même couleur que les taches primitives. Peu à peu il prend une épaisseur plus grande, qui, au bout de vingt à trente jours, peut atteindre 8 mm. C'est alors une croûte sèche, squameuse, parfois un peu amiantacée, d'un blanc sale, à surface irrégulière et souvent formée de dépôts concentriques. Après l'enlèvement de cet enduit, la peau se montre légèrement excoriée. Des parties nues de la tête, le mal gagne dans la même région les surfaces recouvertes de plumes, puis le cou, puis, et plus ou moins rapidement, le tronc, surtout le cloaque et les parties voisines. Dans les points attaqués, les plumes se hérissent, deviennent sèches et friables. Leur tube ou calamus est rempli de croûtes discoïdes et alors superposées, ou cylindriques et alors emboîtées les unes dans les autres. Par exception, on y rencontre, ainsi que sur les barbes, le dépôt amiantacé de la surface nue de la peau. Enfin, les plumes tombent, laissant voir la peau dénudée et couverte de croûtes, qui forment souvent des masses discoïdes creusées en leur centre d'un infundibulum laissé par la chute de la plume.

La maladie amène peu à peu la maigreur, le dépérissement et une consomption qui peut aller jusqu'à la mort.

Les poules malades répandent une odeur de moisi analogue à celle que l'on observe chez l'homme (2).

(1) Leisering, *Veterinärbericht der Königr. Sachsen*, 1864, p. 47. — Rivolta et Delprato, *L'ornitojatria*, Pisa, 1881. p. 265. — F.-A. Zürn, *Die pflanzlichen Parasiten*, etc., Weimar, 1874, p. 145. — Idem, *Die Krankheiten des Hausgeflügels*, Weimar, 1882, p. 135. — Schütz, *Mittheil. aus dem kais. Gesundheitsamte*, 1884, p 208. — G. Neumann, *Revue vétérinaire*, 1885, p. 289; *Société de biologie*, séances des 3 avril et 1er mai 1886.

(2) Rivolta et Delprato décrivent sommairement une affection des pigeons analogue au favus des poules et qu'ils nomment *dermomicosi aspergillina glauca*. Dans les cas qu'ils ont eus sous les yeux, la maladie était étendue à toute la surface de la peau. Sous les ailes, elle se présentait en croûtes minces, larges, jaunâtres, qui,

Examen microscopique. — La signification des symptômes est complétée par l'*examen microscopique* de la matière des godets ou favi, dont les éléments se voient d'ailleurs avec la plus grande facilité. Il suffit de délayer sur une lame de verre porte-objet une très minime partie des croûtes ou de la poussière qui en provient, dans de l'eau pure ou additionnée d'acide acétique : l'on obtient immédiatement ainsi une préparation suffisante pour l'étude, en se servant d'un grossissement de 300 à 500 diamètres.

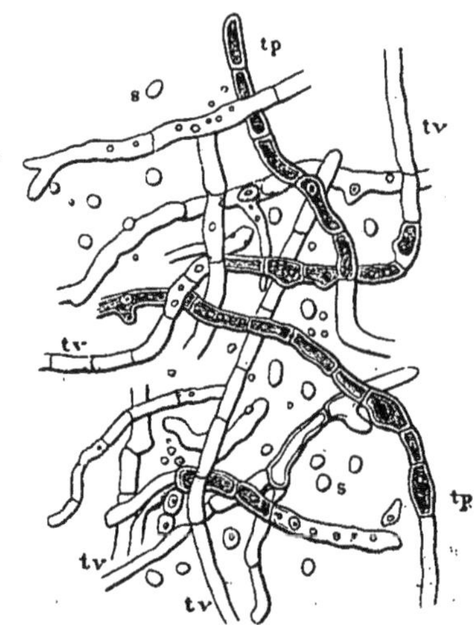

Fig. 99. — *Achorion Schœnleinii*, du favus de la poule ; grossi 800 fois.

tv, tubes vides. — *tp*, tubes remplis de protoplasma et renfermant des spores. — *s*, spores isolées.

On reconnaît alors que les godets sont formés par les éléments (mycélium, réceptacles et spores) d'un Champignon, l'*Achorion Schœnleinii* Remak. Rivolta a donné à celui du favus des poules le nom d'*Aspergillus microsporus flavescens gallinæ* et, par suite, à la maladie celui de *dermomycose aspergillaire*.

Ces éléments sont réunis par une substance visqueuse, amorphe et hyaline, remplie de granulations mobiles, de bâtonnets, et connue en botanique sous les noms de *glaire*, de *stroma*, de *gangue amorphe* ou de *blastème*. Robin (1) la considère comme une partie essentielle des éléments du favus et non comme le résultat de la désagrégation de l'épiderme ou des éléments exsudés par lui. Selon Balzer (2), elle a pour rôle d'agglutiner les éléments du godet et de les protéger contre les agents de destruction. Les favi résistent encore à la dissociation en raison du feutrage étroit des filaments du mycélium.

Le *mycélium* est constitué par des tubes cylindriques, flexueux, simples ou ramifiés en fourches, ni cloisonnés ni articulés, paraissant vides ou avec quelques rares granules moléculaires, mais renfermant en réalité un protoplasma peu abondant. Chez les animaux domesti-

vers le milieu de la face inférieure et vers l'aisselle, étaient plus épaisses, fétides, humides et de couleur gris bleuâtre. Dans ces points, disent les auteurs, fructifiait l'*Aspergillus glaucus*. Sur le reste du corps, entre les plumes, il n'y avait que de petites croûtes. Les pigeons étaient très affaiblis et anémiques. Ils avaient longtemps habité un colombier chaud et malsain. Au degré qu'elle avait atteint, la maladie était incurable (*L'ornitojatria*, p. 491).

(1) Ch. Robin, *Hist. nat. des végétaux parasites*, Paris, 1853, p. 447.

(2) F. Balzer, *Notes sur l'histologie des Dermatophytes* (*Arch. de physiologie*, 2e sér., t. XII, 1883, p. 470).

ques, ils ont en général 1 à 3 μ de diamètre et sont par conséquent inférieurs à ceux du favus de l'homme, où leur diamètre varie de 3 à 11 μ. Mégnin leur a trouvé 4 à 7 μ dans le favus lycoperdoïde du lapin et Zürn en a vu, chez le chien, qui avaient de 4 à 8 μ.

Dans le favus des poules, les filaments ont, d'après Rivolta, une largeur de 5 μ, mais elle peut varier entre 2 et 6 et même 8 μ.

D'autres tubes, dits *tubes à spores*, *réceptacles* ou *sporophores*, diffèrent des précédents en ce qu'ils sont droits ou peu flexueux, d'un diamètre généralement un peu plus considérable et variable d'ailleurs, tantôt vides, tantôt renfermant dans leur cavité de véritables spores qui leur donnent un aspect cloisonné.

Enfin les spores ou conidies, qui sont d'ordinaire en grand nombre, sont des corpuscules arrondis, plus souvent ovoïdes que régulièrement sphériques, isolés ou réunis en chaînettes par 3 ou 4. Leur volume, comme celui des tubes, est, chez les animaux, inférieur à ce qu'il est chez l'homme, où il varie de 3 à 7 et même 11 μ. Chez les animaux, les spores rondes ont un diamètre à peu près constant de 2 μ. D'après Zürn, elles ont chez les poules 8 μ de diamètre et peuvent atteindre exceptionnellement chez le chien 12 μ. Les spores ovoïdes mesurent 3 à 6 μ de long sur 2 à 4 de large.

En général, les filaments prédominent sur les spores comme quantité; dans quelques cas, la proportion est renversée. D'après Balzer (1), « le mycélium est plus abondant dans les parties du godet en contact avec le corps muqueux que dans les parties plus superficielles et plus centrales constituées par des éléments plus anciens, arrivés à la fructification depuis longtemps. Ces parties sont donc plus riches en spores. Toutefois il n'y a là rien de bien absolu, et, quand on examine une coupe d'un godet, on voit les derniers éléments de fructification et de végétation dans toutes ses parties. » On sait, d'ailleurs (voy. p. 247), qu'il n'y a pas, entre les filaments du mycélium et les réceptacles, de différences essentielles et qu'ils procèdent les uns des autres.

L'altération des poils, qui se traduit par leur aspect terne, poussiéreux et enfin par leur chute, résulte de la pénétration de l'Achorion dans leur bulbe et dans leur propre épaisseur. Le parasite y montre ses trois éléments essentiels : le mycélium, les réceptacles et les spores. Pour en constater la présence, il suffit de les dégraisser par un court séjour dans l'éther, puis dans une solution de potasse ou de soude à 40 p. 100 ; on les traite ensuite par l'ammoniaque et enfin on les examine dans la glycérine. L'action de la solution caustique doit être surveillée de près; il faut qu'elle ne s'exerce que sur la matière colorante du poil, sans amener la désagrégation complète de celui-ci. La durée du séjour dans la solution caustique varie selon l'épaisseur

(1) F. Balzer, *Recherches histologiques sur le favus et la trichophytie* (*Arch. gén. de méd.*, 1881, t. II, p. 391).

et la coloration du poil (Balzer). On reconnait ainsi que l'Achorion peut se rencontrer dans une grande étendue du poil et qu'il n'est pas limité à sa racine, comme on l'avait primitivement admis.

Les procédés ordinaires permettent encore de mettre en évidence l'Achorion dans le calamus des plumes et à la surface des barbes, dans ce dépôt amiantacé que nous y avons signalé.

Les recherches de Bazin, de Kaposi, d'Unna, de Balzer ont permis d'expliquer la formation du godet et le mode de pénétration de l'Achorion dans le poil, en ce qui concerne le favus de l'homme.

« Au niveau de chaque orifice de follicule pileux, il existe un espace infundibulaire préformé, dans l'étendue duquel les couches épidermiques supérieures adhèrent horizontalement au poil qui émerge, tandis que les couches épidermiques inférieures s'inclinent vers la profondeur du follicule. C'est dans cet espace que s'accumulent le plus aisément les exsudats, et c'est précisément là où les Champignons venus accidentellement, par inoculation, ou proliférant dans la profondeur du follicule, se réunissent pour former un corps compact (1). » A son début, le favus est placé entre la couche cornée de l'épiderme et le corps muqueux, contenu dans l'infundibulum pilaire et limité en haut par la couche épidermique adhérente au poil. Peu à peu il augmente d'étendue, par un accroissement circulaire et en hauteur; il envahit de plus en plus l'infundibulum pilaire et prend la forme conique avec dépression à son centre. Selon Kaposi, cette dépression ombiliquée est due à ce que l'épiderme adhérant au poil au centre du godet résiste plus que la périphérie à l'effort de soulèvement qu'exerce le parasite. Cela est dû aussi, selon Balzer, à la forme même de l'infundibulum pilaire.

« En pénétrant dans l'infundibulum pilaire, les spores et les tubes forment une gaine qui enveloppe le poil immédiatement. Ces éléments l'isolent des cellules du corps muqueux qui l'enveloppent, et finissent par dilater de haut en bas toute la cavité du follicule. Ils peuvent même pénétrer entre les cellules du corps muqueux, mais cette pénétration n'est pas profonde; il semble que la matière favique se contente de la cavité artificielle qu'elle s'est créée et qu'elle élargit de plus en plus » (Balzer).

La pénétration du Champignon dans le poil peut se faire selon deux procédés. D'après Unna, il y aurait seulement pénétration *directe;* le parasite envahirait d'emblée le poil à son contact avec lui, dans n'importe quelle région de sa continuité, principalement là où le poil acquiert son calibre définitif ou même plus haut, au niveau de la dépression infundibuliforme du follicule pileux. Tout en admettant le mode de pénétration directe, Balzer y ajoute, avec Kaposi, la pénétration *par la racine du poil*, selon ce qu'il appelle la *théorie du détour*, le parasite étant obligé de contourner le poil avant d'atteindre le niveau de son point d'implantation.

Enfin, dans certains cas, le Champignon ne se limite pas à l'appareil pileux. Il a déterminé dans le follicule une irritation qui se traduit par l'apparition de leucocytes plus ou moins nombreux et mélangés aux spores et aux tubes. Puis cette inflammation et cette suppuration s'étendent à la périphérie sur la surface occupée par le favus, en conservant ordinairement un très faible degré d'intensité. Quelquefois cependant, ainsi que l'a montré Malassez (2), le mycélium pénètre perpendiculairement dans le derme, par

(1) Moritz Kaposi, *Leçons sur les maladies de la peau*, trad. par E. Besnier et A. Doyon, t. II, Paris, 1881, p. 396.

(2) Cornil et Ranvier, *Manuel d'histologie pathologique*, 2e édit., 1884, t. II, p. 873.

un véritable envahissement; il s'y ramifie et y amène des phénomènes inflammatoires qui se traduisent, après guérison, par des cicatrices déprimées. La marche de la maladie chez les animaux porte à supposer, à défaut de recherches sur ce sujet, que cette forme pénétrante est limitée au favus de l'homme.

Marche, terminaisons, pronostic. — La teigne faveuse est loin de présenter chez les animaux la même ténacité et la même gravité que chez l'homme.

Sa marche est généralement très lente, et l'on peut même laisser passer huit à dix jours sans y apercevoir de changement notable.

Livrée à elle-même, la maladie peut, dans son extension, par les troubles qu'elle amène dans les fonctions de la peau et par leur retentissement sur la nutrition générale, amener la mort des sujets. C'est ce que Saint-Cyr a constaté sur les lapins ; c'est ce qu'on voit également sur les poules.

Mais, en général, c'est une affection peu grave. Saint-Cyr a vu un chat guérir spontanément, dans un laps de temps qu'il estime à trois mois ; chez un des lapins qu'il a observés, le mal rétrogradait spontanément, quoique très lentement. Il en était de même dans le favus lycoperdoïde des lapins, observé par Mégnin; la mort d'un sujet fut causée seulement par l'occlusion de l'anus, qu'un favus avait entouré. En tous cas, si l'affection n'est pas depuis longtemps invétérée, elle cède aisément aux moyens de traitement appropriés. Cependant, chez les volailles, lorsqu'elle a dépassé la crête, les oreillons et les barbillons pour s'étendre aux régions emplumées, le pronostic acquiert de la gravité par le dépérissement qui s'est produit, par la dépréciation que les animaux ont éprouvée et qui rend plutôt onéreuse leur conservation en vue des bienfaits attendus du traitement.

Il est nécessaire de tenir compte, dans le pronostic, de la contagiosité de la teigne faveuse. C'est de peu d'importance en ce qui concerne le chat et le chien, qui ne vivent guère agglomérés; mais cela en a déjà davantage pour le lapin et surtout pour les poules : on a vu des basses-cours décimées par cette affection.

Diagnostic. — Le diagnostic repose sur la constatation des symptômes décrits plus haut et sur celle de l'Achorion. La confusion avec la teigne tonsurante sera évitée par l'examen comparatif que nous en avons fait (p. 260). Le favus des poules devra être nettement distingué de la gale des pattes, à laquelle Reynal et Lanquetin l'avaient à tort rattaché. Il est certain que plusieurs des cas de dermatoses rapportés à des Sarcoptidés plumicoles n'étaient aussi que du favus (Voy. p. 225).

Étiologie. — La cause réelle du favus consiste exclusivement dans l'*Achorion Schœnleinii;* mais il est des circonstances qui peuvent faciliter la contagion. Tout animal n'offrira pas au parasite un terrain également favorable. Il est établi, en ce qui concerne l'homme, que, pour contracter le favus, il faut une certaine prédisposition, donnée par le jeune âge, le tempérament lymphatique, la misère. Il en est de même chez les animaux.

« Tous ceux, dit Saint-Cyr (1), sur lesquels j'ai jusqu'ici observé la teigne étaient jeunes; les chats, au nombre de sept ou huit, n'avaient pas plus de six semaines à deux mois; le chien avait quatre mois à peu près, et c'était le plus âgé de mes malades. J'ai essayé deux fois de transmettre la teigne à des chats adultes et je n'ai pas réussi; tandis que toutes les expériences, au nombre de huit, que j'ai tentées chez des animaux âgés de moins de trois mois ont donné toutes, sans exception, un résultat positif. »

De même, les lapins russes chez lesquels Mourrand a observé le favus étaient âgés de deux à trois mois, et les termes dans lesquels Mégnin a parlé de ceux qu'avait vus Recordon portent à croire qu'ils n'avaient pas dépassé cet âge.

La chienne que Trasbot a présentée à la Société centrale était, il est vrai, âgée de neuf ans; mais elle était affaiblie par la gestation d'abord, par la mise-bas, puis par l'allaitement, de telle sorte qu'elle réalisait les conditions de misère physiologique nécessaires à l'implantation du mal. Il faut encore constater que l'Achorion a saisi d'abord ses petits, âgés de dix à vingt jours, et que c'est d'eux qu'elle l'a pris, quoiqu'elle fût à peu près placée dans les mêmes conditions de contagion.

En ce qui concerne les poules, il ne nous paraît pas que rien ait été relevé pour confirmer ou infirmer cette règle. Zürn dit seulement que, si toutes les races peuvent être atteintes du favus, celles de grande taille, les races asiatiques, et principalement la cochinchinoise, y paraissent particulièrement prédisposées. Nous l'avons cependant observé sur des poules de Bantam.

D'autre part, selon Aubert (2), toute solution de continuité doit être considérée comme favorisant l'implantation et le développement du parasite. Des considérations qu'il invoque à l'appui de cette manière de voir, la plus probante est la suivante : « Deux rats vivaient en paix depuis trois semaines dans une cage où l'on avait semé du favus, et n'avaient ni l'un ni l'autre contracté la maladie. L'un d'eux, tué accidentellement, fut remplacé par un autre rat. Mésintelligence des deux commensaux, batailles, morsures. Quatre ou cinq jours après son entrée en cage, le nouveau rat avait un favus commençant au niveau de l'oreille; l'autre ne tarda pas à présenter aussi sur la tête et le museau des godets faviques. »

Comme la teigne faveuse peut se transmettre d'un animal d'une es-

(1) Saint-Cyr, *Recueil de méd. vétérinaire*. 1869, p. 649.

(2) Aubert, *Rôle du traumatisme dans l'étiologie de la teigne faveuse* (*Ann. de dermat. et de syphil.*, 1881 et *Rev. des sc. méd.*, t. XX, p. 226).

pèce à un individu d'espèce différente et même à l'homme, la contagion présente ici une importance particulière.

Il convient d'abord de faire remarquer que, dans les cas où l'origine du mal a pu être surprise chez les animaux domestiques, on a dû la rapporter à la souris ou au rat. Ces rongeurs sont, en effet, fréquemment atteints de la teigne et, depuis Bennett, nombre d'observations en témoignent dues à Draper, Friedreich, R. Tripier, Mollière, etc. (1). Les souris faviques paraissent particulièrement fréquentes à Lyon, et chez elles la maladie amène souvent la mort. Elle débute ordinairement par l'oreille. Il est difficile d'établir si le favus des souris tire son origine de celui de l'homme à la suite des pérégrinations de ces petits rongeurs parmi les vêtements ou coiffures des teigneux. Mais ce qui est certain, c'est qu'ils sont susceptibles de communiquer leur maladie à l'homme.

Anderson a rapporté un cas de favus observé sur une petite fille qui avait touché des souris prises au piège et qui communiqua son mal à la plupart des membres de sa famille. A quelques jours de là, cinq souris ayant été prises, Anderson constata que l'une d'entre elles présentait un godet favique sur le dos près de la queue, tandis qu'une autre avait les parties latérales de la tête et les oreilles ulcérées par la maladie. Le docteur R. Tripier (de Lyon) s'est inoculé à lui-même avec succès la teigne de la souris. Horand (de Lyon) a cité le cas d'une dame qui avait contracté le favus en introduisant la main dans une ratière contenant un rat favique (2).

En général, la transmission du favus de la souris et du rat à l'homme se fait par l'intermédiaire des animaux domestiques. C'est en effet de la souris que provient cette maladie chez le chien et le chat. Il en était ainsi pour le chat dont a parlé Draper, et probablement aussi pour tous ceux chez lesquels la maladie a été constatée. La chienne favique de Trasbot était une ratière qui apportait à ses petits les rats dont elle pouvait s'emparer. Anderson a observé, avec Buchanan, un chien porteur d'un godet favique à une des pattes de devant et qui avait l'habitude de tuer des souris, qui abondaient dans la maison; plusieurs d'entre elles ayant été prises furent reconnues atteintes de la même maladie. On s'explique aisément la localisation première de la maladie aux pattes et au nez de nos carnivores domestiques.

Le chat de Draper communiqua sa maladie à deux enfants qui

(1) Draper (1854), in *Leçons sur les affections cutanées parasitaires*, par Bazin, 2e éd. Paris, 1862. — Friedreich, *Écho médical suisse*, mai 1857. — Simon, *Archiv für Dermatol.*, 1872, p. 401. — Rodet, *C. R. de la Soc. des sc. méd. de Lyon*. — Demons, *Mém. et bull. de la Soc. de méd. et chir.* Bordeaux, 1874, p. 117. — Fleming, *The Veterinarian*, 1875. — Mégnin, Railliet, *Soc. cent. de méd. vét.* (*Recueil*, 1881, p. 92, 94). Etc.

(2) Anderson, *On the parasitic Affections of the Skin*, new edit. London, 1868, p. 164. — Horand, *C. R. de la Soc. des sc. méd. de Lyon*, 1873, p. 124.

jouaient avec lui. Saint-Cyr, Horand, Anderson, Walter G. Smith (1) ont cité des cas semblables. Saint-Cyr a contracté le favus en manipulant ses chiens d'expérience.

Inversement, la maladie peut se transmettre de l'homme au chat. Dès 1847, Jacquetant disait, dans sa thèse déjà citée : « J'ai vu, dans le service des enfants teigneux (de l'Antiquaille) deux chats avec lesquels jouaient les petites malades contracter le favus, et un favus absolument semblable à celui dont elles étaient elles-mêmes, pour la plupart, affectées. » Kobner (2) a réussi à produire du favus chez les cobayes en leur inoculant des croûtes faviques prises sur un sujet humain.

Saint-Cyr et Mégnin ne disent rien sur l'origine du favus chez les lapins qu'ils ont observés. On peut supposer que des souris ou des rats faviques ont fréquenté leur clapiers; mais c'est une simple hypothèse, qui n'a pour elle que sa plausibilité. Cependant les lapins de Saint-Cyr ont communiqué leur maladie à un élève qui les soignait. De plus, on a pu la transmettre du lapin au chien, où elle ne s'est manifestée que dix jours après le dépôt de la matière contagieuse. Saint-Cyr a encore réalisé la transmission expérimentale du favus du chat au chat et au chien. Nous avons nous-même réussi dans des tentatives de transmission du favus de l'homme au chien et au lapin.

Quant aux poules, Gerlach a vainement tenté de transmettre leur favus à des mammifères domestiques. Il affirme cependant avoir réussi sur l'homme. De son côté, si Schütz a pu cultiver le parasite de cette teigne sur différentes substances et surtout sur une décoction de pain bien stérilisée au préalable, s'il a pu aller ainsi jusqu'à la septième culture, il a échoué dans ses tentatives de transmission à une souris blanche, à un rat, un mulot, un cobaye, un lapin et un pigeon. Les poules seules lui ont offert un terrain favorable à l'évolution du mal. Cela porterait à supposer que le favus des volailles est différent de celui des mammifères. Nos expériences sont contraires à cette conclusion et affirment l'identité. Nous avons pu transmettre au lapin le favus de la poule, et les symptômes ont été absolument semblables à ceux du favus du lapin venu de l'homme. Réciproquement, nous avons obtenu sur la poule un favus absolument semblable au favus naturel de cette espèce en déposant sur la crête du favus humain délayé dans l'eau. La réussite nous a paru avoir pour condition essentielle le grattage préalable de la crête, une désagrégation de l'épiderme pour permettre l'implantation du parasite.

Il résulte donc de ce qui précède que le favus des mammifères et celui des oiseaux constituent une affection unique, plus ou moins modifiée

(1) Walter G. Smith, *Cases of favus : specimen of favus from the cat.*, etc. (*The Dublin Journ. of med. sc.*, 1879, p. 450).

(2) Kobner, cité par Hardy, art. FAVUS (*Nouv. dict. de méd. et de chir. prat.*, t. XIV, Paris, 1871, p. 547).

dans sa physionomie par le terrain sur lequel le parasite se développe, c'est-à-dire par l'espèce animale, et peut-être aussi par des formes spéciales de ce parasite, adapté, comme race, au milieu qui le reçoit.

Une question que soulève l'étude de l'étiologie du favus surtout, c'est celle de la légitimité du genre *Achorion*, c'est-à-dire si l'*Achorion Schœnleinii* constitue une véritable espèce, ou s'il n'est lui-même qu'une apparence particulière d'un Champignon protéiforme, plus élevé, susceptible d'affecter des physionomies diverses selon les conditions dans lesquelles a lieu son développement. C'est à propos du favus de l'homme que la question a été soulevée; mais étant admise l'identité de cette affection chez notre espèce et chez les animaux, il est clair que les mêmes considérations sont applicables à toutes les formes.

Comme nous l'avons dit, c'est en 1857 que Lowe a le premier cherché à établir l'identité de tous les parasites végétaux qui croissent sur le corps de l'homme; en particulier, il y aurait identité entre l'*Achorion* et le *Trichophyton* de la teigne tonsurante. De plus, tous ces parasites ne seraient que des états inférieurs d'une même moisissure, l'*Aspergillus glaucus*. En 1859, Hogg exprima la même opinion, qui a surtout été professée par Tilbury Fox et par Hebra. « La diversité de formes et de symptômes, dit Bazin (1), présentée par les maladies parasitaires était assez difficile à concilier avec l'hypothèse d'une origine unique ; elle s'explique, selon Tilbury Fox, par le siège du Champignon qui occupe le fond du follicule pileux dans le favus et la superficie de la peau dans la teigne tonsurante et le pityriasis versicolor ; mais le médecin anglais néglige de nous apprendre quelle est la cause qui détermine, dans chaque cas particulier, le siège du parasite, et quelle est celle qui le retient ensuite confiné dans le lieu qu'il s'est choisi d'abord ; or, en poussant l'hypothèse, on ne voit pas, par exemple, pourquoi le pityriasis versicolor ne se transformerait pas en favus par la migration du parasite vers le follicule pileux. Tilbury Fox se fonde sur la difficulté, quelquefois très grande, de distinguer le favus du *ringworm;* mais, pour apprécier cet argument à sa valeur, il nous suffira de rappeler que le *ringworm* des Anglais n'est pas autre chose, dans bien des cas, que la variété de favus décrite par nous sous le nom de *scutiforme*, et d'ailleurs, on se demande comment la difficulté d'établir le diagnostic de deux affections serait une preuve de leur identité de nature. Enfin, et ceci est plus grave, le médecin anglais invoque à l'appui de sa thèse des exemples de favus transmis par des malades atteints d'herpès ou de toute autre affection parasitaire, et quelques faits de favus s'étant transformé sur les malades en herpès tonsurant. Mais ces exemples trouvent évidemment tout à la fois leur explication et leur réfutation dans le fait, invoqué tout à l'heure par Tilbury Fox lui-même, que le diagnostic différentiel du favus et du ringworm offre quelquefois de très grandes difficultés ; or tout porte à croire que ces difficultés étaient en effet très grandes dans les faits cités par Fox et par Hébra, car ils ne peuvent être expliqués que par des erreurs de diagnostic ; il est possible aussi, comme l'a très bien remarqué Hardy, que les médecins en question aient eu affaire à des cas de coïncidence réelle, sur une même tête, de deux affections parasitaires, dont l'une seulement aurait été transmise, tandis que l'autre aurait été seule aperçue... Cette hypothèse (de l'identité des divers dermatophytes) a contre elle l'expérience de chaque jour qui nous montre la permanence de l'invariabilité des espèces morbides parasitaires, soit qu'on les envisage dans leur durée souvent très longue sur

(1) Bazin, *loc. cit.*, p. 301.

le même individu, soit qu'on cherche à les suivre dans la série indéfinie de leurs générations successives. Le favus reste favus, quoi qu'on fasse, et ne saurait transmettre que le favus, à quelque source que le germe en ait été puisé, et quelles que soient les conditions de terrain ou de milieu qu'il rencontre à sa naissance; seulement on verra l'Achorion prospérer ou s'étioler selon que ces conditions seront favorables ou contraires. Et les mêmes choses peuvent être rigoureusement répétées à l'égard de la teigne tonsurante ou, plus généralement, de toutes les affections cutanées parasitaires. »

On peut, avec Horand, ajouter à ces considérations que le rat, capable de contracter le favus, est rebelle à la trichophytie. En semant chez lui un mélange de matière favique et de matière trichophytique, on ne voit jamais se développer que le favus. Horand rapporte qu'il a plusieurs fois constaté sur la même tête d'enfant l'existence simultanée de ces deux teignes, qui conservaient chacune ses caractères spéciaux. Il a inoculé des favus au centre d'une plaque d'herpès tonsurant et il a vu apparaître de magnifiques godets. Il avait sous les yeux un favus se développant au centre d'un herpès, preuve évidente de la différence essentielle de l'Achorion et du Trichophyton. Un fait semblable a été observé chez le chat par Conche (1). Enfin, Fernbach, Duclaux, Verujski ont fait la comparaison en cultures pures du Champignon du favus avec celui de la teigne tonsurante et ont trouvé qu'ils étaient différents.

Traitement. — Le favus des animaux résiste très peu à un traitement approprié, à l'inverse de ce qui se voit pour l'enfant. Cela tient, sans doute, comme le fait remarquer Saint-Cyr, à ce que la peau, chez le chien et chez le chat, est plus fine et plus souple que le cuir chevelu de l'homme, où les cheveux sont profondément implantés.

Saint-Cyr préconise le traitement suivant : faire tomber les croûtes avec une spatule ou l'extrémité mousse des ciseaux courbes, en ayant soin de ne pas faire saigner. Puis, sur la peau ainsi nettoyée, faire chaque jour une lotion avec une solution aqueuse et plus ou moins concentrée de sublimé corrosif (2 à 10 pour 100).

Parfois les favus se reforment; il faut alors, à la deuxième lotion, enlever la croûte, comme la première fois. Cinq ou six lotions sont d'ordinaire suffisantes. Quelquefois cependant, surtout quand le mal est à la base des griffes, il en faut davantage ; mais en peu de temps on arrive toujours à s'en rendre maître.

Le sublimé corrosif pouvant donner lieu à des empoisonnements, il est peut-être préférable (comme l'a d'ailleurs conseillé Saint-Cyr et comme Trasbot après lui l'a fait avec succès) d'employer des onctions avec de la pommade au nitrate d'argent au centième et même au cinquantième. La friction doit être faite avec soin pour assurer la pénétration du médicament.

Le favus des poules, lorsqu'il est encore localisé aux parties nues

(1) Horand, *Considérations sur les teignes* (*Journal de méd. vét. et de zootechnie*, Lyon, 1876, p. 184). — Conche, *C. R. de la soc. des sc. méd. de Lyon*, 1869 ; *Lyon médical*, 1873, nº 23.

de la tête, sera traité avec succès soit par la benzine ou l'acide phénique incorporés au savon vert dans la proportion de 1 partie sur 20 (une friction par jour); soit avec la pommade au calomel (1 sur 8), soit avec la solution de sublimé, la liqueur de Fowler ou une pommade formée d'oxyde rouge de mercure 1, axonge 8, ou d'oxychlorure ammoniacal de mercure (sel Alembroth) 1, axonge 4 (Zürn).

Il est d'ailleurs évident que, quelle que soit l'espèce animale, il y a lieu d'isoler les malades, de désinfecter les locaux qu'ils ont habités, et de prendre les précautions nécessaires pour éviter la transmission du mal à la personne chargée de l'application du traitement.

Favus chez le cheval et chez le bœuf. — Zürn dit que, chez les chevaux atteints de teigne tonsurante, on voit souvent, à côté des altérations propres à cette maladie, des croûtes qui doivent être rapportées au favus et dans lesquelles le microscope montre l'Achorion, tandis que, dans les lésions voisines, on ne voit que le Trichophyton. Il nous paraît plus naturel de considérer ces croûtes spéciales comme une manifestation particulière de la trichophytie, d'autant que l'examen microscopique est insuffisant pour permettre de distinguer avec certitude les deux espèces de dermatophytes. Des expériences de transmission seules auraient autorisé à affirmer la dualité de la maladie dans ces cas complexes.

En 1863, Mégnin a publié, sous le nom de *teigne diffuse*, une observation de dermatomycose du cheval, qu'il a reproduite plus tard avec variantes. Cette affection très prurigineuse, au moins pendant la nuit, aurait consisté dans des croûtes sèches, jaunes, agglutinant quelques poils, du volume d'un grain de chènevis et composées, exclusivement (1) ou en majeure partie (2), de spores ayant tous les caractères que Bazin donne pour l'*Achorion Schœnleinii*. Ces spores se retrouveraient seulement dans la racine des poils, desséchée et dissociée en éléments parallèles à l'axe. La dermatose s'est montrée d'abord sur les parties supérieures du tronc et a envahi progressivement les épaules, les côtes, les flancs et les cuisses. Après avoir résisté à « tous les antipsoriques connus, à tous les dérivatifs internes, » elle a cédé à l'emploi du parasiticide spécial que Bazin emploie contre l'Achorion (sulfate de protoxyde de mercure 1, axonge 10). — Cette affection nous paraît singulièrement éloignée du favus : on remarquera l'absence complète de filaments de mycélium ou sporifères dans le parasite décrit ; celle des godets ou favi ; la non-confluence des croûtes ; la non-contagion de la maladie, qui, dans les six mois de sa durée, ne s'est transmise ni à l'homme chargé du pansage, ni à un autre cheval qui a été constamment pansé avec les mêmes instruments. D'ailleurs, Mégnin lui-même paraît considérer son observation de 1863 comme non avenue ; car, dans ses écrits ultérieurs (1876, 1878) il n'y fait pas allusion et dit en propres termes : « Ainsi, les espèces animales sur lesquelles on a, jusqu'à présent, constaté la teigne faveuse sont au nombre de cinq : les souris, les rats, les chats, les chiens et les lapins. »

W. Williams (3) rapporte une observation de teigne faveuse transmise à trois chevaux et à une vingtaine de bœufs habitant la même écurie, par des chats teigneux qui avaient coutume de s'asseoir sur le dos de ces animaux.

(1) Mégnin, *De la teigne du cheval* (*Journ. de méd. vétér. milit.*, t, II, 1863, p. 1).

(2) Mégnin, *Dermatologie hippique* (*Rec. de mém. et observ. sur l'hyg. et la méd. vétér. milit.*, t. XVII, 1866, p. 622).

(3) W. Williams, *The Principles and Practice of veterinary Surgery*, 5e édit., London, 1884, p. 715.

Mais cette observation, unique en son espèce, perd de son intérêt par l'absence de détails sur les symptômes de ce prétendu favus du chat.

G. Gigard (1) rattache à la teigne faveuse une dermatose qui s'est transmise de la vache à l'homme. Seize vaches sur vingt-sept, réparties entre neuf propriétaires, ont été atteintes par la contagion. Leur maladie consistait en de larges plaques striées, d'un rouge fauve, mal limitées, siégeant au cou et aux paupières ; le mufle portait aussi des croûtes bombées, « analogues comme aspect à des taches de cire jaune. » Un homme et quatre enfants ont été atteints à la suite de leur contact avec ces vaches : ils portaient sur le cuir chevelu des plaques d'une matière jaune verdâtre « rappelant par l'aspect, sauf la couleur, l'eczéma impétigineux des jeunes enfants. » — Dans ce cas encore, le diagnostic « favus » nous paraît insuffisamment établi : l'existence du parasite n'est pas indiquée ; les lésions, soit chez les vaches, soit chez les enfants, ne sont pas celles du favus; enfin la maladie comprend dans son siège une région absolument glabre, le mufle.

Art. III. — Onichomycosis des équidés.

En 1855, Virchow a décrit sous le nom d'*onychomycosis* certaines affections des ongles de l'homme qui déterminent des altérations de ces organes et sont accompagnées de la présence de productions parasitaires variées. Les études faites depuis sur ce sujet montrent que le Champignon de l'onychomycose de l'homme est très analogue, sinon identique, soit à l'*Achorion Schœnleinii* soit au *Trichophyton tonsurans*. Et en effet, cette maladie, assez peu fréquente, coïncide le plus souvent avec du favus ou de la teigne tonsurante.

En 1876, Ercolani (2) a appliqué la même dénomination à cette affection du sabot des équidés, plus fréquente chez l'âne et le mulet que chez le cheval, qui est connue depuis longtemps sous le nom de *fourmilière*, se présente ordinairement comme une complication de la fourbure et consiste dans une cavité qui se forme en pince, déborde plus ou moins les mamelles et est limitée en dehors par la paroi venue du bourrelet, en dedans par le tissu kéraphylleux. Dans la corne grossièrement pulvérulente que contient cette cavité, Ercolani a trouvé constamment un Champignon constitué par un mycélium, des réceptacles et des spores, et qu'il considère comme la cause de cette maladie. Ce parasite est identique, selon lui, à celui qu'il a trouvé dans l'onychomycose de l'homme. Il le regarde comme différent de celui du favus et de celui de la teigne tonsurante, parce qu'il n'a pas réussi à faire apparaître le moindre indice de teigne faveuse ou de trichophytie chez deux ânes, sur la peau desquels il avait placé, en des points préparés par l'action d'un vésicatoire, les conidies et les filaments recueillis dans le sabot d'un autre âne atteint de fourmilière. Ce Champignon serait une espèce particulière, et Ercolani lui assigna le nom d'*Achorion keratophagus*.

Malgré la haute autorité d'Ercolani, il nous paraît au moins prématuré d'accepter comme définitive la théorie parasitaire de la fourmilière. Plusieurs conditions doivent, au préalable, être satisfaites. L'auteur ne dit pas sur combien de sujets ont porté ses observations, où la présence de l'*Achorion keratophagus* a été constamment relevée. On doit supposer qu'il s'agit là d'un végétal inférieur voisin des moisissures, comme on en trouve

(1) G. Gigard, *Sur une épidémie de teigne faveuse sévissant à Nantua chez les bêtes à cornes et chez les enfants* (*Lyon médical*, 1880, t. XXXIV, p. 547).

(2) G.-B. Ercolani, *Dell' Onychomykosis dell' Uomo e dei Solipedi* (*Mem. dell' Accad. d. sc. d. Inst. di Bologna*, sér. III, t. VI ; et *Archivio di Med. vet.*, 1876, p. 5).

tant dans les matières animales mortes, telles que la corne poussiéreuse de la fourmilière. Ce qui appuie cette manière de voir, c'est que, dans un cas, il s'est rencontré, à côté du Champignon un certain nombre d'Acariens vivants, dont Ercolani donne la figure, et qui nous paraissent singulièrement voisins du *Tyroglyphus echinopus* Robin (*Cæpophagus echinopus* Mégnin), espèce qui vit aussi dans les substances organiques mortes. D'autre part, il eût fallu rechercher si l'*Achorion keratophagus* ne se rencontrerait pas dans d'autres affections, dans le crapaud, dans la pourriture de la fourchette, tout simplement dans la poussière des lacunes latérales de cette partie du sabot ou même dans des sabots morts et placés dans des conditions favorables à l'envahissement des moisissures.

Enfin, la preuve essentielle en cette matière fait absolument défaut, c'est-à-dire la transmission expérimentale de la fourmilière à un âne ou à un cheval sain par l'intermédiaire du parasite supposé.

Si l'on voulait admettre que la fourmilière est bien parasitaire, on ne serait pas obligé de conclure à l'autonomie du parasite. Les équidés sont susceptibles de contracter la teigne tonsurante, et les deux échecs des tentatives de transmission peuvent être regardés comme démonstratifs en ce qui concerne le Trichophyton. Mais il n'en saurait être de même pour l'*Achorion Schœnleinii*, car on a vu plus haut les réserves à faire quant à l'existence du favus chez les équidés. C'est sur de jeunes chats ou jeunes chiens que l'expérience eût dû être tentée.

Ces considérations réduisent singulièrement la valeur de la découverte d'Ercolani.

LIVRE DEUXIÈME

PARASITES DE L'APPAREIL DIGESTIF.

De tous les appareils, c'est celui de la digestion qui donne asile au plus grand nombre de parasites. Il est prédisposé à cet envahissement par ses rapports avec le monde extérieur. Une infinité de germes y pénètrent avec les aliments et les boissons, soit à l'état d'œufs, soit à celui de larves, ou dans une phase spéciale de développement quelquefois assez avancée. Les boissons jouent à cet égard le rôle le plus important. L'eau est, en effet, le véhicule d'une infinité d'organismes microscopiques, dont elle permet la conservation. Dans les aliments secs, au contraire, les germes ont en général perdu, avec l'eau qui leur était inhérente, leurs propriétés vitales. L'étude particulière qui sera faite de chaque parasite dans son rôle pathogène montrera bien la part qui revient presque toujours aux boissons dans l'étiologie des maladies.

Des germes ainsi introduits dans l'appareil digestif, un grand nombre y périssent, soit parce que, venus trop tôt ou trop tard, ils n'ont pas encore atteint ou ont dépassé la phase de développement qui leur permettrait de profiter de cette occurrence, soit parce qu'ils sont impropres à y trouver les conditions de leur évolution, soit encore qu'une circonstance individuelle et indéterminable les mette aussi dans cet état d'infériorité. Ils sont alors dissous par les sucs digestifs. Ceux que l'ingestion par un vertébré supérieur n'a pas surpris et pour qui elle réalise une condition nécessaire, en quelque sorte prévue et attendue, du développement, ceux-là y éprouvent une modification qui les met à même de profiter de l'aubaine. Chacun s'arrête dans le compartiment qui lui convient, par l'effet des lois naturelles : qui, dans la bouche ou le pharynx; qui, dans l'œsophage, l'estomac, l'intestin, etc. Si ces germes y ont été introduits en faible quantité, ils ne donnent lieu le plus souvent à aucun trouble appréciable. Il n'en est pas de même lorsqu'ils sont nombreux; et encore faut-il, sous ce rapport, faire des distinctions selon les espèces, beaucoup pouvant pulluler dans le tube digestif sans trahir leur présence par quelque dérangement de la santé.

En général, le nombre des parasites est exactement celui des germes introduits qui ont pu ensuite profiter de cet événement. Rarement il lui est supérieur, car les espèces qui peuvent se multiplier sur place sont extrêmement peu nombreuses, au moins parmi les Helminthes.

Les parasites végétaux de l'appareil digestif sont peu variés, et, à l'exception de l'*Actinomyces bovis* et du *Saccharomyces albicans*, l'élément parasitaire du muguet, ils ne présentent guère d'importance. Il n'y a donc pas sujet de les comprendre dans ces considérations générales.

Il n'en est pas de même des parasites animaux. Très nombreux et très divers, ils appartiennent aux Sporozoaires, aux Infusoires, aux Cestodes, aux Trématodes, aux Acanthocéphales, aux Nématodes, aux Annélides et aux Insectes (Voy. p. 3 et suiv.).

De ces divers groupes, il en est dont les représentants sont localisés presque absolument dans un compartiment déterminé de l'appareil digestif. Ce sont les Cestodes, qui, comme parasites de l'appareil digestif, ne se rencontrent que dans l'intestin; les Acanthocéphales, également parasites intestinaux; les Annélides, représentés par les Hémopis, qui vivent dans la bouche et le pharynx; et les Insectes, figurés ici par des larves d'Œstridés, qui se localisent dans l'estomac. L'étude particulière de ces quatre groupes trouvera plus utilement sa place dans les chapitres consacrés au parasitisme de leur habitat spécial.

A. Les **Sporozoaires** que l'on peut trouver dans l'appareil digestif appartiennent à l'ordre des *Coccidies* ou *Psorospermies oviformes*. La plupart sont parasites à l'intérieur des cellules épithéliales du foie, de l'intestin, etc. Au début de leur développement, ces Coccidies forment de petites masses protoplasmiques, arrondies, régulières, d'ordinaire nucléées. Peu à peu, chacune de ces masses, augmentant de volume, s'entoure d'une membrane transparente (kyste ou coque) et, rompant la cellule dans laquelle elle avait pénétré, tombe dans la cavité du foie ou de l'intestin. Devenue libre, cette Coccidie enkystée passe à la phase de segmentation : son protoplasma se condense, puis se partage en plusieurs sphères (*spores*). Chaque spore, à son tour, se divise en un petit nombre de *corpuscules falciformes*. Ceux-ci, rencontrant des conditions favorables, forment chacun un nouvel individu amiboïde, qui pénètre dans une cellule épithéliale, s'y accroît et recommence le cycle d'où il dérive.

B. Les **Infusoires** que l'on trouve dans l'appareil digestif sont compris dans les deux sous-classes des *Flagellates* et des *Ciliés*.

Les Flagellates se répartissent en trois ordres : *Flagellés*, *Dinoflagellés* et *Noctilucidés*. Les premiers seuls rentrent dans cette étude ; ils sont caractérisés par l'absence complète de cils à leur surface, et par leur protoplasma, qui remplit toute leur membrane d'enveloppe.

Les Infusoires Ciliés se divisent en quatre ordres : *Holotrichés*, *Hétérotrichés*, *Péritrichés* et *Hypotrichés*, dont les trois premiers seulement nous intéressent. Les *Holotrichés* et les *Hétérotrichés* ont la surface entière du corps revêtue de cils : ceux-ci sont tous courts et semblables dans les Holotrichés ; ceux qui entourent la bouche sont plus longs et plus forts chez les Hétérotrichés. Quant aux Péritrichés, leurs cils forment une ceinture autour du corps ou une spirale autour de la bouche.

C. Les **Trématodes** parasites du tube digestif sont tous des **Distomiens**. Leurs ventouses, toujours situées à la face ventrale, sont des cupules sensiblement hémisphériques, saillantes, comprenant un système complexe de fibres musculaires, dont la contraction tend à produire le vide dans la cavité de la ventouse ; il en résulte une adhérence intime de celle-ci à la muqueuse digestive.

Le système nerveux, constaté seulement jusqu'ici sur un petit nombre d'espèces, comprend : deux ganglions sus-œsophagiens réunis par une commissure transversale, quelquefois un ganglion impair sous-œsophagien relié aux deux autres par deux commissures latérales, et quelques filets nerveux. Le tube digestif est représenté par une cavité presque toujours bifurquée, à branches simples ou ramifiées, et toujours terminées en cul-de-sac ; il n'y a donc qu'une seule ouverture, la bouche, située d'ordinaire à l'un des pôles du corps, au fond d'une ventouse nommée pour cette raison ventouse *orale ;* cette bouche fait aussi fonction d'anus. La circulation est lacunaire. L'appareil excréteur consiste en un réseau de fins canalicules qui convergent vers deux gros troncs longitudinaux débouchant en arrière dans une vésicule contractile.

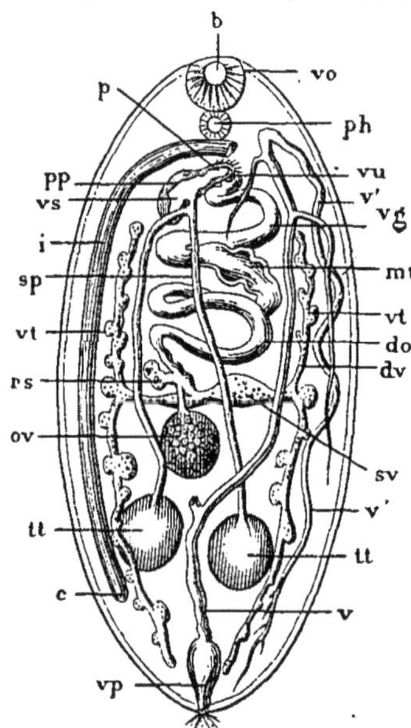

Fig. 100. — Schéma de l'organisation d'un Trématode, d'après P.-J. van Beneden.

vo, ventouse orale. — *b*, bouche. — *ph*, bulbe pharyngien. — *i*, l'un des intestins, se terminant en cul-de-sac en *c ;* l'autre intestin est enlevé. — *v*, *v'*, vaisseaux excréteurs et leurs divisions. — *vp*, vésicule de Laurer. — *tt*, testicules. — *sp*, canaux déférents ou spermiductes. — *pp*, bourse du pénis. — *vs*, vésicule séminale. — *p*, pénis. — *ov*, germigène (ovaire). — *vs*, vitellogènes. — *dv*, vitelloductes. — *sv*, vitellosac ou confluent dilaté des vitelloductes. — *rs*, réservoir séminal. — *do*, oviducte. — *mt*, utérus. — *vg*, vagin, montrant son orifice ou vulve *vu* au-dessous du pénis.

Sauf de rares exceptions, les Trématodes sont hermaphrodites. Les organes mâles consistent d'ordinaire en deux testicules tubuleux ou mamelonnés, dont les canaux déférents se réunissent pour aboutir à un *cirrhe* ou pénis, enveloppé dans une gaine (*poche du cirrhe*) s'ouvrant à l'extérieur par un orifice dont la situation est variable. Les organes femelles comprennent un *ovaire*, auquel sont adjointes les *glandes albuminigènes* ou *vitellogènes*, culs-de-sac glanduleux très nombreux, sécrétant un liquide granuleux, et se réunissant en deux canaux longitudinaux (*canaux albuminifères* ou *vitelloductes*) réunis à leur tour par un canal transversal. Sur celui-ci vient s'aboucher l'*oviducte*, et il émet un tube flexueux irrégulier (*utérus*), dont la partie terminale (*vagin*) s'ouvre à peu de distance de l'orifice mâle.

Les Trématodes Distomiens sont ovipares, et leur développement comporte des métamorphoses et des migrations, bien étudiées dans quelques espèces, et sur lesquelles nous aurons à revenir lors de l'étude particulière de celles-ci.

Les œufs ont subi dans l'utérus la segmentation. Pondus et arrivés dans un milieu humide, généralement dans l'eau, ils développent des embryons, qui en sortent au bout d'un certain temps et sont tantôt nus, tantôt ciliés (*embryons infusoriformes*). Après un séjour plus ou moins long dans l'eau, ils ont à pénétrer dans le corps d'un animal aquatique, d'ordinaire dans un mollusque. Là, ils perdent leurs cils et se transforment en un organisme plus ou moins complexe, sorte de sac ordinairement muni d'une ventouse (*sac germinatif, sac cercarigère*), qui, tantôt est dépourvu de bouche et de tube digestif (*Sporocyste*, van Beneden), tantôt possède l'une et l'autre (*Rédie*, de Filippi). Ces sacs germinatifs peuvent en engendrer d'autres par scission ou par bourgeonnement. Ils représentent la seconde phase du développement extérieur.

Chaque Sporocyste ou chaque Rédie produira à son intérieur de nouveaux organismes, dits *Cercaires*. Ceux-ci rappellent par leur organisation les Distomiens adultes ; ils en ont les ventouses, mais ils en diffèrent par l'absence des organes génitaux et par la présence, à l'extrémité postérieure de leur corps ovalaire, d'une queue très mobile, simple ou bifide.

Au bout d'un certain temps, ils s'échappent du sac germinatif, quittent le corps de leur hôte et, nageant ou rampant dans l'eau, vont à la recherche d'un autre animal aquatique (mollusque, ver, larve d'insecte, plus rarement un poisson ou un batracien). Ercolani en a trouvé chez des mollusques terrestres, et il est possible qu'ils se fixent parfois à la surface de certaines plantes ou de corps inorganiques voisins de leur milieu liquide. Arrivés dans leur nouveau séjour, ils perdent leur appendice caudal, s'enkystent, ébauchent parfois leurs organes sexuels et, dans cet état de Distomien agame, attendent la circonstance qui les portera dans l'estomac d'un troisième hôte se nourissant du second.

Celui-ci est digéré; le kyste est dissous; le parasite mis en liberté gagne l'organe qui doit être son habitat définitif (intestin, canaux biliaires, vessie urinaire, appareil respiratoire, sinus sous-orbitaire des oiseaux, etc.). Là le Trématode, acquérant ses organes génitaux, atteint l'état adulte.

Telle est, dans ses lignes générales, l'évolution des Distomiens. Selon les espèces, elle est plus ou moins complexe, et varie aussi avec le milieu dans lequel a lieu le développement (Ercolani), avec les conditions climatériques (Pagenstecher). C'est ainsi que, dans le *Monostoma mutabile*, les embryons portent déjà le sac germinatif dans l'intérieur de leur corps; que, dans certains cas, on voit des sacs germinatifs produire des cercaires sans queue, c'est-à-dire des Distomiens agames, etc.

Le rôle important de l'eau dans la succession des diverses phases du développement explique pourquoi les Trématodes se rencontrent surtout chez les vertébrés aquatiques, et parmi les animaux terrestres, chez ceux qui fréquentent les lieux humides.

Les espèces parasites des animaux domestiques peuvent être réparties en deux familles : *Monostomidés* et *Distomidés*.

1° Monostomidés. — Ce sont ceux qui n'ont qu'une seule ventouse, située à la partie antérieure. — Genres *Monostoma, Holostoma, Hemistoma*.

a. **Monostome** (*Monostoma* Rud.). — La ventouse est peu développée et la bouche est située à son fond. — Ce genre a des représentants dans l'intestin des oiseaux de basse-cour.

b. **Holostome** (*Holostoma* Nitzsch). — La partie antérieure du corps, séparée du reste par un étranglement, est dilatée en une large cupule faisant fonction de ventouse, et s'ouvre directement en avant. La partie postérieure est étroite et plus ou moins arrondie. — Une espèce vit en parasite chez les oiseaux aquatiques.

c. **Hémistome** (*Hemistoma* Dies.). — Diffère du genre précédent surtout par sa cupule antérieure, qui est tronquée de manière à s'ouvrir obliquement

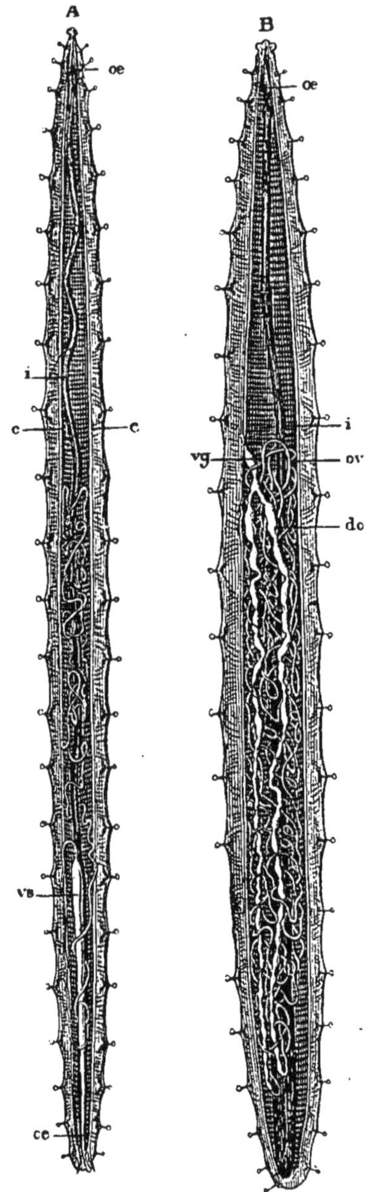

Fig. 101. — Anatomie de l'Ascaride du porc.

A, mâle. — B, femelle. — *c*, champs latéraux. — *œ*, œsophage. — *i*, intestin. — *vs*, vésicule séminale. — *ce*, canal éjaculateur. — *ov*, ovaires. — *do*, partie renflée de l'oviducte, ou utérus. — *vg*, vagin (Delafond).

en avant, et porte la bouche à son sommet. Une espèce se rencontre quelquefois chez le chien.

2° Distomidés. — Ils ont deux ventouses : une antérieure, orale; une seconde, ventrale, à situation variable selon les genres. — Genres *Distoma, Amphistoma, Gastrodiscus, Bilharzia;* ce dernier n'est pas parasite de l'appareil digestif, mais de l'appareil circulatoire.

a. **Distome** (*Distoma* Retzius). — La ventouse ventrale est située à une petite distance en arrière de la ventouse orale, dans le tiers antérieur du corps. Une espèce a été trouvée dans l'intestin du chien; d'autres vivent dans celui des volailles.

b. **Amphistome** (*Amphistoma* Rud.). — Le corps est épais, musculeux, assez ferme, ovoïde, cylindroïde ou conoïde, souvent courbé et deux ou trois fois plus long que large. La ventouse antérieure, petite, offre la bouche à son fond. La seconde ventouse, relativement très grande, est placée à l'extrémité postérieure, qui est tronquée obliquement du côté de la face ventrale. Les branches de l'intestin ne sont pas ramifiées. — Plusieurs espèces vivent dans la panse des ruminants; une dans l'intestin du bœuf; une autre dans celui du cheval.

c. **Gastrodisque** (*Gastrodiscus* Leuck). — La ventouse ventrale est située au bord postérieur du corps, comme dans les Amphistomes. Mais la face ventrale est parsemée de nombreuses papilles-ventouses. Une espèce exotique vit dans le tube digestif du cheval et du mulet.

D. Les **Nématodes** peuvent être blancs, jaunes, bruns, rouges ou marbrés. La surface du corps est lisse ou striée transversalement, quelquefois longitudinalement; elle est formée par une *cuticule* chitineuse transparente, ferme, élastique, divisible en plusieurs couches, offrant parfois des tubercules, des épines, des poils, etc. ou formant des expansions ou ailes. Au-dessous se trouve l'*hypoderme*, couche molle, granuleuse, nucléée. Au-dessous de celle-ci est l'*enveloppe musculo-cutanée*, formée de cellules musculaires, la plupart longitudinales, et souvent groupées en séries. Elle est presque toujours interrompue par quatre lignes longitudinales : deux, situées à droite et à gauche, sont les *champs latéraux*, qui acquièrent parfois la même largeur que les champs musculaires : ce sont des épaississements de l'hypoderme dans chacun desquels court un, quelquefois deux ou trois canaux excréteurs (*vaisseaux aquifères*), qui viennent tous se réunir en un canal unique, court, et s'ouvrir au dehors par un *pore excréteur*, ventral, au niveau de la terminaison de l'œsophage. Les deux autres lignes sont intermédiaires aux précédentes et plus étroites : ce sont les *lignes médianes* (*dorsale* et *ventrale*).

L'extrémité céphalique, distincte ou non du reste du corps, armée ou

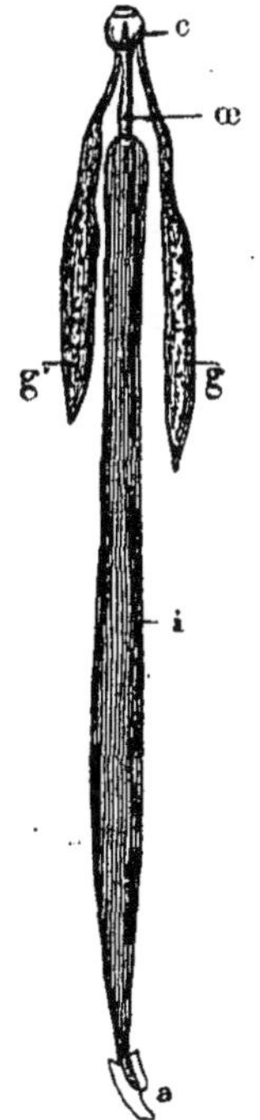

Fig. 102. — Tube digestif d'une femelle de *Sclerostoma equinum*.

c, capsule buccale. — *œ*, œsophage. — *i*, intestin. — *a*, anus. — *g*, *g'*, glandes dites salivaires (Delafond).

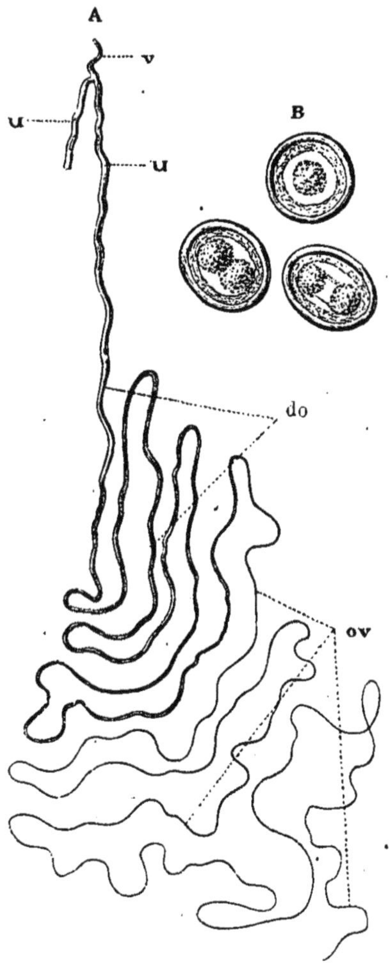

Fig. 103. — Appareil sexuel de l'Ascaride mégalocéphale femelle.

A, l'un des tubes sexuels (l'autre a été sectionné à peu de distance du vagin). — *ov*, ovaire. — *do*, oviducte. — *u*, utérus. — *v*, vagin. — B, œufs grossis environ 130 fois (Delafond).

non, ailée ou non, présente à son sommet la bouche, orbiculaire ou elliptique, pourvue ordinairement de trois ou de six lèvres molles ou cornées, presque toujours garnies de papilles. Le canal digestif s'étend d'une extrémité du corps à l'autre. La bouche s'ouvre parfois dans un infundibulum (*capsule buccale*), auquel fait suite l'œsophage ; souvent celui-ci est le premier compartiment digestif ; c'est un tube étroit, à parois épaisses, musculaires, qui est parfois étranglé en arrière pour former une dilatation dite *ventricule*. L'intestin, qui vient ensuite, est simple, à parois minces, peu ou pas flexueux ; il se termine par le rectum, plus étroit, un peu musculeux, et enfin par l'anus, toujours ventral, terminal ou presque terminal. A ce tube digestif, surtout à sa partie antérieure, sont souvent annexés des organes glandulaires.

La respiration est exclusivement cutanée. La circulation est lacunaire : un *liquide plasmatique*, remplissant la cavité viscérale et baignant les viscères, est mis en oscillations irrégulières par les contractions de l'enveloppe musculo-cutanée. Le système nerveux existe ordinairement, constitué par un collier œsophagien, d'où naissent un nerf ventral, un nerf dorsal et des nerfs latéraux. Il y a des papilles tactiles et quelquefois des taches oculaires.

Les sexes sont toujours séparés, au moins chez les espèces qui nous intéressent. Le mâle, habituellement plus petit que la femelle, se reconnaît d'ordinaire à sa queue plus recourbée. Son appareil génital se compose généralement d'un testicule impair, tube flexueux, continué par un canal déférent qui vient aboutir, avec le canal digestif, dans un cloaque. Celui-ci renferme en général, à sa partie postérieure, une ou deux pièces chitineuses allongées (*spicules*), qui servent à fixer la femelle pendant l'accouplement. Dans certains cas, la copulation est aidée par la présence d'une *bourse caudale*, expansion campanuliforme, qui maintient le mâle étroitement uni à la femelle. — Les femelles ont un ou deux tubes ovariens, filiformes, décrivant des circonvolutions plus ou moins nombreuses, se continuant par une partie plus large, (utérus), qui aboutit à un vagin, et enfin à la vulve, dont la situation, toujours ventrale, se rapproche plus ou moins de l'une ou de l'autre extrémité du corps. Les Nématodes sont ovipares ou ovovivipares. Ceux qui sont parasites passent par des phases variées pour accomplir leur développement : tantôt les œufs peuvent évoluer dans l'hôte définitif ; tantôt les embryons et même les individus adultes passent une partie de leur vie dans le monde extérieur ; tantôt enfin, ils ont besoin d'un hôte intermédiaire avant d'atteindre celui chez lequel ils prendront leur forme adulte. Chacun de ces modes comprend plusieurs types dont l'examen sera fait à propos de chaque parasite.

Les Nématodes ont été partagés en un grand nombre de familles, dont huit fournissent des parasites à l'appareil digestif de nos animaux domestiques. Ce sont : *Ascaridés*, *Oxyuridés*, *Strongylidés*, *Trichocéphalidés*, *Trichinidés*, *Filariadés*, *Gnathostomidés*, *Anguillulidés*.

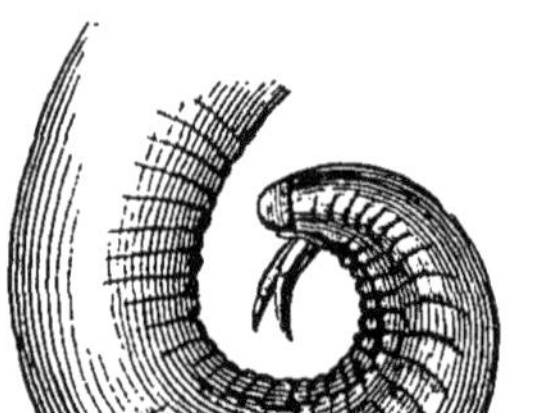

Fig. 104. — Extrémité caudale du mâle de l'Ascaride du porc, vue de côté (les spicules sont figurés un peu trop épais) (Delafond).

1° Ascaridés. — « Les Ascaridés ont le corps cylindroïde. La bouche est entourée de *trois lèvres* souvent papillifères (valves céphaliques ou buccales) : une dorsale et deux ventrales. Ces lèvres offrent de puissantes masses musculaires qui se dessinent par leur teinte sombre à travers la cuticule. L'œsophage est long, musculeux, renflé en massue dans sa partie postérieure. Les mâles sont pourvus de *deux spicules*. Les femelles ont un ovaire double ; la vulve est située en avant du milieu du corps » (Railliet). — Genres *Ascaris* et *Heterakis*. — Tous les Ascaridés vivent dans l'intestin, et spécialement dans l'intestin grêle, de divers vertébrés.

2° Oxyuridés. — « Le corps est cylindroïde. La bouche est *nue ou entourée de trois lèvres peu saillantes*. L'œsophage est long, avec un *bulbe* ou *ventricule bien distinct*. Les mâles ont *un seul spicule*; deux paires de papilles préanales, dont une occupant, en général, les côtés mêmes de l'anus. Les femelles, dont l'extrémité caudale est allongée, subulée, possèdent toujours deux ovaires et leur vulve s'ouvre d'ordinaire vers la partie antérieure du corps. Ovipares. Œufs ovoïdes, à coque très résistante » (Railliet). — Genre *Oxyuris*, parasite de l'intestin et spécialement du gros intestin, chez les mammifères domestiques.

3° STRONGYLIDÉS. — « Le corps est cylindroïde, rarement filiforme. La bouche est *tantôt nue, tantôt munie de papilles et parfois pourvue d'une armature chitineuse*. L'œsophage est plus ou moins renflé dans sa partie postérieure. Les mâles possèdent une *bourse caudale* entière ou divisée, avec *un spicule ou deux spicules égaux*. Les femelles ont un ou deux ovaires; la vulve est située tantôt en avant, tantôt en arrière du milieu du corps. Les Strongylidés sont ovipares ou ovovivipares » (Railliet).

Cette famille comprend de nombreux genres que Railliet répartit en trois tribus, fondées principalement sur la présence ou l'absence de l'armature buccale et sur la forme de la bourse caudale du mâle. Ce sont : 1° EUSTRONGYLINÉS, à bouche dépourvue d'armature chitineuse, à bourse caudale sans côtes (genre *Eustrongylus*); 2° STRONGYLINÉS, à bouche également inerme, à bourse caudale soutenue par des côtes ou rayons (*Strongylus*) ; 3° SCLÉROSTOMINÉS, à bouche munie d'une armature chitineuse plus ou moins complexe, à bourse caudale pourvue de côtes (*Œsophagostoma*, *Syngamus*, *Globocephalus*, *Sclerostoma*, *Stephanurus*, *Uncinaria*, *Ollulanus*, *Physaloptera*). Seuls les genres *Eustrongylus*, *Stephanurus* et *Syngamus* ne sont pas parasites du tube digestif.

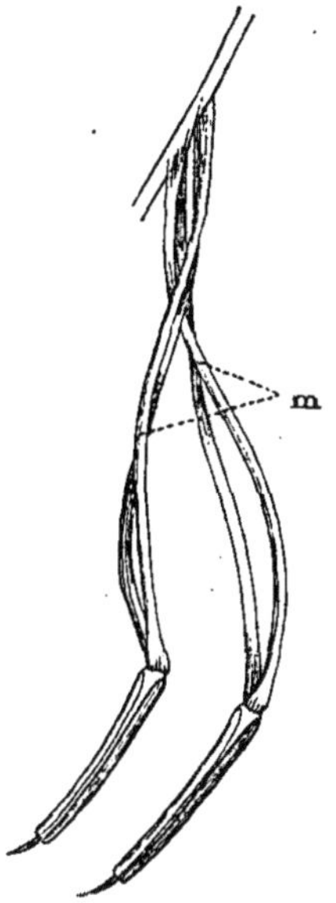

Fig. 105. Spicules de l'Ascaride mégalocéphale, avec leurs muscles rétracteurs *m* (Delafond).

4° TRICHOCÉPHALIDÉS. — « Ce sont des Vers à *corps très allongé, offrant une partie antérieure longue et mince et une partie postérieure plus ou moins renflée* (contenant les organes génitaux). La bouche est arrondie, nue. L'œsophage est très long; point de ventricule. Les mâles sont pourvus d'*un spicule vaginé*, c'est-à-dire entouré d'une gaine, laquelle se retourne en doigt de gant lorsque le spicule fait saillie au dehors. Les femelles possèdent un ovaire simple; la vulve est située à l'origine de la partie renflée. Ces Vers sont ovipares : les œufs présentent une sorte de goulot translucide à chacun des deux pôles. » (Railliet). — Genres *Trichocephalus* et *Trichosoma*, tous deux parasites de l'intestin, le premier complètement, le second par la plupart de ses espèces.

5° TRICHINIDÉS. — « Cette famille, assez étroitement unie à la précédente, est représentée par de petits Vers à *corps capillaire progressivement renflé en arrière*. La *bouche* est *arrondie, nue*. L'œsophage est très long. La queue est obtuse, l'anus terminal. Les mâles sont pourvus de *deux papilles caudales coniques, sans spicules*. Les femelles possèdent un seul ovaire. La vulve est située vers le quart antérieur du corps. Ovovivipares » (Railliet). — Genre *Trichina*, parasite intestinal à l'état adulte.

6° FILARIADÉS. — « Le corps est long, filiforme. La bouche est de forme variable, parfois entourée de lèvres et même suivie d'une capsule buccale ; elle est souvent munie de papilles. L'œsophage est grêle et ne forme pas de ventricule distinct. Les mâles, dont la queue est généralement enroulée, ont *un seul spicule ou deux spicules inégaux*. Les femelles ont un ovaire double ; la *vulve* est située d'ordinaire *vers la partie antérieure du corps*. Un grand nombre de ces Helminthes sont ovovivipares » (Railliet). — Genre *Filaria*, *Spiroptera*,

Dispharagus, Hystrichis, Tropisurus. Les deux premiers seuls nous fournissent des parasites intestinaux. On rencontre les trois autres parmi les Helminthes de l'œsophage ou de l'estomac des oiseaux.

7° GNATHOSTOMIDÉS. — « Cette famille est établie d'après le seul genre **Gnathostome** (*Gnathostoma* Owen, *Cheiracanthus* Dies.), représenté par des Vers polymyaires, dont le corps, cylindroïde, est revêtu en avant de lamelles ou palmes chitineuses à bord postérieur découpé en spinules (χείρ, main; ἄκανθα, épine); dans la région moyenne, les lames se montrent simples et coniques; la partie postérieure du corps est inerme. Tête distincte, globuleuse, hérissée d'épines simples. Bouche à deux lèvres, une dorsale et une ventrale. *Mâles* à queue spiralée et garnie de papilles en dessous. *Femelles* à queue droite; ovaire double; vulve postérieure. Ovipares » (A. Railliet). — Les Gnathostomes sont des parasites de l'estomac, soit chez le porc, soit chez le chien et le chat.

8° ANGUILLULIDÉS. — « Cette famille, assez mal caractérisée, comprend des Nématodes à corps filiforme, dont la bouche est petite et suivie d'un *œsophage offrant presque toujours un double renflement*. Les mâles ont deux spicules égaux » (A. Railliet). — Genre *Rhabdonema*, dont des espèces vivent en parasites dans l'intestin de l'homme, du mouton, du porc et du lapin.

Dans le chapitre suivant, nous profiterons de la tendance à la localisation, qui est générale chez ces divers parasites, et nous en présenterons l'étude en passant successivement en revue chacune des parties de l'appareil digestif et de ses annexes.

CHAPITRE PREMIER

PARASITES DE LA BOUCHE ET DU PHARYNX.

Les parasites que l'on peut trouver à l'entrée des voies digestives sont assez nombreux. On rencontre ordinairement dans les liquides de la bouche et du pharynx des Algues et des Schizomycètes divers, tels que des *Leptomitus*, le *Leptothrix buccalis*, des *Vibrions*, *Spirillum*, *Micrococcus*, etc. Mais on ne peut leur reconnaître un rôle pathogène : ils sont à peu près constants dans ces liquides, et lorsque leur abondance paraît anormale, cela tient à des conditions pathologiques inhérentes à l'hôte. Nous n'avons donc pas à nous y arrêter. Le seul parasite végétal de la bouche qui détermine des phénomènes morbides est le *Saccharomyces* (*Odium*) *albicans*, que nous étudierons sous le nom de l'affection qui s'y rattache, le *muguet*. Nous placerons à la suite la maladie déterminée par les *Actinomyces*, ou l'*Actinomycose*

Quant aux parasites animaux, on ne peut guère citer que des Sporozoaires, des larves de Gastrophiles, des Hémopis et le Spiroptère à écussons, trouvé chez le porc et dont il sera parlé au sujet des parasites de l'estomac des ruminants (1). Les Hémopis ont pour séjour ordinaire la bouche et l'arrière-bouche, et leur étude trouve ici sa place naturelle. Le peu qu'il y aurait à dire des larves de Gastrophiles sera plus avantageusement exposé à propos des parasites de l'estomac des Équidés. Quant aux Sporozoaires, la *Psorospermose* qu'ils déterminent chez les oiseaux sera réduite à ses lignes essentielles, vu l'incertitude qui règne encore sur sa véritable nature.

Art. Ier. — Hémopis.

Les **Hémopis** ou **Sangsues de cheval** (*Hæmopis sanguisuga* Bergman) sont des Annélides appartenant, dans la sous-classe des *Hirudinées*, à la famille des *Gnathobdellidés*, où se trouvent également les Sangsues proprement dites (*Hirudo* L.).

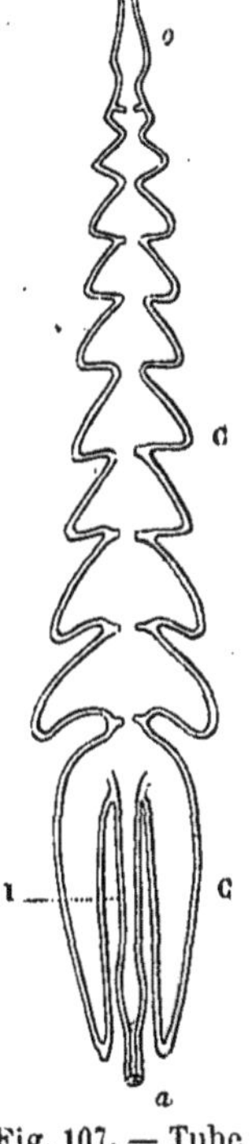

Fig. 107. — Tube digestif de la Sangsue.

o, œsophage. — C, C, chambres stomacales et cæcums. — *l*, intestin terminal. — *a*, anus (Carlet).

Les Hémopis et les Sangsues ont le corps allongé, graduellement rétréci en avant, plus large au milieu, obtus en arrière, plat à la face inférieure, subdéprimé à la supérieure, un peu mollasse, visqueux, gluant, très rétractile et très extensible, composé de 95 à 97 anneaux. Chacune des extrémités se termine par une ventouse dirigée vers la face ventrale. L'antérieure, ventouse *orale*, est faiblement concave, en forme de bec de flûte. A son centre se trouve la bouche, sous la forme d'une ouverture étoilée à trois branches, une antérieure médiane et deux latérales. Chacune de ces fentes permet le passage d'une mâchoire, corps semi-lenticulaire offrant un bord rectiligne adhérent, qui se continue par une sorte de manche fixé dans l'enveloppe musculo-cutanée, et un bord libre, convexe, qui porte une série de denticules en forme de chevrons transversaux, au moyen desquels les Sangsues entament les téguments. Les yeux, au nombre de dix, peu visibles, forment une ligne courbe au bord antérieur de la face dorsale. La ventouse postérieure (*anale*) est deux fois aussi grande

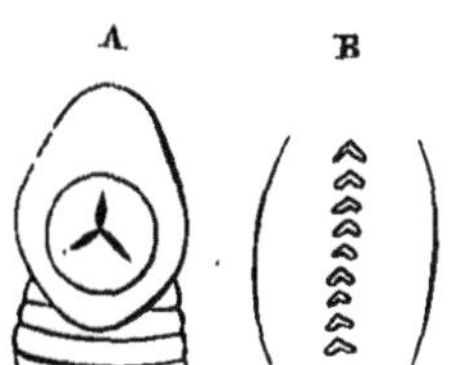

Fig. 106. — A, ventouse orale de la Sangsue. — B, quelques denticules d'une mâchoire. (Carlet.)

(1) Richard W. Burke a décrit sous le nom de *stomatitis pustulosa acariosa* une affection qu'il a observée sur une jument, et qui consistait dans la présence, en différents points de la muqueuse buccale, de tumeurs épithéliales du volume d'un pois ou d'un haricot, plus ou moins confluentes et ayant de la tendance à l'ulcération. Dans ces tumeurs, il a trouvé des Acariens au nombre maximum de 3 pour chacune d'elles et qui, par la forme de leur corps, mais non par celle des pattes, rappelaient le *Sarcoptes scabiei*. Cette affection lui paraît être la même que celle décrite par Eggeling et Ellenberger sous le nom de *stomatitis pustulosa contagiosa* et considérée par eux comme étant de nature cryptogamique (*Archiv f. wissensch. u. prakt. Thierheilkunde*, 1878). Mais ce qu'il en dit est trop superficiel pour permettre une considération quelconque (*The Veterinary Journal*, july 1882, p. 3).

que l'orale, et sa face supérieure porte un petit orifice qui est l'anus.

Les Sangsues sont androgynes. Les orifices sexuels se montrent vers le tiers antérieur de la face ventrale. La vulve est une fente transversale située cinq anneaux plus en arrière que l'orifice mâle, soit entre le vingt-neuvième et le trentième chez les Hémopis. Les Sangsues se reproduisent par fécondation réciproque : deux individus se rapprochent ventre contre ventre et en sens inverse, jouant à la fois l'un pour l'autre le rôle de mâle et celui de femelle. Après la fécondation, pendant les vingt-cinq à quarante jours qui précèdent la ponte, il se forme autour de la partie du corps où se trouvent les organes sexuels un renflement olivaire, qui a reçu le nom de *ceinture*. Au moment de la ponte, les Sangsues sortent de l'eau et pénètrent dans la terre humide. Les glandes de la ceinture sécrètent une substance visqueuse qui devient bientôt une capsule membraneuse en forme de tonneau. La Sangsue sort à reculons de cette capsule, après y avoir pondu en moyenne dix à dix-huit œufs. Alors les deux ouvertures de la capsule se ferment, et celle ci, en séchant, brunit et prend l'aspect d'un *cocon* spongieux. Chaque Sangsue produit un ou deux cocons, rarement trois. L'éclosion a lieu du vingt-cinquième au vingt-huitième jour. Les jeunes Sangsues, filiformes, traversent le cocon et en sortent par différents points, pour s'y réfugier lorsque quelque danger les menace.

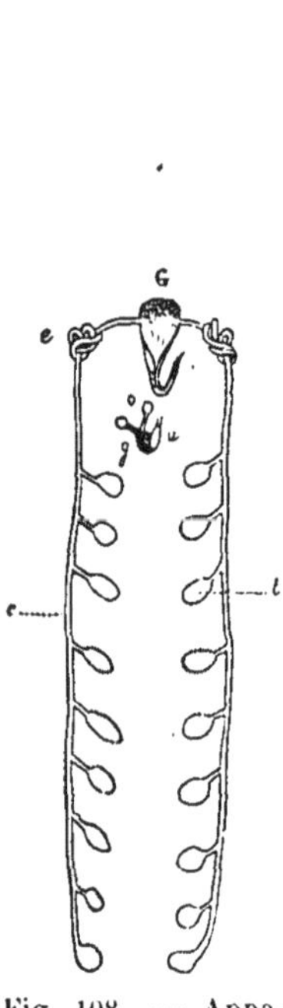

Fig. 108. — Appareil génital de la Sangsue.

t, testicules. — *c*, canal déférent. — *e*, épididyme. — G, vésicule pyriforme. — *o*, ovaires. — *g*, glandes albuminigènes. — *u*, utérus (Carlet).

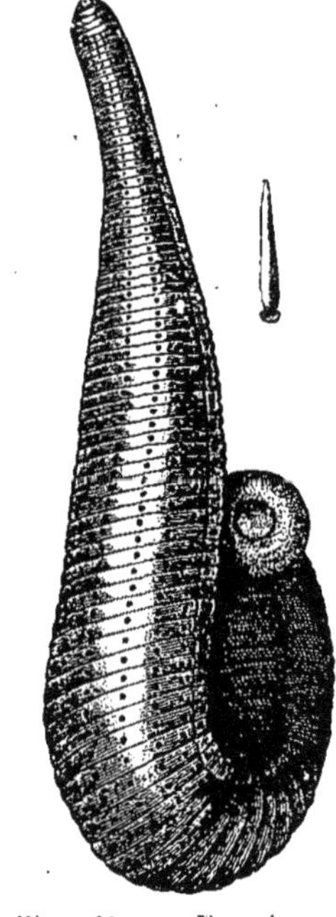

Fig. 109. — *Æmopis sanguisuga*, grandeur naturelle.

A droite, un individu jeune recueilli sur la conjonctive d'un cheval (Railliet, inédite).

Chez l'*Hæmopis sanguisuga*, « le dos, paraît brun verdâtre, tirant quelquefois sur le roussâtre ou la terre de Sienne, d'autres fois sur l'olivâtre ou le vert. Il présente généralement des rangées longitudinales de points noirs très rapprochés et très petits, plus ou moins effacés. Il y en a six rangées, quelquefois quatre, plus rarement deux. Dans plusieurs individus, les rangées sont remplacées par une ou deux larges bandes d'un roux plus ou moins vif, généralement un peu fondues sur les bords. Dans d'autres individus, beaucoup plus rares, le dos est tout à fait unicolore. Les bords sont à peine saillants, avec une bande étroite, orangée, jaunâtre ou brun rouge, bien tranchée, très rarement de la couleur du dos. Le ventre est uni, d'un noir d'ardoise, ordinairement plus foncé que le dos, quelquefois un peu roussâtre ou olivâtre, d'autres fois d'un noir très mat; tantôt marqué de quelques points obscurs, isolés, irréguliers, tantôt immaculé » (Moquin-Tandon). Les variations de couleur que le corps peut présenter ont été utilisées par Moquin-Tandon pour constituer douze variétés (1).

La Sangsue de cheval a été souvent confondue avec la Sangsue médicinale (*Hirudo medicinalis* L.); il est cependant facile de l'en distinguer.

Tandis que la Sangsue médicinale a des anneaux bien marqués, des glandes cutanées assez saillantes et présente une certaine rigidité, surtout pendant les contractions où le corps prend une forme olivaire, la Sangsue de cheval, un peu plus grande, est toujours très mollasse, surtout quand l'animal s'allonge; ses anneaux sont moins marqués, moins coriaces et forment dans les contractions des rides moins apparentes; ses glandes cutanées sont plus petites et peu saillantes. En outre, la Sangsue médicinale a le dos plus foncé que le ventre, et marqué généralement de six bandes longitudinales, roussâtres, tachetées de brun noir régulièrement ou irrégulièrement; le ventre est jaunâtre ou vert olive, unicolore ou maculé de noir, avec une large bande noire de chaque côté.

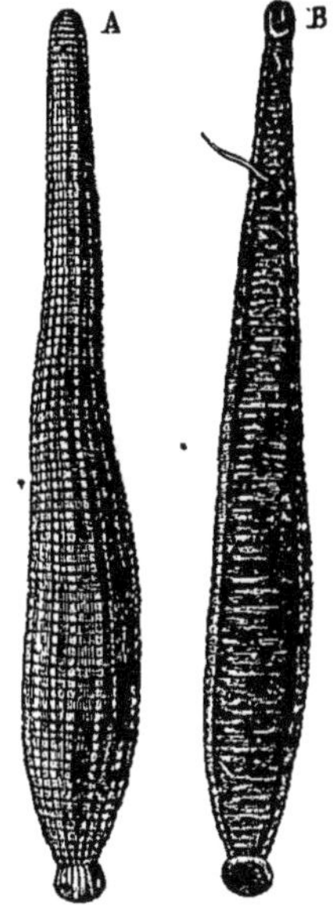

Fig. 110. — Sangsue médicinale.

A, vue par la face dorsale. B, par la face ventrale.

Un caractère très important est tiré de la forme des mâchoires. Dans les Sangsues ordinaires, elles sont grandes, ont de deux à trois millimètres de diamètre, et leurs denticules très aigus sont au nombre d'une soixantaine environ. Celles des Hémopis ont à peine un millimètre de diamètre et sont pourvues seulement d'une trentaine de denticules peu acérés. Cette différence explique, ainsi que l'avait fait déjà remarquer Huzard fils (2), pourquoi la Sangsue de cheval ne peut s'attaquer qu'aux muqueuses et non à la peau, comme la Sangsue médicinale.

On a confondu aussi l'Hémopis sanguisugue avec la Sangsue noire ou Aulastome vorace (*Aulastoma Gulo* Braun).

Celle-ci, désignée souvent à tort, aux environs de Paris, sous le nom de *Sangsue de cheval*, est plus petite et moins déprimée que l'Hémopis. Elle est généralement d'une couleur olivâtre très foncée, presque noire en dessus, unicolore, veloutée, très rarement marquée, çà et là, de quelques petits points noirs irréguliers, à peine appréciables; sa face ventrale, d'un vert jaunâtre sale ou olivâtre très pâle, est toujours beaucoup plus claire que la face dorsale; elle présente quelquefois sur les bords de petites taches noires rapprochées, mais non un liséré jaune ou orangé. Les mâchoires ont à peine un demi-millimètre de diamètre et présentent environ quatorze denticules très obtus.

Les Hémopis vivent dans les mares, les fossés, les petites sources.

(1) A. Moquin-Tandon, *Mémoire sur la sangsue de cheval*, etc., et *Monographie de la famille des Hirudinées*, 2e édit., Paris, 1846. — Idem. *Éléments de zoologie médicale*. Paris, 1860, p. 186.

(2) Huzard fils, *Recherches sur le genre Hirudo* (*Ann. de pharm.*, 1825). — *Sur la multiplication des sangsues*, Paris, 1841.

Les adultes se tiennent ordinairement dans la vase. Les individus jeunes semblent préférer les eaux vives; ils restent à fleur d'eau, prêts à se jeter dans le plus léger courant.

L'*Hæmopis sanguisuga* se rencontre dans presque toutes les contrées de l'Europe : on l'a trouvée en Suède, mais surtout dans le midi de l'Europe, en Portugal et en Turquie. Elle est très commune dans le nord de l'Afrique, principalement sur le littoral, depuis la Tunisie jusqu'en Syrie. En Algérie, elle a été vue par nos troupes dans tous les points qu'elles ont explorées, dans leurs marches les plus avancées vers le désert. On peut la trouver en toute saison, mais c'est surtout en été qu'elle abonde dans les eaux.

En raison de la faiblesse de ses mâchoires, l'Hémopis, ne pouvant entamer la peau, cherche à pénétrer dans les ouvertures naturelles et à se fixer aux muqueuses. L'homme et les animaux domestiques sont exposés à ses morsures.

On l'a trouvée chez l'homme, dans la bouche, le pharynx, les fosses nasales, le larynx, la trachée, le vagin et sur la conjonctive.

Les animaux domestiques qu'elle attaque le plus souvent sont le cheval, le mulet, le bœuf et le dromadaire. Mais il n'est pas douteux que tout vertébré à sang chaud puisse y être exposé s'il s'abreuve des eaux qui en sont infestées. Le docteur Guyon (cité par A. Moquin-Tandon) en a introduit dans l'œsophage et l'oviducte de plusieurs poules, dans les fosses nasales et le rectum de quelques lapins. Les premières sont mortes d'épuisement au bout de trente jours et les lapins au bout de quarante. Moquin-Tandon plaça deux grosses Sangsues de cheval dans l'arrière-bouche de deux jeunes lapins. Elles pénétrèrent dans la trachée et entraînèrent la mort par asphyxie au bout de trois quarts d'heure pour l'un, et d'une heure et demie pour l'autre.

Si les Hémopis occupent une aire très étendue, les documents relatifs à leur action sur les animaux domestiques ont été presque exclument recueillis en Espagne et en Algérie. Tels sont ceux qu'ont fournis Fernando Calvo, Blavette, Rodet, Forthomme, Lemichel, Blaise (1).

Les Hémopis pénètrent dans la bouche avec les eaux de boissons. Ce ne sont guère que les jeunes qui sont prises ainsi par les animaux domestiques : elles sont filiformes et n'atteignent parfois que 2 à 3 millimètres de longueur. Elles se fixent à la face interne des joues, des lèvres, au frein de la langue, au palais, au voile du palais, au pharynx

(1) Fernando Calvo, *Libro de Albeyteria*, Madrid, 1765. — Blavette, Accidents occasionnés par les Sangsues (*Corresp. sur les anim. dom.* de Fromage de Feugré, t. IV, 1811, p. 133). — J.-B.-C. Rodet, *Notice sur les sangsues*, etc. (*Journ. de méd. vétér. et comparée*, 1827, p. 202). — Forthomme, *Observ. sur une maladie occasionnée par les sangsues*, etc. (*Ibid.*, p. 220). — Lemichel, *Soc. cent. de méd. vétér.* (*Rec. de méd. vét. prat.*, 1852, p. 152). — Blaise, *Accidents occasionnés par les sangsues*, etc. (*Journ. de méd. vétér. milit.*, t. XII, 1875, p. 577).

et peuvent gagner par reptation l'ouverture postérieure des cavités nasales ou pénétrer directement dans celles-ci par les naseaux lorsque les chevaux sont conduits à l'abreuvoir. Elles entament la muqueuse par les denticules de leurs mâchoires, se gorgent de sang et acquièrent peu à peu un volume considérable.

Il est facile d'en reconnaître la présence lorsque l'on a l'expérience des accidents qu'elles occasionnent; mais ceux-ci peuvent pendant un certain temps rester inaperçus pour un observateur non prévenu.

Les signes du séjour des Sangsues en quelque point de leur habitat préféré sont ceux de l'anémie, d'une lente hémorragie interne. Les animaux maigrissent, perdent peu à peu l'appétit, deviennent mous, faibles, essoufflés, incapables de travailler; leur poil se pique, les muqueuses pâlissent, les membres vacillent et, malgré tous les soins, la mort survient, si l'on n'a pas reconnu la cause du mal. Mais on est souvent éclairé par un écoulement sanguin, plus ou moins abondant, qui a lieu par la bouche ou par les naseaux, principalement pendant le travail. Les Sangsues dégorgent, en effet, une partie du sang qu'elles ont sucé, la plaie qu'elles ont produite en laisse écouler lorsqu'elles l'ont quittée pour se fixer un peu plus loin. Ce sang, à l'état de repos, est dégluti par le cheval, mulet ou bœuf; mais, pendant le travail, la présence du mors chez les équidés, gênant les mouvements de déglutition et maintenant la bouche souvent ouverte, permet à ce liquide d'apparaître aux commissures des lèvres et de s'écouler en nappe parfois abondante.

On pratique alors l'exploration de la bouche et l'on reconnaît la présence des Sangsues, si elles sont fixées dans cette cavité. Quelquefois elles sont cachées à la vue, occupant la face postérieure du voile du palais. Mais, comme les accidents sont rarement isolés, le diagnostic est rendu facile par l'analogie des symptômes.

Lorsque les Sangsues sont dans le pharynx ou à l'entrée du larynx, elles provoquent une dyspnée intense qui peut aller jusqu'à l'asphyxie.

Le nombre de Sangsues que l'on peut trouver sur le même animal, de son vivant ou à l'autopsie, est extrêmement variable et l'intensité de leur action nocive y est évidemment subordonnée.

Androvande disait que neuf de ces Sangsues suffisent pour tuer un cheval. L'observation montre combien cette assertion est exagérée : Blaise dit que, lorsque qu'il était à Constantine, au quartier du Bardo, il n'y avait pas un cheval ou mulet qui ne tînt cachées dans ses naseaux, sa bouche ou son pharynx, au moins neuf Sangsues adultes. Il cite deux cas où l'on a trouvé aux autopsies 185 et 192 Sangsues sur le même animal.

Elles sont extrêmement tenaces, puisque Guyon en a vu 27 encore attachées à la muqueuse douze heures après la mort du bœuf qui les portait; puisque Mégnin (1) en a trouvé à Vincennes sur un bœuf

(1) Mégnin, *Soc. centr. de méd. vét.* (*Rec. de méd. vétér.*, 1878, p. 1075).

venu d'Algérie, qui les avait par conséquent depuis environ huit jours.

A l'autopsie, outre la présence des Sangsues, on trouve toutes les lésions d'une anémie profonde ou de l'asphyxie. Les muqueuses attaquées sont œdématiées et plus ou moins congestionnées; elles présentent de nombreuses ecchymoses, rouges à la circonférence, noires au centre, et qui sont la trace des morsures.

On voit donc que, pour certains pays et spécialement pour l'Algérie, les Hémopis sont un véritable fléau. Elles causent des pertes sérieuses parmi le gros bétail, contribuent à son anémie, affaiblissent beaucoup de dromadaires et, par leur pullulation dans les sources qui alimentent les abreuvoirs de plusieurs garnisons, sont un objet de haute préoccupation pour l'autorité militaire. Elles rendent indisponibles pendant un temps nombre de chevaux et de mulets et peuvent amener la mort de plusieurs.

Pour les détacher de la muqueuse, plusieurs moyens sont employés. Lorsqu'elles sont accessibles, on peut les prendre avec une pince, ou avec la main, que l'on enveloppe d'un linge (Blavette), pour éviter qu'elles ne glissent. Il en est qui les coupent en deux avec une paire de ciseaux. Un procédé d'une application plus générale consiste dans l'emploi répété de gargarismes vinaigrés ou salés (sel marin, sulfate de soude, alun, etc.), qui leur font lâcher prise; mais il n'est malheureusement pas toujours facile de projeter ces liquides dans l'arrière-bouche où les Sangsues se cantonnent si souvent. Blaise a employé avec succès les fumigations de goudron, de baies de genévrier, répétées deux fois par jour : les quintes de toux qu'elles provoquent entraînent les Sangsues faiblement attachées aux muqueuses. Souvigny (cité par Blaise) portait dans l'intérieur du pharynx une sonde en caoutchouc munie à son extrémité d'une éponge imbibée d'éther.

En cas d'asphyxie imminente, on a recours à la trachéotomie.

L'anémie consécutive à l'action des Sangsues comporte son traitement spécial.

Ce qu'il faudrait éviter, ce serait de faire boire aux animaux de l'eau infestée par ces Vers. Lorsqu'on les abreuve à une rivière, à une eau courante, ils trouvent, en outre, l'avantage d'être débarrassés des Hémopis qu'ils portaient et qui, étant gorgées, abandonnent les muqueuses aussitôt qu'elles peuvent reprendre la vie aquatique. Mais le mieux, ce serait de purger d'Hémopis les eaux d'abreuvoir ou d'y interdire l'arrivée de ces Sangsues.

Lemichel a détruit toutes celles du réservoir des eaux destinées à la garnison de Mustapha en y mettant des anguilles, qui les ont dévorées. Beaucoup d'autres espèces de poissons pourraient remplir le même office.

Les filtres en toile métallique placés à l'ouverture d'arrivée des eaux dans l'abreuvoir n'arrêtent que les grosses Sangsues ; grâce à leur ténuité, les petites y passent, si serrées que soient les mailles de la toile. Blaise a obtenu des résultats encourageants avec un filtre fait de charbon pulvérisé, tassé et comprimé ; les Sangsues y sont arrêtées, il reste à savoir si ce filtre aurait un débit assez considérable pour satisfaire aux besoins d'eau. Cauvet (1) avait conseillé d'interposer sur le chemin des tuyaux un siphon rempli de sable tassé. Ce dernier procédé paraît le plus pratique de tous ceux qui ont été préconisés.

Art. II. — **Muguet.**

En médecine humaine, « on donne le nom de *muguet* à une affection spéciale de la cavité buccale, caractérisée par la production d'une substance blanchâtre, caséeuse, composée par les éléments d'un parasite végétal (l'*Oidium albicans*) et une prolifération épithéliale, dont le développement est soumis à certaines conditions particulières (2). » Le nom donné à cette affection rappelle, par comparaison avec les fleurs du muguet, la blancheur du dépôt qui la caractérise.

Dominés par l'analogie du siège et par d'autres ressemblances symptomatiques, les vétérinaires ont appliqué le nom de *muguet* à plusieurs maladies de la cavité buccale, qui s'observent sur les veaux, les poulains, les agneaux, les chevreaux et les oiseaux, et comportent, dans leur évolution, la production d'un dépôt blanchâtre ou jaunâtre, dans les divers points de cette cavité.

Malgré la similitude de nom, il y a, dans la nature de ces affections, des différences profondes. Nous avons montré (3) que, à ce point de vue, le muguet des agneaux et des chevreaux ne saurait être assimilé à celui de l'homme. Quant au muguet des oiseaux, ce n'est qu'une manifestation locale de la psorospermose, sauf dans quelques cas rares où, tout à fait différent, il est dû à l'*Oidium albicans*. Il ne saurait donc être question ici que du muguet des veaux et des poulains, d'une part, et de celui des oiseaux, d'autre part.

Muguet des veaux et des poulains. — Les auteurs allemands, et en particulier Zürn (4), décrivent une maladie qui attaque les poulains et surtout les veaux, soit pendant la période de l'allaitement, soit immédiatement après le sevrage, et à laquelle ils donnent le nom de muguet (Soor, Kahn, Maulschwämmchen).

Cette affection n'a pas été, en France, l'objet de publication particulière. A peine peut-on rencontrer, dans les traités généraux, quelque mention superficielle qui s'y rattache. Aussi emprunterons-nous à Zürn la symptomatologie suivante.

(1) D. Cauvet, *Nouv. Élém. d'histoire naturelle médicale*, 2ᵉ édit., 1877, t. I, p. 351.

(2) Jules Simon, Art. Muguet (*Nouv. dict. de méd. et de chir. prat.*, t. XXIII, 1877).

(3) G. Neumann, Art. Muguet (*Nouv. dict. de méd. de chir. et d'hyg. vét.*, t. XIII, 1885).

(4) F. A. Zürn, *Die Schmarotzer*, 2ᵗᵉ Theil : *Die pflanzlichen Parasiten*, Weimar, 1874, p. 186.

Symptômes. — Sur la muqueuse buccale plus ou moins enflammée, on voit s'élever quelques vésicules qui ne tardent pas à s'ouvrir, et qui, après l'écoulement de leur contenu liquide, laissent à découvert des surfaces excoriées, sur lesquelles se forme un enduit membraneux, miliaire ou lenticulaire. Cet enduit, qui s'étend de plus en plus, est mou, de 1 à 2 millimètres d'épaisseur, et donne aux points malades une coloration d'abord blanchâtre, puis grise ou gris jaunâtre. On peut le séparer de la muqueuse sans intéresser celle-ci, à laquelle il n'adhère pas. Les vésicules et l'enduit qui leur succède peuvent se propager à la muqueuse du pharynx et à celle de l'œsophage. C'est souvent, pour les jeunes malades, un obstacle à la succion de la mamelle et à la déglutition; aussi n'est-il pas rare de les voir tomber dans un amaigrissement profond qui les conduit au marasme et enfin à la mort. Une affection analogue, mais accompagnée d'ulcérations rebelles, s'observerait aussi sur les bœufs et les chevaux.

Anatomie pathologique. — Les auteurs qui ont observé cette maladie semblent s'accorder pour la rapporter au même parasite qui détermine chez l'homme, chez l'enfant surtout, l'affection du même nom, c'est-à-dire au *Saccharomyces albicans* Riess (*Oidium albicans* Ch. Robin). Ce seraient les éléments de ce parasite qui constitueraient la plus grande partie de l'enduit caractéristique du muguet.

Il a été découvert chez des enfants par le Dr Berg (de Stockholm), qui en communiqua la première description à la Société médicale suédoise vers la fin de l'année 1841. Peu de temps après, le Dr Gruby confirma cette découverte, qui ne tarda pas à devenir une acquisition définitive de la pathologie infantile. En 1853, dans son *Histoire naturelle des végétaux parasites* (p. 488), Ch. Robin donna de ce Champignon une description très complète à laquelle il a été peu ajouté et le plaça dans le genre *Oidium* Linck, sous le nom d'*O. albicans*.

Le nom de *Syringospora Robini*, proposé en 1868 par Quinquaud, n'a pas été adopté et celui d'*Oidium albicans* est en voie de céder la place à celui de *Saccharomyces albicans* proposé par Riess, en se fondant sur des analogies de développement entre ce Champignon et ceux qui appartiennent bien évidemment au genre *Saccharomyces* (ordre des Saccharomycètes).

Les auteurs allemands ne fournissent que des renseignements sommaires sur la structure du parasite qu'ils ont observé chez les veaux, et lui reconnaissent les caractères attribués au Champignon du muguet des enfants, sauf des dimensions un peu moindres. Nous ne pouvons donc mieux faire que d'emprunter au livre déjà cité de Ch. Robin les données, restées classiques, qu'il a fournies sur ce sujet.

Les couches ou plaques du muguet sont composées d'un amas et d'un entre-croisement de *filaments* et de *spores*.

Les *filaments* sont tubuleux, cylindriques, droits ou incurvés en divers sens. Leur largeur est, en moyenne, de 3 à 4 μ, rarement moins, quelquefois de 5 μ. Leur longueur varie de 0mm05 à 0mm50, 0mm60 et même plus, suivant la période de développement à laquelle ils sont arrivés. Leurs bords sont parallèles et leur intérieur transparent. Ils sont formés de cellules allongées, articulées bout à bout et longues en général de 20 μ. Elles sont plus longues près de l'extrémité adhérente, plus courtes près de l'extrémité libre ou sporifère.

Les filaments adultes sont ramifiés une ou plusieurs fois; les ramifications sont aussi composées de cellules égales à celles des filaments, ou plus longues ou plus courtes.

Au point d'accolement de deux cellules contiguës se voit un léger étranglement et une cloison. C'est en ce point ou tout près que sont insérées les ramifications.

Dans la cavité de chaque cellule, il y a ordinairement quelques granules moléculaires de 1 à 2 μ, et doués de mouvement brownien. Certains filaments, qui en sont dépourvus, ont leur cavité remplie par deux, trois ou quatre cellules ovales, à contenu homogène, transparent, que de Seynes considère, au contraire, comme des vacuoles du protoplasma.

L'extrémité d'origine ou adhérente des filaments est généralement cachée au centre d'amas de spores isolées ou mêlées avec des cellules épithéliales. Cependant on peut l'isoler; on voit alors que la première cellule est un prolongement d'une spore et qu'il y a libre communication entre leurs cavités. Que le filament soit multicellulaire et déjà ramifié, ou soit représenté par une ou deux cellules seulement, la spore est toujours reconnaissable. Elle renferme habituellement deux ou trois granules sphériques semblables à ceux des cellules. Aux spores germées adhèrent souvent quelques autres spores.

L'extrémité libre des filaments ou de leurs ramifications est simplement arrondie, ou bien formée d'un renflement, cellule sphérique ou ovoïde, plus grosse que les précédentes, dont elle est nettement séparée par un étranglement, et mesurant 5 à 7 μ. Elle est quelquefois prolongée par une ou deux cellules très petites. Souvent celles qui la précèdent sont ovoïdes, courtes et donnent au filament un aspect variqueux. Les cellules renflées terminales sont évidemment des spores près de se détacher.

Les *spores* sont sphériques ou un peu ovoïdes, très réfringentes, et contiennent une fine poussière douée de mouvement brownien et souvent un ou deux granules semblables à ceux des cellules des filaments. Rarement elles forment un court chapelet de deux à quatre éléments. Un certain nombre d'entre elles flottent librement, mais la plupart adhèrent fortement aux cellules épithéliales de la muqueuse buccale, les recouvrant complètement d'un amas serré; de sorte que les cellules isolées ne peuvent être reconnues qu'à leur forme. Si elles sont imbriquées en larges plaques, leurs bords sont quelquefois visibles, les spores y étant moins abondantes.

Nous ne nous arrêterons pas aux questions intéressantes soulevées à propos du *Saccharomyces albicans* et de ses rapports avec les levûres d'une part (Reess), avec les *Penicillum* de l'autre (Grawitz). Bornons-nous à dire que récemment ce dernier auteur a renoncé à ses vues inspirées par une appréciation exagérée de la pléiomorphie des Champignons, et que les recherches de Duclaux ont bien montré l'autonomie complète du parasite du muguet.

Diagnostic. — Le diagnostic du muguet ne présente pas de grandes difficultés. Il y aurait danger, au point de vue de la police sanitaire, à le confondre avec la fièvre aphteuse. Cette erreur sera facilement évitée par un examen attentif. Les vésicules du muguet sont peu nombreuses et remplacées rapidement par l'enduit caractéristique; la contagion, toujours peu active, ne s'exercera que sur les jeunes animaux, laissera indemnes les animaux âgés et surtout n'entraînera pas de claudication par envahissement de la région digitée. Il est vrai que Hadinger (1) a affirmé l'existence d'un Champignon assez analogue à celui du muguet chez les bêtes bovines affectées de la fièvre aphteuse; il aurait trouvé ce parasite non seulement dans la bouche, mais encore entre les onglons et sur les mamelles. Fleming (2) l'aurait également rencontré dans les pustules, et Spinola (3) affirme aussi l'existence du *Saccharomyces albicans* dans les couches épithéliales de la muqueuse buccale affectée de fièvre aphteuse. Mais les assertions de ces auteurs sont restées isolées, et les vérifications qui en ont été tentées n'ont donné que des résultats négatifs. Hadinger, Fleming et Spinola ont certainement pris pour le *Saccharomyces albicans* quelqu'un de ces Champignons inférieurs que l'on rencontre si ordinairement dans les surfaces humides exposées au contact de l'air.

Chez des veaux plus ou moins malingres, il reste parfois de petits grumeaux de lait à la base de la langue ou des dents molaires. On ne saurait les prendre pour des produits du muguet, car ils se laissent enlever avec une facilité extrême, et la muqueuse sous-jacente ne présente pas de trace d'irritation, de luisant, de rougeur, comme on en rencontre toujours dans le muguet.

Lenglen a décrit chez les veaux une maladie qu'il appelle « gangrène de la bouche » et qui est une variété de stomatite. Seuls, l'âge des malades et le siège de leur mal peuvent faire songer au muguet. Mais il n'y a aucune analogie dans les divers processus des deux affections et, ici encore, le dépôt caractéristique du muguet fait toujours défaut.

Pronostic. — Le muguet n'est pas par lui-même une maladie grave. Il guérit d'ordinaire spontanément ou par un traitement assez simple. Cependant, s'il complique un état maladif antérieur, ou si quelque trouble vient s'enter sur ceux qu'il entraîne, le jeune animal peut succomber à ces attaques répétées.

Étiologie. — L'acidité des liquides de la bouche est une des conditions les plus favorables au développement du parasite. C'est un fait établi par l'expérimentation et par l'observation en médecine humaine.

Selon Zürn, le muguet des veaux serait dû à de petites quantités de lait restées dans la bouche par suite d'une déglutition incomplète. Ce lait, s'altérant, serait envahi par l'*Oidium lactis* frais, qui, peu à peu, s'accommodant à ce milieu, se transformerait en *Oidium albicans*. D'autres fois, certains troubles gastriques ramèneraient à la bouche du

(1) Hadinger, *Amtlicher Bericht der II internat. Congr. der Thierärzte zu Wien*, 1865.
(2) Fleming, *The Veterinarian*, 1869.
(3) Spinola, *Annalen der Landwirthschaft*, 1870.

lait déjà dégluti, devenu acide et, par conséquent, apte au développement des spores du Champignon du muguet; que ce lait de retour séjourne quelque temps dans la bouche, et le parasite pourra s'y établir. Enfin, pendant ou après le sevrage, l'usage d'un lait acide, de boissons farineuses acides ou altérées pourrait être la condition de l'apparition de la maladie.

Cette étiologie assez rationnelle est, d'ailleurs, tout hypothétique. Elle est inexacte, au moins en ce qui concerne la transformation de l'*Oidium lactis* en *Oidium albicans*. Les observations de J. de Seynes (1) montrent qu'il y a, entre ces deux espèces, un ensemble de caractères différentiels constants, suffisant pour en maintenir la séparation.

Les auteurs allemands ne disent rien de la contagion. Elle doit cependant jouer ici son rôle comme dans le muguet des enfants, les deux affections reconnaissant comme cause efficiente le même parasite.

Traitement. — Une grande propreté dans les étables et écuries est tout indiquée lorsque le muguet vient à sévir sur plusieurs animaux.

Le traitement curatif a pour objet les altérations buccales et les complications qui peuvent survenir dans la nutrition générale ou dans les parties profondes de l'appareil digestif. En ce qui concerne ces complications, il faut se guider d'après les données ordinaires de la thérapeutique.

Pour le traitement de la bouche, on fera matin et soir le nettoyage de cette cavité : avec le doigt enveloppé d'un linge fin, on enlève la plaque de muguet, en ayant grand soin de n'exercer qu'un très léger frottement. On lave la bouche par des injections d'eau de guimauve; puis, sur les parties malades, on dépose, au moyen d'un tampon, un collutoire approprié. Ceux qui ont été recommandés consistent dans le vinaigre étendu, une dissolution de permanganate de potasse, de chlorate de potasse ou de sulfate de cuivre (1 à 2 p. 100).

Muguet des poules. — Nous ne connaissons que deux observations de véritable muguet des volailles, c'est-à-dire dû au *Saccharomyces albicans*, ce que l'on désigne ordinairement sous ce nom se rapportant à la diphtérie ou à la psorospermose.

De ces deux observations, l'une a été recueillie par Eberth (2) et est également rapportée par Zürn (3). A l'autopsie d'une poule très maigre, morte à la suite de convulsions violentes, Eberth rencontra à la surface de la muqueuse œsophagienne, depuis le milieu de la longueur de ce conduit jusqu'à l'entrée du jabot, plusieurs dépôts blancs, peu étendus et très adhérents à la muqueuse. La surface interne du jabot était recouverte d'une couche blanche, de deux tiers de millimètre d'épaisseur et semblable au dépôt du muguet. La partie de l'œsophage postérieure au jabot présentait encore quelques taches plus isolées et de couleur brun jaunâtre. L'examen de l'enduit semblable au muguet l'a montré constitué par des spores et des fila-

(1) J. de Seynes, Art. Oidium (*Dict. encyclopédique des sciences médicales*, 2e série, t. XIV, Paris, 1880).

(2) Eberth, *Virchow's Archiv*, t. III, p. 528.

(3) Zürn, *Die Krankheiten des Hausgeflügels*, Weimar, 1882, p. 130.

ments du *Saccharomyces albicans*. Les spores étaient rondes et de 4 à 5 μ de diamètre, ou ovales et de 6μ,5 dans leur plus grand diamètre. Les filaments, également arborescents, avaient 2 à 4 μ de largeur.

La seconde observation est due à P. Martin (1). Elle est relative à un jeune dindon, à l'autopsie duquel on trouva, dans la partie postérieure de l'œsophage jusqu'au ventricule succenturié, une couche de muguet offrant par ses caractères à l'œil nu et au microscope une identité presque complète avec ce qu'avait déjà vu Eberth. Il y avait, en outre, des lésions pulmonaires sans relation évidente avec le parasite. P. Martin a inutilement essayé de transmettre cette maladie à deux poules saines et bien portantes en leur déposant dans le bec des produits spécifiques pris sur le dindon mort de muguet.

Zürn suppose que, dans les cas de ce genre, il y a contagion de l'enfant à la poule par la bouillie ou toute autre préparation alimentaire qui, après avoir été contaminée par l'enfant, aura été abandonnée aux volailles. Les renseignements recueillis par Martin semblent établir que c'est bien ainsi qu'avait été contagionné le dindon sujet de son observation.

Nous avons en vain tenté de réaliser cette transmission : nous avons fait prendre à deux poulets, en les déposant dans les quelques anfractuosités de la cavité buccale, des doses relativement massives de muguet d'enfant ; nous leur en avons étalé sur la crête préalablement raclée jusqu'à suintement, et nous n'avons rien remarqué qui annonçât une implantation du parasite.

Il faut donc admettre une prédisposition, consistant dans un état maladif antérieur. C'était le cas du dindon de la seconde observation.

Le diagnostic de ce muguet des volailles est impossible lorsqu'il siège dans l'œsophage et le jabot, mais s'il occupe la cavité buccale et l'arrière-bouche, il sera facile à reconnaître par le dépôt blanc qui l'accompagne et surtout par l'examen microscopique.

Le traitement consistera à badigeonner l'intérieur du bec avec une solution de borate de soude au dixième.

Art. III. — **Actinomycose** (2).

L'*actinomycose* (en allemand *Actinomykosis*, *Strahlenpilzerkrankung*) est une maladie infectieuse déterminée par des Champignons du genre *Actinomyces*.

(1) P. Martin, *Jahresbericht d. k. c. Thierarzneischule in München* pour 1882-1883. Leipzig, 1884, p. 125.

(2) Johne, *Die Actinomykose oder Strahlenpilzerkrankung, eine neue Infectionskrankheit* (*Deutsche Zeitsch. f. Thiermed. u. vergl. Pathol.*, t. VII, 1881, p. 141). -- Idem, Art. Actinomykosis in *Encyclop. d. ges. Thierheilkunde*, t. I, 1884, p. 57 (trad. in *Revue vétérinaire*, 1884, pp. 152 et 209). — J. Jeandin, *Étude sur l'actinomycose de l'homme et des animaux*, Genève, 1886. — A. Mathieu, *De l'actinomycose* (*Revue des sciences méd.*, t. XXVIII, 1886, p. 735).

Nous nous sommes décidé à placer ici l'étude générale de l'actinomycose, parce que l'appareil digestif sert le plus souvent de voie de pénétration à l'*Actinomyces*, parce que les tumeurs du maxillaire qui lui sont dues ont leur retentissement sur la déglutition, que d'ailleurs le maxillaire inférieur peut être rattaché à l'appareil digestif comme partie du squelette viscéral, et que, en dehors de ce siège de prédilection, les actinomycomes se trouvent surtout dans l'appareil digestif et ses dépendances. Nous ferons abstraction ici seulement des *Actinomyces* rencontrés dans les poumons et les muscles : ce qui les concerne trouvera sa place dans les chapitres consacrés à ces organes.

Elle n'a jusqu'ici été observée que sur le bœuf, le cheval, le porc et l'homme.

Historique. — C'est une affection dont la connaissance est relativement toute récente. Cependant, dès 1855, Langenbeck avait obervé à Kiel, sur un homme mort de cachexie à la suite d'une carie vertébrale, des caractères particuliers du pus qu'il n'avait pu interpréter alors, mais qui lui paraissent aujourd'hui se rapporter à l'actinomycose; cette observation n'a été publiée que plus de trente ans après. Mais, en 1857, Lebert avait décrit avec la plus grande précision des éléments rayonnés trouvés dans le pus « d'une consistance épaisse, presque gélatiniforme, provenant d'un abcès des parois thoraciques d'un homme âgé de cinquante ans, atteint depuis quatre mois environ d'une affection pulmonaire que M. Louis soupçonnait être de nature cancéreuse. » Il n'est pas douteux qu'il ne s'agît là d'*Actinomyces*, non plus que dans les concrétions cristalloïdes du pus, décrites et figurées par Ch. Robin, en 1871, dans son *Traité du microscope*. Mais la nature parasitaire de ces productions n'avait pas été reconnue. Il en fut de même de l'observation de Rivolta (*Il medico veterinario*, 1868), qui dit avoir observé dans un sarcome de la mâchoire du bœuf certains éléments en bâtonnets, qu'il comparait à ceux de la rétine et qui formaient par leur réunion des corpuscules du volume d'un pois à celui d'une lentille.

En 1875, Rivolta fait paraître une nouvelle étude sur ce sujet; sa description des éléments est très exacte et il annonce même avoir fait sur le lapin des tentatives infructueuses d'inoculation. A peu près en même temps, Perroncito publiait une description de l'ostéosarcome du bœuf, où l'on reconnaît bien les *Actinomyces*, qui lui « paraissent être des productions cryptogamiques. » Déjà, en 1870, Hahn, ayant trouvé dans la langue d'un bœuf atteint de ce que les Allemands nomment « langue de bois » (Holzzunge) des produits organisés caractéristiques, les aurait considérés comme une sorte de moisissure pénicillée (d'après Harz, 1878).

Mais c'est Bollinger qui, le premier, a établi, en 1876, d'une manière claire et précise, la présence constante de ces productions dans les tumeurs du maxillaire que l'on avait jusqu'alors désignées sous le nom d'ostéosarcomes, sarcomes maxillaires, farcin ou cancer des os, spina ventosa, etc., ainsi que dans le « Holzzunge » et différentes tumeurs lymphosarcomateuses qui se développent autour de la gorge, dans le pharynx et dans le larynx. Il insista fortement sur la nature du parasite, qu'il classa parmi les Champignons. Ce fut alors que Harz lui assigna le nom d'*Actinomyces bovis* (ἀκτίς, rayon; μύκης, champignon), en raison de sa disposition rayonnée et de sa fréquence chez le bœuf. L'affection qu'il détermine a reçu de Bollinger le nom d'*Actinomycose*.

On voit, en résumé, que l'honneur de la découverte de l'actinomycose revient à la médecine vétérinaire. Le travail de Bollinger eut un grand retentissement, et bientôt les observations d'actinomycose bovine se multiplièrent. On rencontra la même maladie sur d'autres espèces animales, le porc, le cheval, l'homme, et grâce aux travaux de Bollinger, Johne, O. Israël, Bang, etc., l'actinomycose est aujourd'hui bien connue.

Pendant longtemps son étude est restée localisée à l'Allemagne et à l'Italie d'abord, puis au Danemark. Dans ces derniers temps seulement, l'Angleterre et la France ont pris part au mouvement (1). Nocard a publié plusieurs cas

(1) Nocard, *Sur un cas d'actinomycose, le premier observé en France* (*Bull. de la Soc. cent. de méd. vétér.*, 1884, p. 117). — Mauri, *Contrib. à l'étude de l'actinomycose* (*Rev. méd. de Toulouse*, 1884, p. 617).

d'actinomycose; on l'a vue plusieurs fois à Toulouse, en Belgique, et il n'est point besoin de recherches bien persévérantes pour en rencontrer.

Actinomyces bovis. — Examinés dans les néoplasies dont ils ont provoqué la formation et qui sont parvenues à un état quelque peu avancé, les Actinomycètes se présentent sous l'aspect de petites masses visibles à l'œil nu, du volume d'un grain de lycopode à celui d'un grain de millet, arrondies, d'un blanc jaunâtre ou jaune de soufre, de consistance ordinairement molle. Leurs dimensions sont généralement comprises entre 0mm1 et 1 millimètre. Dans le pus ou le liquide puriforme qui les renferme, elles donnent souvent l'idée de grains de sable disséminés. Elles sont entourées d'une zone consistante, glaireuse, dont il est assez difficile de les séparer. Lorsqu'elles ont conservé leur mollesse, il suffit, pour les examiner au microscope, de les écraser par une légère pression exercée sur la lamelle couvre-objet et de se servir d'un milieu homogène et transparent autre que l'eau distillée et la glycérine, qui altèrent assez rapidement leur structure. Elles peuvent être calcifiées et crier sous le scalpel; il faut alors, pour l'étude, les traiter par l'acide chlorhydrique étendu.

Les plus grosses granulations se montrent ordinairement formées par l'agrégation de masses globuleuses, lobulées, ou de touffes de 0mm1 de diamètre. On y reconnait des éléments rayonnant du centre vers la périphérie, de couleur jaune, et ressémblant à des agglomérations de cristaux de matières grasses. Les plus petites granulations ne comprennent qu'une seule masse mûriforme.

On peut distinguer dans chaque grain une zone périphérique et une zone centrale.

La zone périphérique, souvent moins étendue que la zone centrale, a une épaisseur à peu près constante. La partie centrale, au contraire, varie dans de grandes proportions, et ces variations déterminent celles des dimensions des amas actinomycosiques.

La zone périphérique est constituée par des corpuscules allongés dont une des extrémités est effilée et dirigée vers le centre de la masse, tandis que l'autre est arrondie, renflée et affleure la surface de la zone corticale. Leur longueur est de 20 à 30 μ, leur largeur 8 à 10 μ. Souvent quelques-unes de ces cellules claviformes ou pyriformes, mesurant jusqu'à 75 μ de longueur, dépassent l'ensemble du groupe. Ces corpuscules radiés ont une membrane propre, enveloppant un contenu homogène assez réfringent. Ils peuvent être grêles ou épais, rectilignes ou flexueux, entiers ou lobés sur leurs bords ou même pourvus de ramifications latérales en forme de gemmes ou bourgeons renflés à leur extrémité libre. Ces prolongements latéraux peuvent subir la même ramification latérale. Tous ces renflements, primaires ou secondaires, de la zone périphérique, sont considérés par Harz comme des *conidies*.

La zone centrale forme une masse jaunâtre représentant un feutrage fibrillaire très complexe, constitué par l'entre-croisement de filaments (*hyphes* de Harz), qui mesurent 0μ.5 à 2 μ de diamètre. On les considère comme se continuant avec les conidies, quoique le passage de l'un à l'autre n'ait pu être suivi.

Au sein de la masse fibrillaire, on rencontre quelques conidies, plus petites que celles de la périphérie, moins régulières, semées au milieu des filaments entre-croisés, où elles n'ont pu se développer comme les autres.

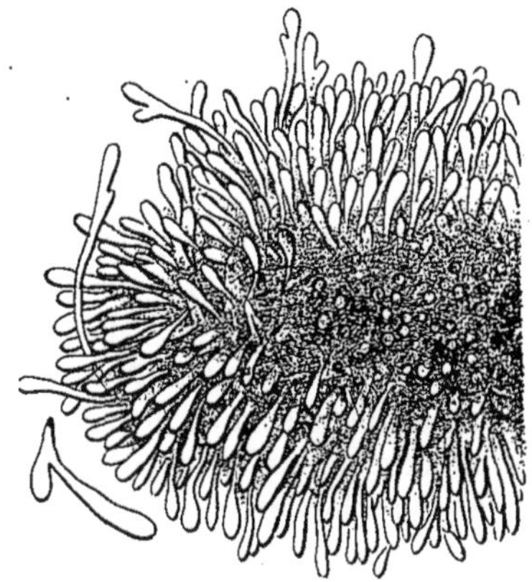

Fig. 111. — Fragment d'une touffe d'*Actinomyces*, provenant d'un actinomycome maxillaire du bœuf. Grossi environ 500 fois.

La masse centrale renferme encore des corpuscules plus ou moins volumineux, plus ou moins réfringents, sortes de micrococci, dont la plupart peuvent provenir de l'ouverture des conidies.

En outre, on peut trouver, çà et là, dans le pus, d'autre amas exclusivement formés de filaments de mycélium ou hyphes, plus ou moins ramifiés, riches en microcoques. Ils représentent les premières phases du développement du Champignon. Dans ceux qui sont un peu plus avancés, les extrémités des filaments sont légèrement renflées, et l'on peut trouver toutes les transitions jusqu'à l'état de conidies.

Lorsque les Actinomycètes se développent dans des tissus denses et qui les entourent complètement, ils forment des masses symétriquement arrondies. Dans les autres cas, ils sont plus divisés, plus lâchement condensés.

Le parasite résiste à l'action des solutions acides ou alcalines; l'iode, l'acide picrique le colorent en jaune; il prend vivement la coloration de la cochenille, de l'orseille et des couleurs d'aniline, à l'exception de l'éosine, qui ne le teint que faiblement.

O. Israel a réussi des cultures d'*Actinomyces*, et a ainsi constaté la lenteur remarquable de son développement. Cela est, d'ailleurs, en rapport avec le type ordinairement chronique de l'actinomycose. Quelques observateurs, et Jensen en particulier, ont cependant cité des cas où le processus a pris une forme assez aiguë.

Les mycologistes Harz, F. Cohn, de Bary et Pringsheim sont d'accord pour rapprocher ce Champignon de ceux des moisissures; mais ses singularités biologiques s'opposent à la détermination précise de ses véritables affinités.

Symptômes et lésions. — L'*Actinomyces*, introduit dans les tissus des animaux, tend généralement à provoquer le développement de tumeurs particulières, de nature conjonctive, que Johne a désignées sous le nom d'*actinomycomes* et dont l'aspect extérieur varie selon leur siège et leur richesse en cellules.

En général, ils consistent en des tumeurs arrondies, noueuses, plus ou moins fongueuses, lisses à la surface, et dont la consistance, subordonnée à leur richesse en cellules, varie entre la mollesse d'un sarcome médullaire et la dureté d'un fibrosarcome ou d'un sarcome. Celles-ci sont grisâtres ou d'un blanc grisâtre. Les tumeurs molles sont vasculaires, jaunâtres ou d'un rouge jaunâtre, souvent aussi parsemées de petites hémorragies ; en outre, on voit briller sur leur face externe quantité de petits foyers, de la grosseur d'une tête d'épingle, d'un jaune vif, et constitués par des groupes d'*Actinomyces* situés dans un tissu granuleux puriforme.

Les coupes montrent un stroma de substance conjonctive, qui, selon qu'il renferme en plus grande quantité des éléments cellulaires ou des éléments fibrillaires, doit être rapporté tantôt au sarcome, tantôt au fibrosarcome ou au fibrome. A l'œil nu, on y voit inclus des dépôts tuberculiformes, dont le volume varie de celui d'une tête d'épingle à celui d'un pois. Ces dépôts sont les uns isolés, les autres réunis en amas troubles, arrondis, pouvant atteindre les dimensions d'une noix, d'un gris rougeâtre ou jaunâtre, d'une consistance molle, gélatineuse ou presque pulpeuse. Chaque dépôt renferme un granule jaune, gros comme un grain de sable, qu'on peut isoler avec la pointe d'une aiguille, et qui est un glomérule d'*Actinomyces*. Si l'on a laissé la tumeur séjourner quelque temps dans l'eau ou dans l'alcool étendu, ces dépôts tuberculiformes sont particulièrement faciles à séparer de la surface de section par la pression. Selon leur quantité et leur confluence, le stroma se montre creusé de vacuoles isolées ou communiquant ensemble, d'où la structure spongieuse donnée comme caractéristique par Bollinger. Elle est cependant secondaire, étant subordonnée au développement du stroma conjonctif : lorsque celui-ci est abondant, la surface de section prend davantage les caractères d'un fibrome assez compact ou d'un fibrosarcome, dans lequel les masses d'*Actinomyces* sont tout à fait clair-semées. Selon Bang, il y aurait, dans le diagnostic, quelque rapport à établir entre la structure de l'actinomycome et sa tendance à évoluer vers la surface ou de la peau ou des muqueuses.

La structure histologique des petits nodules inclus dans le stroma est tout à fait celle d'une granulation tuberculeuse et rappelle de tous points le tubercule-type à cellules géantes. Autour d'une touffe centrale et plus ou moins grosse d'*Actinomyces*, on voit presque toujours quelques cellules géantes à nombreux noyaux marginaux. Çà et là, on rencontre une petite touffe d'*Actinomyces* incluse directement dans une cellule géante. Autour de ces cellules, ou, en leur absence, autour des touffes d'*Actinomyces*, sont réunies de nombreuses et grandes cellules épithélioïdes. Entre elles et près des bords, se voient des cellules lymphoïdes rondes, plus petites, et des cellules fusiformes, qui donnent à la périphérie du nodule les caractères du tissu conjonctif fibrillaire, et forment une transition insensible à la substance du stroma conjonctif de la néoplasie. Entre ces derniers éléments rampent de rares et fins capillaires, suffisants pour entretenir la nutrition et prévenir la caséification.

L'actinomycose se rencontre principalement chez les bêtes bovines. Quelques cas ont été observés sur le cheval, mais en dehors de l'appareil digestif et de ses dépendances. Quant à ceux qui ont été fournis par le porc, la plupart se rapportent à l'actinomycose musculaire, et il en sera question à propos des parasites des muscles.

Chez les bêtes bovines, l'actinomycose a son siège principal dans les os maxillaires (*actinomycomes maxillaires*), surtout dans les maxillaires inférieurs; mais il peut y avoir des sarcomes ou des fibromes des mâchoires indépendants de cette cause. Les actinomycomes maxillaires procèdent de la moelle osseuse (*Act. myélogènes*) ou du périoste (*Act. périostaux*).

Les actinomycomes maxillaires myélogènes sont ceux que l'on désignait autrefois sous les noms de farcin, spina ventosa, ostéosarcomes, etc. Ce sont des tumeurs sarcomateuses ou fibrosarcomateuses, dues à l'irritation spécifique développée par le Champignon dans le tissu médullaire, le tissu spongieux et les canaux de Havers de l'os. Cette irritation progresse du centre vers la périphérie, amène un gonflement qui écarte les deux tables de l'os et en atrophie la substance compacte. La peau, distendue, s'amincit, se déchire, et la tumeur s'étend au dehors en des masses fongueuses, crevassées, rugueuses, inégales, primitivement d'un gris jaunâtre, mais prenant souvent une teinte rougeâtre ou brunâtre grâce aux hémorragies que provoquent les traumatismes du dehors. Plusieurs de ces masses sont étranglées à leur base par les lèvres de l'ulcération et semblent pédiculées. Il en sort spontanément un pus crémeux, plus abondant par la pression, qui entraîne de petits lambeaux de tissu mortifié, mélangés à une grande quantité de granulations jaune citrin caractéristiques de l'*Actinomyces*. Les muscles sont atrophiés ou détruits ; le périoste, envahi, s'épaissit, produit des stalactites osseuses, se perfore en plusieurs points. La tumeur est parcourue comme par des canaux excréteurs, trajets fistuleux d'autant plus nombreux, en général, qu'on les recherche plus près de la peau. La néoplasie aboutit parfois au trou sous-orbitaire ou à la fosse temporale, et envahit les sinus. Souvent les dents molaires conservent leur intégrité. D'autres fois les alvéoles sont attaqués à leur tour, le fongus pénétrant par le canal de la racine dentaire ou le long du bord alvéolaire. Il peut en résulter de vives douleurs pendant la mastication ; ou bien celle-ci est rendue impossible par la mobilité extraordinaire des dents, qui sont déchaussées, reposant sur la masse molle de la tumeur ou sur une collection purulente qui tend à les expulser de l'alvéole. En tous cas, on constate un amaigrissement rapide et la nécessité de l'abatage. Après macération, l'os paraît gonflé, criblé de trous, grossièrement spongieux et transformé en un système irrégulier de travées stalactiformes ou de trabécules. La tumeur était diffuse dans les cavités de cette sorte d'ostéoporose.

Les actinomycomes périostaux sont plus durs, plus fermes, de nature plus fibreuse; ils viennent aussi aboutir à l'extérieur; mais peuvent également, en se propageant à l'os, se développer dans son épaisseur.

Il est une forme d'actinomycose (glossite mycotique) (1) qui a son siège dans la *langue*, que l'on désignait autrefois sous les noms d'induration chronique de la langue, glossite chronique interstitielle, ou que l'on rapportait à la tuberculose. D'après Bang, cette forme est particulièrement fréquente en Angleterre. La lésion consiste en nodosités tuberculeuses, du volume d'un grain de chènevis à celui d'un pois, rarement d'une noix, proéminentes à la face inférieure ou supérieure de l'organe. Par leur confluence, elles forment des amas qui s'ulcèrent et se réunissent en longues traînées, d'où s'écoule un pus mêlé des grains jaunes caractéristiques. La cicatrisation se fait parfois assez rapidement. Mais il reste un tissu fibreux très abondant, qui se rétracte inégalement. La langue est dure, déformée et relevée à la pointe : c'est la « langue de bois » (Holzzunge) des paysans allemands. La mastication est difficile, la salive n'est plus retenue dans la bouche et l'animal dépérit considérablement.

L'actinomycose du pharynx est moins fréquente. C'est ce qu'on appelait lymphosarcome, polype pharyngien, lymphome du pharynx, de la parotide. Ces actinomycomes envahissent la muqueuse et les muscles de l'arrière-bouche et débutent probablement dans les glandes de la muqueuse. Ce sont des tumeurs molles, d'un volume variable, dont la structure offre tous les caractères des actinomycomes. La déglutition est difficile; la maigreur s'ensuit ainsi que la nécessité de l'abatage.

Enfin, on a encore trouvé de ces tumeurs dans le larynx, l'œsophage, le réseau, l'intestin, le foie, les mamelles, le poumon, la peau, le tissu conjonctif sous-cutané et intermusculaire, les muscles, les parties molles et superficielles de la face et de la région cervicale supérieure, et spécialement dans les tissus péripharyngiens. A ce dernier groupe doivent être rapportées, au moins en grande partie, les tumeurs décrites sous les noms d'adéno-carcinomes, glandes du bœuf, tuberculose des ganglions, de la peau, etc. Dans quelques-unes, leur tissu paraît se réduire très rapidement en une matière puriforme où l'on retrouve les grains jaunes caractéristiques.

L'actinomycose laryngée a son siège principal à l'épiglotte; elle s'accompagne souvent de productions de même nature autour du larynx. Elle se manifeste par la gêne de la respiration, des accès de

(1) Anacker, art. HOLZZUNGE (*Encyklop. d. ges. Thierheilk. u. Thierzucht*, t. IV, 1887, p. 457).

toux et les symptômes de la présence d'un corps étranger dans l'organe intéressé. Il peut y avoir une tuméfaction apparente à l'extérieur et déterminée par la grande extension de l'actinomycome. Bollinger, Johne, Varaldi en ont publié des exemples (1.)

Generali a signalé une forme d'actinomycose consistant dans des tumeurs du mésentère et de l'épiploon, lesquelles, par leur aspect, leur volume, leur consistance, leur disposition et distribution, rappellent la tuberculose ou phtisie perlée (2).

Étiologie. — L'actinomycose est surtout fréquente en Allemagne, en Hollande, en Danemark, en Angleterre. En France, elle n'a été jusqu'ici observée que sous la forme d'actinomycomes maxillaires.

On est encore réduit aux hypothèses en ce qui concerne la voie d'introduction du Champignon dans le corps des animaux. Comme la plupart des processus actinomycosiques ont leur siège dans les diverses dépendances de l'appareil digestif, il semble bien que l'infection ait lieu par cet appareil. D'autre part, la maladie n'ayant été constatée que chez les herbivores et les omnivores, jamais chez les carnivores, il est vraisemblable que les Champignons sont apportés par les fourrages et introduits par les parties piquantes des plantes dans quelques points de la bouche ou des autres parties du tube digestif dépourvues accidentellement de leur revêtement épithélial ou muqueux. Il ressort, d'ailleurs, des expériences de Johne que les amygdales et les autres pores glanduleux sont probablement prédisposés à cette infection. Il a en effet trouvé un Champignon identique à l'*Actinomyces* à la surface de balles d'orge fixées dans les amygdales d'un porc. D'autre part, L. Faletti (3) a vu l'actinomycose être beaucoup plus fréquente les années consécutives à une grande épizootie de fièvre aphteuse, ce qui doit être attribuée aux plaies plus nombreuses de la muqueuse buccale. Une fois le parasite introduit plus ou moins profondément, la contraction musculaire le fait cheminer jusqu'au sein du tissu conjonctif, particulièrement par les voies lymphatiques.

Le germe infectieux peut probablement aussi pénétrer par les voies respiratoires avec l'air inspiré, car Pflug a cité un cas d'actinomycose pulmonaire où le parasite se trouvait et dans des tubercules profonds et dans les grosses bronches.

Les recherches de Marchand, de Hink, de Ponfick établissent, d'ailleurs, que la généralisation du processus peut se faire autrement que par l'intermédiaire des courants sanguins et lymphatiques.

Les abcès actinomycosiques des mamelles observés chez le porc peuvent être aussi considérés comme dus à l'introduction du parasite dans les canaux galactophores par les parties piquantes de plantes qui en auraient été couvertes (Johne).

(1) L. Varaldi, *Il medico veterinario*, 1886, p. 193.
(2) G. Generali, *Il medico veterinario*, 1887, p. 276.
(3) L. Faletti, *Il medico veterinario*, 1887, p. 252.

Des observations de Jensen semblent bien établir que le Champignon provient des fourrages. Il a décrit une enzootie d'actinomycose qui, en 1880, dans l'île de Seeland, a sévi dans un district établi sur un golfe préalablement endigué et desséché. Les vaches avaient été nourries avec des fourrages, et particulièrement de l'orge, récoltés sur des champs nouvellement défrichés : presque toutes contractèrent l'actinomycose.

Un fait plus démonstratif est celui de Piana, qui, dans des tumeurs de la langue d'une vache, a trouvé des actinomycomes renfermant des fragments de plante (fibres et vaisseaux) recouverts d'*Actinomyces* (1).

La plupart des expériences d'inoculation de la maladie n'ont donné que des résultats négatifs. Bollinger, Harz, Perroncito ont vainement tenté de transmettre la maladie à des lapins et à des moutons. Les essais ont également échoué avec le chien. Cependant, en injectant sous la peau et dans l'abdomen de deux veaux, ainsi que dans les mamelles d'une vache, un liquide infectieux obtenu en agitant avec de l'eau des fragments frais d'un actinomycome maxillaire myélogène, Johne a vu se développer des néoplasies semblables à celles qui caractérisent l'actinomycose spontanée des bêtes bovines. Après lui, Ponfick a également obtenu des résultats positifs, et transmis l'actinomycose du bœuf à sept veaux par des injections intrapéritonéales, intraveineuses ou sous-cutanées. J. Israel encore a donné la maladie à des lapins en leur injectant dans le péritoine des éléments de l'actinomycose de l'homme. Par contre, Ponfick a complètement échoué en faisant ingérer à des veaux, des chiens et des lapins des fragments d'actinomycomes du bœuf.

Pronostic et traitement. — La guérison a lieu quelquefois spontanément dans les formes purulentes par la rétraction et la cicatrisation du tissu granuleux qui tapissait la cavité de l'abcès, ainsi que par la calcification du Champignon. Bang et Jensen ont obtenu cette heureuse terminaison pour les actinomycomes des parties molles de la face et de la région péripharyngienne. La guérison spontanée se voit également pour l'actinomycose de la langue ; mais elle s'accompagne de déformations qui en réduisent singulièrement les avantages.

Quant au traitement, ses résultats sont très aléatoires. Il peut donner cependant, surtout au début, de bons résultats.

Lorsque la tumeur est à la portée du bistouri, le moyen le plus simple et le plus sûr est l'extirpation ; la cicatrisation se fait simplement.

Tous les traitements essayés contre l'actinomycome myélogène du maxillaire sont restés sans résultats, car le processus qui prolifère dans l'os avec tant d'activité reste hors d'atteinte. Si la végétation se fait jour à travers la peau, il y a lieu d'en faire l'ablation répétée, de

(1) G. P. Piana, *R. Scuola sup. di med. vet. di Milano, annuario per* 1885-86, p. 115.

la cautériser ensuite avec le sulfate de cuivre; cela vaut mieux que de chercher à la détruire avec le fer rouge.

Quand une tumeur est sous-cutanée et que l'extirpation est impossible, Thomassen (1) recommande de ponctionner au fer rouge, puis de débrider avec le bistouri; évacuer le contenu, et introduire tous les jours, dans la cavité, de l'étoupe imbibée d'onguent égyptiac. En une quinzaine de jours, la cicatrisation est réalisée.

Walley (2) a préconisé le phénol iodé : l'iode détruirait les parasites, le phénol agirait en produisant une inflammation plastique, localisée et cicatrisante. L'action du remède est accrue par un grattage et des scarifications préalables. Il paraît surtout convenir au début de l'actinomycose de la langue. C'est également dans ce cas que Utz a obtenu de bons effets abortifs par des badigeonnages de teinture d'iode. Thomassen traite la glossite parasitaire en donnant 8 à 10 grammes d'iodure de potassium par jour dans les breuvages. En deux semaines la guérison est obtenue. Il recommande de suspendre le traitement pendant deux jours, vers le cinquième ou le sixième.

Art. IV. — **Gutturomycose des Équidés.**

Rivolta (3) a donné le nom de *gutturomycose* à une affection ulcéreuse des poches gutturales, déterminée, selon lui, par un Champignon parasite, qu'il a appelé *Gutturomyces equi*. Cette maladie, observée sur deux chevaux seulement, a depuis été trouvée sur un cheval et sur une mule par Bassi (4), qui a pleinement adopté l'idée de Rivolta.

Sur les trois chevaux, les symptômes ont été ceux d'une dysphagie paralytique. A l'autopsie, on a trouvé de l'hépatisation pulmonaire et de la pneumonie gangreneuse, dues à la chute passive des matières alimentaires dans la trachée. L'ulcère occupait le fond de la poche gutturale, c'est-à-dire la partie située dans l'espace stylo-condyloïdien, jusqu'au point où la muqueuse se replie. L'irritation, en se propageant à la neuvième paire, avait amené la paralysie des muscles pharyngiens. L'ulcère, qui présentait les caractères d'une lésion morveuse, renfermait, dans les croûtes de sa surface, de nombreux éléments (mycélium, conidies et spores) d'un Champignon très voisin des *Aspergillus*, sinon identique à ces moisissures.

La mule avait eu des épistaxis et avait fini par succomber à une violente hémorragie nasale. L'ulcère, situé dans la poche gutturale droite, avait intéressé l'artère carotide interne. Il montrait les mêmes éléments cryptogamiques que dans les trois cas précédents.

Ces quatre observations sont insuffisantes pour faire admettre la nature parasitaire de ces ulcérations. Comme l'a fait remarquer Railliet (5), on est porté à croire que le développement du parasite n'est ici qu'un phénomène secondaire, tout accessoire. Le fait essentiel est l'ulcération, et certains détails font soupçonner sa nature morveuse, qui, dans un cas au moins, ne

(1) Thomassen, *L'Écho vétérinaire*, Liège, décembre 1885, p. 409.
(2) Walley, *The veterinary Journal*, t. XXII, 1886, p. 120.
(3) Rivolta, *Dei Parassiti vegetali*, Torino, 1873.
(4) R. Bassi, *Il medico veterinario*, mars 1881.
(5) A. Railliet, *Archives vétérinaires*, 10 mai 1881.

laisse guère de doute. Des inoculations d'épreuve auraient dû être pratiquées pour établir si réellement l'on avait affaire à une gutturomycose proprement dite ou à une localisation morveuse dans les poches gutturales.

Art. V. — **Psorospermose buccale et pharyngée.**

Propre aux poules et aux pigeons, cette affection n'est qu'une extension de la psorospermose cutanée qui a son siège à la tête.

Tantôt elle se présente sous la forme de ces nodules que nous avons décrits (p. 245) et que l'on trouve alors chez les jeunes sujets vers les commissures du bec ou dans le canal lingual. L'organe en est parfois considérablement déformé et la préhension des aliments rendue très difficile. La guérison peut avoir lieu spontanément si les nodules psorospermiques sont peu nombreux et espacés. Dans le cas contraire, la maladie progresse et amène le marasme et la mort.

D'autres fois, l'affection se montre sous la forme de plaques blanchâtres occupant les mêmes points et ayant de grands rapports symptomatiques avec la diphtérie. Le bec est fétide et baveux. La tristesse, la maigreur, l'inappétence entraînent la mort dans un délai plus ou moins rapide.

Nous avons dit (p. 246) les opinions très diverses émises sur la nature de cette affection. En la présentant comme de la psorospermose, Rivolta et Delprato rattachent aux Coccidies les parasites qui la produisent. Ils se développeraient dans les cellules épithéliales. A leur maturité, leur coque se romprait et les spores, sous forme de pseudonavicelles, deviendraient des Coccidies embryonnaires, masses protoplasmiques, qui, au moyen de leurs mouvements amiboïdes, traverseraient les couches de l'épithélium. Arrivées dans des cellules jeunes, elles s'installeraient au sein de leur protoplasma et en s'accroissant prendraient la forme d'éléments granuleux, d'abord déprimés, puis globuleux, homogènes, brillants. A leur intérieur se développeraient de nouvelles spores, qui continueraient par le même mode l'extension du mal.

CHAPITRE II

PARASITES DE L'ŒSOPHAGE ET DE L'ESTOMAC.

On peut trouver dans l'estomac des divers animaux domestiques des Vers qui y sont venus de l'intestin, leur habitat ordinaire, où on les rencontre agglomérés : tels sont principalement des Ascarides et des Ténias.

Sont particulièrement propres à l'œsophage et à l'estomac des Infusoires variés, des Trématodes (*Distoma* et *Amphistoma*), des Nématodes et des larves d'Œstridés. Celles-ci sont spéciales aux Équidés. Les Nématodes rentrent dans trois familles seulement : Strongylidés, Filariadés et Gnathostomidés (voy. p. 297). Ce sont : 1° dans les Strongylidés, des espèces variées de *Strongylus*, *Ollulanus*, *Physaloptera* ; 2° dans les Filariadés, des *Spiroptera*, *Dispharagus*, *Hystrichis* et *Tropisurus* ; 3° dans les Gnathostomidés, des *Gnathostoma*.

De ces divers genres, deux seulement ont des représentants dans l'œsophage d'un grand nombre de mammifères et d'oiseaux : ce sont les Strongles et les Spiroptères. La diagnose peut avantageusement en être donnée dès maintenant. Les autres ne se trouvent que dans des groupes restreints, et il est préférable d'en renvoyer l'examen à propos des hôtes chez lesquels on les rencontre.

Les **Strongles** (*Strongylus* Müller) ont la bouche nue ou entourée de papilles, l'œsophage plus ou moins renflé en massue dans sa partie postérieure. Les mâles ont une bourse caudale ordinairement bi, tri ou multilobée et soutenue par des côtes ; deux spicules égaux. La vulve est située dans la moitié postérieure du corps.

Les **Spiroptères** (*Spiroptera* Rud.) ont un corps allongé, mais beaucoup moins que les Filaires, dont ils ne se séparent guère, en outre, que par leur habitat, la queue des mâles enroulée en spirale et munie d'ailes membraneuses, deux spicules non tordus, et la vulve plus ou moins éloignée de la bouche.

La plupart des Spiroptères se rencontrent dans des tumeurs de l'œsophage, de l'estomac ou de l'intestin.

Art. 1. — Parasites de l'estomac des équidés.

Les seuls parasites qui appartiennent à peu près exclusivement à l'estomac des Équidés sont des Nématodes et des larves d'Œstridés.

A. Nématodes. — On en décrit trois espèces : un Strongle et deux Spiroptères.

1° Le **Strongle d'Axe** (*Str. Axei* Cobb.) est un petit Ver filiforme, graduellement épaissi en arrière, à bouche nue, dont le mâle a 6 millimètres et la femelle 8 millimètres de longueur. La queue de celle-ci est brusquement contractée en une pointe étroite et conique. Ce Ver a été trouvé, au collège vétérinaire de Londres, dans des tumeurs de la muqueuse stomacale de l'âne. Sa présence ne s'accompagne d'aucun symptôme appréciable.

2° Le **Spiroptère mégastome** (*Sp. megastoma* Rud.) a le corps blanchâtre, atténué également aux deux extrémités. La partie céphalique est séparée du reste du corps par un étranglement et munie de quatre lèvres épaisses et cornées : deux latérales petites, une dorsale et une ventrale plus larges, ces deux dernières portant chacune une papille sur chacun de leurs bords latéraux. La bouche se continue en un pharynx infundibuliforme. *Mâle* long de 7 à 9 millimètres ; queue obtuse, enroulée en spirale, portant deux ailes latérales soutenues chacune par quatre papilles préanales et une postanale ; deux spicules inégaux. *Femelle* longue de 11 à 12 millimètres ; queue droite, obtuse ; vulve située vers le tiers antérieur du corps. Œufs oblongs, presque linéaires, éclosant dans le corps de la mère.

Les tumeurs à Spiroptères se trouvent ordinairement dans le sac droit de l'estomac du cheval. Elles forment des saillies arrondies dont le volume varie de celui d'une noisette à celui d'un œuf de poule.

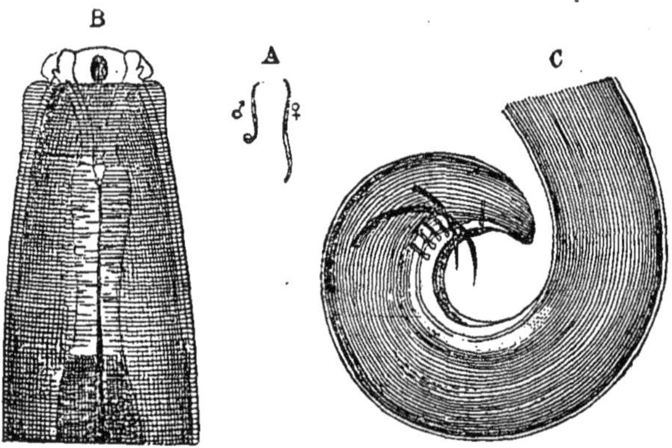

Fig. 112. — Spiroptère mégastome.

A, mâle et femelle, grandeur naturelle. — B, extrémité céphalique, vue de côté, grossie 100 fois. — C, extrémité caudale du mâle, vue de côté, grossie 50 fois (Railliet).

Leur couleur ne diffère pas de celle des parties voisines. Leur consistance est ferme. Elles offrent à leur sommet un ou plusieurs pertuis, qui communiquent avec les cavités irrégulières dont elles sont creusées. Par la pression, on en fait sortir une matière grisâtre et les Vers qu'elles contiennent.

Ces tumeurs sont situées entre la membrane muqueuse et la tunique charnue de l'estomac. Elles sont le produit de l'irritation du tissu conjonctif sous-muqueux par la présence des Vers. Andral (1) les avait considérées comme dues à une dilatation pathologique des glandes de l'estomac, dont l'orifice correspondrait aux pertuis dont elles sont percées et aurait servi à la pénétration des Spiroptères. Ercolani (2) pense plus justement que ceux-ci perforent la muqueuse pour s'introduire au-dessous d'elle.

Lorsque ces tumeurs sont anciennes, leur contenu s'est concrété ; leurs parois sont devenues fibreuses, et leur consistance est comme cartilagineuse. On y trouve des Vers morts ou des débris de Vers, ou de la matière purulente, les Vers en étant depuis longtemps sortis.

Valenciennes (3) a rencontré ces tumeurs vermineuses chez onze chevaux sur vingt-cinq. Elles seraient particulièrement fréquentes au mois de juin ; c'est ce qu'Ercolani a noté également. On ignore le mode

(1) Andral, *Note sur une altération des follicules muqueux de l'estomac chez le cheval* (*Journ. de méd. vét. et comp.*, 1826, p. 391).

(2) J.-B. Ercolani, *Observations sur la Spiroptère mégastome du cheval* (*Giornale di veterinaria*, etc. Traduit par L. Prangé, *Rec. de méd. vétér.*, 1853, p. 451).

(3) Valenciennes, *Sur des tumeurs vermineuses de l'estomac du cheval* (*C. R. de l'Acad. des sciences*, 1843, t. XVII, p. 71).

d'introduction de ces Spiroptères, s'ils se développent et se multiplient sur place ou s'il est nécessaire qu'ils subissent des migrations.

La présence de ces tumeurs ne paraît pas entraîner de troubles dans

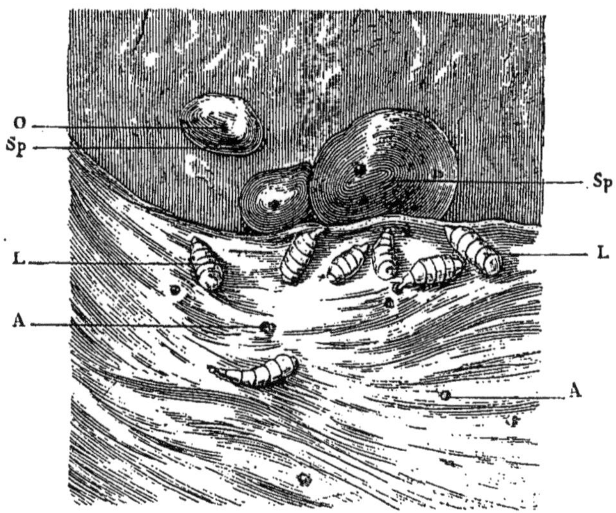

Fig. 113. — Spiroptères et larves d'Œstres dans l'estomac du cheval.

Sp, tumeurs à *Spiroptera megastoma* développées dans le sac droit. — O, orifices de ces tumeurs. — L, larves de *Gastrophilus equi* fixées sur la muqueuse du sac gauche. — A, alvéoles d'insertion des larves du *Gastrophilus hæmorrhoidalis*, qui ont abandonné l'estomac. 1/2 de grandeur naturelle (Railliet).

les fonctions de l'estomac. Peut-être pourraient-elles gêner le cours des matières alimentaires si elles se trouvaient accumulées au voisinage de l'orifice pylorique (A. Railliet).

Le **Spiroptère microstome** (*Sp. microstoma* Schn.) diffère de l'espèce précédente par ses dimensions plus grandes (mâle 10 à 12 millimètres; femelle, 12 à 27 millimètres), par l'absence d'étranglement en arrière de l'extrémité céphalique; deux lèvres seulement, latérales, en forme de hache; deux papilles postanales de chaque côté et non symétriques (mâle).

C. Baillet (1) a trouvé assez souvent, et en très grand nombre, ces Vers dans l'estomac des équidés. Lorsqu'on examine cet organe immédiatement après la mort, on voit son contenu animé d'un mouvement ondulatoire très prononcé, dû à leur agitation en tous sens. Ils ont quelquefois la tête engagée dans les glandes de la muqueuse du sac droit. Railliet a plusieurs fois, en été, observé des ulcérations étendues sur la muqueuse gastrique des ânes sacrifiés au service de chirurgie d'Alfort et porteurs d'un grand nombre de ces parasites.

D'après Zürn, des *Spiroptera scutata* auraient été trouvés une fois

(1) C. Baillet, Art. Helminthes (*Nouv. dict. prat. de méd., de chir. et d'hyg. vétér.*, t. VIII, 1866, p. 363).

dans l'œsophage d'un vieux cheval. Il sera question de ce parasite à propos de ceux de l'œsophage du bœuf et du porc.

B. Larves d'Œstres gastricoles. — Les parasites les plus ordinaires de l'estomac du cheval sont des larves d'Œstridés (voy. p. 42). Elles constituent, en raison de leur habitat, les Œstres gastricoles, chylivores de Bracy-Clark, et appartiennent toutes au genre **Gastrophile** (*Gastrophilus* Leach), résultat d'un dédoublement du genre *Œstrus* de Latreille.

Les Gastrophiles rentrent, d'après Brauer (1) dans le groupe dont les ailes n'ont pas de nervure transversale terminale, la quatrième nervure longitudinale s'étendant jusqu'au bord postérieur. A l'état parfait, leur corps est velu; l'abdomen, non pediculé ; le style des antennes est nu; les organes buccaux sont rudimentaires ; les palpes, couchés dans la fossette buccale, sont petits, globuleux; la trompe non protractile, peu distincte; les cuillerons petits et longuement ciliés, ne recouvrant pas les balanciers. — Examinées à leur troisième stade, les *larves* ont deux paires de mâchoires : des mandibules courbées, dites crochets buccaux, et, entre celles-ci, des maxilles cornées droites. L'extrémité postérieure du corps, plus large que l'antérieure, est droite et tronquée. Les stigmates, portés par le dernier anneau, sont cachés dans une cavité ouverte au dehors en forme de fente transversale et sont constitués par trois paires de fentes longitudinales désignées sous le nom d'arcades. Les stigmates antérieurs sont rétractés, non visibles à l'extérieur. Les antennes ne portent qu'un point ocelliforme.

Brauer a décrit huit espèces de Gastrophiles, dont la plupart ont été trouvées à l'état de larves dans l'estomac des équidés :

1° *Gastrophilus equi* Fabr., espèce répandue dans toute l'Europe, l'Afrique, l'Asie et l'Amérique du Nord;

2° *G. inermis* Brauer, espèce autrichienne, à larve inconnue;

3° *G. pecorum* Fabr., répandue dans toute l'Europe;

4° *G. flavipes* Oliv., dont la larve habite l'estomac de l'âne, dans l'Europe méridionale et le nord de l'Afrique;

5° *G. lativentris* Löw. de la Russie, dont on ne connaît pas la vie larvaire;

6° *G. hæmorrhoidalis* L., répandue dans toute l'Europe et dans l'Amérique du Nord;

7° *G. nasalis* L., répandue aussi dans toute l'Europe et dans la Nouvelle-Écosse (Amérique du Nord);

8° *G. nigricornis* Löw. trouvée en Bessarabie.

De ces huit espèces la plus importante est la première.

Le **Gastrophile du cheval** (*G. equi* Fabr.) est un insecte velu, à face fauve, couverte d'un duvet blanchâtre, soyeux; à front fauve, dont la partie postérieure porte des poils noirs; à antennes ferrugineuses; thorax parfois couvert tout entier de poils rougeâtres , le plus souvent parcouru par une bande transversale noire. L'abdomen est d'un jaune brun ou ferrugineux avec des taches irrégulières, dentelées, brun grisâtre, plus ou moins foncées.

(1) Fr. Brauer, *Monographie der Œstriden*, Wien, 1863.

Les ailes, transparentes, portent dans leur milieu une bande transversale enfumée et deux points de même teinte vers l'extrémité libre. L'extrémité postérieure du mâle est obtuse; l'abdomen de la femelle se prolonge, au contraire, en un long oviscapte replié sous le ventre à l'état de repos. Longueur, 12 à 14 millimètres (non compris l'oviscapte chez la femelle).

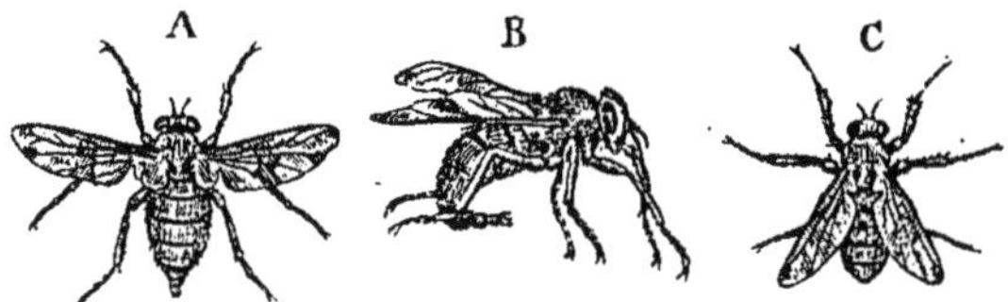

Fig. 114. — *Gastrophilus equi*, grandeur naturelle.

A, femelle vue en dessus. — B, la même vue de profil. — C, mâle, vu en dessus.

Cette espèce est répandue dans toute l'Europe, et en outre, en Afrique (Égypte, Nubie, cap de Bonne-Espérance), en Asie et dans l'Amérique du Nord. D'après Macquart, elle se trouverait aux îles Canaries.

Ces insectes vivent à l'état parfait depuis le mois de juin jusqu'au mois d'octobre, mais particulièrement en août. Aux heures les plus chaudes de la journée, la femelle voltige en bourdonnant autour des chevaux, des ânes ou des mulets. Elle se balance tenant son oviscapte dirigé en avant et en bas; elle plane pendant quelques secondes au-dessus de l'endroit où elle veut pondre, y dépose un œuf et s'envole aussitôt. Au bout de peu de temps elle revient, pond un second œuf et répète si souvent cette opération que l'on peut trouver des centaines d'œufs sur le même cheval. On les rencontre en des endroits variés, mais ceux que l'insecte recherche de préférence sont les membres antérieurs et notamment les avant-bras, les genoux et les canons. Le cheval ne paraît nullement se préoccuper du travail de l'insecte.

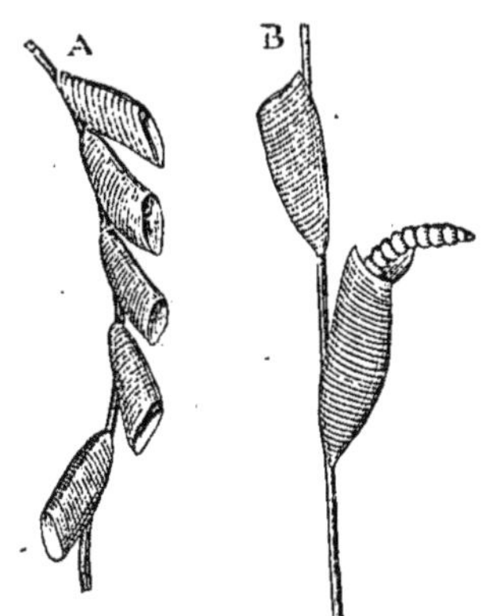

Fig. 115. — Œufs de *Gastrophilus equi*, fixés aux poils. On voit en B l'éclosion d'une larvule.

Les œufs du Gastrophile du cheval sont d'un blanc jaunâtre, coniques, long de 1mm25, striés transversalement et pourvus d'un opercule à l'extrémité la plus grosse, qui est tronquée obliquement. Ils adhèrent aux poils par leur extrémité effilée, à la manière des lentes de Poux, au moyen d'une matière visqueuse qui est émise avec eux; leur gros bout est pendant.

L'éclosion a lieu au bout de quelques jours (4 à 5, d'après Bracy-Clark; 20 à 25, d'après Joly) (1) : l'opercule

(1) N. Joly, *Recherches sur les Œstridés*, Lyon, 1846, p. 32

se détache, soulevé par la larve, qui est très vivace et se met à ramper à la surface de la peau. Il en résulte un léger prurit qui porte l'animal à se lécher. Les larves sont ainsi introduites dans l'appareil digestif et vont pour la plupart se fixer sur la muqueuse de l'estomac au moyen de leurs crochets buccaux, la tête plongée dans une alvéole de plus en plus profonde qui se creuse sous l'influence de l'irritation due à leur présence. Elles se nourrissent des produits inflammatoires sécrétés par la petite plaie de la muqueuse.

A sa sortie de l'œuf, la larve est très allongée, fusiforme, et présente treize anneaux, dont les premiers sont difficiles à distinguer. Le segment céphalique porte deux antennes, deux crochets buccaux, une couronne et un faisceau d'épines mobiles, dirigées en arrière comme les crochets et situées immédiatement en avant du second anneau. De semblables épines existent au bord postérieur de chacun des neuf anneaux qui suivent le premier. Les trois derniers en sont complètement dépourvus. Le treizième offre à son extrémité libre deux lèvres entre lesquelles en voit sortir de temps en temps deux tubes rétractiles trachéens.

Après la seconde mue, c'est-à-dire au troisième stade, les larves sont moins épaisses à leur extrémité antérieure qu'en arrière, où leur corps est tronqué perpendiculairement. Le tégument est lisse, rigide, et peu suscep-

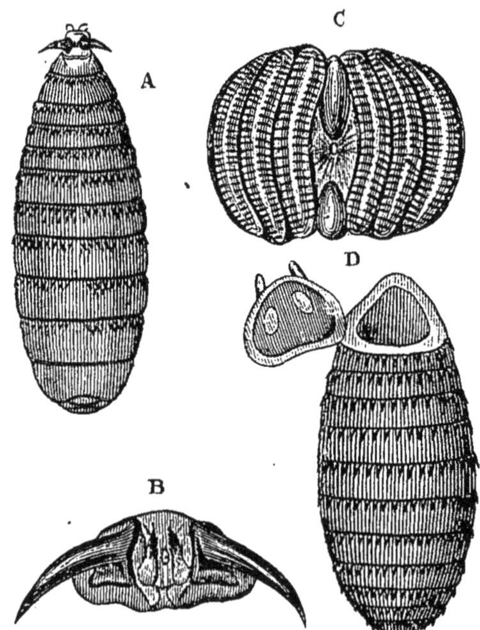

Fig. 116. — Larve et pupe de *Gastrophilus equi*.

A, Larve au troisième stade, grossie deux fois et demie. — B, son appareil buccal. — C, ses stigmates postérieurs. — D, pupe avec son opercule, grossie trois fois (Delafond).

tible d'être plissé. On ne compte que onze anneaux, plus convexes à leur face dorsale qu'à la face ventrale. L'anneau céphalique possède, en arrière des antennes et des organes buccaux, plusieurs séries de saillies spinescentes, très petites et recourbées. Du deuxième au huitième inclusivement, chaque anneau porte vers le bord antérieur de sa face dorsale une double rangée d'épines dirigées aussi en arrière, celles de la première rangée beaucoup plus fortes que celles de la seconde. Le neuvième n'en porte que sur les côtés et de plus petites ; le dixième en est dépourvu ou n'en possède qu'une ou deux. La face inférieure de chaque anneau, depuis le deuxième jusqu'au dixième inclusivement, présente à son bord antérieur une double rangée de tubercules spinescents. Un bourrelet longitudinal court de chaque côté du corps. Le onzième anneau, vu par derrière, présente la fente respiratoire, limitée par deux lèvres droites et saillantes, et dont le fond est formée par les plaques stigmatiques. Celles-ci sont réunies en une seule par un encadrement commun de chitine. Chaque plaque, réniforme, est constituée par trois arcs concentriques, parcourus chacun par un sillon longitudinal sur lequel viennent aboutir de petites fentes disposées par paires et qui font communiquer l'appareil respiratoire avec l'atmosphère ambiante. A la maturité de la larve, ces plaques stigmatiques sont noires ; les épines sont brunes à la base et noires à la pointe ; la couleur, primitivement rouge du corps, est passée graduellement au jaunâtre ; la longueur totale est de 18 à 20 millimètres.

Cette maturité est atteinte après un séjour d'environ dix mois dans l'estomac du cheval. Du mois de mai au mois d'août, les larves se détachent d'elles-mêmes, se laissent entraîner avec les matières alimentaires et sont rejetées avec les crottins. Selon la remarque de Numan (1), quoique les larves tombent à tous les moments de la journée, la majeure partie est évacuée la nuit ou vers le matin. D'abord très vivaces, elles pénètrent dans la terre ou restent blotties dans les excréments ; leurs mouvements se ralentissent et elles ne tardent pas à devenir raides et immobiles. Après 24 ou 48 heures, elles prennent une teinte brun clair, puis brun foncé, presque noire ; leur peau se durcit et devient une coque luisante (pupe en barillet) dans laquelle la véritable nymphe est renfermée. Cette coque offre d'avant en arrière une courbure à concavité ventrale.

La durée de la nymphose est, comme pour les autres Œstridés, de 30 à 40 jours environ. La sortie de l'insecte parfait s'effectue selon le mode déjà indiqué pour toutes les formes de la famille. L'accouplement a lieu, et les femelles nouvellement fécondées vont à leur tour déposer leurs œufs sur le corps des chevaux.

Le **Gastrophile hémorroïdal** (*G. hæmorrhoidalis* L.) est, avec le *G. equi*, l'espèce la plus répandue en France. Brun noir. Face couverte de poils d'un jaune blanchâtre ; front à poils fauves ; antennes ferrugineuses. Thorax revêtu de poils gris olivâtre en avant de la suture, et offrant une bande transversale noire en arrière. Abdomen velu, à poils blancs en avant, noirs au milieu, et de teinte orangée en arrière. Ailes hyalines, sans tache. Oviscapte comme dans le *G. equi*. Longueur, 9 à 11 millimètres (sans l'oviscapte).

(1) A. Numan, *Waarnemingen omtrent de horsel-maskers*... Amsterdam, 1834 (*Mémoire sur les larves d'Œstres qui séjournent dans l'estomac du cheval*, traduit par Verheyen, in *Bibliothèque vétérinaire*, t. 1, 1849).

Cette espèce est répandue dans toute l'Europe et dans l'Amérique du Nord. Ses mœurs sont analogues à celles du *G. equi*. Cependant la femelle pond de préférence ses œufs sur les lèvres du cheval et les longs poils qui les recouvrent. Il en résulte pour cet animal un chatouillement irritant qui le porte à se frotter les lèvres contre la terre, les membres antérieurs ou les arbres ; ou bien il s'emporte, va galoper plus loin et même parfois se plonge dans l'eau pour échapper à son ennemi (Bracy-Clark).

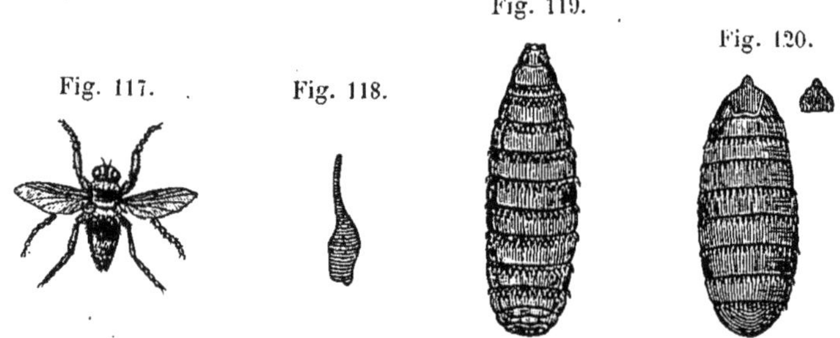

Fig. 117 à 120. — *Gastrophilus hemorrhoïdalis.*

Fig. 117 : Femelle, grandeur naturelle. — Fig. 118 : Œuf grossi 10 fois. — Fig. 119 : Larve au troisième stade, grossie deux fois. — Fig. 120 : Pupe avec son opercule, grossie deux fois.

Les œufs du *G. hæmorrhoidalis* diffèrent de ceux du *G. equi* principalement par leur couleur noire. Les larves à leur sortie provoquent des titillations qui portent à l'animal à passer sa langue sur ses lèvres, et c'est ainsi que le parasite pénètre dans le tube digestif.

A leur troisième stade, ces larves, mélangées à celles du *G. equi*, s'en distinguent par leur taille un peu plus faible, leur coloration rouge plus foncée, les épines de la première rangée de chaque anneau antérieur à peine plus fortes que celles de la seconde, la présence d'une place dorsale dénudée au milieu du neuvième anneau, l'absence complète d'épines dorsales au dixième comme au onzième anneau.

Elles s'en distinguent encore par leur habitat, le séjour qu'elles font dans le rectum avant de retourner à la vie extérieure, la coloration qu'elles y prennent, et certaines autres particularités de leur existence parasitaire, dont il est parlé plus loin.

Le **Gastrophile des bestiaux** (*G. pecorum* Fabr.) varie selon le sexe. Le *mâle* est brun, couvert d'un poil touffu, jaune cuivré, noir par places. Les segments du corps sont courts et sphéroïdaux ; le bouclier dorsal porte en arrière de la suture une bande transversale de poils noirs, souvent interrompue au milieu par des poils jaunes. Les ailes sont petites, d'un gris jaunâtre fuligineux, offrant souvent une large bande enfumée au milieu et une tache à la pointe. Longueur, 12mm,5. — La *femelle* est noire ou noir brun, couverte de poils noirs et jaune sale. Les ailes, plus courtes que le corps, sont semblables à celles des mâles ou complètement fuligineuses. Longueur, 15 millimètres.

Cette espèce est répandue dans toute l'Europe, très fréquente à l'état de larve chez les chevaux hongrois, très rare en Suède, d'après Boheman. Mégnin (1) y rapporte des insectes parfaits éclos de larves provenant de poneys russes introduits à Paris.

Les œufs diffèrent peu de ceux du *G. hæmorrhoidalis*. La larve à l'état de maturité a 13 à 14 millimètres de longueur; elle est d'un rouge sanguin foncé; les épines sont brunes, claires à la base, foncées à la pointe. Leur répartition à la face dorsale constitue un caractère distinctif : elles sont disposées en deux rangées au bord antérieur des anneaux, du deuxième au cinquième; au sixième, il y a une interruption au milieu, qui est plus grande encore au septième, puis au huitième, où elle occupe le tiers médian de l'anneau. Les suivants sont presque toujours complètement inermes.

Comme celles de l'espèce précédente, ces larves se fixent pendant quelque temps au rectum avant de tomber.

Le **Gastrophile nasal** (*G. nasalis* L.), finement velu, a la face supérieure du thorax couverte de poils noirâtres, entremêlés de poils d'un jaune d'or. Le bouclier dorsal est brillant, d'un brun noir, souvent d'un beau brun châtain clair doré. L'abdomen est de couleur variable, toujours garni de poils longs, fins et serrés, ordinairement blancs au deuxième anneau, noirs au troisième, orangés aux suivants; chez d'autres, ces derniers sont grisâtres; d'autres encore les ont orangés dès le deuxième anneau. Les ailes sont assez petites, larges, hyalines. Longueur, 12 à 13 millimètres.

Cette espèce paraît répandue dans toute l'Europe, mais est plus particulièrement abondante en Autriche et en Prusse. Son nom lui vient de ce que la femelle déposerait ses œufs sur les ailes du nez et les lèvres du cheval. On la décrit aussi sous le nom de *G. salutaris* Meig., G. *salutiferus* B. Clark, pour rappeler l'heureuse influence qu'on attribuait à ses larves sur les fonctions digestives.

Les œufs sont blancs, elliptiques, tronqués en avant, parcourus sur un côté par deux lignes longitudinales. Un caractère tout à fait distinctif des larves est de ne présenter qu'une rangée d'épines au bord antérieur de leurs anneaux. A la face supérieure, l'interruption médiane commence au huitième; le dixième est inerme. A l'état de maturité, ces larves ont 13 à 15 millimètres de longueur et sont d'un blanc jaunâtre; les épines, blanches à la base, sont brun foncé à la pointe.

Elles habitent presque exclusivement la région pylorique du duodénum et ne se fixent pas à la marge de l'anus lors de leur évacuation.

La seule espèce qui mérite encore d'être citée est le **Gastrophile flavipède** (*G. flavipes* Oliv.), long de 11 millimètres, à pattes d'un jaune pâle, à ailes hyalines; bouclier dorsal noir avec des taches latérales jaunes; abdomen brun jaunâtre, brillant, avec une ligne plus sombre, longitudinale; pubescence blanchâtre. Les larves sont plus particulièrement parasites de l'âne. L'espèce est répandue en Dalmatie, Espagne, nord de l'Afrique, Asie mineure; elle a été trouvée aussi dans les Pyrénées. Son histoire est encore incomplète.

(1) Mégnin, *Soc. cent. de méd. vétér.* (*Recueil de méd. vét.*, 1879, p. 797).

Les larves de Gastrophiles se rencontrent chez les chevaux qui fréquentent les pâturages ou qui séjournent beaucoup en plein air, et dont le pansage n'est pas suffisamment soigné. L'âge, l'état de santé ou de maladie, le mode d'alimentation n'ont à cet égard aucune influence. D'après les observations de Numan, ces larves sont beaucoup plus abondantes après les étés secs et chauds qu'à la suite d'années pluvieuses.

Quand elles ont été prises par le cheval en se léchant, les jeunes larves ne sont pas toutes portées directement à l'estomac. Il leur arrive quelquefois de s'arrêter au voile du palais et sur l'épiglotte, dans le pharynx, où leur présence n'est pas toujours sans danger. Vitry (1) a rapporté le cas d'un cheval qui succomba au bout de deux mois d'une affection caractérisée par une toux sèche, quinteuse, une dyspnée de plus en plus grande, qui aboutit à l'asphyxie. A l'autopsie, on ne trouva que cinq larves de Gastrophiles, attachées au bord de l'épiglotte et dont le corps flottait dans le larynx. Crépin (2) a vu un cheval, qui présentait des symptômes analogues à ceux du précédent, être guéri par un maréchal qui, croyant à une plume arrêtée près du larynx, introduisit dans l'œsophage une baguette munie d'un linge à son extrémité. Il en retira plusieurs larves de Gastrophiles et, après plusieurs répétitions de cette manœuvre, le cheval fut guéri. Gunther (3) a rapporté un fait semblable au premier; il y avait, en plus, du cornage; et Renner (3), ancien professeur de médecine vétérinaire à l'Université de Moscou, dit que les empiriques russes se servent de brosses fixées à un manche pour détacher les larves qui se sont fixées dans le « gosier. » Pigeaire (4) a vu souvent des cas semblables sur les chevaux camargues, dont plusieurs meurent asphyxiés. Le mode de traitement employé consiste également à introduire dans la pharynx un bâton enveloppé d'un linge imprégné d'huile d'olive ou mieux d'huile empyreumatique.

Les larves qui s'arrêtent ainsi à l'entrée des voies digestives sont principalement, sinon exclusivement, celles du *G. hæmorrhoidalis*. Mather a même rapporté le cas d'un poulain chez qui la mastication et la déglution étaient devenues impossibles, et à l'autopsie duquel on trouva, dans les différents points de la bouche, du pharynx et du larynx, quantité de ces larves dans un état de développement peu avancé (5).

En général, les larves du *Gastrophilus equi* se fixent sur la muqueuse gastrique, presque exclusivement sur le sac gauche; elles occupent de préférence la région voisine de la muqueuse veloutée du sac droit; quelques-unes s'arrêtent dans l'œsophage au-dessus du cardia, où la

(1) Vitry, *Journal pratique de médecine vétérinaire*, 1826, p. 106.
(2) Crépin, *Observation sur des vers retirés de l'arrière-bouche...* (*Ibid*, p. 217).
(3) Gunther, Renner, cités par Verheyen (*loc. cit.*, p. 386).
(4) Pigeaire, *Journal des vétér. du Midi*, 1852, p. 164.
(5) Mather, *The veterinarian*, 1859 (*Rec. de méd. vét.*, 1862, p. 578).

muqueuse offre les mêmes caractères que dans la sac gauche de l'estomac. Quand on ouvre l'estomac d'un cheval, on les y trouve en nombre variable, 10, 15, 20 ou davantage, parfois par centaines ; Buffon en a compté plus de 600, Vallisnieri 700 dans un même estomac et Numan plus de 1000. Elles y sont réunies en un seul groupe ou en plusieurs, dont un plus considérable que les autres. On peut y trouver mélangées les larves de plusieurs espèces, quoique, dans nos pays, celles du *G. equi* dominent. Elles sont plus particulièrement cantonnées dans le sac gauche de l'estomac. Celles du *G. hæmorrhoidalis*, outre leur arrêt possible dans la région pharyngienne, peuvent se trouver aussi dans le sac droit et dans le duodénum. Elles s'arrêtent pendant quelque temps dans les dernières régions du rectum avant de se laisser tomber et y prennent une teinte verte caractéristique. On les y aperçoit au moment de la défécation quand le rectum se renverse. C'est ce qui a donné lieu à cette erreur, détruite par Bracy-Clark, que les larves du *G. hæmorrhoidalis* se développent dans cette région, où les œufs auraient été déposés au printemps par la femelle, qui profiterait dans ce but de la saillie de la muqueuse, lorsque les crottins sont expulsés. Les larves de *G. pecorum* font aussi la même station rectale avant de sortir pour effectuer leur nymphose. Cela n'a pas lieu pour le *G. equi* ni pour le *G. nasalis*. Mais les larves de cette dernière ont pour habitat plus particulier le duodénum.

Quant aux *effets* que les larves de Gastrophiles peuvent produire sur la santé, on a émis les opinions les plus divergentes. Certains leur ont attribué les conséquences les plus graves. Numan cite de nombreux auteurs pour qui les larves rongent la tunique de l'estomac, la perforent et amènent ainsi la mort; ou bien elles déterminent de l'amaigrissement, de la toux, des coliques, ou encore des symptômes cérébraux, des inflammations de différents viscères et, en particulier, des poumons. Chabert mettait à leur compte les maladies les plus variées. Vallisnieri attribua une épizootie qui fit périr un grand nombre de chevaux, en 1713, sur le territoire de Vérone et de Mantoue, à l'énorme quantité de larves que l'on trouvait généralement dans l'estomac (Numan). De l'examen attentif de la plupart des cas qui ont été rapportés, Numan conclut que les perforations signalées se sont produites après la mort ou qu'elles ont été rendues faciles par un ramollissement morbide et préalable de l'estomac.

Il est vrai que, lorsqu'on réfléchit à l'extrême fréquence des larves gastriques, à la multitude de chevaux qui en sont porteurs, à leur quantité souvent énorme dans le même estomac et à l'impossibilité d'en soupçonner la présence pendant la vie par suite de l'absence de tout trouble apparent, on est porté à considérer ces parasites comme absolument inoffensifs. Certains auteurs ont même été jusqu'à leur reconnaître une action excitante, avantageuse pour les fonctions digestives. Il y a là une exagération manifeste. On ne saurait admettre que les nombreuses ulcérations entretenues par les larves à la surface de la muqueuse œsophagienne de l'estomac soient complètement indifférentes. Il doit bien en résulter quelque gêne pour cet organe, et cela se traduit surtout lorsque d'autres conditions pathologiques interviennent. En tous cas, on a relevé un assez grand nombre d'observations où les larves de Gastrophiles ont fini par amener des troubles mortels. Nous en citerons quelques-unes de date relativement récente et recueillies à l'abri des idées préconçues des observateurs antérieurs à Numan.

Celui-ci rapporte avoir une fois trouvé le duodénum percé de quatre ou cinq trous, dus évidemment à des larves d'Œstres. L'une d'elles avait passé par une ouverture et s'était attachée à la séreuse ; une autre s'y trouvait fortement engagée, et plusieurs avaient percé les tuniques muqueuse et musculeuse, en laissant intacte la séreuse. Il y avait une inflammation et un ramollissement manifestes de cette portion d'intestin. Le cheval souffrait depuis longtemps d'une maladie du pied et était mort dans un état complet de cachexie. Les larves étaient celles du *Gastrophilus nasalis*.

Au dire de Numan, le collège vétérinaire de Londres possédait dans ses collections l'estomac d'un poulain de deux ans présentant à sa grande courbure et à sa face antérieure, un épaississement considérable au centre duquel étaient percées six ouvertures intéressant toutes les tuniques gastriques, et où étaient engagées autant de larves d'Œstres. Trois ou quatre perforations se montraient dégarnies de larves. Une cinquantaine de celles-ci étaient encore adhérentes à la face interne de l'estomac. Il est important de noter ici l'état inflammatoire de l'organe, dans le point perforé, état qui n'a pas dû être sans influence sur l'action exceptionnelle des larves.

Hertwig (cité par Verheyen) rapporte un cas de mort d'un cheval à la suite d'une hémorragie de l'estomac. A l'autopsie, cet organe renfermait environ 10 litres de sang, provenant de deux ulcérations de l'artère gastro-épiploïque, attribuées aux larves d'Œstres trouvées en certain nombre sur la muqueuse. Il est vrai qu'au niveau de ces deux ulcérations se trouvait un foyer purulent sous-muqueux, et l'on se demande si ce n'est pas à ce travail inflammatoire que doit être rapportée la lésion artérielle.

Chez un cheval abattu pour cause de paralysie générale subite, Schliesse a trouvé entre le cardia et la colonne vertébrale une poche communiquant avec l'estomac et renfermant environ une douzaine de larves d'Œstres (1).

A l'autopsie d'une mule âgée, qui avait présenté tous les symptômes d'une gastro-entérite chronique, Delamotte a constaté quatre perforations de l'estomac, attribuées à des larves d'Œstres, et aboutissant à un vaste diverticulum formé par le péritoine qui s'était séparé de l'organe. Les matières alimentaires s'étaient accumulées dans cette poche (2).

La présence des larves de *G. hæmorrhoidalis* et de *G. pecorum* dans les replis de la muqueuse rectale amène parfois des épreintes qui ne sont pas toujours sans gravité. Hertwig rapporte avoir vu un cheval qui portait à l'anus et au rectum une trentaine de larves et qui fit de tels efforts de défécation qu'il en résulta une chute du rectum. L'accident résista à toutes les tentatives de réduction et il fallut recourir à une opération.

(1) Schliesse, *Magazin für die gesammte Thierheilkunde*, 1859 (*Annales de méd. vétér.* 1860, p. 550).

(2) Delamotte, *Journ. de méd. et de pharm. de l'Algérie*, mars 1880.

On pourrait citer encore nombre d'observations mettant hors de doute l'action parfois mortelle des larves de Gastrophiles. A côté de ces cas exceptionnels il faut mettre ceux où il n'y a que de simples troubles de la digestion, un appétit capricieux, irrégulier, de la maigreur et les symptômes que l'on rapporte d'habitude à la gastrite. Cela est surtout marqué sur les poulains. Les observations de Lessona, de Cambron (1) et autres ne nous paraissent pas laisser de doute à cet égard. Elles montrent que, dans bien des cas, des états pathologiques obscurs affectant l'appareil digestif doivent y être rapportés et qu'il est utile de s'en préoccuper.

Les *lésions* causées par les larves de *Gastrophilus equi*, autres que les perforations dont il vient d'être question, sont celles d'une gastrite, d'ordinaire très légère et même inappréciable. Ce qui est constant, ce sont des ulcérations intéressant toute la muqueuse du sac gauche, et réparties comme l'étaient les larves elles-mêmes dont elles indiquent les points d'implantation. Elles sont sous la forme de plaies circulaires, de 4 à 5 millimètres de diamètre, à fond rosé, à rebord saillant, quelquefois réunies plusieurs ensemble. Chez un poulain de deux ans, Lafosse a trouvé une larve logée dans le tissu conjonctif sous le feuillet pariétal du péritoine (2). Nous ne parlons pas ici de celles qu'on a quelquefois rencontrées dans le crâne : il en sera question à propos des parasites de l'encéphale.

La *prophylaxie* consiste à mettre les animaux à l'abri des atteintes de l'insecte ailé, par un des moyens indiqués déjà (page 35).

Dans le *traitement* il s'agit de tuer les larves dans l'estomac, sans porter atteinte à la santé de l'hôte. Lessona dit avoir obtenu le plus grand succès de la racine de bryone (15 à 25 gr.) pulvérisée et tenue en suspension dans un demi-litre d'eau. Cambron donne la préférence au goudron, à la dose de 8 à 40 gr. dans une infusion aromatique; il peut être utile de réitérer. La benzine peut également être recommandée.

Il ne faut pas s'attendre à un succès aisé. La plupart des auteurs avouent avoir échoué dans l'emploi des divers parasiticides. Numan, en particulier, faisant la revue de tous les essais sérieux tentés avant lui et par lui, s'arrête à cette conclusion « que les agents doués d'une grande énergie arrivent dans l'estomac sans éprouver pour ainsi dire de modifications, portent leurs effets sur ce viscère, en n'exerçant que peu ou point d'action sur les larves. On ne saurait donc conseiller une médication dans le but de les tuer ou de les expulser. » Il est heureux que leur séjour ne soit que temporaire et qu'elles s'éliminent d'elles-mêmes lorsque revient la belle saison. Il ne faut donc pas ou-

(1) Lessona, *De l'Œstre du cheval* (Traduit par L. Prangé, in *Rec. de méd. vétér.* 1853, p. 1006). — Cambron, *Les larves de l'Œstre* (*Annales de médecine vétérinaire*, Bruxelles, 1866, p. 454).

(2) L. Lafosse, *Tr. de pathologie vétérinaire*, t. III. Toulouse, 1867, p. 296.

blier que la guérison se produira spontanément sans aucune médication ; il n'y aurait lieu d'intervenir que si la santé se trouvait gravement compromise.

Cependant, pour les larves de *G. hæmorrhoidalis* et de *G. pecorum*, il est avantageux d'enlever à la main celles qui se montrent sur la muqueuse rectale et à la marge de l'anus. On délivre ainsi le cheval d'une gêne toujours inutile, et parfois dangereuse, comme il a été dit plus haut. Il peut même convenir, dans certains cas, de pénétrer avec le bras dans la profondeur du rectum pour aller quérir celles qui ne se sont pas encore montrées.

Art. II. — **Parasites de l'œsophage et de l'estomac des ruminants.**

Infusoires. — Les divers compartiments gastriques des ruminants renferment suspendus, nageant au milieu de la masse semi-liquide des aliments, des êtres inférieurs appartenant au règne végétal ou au règne animal. Les premiers n'offrent rien de particulier : ce sont ceux que l'on peut trouver dans tous les liquides où macèrent des matières végétales, et ils rentrent pour la plupart dans l'important groupe des Schizomycètes (1). Les seconds sont plus spéciaux par leurs formes et leur habitat. Ce sont des Infusoires ciliés, et ils s'y trouvent parfois en si grande quantité que Gruby et Delafond (2), qui les ont signalés les premiers, en estiment le poids de 600 à 1000 grammes, soit le cinquième de la masse totale contenue dans la panse et le réseau du mouton. Rien n'autorise à croire que, malgré leur pullulation, ces animalcules puissent se conduire en agents pathogènes à l'égard de la muqueuse gastrique. Leur présence est à peu près constante, et ils doivent entrer en ligne de compte dans les matières digérées, puisque, selon G. Colin (3), ils sont détruits en passant dans la caillette et l'intestin.

Tous ces Infusoires, dont la longueur varie de 250 à 35µ et la largeur de

(1) Nous levons mentionner ici la présence possible de l'*Actinomyces bovis* (V. p. 312). Siedamgrotzky (*Bericht ü. d. Veter.-W. im Königr. Sachsen*, 1877, p. 29) a rapporté un cas d'actinomycomes miliaires multiples trouvés dans l'œsophage d'un bœuf. — Bollinger (*Centralbl. f. d. med. Wissensch.*, 1877) a rencontré un actinomycome ulcéré dans le rumen d'un bœuf; de plus, il a publié deux cas d'actinomycomes du réseau du bœuf, et Johne un troisième (*Bericht u. d. veter. im k. Sachsen f. d. J.* 1884, p. 40). Dans chacun de ces trois cas, il y avait une tumeur du volume du poing à celui d'une tête d'enfant, située sous la muqueuse ou entre la tunique musculeuse et le péritoine; une fois, la tumeur était bilobée. Wortley Axe a vu des ulcérations et des plaques actinomycosiques dans le feuillet et la caillette d'un bouvillon, qui portait un actinomycome à l'arcade incisive (*The veterinarian*, mai 1886).

(2) Gruby et Delafond, *Rech. sur les animalcules se développant dans l'estomac...* (*Acad. des sciences*, t. XVII, p. 1304 et *Rec. de méd. vétér. prat.*, 1843, p. 859).

(3) G. Colin, *Traité de physiologie comparée des animaux*, 3e édit., t. I, Paris, 1886, p. 836.

125 à 20μ, appartiennent aux deux ordres des *Holotrichés* et des *Péritrichés* (Voy. p. 291).

Gruby et Delafond en avaient décrit incomplètement quatre formes. G. Colin en a figuré un plus grand nombre. Leur étude précise, encore bien incomplète, a surtout été faite par Stein (1).

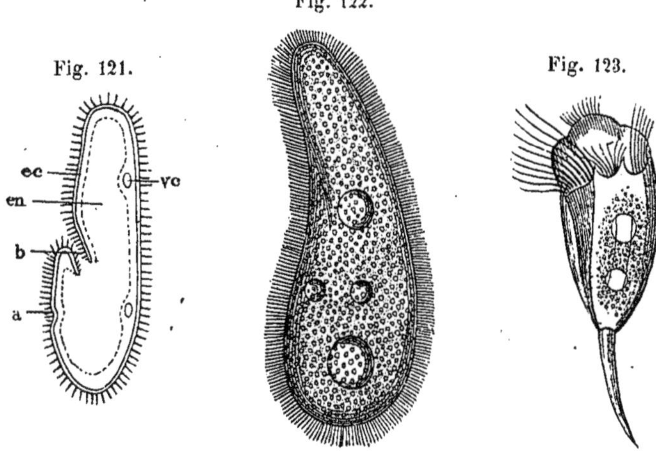

Fig. 121 à 123. — Infusoires.

Fig. 121 : Schéma d'une Paramécie : *b*, orifice buccal ; *a*, fente anale ; *vc*, vacuales contractiles ; *ec*, ectosarque ; *en*, endosarque (Hayeck). — Fig. 122 : Paramécie de la panse des ruminants (G. Colin). — Fig. 123 : Ophryoscolex de la panse des ruminants (G. Colin).

Parmi les Infusoires Holotrichés se trouvent des Paramécies et des Isotriques.

Les **Paramécies** (*Paramœcium* F.O. Müller) ont le corps oblong, asymétrique, la bouche ventrale, précédée d'un sillon oblique, deux vacuoles contractiles. Les espèces en sont très communes dans les infusions organiques.

Les **Isotriques** (*Isotricha* Stein) sont ovalaires, symétriques, un peu aplatis, à forme fixe; la bouche est terminale ou subterminale; on distingue l'*I. intestinalis*, dont la bouche, un peu enfoncée, est à quelque distance du pôle antérieur; et l'*I. hypostomum*, dont la bouche est terminale, exactement sur la ligne médiane. Ces espèces se rencontrent par millions dans la panse des bœufs, des moutons et des chèvres.

Parmi les Infusoires Péritrichés se trouvent les *Ophryoscolex* Stein et les *Endotinium* St. appartenant à la famille des **Ophryoscolécidés**. Celle-ci a pour caractères un corps ovale ou allongé, une bouche terminale accompagnée de cils spiralés, l'extrémité postérieure munie d'un ou de plusieurs appendices styliformes.

Les *Ophryoscolex* ont le corps cuirassé, bombé à la face dorsale, parcouru par deux stries granuleuses à la face ventrale, tronqué en avant et terminé en arrière par un stylet caudal; un peu en avant du milieu du corps existe un demi-cercle dorsal et latéral de cils épais (ceinture équatoriale).

L'*O. Purkinjei* présente trois prolongements postérieurs, sortes d'épines fortement recourbées, qui manquent à l' *O. inermis*.

Les *Endotinium* se distinguent des *Ophryoscolex* par leur corps aplati et

(1) Stein, *Der organismen der Infusionsthiere*, Leipzig, 1867. — *Charakteristik neuer Infusoriengattungen*, in *Zeitschrift Lotos*, IX, p. 57 (d'après Zürn, *Die pflanzlichen Parasiten*, Weimar, 1874).

dépourvu de ceinture équatoriale. Trois espèces : *E. bursa*, la plus grande, à extrémité postérieure arrondie, échancrée; *E. dentatum*, pourvue de six stylets caudaux recourbés; *E. caudatum*, dont un des côtés se termine par un stylet caudal, l'autre par deux courtes pointes dentiformes.

Ces divers Infusoires ne sauraient être regardés comme des parasites, puisqu'ils ne vivent pas de la substance de leur hôte et ne lui portent aucun préjudice.

Il n'en est pas de même des Helminthes que l'on peut trouver dans l'œsophage et l'estomac des ruminants. Ils sont au nombre de quatre : deux Trématodes (*Amphistoma conicum* Rud. et *Amphistoma crumeniferum* Creplin), et deux Nématodes (*Spiroptera scutata* Müller et *Strongylus contortus* Rud.) (1).

AMPHISTOMES. — On a décrit deux espèces d'Amphistomes vivant dans la panse des ruminants domestiques. L'une est l'**Amphistome à bourse** (*Amphistoma crumeniferum* Creplin), trouvé chez le zébu; l'autre est l'**Amphistome conique** (*A. conicum* Zeder), qui vit chez les bœufs, les moutons et les chèvres, et présente seul quelque intérêt.

L'*Amphistoma conicum* a le corps de teinte rosée, irrégulière et plus ou moins foncée; il est ovoïde, aminci en avant, se renflant graduellement jusqu'à la partie postérieure, obtus et un peu recourbé sur la face ventrale; longueur, 10 à 13 millimètres; largeur en arrière, 2 à 3 millimètres.

Daubenton a, le premier, trouvé ce Ver dans la panse et le réseau du bœuf. Il a depuis été rencontré chez le mouton (Treutler), chez la chèvre (Creplin) et chez un assez grand nombre de ruminants sauvages. Il se fixe par sa ventouse postérieure entre les papilles du rumen, surtout aux abords de la gouttière œsophagienne. Il paraîtrait plus fréquent au mois d'avril (2). On le considère comme inoffensif; d'après Zürn, on lui a attribué, en Australie, une affection meurtrière qui sévissait sur le gros bétail. Mais il n'y avait peut-être là qu'une simple coïncidence.

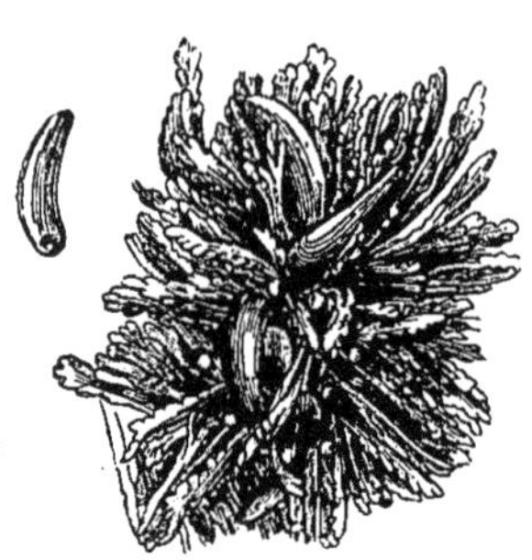

Fig. 124. — Fragment de rumen de vache, montrant des Amphistomes coniques fixés entre les papilles par leur grosse ventouse postérieure. On distingue les tubercules d'insertion de plusieurs individus qui ont été enlevés. A gauche un individu isolé. Grandeur naturelle (Railliet).

NÉMATODES. — Le **Strongle contourné** (*Strongylus contortus* Rud.) a « le corps rouge ou blanchâtre, atténué surtout vers l'extrémité antérieure. Le tégument offre dix-huit arêtes longitudinales. La bouche est nue. Le *mâle* est long de 18 à 20 millimètres; sa bourse caudale est bilobée, chaque lobe étant soutenu par quatre côtes, la moyenne et l'antérieure dédoublées; l'un des deux

(1) Il sera parlé des Sarcosporidies de l'œsophage à propos de la psorospermose musculaire.

(2) A. Goubaux, *Bull. Soc. centr. de méd. vétér.* (*Rec. de méd. vétér.*, 1863, p. 882).

lobes porte, en outre, un lobe accessoire soutenu par les deux courtes côtes postérieures, légèrement fendues. La *femelle* mesure de 18 à 30 millimètres; sa queue est pointue ; sa vulve, située vers le sixième postérieur du corps, est surmontée par un tubercule et limitée latéralement par deux ailes membraneuses. Les œufs, ovoïdes, paraissent éclore dans l'utérus; ils mesurent 70 à 97μ sur 43 à 54 » (A. Railliet). Le nom de « Strongle contourné » vient de ce que les femelles se distinguent très nettement des mâles par la manière dont leur ovaire, tout blanc, s'entortille régulièrement autour du tube digestif, qui est brun foncé.

Ce Ver se trouve dans la caillette de la chèvre et surtout du mouton. Il n'a encore été signalé qu'une fois en France comme un parasite dangereux (1). En Allemagne, au contraire, d'après Gurlt, Gerlach, Röll, Zürn, etc., il est considéré comme entraînant par sa présence une maladie épizootique, qui atteint surtout les agneaux et les antenais, se complique souvent de phtisie pulmonaire vermineuse, et sévit particulièrement à la fin de l'hiver dans certaines contrées à terrains sablonneux, où l'on rencontre des eaux stagnantes. De semblables observations ont été faites en Angleterre et en Écosse (2).

C'est une sorte d'anémie dont les symptômes, peu caractéristiques, ne permettent guère d'établir un diagnostic précis : tristesse, langueur, inappétence, pica, soif intense, amaigrissement, hydrohémie, coliques sourdes, diarrhée noire, muqueuse parfois sanguinolente. Ces troubles finissent par amener la mort. Wernicke indique comme signe *ante mortem* une altération particulière du sang qui montre, mélangées aux hématies, des cellules jaune rougeâtre, isolées les unes des autres, plus grosses que les globules normaux, et dont certaines sont sphériques, d'autres foliacées, scutiformes, pyriformes ou claviformes (3).

A l'autopsie des animaux abattus ou qui ont succombé, on trouve dans la caillette un grand nombre de Strongles contournés, même des centaines, serrés les uns contre les autres et couvrant la muqueuse, parfois un peu épaissie, dont la teinte est plus pâle qu'à l'état normal.

Cette strongylose n'est grave que par sa forme épizootique, ou si elle est à une période avancée, si les animaux n'ont pas été soumis à un traitement convenable.

On recommande une nourriture tonique et fortifiante. Les médicaments employés sont : l'huile empyreumatique de Chabert (une cuillerée à café par tête et par jour) ou un mélange à parties égales d'huile empyreumatique et d'essence de térébenthine, que l'on délaye dans le triple de son poids d'eau-de-vie (la dose est d'une à deux cuillerées à café par jour) ; ou bien encore le kamala (3 à 4 grammes par jour). Zürn, après Rabe, recommande de préférence, comme aussi

(1) Railliet, *L'acclimatation*, 1887.
(2) Williams, *The veterinary Journal*, 1885, p. 39.
(3) R. Wernicke, *Deutsche Zeitschrift für Thiermed. und vergl. Pathologie*, t. XIII, 1887, p. 194.

actif et moins irritant pour les malades, le picrate de potasse. On en donne par jour 0gr,15 à 0gr,30 à un agneau, et jusqu'à 1gr,25 aux adultes. La guérison a lieu au bout de trois jours.

Le **Spiroptère à écussons** (*Sp. scutata* Müller) est jaunâtre; la bouche est ronde, nue; l'extrémité céphalique est tronquée et entourée, sur une longueur de 1 millimètre, de plaques chitineuses de grosseur variée, en forme d'écusson. Le *mâle*, long de 4 à 5 centimètres, a la queue enroulée, munie de deux ailes, et deux spicules. La *femelle*, longue de 8 à 10 centimètres, a la vulve située en avant de l'anus; elle est ovovivipare.

Ce Ver a été trouvé par Müller, de Vienne, dans l'épithélium de l'œsophage et particulièrement dans sa portion thoracique chez cinq bœufs polonais et hongrois. Il l'a décrit (1) sous le nom de *Spiroptera scutata œsophagea bovis*. Il n'y en avait qu'un nombre restreint sur chaque individu. Harms a vu ces mêmes Vers dans l'œsophage des moutons; ils étaient parallèles à l'axe longitudinal de l'organe et roulés en spirale comme des brins de laine de mérinos. Zürn les a trouvés identiques au *Sp. scutata* du bœuf (2). Müller les a aussi rencontrés chez un vieux cheval, dans l'épithélium de l'œsophage. Enfin, comme il est dit plus bas, Korzil les a vus chez des porcs, dans la bouche et le pharynx.

Art. III. — **Parasites de l'estomac du porc.**

Les parasites rencontrés dans l'estomac du porc sont des Nématodes (3).

1° **Spiroptère strongylin** (*Spir. strongylina* Rud.). — Corps blanchâtre, grêle, souvent contourné en demi-cercle. Tête non distincte du reste du corps. Bouche sans lèvres ni papilles, suivie d'un pharynx. Une aile latérale très étroite, d'un seul côté. *Mâle* long de 10 à 13 millimètres; queue munie de deux ailes larges et inégales; six papilles de chaque côté, asymétriquement disposées, dont deux postanales; spicule long et grêle. *Femelle* longue de 12 à 20 millimètres; vulve située immédiatement en avant de l'anus.

Le Spiroptère strongylin, qui paraît rare, a été trouvé en Allemagne dans de petites tumeurs sous-muqueuses de l'estomac. On ne lui attribue pas de troubles morbides. Il a été signalé plus souvent chez le sanglier.

2° **Spiroptère à écussons** (*Sp. scutata* Müller). — Ce Ver est mentionné plus haut comme rencontré chez le cheval, le bœuf et le mouton. Korzil (4) l'a souvent aussi trouvé chez le porc, dans la bouche et le pharynx, implanté dans l'épithélium et plus ou moins libre à la surface de la muqueuse. Il ne paraissait pas avoir produit d'effet pathologique appréciable.

3° **Gnathostome hispide** (*Gnathostoma hispidum* Fedsch.). — « L'extré-

(1) Müller, *Œsterr. Vierteljahrsschrift f. wissensch. Veterinärkunde*, 1869, p. 127.

(2) Harms et Zürn, *Mittheilungen am der Thierärztl. Praxis im preuss. Staate*, 1875-76, p. 131.

(3) Gruby et Delafond ont cependant signalé dans l'estomac du porc la présence d'une espèce d'Infusoire pourvue d'un flagellum et d'une couronne de cils (?) (Dinoflagellés?), de forme ovale, aplatie, le flagellum et les cils étant aux pôles opposés de la cellule; longueur 20 μ, largeur 10 μ.

(4) Korzil, *Œstunde, Vierteljahrsch. f. wissensch. Veterinärkerr.*, 1878.

mité antérieure est munie de douze rangées de lamelles chitineuses dont le sommet est garni de crochets aigus dirigés en arrière. Le *mâle* est long de 25 millimètres; sa queue forme une sorte de bourse arrondie. La *femelle* mesure 31 millimètres; son corps s'atténue graduellement en arrière, où il se termine en pointe conique. — Cet Helminthe a été trouvé par le voyageur russe Fedschenko dans les parois de l'estomac du porc. Csokor l'a retrouvé à Vienne, où il est connu des charcutiers sous le nom de *ver tricolore*. Il s'implante dans la muqueuse au moyen de ses crochets et suce le sang » (A. Railliet).

4° Cobbold a décrit, en en faisant le type d'un genre nouveau, un singulier parasite, le *Simondsia paradoxa*.

« Le genre **Simondsie** (*Simondsia* Cobb.) est, en effet, représenté par des Nématodes endoparasites dont les femelles sont munies d'un utérus extérieur très développé, émettant de nombreuses branches terminées en cul-de-sac. Ces femelles sont enkystées; les mâles sont libres.

» La **Simondsie paradoxale** (*S. paradoxa* Cobb.) a le corps cylindroïde, atténué vers l'extrémité antérieure, qui est munie de deux ailes latérales étroites. La bouche offre deux papilles proéminentes. Le *mâle* mesure 12 millimètres; il a la queue contournée en spirale et possède deux spicules longs et grêles. La *femelle* est longue de 15 millimètres; elle porte vers la partie postérieure du corps un organe en rosette formé par l'utérus renversé et offrant un développement considérable; la queue est deux fois aussi épaisse que le corps; elle est conique et présente trois spinules à longue base, immédiatement au-dessus de l'anus. Il est probable que la vulve s'ouvre à la base de la rosette.

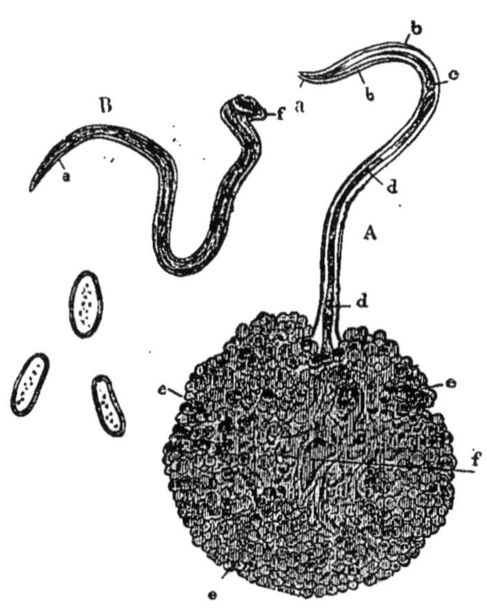

Fig. 125. — *Simondsia paradoxa*, d'après Cobbold.

A, femelle extraite de son kyste, grossie 5 fois. — *a*, extrémité céphalique. — *bb*, ailes latérales. — *c*, extrémité postérieure de l'œsophage. — *d*, *d*, intestin. — *e*, *e*, *e*, cæcums de la rosette utérine. — *f*, queue. — B, mâle, grossi 5 fois. — *a*, extrémité céphalique. — *f*, extrémité caudale. — C, groupe d'œufs extraits des cornes utérines. Grossis 250 fois.

» Ce remarquable parasite a été découvert, au mois de mars 1852, par le professeur Simonds, dans les parois de l'estomac d'un porc allemand appartenant à la ménagerie de la Société zoologique de Londres. Les mâles étaient libres, les femelles enfermées dans de petites tumeurs ou kystes, d'où elles projetaient leur tête, par un étroit orifice dans la cavité de l'estomac. Dans la première description qu'il avait donnée de ce Ver, Cobbold avait pris la tête pour la queue » (A. Railliet).

Art. IV. — Parasites de l'œsophage et de l'estomac du chien.

Indépendamment de deux formes d'Infusoires trouvées par Gruby et Delafond dans l'estomac du chien, le parasite qu'il est fréquent d'y rencontrer est le Spiroptère ensanglanté. De plus, on y a vu deux fois des larves du Gastrophile du cheval, et assez fréquemment des Ascarides errantes venues de l'intestin.

Infusoires. — L'un a le corps pyriforme, terminé par un flagellum; la face supérieure de la cellule est convexe, l'inférieure aplatie; mouvements très vifs; longueur, 10 μ; largeur, 20 μ; on peut le rapporter au genre *Cercomonas* (Infusoires flagellés). L'autre espèce est filiforme, exécute des mouvements lents; longueur, 10 μ; elle paraît plutôt appartenir au règne végétal (Bactériacées) qu'aux Infusoires. Ces deux formes se répandent jusque dans le duodénum et la première moitié de l'intestin grêle. Elles sont indépendantes de l'état de santé.

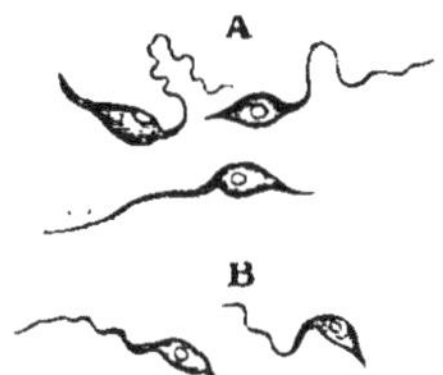

Fig. 126. — *Cercomonas hominis*, d'après Davaine.

A, grande variété. — B, petite variété.

Spiroptère ensanglanté (*Spiroptera sanguinolenta* Rud.). — Ce Nématode se fait reconnaître aisément par sa coloration rouge de sang. Le mâle a 3 à 5 centimètres de longueur, la queue enroulée en spirale, pourvue de deux ailes latérales soutenues chacune par six papilles, dont deux postanales; deux spicules inégaux.

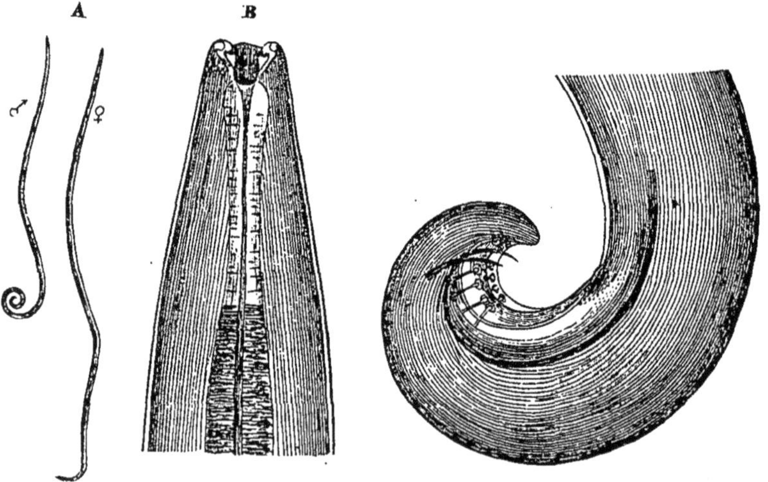

Fig. 127. — *Spiroptera sanguinolenta.*

A, mâle et femelle, grandeur naturelle. — B, extrémité céphalique, montrant l'intérieur de la capsule buccale, grossie 50 fois. — C, extrémité caudale du mâle, vue de côté, grossie 25 fois (Railliet).

La femelle a 6 à 8 centimètres de longueur, la queue à peine recourbée, la vulve à 4 ou 5 millimètres en arrière de la bouche.

Ce Ver a été rencontré chez le loup et le renard, mais particulièrement chez le chien. On l'a quelquefois trouvé dans le cœur, dans l'aorte, dans le poumon, dans les ganglions lymphatiques (U. Caparini); mais il habite à peu près exclusivement dans des tumeurs de l'estomac et de l'œsophage. Ces tumeurs ne sont jamais nombreuses (une, deux ou trois). Leur volume varie de celui d'une noisette à celui d'un œuf de pigeon; leur forme est ovoïde et leur consistance dure. La muqueuse qui les recouvre ne présente d'autre altération qu'une ouverture circulaire, régulière, située à leur sommet et qui peut d'ailleurs, très exceptionnellement, faire défaut. Elles sont limitées en dehors par la couche musculeuse de l'œsophage ou de l'estomac, et constituées par un tissu induré, creusé de cavités dans lesquelles se trouvent les Vers enroulés sur eux-mêmes. Ils sont plongés dans un liquide purulent, que la pression fait sourdre par l'orifice, en en chassant un Spiroptère. Ce pertuis met toutes les cavités de la tumeur en communication avec l'intérieur de l'organe. Le nombre des Vers dans chaque tumeur est très variable (deux à vingt).

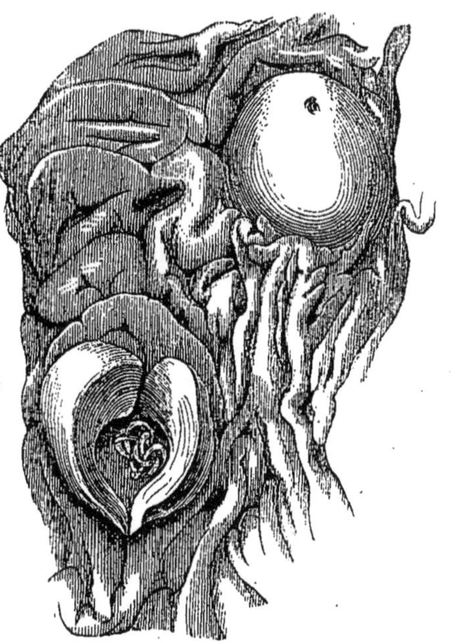

Fig. 128. — Tumeur à *Spiroptera sanguinolenta* dans l'estomac du chien, grandeur naturelle (Railliet).

L'une d'elles a été incisée pour montrer la cavité intérieure et les Vers qui y sont contenus.

Silva Aranjo a trouvé chez un chien cinq Spiroptères ensanglantés libres dans la cavité de l'œsophage (1).

Morgagni et Ercolani ont pensé que les Spiroptères, introduits à l'état larvaire dans l'estomac, perforent la membrane muqueuse et se développent dans le tissu conjonctif sous-jacent. Davaine (2) estime, au contraire, que grâce à leur ténuité dans leur premier état, ils s'introduisent dans le conduit d'une glande œsophagienne ou gastrique, en déterminent la dilatation, l'inflammation et la transformation en tumeur vermineuse. Il base son opinion sur la forme de l'ouverture qui ne paraît ni érodée ni ulcérée. Dans le plus grand nombre des cas, le conduit de la glande resterait perméable; dans d'autres, il s'oblitérerait, peut-être par la compression de la tumeur même sur ce conduit, quand il est perméable; il s'opèrerait là une transformation analogue à celle qui s'observe si souvent dans les follicules sébacés, dans les glandules des lèvres, etc. L'étude

(1) Silva Aranjo, *La Filaria immitis et la Filaria sanguinolenta au Brésil* (*Lyon médical*, 1878).

(2) Davaine, *Traité des entozoaires*, 2e édit., Paris, 1877, p. 770.

histologique des tumeurs peut seule résoudre cette question encore indécise.

Le Spiroptère ensanglanté, assez commun en Chine et au Brésil, paraît plus fréquent en Italie qu'en France, où sa présence est assez exceptionnelle. On ne peut y rapporter de symptômes caractéristiques. Selon Manson, sa présence dans l'œsophage se traduit par des vomissements répétés, pouvant entraîner la mort par inanition; ces tumeurs peuvent s'ouvrir dans la poitrine et déterminer, par suite de leur rupture, une pleurésie mortelle. Le séjour des Spiroptères dans l'estomac a été quelquefois considéré comme la cause d'une faim vorace dont quelques-uns des animaux atteints avaient paru affectés. Une proportion relativement forte d'observations de Spiroptères se rapporte à des chiens morts de la rage. Cela peut s'expliquer par cette circonstance que l'autopsie des chiens enragés comporte un examen attentif de leur estomac. Peut-être aussi ce Nématode détermine-t-il parfois des symptômes rabiformes qui ont induit en erreur et fait sacrifier comme enragés les animaux qui les présentaient.

On ne sait rien sur les circonstances étiologiques qui président à l'introduction de ce Ver dans le tube digestif. Vu la rareté des cas et l'absence de symptômes précis, il n'y a rien non plus à dire du traitement.

Larves d'Œstridés. — On a trouvé des larves de *Gastrophilus equi* dans l'estomac de carnivores, chez l'hyène rayée et chez le blaireau. G. Colin (1) en a rencontré une fois chez un chien terre-neuve, âgé de quatre à cinq mois, « né au commencement de l'hiver, et sur lequel aucun Œstre n'avait pu pondre des œufs. Mais comme il avait été nourri avec des débris de chevaux, une larve avalée sans doute avec sa proie s'était arrêtée dans l'estomac et greffée sur la muqueuse, où elle s'était creusé une alvéole pour loger l'extrémité postérieure (*sic*) de son corps. » Schliepe (2), à l'autopsie d'un chien enragé, trouva, dans le diverticulum cardiaque de l'estomac, « trois larves d'Œstres du cheval, solidement implantées dans la muqueuse et aussi bien développées qu'on les trouve à cette époque (décembre) dans l'estomac du cheval. »

Art. V. — Parasites de l'estomac du chat.

Le seul parasite que l'on trouve dans l'estomac du chat domestique est un Nématode, de la famille des Strongylidés, l'**Ollulan à trois pointes** (*Ollulanus tricuspis* Leuckart). C'est à Rud. Leuckart que l'on en doit la découverte et l'étude (3).

Le genre *Ollulanus* est caractérisé par la présence d'une capsule buccale en forme d'urne, d'un œsophage peu musculeux, et, chez les mâles, d'une bourse caudale bilobée contenant deux courts spicules. Dans l'*Ollulanus tri-*

(1) G. Colin, *Sur les tranformations des larves d'œstres*... (*Bull. Soc. cent. de méd. vétér.* in *Rec. de méd. vétér.*, 1862, p. 346).

(2) Schliepe, *Magazin f. d. ges. Thierheilkunde*, 1866 (*Recueil de médecine vétérinaire*, 1868, p. 574).

(3) R. Leuckart, *Die menschlichen Parasiten*, t. II, Leipzig, 1876, p. 102-106.

cuspis, la femelle adulte mesure au plus un millimètre de longueur, et présente trois pointes à l'extrémité caudale.

A l'état adulte, ces Vers habitent dans l'épaisseur de la muqueuse gastrique du chat, et s'y trouvent souvent en telle quantité que cette membrane est ramollie, rouge et ecchymosée. La femelle est ovovivipare. Les embryons ont des dimensions colossales, relativement à celles de la mère ; ils mesurent en effet 320 μ de long sur 15 μ de largeur. Aussi le corps de la femelle n'en renferme guère jamais plus de trois. Cependant on les trouve en grande quantité non seulement dans l'estomac, mais encore dans l'intestin jusqu'au gros côlon, d'où ils émigrent bientôt, à la manière des embryons de Trichines, pour se répandre en divers points du corps de leur hôte. Ils envahissent spécialement les plèvres, le diaphragme, le foie et le poumon, formant de petits kystes de $0^{mm}15$ à $0^{mm}20$, dans chacun desquels on trouve un ou plusieurs embryons enroulés sur eux-mêmes. La paroi des kystes est très épaisse, et leur cavité relativement restreinte. Leur présence dans le poumon y simule une tuberculose miliaire, chacun d'eux étant entouré d'une zone d'hépatisation. Le processus inflammatoire peut être assez étendu pour entraîner la mort de l'animal. Dans les cas graves, on rencontre des embryons dans le mucus bronchique, plus ou moins sanguinolent.

Les embryons de l'*Ollulanus tricuspis* ne peuvent continuer chez le chat le cours de leur développement. Les mieux partagés sous ce rapport sont rejetés au dehors soit avec les excréments, soit exceptionnellement avec le mucus bronchique. Ils peuvent être alors ingérés par les petits rongeurs, et, comme Leuckart l'a démontré expérimentalement, ils passent de l'intestin de ceux-ci dans leurs muscles, où ils s'enkystent à la façon des Trichines. Leur développement y est plus avancé que celui qu'ils peuvent prendre dans les kystes pulmonaires ou autres du chat. Il est probable qu'il s'achève dans le tube digestif du chat qui vient à se nourrir de rongeurs infectés. Cependant, ayant fait manger à un chat une souris infectée expérimentalement, et sacrifiant le carnivore huit jours après, Leuckart retrouva les Vers non dans l'estomac, mais dans le cæcum et le gros intestin ; ils n'avaient subi aucun changement. Il règne donc encore bien des incertitudes sur l'évolution de l'Ollulan.

A. Lutz (1) dit avoir rencontré au Brésil, dans l'estomac d'un chat, un grand nombre de Vers, mâles et femelles, qu'il rapporte au genre *Physaloptera* dont nous parlons plus loin à propos de l'espèce brésilienne trouvée dans le gésier de la poule. Ces Physaloptères étaient très voisins du *Ph. digitata* Schneider, qui vit dans l'estomac du Couguar ou Puma (*Felis concolor*).

Art. VI. — Parasites de l'estomac du lapin.

Le **Strongle rayé** (*Strongylus strigosus* Dujardin) est principalement parasite du lapin de garenne, dont il habite le cæcum et le côlon. Railliet l'a cependant trouvé, à Alfort, dans l'estomac d'un lapin domestique ; même constatation a été faite à Turin, par Perroncito.

On ne lui rapporte aucun trouble de la santé. Il est reconnaissable à des lignes saillantes longitudinales, au nombre de quarante à soixante, qui sont finement denticulées par les stries transversales. Le mâle, long de 13 à 16 millimètres, est pourvu de deux longs spicules ; sa bourse caudale, trilobée, a son lobe médian échancré. La femelle a 13 à 20 millimètres de longueur.

(1) Ad. Lutz, *Deutsche Zeitschrift für Thiermedicin und vergleichende Pathologie*, 1885, p. 61.

Moniez a trouvé sous la muqueuse gastrique du lapin et du lièvre un Spiroptère particulier qu'il a appelé *Spiroptera leporum* (1).

Art. VII. — Parasites de l'œsophage et de l'estomac des oiseaux.

Dans la partie pré-intestinale du tube digestif des oiseaux domestiques, on peut trouver des Infusoires (Cercomonas) et des Helminthes.

Cercomonas gallinæ. — S. Rivolta a décrit (2) une pseudo-diphtérie observée sur les poulets et les pigeonneaux, et qu'il a rapportée à des Infusoires de l'ordre des Flagellés. Ces Infusoires, auxquels Rivolta a donné le nom de *Cercomonas* (?) *gallinæ*, se présentent comme des corps ovales ou discoïdes, homogènes, de teinte pâle, de 14 μ 25 de longueur sur 5 μ 7 de large. A l'une de leurs extrémités, obtuse, ils portent un flagellum dont la longueur atteint celle du corps ; l'autre extrémité, aiguë, est munie de trois flagellums réunis par la base. Ces Infusoires se meuvent en tous sens, grâce à l'agitation de leurs flagellums.

La présence de ces Infusoires coïncidait avec des taches blanchâtres ou blanc jaunâtre, grumeleuses, ponctiformes ou irrégulièrement allongées, ayant parfois les dimensions d'un grain de millet ou d'une vesce, répandues sur la muqueuse du pharynx, de l'œsophage, du jabot, quelquefois sur le palais, la base de la langue et le canal lingual. Elles étaient formées de cellules épithéliales, de leucocytes, d'hématies et d'une matière granuleuse. Au-dessous de cet enduit, la muqueuse était hyperémiée.

Cette affection peut entraîner la mort par inappétence et inanition. Elle se distingue de la diphtérie en ce que l'exsudat adhère faiblement à la muqueuse et s'en détache avec facilité, et qu'elle est ordinairement diffuse dans la bouche, le pharynx, l'œsophage, etc. Le traitement à essayer consistera dans des antiseptiques à dose convenable. La guérison doit être facile à obtenir.

Helminthes. — La poule, l'oie, le canard et le cygne sont les seuls oiseaux domestiques qui hébergent des Helminthes dans la partie pré-intestinale du tube digestif. Sauf un seul Trématode que l'on rencontre chez la poule, ce sont tous des Nématodes, répartis en six genres. Deux (*Physaloptera* Rud. et *Strongylus* Müller) rentrent dans la famille des Strongylidés (Voy. p. 297) ; les quatre autres (*Spiroptera* Rud., *Dispharagus* Duj., *Hystrichis* Duj. et *Tropisurus* Dies) appartiennent à celle des Filariadés (Voy. p. 297).

Poule. — Dans l'*œsophage* de la poule, von Linstow a rencontré un Distome qu'il a nommé **D. pellucide** (*D. pellucidum*). Il est rougeâtre, transparent, mesure 9 millimètres de long sur 5 de large. La moitié postérieure du corps est pourvue d'épines longues de 43 μ.

Un autre parasite de l'œsophage (3) est le **Dispharage spirale** (*Dispharagus spiralis* Molin). Le nom de *Dispharagus* a été donné à ce genre par Dujardin pour rappeler que l'œsophage est formé de deux parties distinctes et suivi, en outre, d'un ventricule cylindrique. — Le Dispharage spirale a trois papilles autour de la bouche ; dans sa partie antérieure, le corps offre de chaque côté un cordon flexueux. Le mâle a la queue spiralée et ailée, un

(1) Moniez, *Bull. scientif. du dép. du Nord*, 1880, p. 447.

(2) Rivolta et Delprato, *L'Ornitojatria*, Pisa, 1881, p. 32.

(3) Zürn (*Die Krankheiten des Hausgeflügels*, p. 43) indique, comme ayant été trouvé, par Molin, sous l'épithélium œsophagien de la poule, le *Trichosoma annulatum*, qui est décrit plus loin parmi les parasites de l'intestin.

seul spicule, et 7 millimètres de longueur. La femelle mesure 9 millimètres.

Ce sont probablement des embryons de cette espèce que Rivolta et Delprato (1) ont décrits sous le nom de *Trichina papillosa*. Ils les ont trouvés chez la poule, enkystés dans le tissu conjonctif, autour de l'œsophage, du jabot et du ventricule succenturié, ainsi que dans les parois de l'intestin et dans le mésentère près de son insertion viscérale. Appartiennent peut-être aussi à la même espèce les Vers qu'ils ont trouvés d'autres fois dans des nodules tuberculoïdes des parois du gésier chez la poule et qu'ils ont rapportés au genre *Spiroptera* (p. 67).

Une autre espèce de Dispharage, le *D. nasutus* Rud, a été trouvée dans les parois du gésier chez la poule et le moineau. Le mâle, très fortement enroulé en spirale, mesure 5 millimètres de long ; la femelle, 5 à 7 millimètres. Le nom de *nasutus* lui vient des deux longues papilles terminales qui se trouvent de chaque côté de la bouche, et d'où partent deux doubles bourrelets flexueux, replis des téguments, lesquels, arrivés à la distance de $0^{mm}6$ se recourbent et reviennent en avant sans se rejoindre.

Legros (2) a constaté une épizootie due à cette espèce, et qui sévissait sur les poules d'une basse-cour où plusieurs races gallines étaient rassemblées. C'étaient surtout les poules de Crèvecœur qui y succombaient. On les voyait maigrir, devenir tristes et mourir épuisées sans avoir jamais perdu l'appétit; elles offraient, au contraire, pendant leurs derniers jours, une voracité inaccoutumée. Leur gésier était hérissé de *Dispharagus nasutus*, les uns entièrement cachés dans l'épaisseur de la muqueuse, les autres insérés par une de leurs extrémités dans cette membrane et flottant librement par l'autre dans la cavité de l'organe. Ils étaient si serrés les uns contre les autres qu'en certains endroits ils formaient une espèce de tissu.

Le *Spiroptera hamulosa* Dies. a été découvert par Natterer dans de petites tumeurs de la surface du gésier, chez une poule brésilienne. Le mâle a 10 à 12 millimètres de longueur, la femelle 24 à 26 millimètres.

Le genre **Physaloptère** est caractérisé par sa bouche à deux lèvres très développées, munies chacune de trois papilles en dehors et de dents à l'extrémité et au côté interne. La bourse caudale du mâle est close et embrasse la base de la queue. La femelle est ovipare. Le **Physaloptère tronqué** (*Phys. truncata* Schn.) a de 25 (mâle) à 33 millimètres (femelle) de longueur. Il a été également trouvé au Brésil dans le ventricule succenturié de la poule.

Bakody (3) avait cru rencontrer des Trichines enkystées dans les parois du ventricule et de l'intestin chez des poules qui avaient succombé à la suite d'une petite épizootie. Comme l'a fait observer Leuckart, il s'agissait évidemment, non de Trichines, mais de larves de quelque Filariadé, susceptible de s'enkyster, ainsi qu'il n'est pas rare d'en rencontrer chez diverses espèces animales.

Oie. — Dans des nodules de la muqueuse œsophagienne, on a rencontré plusieurs fois, chez l'oie domestique, le **Spiroptère crochu** (*Spiroptera uncinata* Rud.). La bouche est munie de six papilles et de deux dents; de chacune de celles-ci part un cordon flexueux qui descend jusqu'à 2 millimètres de l'extrémité antérieure. Sur chaque côté du corps se voit une double série longitudinale de petites épines à pointe dirigée en arrière, qui s'étend presque jusqu'à l'extrémité caudale. En avant, les deux séries se placent sur la face dorsale, entre les deux cordons et s'approchent de la bouche. Le mâle a 9 millimètres de longueur, 8 papilles de chaque côté, dont 4 post-

(1) Rivolta et Delprato, *L'Ornitojatria*, Pisa, 1881, p. 136.
(2) Legros, *C. R. de la Soc. de biologie*, année 1863, p. 218.
(3) Bakody, *Zeitsch. f. wiss. Zoologie*, t. XXII, 1872, p. 422.

anales, une bourse caudale saillante de chaque côté, un long spicule mince. La femelle mesure 15 millimètres; la vulve est à 1 millimètre de la pointe caudale. — Ce Ver a été trouvé aussi chez le canard par Zürn.

Le **Strongle nodulaire** (*Strongylus nodularis* Rud.) se trouve quelquefois chez l'oie domestique, dans l'épaisseur de la muqueuse et de la musculeuse du ventricule succenturié et du duodénum. Il est atténué en avant. La bouche est munie latéralement de deux ailes vésiculeuses en forme de nodules. Dans son fond, le bulbe pharyngien porte trois dents qui peuvent faire saillie au dehors. Le mâle a 10 à 12 millimètres de longueur, une bourse caudale bien développée, à côtes rayonnantes. La femelle, longue de 10 à 18 millimètres, a la vulve située à $1^{mm}5$ de la pointe caudale.

Canard. — Les *Spiroptera uncinata* ne se trouvent pas seulement chez l'oie : Zürn (1) les a rencontrés en grand nombre dans l'œsophage, le jabot et l'intestin grêle de canards qui mouraient presque subitement. Ils avaient produit une forte inflammation de ces organes. Les symptômes précurseurs de la mort n'avaient rien de caractéristique : tristesse, plumage hérissé, disphagie et grand appétit, c'est à peu près tout ce que l'on a pu observer.

Le genre **Tropisure** (*Tropisurus* Dies.) est représenté par deux espèces chez le canard domestique. Il est remarquable par le dimorphisme sexuel : la femelle a le corps épais, ovoïde; le mâle est filiforme, 15 à 18 fois plus long que large; sa queue est carénée en dessous (τρόπις, carène).

Les espèces trouvées chez le canard domestique sont le *Tropisurus inflatus* Mehlis, et le *Tr. fissispinus* Dies. Elles habitent dans des kystes sous-muqueux du ventricule succenturié et de l'œsophage, et déterminent parfois une inflammation mortelle de ces organes (Zürn).

Le genre **Hystrichis** est formé par des Vers filiformes dont la partie antérieure est hérissée de piquants (ὑστριχίς, fouet armé de piquants). Ils habitent entre la muqueuse et la couche musculaire du tube digestif des oiseaux. Deux espèces se trouvent quelquefois chez le canard domestique.

L'une est l'*Hystrichis tricolor* Duj. Son nom lui vient de ce que la femelle, longue de 27 millimètres, est blanche à l'extérieur, noire au centre ou dans l'intestin, et rouge vif dans la couche intermédiaire et dans toute la région œsophagienne. On l'a trouvé dans le ventricule succenturié du canard domestique et tellement engagé dans la muqueuse qu'il était fort difficile de l'en extraire sans le rompre.

L'autre espèce est l'*H. tubifex* Nitzsch, trouvé à Genève par Jurine dans des tubercules de l'œsophage du canard domestique. Le corps est blanchâtre, épais, filiforme, long de 9 centimètres.

Cygne. — Dans le ventricule succenturié du *Cygnus olor* domestique ou sauvage, on a trouvé plusieurs fois une espèce d'Hystrichis, *H. pachycephalus* Molin, implanté dans des tubercules de la muqueuse.

CHAPITRE III

PARASITES DE L'INTESTIN.

Des diverses parties du tube digestif, l'intestin est, à beaucoup près, celle où se rencontre le plus grand nombre de parasites. Leur passage rapide dans la bouche, le pharynx et l'œsophage ne leur permet guère

(1) Zürn, *Die Krankheiten des Hausgeflügels*, Weimar, 1872, p. 48.

de s'y arrêter et de s'y fixer; ils n'y trouveraient pas, d'ailleurs, le milieu liquide abondant que leur offre l'intestin; ils y seraient continuellement troublés par les contractions énergiques dont ces organes sont le siège. L'estomac non plus ne leur est guère favorable : l'acidité du suc gastrique les en chasse d'ordinaire, et l'on a vu plus haut que ceux qui s'y installent se réfugient, en général, sous la muqueuse. Par son contenu alimentaire, par son étendue, par la lenteur et la mollesse de ses mouvements, l'intestin est le lieu le plus convenable au développement et au séjour des nombreux parasites dont les germes lui sont apportés par les boissons et les aliments. La plupart habitent l'intestin grêle, d'autres le cæcum, la minorité le côlon, chaque espèce ayant, en général, son séjour de prédilection, faisant son siège exclusivement dans le même compartiment.

Sauf quelques Champignons inférieurs, les parasites de l'intestin appartiennent au règne animal. Ce sont des Coccidies, des Infusoires Flagellés ou Ciliés, des Cestodes, des Trématodes, des Acanthocéphales et des Nématodes. Les considérations zoologiques qui ont à prendre place ici se rapportent aux Cestodes, aux Acanthocéphales et aux Nématodes. Les autres groupes ont été suffisamment étudiés déjà (p. 291) pour qu'il soit inutile d'y revenir en cet endroit.

Cestodes. — Les *Cestodes* (voy. p. 5) ou *Vers rubanaires* sont des Plathelminthes dont le corps se présente sous forme d'une bandelette divisée en articles plus ou moins distincts. L'une des extrémités, appelée *tête*, ordinairement renflée, porte un appareil de fixation formé par des ventouses et souvent aussi par des crochets. La tête est souvent suivie d'un rétrécissement grêle, non annelé, qu'on nomme le *cou*. La masse du corps est constituée par un réseau conjonctif de cellules à prolongements anastomosés. De ces cellules naissent tous les organes; elles peuvent se revêtir de carbonate de chaux et former des concrétions calcaires dont la présence est fréquente dans le corps de ces Vers. Le tégument comprend, de dehors en dedans, une *cuticule* d'apparence anhiste, reposant sur une *couche sous-cuticulaire* formée de grosses cellules contractiles, et au-dessous de laquelle se trouve la *couche musculaire*; celle-ci se dédouble en deux couches : l'une superficielle, formée de faisceaux de fibres longitudinales, l'autre profonde, formée par des fibres transversales.

Le système nerveux consiste en deux cordons longitudinaux réunis par une commissure transversale au niveau de la tête. L'appareil digestif manque, les liquides nutritifs du milieu intestinal de l'hôte du Cestode passant dans le corps de celui-ci par de fins canalicules qui traversent la cuticule. Il n'y a pas non plus d'appareil circulatoire ni d'appareil respiratoire : ce sont les téguments qui servent à l'échange des gaz. L'appareil excréteur est représenté par les *vaisseaux aquifères*, canaux longitudinaux, généralement au nombre de quatre, deux de chaque côté, un dorsal et un ventral, qui communiquent entre eux par des anastomoses transversales. Ils s'ouvrent à la partie postérieure du corps par un orifice (*foramen caudale*) qui se forme dans le dernier anneau après le chute de celui qui le suivait.

Chaque anneau est hermaphrodite; mais les organes mâles apparaissant avant les organes femelles, les plus jeunes anneaux, situés près de la tête, sont d'abord exclusivement mâles. — L'*appareil mâle* est formé de nombreuses vésicules testiculaires, pyriformes, portées à l'extrémité de canaux déférents qui se déversent dans un canal excréteur commun (*spermiducte*). L'extrémité sinueuse de celui-ci aboutit à une poche musculeuse (*poche du cirre*) et peut, en se renversant, faire saillie hors de l'orifice sexuel pour constituer un organe copulateur (*cirre* ou *pénis*). — *L'appareil femelle* comprend un ou plusieurs ovaires. Les œufs, recueillis par un pavillon, passent dans l'oviducte, et de là dans la matrice. Celle-ci est un tube irrégulier, qui se distend par l'accumulation des œufs et développe ainsi de nombreux cæcums latéraux, en effaçant peu à peu tous les autres organes; parfois les parois distendues se déchirent et les œufs se répandent dans la zone centrale; les téguments de l'anneau peuvent eux-mêmes se déchirer sous la pression intérieure et les œufs se répandent au-dehors; chez les Bothriocéphales, la matrice a une ouverture naturelle à l'extérieur. La vulve, située tout près de l'orifice mâle, se continue par un vagin qui vient s'ouvrir dans l'oviducte, près de l'origine de ce dernier, pour amener les spermatozoïdes que le cirre y a versés. En un point de son trajet, le vagin présente souvent une dilatation destinée à conserver le sperme : c'est le *réceptacle séminal*. De plus, il y a quelquefois un *vitellogène*, amas de glandes chargées de sécréter le vitellus, conduit dans l'oviducte par un canal dit *vitelloducte*.

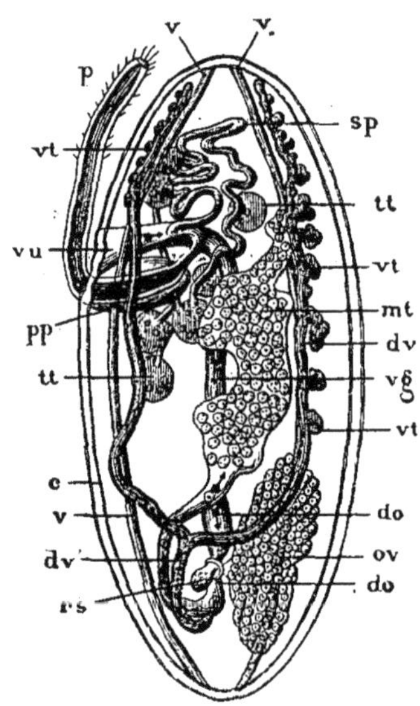

Fig. 129. — Schéma de l'organisation d'un anneau de Cestode, d'après P. J. van Beneden.

tt, testicules. — *sp*, canal déférent ou spermiducte. — *pp*, sac du cirre ou poche péniale. — *p*, cirre ou pénis. — *ov*, germigène (ovaire). — *do*, germiducte (oviducte). — *vt*, vitellogène. — *dv*, vitelloducte. — *mt*, matrice, montrant le mode de formation des cæcums latéraux. — *rs*, réservoir séminal. — *vg*, vagin. — *vu*, vulve. — *v*, vaisseaux excréteurs. — *c*, enveloppe tégumentaire.

Les œufs renferment, d'ordinaire, au moment de la ponte, un embryon pourvu de crochets, généralement six (*embryon hexacanthe*). Cet embryon ne deviendra un Cestode adulte qu'après une série de migrations. Il vivra sous forme agame, dans les tissus d'un hôte transitoire; puis passera, avec celui-ci, dans l'intestin d'un second animal où il se fixera, et acquerra, avec ses organes sexuels, sa forme adulte.

Parmi le petit nombre de familles établies dans les Cestodes, deux seulement fournissent des parasites aux mammifères et aux oiseaux. Ce sont les *Téniadés* et les *Bothriocéphalidés*.

1° Téniadés. — La famille des Téniadés se réduit à peu près au genre *Tænia* L., qui comprend plus de trois cents espèces.

Les Ténias, type des Vers rubanés, sont caractérisés par leur tête, toujours munie de quatre ventouses, dont la structure est analogue à celle des ventouses des Trématodes (voy. p. 292) et entre lesquelles se trouve tantôt une dépression plus ou moins marquée, tantôt et plus souvent une saillie, dite *trompe* ou *rostellum*, rétractile ou non, nue ou armée de crochets. De plus, les anneaux portent leurs orifices génitaux sur leurs bords.

On ne connaît les phases du développement que pour un petit nombre d'espèces, chez lesquelles elles comportent des métamorphoses complexes. A sa sortie de l'œuf dans un milieu convenable, l'embryon, toujours muni de six crochets (hexacanthe), reçoit le nom de *protoscolex* ou de *proscolex*. C'est une première larve, qui, pénétrant dans l'organisme d'un premier hôte (vertébré ou invertébré), y perd ses crochets, s'enkyste et se transforme en une vésicule à contenu liquide et à paroi contractile (*cystique*). Ce cystique développe, par bourgeonnement, en un ou plusieurs points, une seconde forme larvaire (*deutoscolex*, *scolex*) qui offre la conformation de l'extrémité antérieure du Ténia, sauf que la tête est invaginée. Les tissus qui le renferment étant introduits dans le tube digestif d'un hôte convenable (vertébré), le scolex se sépare de la vésicule, la tête se dévagine, se fixe à la muqueuse intestinale, produit par bourgeonnement une série linéaire d'anneaux et le Ténia se trouve constitué. Dans la nomenclature adoptée, la chaîne prend le nom de *strobile* et les anneaux sexués et mûrs celui de *proglottis* (autrefois *cucurbitains*).

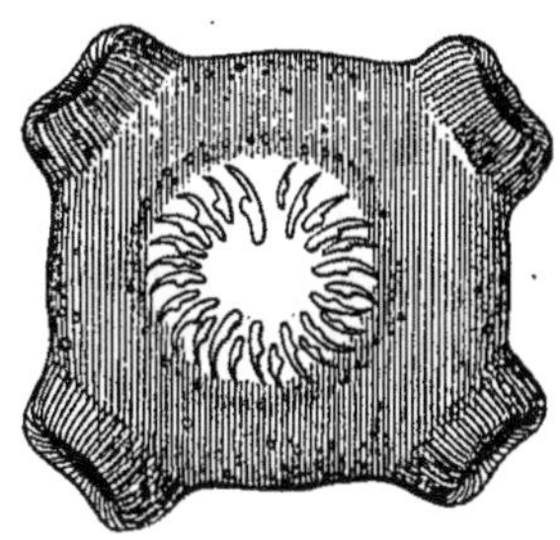

Fig. 130. — Tête de *Tænia solium*, vue de devant, avec les ventouses saillantes (Leuckart).

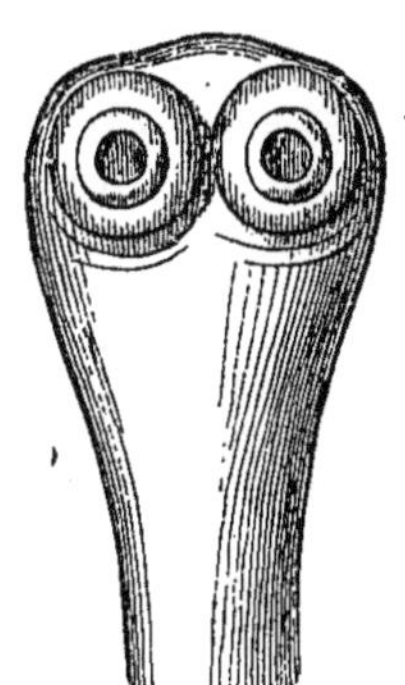

Fig. 131. — Tête de *Tænia saginata*, vue de profil (Laboulbène).

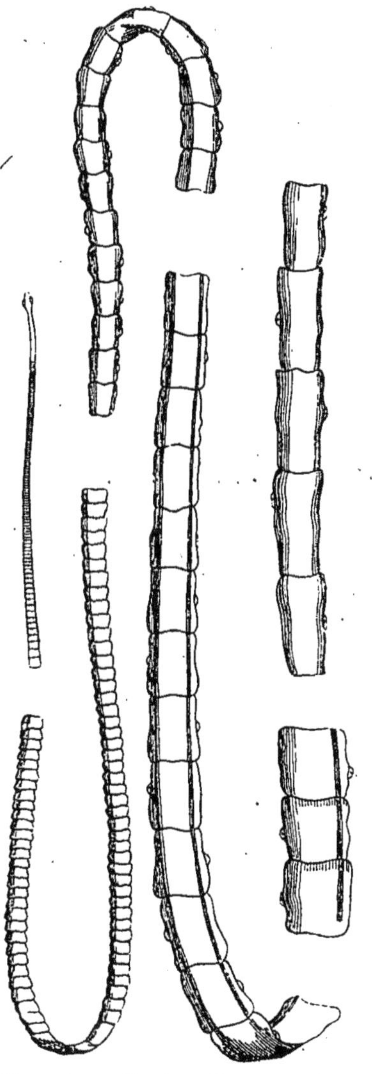

Fig. 132. — *Tænia solium*, grandeur naturelle (Railliet).

Les nombreuses espèces de Ténias se distinguent les unes des autres par leurs dimensions, la forme de leurs anneaux, la disposition des organes génitaux, la constitution de l'armature céphalique. Le nombre, la grandeur, la forme, la disposition des crochets sont des caractères très importants, susceptibles cependant de variations limitées dans chaque espèce. Une distinction utile au point de vue pratique est celle qui partage les Ténias en Ténias armés et Ténias inermes, selon que la tête porte ou non des crochets. Mais cette distinction n'est pas réellement scientifique et ne tient pas compte des véritables affinités indiquées par le mode de développement. C'est donc sur celui-ci que la classification devrait reposer. Malheureusement on ne le connaît que pour un petit nombre d'espèces, chez lesquelles il a été rigoureusement établi par de nombreuses recherches, dues principalement à Abildgaard, von Siebold, van Beneden, Küchenmeister, Haubner, Baillet, Redon, Moniez, Villot, etc. Nous aurons l'occasion d'en rapporter plusieurs en détail à propos de quelques-unes des espèces parasites de mammifères domestiques. Pour l'instant, nous nous bornerons à présenter un exposé sommaire de la classification des Ténias des animaux domestiques, telle que l'a donnée A. Railliet, d'après les mémoires de A. Villot (1).

Les Ténias dont il s'agit sont partagés en trois groupes : *Cystoténiens*, *Cystoïdoténiens* et *Anoploténiens*.

Les Cystoténiens (*Cystotæniæ*) sont caractérisés par des « cystiques dont la vésicule caudale procède du proscolex par simple accroissement et modification de structure, sans qu'il y ait, à proprement parler, production d'une partie nouvelle » (A. Villot).

Les Cystoïdoténiens (*Cystoidotæniæ*) ont des « cystiques dont la vésicule caudale se forme par bourgeonnement du proscolex, c'est-à-dire par adjonction d'une partie nouvelle » (Villot).

Les Anoploténiens (*Anoplotæniæ*) sont des Ténias inermes vrais, dont on ignore absolument l'évolution, dont la tête est privée de rostellum et de crochets, dont les anneaux sont beaucoup plus larges que longs, et dont l'embryon est entouré d'un appareil pyriforme (Railliet).

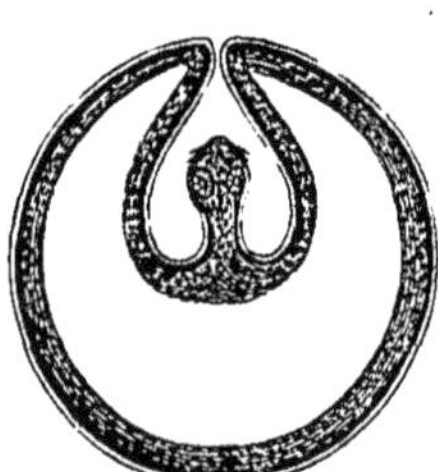

Fig. 133. — Coupe schématique d'un Cysticerque.

A. **Cystoténiens.** — La tête est presque toujours armée de crochets en forme de petits poignards, disposés en une double couronne, et les pores génitaux du strobile, uniques sur chaque anneau, alternent irrégulièrement de l'un à l'autre. Leurs cystiques se partagent en trois groupes secondaires : *Cysticerque*, *Cœnure* et *Echinocoque*, que l'on trouve dans les tissus ou cavités closes des herbivores, des omnivores et exceptionnellement des carnivores, tandis que les strobiles vivent dans le tube digestif des carnivores. Les cystiques sont toujours enveloppés d'une membrane kystique fournie par l'organisme de leur hôte.

Les *Cysticerques* sont des cystiques monosomatiques et monocéphales, c'est-

(1) A. Villot, *Mem. sur les Cystiques des Ténias* (*Ann. des sc. natur. Zoologie*, 6e sér., t. XV, 1883).

à-dire que leur vésicule caudale donne naissance à un seul corps contenant une seule tête.

Les *Cœnures* sont des cystiques polysomatiques et monocéphales, leur vésicule caudale donnant naissance à des corps multiples, dont chacun ne produit qu'une seule tête.

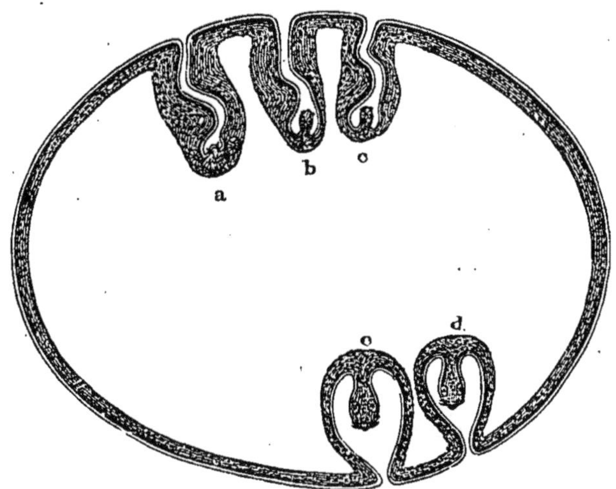

Fig. 134. — Coupe schématique d'un Cœnure (Railliet).

a, scolex avec sa disposition normale. — *b*, *c*, *d*, *c*, disposition de plus en plus schématique, destinée à montrer la conformité des Cénures et des Cysticerques.

Les *Echinocoques* sont des cystiques polysomatiques et polycéphales : leur vésicule caudale fortement cuticularisée donne naissance à de nombreux corps (*vésicules proligères*), dont chacun porte plusieurs têtes.

Ces diverses formes de cystiques seront étudiées spécialement à propos du parasitisme des organes dans lesquels on les rencontre. Les strobiles qui en dérivent le seront à l'occasion de l'helminthiase intestinale des carnivores domestiques.

B. **Cystoïdoténiens.** — Les cystiques des Ténias de ce groupe ont, comme ceux du groupe précédent, une vésicule caudale, un corps et une tête; mais ils possèdent, en outre, une quatrième partie que Villot désigne sous le nom de *blastogène*. La tête représente à elle seule le futur scolex. Le corps et la vésicule caudale sont des parties propres au cystique. Quant au blastogène, il représente le proscolex, qui conserve ici son autonomie et tous ses caractères embryonnaires. La vésicule caudale est très réduite et ne contient pas de liquide; d'où le nom de *Cysticercoïdes* donné par Leuckart à ce groupe de Cystiques. Ils sont tous parasites des Invertébrés; logés dans les tissus ou dans la cavité du corps de leur hôte, ils ne sont pas entourés d'un kyste comme ceux du groupe précédent.

Villot partage ce groupe en deux sections, selon que la formation de la vésicule caudale a lieu par bourgeonnement endogène ou par bourgeonnement exogène. La seconde section, seule, renferme une forme de Cystique se rapportant à des Ténias parasites des mammifères. Cette forme est celle des Cryptocystes (*Cryptocystis* Villot), distincts des autres cysticercoïdes à la fois par la simplicité relative de leur organisation, par leur séparation d'avec le blastogène dès qu'ils arrivent à maturité et par le fait qu'ils ne sont pas prolifères. Le seul représentant de ce genre est la forme cystique d'un Ténia armé du chien, le *Ténia cucumérin.*

C. **Anoploténiens.** — Tous les Ténias de ce groupe appartiennent aux herbivores et leur histoire, encore chargée d'obscurité, ne comporte guère de généralités. La plupart sont *dipylidiens*, c'est-à-dire ont deux pores génitaux, un sur chaque bord de chaque anneau. L'appareil pyriforme qui entoure l'embryon, et qui est donné comme un caractère du groupe, n'a pas été vu sur toutes les formes qu'on y fait entrer. On ne sait rien de leurs migrations.

Enfin, l'on trouve chez le chien un Ténia inerme, *T. litterata*, qui, par tous ses caractères, se place absolument en dehors des groupes précédents et reste isolé dans la foule des nombreuses espèces de Ténias.

Quant aux Ténias des oiseaux, leur diversité et l'ignorance où l'on est de leurs migrations permettent d'en faire un groupe distinct, auquel ne s'appliquent pas les considérations taxonomiques qui précèdent.

2° Bothriocéphalidés. — Cette famille a pour type le genre **Bothriocéphale** (*Bothriocephalus* Brems.). Ce sont des Vers rubanés dont la tête est dépourvue de crochets et munie seulement de deux ventouses en forme de fentes al-

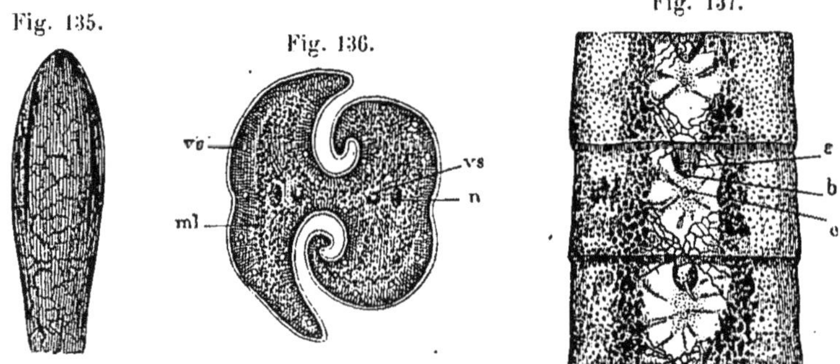

Fig. 135 à 137. — *Bothriocephalus latus.*

Fig. 135 : tête montrant les deux ventouses longitudinales ou bothridies. — Fig. 136 : coupe verticale passant par le milieu de la tête, d'après R. Moniez (*n*, cordons nerveux ; *vs*, vaisseaux de la zone centrale ; *vs'*, vaisseaux sous-cuticulaires ; *ml*, fibres musculaires longitudinales. Les deux dépressions correspondent aux bothridies). — Fig. 137 : trois anneaux mûrs, grossis et vus par la face ventrale, d'après Eschricht (*a*, orifice mâle ; *b*, orifice du vagin ; *c*, orifice de la matrice, par lequel s'effectue la ponte). Le pénis est saillant au troisième anneau, il est rentré dans les autres.

longées (bothridies). L'appareil sexuel, multiple, a ses orifices génitaux situés sur le milieu de la face ventrale. La plupart des nombreuses espèces de Bothriocéphales vivent chez les poissons. Il en est cependant qui peuvent se trouver chez les carnivores et oiseaux domestiques, et chez l'homme.

Acanthocéphales. — Les Acanthocéphales ou **Échinorhynques** (*Echinorhynchus* O. F. Müller) ont une trompe armée de crochets recourbés, au moyen de laquelle ils se fixent à la paroi intestinale de leur hôte. Cette trompe peut se replier dans une gaine spéciale, fixée, par son extrémité postérieure, aux parois du corps par un ligament et des muscles rétracteurs. Le système nerveux consiste en un ganglion situé au fond de la gaine, et d'où partent quelques filets. Il n'y a pas d'organes des sens. L'appareil digestif manquant aussi, l'absorption des liquides nutritifs se fait par endosmose à travers les téguments.

Les sexes sont séparés. Les mâles possèdent deux testicules ovoïdes, dont les conduits excréteurs se réunissent en un canal déférent commun, muni souvent de sacs glanduleux accessoires. Ce canal aboutit, à l'extrémité postérieure du corps, à un pénis conique situé au fond d'une poche campanuliforme, pouvant se renverser au dehors et servant d'organe d'accouplement. — Les organes femelles comprennent un ovaire, dont les produits tombent dans la cavité viscérale ; les œufs sont recueillis par un utérus en forme de cloche, continué par un court vagin qui débouche à l'extrémité postérieure. Les embryons, développés dans ces œufs, ont à subir des métamorphoses assez complexes et des migrations, pour atteindre l'état adulte. A l'état larvaire, les Échinorynques habitent la cavité viscérale de divers crustacés, où ils s'enkystent. L'état sexuel et adulte n'est réalisé que lorsque ce premier hôte est introduit dans le tube digestif d'un vertébré (poisson, oiseau, mammifère).

Nématodes. — Les Nématodes intestinaux appartiennent aux familles (voy. p. 296) et aux genres suivants :

1° Ascaridés : genres *Ascaris* et *Heterakis;*

2° Oxyuridés : genre *Oxyuris ;*

3° Strongylidés : genres *Strongylus*, *Œsophagostoma*, *Globocephalus*, *Sclerostoma*, *Uncinaria* et *Ollulanus;*

4° Trichocéphalidés : genres *Trichocephalus* et *Trichosoma;*

5° Trichinidés : genre *Trichina;*

6° Filariadés : genres *Filaria* et *Spiroptera ;*

7° Anguillulidés : genres *Anguillula* et *Rhabdonema.*

Ces divers genres, outre les caractères de familles ou de tribus, se reconnaissent encore aux suivants :

Ascaride (*Ascaris* L.). — Le bord des lèvres est généralement denté. Les mâles ont deux spicules égaux et portent, au voisinage de l'anus, de nombreuses papilles, qui, d'après Schneider, constituent un des meilleurs caractères spécifiques. Les œufs sont globuleux ou ellipsoïdes.

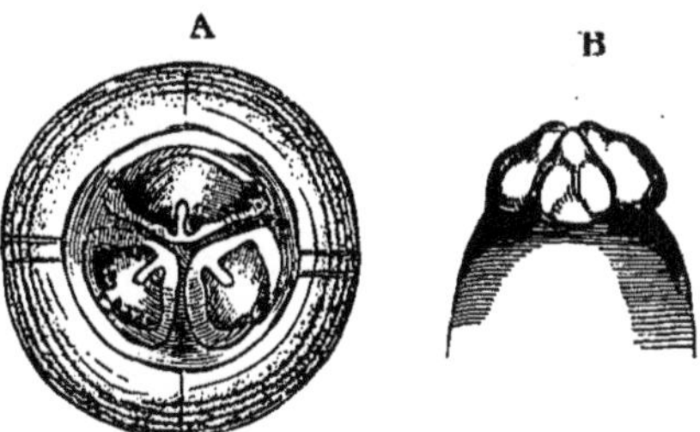

Fig. 138. — Extrémité antérieure de l'Ascaride lombricoïde, de l'homme.

A, vue de devant. — B, vue par la face dorsale.

Ce genre renferme de nombreuses espèces habitant l'intestin grêle. Presque à chaque espèce de mammifère domestique correspond une espèce d'Ascaride, subordonnée, quant à ses dimensions, aux dimensions mêmes de son hôte. Le vitellus ne se segmente pas dans le tube intestinal de l'hôte où les œufs sont pondus, mais après leur rejet à l'extérieur et s'ils se trouvent dans des conditions convenables de chaleur et d'humidité. L'embryon, une fois formé, est mis en liberté dans l'intestin d'un autre hôte de la même espèce, à la suite de la dissolution de la coque par les liquides digestifs (Davaine, C. Baillet). Il peut cependant éclore au dehors sur l'herbe ou de la terre humide, mais non dans l'eau (P. Hallez).

Leuckart et von Linstow avaient supposé nécessaire le passage des œufs d'Ascarides par un hôte intermédiaire (invertébré) ; les expériences de Grassi démontrent que les embryons peuvent subir directement leur développement ultérieur chez l'homme et chez les animaux, et A. Laboulbène a produit des observations confirmatives.

Hétérakis (*Heterakis* Duj.). — Ce genre se distingue du précédent par la présence chez les mâles d'une ventouse préanale et de deux spicules inégaux; de chaque côté, au moins trois papilles préanales, plus grandes que les autres.

Parmi les animaux domestiques, les oiseaux de basse-cour seuls hébergent des Hétérakis.

Oxyure (*Oxyuris* Rud.). — Présente les caractères de la famille (voir p. 296).

Strongle (*Strongylus* Müller) (Voir p. 321). — Les espèces les plus intéressantes de ce genre habitent les voies respiratoires. Quelques-unes se trouvent dans l'intestin des ruminants et du lapin. Toutes ont probablement un développement direct.

Œsophagostome (*Œsophagostoma* Mol.). — La bouche n'est pas suivie d'une cavité ou capsule buccale et s'ouvre directement dans l'œsophage. — Espèces parasites de l'intestin des ruminants et du porc.

Globocéphale (*Globocephalus* Mol.). — Tête sphéroïde, diaphane; capsule buccale soutenue par deux anneaux cornés parallèles, l'un à l'entrée, l'autre au fond, tous deux réunis par quatre méridiens cornés; orifice buccal terminal, orbiculaire, à limbe annulaire entier, non denté (Railliet). — Une espèce dans l'intestin du porc.

Sclérostome (*Sclerostoma* Blainv.). — Tête tronquée, droite ou un peu recourbée vers la face ventrale; bouche entourée de dents aiguës souvent nombreuses, et suivie d'une capsule buccale de forme variable. Mâles pourvus de deux spicules et d'une bourse caudale souvent trilobée. Femelles possédant un ovaire double; vulve située dans la partie postérieure du corps (Railliet). — Espèces parasites de l'intestin du cheval et des petits ruminants.

Uncinaire (*Uncinaria* Frölich, *Ankylostoma* Dubini, *Dochmius* Duj.). — Tête recourbée vers la face dorsale. Capsule buccale cornée dont la paroi dorsale, plus courte que la ventrale,

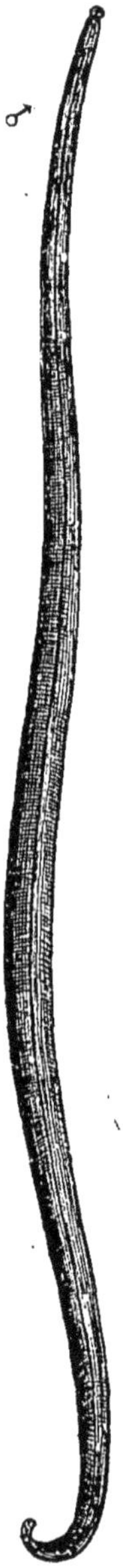

♂

Fig. 139. — Ascaride lombricoïde, mâle, vu de côté. Grandeur naturelle (Railliet).

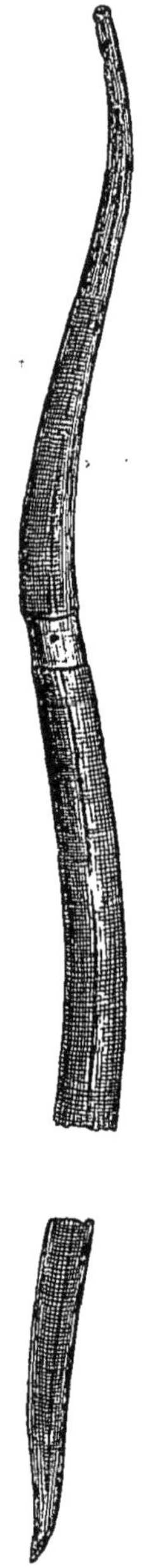

Fig. 140. — Ascaride lombricoïde, femelle, face ventrale. Grandeur natur. (Railliet).

est soutenue par une côte conique dont la pointe est quelquefois saillante à l'intérieur de la cavité. Au fond de la capsule, sur la paroi ventrale, deux dents ou lancettes tranchantes; vers le bord libre de la même paroi, de chaque côté de la ligne médiane, des lames chitineuses ou dents souvent recourbées en crochet à l'extrémité; le bord dorsal peut être également denté (Railliet). — Plusieurs espèces chez les ruminants et carnivores domestiques.

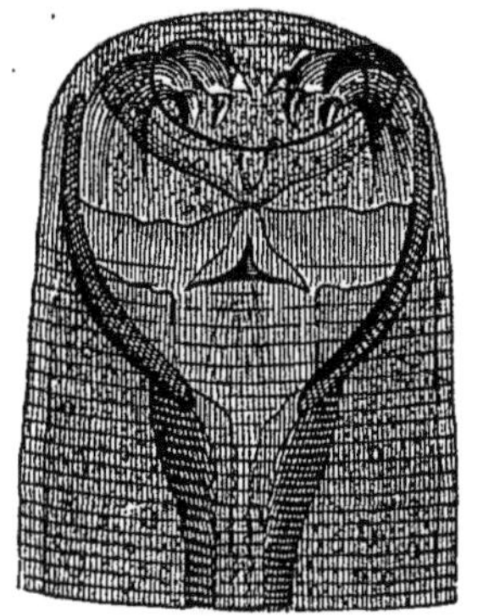

Fig. 141. — Extrémité céphalique de l'Uncinaire ou Ankylostome duodénal, vue par la face dorsale, fortement grossie (E. Perroncito).

Ollulan (*Ollulanus* Leuck.). — Capsule buccale cyathiforme; œsophage peu musculeux. Mâles pourvus de deux courts spicules et d'une bourse caudale bilobée. — Une espèce chez le chat.

Trichocéphale (*Trichocephalus* Gœze). — Partie antérieure du corps capillaire et très mince; partie postérieure brusquement renflée, assez épaisse, cylindroïde. Extrémité caudale des mâles enroulée. Pas de champs latéraux; seulement les lignes médianes; de plus une bande papilleuse longitudinale sur la face ventrale de la région antérieure. (Railliet.) — Plusieurs espèces chez les ruminants, le porc, le chien et le lapin.

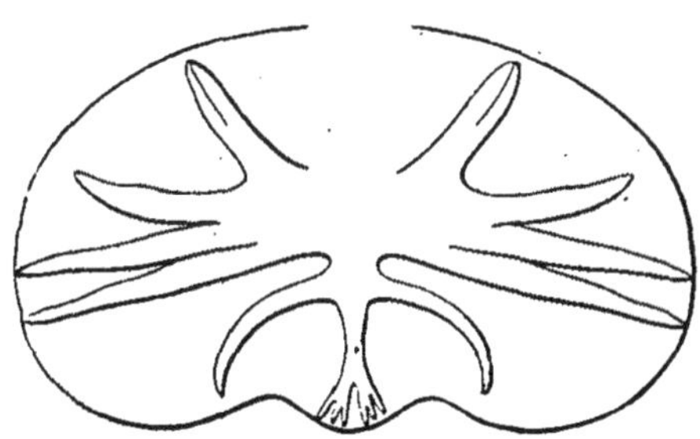

Fig. 142. — Bourse caudale de l'Uncinaire ou Ankylostome duodénal. Grossie 50 fois (demi-schématique).

Trichosome (*Trichosoma* R.). — Diffère des Trichocéphales par la partie postérieure qui n'est que légèrement et progressivement renflée; par l'existence d'une petite bourse caudale qui entoure l'orifice génital à la façon d'un bourrelet cutané; par la gaine du spicule qui est striée ou plissée en travers; par la présence des champs latéraux (Railliet). — Une espèce dans l'intestin du mouton; plusieurs autres chez les oiseaux domestiques.

Trichine (*Trichina* Owen). — Ce genre n'offre qu'une espèce intéressante (*Trichina spiralis* Owen), dont l'étude sera faite à propos des affections parasitaires des muscles (voy. *Trichinose*).

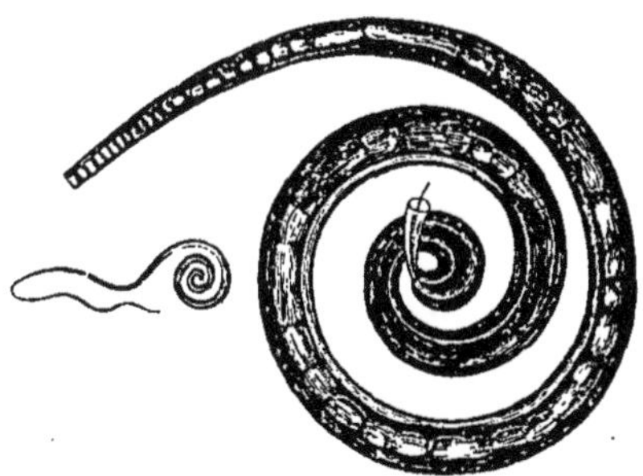

Fig. 143. — Trichocéphale de l'homme, mâle, grandeur naturelle et partie postérieure grossie.

Filaire (*Filaria* Müller). — Corps grêle, très allongé, 80 à 100 fois plus long que large. Mâles à queue recourbée ou spiralée, parfois munie d'ailes membraneuses latérales; presque toujours quatre papilles préanales et un nombre variable de postanales. Femelles à vulve située très près de la bouche (Railliet). — Les Filaires sont surtout parasites des séreuses et du tissu conjonctif sous-cutané. On y a rattaché des Vers rencontrés très rarement dans l'intestin du cheval et du chien.

Spiroptère (*Spiroptera* Rud.). (Voir p. 321). — Le Spiroptère ensanglanté, dont l'habitat naturel est l'œsophage ou l'estomac des canidés, aurait été trouvé une fois à Alfort dans l'intestin d'un chat (Railliet).

Anguillulidés. — Grassi et Leuckart ont rapporté au genre *Rhabdonema* de très petits Nématodes trouvés dans l'intestin de l'homme, du mouton, du porc et du lapin et qui constitueraient autant d'espèces différentes. Elles sont particulièrement intéressantes par la série de leurs métamorphoses, étudiées surtout sur l'espèce parasite de l'homme.

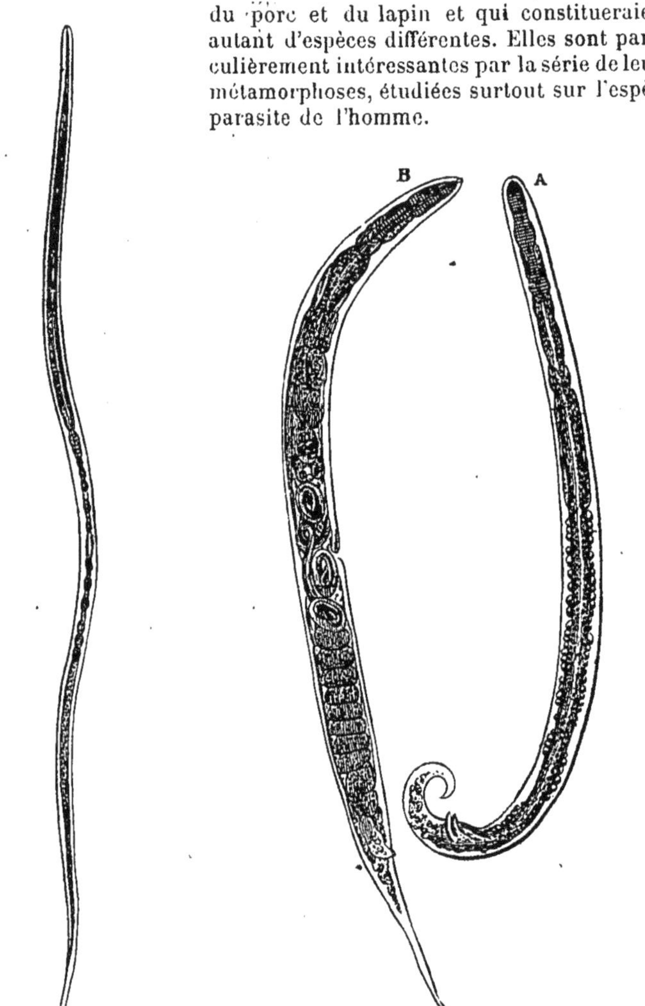

Fig. 144. — Anguillule intestinale, femelle adulte (Grassi et Parona).

Fig. 145. — Anguillule stercorale (Perroncito).
A, mâle. — B, femelle.

Bavay avait décrit sous les noms d'*Anguillula intestinalis* et d'*A. stercoralis* deux formes de Nématodes trouvées, la première dans l'intestin grêle et la seconde dans les matières fécales d'individus affectés de la « diarrhée de Cochinchine. » Perroncito, Grassi, Parona, Leuckart, etc., les ont rencontrées depuis dans d'autres formes de diarrhée pernicieuse. L'Anguillule intestinale a $2^{mm}2$ de longueur sur 34 μ d'épaisseur; la femelle seule est connue. L'Anguillule stercorale est plus petite : le mâle a $0^{mm}7$ de longueur sur 35 μ d'épaisseur; la femelle mesure 1 millimètre de long sur 50 μ de large.

Grassi a, l'un des premiers (1883), soutenu que ces deux formes ne constituent qu'une seule et même espèce, le *Rhabdonema strongyloïdes*, et que la seconde est l'état libre de la première, qui représente la génération véritablement parasite. Leuckart a exprimé la même opinion vers la même époque. Golgi et Monti sont venus la confirmer. Dans un récent travail, Grassi et Calandruccio (1) ont fait connaître de nouvelles particularités relatives à ces Nématodes.

L'intestin de l'homme vivant n'héberge que la forme dite Anguillule intestinale, Ver à habitus femelle, et aussi les embryons qui en sont issus, probablement par parthénogenèse. Elle est ovipare ou ovovivipare; ses œufs laissent promptement éclore des jeunes, qui sont expulsés de l'intestin de l'homme avec les fèces. Ces larves, non sexuées et très différentes de leur mère, peuvent avoir deux destinées bien différentes : elle prennent les caractères de l'Anguillule intestinale ou bien ceux de l'Anguillule stercorale, état plus avancé. Dans ce dernier cas, après la copulation, les femelles produisent une nouvelle génération de larves, mais génération libre; ces larves, nées de parents sexués et hors de l'intestin de l'homme, n'atteignent pas la maturité. Elles ressemblent exactement à celles dont il a été question plus haut, se comportent de même et, après avoir été ingérées par l'homme, se transforment en Anguillules intestinales. Grassi a démontré que les larves issues de l'Anguillule intestinale subissent aussi cette transformation, qui les ramène à l'état des individus dont elles sont issues. Mais elles n'acquièrent la maturité que si elles sont placées dans des conditions favorables de température. C'est ce que l'on observe en opérant dans une étuve par exemple, et non à la température ordinaire, même estivale.

Étiologie de l'helminthiase intestinale. — Il est extrêmement fréquent de rencontrer des Helminthes dans l'intestin des divers animaux domestiques, et l'on peut dire que c'est un fait normal, pour le chien, le chat, le mouton, le cheval et le porc. L'âne et le mulet y sont moins exposés; moins encore, le bœuf et la chèvre. Des Helminthes se trouvent très fréquemment chez les oiseaux de basse-cour, sauf chez le dindon et le pigeon.

Les anciens, qui n'en soupçonnaient pas l'origine, avaient émis sur leur formation les hypothèses les plus étranges et dont l'examen est plein d'enseignement pour la philosophie de la science. Nous ne nous y arrêterons pas, renvoyant le lecteur aux ouvrages où ces faits sont exposés (2). Il est aujourd'hui bien établi, par l'observation et l'expérience, que les Helminthes ou Vers intestinaux proviennent toujours d'œufs, d'embryons ou de formes larvaires, pris par l'animal au

(1) Grassi et Calandruccio, *Gazz. med. italiano-lombardia*, 1884, n° 47, p. 492 (*Gaz. hebd. de méd. et de chir.*, 1885, n° 9, p. 150).

(2) Voyez notamment : C. Davaine, *Traité des entozoaires et des maladies vermineuses*, etc., 2e édit., Paris, 1877, p. 39 et suiv. — C. Baillet, art. *Helminthes* (*Nouv. Dict. prat. de méd., de chir. et d'hyg. vétér.*, t. VIII, Paris, 1866, p. 520 et suiv.).

milieu extérieur, et spécialement à ses aliments et boissons. C'est une rencontre tout aléatoire, mais qui devient fréquente par la multitude de germes que ces Vers peuvent fournir. Les œufs sont, en effet, souvent produits par millions dans un seul de ces parasites. Von Siebold évalue à un million au moins ceux d'un seul *Tænia solium;* Dujardin, à 25 millions ceux d'un *Tænia serrata;* Eschricht, à plusieurs millions ceux de l'*Ascaris lombricoides*. C'est là une compensation aux innombrables chances de destruction auxquelles ces germes sont exposés. En outre, la coque des œufs « offre une telle résistance et une telle imperméabilité qu'elle ne peut être attaquée que par les agents chimiques doués d'une grande énergie et que, dans la plupart des cas, elle suffit pour protéger le contenu de l'œuf contre tous les corps qui, dans les circonstances ordinaires, pourraient l'altérer » (C. Baillet). Il faut ajouter à cela la vitalité remarquable dont les embryons sont doués. Verloren (cité par Baillet) a pu conserver pendant plus d'un an des œufs de l'*Ascaris marginata*, dans lesquels les embryons, formés dès le quinzième jour, sont restés vivants, bien qu'ils aient été exposés à toutes les variations de température de l'hiver et de l'été. Baillet a observé des faits analogues pour les œufs d'autres espèces d'Ascarides, et il a constaté aussi que, dans ces espèces, la transformation du vitellus en embryon n'a quelquefois été parfaite qu'après six, sept et onze mois; il a vu des embryons de Ténia rester pleins de vie dans les œufs, lorsque les anneaux qui les renfermaient avaient séjourné 24 heures dans une épaisse couche de glace.

Indépendamment de la condition essentielle de la pénétration du germe dans l'organisme, il peut y en avoir d'autres, secondaires, qui prédisposent les individus à l'helminthiase intestinale. En général, tout ce qui amène la débilité contribue à faciliter l'installation des parasites dans le tube digestif. Peut-être cela tient-il à la faiblesse des contractions péristaltiques et antipéristaltiques de l'intestin. En tous cas, on rencontre les Helminthes beaucoup plus souvent et en bien plus grande quantité chez les animaux anémiques que chez ceux qui sont vigoureux, chez les sujets jeunes ou très âgés que chez les adultes, chez ceux qui sont conduits aux pâturages que chez ceux qui vivent en permanence dans leurs habitations. L'humidité a, de tout temps aussi, été considérée comme l'une des causes les plus prédisposantes à l'envahissement de l'économie par les Vers. Les années pluvieuses sont marquées par l'extension des diverses formes de l'helminthiase chez les animaux qui paissent; et ces dernières se montrent plus aussi chez ceux qui fréquentent les pâturages inondés, les bords des lacs et des étangs. Cela s'explique par la conservation des œufs dans l'eau, par leur destruction sous l'influence d'une sécheresse prolongée, par la nécessité d'un milieu humide pour la succession des phases évolutives de certaines espèces. Quant à l'hérédité, à laquelle les anciens faisaient jouer un rôle important dans cette étiologie, tout ce qu'on peut accepter c'est qu'elle transmette, avec le tempérament lymphatique, une certaine prédisposition aux helminthiases.

La contagion est rarement évidente. Elle s'effectue souvent par l'intermédiaire d'un hôte spécifiquement différent de celui sur lequel se trouve la forme parasitaire adulte. D'autres fois elle est marquée par les phases, fréquemment inconnues, que le Ver doit traverser au dehors pour passer de l'état embryonnaire à l'état définitif. A propos de chaque espèce, nous donnerons les détails connus de cette évolution, qui ne comporte guère d'indications générales.

Symptômes. — Les Vers qui vivent dans l'intestin des animaux domestiques se nourrissent, en général, des matières chymeuses qui y sont contenues. Il en est cependant qui attaquent la muqueuse pour en sucer le sang, et d'autres qui, logés dans l'épaisseur des parois du tube, y provoquent la formation du pus, dont ils paraissent se nourrir. Cependant il est relativement rare de constater des accidents dus à la présence de ces Vers. Ce n'est que lorsqu'ils y sont accumulés en grande quantité qu'ils provoquent des phénomènes morbides de divers ordres. Tantôt le cours des matières alimentaires est obstrué, empêché; tantôt la digestion est troublée et l'appétit altéré; il y a quelquefois de l'anémie par épuisement hémorragique ou, rarement, des perforations des membranes intestinales. On peut leur attribuer certaines des invaginations trouvées à l'autopsie d'animaux morts de coliques (1). Chabert (2) avait donné un tableau singulièrement exagéré des symptômes par lesquels se traduit l'helminthiase de l'intestin. En général, ils sont dépourvus de signification précise. Ceux qui paraissent lui appartenir réellement sont un appétit irrégulier, tantôt vorace, tantôt indolent, des goûts dépravés, de la tristesse, de l'amaigrissement malgré une alimentation abondante; la peau sèche, adhérente, les poils piqués; les flancs tantôt tympanisés, tantôt retroussés, ou un ventre gros avec de la maigreur générale; de la constipation ou de la diarrhée; des bâillements, des nausées ou des vomissements; l'haleine fétide, la langue chargée, saburrale; des coliques sourdes; des mouvements spasmodiques de la lèvre supérieure; du prurit nasal chez le chien, du prurit anal chez le chien et le porc, que l'on voit se frotter contre les corps durs, se trainer sur le derrière en se servant seulement de leurs pattes de devant; des cris subits, sans motif apparent, des convulsions, etc. Quant à l'épilepsie et au vertige, rapportés parfois aux Helminthes intestinaux, rien ne démontre qu'il s'agisse d'autre chose que d'une coïncidence. Il doit en être de même de cette singulière théorie de Stanley, qui leur

(1) Mégnin, *Du rôle des helminthes dans certains cas d'occlusion intestinale* (*C. R. Soc. de biologie*, 1883, p. 582).

(2) Chabert, *Tr. des maladies vermineuses dans les animaux*, Paris, 1782, in-8°, 2e édit. Paris, 1787.

attribue la production de la boiterie de l'éparvin chez les chevaux australiens (1).

Les nombreux symptômes rapportés à l'entérohelminthiase ne se montrent guère réunis, et il est, en général, difficile de rattacher à cette cause l'état pathologique dans lequel se trouvent les animaux. Cependant le diagnostic acquiert souvent de la certitude par la présence des parasites dans les excréments; et, pour plusieurs espèces d'Helminthes, l'examen microscopique des évacuations peut permettre d'y reconnaître soit des œufs, soit des embryons assez caractéristiques. Enfin, il est des manifestations symptomatiques qui appartiennent en propre à telle espèce d'animaux domestiques et à une espèce déterminée de parasites. Elles seront indiquées à propos des formes particulières d'helminthiases.

Traitement. — Le traitement consiste dans l'emploi des médicaments dits *vermifuges*, *vermicides*, *anthelminthiques*. On peut aider leur action par un régime spécial. « On conseille de donner aux herbivores du vert (en hiver, des carottes), souvent assaisonné de sel; aux chevaux de l'avoine torréfiée; aux chiens, le plus possible de viande salée, un décocté de lait, d'ail ou d'oignons; aux porcs, du lait caillé, du petit-lait, des fruits encore verts, des glands de chêne » (Röll) (2).

Quand la débilité est déjà prononcée, il est souvent bon d'y joindre un régime et des substances toniques, telles que des plantes amères et du sel marin.

Lorsqu'il y a des coliques, des convulsions, on commence par les calmer au moyen de médicaments appropriés : huiles douces, éther, opium, asa fœtida, extrait de jusquiame.

Le traitement anthelminthique doit être précédé d'une demi-diète pendant quelques jours; parfois même, il est bon de donner un léger purgatif. Quand on administre le vermifuge, on peut y ajouter un purgatif destiné à chasser les Vers tués ou engourdis par le médicament spécial, mais il est préférable de ne donner l'évacuant que quelques heures après l'administration du vermifuge. C'est d'ordinaire aux drastiques que l'on a recours, surtout à l'aloès, parfois aussi au calomel ou à l'huile de ricin.

Un très grand nombre de substances ont été conseillées pour débarrasser l'intestin des parasites qui l'encombrent; mais beaucoup d'entre elles ont une réputation usurpée et il est mieux de recourir à celles dont l'efficacité est bien établie.

Les plus usitées sont l'acide arsénieux, l'émétique, le semen-contra, le rhizome de fougère mâle, la tanaisie, la benzine, l'huile empyreu-

(1) Stanley, cité par Adams (*The Quarterly Journal of Veterinary Science in India*, juillet 1887, p. 314).

(2) Röll, *Manuel de pathologie et de thérapeutique des anim. dom.* Trad. française, Paris, 1869, p. 327.

matique, l'essence de térébenthine, le kousso, le kamala, l'écorce de racine de grenadier.

Leurs indications, doses et modes d'emploi seront indiqués dans les articles suivants, où l'helminthiase intestinale est étudiée successivement chez les diverses espèces d'animaux domestiques.

A. — MAMMIFÈRES DOMESTIQUES.

Art. I. — Parasites de l'intestin des équidés.

Protozoaires. — Dans le gros intestin des équidés, notamment dans le cæcum et dans les parties antérieures du côlon replié, vivent des animalcules dont Gruby et Delafond ont décrit sept espèces (1). G. Colin en a figuré une douzaine (2). Elles diffèrent de celles que l'on trouve dans les compartiments gastriques des ruminants (v. p. 334), quoique leur origine et la nature du milieu où elles se développent paraissent les mêmes. Elles appartiennent aux Infusoires ciliés : Holotrichés (*Paramecium*), Hétérotrichés (?) et Péritrichés (*Endotinium*).

Ces genres ont été signalés plus haut dans la panse des ruminants, à l'exception de ceux qui sont figurés ci-contre et qui se reconnaissent à leur corps ovalaire, à leur bouche latérale ou ventrale sous forme d'une fente assez longue.

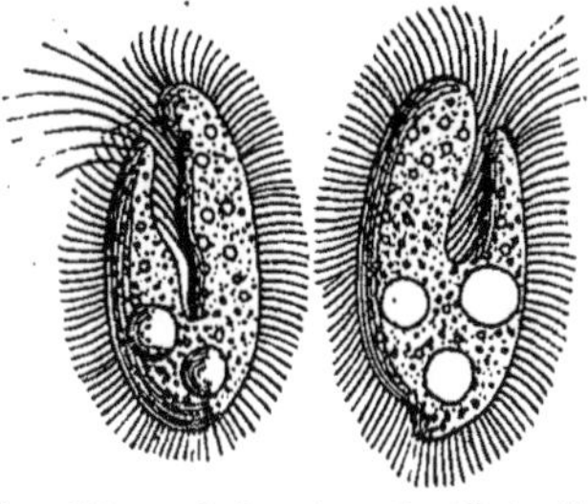

Fig. 146. — Infusoires de l'intestin du cheval (G. Colin).

Ces Infusoires ne sont point parasites, mais se développent dans les liquides intestinaux comme le font ceux des infusions de foin. Leur étude aurait besoin d'être reprise pour la détermination rigoureuse des genres et des espèces.

Globidium de Leuckart. — Dans la paroi de l'intestin grêle d'un cheval sacrifié pour des études anatomiques, Max Flesch (3) a trouvé, en nombre considérable, un parasite microscopique auquel il a donné le nom de *Globidium Leuckarti*. Sa présence peut occasionner des inflammations de l'organe, peu régulières et peu intenses. Son siège spécial est le tissu conjonctif de soutien des villosités intestinales, en général vers leur partie moyenne et immédiatement au-dessous de leur épithélium. Une villosité peut en contenir deux et même trois.

Le plus souvent, le *Globidium* se présente sous l'aspect d'une capsule elliptique ou sphérique, à contours bien accusés, de 80 μ de longueur sur 70 μ de largeur. On y trouve des globules sphériques très réfringents, de 13 μ de diamètre en moyenne, qui tantôt sont nombreux et remplissent toute sa cavité, tantôt sont exclusivement pariétaux et bordent un espace central rempli d'une masse protoplasmique. Dans la majorité des cas, sa paroi, plus épaisse en ce point, est creusée d'une cavité spéciale, fusiforme ou semi-lunaire, complètement remplie par un corps granuleux, et séparée des

(1) Gruby et Delafond, *Rech. sur les animalcules se développant dans l'estomac et dans les intestins* (*C. R. de l'Acad. des sciences*, t. XVII, p. 1304 ; et *Recueil de méd. vétérinaire prat.*, 1843, p. 859).

(2) G. Colin, *Traité de physiol. compar. des anim.*, 3e édit., t. I, Paris, 1886, p. 910.

(3) Max Flesch, *Sur un parasite de la paroi intestinale du cheval* (*Rec. zoologique suisse*, t. I, 1884, p. 459).

sphères brillantes sus-indiquées par une mince cloison. Parfois la cavité intérieure du *Globidium* est occupée exclusivement par une autre capsule pyriforme, pourvue à son pôle aminci d'un micropyle qui s'ouvre dans la cavité générale enveloppante.

Des échantillons plus volumineux (160 μ de long sur 150 de large) et certainement plus âgés montrent qu'en augmentant de taille le parasite se déforme, se bosselle, puis est séparé en deux chambres, dont l'une est occupée par le corps accessoire intra-pariétal, et dont l'autre, qui est la cavité primitive du *Globidium*, a son protoplasme creusé de vacuoles de plus en plus grandes et nombreuses, placées au sein d'un réseau semblable à celui que l'on voit dans les jeunes cellules végétales. Ces vacuoles arrivent à se fusionner en une cavité unique et diverticulée. Le parasite peut atteindre alors 340 μ de longueur sur 260 μ de large.

Max Flesch n'a pu déterminer la voie suivie par le *Globidium* pour arriver à son lieu d'élection, non plus que le groupe zoologique auquel il convient de le rapporter. Il paraît cependant avoir des analogies avec les Sarcosporidies qu'a trouvées R. Blanchard (1) dans la couche sous-muqueuse de l'intestin d'un kanguroo des rochers, et qu'il a nommées *Balbiania mucosa*.

CESTODES. — Trois espèces de Ténias ont été trouvées dans le tube digestif des équidés; toutes trois sont inermes et appartiennent au groupe des Anoploténiens. On ignore absolument ce qui se rapporte à leur forme cystique. Ces trois espèces ont pour caractères communs, outre l'absence de crochets et de cou, un seul pore génital par anneau, situé du même côté pour tous les anneaux.

1° **Ténia perfolié** (*Tænia perfoliata* Gœze). — Long en général de 26 à 28 millimètres, mais pouvant atteindre, d'après Rudolphi, jusqu'à 80 millimètres; large de 3 à 15 millimètres. Tête assez grosse, tétragone, arrondie, prolon-

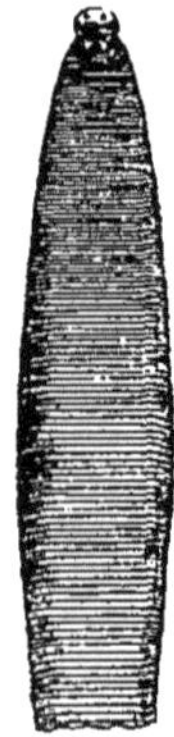

Fig. 147. — *Tænia perfoliata*, grandeur natur.; incomplet (Railliet).

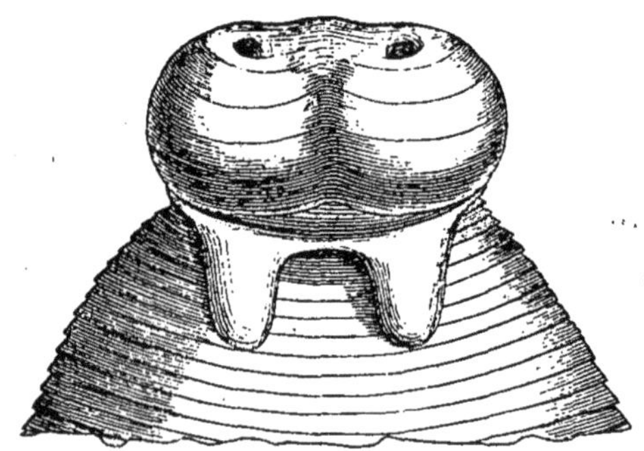

Fig. 148. — Extrémité céphalique du *Tænia perfoliata*, grossie 12 fois (Railliet).

gée en arrière par quatre lobes arrondis aussi; ventouses cupuliformes, dirigées en avant. Anneaux épais, mais très courts, de plus en plus larges jusque vers le milieu de la longueur du corps, se succédant comme des

(1) R. Blanchard, *Note sur les Sarcosporidies*, etc. (*Bull. de la Soc. zool. de France*, 1885, p. 214); et *Traité de zoologie médicale*, 1886, p. 63.

feuillets, chacun d'eux recouvrant, emboitant le suivant, auquel il n'adhère que selon une ligne médiane transversale.

2° **Ténia mamillan** (*T. mamillana* Mehlis). — Long de 1 à 5 centimètres, large en moyenne de 4 à 6 millimètres. Tête tétragone, obtuse, beaucoup plus petite que dans l'espèce précédente et ne portant pas de lobes postérieurs; ventouses latérales, parcourues en général par un sillon longitudinal. Les

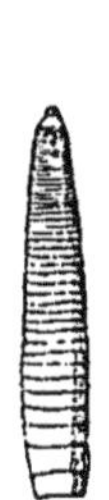

Fig. 149. — *Tænia mamillana*, grandeur naturelle (Railliet).

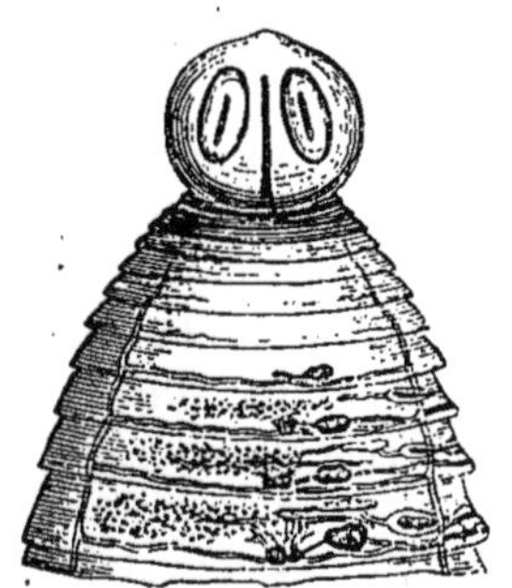

Fig. 150. — Extrémité céphalique du *Tænia mamillana*, grossie 20 fois (Railliet).

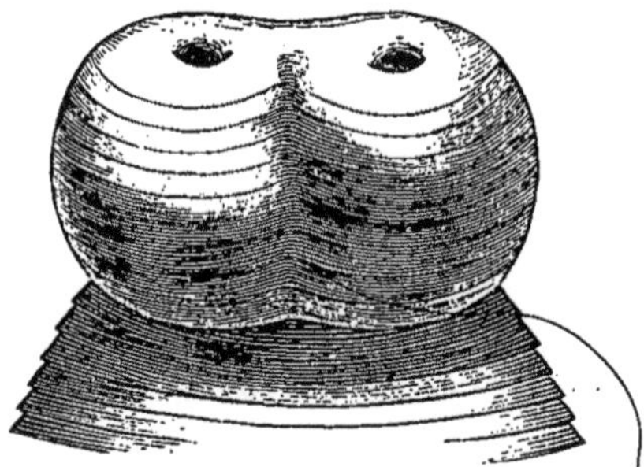

Fig. 151. — Extrémité céphalique du *Tænia plicata*, grossie 10 fois (Railliet).

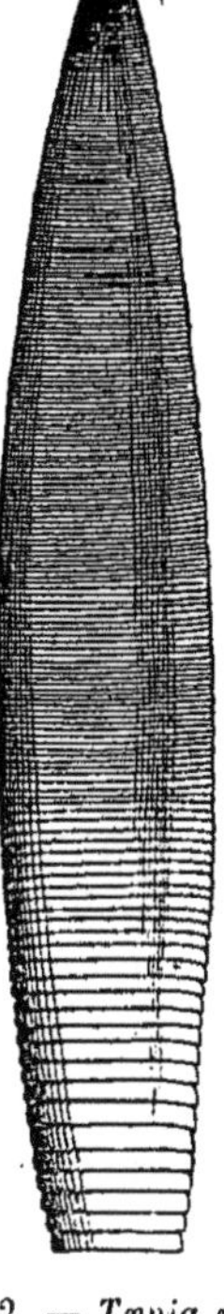

Fig. 152. — *Tænia plicata*, grand. nat. (Railliet).

anneaux s'élargissent rapidement, de manière à acquérir bientôt leur plus grande largeur; au contraire, leur longueur augmente peu à peu jusqu'à l'extrémité postérieure, de manière à dépasser, chez les derniers, la moitié de leur largeur (Railliet).

3° **Ténia plissé** (*T. plicata* Rud.). — Long de 1 centimètre et demi à 8 centimètres. Tête grosse, courte et large, légèrement déprimée d'une face à l'autre du Ver; ventouses cupuliformes, dirigées en avant. Anneaux larges de un demi à 2 centimètres, les plus larges étant vers le milieu de la longueur du strobile; de plus en plus longs des premiers aux derniers, qui mesurent 1 millimètre à 1mm5.

De ces trois espèces, la première est la plus fréquente, la seconde l'est moins et la troisième est tout à fait rare. Le Ténia perfolié habite spécialement le cæcum et se voit plus rarement dans le côlon ou dans l'intestin grêle. Le T. mamillan se rencontre dans l'intestin grêle, moins souvent dans le duodénum que dans l'iléon et le jéjunum. Le T. plissé vit dans l'intestin grêle et se voit quelquefois dans l'estomac.

Greve (1) dit avoir vu des milliers de Ténias dans l'intestin grêle du cheval. Sur 100 chevaux environ, Krabbe, à Copenhague, a trouvé 28 fois le *T. perfoliata;* 8 fois le *T. mamillana;* pas une fois le *T. plicata.* Les *T. perfoliata* étaient au nombre de 25 en moyenne, 2 fois de 100 à 200 et une fois de 400. Les *T. mamillana* se trouvaient, en moyenne, au nombre de 25; 72 a été le maximum. Les observations de Hering, faites à Stuttgart, concordent assez bien avec celles de Krabbe, sauf que les Ténias du cheval y sont beaucoup moins fréquents et que le *T. plicata* y est moins rare (2). En France, les trois espèces sont très peu communes et la dernière tout à fait exceptionnelle. Le *T. plicata* a été trouvé par centaines sur un ânon du Sénégal par Sarciron ; Beugnot l'a rencontré aussi sur une mule à Gabès (Tunisie) (cités par Railliet).

La présence des Ténias chez le cheval reste généralement inaperçue pendant la vie. Quelquefois cependant elle coïncide avec les symptômes généraux de l'helminthiase intestinale ou, mieux, de l'anémie. Mégnin a rapporté deux observations relatives à des chevaux morts de péritonite par la rupture de jabots intestinaux dans l'intérieur desquels se trouvaient des *T. perfoliata* (3). Perroncito a constaté un cas semblable (4). Enfin, à l'autopsie d'un cheval qui avait été abattu comme anémique, à la suite d'une paralysie, Hürlimann (5) a trouvé une quantité telle de *T. perfoliata* (?) qu'il put en remplir une large corbeille.

TRÉMATODES. — Deux espèces, étrangères à nos pays, ont été rencontrées chez les équidés : l'Amphistome de Collins (*Amphistoma Collinsi* Cobbold) et le Gastrodisque de Sonsino (*Gastrodiscus Sonsinoi* Cobb.).

Amphistome de Collins. — Ce sont des Vers de couleur rouge brique, connus depuis longtemps des indigènes de l'Inde sous le nom de *Masuri*, qui vivent par milliers dans le gros intestin du cheval, où ils sont susceptibles de produire une grave irritation intestinale. Outre cette forme, Cobbold en a décrit une seconde, *A. Collinsi* var. *Stanleyi* (Railliet).

Gastrodisque de Sonsino. — Le Gastrodisque se reconnaît à son corps aplati, en disque elliptique, à face dorsale convexe et lisse, à face ventrale concave et couverte d'environ 200 papilles-ventouses. La ventouse buccale, plus petite que la ventouse postérieure, est située à l'extrémité d'un cou cylindro-conique, saillant vers la face dorsale, avec laquelle il forme un angle obtus largement ouvert en arrière. Ce cou a environ 2 à 3 millimètres de longueur. Le corps discoïdal a 10 à 12 millimètres de diamètre transversal. Le plus souvent, le diamètre antéro-postérieur l'emporte d'envi-

(1) Grève, cité par Davaine, *Tr. des entozoaires*, 2e éd., 1877, p. 231.
(2) Hering, *Literatur*, in *Repertorium der Thierheilkunde*, 1880, p. 215.
(3) Mégnin, *Nouv. observ. sur le dévelop. et les métam. des Ténias des mammifères* (*Soc. centr. de méd. vét. Recueil*, 1879, p. 429.)
(4) E. Perroncito, *I Parassiti dell'Uomo e degli Animali utili*, Milano, 1882, p. 382.
(5) A. Hürlimann, *Schweizer-Archiv f. Thierheilkunde*, 1888, p. 25.

ron 1 millimètre sur le diamètre transversal. La couleur est rosée à l'état frais, d'un blanc pur après séjour dans l'alcool. C'est par la ventouse postérieure, comme les Amphistomes, que ce parasite se fixe à la muqueuse.

Il a été découvert en Égypte, en 1876, par un vétérinaire italien à Zagazig près de Suez, chez deux chevaux sur 15 qui avaient succombé à une affection enzootique. Chez l'un, il y en avait 6 exemplaires dans l'intestin grêle; chez l'autre, environ 100 dans le gros intestin. Ces Vers furent envoyés au docteur Sonsino et communiqués par lui à Cobbold et à Leuckart. L'étude en a été faite par Cobbold et par Lejtényi, élève de Leuckart (1). Il a depuis été retrouvé plusieurs fois en Égypte, notamment par Burlatti et Zucchinetti, et au Sénégal par Sarciron (2). Une autre contrée qui est aussi affligée de ce parasite est la Guadeloupe: il y a été trouvé trois fois par O. Guyot, à la Pointe-à-Pitre en 1880, et deux fois au Moule par Couzin, vétérinaire, à qui nous en devons de nombreux exemplaires (3).

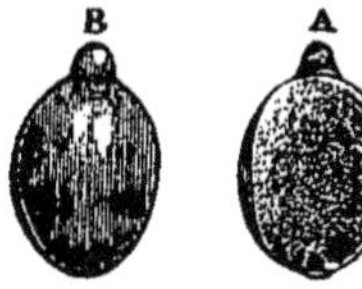

Fig. 153. — *Gastrodiscus Sonsinoi*, grandeur naturelle.
A, vu par la face ventrale. — B, par la face dorsale (Railliet).

L'Égypte, le Sénégal et la Guadeloupe sont donc jusqu'à présent les seuls pays signalés comme habités par les Gastrodisques. En Égypte, c'est sur des chevaux qu'on les a trouvés; au Sénégal, sur un ânon; à la Guadeloupe, sur des mulets. Dans les premiers cas, l'autopsie n'a pu faire retrouver aucune lésion qui leur fût attribuable. A la Guadeloupe, la mort survenait subitement (Guyot) ou après une longue période d'anémie (Couzin). Un côté remarquable de l'histoire de ce parasite, c'est que son habitat digestif n'est pas exclusif. Sur les mulets de la Guadeloupe, on le trouvait par milliers, depuis le pharynx jusqu'à l'anus et même dans les fosses nasales (Guyot) ou bien dans l'estomac, le cæcum et la seconde section du gros côlon (Couzin). Ces mulets avaient été nourris d'herbes et de jus de canne à sucre, et il est probable qu'ils ont pris dans ces aliments les Gastrodisques larvaires sous la forme de sac germinatif ou de cercaires.

NÉMATODES. — L'**Ascaride mégalocéphale** (*Ascaris megalocephala* J. Cloq.) est propre aux équidés. C'est la plus grande espèce du genre.

Son corps est blanc jaunâtre et raide. La tête, distincte, a ses lèvres étranglées dans leur milieu et pourvues sur leur bord libre de dents relativement grandes. Le *mâle* a 15 à 28 centimètres de longueur; sa queue est bordée par deux petites ailes membraneuses et porte de chaque côté 79 à 105 papilles dont 7 postanales : les numéros 4 et 5 étant réunies en une seule ainsi que 6 et 7; une papille impaire devant l'anus; les autres, préanales, disposées en une seule, puis en plusieurs rangées. La *femelle* a 18 à 37 centimètres de longueur; la vulve est située vers le quart antérieur du corps. Les œufs, presque globuleux, ont un diamètre de 90 à 100 μ.

L'Ascaride mégalocéphale s'observe souvent dans l'intestin grêle du

(1) Cobbold, *The veterinarian*, 1877, p. 49 et 121. — Lejtényi, *Abhandlungen der Senckenb. Naturf. Gesellsch.*, t. XII, 1880.

(2) Sarciron, cité par Railliet, *Bull. de la Soc. cent. de méd. vétér.*, 1887, p. 406.

(3) M. Girard, *Le Gastrodisque du cheval* (*La Nature*, 14 août 1880). — C. Couzin, *Gastrodisques rencontrés à l'autopsie d'un mulet anémique* (*Revue vétérinaire*, 1885, p. 426).

cheval, de l'âne et du mulet. Krabbe (1), à Copenhague, l'a trouvé 16 fois sur 100 chevaux examinés. Le nombre des individus vivant chez le même hôte est fort variable : il peut n'y en avoir que quelques-uns ; mais souvent c'est par centaines qu'on les rencontre. A l'école de Cureghem, sur un seul cheval, on en a compté plus de 1800 (2). Ils se trouvent souvent rassemblés en faisceaux, mais non enroulés sur eux-mêmes. Ils habitent les diverses régions de l'intestin grêle et particulièrement le duodénum ; mais ils peuvent aussi, lorsqu'ils sont nombreux, passer dans l'estomac, et, d'après Zürn, s'engager dans le canal cholédoque.

A l'autopsie d'un cheval mort de pneumonie, Generali (3) a trouvé un Ascaride qui avait pénétré de 12 centimètres par sa partie antérieure dans le canal pancréatique. Celui-ci, très dilaté, avait ses parois épaissies, ce qui prouve que le Ver y avait séjourné avant la mort et depuis un temps notable.

La présence des Ascarides reste souvent inaperçue. Cependant ils peuvent donner lieu à des troubles variés des fonctions digestives. Outre les symptômes communs aux diverses helminthiases intestinales, on observe fréquemment ici un état catarrhal de l'intestin, une diarrhée légère et constante ; l'expulsion des crottins est immédiatement précédée de celle d'un liquide trouble ; les chevaux sont dits « vidards » et rendent quelquefois de ces Vers avec leurs excréments. Des coliques peuvent être la conséquence d'une obstruction de l'intestin, laquelle peut persister et se terminer par la mort du sujet. On a signalé aussi des symptômes de vertige, d'épilepsie, de tétanos (4).

A l'autopsie des animaux qui ont succombé, on trouve souvent tous les signes de l'anémie, et toujours ceux d'une congestion intestinale plus ou moins marquée portant sur les diverses parties de l'intestin grêle qui étaient obstruées. Il n'est pas absolument rare de rencontrer des déchirures de l'intestin dues précisément à son obstruction, à son ramollissement par l'état congestif et aux efforts violents auxquels l'animal s'est livré sous l'incitation de ses coliques. Les liquides alimentaires se sont répandus dans la cavité péritonéale et on voit flotter quelques Ascarides échappés par l'ouverture accidentelle ; la péritonite a alors précipité l'issue fatale. Mais cela ne constitue pas une perforation qui puisse être attribuée à l'activité directe des

(1) Krabbe, *Tidsskrift for Veterinaerer*, 1880 ; et *Arch. vétér.*, 188?.

(2) *Annales de méd. vétérinaire*, Bruxelles, 1854, p. 96.

(3) Generali, *Archivio di medic. veter.*, 1878, p. 193.

(4) Dubuisson, *État épileptique et vertigineux alternant chez un cheval atteint d'une affection vermineuse* (*Rec. de méd. vétér. prat.*, 1835, p. 243). — Fréminet, *Tétanos vermineux chez une jument de quatre ans* (Ibid., 1864, p. 100). — Chaintre, *Affection vermineuse de l'intestin sur un cheval* (*Journ. de méd. vétér.*, Lyon, 1854, p. 156). — Mégnin, *C. R. de la Soc. de biologie*, 1883, p. 582.

Ascarides. Toutefois, dans quelques observations publiées (1), les caractères de l'ouverture accidentelle, sa forme circulaire, son petit diamètre ne se rapportent pas à une déchirure : il est possible que les Ascarides s'attaquent à la muqueuse par leurs lèvres dentées et y amènent une inflammation locale qui finit par aboutir à une ulcération.

On ne connaît pas les conditions dans lesquelles les animaux prennent les germes de leurs Ascarides. La persistance de la vie latente dans les œufs, la résistance des embryons aux causes de destruction, l'influence de l'humidité dans le développement de ceux-ci rendent tout à fait vraisemblable l'introduction de ces Vers dans le tube digestif sous la forme d'œufs ou d'embryons avec les fourrages, le vert ou les boissons. Il est donc indiqué, comme moyen préventif, de donner à boire des eaux aussi pures que possible et de détruire par le feu les Vers qui sont évacués. Si on les laissait dans le fumier, des millions d'œufs qu'ils renferment quelques-uns pourraient rencontrer des conditions favorables à leur évolution et infester d'autres chevaux, ânes ou mulets. En tous cas, l'helminthiase par les Ascarides n'est jamais à négliger, et il faut toujours la combattre par un vermifuge approprié.

L'acide arsénieux convient particulièrement. On le donne dans du son frisé, à une dose qui va graduellement en croissant de 1 à 3 grammes pendant une dizaine de jours.

On a aussi recommandé l'émétique : 15 à 20 grammes par jour, en quatre fois, avec trois ou quatre heures d'intervalle entre chaque fois, en pilules ou en électuaires avec la poudre de gentiane, ou bien en mélange avec de l'asa fœtida et de l'huile empyreumatique.

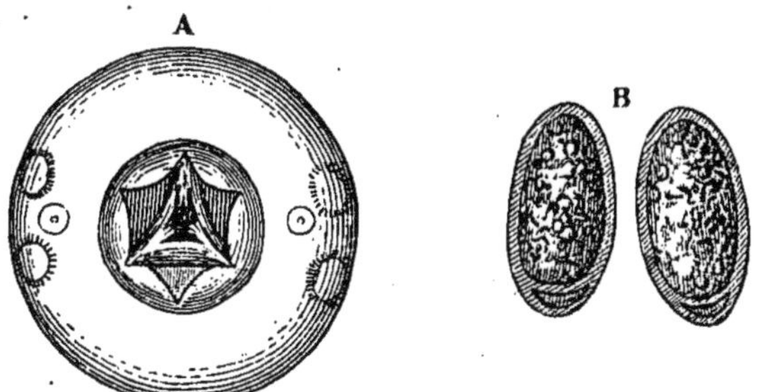

Fig. 154. — Oxyure du cheval.

A, extrémité antérieure, vue de devant. — B, œufs, grossis environ 200 fois.

Zundel s'est bien trouvé de l'usage des baies de genièvre avec de la crème de tartre, dans du son un peu mouillé, pendant une quinzaine

(1) Véret, *Perforation de l'intestin grêle par des ascarides lombricoïdes* (*Rec. de méd. vétér. prat.*, 1837, p. 70). — Zlamal, *Oesterr. medicin. Jahrbücher*, 1843 et *Recueil de méd. vétér. prat.*, 1846, p. 949.

de jours; au bout de ce temps, il faisait prendre au cheval un bol d'aloès. Cela n'est pas indispensable avec les agents précédents.

Oxyure courbé (*Oxyuris curvula* Rud.). — C'est la *femelle* que l'on rencontre à peu près exclusivement. Elle a 40 à 50 millimètres de longueur, est arquée dans sa partie antérieure, plus ou moins subulée en arrière. La vulve est située à environ 10 millimètres de la bouche. Les œufs sont ovoïdes, longs de 88 à 95 μ, larges de 41 à 45 μ, asymétriques, et portent à l'une de leurs

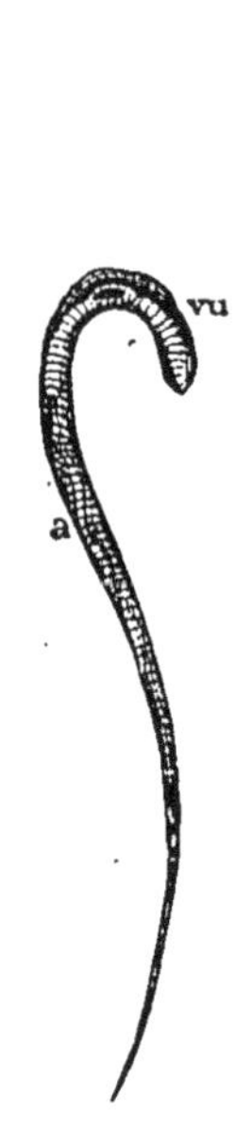

Fig. 155. — Oxyure du cheval, femelle, grandeur naturelle.

vu, vulve. — *a*, anus.

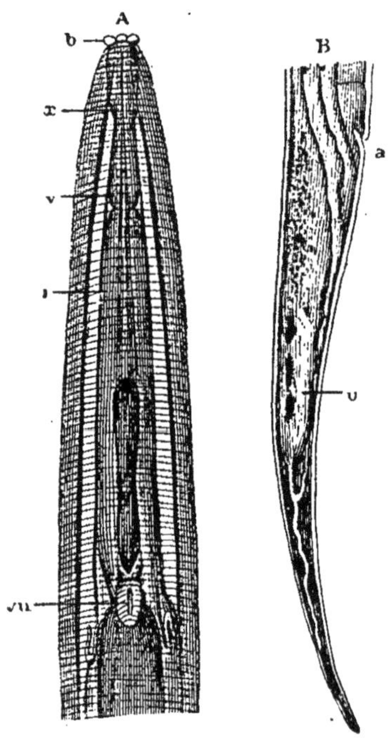

Fig. 156. — Oxyure du cheval, femelle.

A, extrémité antérieure, incisée sur un point de sa longueur. — B, extrémité caudale. — *b*, bouche, avec les lèvres étalées. — *x*, partie antérieure de l'œsophage, ou bulbe antérieur. — *v*, ventricule ou bulbe postérieur. — *i*, intestins. — *a*, anus. — *u*, utérus. — *vu*, vulve (Delafond).

extrémités, qui est tronquée, une sorte d'opercule. Dans cette espèce, la tête est dépourvue d'ailes latérales; la bouche présente trois grandes lèvres arrondies, enveloppant chacune deux mamelons; 6 papilles en deux groupes diamétralement opposés. Le *mâle*, très rare, a été décrit par Railliet (1). Il a 9 à 12 millimètres de long; son extrémité postérieure obtuse est munie de plusieurs papilles dont les plus longues soutiennent une sorte de bourse caudale très développée; le spicule est droit, grêle, très aigu.

L'Oxyure courbé peut se rencontrer dans toute la longueur du gros intestin des équidés ; mais, d'après G. Colin (2), son habitat normal

(1) A. Railliet, *Note sur le mâle de l'Oxyure du cheval* (*Bull. Soc. zoologique de France*, 1883, p. 211).

(2) G. Colin, *Bull. de la Soc. centr. de méd. vétér.*, 1868, p. 231.

est la courbure diaphragmatique du gros côlon. On le voit quelquefois

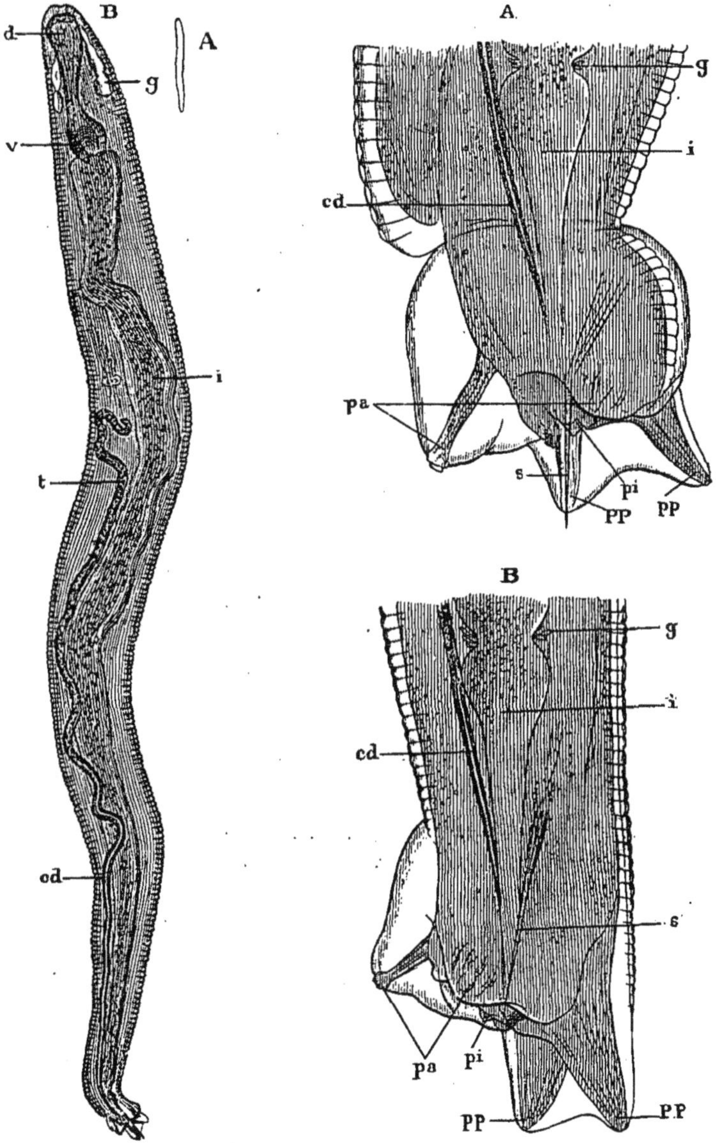

Fig. 157. — Oxyure du cheval, mâle.

A, grandeur naturelle. — B, grossi, — *d*, bulbe antérieur. — *v*, bulbe postérieur ou ventricule. — *g*, glandes dites salivaires. — *i*, intestin. — *t*, testicule. — *cd*, canal déférent (Railliet).

Fig. 158. — Extrémité caudale du mâle de l'Oxyure du cheval.

A, vue par la face ventrale. — B, vue par le côté gauche. — *i*, intestin. — *g*. glandes rectales. — *cd*, canal déférent. — *s*, spicule. — *pa*, papilles antérieures. — *pp*, papilles postérieures. — *pi*, papilles intermédiaires ou cloacales (Railliet).

faire saillie en partie par l'anus, à la marge duquel il est fixé ; ou bien on le rencontre dans les crottins. On lui attribue des effets analogues à ceux de l'Oxyure vermiculaire de l'homme, c'est-à-dire de la chaleur, du prurit anal, des ténesmes; la marge de l'anus serait rouge et gonflée, la queue souvent agitée. En somme, ce Ver paraît assez inoffensif. On a vu cependant (p. 242) que Pflug a rapporté à des embryons d'Oxyure courbé une éruption très prurigineuse observée sur un cheval. On ne sait rien de ses migrations, ni s'il doit nécessairement en subir.

Oxyure à longue queue (*O. mastigodes* Nitzsch) (1). — Cette espèce, déjà vue par Delafond, a été décrite d'abord par Nitzsch, puis par Friedberger, qui l'ont rencontrée chacun dans les crottins d'un cheval. Blaise en Algérie et Condamine en France l'ont aussi trouvée dans les mêmes conditions. On n'en connaît que les femelles. Elles se distinguent très aisément de l'*Oxyuris curvula* par leur longueur qui est de 13 à 15 centimètres. La queue, longue, mince et lisse, est trois à quatre fois aussi longue que le corps. La bouche est ronde, nue. Le tégument est finement strié en travers. La couleur est brunâtre, ce qui est dû aux œufs qui remplissent la partie antérieure, renflée. La vulve est située en avant du milieu de cette partie du corps. Les œufs, ovoïdes, allongés, renferment parfois des embryons déjà développés. D'après Railliet, l'Oxyure à longue queue ne serait qu'une forme anormale de l'*O. curvula*, un simple cas de dimorphisme des femelles (*in litt.*).

Dans le cas de Friedberger, il s'agissait d'une jument qui, depuis deux ans, présentait des signes obscurs d'helminthiase. Elle rendit, chaque matin, pendant les neuf jours que dura le traitement, des paquets de 10 à 25 Vers, tous retenus à la surface des crottins par une matière très visqueuse, jamais dans leur épaisseur, et tous vidés de leurs œufs.

Oxyure vivipare (*O. vivipara* Probstm.). — Ce Ver doit être rapporté au genre *Rhabdonema* (voy. p. 375).

Sclérostomes. — Deux espèces de Sclérostomes habitent le gros intestin du cheval : l'une est le **Sclérostome armé** (*Sclerostoma equinum* Mull., *Strongylus armatus* Rud.), l'autre le **Sclérostome tétracanthe** (*Scl. tetracanthum* Dies.).

Sclérostome armé. — Corps gris ou brun nuancé de rougeâtre, droit, raide, la partie antérieure plus large que celle qui vient immédiatement après. Bouche orbiculaire, largement ouverte, tendue par plusieurs anneaux chitineux concentriques, dont les plus intérieurs sont garnis de dentelures fines, le plus extérieur portant six papilles symétriquement réparties. Capsule buccale soutenue par une côte longitudinale dorsale et portant dans son fond deux plaques tranchantes arrondies. Bourse caudale du mâle presque trilobée, à côtes postérieures trifurquées, les moyennes dédoublées, les antérieures fendues. Femelle à queue obtuse, à vulve située dans la moitié postérieure du corps. Œufs ovoïdes, de 92 μ sur 54. Les dimensions sont variables : tantôt les mâles ont 18 à 20 millimètres et les femelles 20 à 26, tantôt cette longueur est respectivement 26 à 35 et 35 à 55.

Le Sclérostome armé, que l'on désigne assez souvent sous le nom de *Strongle armé*, habite le cæcum et l'origine du gros côlon. C'est le

(1) Nitzsch, *Zeitsch. f. d. gesammten Naturwissensch.* 1866, t. XXVIII, p. 270. — Friedberger, *Jahresber. d. k. cent. Thierarzneischule in München*, 1884, p. 81.

Ver que l'on rencontre le plus souvent chez les équidés. « On le trouve aisément à Paris, dit Dujardin, et je l'ai vu à Toulouse et à Rennes dans tous les chevaux dont j'ai visité les intestins ; cependant, au musée de Vienne, 17 chevaux seulement sur 92 en contenaient. Rudolphi l'avait trouvé aussi très abondamment dans toutes les saisons. » 86 chevaux sur 100 examinés par Krabbe à Copenhague ont présenté ce Ver. Le gros intestin en est quelquefois hérissé : Chabert en a compté plus de mille sur une surface de deux pouces et en estime la totalité à plus d'un million. Cependant Blumberg, à Kasan, ne l'a

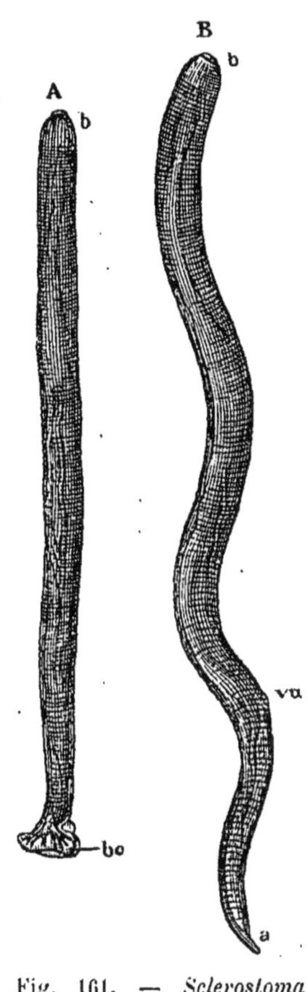

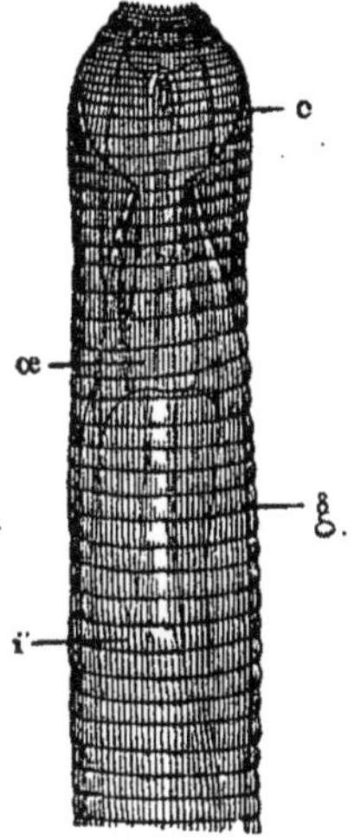

Fig. 159. — Extrémité antérieure du *Sclerostoma equinum* (Delafond).

c, capsule buccale. — *œ*, œsophage. — *g*, une des glandes dites salivaires. — *i*, intestin.

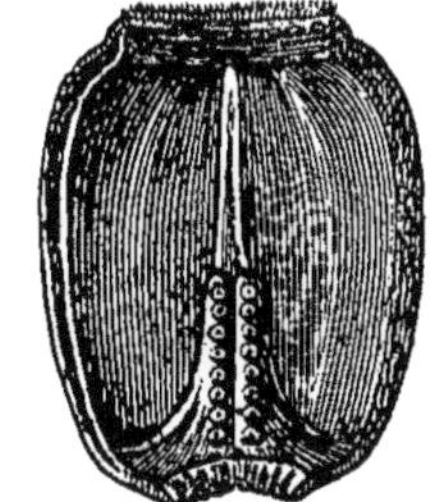

Fig. 160. — Moitié dorsale de la capsule buccale du *Sclerostoma equinum*, vue par la face interne (Delafond).

Fig. 161. — *Sclerostoma equinum*, individus agames du pancréas, grossis trois fois (Delafond).

A, mâle. — B, femelle. — *b*, bouche. — *a*, anus. — *vu*, vulve. — *bc*, bourse caudale.

vu que 4 fois sur 93 chevaux, et Duncan, à Torento (États-Unis), 1 fois sur 50 (1).

Les Sclérostomes armés se tiennent fixés solidement par leur armature buccale à la membrane muqueuse, qui forme, au point d'adhérence, une petite saillie de teinte sombre. On en rencontre assez sou-

(1) Dujardin, *Histoire naturelle des Helminthes*, Paris, 1845, p. 258. — Chabert, *Tr. des malad. vermineuses des animaux*, Paris, 1782 ; 2ᵉ édit. Paris, 1787. — Duncan, *The veterinary Journal*, t. XXIV, 1887, p. 153.

vent d'accouplés. Les deux individus forment un angle à peu près droit, et adhèrent si intimement qu'on peut les conserver en cet état dans l'alcool. Malgré leur nombre parfois si considérable et l'irritation qui doit en résulter pour la muqueuse, ils ne trahissent que rarement leur présence par quelque symptôme appréciable. On leur a quelquefois attribué la mort de chevaux à la suite d'anémie, de diarrhée, de coliques, etc. (1). (Voy. *Parasites de l'appareil circulatoire.*)

Ce n'est pas seulement à la surface du gros intestin qu'on les rencontre, mais encore dans des anévrysmes de la grande mésentérique, dans les artères hépatique, rénales, testiculaires, occipitales, etc., dans les muscles, le pancréas (Goubaux, Montané), les ligaments du foie, enfin dans des kystes sous-muqueux du cæcum et quelquefois du duodénum. Dans tous ces cas, ils sont à l'état agame et représentent une phase du développement de l'espèce. C'est à propos du parasitisme de ces divers organes qu'il en sera surtout question; nous n'en dirons actuellement que ce qui est nécessaire à la connaissance des migrations de ces Helminthes.

En ce qui concerne les tumeurs intestinales, leur volume varie de celui d'une tête d'épingle à celui d'une noisette ou d'une petite amande, selon le développement atteint par le Ver contenu à leur intérieur. Avec celui-ci, elles renferment du sang altéré ou du pus et sont plus ou moins hyperémiées à leur pourtour. Le Ver s'y montre enroulé sur lui-même, de dimensions variables, parfois très exiguës, toujours inférieures à celles de l'état adulte, et constamment dépourvu des organes reproducteurs. Parfois il manque et la tumeur est percée d'un orifice de sortie à son sommet. Sont agames aussi les Vers que l'on trouve dans les autres organes indiqués plus haut. Ces Sclérostomes agames représentent une première phase du développement et ils ne deviendront sexués que dans le cæcum et le côlon.

Selon G. Colin (2), les Sclérostomes armés seraient des Vers à migrations intérieures, dont le développement s'effectuerait à peu près sur place. Les œufs seraient déposés dans l'épaisseur de la muqueuse intestinale, peut-être dans les piqûres produites par les femelles avec leur bouche, peut-être simplement dans l'orifice des glandules. Ces œufs évolueraient sur place; les embryons s'enkysteraient dans le point où ils sont éclos, au sein du kyste provoqué par leur présence. Après s'être développés et avoir subi plusieurs mues, ils sortiraient de leur kyste et se fixeraient à la surface de la muqueuse. Un certain nombre cependant demeureraient à l'intérieur des kystes, s'y accroîtraient, ébaucheraient leurs organes génitaux et resteraient néanmoins

(1) Lloyd, *The veterinarian*, 1874. — Slocock, *The veterinary Journal*, 1886, t. XXII. — Williams, *Ibid.*, 1887, t. XXIV.

(2) G. Colin, *Mém. sur le développement et les migrations des Sclérostomes* (*Rec. de médecine vétér.*, 1864, p. 686).

toujours agames. Ceux que l'on trouve dans des anévrysmes et dans les organes péri-intestinaux auraient rencontré des vaisseaux à leur sortie du kyste et se seraient laissé entraîner, par une migration centrifuge, jusqu'aux points où on les trouve.

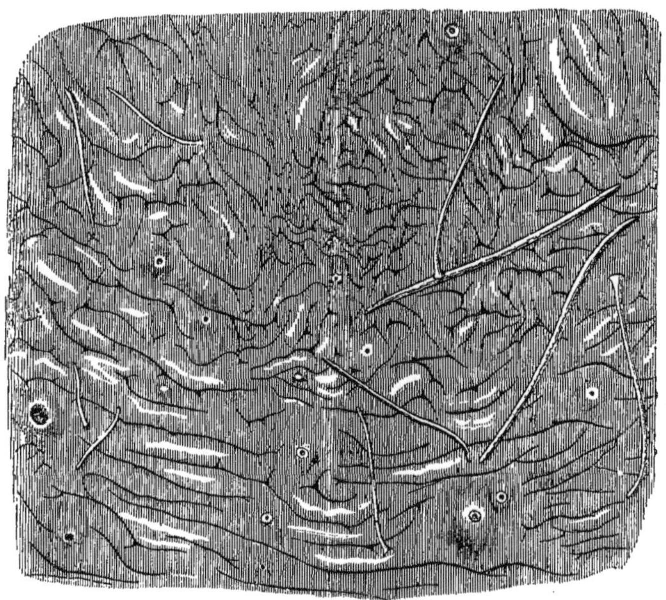

Fig. 162. — Fragment de cæcum de cheval, montrant des tumeurs à Sclérostomes, de différentes grosseurs, et des Sclérostomes fixés à la muqueuse. A droite, les deux variétés du *Scl. equinum;* à gauche, celles du *Scl. tetracanthum*. Grandeur naturelle (Railliet).

C. Baillet (1) a montré que ce n'est pas là le mode ordinaire de reproduction et de développement des Sclérostomes. Les œufs sont rejetés au dehors avec les excréments. Ils éclosent au bout de quelques jours s'ils sont dans un milieu humide. Les embryons qui en sortent, longs de un tiers à un quart de millimètre, sont cylindroïdes, un peu obtus en avant, et terminés par une queue filiforme. Si le milieu continue à leur être favorable par son humidité, ils s'accroissent peu à peu, puis leur tégument se plisse et constitue une sorte d'étui dans lequel le Ver se meut d'une manière évidente. Baillet a pu en conserver pendant plusieurs mois dans cet état ou après la mue complète. C'est à cette période qu'ils reviendraient dans l'organisme du cheval avec les boissons, effectueraient leur mue s'il en était encore besoin et pénètreraient dans l'épaisseur de la muqueuse. Selon Leuckart, les embryons devraient passer par un hôte intermédiaire avant de ren-

(1) C. Baillet, art. *Helminthes* (*Nouv. dict. de méd., de chir. et d'hyg. vét.*, t. VIII, 1866, p. 567). — Réponse à M. Colin, in *Bull. Soc. centr. de méd. vétér.*, 1868, p. 166.

trer dans l'intestin du cheval. Quoi qu'il en soit, il est possible que, après leur pénétration dans la muqueuse intestinale, un petit nombre d'embryons s'arrêtent pour se fixer dans des kystes dont ils déterminent la formation. La majorité atteint le système circulatoire et s'installe dans les artères abdominales, principalement à l'origine de la grande mésentérique. Il se forme là des dilatations anévrysmales, remplies par un caillot anfractueux, adhérant à la paroi interne du vaisseau et dans lequel sont logés les Helminthes. Ils y acquièrent 3 à 4 centimètres de longueur, commencent à se différencier d'après le sexe, mais restent agames. Ces anévrysmes vermineux jouent un rôle important dans l'étiologie des coliques (Voy. *Parasites de l'appareil circulatoire*). Après un séjour plus ou moins long dans l'anévrysme, les Vers se laissent entraîner par le courant artériel et arrivent au cæcum où ils forment la majorité, sinon la totalité, des kystes sous-muqueux. Leur dernière migration est donc, en réalité, centripète. Enfin, les Sclérostomes étant restés plus ou moins longtemps dans la tumeur dont ils ont provoqué le développement et s'y étant accrus, en sortent, se fixent à la muqueuse, deviennent sexués et s'accouplent.

Une intéressante observation de Railliet (1) vient appuyer cette théorie du développement des Sclérostomes. Il a trouvé sur un cheval une quantité considérable de ces Vers dans le cæcum, et des kystes vermineux, nombreux dans les parois de cet organe, moins nombreux dans l'intestin grêle et le duodénum. Ces kystes du duodénum, qui se rencontrent rarement, étaient tous groupés sur la petite courbure de l'intestin ; quelques-uns même étaient disséminés dans le mésentère. Ces derniers renfermaient tous des Vers, encore agames ; mais plusieurs de ceux de l'intestin, pareils en cela à ceux du cæcum, étaient percés d'une ouverture à leur centre et ne contenaient plus d'Helminthes. Ces détails semblent bien indiquer que les Vers sont venus dans l'intestin par la voie des artères.

Sclérostome tétracanthe. — Ce Ver se distingue de l'espèce précédente par ses dimensions moindres : les mâles ont tantôt 8 à 10 millimètres de long, tantôt 12 à 15 ; les femelles 10 à 12 ou 14 à 17 millimètres. Leur couleur est blanchâtre, leur corps un peu effilé en avant. Bouche circulaire, munie d'un rebord saillant qui porte une couronne de dents triangulaires et en dehors six papilles : deux latérales, faibles, et, de chaque côté de celles-ci, deux autres, coniques, très saillantes. Capsule buccale cylindrique. Deux longues papilles latérales, un peu en avant du niveau de la terminaison de l'œsophage. La bourse caudale du *mâle* est simplement excisée sur la face ventrale : les côtes postérieures sont trifurquées, les moyennes dédoublées, les antérieures fendues. La *femelle* a la queue mucronée, la vulve très rapprochée de l'anus. Œufs longuement ovoïdes, de 100 μ sur 48.

(1) A. Railliet, *Sur les migrations des Sclérostomes du cheval* (*Archives vétérinaires*, 1880, p. 445).

Le Sclérostome tétracanthe habite aussi le cæcum et le côlon des équidés, souvent en compagnie de l'espèce précédente, avec laquelle il a souvent été confondu. Il est ordinairement libre au milieu des matières intestinales, et se rencontre aussi souvent accouplé. Les œufs, comme ceux de tous les Sclérostomes, se segmentent dans les utérus; ils sont pondus dans l'intestin de l'hôte. Leurs phases de développement extérieur sont, d'après C. Baillet, très analogues à celles du Sclérostome armé. Les embryons sont plus épais, leur queue est plus longue et leurs mouvements moins vifs. Ils pénètrent dans l'intestin avec les boissons et il est probable qu'ils s'enkystent directement dans la muqueuse sans pénétrer dans l'appareil circulatoire. Du moins, on n'a jamais signalé de Sclérostomes tétracanthes erratiques. Les tumeurs qu'ils forment sous la muqueuse se présentent avec les caractères indiqués pour celles de l'autre espèce. Probstmayer, Leuckart, Cobbold ont même rapporté exclusivement au *Sclerostoma tetracanthum* les Vers agames trouvés sous la muqueuse du cæcum. On les considère, en général, comme inoffensifs. Cependant quelques observations (1) montrent que, par leur grand nombre, les tumeurs vermineuses de l'intestin peuvent amener une anémie grave, parfois mortelle, et que les Sclérostomes tétracanthes, au nombre de plusieurs milliers, libres dans l'intestin, sont susceptibles de déterminer des coliques mortelles.

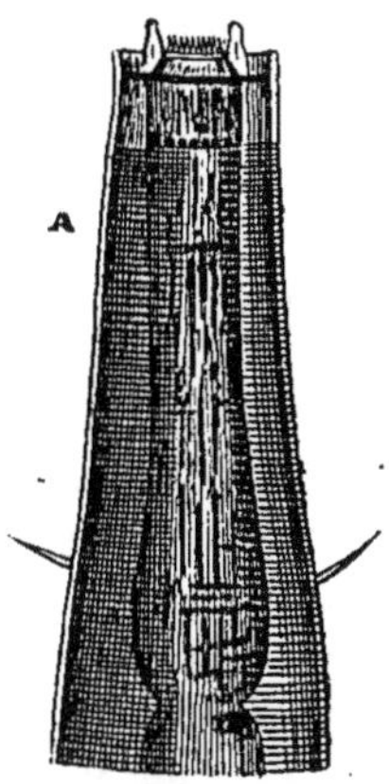

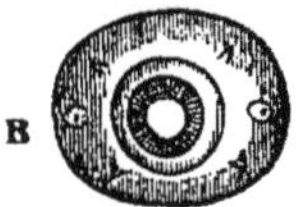

Fig. 163. — Extrémité antérieure du *Sclerostoma tetracanthum*, grossie 93 fois (Schneider).

A, vue par la face dorsale. — B, vue par devant.

Autres Nématodes. — On trouve çà et là mention d'autres Nématodes qui auraient été rencontrés dans l'intestin des équidés. Ainsi, Rudolphi rapporte avoir vu là, chez le cheval, le *Filaria papillosa* Rud., qui est presque exclusivement un parasite des séreuses splanchniques (2).

Cobbold avait parlé d'un *Trichonema arcuata*, comme se trouvant dans la paroi du gros intestin du cheval. Il a plus tard reconnu que c'est la forme larvaire du Sclérostome tétracanthe (3). Il le considère comme identique au *Nematoideum equi caballi* Diesing, qui a le même habitat (4).

Probstmayer et Perroncito ont décrit sous le nom d'*Oxyuris vivipara* des Vers trouvés en abondance (par millions, dit Perroncito) dans le cæcum et

(1) L. Frank, *Thierartz. Mittheilungen* de Munich, 1863 (*Journ. de méd. vét.*, Lyon 1863, p. 327). — E. Fischer, *Annales de méd. vétér.*, Bruxelles, 1865, p. 187. — C. Taylor, *The veterinary Journal*, t. XXIV, 1887, p. 154.

(2) Rudolphi, *Entozoorum, sive vermium intestin. historia natur.* Amsterdam, 1809, t. II, p. I, p. 63.

(3) Cobbold, *The veterinarian*, t. XL, p. 81 et *Annales de méd. vétér.*, Bruxelles, 1874, p. 301. — Idem, *Parasites*, London, 1879, p. 374. — Idem, *Il medico veterinario*, 1887, p. 300.

(4) Diesing, *Systema Helminthum*, t. II, p. 332.

le gros côlon du cheval. D'après Railliet, ce ne seraient que des *Rhabdonema*. Ce sont de petits Vers femelles, ressemblant beaucoup à des Oxyures, longs de $2^{mm}5$, larges de $0^{mm}40$ à $0^{mm}80$, dont l'utérus montre seulement quelques œufs renfermant des embryons à divers degrés de développement (1).

Enfin le *Piguris reticulata* Schlotthauber habite le cæcum du cheval et du mulet (2).

Nous manquons de renseignements sur ces Vers, dont l'authenticité est, au moins, douteuse, dont l'importance est sûrement des plus minimes.

Larves de Diptères. — D'après Cobbold, on aurait trouvé plusieurs fois des larves de l'Hélophile suspendu (*Helophilus pendulinus* Meig.) dans le tube digestif du cheval.

Observation. — Les divers parasites qui viennent d'être passés en revue peuvent se trouver réunis en plus ou moins grand nombre et constituer une helminthiase complexe. Le cas le plus remarquable est celui que Krause a rapporté : un cheval contenait plus de 500 *Ascaris megalocephala*, 190 *Oxyuris curvula*, 214 *Sclerostoma armatum*, plusieurs milliers de *Sclerostoma tetracanthum*, 69 *Tænia perfoliata*, 287 *Filaria papillosa* et 6 *Cysticercus fistularis* (3).

Art. II. — Parasites de l'intestin du bœuf.

Champignons. — Le bœuf est au nombre des herbivores chez lesquels Remak et, après lui, Purkinje, Bœhm, Mitscherlich ont trouvé, dans le mucus intestinal normal, le *Saccharomyces* (*Cryptococcus*) *guttulatus* Ch. Robin. C'est un végétal très simple, formé de cellules ellipsoïdes ou ovoïdes, allongées, de 15 à 24 µ de long sur 5 à 8 de large, brun noirâtre, opaques, renfermant deux à quatre gouttelettes claires, transparentes. Ces cellules sont quelquefois réunies en amas irrégulier par du mucus. Elles sont habituellement isolées, ou disposées par deux bout à bout, ou bien l'une plus grande en porte à l'un de ses pôles deux ou trois plus petites qui en proviennent par gemmation. Ce végétal semble sans action sur les animaux qui le présentent (4).

L'*Actinomyces bovis* (V. p. 312) peut aussi se rencontrer dans l'intestin. Ciucci a, en effet, publié un cas d'actinomycose intestinale chez un veau de 3 à 4 mois qui avait succombé à une diarrhée épuisante. Les glandes de Peyer étaient envahies par des glomérules d'Actinomyces, dont on pouvait soupçonner l'existence en examinant les parois intestinales par transparence : on y voyait les grains jaunes caractéristiques (5).

Sporozoaires. — Zürn a décrit, chez les veaux et les porcs, une forme d'entérite qu'il a nommée *grégarinose intestinale*, en raison du grand nombre de Psorospermies trouvées par lui dans l'intestin. Elles étaient dans les cellules épithéliales des villosités et des glandules ainsi que dans les ganglions voisins tuméfiés. Malgré l'absence de description, Rivolta a cru devoir en faire une espèce spéciale de son genre *Cytospermium*, sous le nom de *C. Zurnii* (6).

(1) Railliet, *Recueil de médecine vétérinaire*, 1887, p. 48.

(2) Schlotthauber, cité par von Linstow, *Compendium der Helminthologie*, Hannover, 1878, p. 56.

(3) Krause, *Archiv* de Wiegmann, 1840 (*Ann. de méd. vétér.*, Bruxelles, 1854, p. 96).

(4) Ch. Robin, *Hist. natur. des végétaux parasites*, Paris, 1853, p. 327.

(5) R. Ciucci, *La Clinica veterinaria*, 1884, p. 331.

(6) S. Rivolta, *Della Gregarinosi dei polli*, etc. (*Giorn. di Anatomia, Fisiologia e Patologia*, 1878, p. 220).

CESTODES. — Comme les équidés, les bêtes bovines hébergent trois espèces de Ténias inermes, appartenant aussi au groupe des Anoploténiens, ayant les orifices génitaux doubles sur chaque anneau, et absolument inconnus sous leur forme cystique.

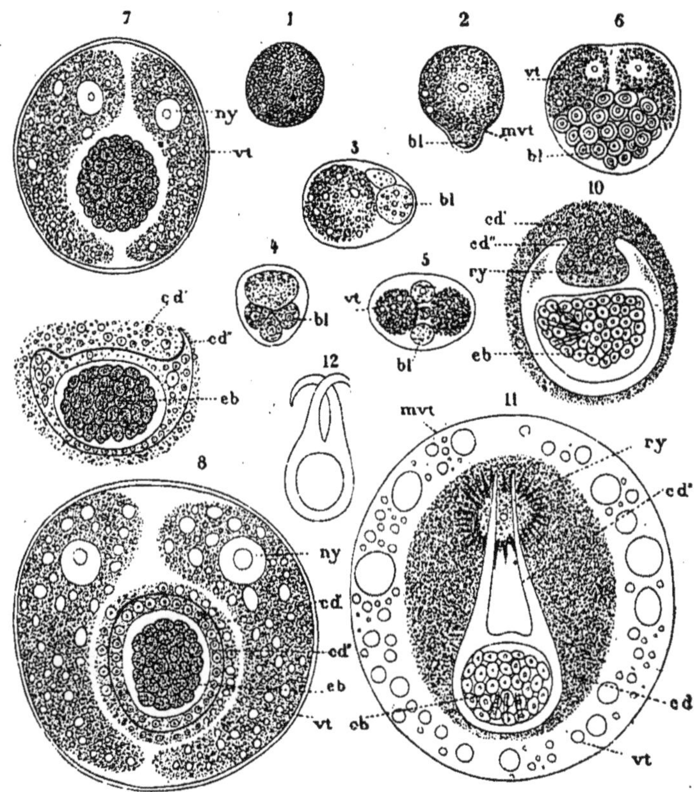

Fig. 164. — Embryogénie des Ténias du type *Tænia expansa*, d'après R. Moniez.

vt, masses vitellines. — *mvt*, membrane vitelline. — *bl*, cellules blastodermiques. — *cd'*, première couche délaminée. — *cd''*, seconde couche délaminée formant l'appareil pyriforme. — *ny*, globules polaires. — *ry*, masse granuleuse provenant de *cd'*, et entraînée par les cornes de l'appareil. — *eb*, embryon. — 1 à 11, *Tænia expansa*. — 12, appareil pyriforme du *T. Wimerosa*, pour montrer comment les cornes peuvent s'entre-croiser.

1° **Ténia denticulé** (*Tænia denticulata* Rud.). — Ver long de 25 à 30 et jusqu'à 80 centimètres. Tête assez forte, partagée en quatre lobes creusés chacun d'une large ventouse dirigée en avant. Cou nul. Anneaux tous bien plus larges que longs, d'autant plus qu'ils sont plus postérieurs ; les derniers plus épais que longs ; ceux du milieu à bord postérieur plus large que leur bord antérieur et débordant un peu l'article suivant ; d'où l'aspect dentelé du bord du strobile. La largeur des derniers anneaux atteint un centimètre. Œufs irrégulièrement cuboïdes, de 90 à 95 μ de largeur.

2° **Ténia étendu** (*T. expansa* Rud.). — Longueur variable, de quelques décimètres à 4, 5, 6 mètres et même plus de 100 pieds, d'après Rudolphi. Tête petite, globuleuse, avec les quatre ventouses dirigées en avant. Cou très court ou nul. Partie antérieure du strobile filiforme. Premiers anneaux très courts ; les autres, plus longs, ont toujours leur largeur de beaucoup supérieure à leur longueur et pouvant atteindre, chez les derniers, dans les grands individus, deux centimètres à deux centimètres et demi. Tout le strobile est mince et translucide. Les œufs, polyédriques, ont 50 à 70 μ de largeur, et montrent bien l'appareil pyriforme entourant l'embryon.

3° **Ténia blanc** (*T. alba* Perr.). — Dans cette espèce, distinguée de la précédente par Perroncito, la tête, plus grosse, mesure plus d'un millimètre de large ; le cou est court, mais distinct ; la partie antérieure du strobile, plus large ; la longueur totale, comprise entre $0^{m},60$ et $2^{m},50$; les anneaux, plus épais, plus longs et plus étroits, parfois plus longs que larges ; leur largeur atteint rarement 10 ou 12 millimètres. Les œufs, cuboïdes, ont de 48 à 58 μ de côté, et montrent bien aussi l'appareil pyriforme.

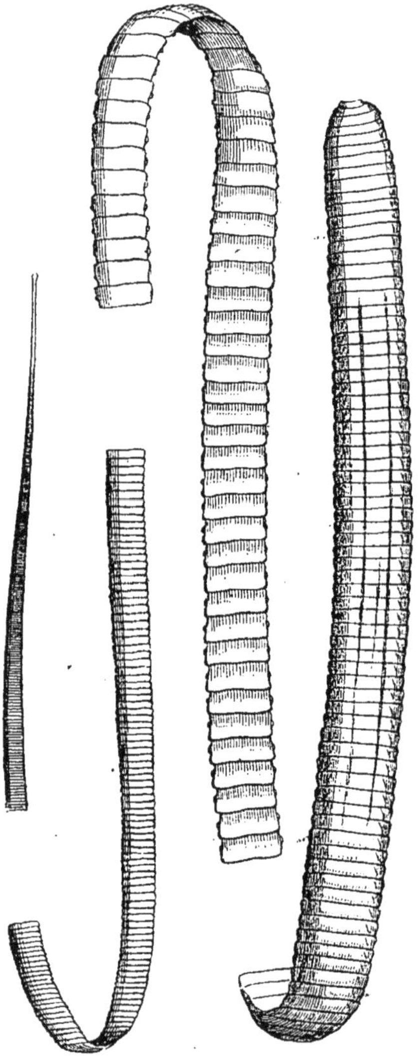

Fig. 165. — *Tænia expansa*, grandeur naturelle (Railliet).

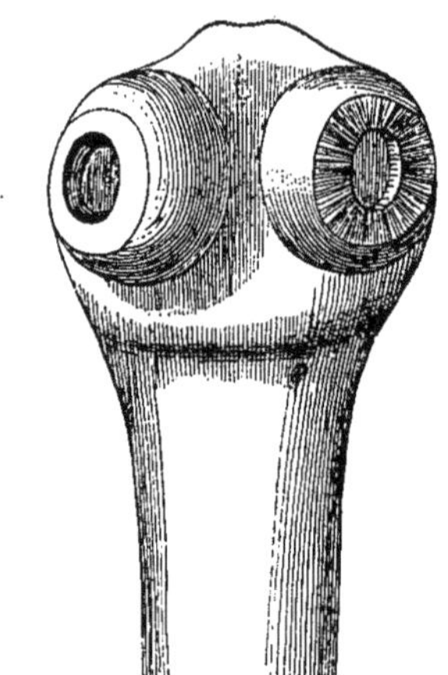

Fig. 166. — Extrémité céphalique du *Tænia expansa*, grossie 45 fois.

De ces trois espèces de Ténias, la première seule se trouve exclusivement sur les bêtes bovines. Le *T. expansa* est plus fréquent chez les moutons que chez les bovinés ; on le trouve aussi chez la chèvre et le renne. Le *T. alba*, fréquent en Italie sur les bœufs, y a été rencontré aussi sur les moutons par Perroncito ; Moniez l'a retrouvé à Lille, et Railliet à Alfort chez le bœuf. Ces trois Ténias habitent l'intestin grêle. On ne leur attribue pas de troubles dans l'appareil digestif des bêtes bovines. Il n'en est pas de même en ce qui concerne les rapports du *T. expansa* et des moutons. Cependant Willar a cité le cas d'une vache chez laquelle le *Tænia expansa* avait paru déterminer des coliques sérieuses (1).

TRÉMATODES. — Une seule espèce de Trématode a, jusqu'à présent, été signalée dans l'intestin du bœuf. C'est l'*Amphistoma tuberculatum* Cobb., trouvé chez les bœufs de l'Inde, concurremment avec les Amphistomes du rumen. Il y a lieu de faire mention ici des *Bilharzia*, dont les œufs peuvent se trouver dans l'épaisseur de la muqueuse intestinale plus ou moins altérée (Voy. *Hématozoaires*).

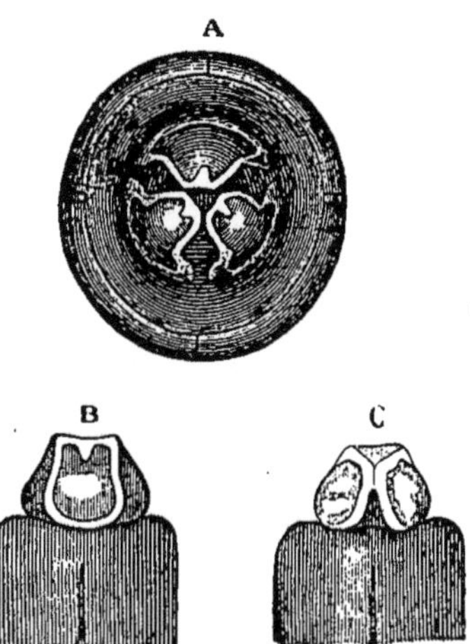

Fig. 167. — Extrémité antérieure de l'Ascaride du veau.

A, vue de devant et grossie 20 fois. — B, vue par la face dorsale, et C, par la face ventrale; grossie 13 fois.

NÉMATODES. — L'**Ascaride du veau** (*Ascaris vituli* Gœze) (2) est blanc rougeâtre, à téguments transparents à l'état frais. La tête distincte, petite, a ses lèvres élargies à leur base, rétrécies dans leurs deux tiers antérieurs et pourvues sur leur bord libre de dentelures assez grandes. L'extrémité postérieure se termine par une sorte de mucron conique. Le *mâle* est long de 15 à 20 centimètres, exceptionnellement 26. Les papilles caudales forment deux rangées irrégulières, très latérales, de 10 à 15 chacune, toutes préanales. La *femelle* a 22 à 30 centimètres de longueur; la vulve est située vers le sixième antérieur du corps. Les œufs ont un diamètre de 75 à 80 μ.

L'*Ascaris vituli*, rare chez les sujets adultes, est assez commun chez les veaux, surtout dans le midi de la France. En 1712, Vallisnieri lui attribua une épizootie qui sévissait sur les veaux dans les environs de Padoue, et à laquelle les animaux succombaient quelquefois; leur chair contractait, paraît-il, une odeur forte et nauséabonde (3). Très fréquent chez les veaux abattus pour la boucherie de Toulouse, il s'y trouve souvent au nombre de plusieurs centaines et peut se rencontrer même dans la caillette. On constate alors des inflammations locales de la muqueuse intestinale et il peut en résulter des coliques et exceptionnellement des déchirures de l'organe, comme Descomps en a publié un exemple (4).

(1) S. Willar, *The veterinarian*, octobre 1886.
(2) G. Neumann, *Sur l'ascaride des bêtes bovines* (*Revue vétérinaire*, 1883, p. 362).
(3) Vallisnieri, *Nuove osservat. ed esperienze intorno all'ovaja scoperta ne' vermi tondi dell' uomo e de' vitelli*, Padoue, 1713.
(4) Descomps, *Revue vétérinaire*, 1878, p. 542.

Strongle ventru (*Strongylus ventricosus* Rud.). — Corps filiforme. Tête petite, un peu ailée ; pas de papilles buccales. Tégument rayé par 14 arêtes longitudinales, dont cinq plus fortes sur chacune des faces dorsale et ventrale, et deux plus faibles de chaque côté. *Mâle* long de 6 à 8 millimètres ; bourse caudale large, obscurément trilobée. *Femelle* longue de 11 à 12 millimètres ; vulve située en arrière du milieu du corps et entourée d'un gonflement cuticulaire, d'où vient le nom spécifique. — Ce Ver habite l'intestin grêle des bêtes bovines et du cerf d'Europe. On ne lui attribue aucun effet morbide. En raison de sa petitesse, il échappe le plus souvent à l'observation.

Œsophagostome à cou gonflé (*Œsophagostoma inflatum* Sch.). — Bouche

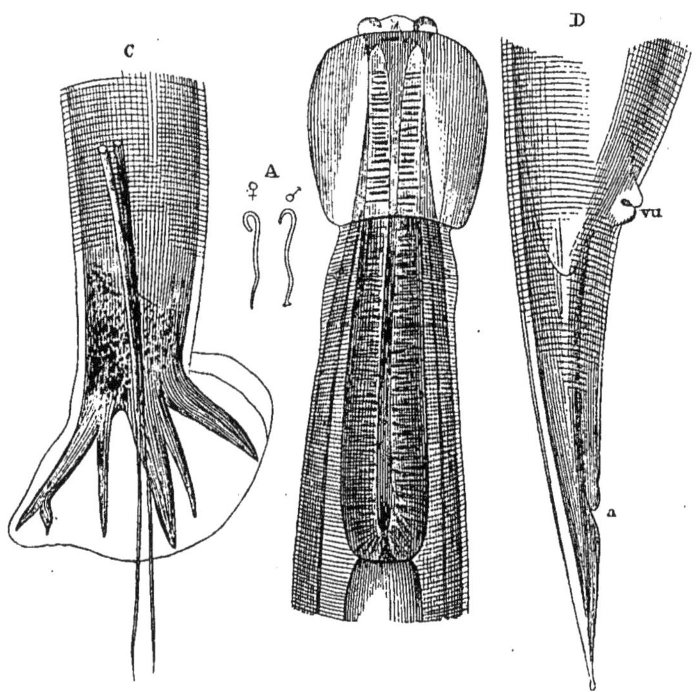

Fig. 168. — *Œsophagostoma inflatum.*

A, mâle et femelle, grand. natur. — B, extrémité antérieure. — C, extrémité caudale du mâle. — D, extrémité caudale de la femelle. Grossies 100 fois (Railliet).

circulaire à bourrelet saillant muni de six papilles. Extrémité antérieure pourvue d'un ample renflement cutané transparent, immédiatement suivi de deux ailes membraneuses latérales. Deux papilles traversant les ailes. *Mâle* long de 14 à 15 millimètres, à bourse caudale obscurément trilobée. *Femelle* longue de 16 à 20 millimètres ; vulve située un peu en avant de l'anus et entourée d'un bourrelet (Railliet). — Cette espèce, qui habite le gros intestin du bœuf, a été séparée du genre *Strongylus* et rapportée aux *Œsophagostoma* par Railliet.

Uncinaire radiée (*Unc. radiata* Rud.). — Ce Ver a été trouvé par Rudolphi dans le duodénum du veau. Le mâle mesure environ 15 millimètres et la femelle 25 millimètres.

Trichocéphale voisin (*Trichocephalus affinis* Rud.). — Ainsi appelée en raison de sa ressemblance avec le Trichocéphale de l'homme (*Tr. dispar* Rud.) (fig. 143), cette espèce a la tête munie parfois de deux renflements transparents, vésiculeux, en forme d'ailes. Les papilles marginales de la bande longitudinale sont plus fortes que les autres. Le mâle et la femelle mesurent chacun 6 à 8 centimètres de longueur. Le spicule du mâle est très long, et sa gaine, très longue aussi, est hérissée d'épines triangulaires à pointe postérieure.

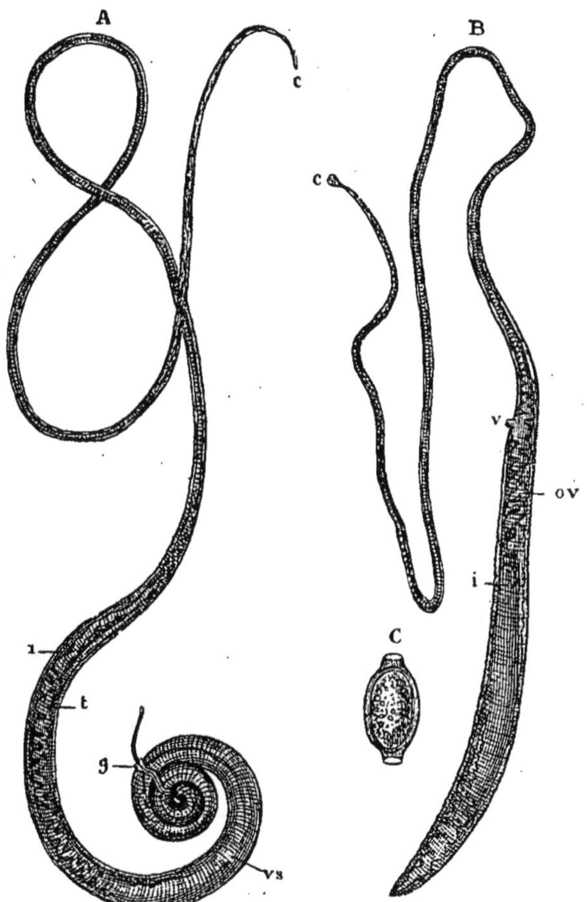

Fig. 169. — *Trichocephalus affinis*, individus fortement grossis.

A, mâle. — B, femelle. — *c*, extrémité céphalique. — *i*, intestin. — *a*, anus. — *t*, testicule. — *vs*, vésicule séminale. — *g*, gaine du spicule. — *vo*, ovaire. — *v*, vulve, — C, œuf grossi environ 200 fois (Delafond).

Les Trichocéphales voisins habitent le gros intestin et particulièrement le cæcum du bœuf; mais ils sont plus rares que chez la chèvre et surtout le mouton. En général, ils adhèrent assez solidement par la bouche à la muqueuse, mais ne causent aucun trouble. Leuckart a constaté que les œufs de cette espèce, placés dans un milieu humide, développent leur embryon au bout d'un temps variable selon la saison et qui, par les temps froids, peut être de plusieurs mois. Ces œufs, ingérés alors par des moutons, se transforment en Trichocéphales, qui sont adultes au bout de quatre semaines. Le développement ne comporte donc pas d'hôte intermédiaire; c'est ce que les recherches de Grassi ont mis hors de doute (1).

Autres Nématodes. — Von Linstow (2) indique encore (sans doute d'après Leidy), comme pouvant se trouver dans l'intestin des bêtes bovines, *Filaria papillosa* Rud. et *Trichina spiralis* Owen. Il y a certainement erreur pour la première espèce. La seconde n'a pu être constatée qu'à la suite d'expériences sur l'infection des bovinés par de la viande trichinée.

Dreschler a trouvé, sous la muqueuse intacte de l'intestin d'une bête bovine, dont tous les autres organes étaient sains, environ 450 nodules, du volume d'une tête d'épingle à celui d'un pois; la plupart de ceux-ci avaient subi la dégénérescence caséeuse. Tous sphériques et parfaitement délimités, ils étaient composés d'un tissu fibreux, résistant; dans chacun se trouvait un Nématode indéterminé, ou mieux un embryon, long de 1 millimètre, pourvu de deux papilles céphaliques coniques (3). C'étaient probablement des embryons ou larves de Strongylidés.

Art. III. — Parasites de l'intestin du mouton.

Champignons. — Le *Saccharomyces guttulatus* Ch. Rob. a été trouvé, par Remak, dans le mucus intestinal du mouton, comme chez le bœuf.

Cestodes. — Le mouton offre cette particularité remarquable d'être l'hôte qui présente le plus grand nombre d'espèces de Ténias. A cet égard il l'emporte même sur le chien, mais à ce point de vue seulement et non sous le rapport de la fréquence des Vers rubanaires. Jusqu'à présent, l'on connait et l'on a décrit plus ou moins complètement dix espèces de Ténias trouvées chez le mouton. Toutes sont inermes, mais offrent de grandes différences dans leur organisation. Deux sont communes au bœuf et au mouton : c'est le *Tænia expansa* et le *T. alba*, dont il a déjà été question; les autres sont exclusives à l'espèce ovine. Nous les énumérons dans l'ordre décroissant des dimensions en largeur de leurs anneaux.

1° **Ténia étendu** (*Tænia expansa* Rud.). — Aisément reconnaissable aux caractères indiqués et spécialement à ses anneaux jaunâtres, minces, translucides, et dont la largeur, toujours très supérieure à la longueur, est d'un centimètre au moins dans les anneaux mûrs et peut atteindre deux centimètres et demi.

2° **Ténia blanc** (*T. alba* Perr.). — Se distingue du précédent par ses anneaux plus épais, parfois plus longs que larges, dépassant rarement 10 à 12 millimètres en largeur.

(1) R. Leuckart, *Die menschlichen Parasiten*, t. II, Leipzig, 1876, p. 126. — Grassi, *Centralblatt für Bacteriologie*, 1887, n° 5.

(2) Von Linstow, *Compendium der Helminthologie*, Hannover, 1878, p. 48.

(3) G. Dreschsler, *Wochensch. f. Thierheilk. u. Viehz.*, 1876; et *Ann. de méd. vét.*, Bruxelles, 1876, p. 700.

3° **Ténia de van Beneden** (*T. Benedeni* Moniez) (1). — Ver long de 4 mètres et plus. Tête petite, globuleuse, suivie d'une partie filiforme de 4 à 5 centimètres de longueur où les anneaux sont déjà marqués. Les grands anneaux ont plus d'un centimètre de largeur; tous sont assez épais et bien plus courts que larges. La couche musculaire de l'une des faces est sensiblement moins fournie que l'autre. Les pores génitaux sont doubles sur chaque anneau comme dans les deux espèces précédentes. Les œufs, en polyèdre arrondi, ont 75 à 80 μ de diamètre et montrent bien l'appareil pyriforme de l'embryon.

4° **Ténia porte-aiguillon** (*T. aculeata* Perr.). — Long de 2 mètres et plus. Tête tétragone, ayant à peine plus d'un demi-millimètre de large, suivie d'un cou de largeur moitié moindre. Les grands anneaux peuvent atteindre un centimètre de largeur sur un millimètre et demi de longueur. Les pores génitaux, uniques sur chaque anneau, alternent irrégulièrement. A la distance de 1 mètre de la tête, les pénis sont saillants et donnent au strobile l'aspect que rappelle le nom spécifique. Les œufs sont ovoïdes et mesurent 16 à 20 μ. Perroncito (2), qui a décrit cette espèce, ne signale pas d'appareil pyriforme à l'embryon.

5° **Ténia du mouton** (*T. ovilla* Rivolta). — Cette espèce a été établie, dès 1878, par Rivolta (3), d'après un échantillon sans tête, mesurant 1^m^,20 de long, pourvu d'un cou assez long, à anneaux mesurant, dans la moitié postérieure de la chaîne, 1 millimètre de long sur 7 de large; à pores génitaux uniques sur chaque anneau et irrégulièrement alternes; à testicules situés sur les bords latéraux des anneaux, où ils forment des stries blanchâtres. Les œufs n'ont pas été décrits. Cette espèce est peut-être identique à la précédente.

6° **Ténia de Giard** (*T. Giardi* Moniez) (4). — Long de 1 mètre et plus. La largeur et la longueur des anneaux vont graduellement en croissant jusqu'aux derniers, où elles atteignent, la première 5 à 6 millimètres, la seconde 1 millimètre environ. Les testicules sont situés sur les bords latéraux des anneaux comme dans les deux espèces précédentes. Les pores génitaux (un par anneau) sont irrégulièrement alternes. Groupés au nombre de six à dix, dans des sortes de coques fibrillaires qui donnent à la cassure des anneaux un aspect grenu, les œufs sont globuleux, mesurent 18 à 25 μ de diamètre, et leur embryon est dépourvu d'appareil pyriforme.

7° **Ténia de Vogt** (*T. Vogti* Moniez). — Cette espèce n'est connue que par un échantillon sans tête mesurant environ 50 centimètres de longueur. Elle est remarquable par la forme générale de ses anneaux, qui sont beaucoup plus longs que larges. Les derniers, les plus larges, qui sont parvenus à maturité, ont 2^mm^5 de largeur sur près de 5 millimètres de longueur; ils sont très plats. Les œufs montrent l'appareil pyriforme.

8° **Ténia centriponctué** (*T. centripunctata* Riv.) (5). — Tête large de 2 millimètres; cou nul. Long de 2^m^,75 à 2^m^,85, ce Ténia est remarquable par les dimensions relatives de ses anneaux qui sont d'autant plus larges et minces qu'ils sont plus antérieurs. A un décimètre de la tête, la largeur varie de 2 à 4 millimètres; les derniers ont à peine 1 millimètre, mais ils sont

(1) Moniez, *Note sur deux espèces nouvelles de Ténias inermes*, T. Vogti *et* T. Benedeni (*Bull. scient. du dép. du Nord*, 1879, p. 163).

(2) Perroncito, *I Parassiti dell' uomo e degli animali utili*, Milano, 1882, p. 246.

(3) Rivolta, *Di una nuova specie di tenia nella pecora.* Tænia ovilla (*Giornale di Anat., Fisiol. e Patol. degli animali*, 1878, p. 302).

(4) R. Moniez, *Sur le* Tænia Giardi *et sur quelques espèces du groupe des Inermes* (*C. R. Acad. des Sc.*, 26 mai 1879).

(5) S. Rivolta, *Sopra alcune specie di Tenia della Pecora*, Pisa, 1874.

très épais. Leur longueur, toujours très restreinte, augmente aussi d'avant en arrière et varie de 1/10 à 1/3 de millimètre. Au centre de chaque anneau de la moitié postérieure du strobile, on voit à l'œil nu une tache blanchâtre un peu saillante, constituée par les organes femelles. Les testicules sont placés de chaque côté, en dedans des canaux longitudinaux. Pores génitaux uniques par anneau, irrégulièrement alternes et situés sur le milieu de l'un des bords. Œufs peu nombreux, globuleux, de 21 à 24 μ de diamètre.

9° **Ténia globiponctué** (*T. globipunctata* Riv.). — Ver long de 45 à 60 centimètres, très délicat, diaphane. Tête large de 1 millimètre, à ventouses dirigées en avant; pas de cou. Les anneaux mûrs sont larges de 2 millimètres, longs de 1/6 à 1/7 de millimètre. Deux utérus par anneau, formant deux séries de globules blanchâtres dans la longueur du tiers postérieur du strobile. Testicules placés de chaque côté, en dehors des canaux longitudinaux. Pores génitaux uniques par anneau, latéraux, irrégulièrement alternes. Œufs globuleux, de 15 à 21 μ de diamètre.

10° **Ténia oviponctué** (*T. ovipunctata*). — Ce Ver a le même aspect extérieur que le précédent. La tête, toujours plus petite, a $0^{mm}50$ à $0^{mm}60$ de large. Cou nul. Le strobile montre, à l'œil nu et de chaque côté, deux séries longitudinales de ponctuations, les externes très petites (spermiductes), les internes plus grosses (utérus). Testicules et pores génitaux comme dans l'espèce précédente. Œufs globuleux de 16 à 20 μ de diamètre. Rivolta n'y figure pas l'appareil pyriforme, non plus que dans les deux espèces précédentes.

Ces dix espèces de Ténias sont loin d'avoir la même importance. Moniez n'a vu qu'un individu de *T. Vogti;* de même Rivolta, pour son *T. ovilla;* et Perroncito n'a eu que deux exemplaires du *T. aculeata.* Le *T. Benedeni* est également exceptionnel.

Le *T. centripunctata* a été trouvé par Rivolta sur un mouton anémique, qui en hébergeait quatre individus dans son intestin grêle. Dans le point qu'ils occupaient, la muqueuse était en partie de couleur rouge par suite de l'hyperémie des villosités, et en partie pâle ou grisâtre par le fait de la dégénérescence pigmentaire de ces villosités. Mattozzi, qui a rencontré cette même espèce, n'a noté qu'un catarrhe de la muqueuse.

Rivolta ne rapporte pas de lésions à la présence du *T. globipunctata.* Quant aux *T. ovipunctata*, ceux qu'il a trouvés avaient la tête enfoncée profondément dans la muqueuse intestinale. Leur présence avait amené la dégénérescence d'un grand nombre de villosités, une irritation des glandes de Lieberkühn et la formation de nodules inflammatoires, isolés ou confluents, du volume d'un pois ou d'une lentille.

Le *T. Giardi*, souvent trouvé à Lille par Moniez, n'est accusé d'aucun trouble dans la santé de son hôte.

Il n'en est pas de même du *T. expansa* et du *T. alba*, qui ont été confondus jusque dans ces derniers temps sous le nom de la première de ces deux espèces.

Lorsque les *T. expansa* sont peu nombreux, ils ne provoquent pas de désordres appréciables dans les fonctions digestives. Mais il en est autrement dans quelques cas, rares en France et plus fréquents en Allemagne, où, par leur nombre et leur longueur, ils constituent une affection épizootique grave, sévissant particulièrement sur les agneaux et les antenois, et à laquelle les Allemands ont donné le nom de *Bandwurmseuche* (1).

Le début de la maladie est obscur. On constate de la pâleur de la peau et des muqueuses apparentes, une laine cassante et pauvre en duvet ; puis de l'amaigrissement, un arrêt de développement, quoique l'appétit et surtout la soif se montrent plus excités qu'à l'état normal. Bientôt surviennent des troubles variés de la digestion : rumination irrégulière, haleine fade et nauséabonde, coliques, constipation, ventre volumineux soit par la rétention des matières fécales accumulées que l'on perçoit à la pression des parois abdominales, soit par les gaz qui dilatent les intestins. Lorsque les efforts de défécation aboutissent, les excréments sont mous, mélangés d'un mucus jaunâtre, et montrent parfois quelques anneaux de *T. expansa*. Les animaux maigrissent et s'affaiblissent de plus en plus; ils ne se déplacent qu'à regret et suivent péniblement le troupeau. Ils sont parfois pris de convulsions. Enfin une diarrhée colliquative porte à leur dernier stade la faiblesse et la cachexie. Les malades, incapables de se relever, restent étendus sur le sol, où ils ne tardent pas à mourir d'épuisement.

Le diagnostic, embarrassant au début, est fixé par les proglottis rendus avec les excréments. En tous cas, on se tire d'embarras en sacrifiant un agneau, et en trouvant à son autopsie les nombreux Ténias qui obstruent son intestin. On peut alors traiter avec certitude les autres animaux malades.

Quoique cette helminthiase puisse se montrer sur les moutons entretenus exclusivement à la bergerie, elle sévit de préférence sur les jeunes animaux des troupeaux que l'on conduit aux pâturages. Il est tout à fait probable que les moutons prennent avec l'herbe le *T. expansa* sous sa forme cystique ou larvaire. C'est, en effet, dans les années pluvieuses, dans les pays humides, marécageux, que la maladie se montre et l'on sait que ce sont là des conditions favorables à la conservation des germes de Ténias. Quoique les agneaux de lait soient souvent affectés, il n'est pas admissible que les germes des Ténias leur arrivent pendant la vie fœtale ou par le lait de leur mère, comme on en a émis l'hypothèse. Il est plus vraisemblable que ces jeunes animaux s'infectent eux-mêmes en prenant çà et là quelques brins d'herbe dans la prairie, ou directement par un procédé qui n'a pas été établi.

Le traitement n'est à entreprendre qu'avant la période de cachexie. On donne, par tête, une cuillerée à café d'huile empyreumatique de Chabert avec 25 à 35 centigrammes d'émétique. Plus tard, on fait prendre 15 grammes par jour de racine de tanaisie, pendant six à sept

(1) A. Zürn, *Die tierischen Parasiten*. 2te Auflage, Weimar, 1882, p. 190.

jours. Zürn indique le picrate de potasse à la dose de 0gr,6 à 1gr,25 par jour en pilules. On le fait suivre de l'administration d'un purgatif.

Les expériences comparatives de Hartmann montrent que le kamala est un excellent ténifuge, recommandable pour le mouton. Il le donne à la dose de 3gr,50, en suspension dans l'eau et en deux fois à quatre heures d'intervalle (1).

NÉMATODES. — L'**Ascaride du mouton** (*Ascaris ovis* M. C. V.) (2) est d'un blanc jaunâtre, un peu atténué aux deux extrémités. La tête est petite; chaque lèvre a ses bords finement denticulés; la supérieure porte deux papilles; chacune des deux autres n'en présente qu'une. Le *mâle* mesure 7 à 10 centimètres de longueur sur 2 millimètres d'épaisseur; son extrémité caudale est garnie, sur la face ventrale, de deux rangées de 45 à 50 papilles chacune, dont trois post-anales, une impaire à l'extrémité même de la partie caudale. La *femelle* est longue de 7 à 12 centimètres, avec la même épaisseur que le mâle; la vulve s'ouvre vers le tiers antérieur du corps.

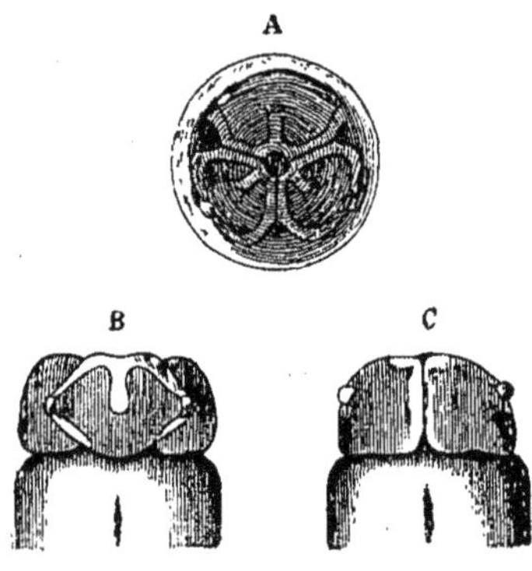

Fig. 170. — Extrémité antérieure de l'Ascaride du mouton, grossie 30 fois.

A, vue de devant. — B, par la face dorsale. — C, par la face ventrale.

Cette espèce, avant la description que nous en avons donnée (3), n'était connue que par un seul exemplaire femelle vu au musée de Vienne par Diesing et déjà mentionné par Rudolphi en 1819. Elle est donc tout à fait rare. R. von Drasche (4) a considéré comme appartenant à une espèce différente deux femelles trouvées chez un mouton par Kölbl, et d'ailleurs en mauvais état de conservation.

Strongle filicol (*Strongylus filicollis* Rud.). — Ver filiforme, blanc ou blanc rosé. Tégument rayé par 18 arêtes longitudinales. Tête très petite, bordée par deux petites ailes membraneuses. *Mâle* long de 8 à 15 millimètres, à bourse caudale bilobée. *Femelle* longue de 16 à 24 millimètres, ayant sa partie antérieure très grêle et sa partie postérieure plus courte et un peu renflée (de là, le nom spécifique); vulve située en arrière du milieu du corps. — Ce Ver habite l'intestin grêle du mouton et de la chèvre. Sa présence ne produit pas de trouble appréciable. Railliet l'a trouvé aussi dans la caillette du mouton, en compagnie du *Strongylus contortus*, et paraissant jouer le même rôle que celui-ci (5).

Œsophagostome veiné (*Œsophagostoma venulosum* Rud.). — Bouche circulaire, entourée d'un bourrelet saillant qui porte six papilles. Cou marqué par un renflement ovoïde. Assez loin en arrière de ce renflement, deux papilles latérales; puis, en arrière de celles-ci, commencent deux ailes mem-

(1) Hartmann, *Magazin für die gesam. Thierheilkunde*, 1862, nº 1; et *Clinique vétérinaire*, 1862, p. 643.

(2) *Museum Cæsareum Vindebonense* (Musée impérial de Vienne).

(3) G. Neumann, *Sur l'Ascaride du mouton* (*Revue vétérinaire*, 1884, p. 382).

(4) R. von Drasche, *Helminthologische Notizen* (*K. K. zoologisch-bot. Gesellschaft*, Wien, 1882, p. 141).

(5) Railliet, *L'Acclimatation*, juillet 1887.

braneuses. *Mâle* long de 15 à 16 millimètres; bourse caudale faiblement trilobée, plus large que longue. *Femelle* longue de 23 à 24 millimètres; vulve située un peu en avant de l'anus. — Ce Nématode a été surtout rencontré chez la chèvre, où il est rare; Railliet l'a trouvé chez le mouton et chez le chevreuil (*in litt.*).

Sclérostome hypostome (*Sclerostoma hypostomum* Duj.). — Corps blanc, cylindrique, filiforme, raide. Tête globuleuse, un peu recourbée et tronquée obliquement vers la face ventrale; bouche munie d'une double rangée de dents étroites, aiguës, et entourée de six papilles. *Mâle* long de 10 à 20 millimètres; bourse caudale courte, obliquement coupée, campanuliforme. *Femelle* longue de 13 à 23 millimètres; queue souvent encroûtée d'une substance jaune noirâtre, et terminée par un mucron aigu, recourbé vers la face dorsale; vulve située un peu en avant de l'anus. — Ce Ver est assez commun dans l'intestin grêle du mouton et de la chèvre. On ne lui attribue pas d'effet morbide. Cependant V. Carità (1) lui rapporte, ainsi qu'à l'espèce suivante, une anémie mortelle qu'il a observée chez un mouton, dont la muqueuse intestinale était parsemée de piqûres rougeâtres. D'après les observations de C. Baillet (2), les œufs subissent au dehors la série des modifications qui ont été indiquées pour ceux des Sclérostomes des équidés. Il y a donc lieu de penser que le *Scl. hypostomum* est pris aussi à l'état d'embryon dans les boissons par les moutons et les chèvres.

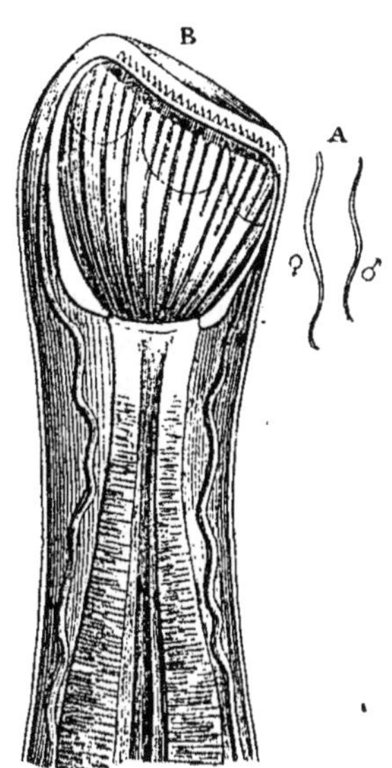

Fig. 171. — Sclérostome hypostome.

A, mâle et femelle, grandeur naturelle. — B, extrémité céphalique, vue de côté, grossie 50 fois (Railliet).

Uncinaire courbée (*Uncinaria cernua* Crep., *Monodontus Wedlii* Molin). — Corps jaunâtre ou rougeâtre, raide, atténué aux extrémités. Tête mince, relevée en arrière. Bouche circulaire, s'ouvrant dans une capsule buccale ovoïde et armée de quatre dents, deux de chaque côté, dont la base est enfoncée dans la capsule, et l'extrémité libre recourbée en crochet vers l'intérieur de la cavité; les deux dents ventrales sont fortes, les dorsales étroites; la côte dorsale enfonce aussi dans la capsule sa pointe conique; enfin, l'armature est complétée par les deux lancettes ventrales profondes. *Mâle* long de 15 à 18 millimètres; bourse caudale profonde, infundibuliforme. *Femelle* longue de 20 à 28 millimètres; vulve située un peu en avant du milieu du corps (Railliet). — Cette espèce vit dans l'intestin grêle et quelquefois le gros intestin du mouton et de la chèvre. Rien de connu sur ses effets morbides ni sur ses migrations.

Trichocéphale voisin. — Ce parasite a déjà été signalé (p. 380) parmi les entozoaires intestinaux du bœuf, chez lequel il est plus rare que chez le mouton. Ses effets pathogènes restent ici encore absolument inconnus et sont très probablement insignifiants.

Trichosome papilleux (*Trichosoma papillosum* Wedl). — « La femelle

(1) C. Baillet, art. *Helminthes* (*Nouv. dict. prat. de méd., de chir. et d'hyg. vétér.* t. VIII, Paris, 1866, p. 573).

(2) V. Carità, *Il medico veterinario*, 1887, p. 56; et *Giornale di med. veterinaria prat.*, 1887, p. 97.

seule est connue. La longueur totale est de 5 millimètres. L'extrémité antérieure, très mince, est munie de quatre papilles; le queue se termine en une pointe mousse et conique. L'ovaire est double; la vulve s'ouvre au niveau du tiers postérieur du corps. Les œufs sont elliptiques. — Wedl a trouvé ce parasite, en assez grande abondance, dans l'intestin d'un mouton, en compagnie du *Tænia expansa* » (Railliet).

Rhabdonème long (*Rhabdonema longus* Grassi). — Grassi a découvert chez

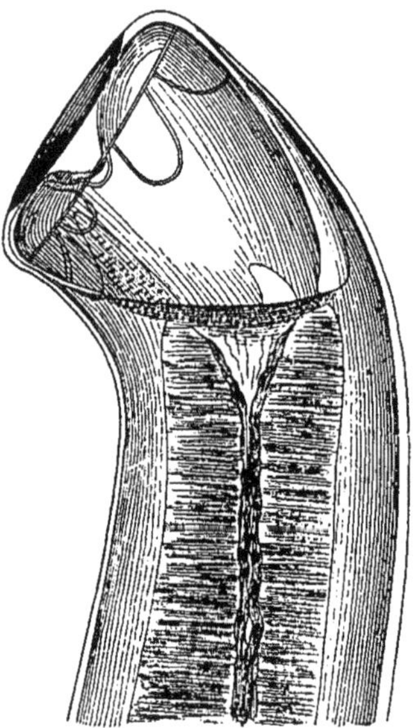

Fig. 172. — Extrémité antérieure de la Dochmie ou Uncinaire courbée, vue de côté, grossie 150 fois (Railliet).

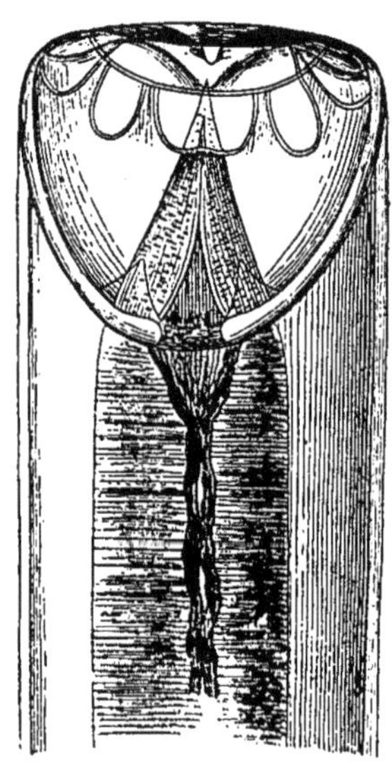

Fig. 173. — Extrémité antérieure de la Dochmie ou Uncinaire courbée, vue par la face dorsale, grossie 150 fois (Railliet).

la brebis une Anguillule intestinale dont les caractères sont à peu près identiques à ceux de l'Anguillule intestinale de l'homme (V. p. 357), mais dont les dimensions sont plus considérables. Elle se présente à l'état de femelle, mesurant 6 millimètres de longueur. Le corps, un peu atténué en avant, se termine en arrière par une queue conique, arrondie et même un peu dilatée à son extrémité. Bouche triangulaire à trois petites lèvres, aboutissant à un œsophage à peu près cylindrique, assez long, qui se continue avec l'intestin sans transition brusque. Vulve située au tiers postérieur du corps.

Cette Anguillule peut présenter comme celle de l'homme une génération libre, si les larves sont soumises à une température supérieure à 25°. Mais, tandis que, parmi les Vers arrivés à maturité, il y a, chez le *Rhabdonema strongyloides*, environ un mâle pour huit femelles, presque tous sont ici des femelles; aussi voit-on rarement chez ces dernières des œufs en voie de segmentation, et l'on n'a pas encore vu de larves résultant de la génération libre. En outre, les Anguillules stercorales de la brebis arrivées à maturité sont plus petites que celles de l'homme. La différence capitale entre les deux espèces, c'est que, chez le *Rh. strongyloides*, la forme intestinale dérive indistinctement, soit des larves de l'Anguillule transformées hors de l'organisme humain, soit de larves émanées d'une génération libre; au lieu que, chez le *Rh. longus*, ce second mode de reproduction est douteux ou, au moins, très rare. Cette dernière espèce ne détermine pas de troubles particuliers chez le mouton.

Art. IV. — **Parasites de l'intestin de la chèvre.**

Cestodes. — Rudolphi a désigné provisoirement sous le nom de *Tænia capræ* des Vers rubanaires sans tête, fragmentés, qui avaient été trouvés dans l'iléon d'une chèvre; il est porté à considérer cette espèce comme intermédiaire au *T. expansa* et au *T. denticulata*. A part cette mention exceptionnelle, tous les Ténias trouvés chez la chèvre ont été rapportés au *T. expansa*, dont il a déjà été parlé à propos du bœuf et du mouton. Dans quelques cas, peu fréquents, ce Ver peut, par son accumulation, déterminer des accidents semblables à ceux qu'on l'a vu produire chez le mouton. Ils comportent le même traitement et les mêmes réflexions.

Nématodes. — Cinq espèces de Nématodes ont été signalées dans l'intestin de la chèvre. Elles se trouvent aussi sur le mouton; ce sont : *Strongylus filicollis, Œsophagostoma venulosum, Sclerostoma hypostomum, Uncinaria cernua* et *Trichocephalus affinis*. Il n'y a rien de particulier à ajouter à ce qui en a été dit à propos de l'espèce ovine.

Art. V. — **Parasites de l'intestin du porc.**

Le cochon domestique donne asile à un assez grand nombre de parasites intestinaux, ce qui s'explique aisément par la diversité et la fréquente impureté de ses aliments. Mais il offre cette particularité remarquable et inexpliquée de n'avoir encore présenté aucune forme adulte de Cestode.

Il y a cependant une observation de Tardieu (1), qui a constaté chez un porc des symptômes d'épilepsie, lesquels disparurent par un traitement anthelminthique. L'animal rendit « une quantité considérable de vers qui sortaient en pelottes par l'anus, et parmi lesquels, dit l'auteur, je reconnus des portions de ver solitaire (tænia), que je soupçonnais être la cause principale de la maladie. »

La plupart des parasites intestinaux du porc sont des Nématodes. Signalons cependant la possibilité de la présence, dans son intestin, de Distomes (*Distoma hepaticum* et *D. lanceolatum*) échappés des voies biliaires et passés dans le tube digestif.

Protozoaires. — Nous avons déjà signalé, à propos de l'espèce bovine (p. 376), la « grégarinose intestinale » observée par Zürn sur des veaux et des porcs, et attribuée par lui à de nombreuses Psorospermies trouvées dans l'intestin. Nous n'avons rien de plus à en dire.

On trouve très souvent dans le rectum du porc un Infusoire cilié de l'ordre des Hétérotrichés, le **Balantidium du côlon** (*Balantidium coli* Malmsten) (2).

(1) Tardieu, *Correspondance sur les anim. dom....*, par Fromage de Feugré, t. III, Paris, 1811, p. 93.

(2) Leuckart, *Die Parasiten des Menschen*, t. I; 2e éd., Leipzig, 1879, p. 320. — R. Blanchard, *Traité de zoologie médicale*, Paris, 1886, p. 108. — A. Railliet, *Bull. de la Soc. cent. de méd. vét.*, 1886, p. 161.

C'est un animalcule ovoïde, long de 70 à 100 μ, large de 50 à 70 μ. Son corps se compose d'une masse finement granuleuse, entourée par une sorte de couche corticale de protoplasma clair et transparent, dans laquelle se trouvent le noyau et les vésicules contractiles. Le noyau, situé dans la moitié antérieure, est gros, elliptique et faiblement incurvé; il est dépourvu de nucléole. Les vésicules contractiles, ordinairement au nombre de deux, sont inégales : la plus grande et la plus constante est située près de l'extrémité postérieure; l'autre, près du milieu du corps. Elles exécutent des contractions lentes et faibles. Au pôle antérieur, se voit une dépression infundibuliforme, située un peu sur la face ventrale : c'est le *péristome*. Son bord antérieur est nu; son bord postérieur est garni d'une rangée de cils raides et longs (cils adoraux), animés d'une vive vibration rotatoire.

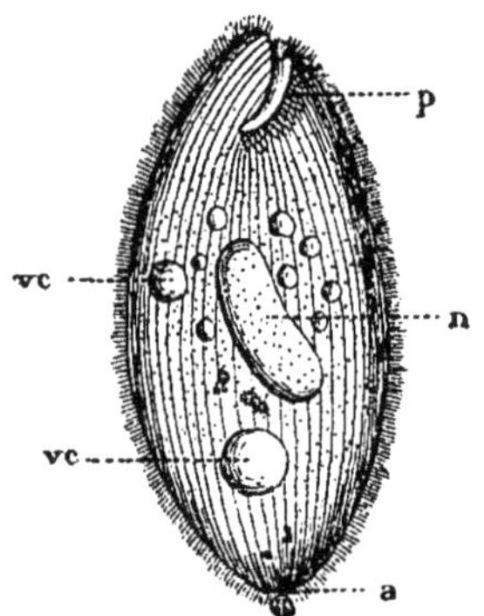

Fig. 174. — *Balantidium coli.*

p, péristome. — *a*, anus. — *n*, noyau. — *vc*, vacuoles contractiles (Stein).

Le péristome aboutit à la bouche, qui se continue par un court canal, enfoncé dans la zone protoplasmique périphérique et se termine en cul-de-sac auprès de la masse granuleuse interne. L'anus est situé au pôle postérieur : il ne se reconnaît que difficilement et par la sortie des déchets digestifs de l'Infusoire. Le corps est enveloppé par une cuticule mince, striée longitudinalement d'un pôle à l'autre. Entre les stries sont implantés des cils vibratiles très courts qui forment un revêtement à toute la surface du corps. — La reproduction peut se faire par conjugaison de deux individus. Elle a lieu le plus ordinairement par division transversale.

Le *Balantidium coli*, observé chez l'homme pour la première fois par Malmsten, en 1856, a été depuis (1863) signalé par Leuckart comme se trouvant constamment et en grande quantité dans le côlon et le rectum du porc en Saxe. Pour l'observer, il suffit d'introduire une sonde dans le rectum; dans les matières fécales ou les mucosités que l'on ramène ainsi, les Infusoires peuvent déjà être vus à la loupe sous la forme de petits points blanchâtres qui se déplacent. Cette observation de Leuckart a été confirmée pour diverses localités de l'Allemagne et de la Suède par Stein, Ekeckrantz, Wising; pour l'Italie, par Grassi; pour Saint-Pétersbourg, par Raptchewsky, qui l'a rencontré en grande quantité chez trois porcs sur dix-huit. Railliet l'a retrouvé sur tous les porcs qu'il a examinés à Alfort. Nous l'avons aussi vu à Toulouse.

Les *Balantidium coli* se meuvent en tous sens dans l'eau avec laquelle on a délayé les matières. Mais au bout d'un certain temps, ils s'arrêtent, se contractent, perdent leurs cils courts, puis les cils adoraux, et se présentent sous l'aspect d'une boule de 80 à 100 μ, autour de laquelle la cuticule finit par s'isoler. Dans les excréments de porc à demi desséchés, on retrouve des kystes semblables. Ils sont doués d'une grande résistance aux causes diverses de destruction, et l'on admet que c'est à cet état que les animalcules s'introduisent dans le tube digestif des animaux, après avoir souillé leurs aliments.

Cet Infusoire ne détermine aucun trouble chez le porc; l'intestin dans lequel il vit est tout à fait sain. Mais chez l'homme, où il a été trouvé en Russie, en Suède, en Italie, en Cochinchine et en Chine, sa présence a coïncidé avec de violents troubles digestifs, se traduisant surtout par une diarrhée abondante et persistante. C'est en cela que consiste son intérêt, le porc, son hôte normal, le transmettant probablement à l'homme, à la suite de la dispersion des kystes.

Acanthocéphales. — Le porc et le sanglier sont les hôtes naturels de l'espèce la mieux connue de cet ordre, l'**Échinorynque géant** (*Echinorhynchus gigas* Gœze), que l'on a trouvée aussi chez le pécari à collier et chez l'hyène rayée.

L'Échinorynque géant est un Ver cylindroïde souvent renflé en divers points de sa longueur, irrégulièrement ridé dans le sens transversal, atténué en arrière, d'un blanc laiteux, quelquefois nuancé de verdâtre ou de violacé. L'extrémité antérieure est constituée par une trompe presque globu-

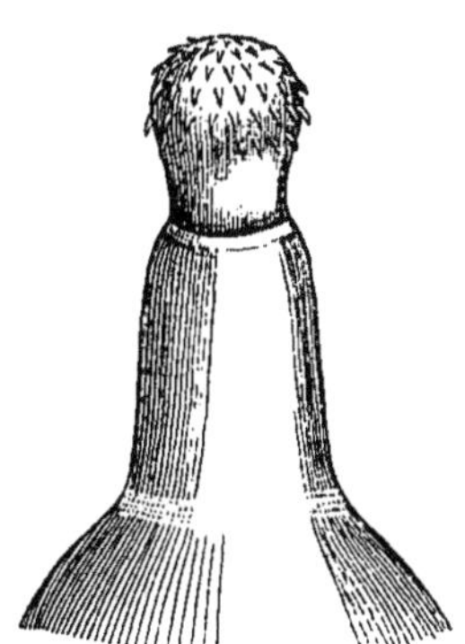

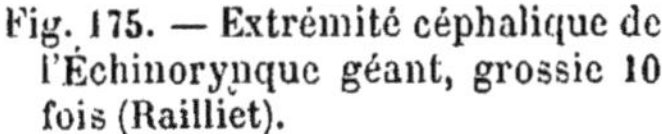

Fig. 175. — Extrémité céphalique de l'Échinorynque géant, grossie 10 fois (Railliet).

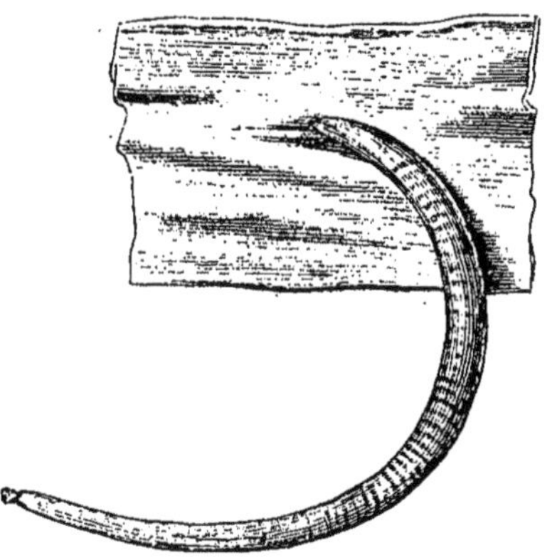

Fig. 176. — Échinorynque géant, mâle, fixé à l'intestin du porc; grandeur naturelle (Railliet).

leuse, garnie de cinq ou six rangées transversales de crochets recourbés en arrière et irrégulièrement disposés en quinconce. Le *mâle* est long de 6 à 9 centimètres sur 3 à 5 millimètres de largeur et porte une bourse caudale campanuliforme. La *femelle* est longue de 20 à 35 centimètres; la partie postérieure du corps est obtuse. Les œufs sont oblongs, presque cylindriques, pourvus de trois enveloppes dans lesquelles l'embryon apparaît plusieurs jours après la ponte. Il a la forme d'un cône tronqué; étant plus long que l'œuf, il a son extrémité effilée repliée dans la coque; la partie antérieure porte quatre crochets analogues à ceux des Ténias armés et plusieurs autres plus petits.

A l'état adulte, ce Ver habite l'intestin grêle, spécialement le duodénum, rarement le gros intestin. On l'y trouve flottant dans le contenu liquide de cet organe, ou le plus souvent fixé à la muqueuse à l'aide de sa trompe, la partie antérieure tournée vers l'estomac.

Il détermine par sa présence une irritation variable à ses points d'insertion. Il peut s'enfoncer plus ou moins profondément dans la muqueuse, intéresser la tunique charnue et la séreuse et même perforer complètement l'intestin, de manière à pénétrer dans le sac péritonéal. Le plus souvent les lésions se bornent à plusieurs petites plaies tuméfiées, de la dimension d'une tête d'épingle, ou bien à des cicatrices saillantes, semblant indiquer que le Ver change souvent de point d'insertion. Les perforations plus ou moins complètes qu'il détermine sont quelquefois assez nombreuses pour rendre les intestins du porc impropres à leur emploi en charcuterie.

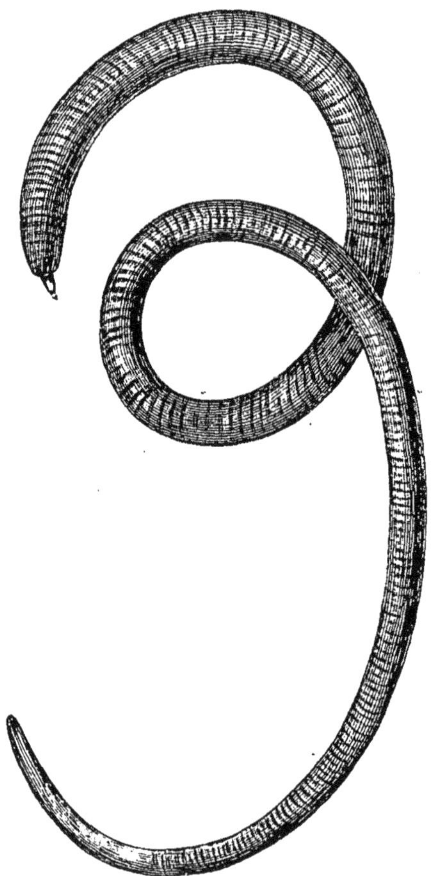

Fig. 177. — Échinorynque géant, femelle ; grandeur naturelle (Railliet).

Lorsqu'il se trouve en nombre dans l'intestin, il amène des troubles assez marqués de la nutrition. Selon Hurtrel d'Arboval (1), le porc reste alors maigre : « il a la région lombaire faible et le train de derrière roide. Le matin et jusqu'à l'heure du repas, il fait entendre un grognement continuel, et, s'il mange en commun avec les autres, il mord ses voisins ; mais, comme il est sans force, dès qu'un de ceux-ci se défend, il tombe. Ses yeux sont enfoncés et pâles; ses excréments sont durs et fortement colorés; la débilité allant toujours en croissant, elle conduit à une époque où l'animal ne peut plus se lever ni se tenir debout. » Ce tableau, si précis qu'il soit, est plus inductif que réellement observé, et il n'y a point de signe certain qui se rattache à la présence de l'Échinorynque dans l'intestin du porc. On pourra peut-être trouver un élément de diagnostic dans l'examen microscopique des excréments, où l'on verra alors des œufs pondus et dont l'embryon n'est pas encore formé.

(1) Hurtrel d'Arboval, *Dict. de méd., chir. vétér.*, Paris, 1839, 2e éd., t. VI. Art. *Vers*, p. 401.

L'Échinorynque géant est commun en France et en Allemagne : d'après Dujardin, on l'a trouvé à Vienne à peu près chez un porc sur quatre. J. Cloquet (1) dit que les cochons limousins sacrifiés aux échaudoirs de Paris ont plus souvent des Échinorynques que ceux des autres provinces. D'après R. Kœhler (2), ces Vers sont aujourd'hui beaucoup plus rares. Jeffries Wyman et Leidy en ont trouvé chez le porc aux États-Unis. Selon J. Cloquet, ils sont plus fréquents vers la fin de l'hiver que dans les autres saisons.

D'après A. Schneider (3), leur développement comporte un hôte intermédiaire qui serait le *ver blanc*, c'est-à-dire la larve du hanneton ordinaire. Les œufs de l'Échinorynque intestinal seraient éliminés avec les excréments, répandus sur le sol ou enfouis avec le fumier. Dans ces conditions, ils seraient mangés par les vers blancs, dans l'intestin desquels aurait lieu leur éclosion; les embryons perforeraient les tuniques intestinales au moyen de leur trompe armée de crochets et iraient s'enkyster dans la cavité abdominale. Ils resteraient dans cet état pendant toute la vie de la larve et même après la métamorphose en insecte parfait. Si le porc dévore les vers blancs ou les hannetons qui en proviennent, la membrane du kyste se dissout dans l'intestin, le jeune Échinorynque est mis en liberté, s'attache à la muqueuse intestinale et prend peu à peu son développement complet. Lespès avait depuis longtemps, du reste, permis de prévoir la nécessité d'un hôte intermédiaire : il avait pu faire éclore des œufs d'*Echin. gigas* dans l'intestin de plusieurs espèces de mollusques gastéropodes (*Helix pomatia*, *H. hortensis*, *Limax maximus*, *Arion rufus*), et avait retrouvé une larve dans le foie d'une hélice.

Comme on connaît mal les effets pathologiques de l'Échinorynque, on est encore moins avancé sur les médicaments à lui opposer. Il serait utile d'expérimenter contre lui ceux dont il est question pour les autres entozoaires du porc.

NÉMATODES. — L'**Ascaride du porc** (*Ascaris suilla* Duj.) (fig. 101 et 104) a de si grandes ressemblances avec l'Ascaride de l'homme (*A. lumbricoides* L.) (fig. 138 à 140) que plusieurs auteurs (Leuckart, Schneider) considèrent la première comme rentrant dans la même espèce que la seconde, dont elle constituerait, au plus, une variété.

Elle a, comme elle, un corps blanc laiteux ou rougeâtre, raide, élastique; la tête petite; les trois lèvres denticulées; la supérieure munie d'une papille à chacun de ses angles inférieurs, les deux autres, d'une seule, au milieu de leur base. Le *mâle* mesure 15 à 17 centimètres de longueur sur 3 millimètres environ d'épaisseur ; l'extrémité caudale porte 69 à 75 papilles dont 7 post-anales. La *femelle* est longue de 20 à 25 centimètres sur 5 millimètres environ

(1) Cloquet, *Anatomie des vers intestinaux*, Paris, 1824, p. 64.

(2) R. Kœhler, *Documents pour servir à l'histoire des Échinorhynques* (*Journ. de l'anat. et de la physiol.*, 1887, p. 612).

(3) A. Schneider, *Sitzungsber. d. Oberhess. Gesellsch. f. Natur. und Heilkunde*, 1871; et *Art médical*, 1871.

de diamètre; la vulve est située vers le tiers antérieur, au milieu d'un rétrécissement annulaire. Les œufs sont longs de 66 μ, à coque fovéolée. Selon Dujardin, Walter, Baillet, cette espèce se distinguerait de l'Ascaride lombricoïde par une plus faible épaisseur, par les stries tégumentaires plus rapprochées, des spicules moins aigus et plus aplatis, des utérus plus longs, plus repliés, des œufs plus petits.

Ce Ver habite l'intestin grêle du porc; il n'y est pas très fréquent; cependant il s'y trouve parfois en assez grand nombre pour causer des obstructions et des coliques.

Œsophagostome denté (*Œs. dentatum* Rud., *Œs. subulatum* Molin). — Corps blanchâtre ou gris brunâtre, droit, atténué aux deux extrémités. Bouche circulaire, au centre d'un anneau corné muni d'une couronne de soies et entouré d'un bourrelet cutané transparent sur lequel se voient 6 papilles aiguës. Ce bourrelet est suivi d'un étranglement, suivi lui-même d'un renflement cutané ovoïde, bien délimité en arrière, au niveau d'une fente qui occupe toute la largeur de la face ventrale. Deux papilles opposées au niveau du quart postérieur de l'œsophage. *Mâle* long de 8 à 12 millimètres, à bourse caudale campaniforme, arrondie avec un petit lobe médian peu marqué. *Femelle* longue de 12 à 15 millimètres; extrémité caudale subulée; vulve située un peu en avant de l'anus et entourée d'un bourrelet. — Cette espèce habite l'intestin du porc, du sanglier et du pécari à lèvres blanches. Chez le porc, on la signale surtout dans le cæcum et le côlon. C. Baillet l'a trouvée plusieurs fois en outre dans l'intestin grêle. Rôle pathogène peu connu.

Globocéphale mucroné (*Globocephalus longemucronatus* Mol.). — « *Mâle* long de 7 millimètres; bourse caudale légèrement trilobée : côtes postérieures tridigitées, moyennes dédoublées, ainsi que les antérieures. Deux spicules. *Femelle* longue de 8 millimètres; extrémité caudale en pointe conique terminée par un mucron allongé. — Trouvé par Wedl dans l'intestin grêle du porc, à Vienne » (Railliet).

Trichocéphale crénelé (*Trichocephalus crenatus* Rud.). — Cette espèce a été souvent confondue avec le Trichocéphale de l'homme (*Tr. dispar* Rud.). Elle s'en distingue surtout par les caractères de la gaine du spicule, qui est garnie d'épines courtes, mousses, clairsemées surtout en arrière, où elles finissent par disparaître; la pointe du spicule est arrondie. Le mâle a 40 millimètres de longueur et la femelle 45 millimètres. — Cette espèce habite le gros intestin du porc. Une expérience de Leuckart (1) montre que, comme pour le *Tr. affinis*, des œufs de *Tr. crenatus* renfermant des embryons bien formés, introduits dans le tube digestif du porc, s'y développent directement et donnent des individus qui ont acquis la forme adulte au bout de quatre semaines. C'est probablement par l'intermédiaire des boissons que l'infection doit avoir lieu dans les circonstances ordinaires. Le *Tr. crenatus* ne détermine pas de troubles digestifs appréciables.

Trichine spirale (*Trichina spiralis* Owen). — Pour atteindre l'état adulte, cette espèce doit passer par le tube digestif d'animaux à sang chaud, parmi lesquels le porc est un des plus importants. Il en sera question plus à propos quand nous traiterons de la trichinose, en étudiant le parasitisme des muscles.

Rhabdonème du porc (*Rhabdonema suis* Lutz). — Ce représentant de la

(1) R. Leuckart, *Die menschlichen Parasiten*, t. II, Leipzig, 1876, p. 502.

famille des Anguillulidés, déjà signalé par Leuckart et par Grassi, a été étudié plus récemment, bien que d'une manière encore incomplète, par Lutz (1). D'après lui, le *Rhabdonema* du porc constitue une espèce distincte de celui de l'homme et de celui de la brebis. Outre que la taille est différente, les œufs de la génération intestinale, chez le *Rhabdonema* du porc, ne peuvent éclore qu'en dehors de l'hôte, différence considérable et qui a besoin d'être vérifiée. Du reste, dans les localités (du Brésil) où le *Rhabdonema* de l'homme est extrêmement commun, Lutz a constaté que celui du cochon est précisément très rare, malgré les chances d'infection résultant pour cet animal de l'absence de latrines, de la vie en pleine liberté, etc.

Indépendamment des quelques détails donnés ci-dessus à propos de chacune des espèces de Nématodes intestinaux du porc, nous pouvons dire que, d'une manière générale, on les accuse d'entretenir leur hôte dans une grande maigreur, de provoquer une toux forte, une inquiétude vague qui se manifeste par des allées et venues sans motif apparent, des cris, des convulsions, etc., symptômes des coliques qu'il éprouve. Cela est surtout attribué aux Ascarides.

On traite les porcs atteints d'helminthiase intestinale par les divers médicaments déjà indiqués pour les autres espèces et, particulièrement, par l'emploi des graines de ricin décortiquées. La dose, pour un porc adulte, est de 8 grammes, mélangés à la ration. Cela convient spécialement contre les Ascarides. — La benzine (10 à 20 gr.) dans du son frisé, ou en pilules, le picrate de potasse (0 gr. 20 à 0 gr. 50) dans une décoction mucilagineuse ou de l'eau farineuse sont recommandés par Zürn contre l'Œsophagostome denté.

Art. VI. — **Parasites de l'intestin du chien.**

De tous nos animaux domestiques, le chien est, à beaucoup près, celui dans l'intestin duquel on trouve le plus souvent des parasites. Sur 500 chiens que Krabbe a examinés à Copenhague, 336 (soit 67 p. 100) lui ont fourni des entozoaires intestinaux (2). Schöne (3) a publié aussi des données intéressantes sur la fréquence et la répartition des Helminthes du chien. Il en a trouvé sur 53 p. 100 des chiens de chasse qu'il a examinés; sur 67 p. 100 des chiens de boucher; 40 p. 100 des chiens de garde; 72 p. 100 des chiens de trait; 57 p. 100 des chiens de berger; 70 p. 100 des chiens de luxe. Le nombre en est parfois considérable et ils peuvent appartenir à des espèces très variées. Ils ne sont pas tous sans influence sur l'état de santé de leur hôte; mais ce qui en fait surtout l'intérêt, c'est que, souvent, dans les migrations et les métamorphoses qu'ils ont à subir, ils doivent passer par quelqu'une

(1) Ad. Lutz, *Centralblatt für klin. Medicin*, 1885, n° 23; et *Gaz. hebd. de méd. et de chir.*, 1885, n° 40, p. 653.

(2) Krabbe, *Recherches helminthologiques en Danemark et en Islande*, Copenhague, 1866, p. 2.

(3) Otto Schöne, *Beitrag zur Statistik der Entozoen im Hunde* (*Deutsche Zeitschr. f. Thiermed. u. vergleich. Pathologie*, t. XIII, 1887, p. 360).

des espèces d'herbivores domestiques, voire de l'homme, et peuvent y développer des maladies parfois fort graves. Cela s'applique surtout aux Cestodes du chien, et c'est à l'occasion de ceux-ci que viendront les considérations que ce sujet comporte.

PROTOZOAIRES. — Dans l'étude des maladies du foie, nous aurons à entrer dans des détails précis sur une Coccidie, le *Coccidium oviforme*, que l'on rencontre souvent chez le lapin. Leuckart a appelé *Coccidium perforans* une espèce que Virchow et Rivolta avaient déjà trouvée dans l'intestin du chien, et d'autres observateurs, dans celui du lapin, du chat, de l'homme et des gallinacés domestiques (fig. 210). Le *Coccidium perforans* vit dans les cellules épithéliales de l'intestin, tandis que le *C. oviforme* habite celles des conduits biliaires. D'après Leuckart, ils se distingueraient encore par la durée de leur évolution en dehors de l'économie animale, durée plus grande pour le *C. oviforme* que pour le *C. perforans*. Cette dernière différence est formellement contestée par Balbiani, qui l'attribue simplement à l'épaisseur plus ou moins considérable de la couche d'eau qui recouvre les kystes.

Le nom de *perforans* donné à cette espèce vient de ce que c'est sur l'épithélium intestinal qu'on a constaté d'abord la perforation des cellules au moment où les Psorospermies les abandonnent pour tomber à l'état de kystes dans la cavité de l'organe. L'altération des cellules épithéliales, leur déformation et leur chute s'accompagnent de phénomènes inflammatoires locaux, de tuméfaction de la muqueuse, parfois de production de petites tumeurs ; le plus souvent, on aperçoit seulement à la surface un pointillé blanc, ou un gonflement des glandes de Lieberkühn. Il peut y avoir des troubles digestifs : inappétence, amaigrissement, coliques, diarrhée.

Rivolta a appelé *Cytospermium villorum intestinalium canis* des corpuscules oviformes qu'il a trouvés dans l'épaisseur de la muqueuse intestinale du chien et du chat. Ce sont des corps ovoïdes ou arrondis de 8 à 16 μ de longueur sur 8 de largeur, limités par une membrane à double contour, dont le contenu allongé, atténué à ses deux extrémités, ressemble à un embryon de Nématode, et présente vers le milieu de sa longueur une sorte de noyau granuleux. Mis dans l'eau, ils montrent au bout de quelques jours trois corpuscules irrégulièrement allongés ou globuleux, groupés autour de ce noyau.

CESTODES. — Le chien est, par excellence, l'hôte favori des Ténias. Les deux tiers de ceux dont on fait l'autopsie en présentent dans leur intestin, peu ou beaucoup, parfois un nombre si considérable que l'on est surpris de la persistance de l'état de santé. Zürn rapporte avoir trouvé dans l'intestin d'un chien 137 Ténias, appartenant à trois espèces distinctes et pesant ensemble 375 grammes ; et les recherches de Krabbe (1) ont bien établi combien ces parasites sont fréquents sur le chien. Ce qui en fait surtout l'intérêt, c'est que ces Cestodes ont besoin d'un hôte intermédiaire pour effectuer leur évolution et que, pour la plupart, cet hôte est un de nos herbivores domestiques : mouton, bœuf, chèvre, cheval, lapin ou le porc et même l'homme. Sous leur forme cystique, et en se développant au sein des organes, ils déterminent des maladies parfois fort graves,

(1) Krabbe, *Sur les helminthes de l'homme et des anim. dom. en Islande* (*C. R. de l'Acad. des Sc.*, 14 janvier 1867).

telles que le tournis des moutons, l'échinococcose des autres espèces ou de l'homme, pour ne citer que les plus importantes. C'est ce qui fait du chien un animal nuisible et une fâcheuse compensation aux services que l'homme en retire. Aussi doit-on applaudir à toutes les mesures administratives ayant pour résultat d'en restreindre le nombre, et portant surtout sur les chiens de luxe, que l'on doit considérer non comme une superfluité, mais comme un danger continuel que l'homme s'ingénie à maintenir à sa portée.

On a décrit huit espèces de Ténias et cinq à six espèces de Bothriocéphales, qui sont loin de présenter toutes la même fréquence et la même importance et qui peuvent d'ailleurs se trouver en commun dans l'intestin d'un même chien. Les Ténias sont, à beaucoup près, plus répandus que les Bothriocéphales.

Ténias. — Des huit espèces de Ténias du chien, six appartiennent au groupe des Cystoténiens (voy. p. 350); ce sont : *Tænia serrata* Gœze, *T. marginata* Batsch, *T. Krabbei* Moniez, *T. cœnurus* Küch., *T. serialis* Baillet et *T. echinococcus* Siebold. Une, le *T. cucumerina* Gœze, fait partie des Cystoïdoténiens. Une dernière enfin, le *T. litterata* Batsch, se sépare de toutes les autres espèces du genre par des caractères tout particuliers tirés de la disposition de ses organes génitaux.

Les Cystoténiens qui vivent chez le chien ont toujours leur tête pourvue d'une *trompe* ou *rostellum*, armée elle-même de crochets. Ceux-ci comprennent une partie libre ou *lame*, en forme de faucille, à convexité antéro-externe, à pointe tournée en dehors et en arrière et qui, s'implantant dans la muqueuse intestinale, concourt à la fixation du Ténia. Cette lame se prolonge par un *manche*, tourné en avant et en dedans et sur lequel viennent s'attacher les fibres contractiles du rostellum. Le point de réunion de la lame et du manche est marqué du côté de la concavité par une saillie apophysaire (*garde, dent, talon* ou *hypomochlion*), qui sert également à l'insertion de fibres musculaires. Ces crochets sont disposés en deux couronnes ou rangées concentriques dont l'aire centrale est occupée par le sommet du rostellum. Ils sont inégaux et l'on en distingue de grands et de petits, qui alternent entre eux, et forment ainsi les deux rangées; ils sont disposés de telle sorte que les petits étant un peu plus élevés

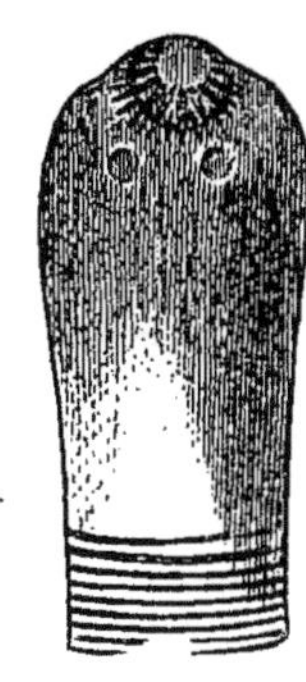

Fig. 178. — Tête du *Tænia serrata*, vue de trois quarts et grossie.

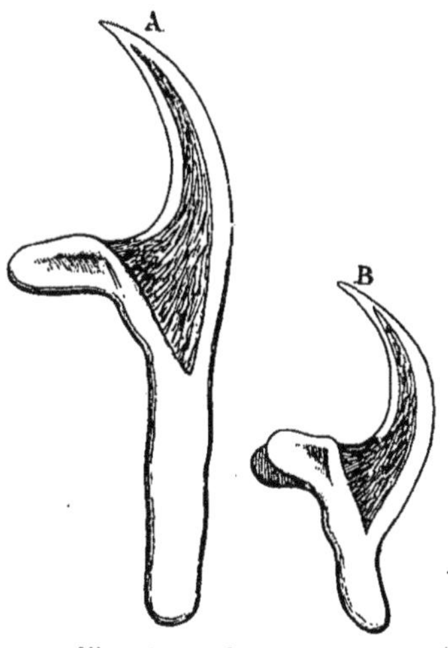

Fig. 179. — Crochets du *Tænia serrata*, grossis 250 fois (Railliet).

A, grand crochet. — B, petit crochet.

que les grands, les pointes des uns et des autres arrivent à peu près toutes au même niveau circulaire. Le renflement céphalique est toujours suivi d'une partie rétrécie (*cou*), dont les premiers anneaux n'apparaissent qu'à quelques millimètres de la tête.

1° **Ténia en scie** (*T. serrata* Gœze). — Long de $0^m,50$ à $1^m,70$. Tête un peu

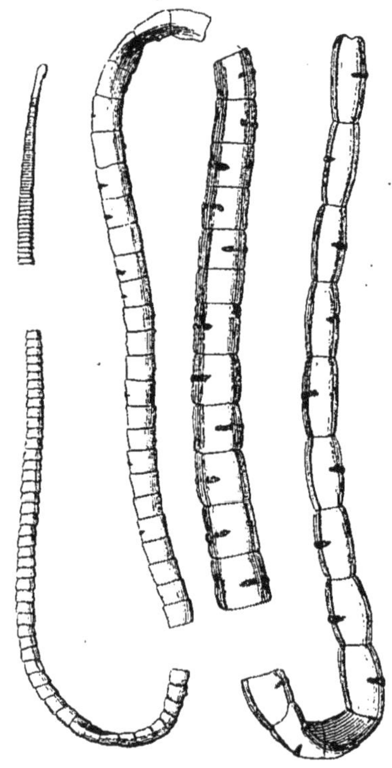

Fig. 180. — *Tænia serrata*, grandeur naturelle.

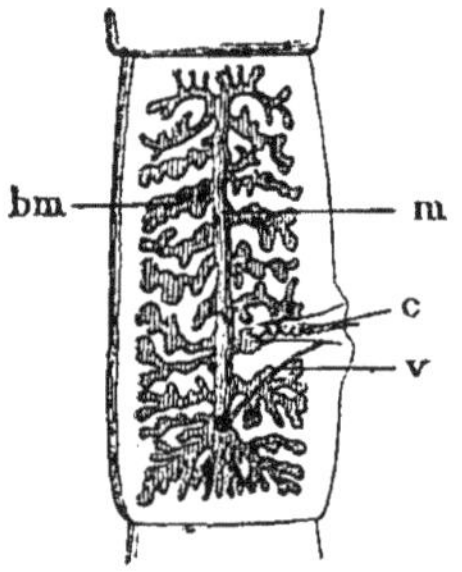

Fig. 181. — Un anneau mûr de *Tænia serrata*, grossi trois fois (Railliet).

c, canal déférent ou spermiducte pelotonné. — *v*, vagin. — *m*, corps de la matrice. — *bm*, branches de la matrice.

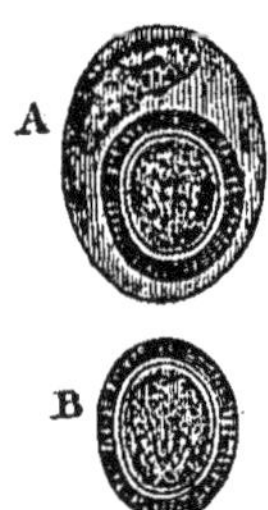

Fig. 182. — Œufs de *Tænia serrata* (Railliet).

A, œuf entouré de la membrane vitelline et contenant encore les masses vitellines. — B, œuf dégagé de ces parties accessoires.

plus large que le cou. 34 à 48 crochets : les grands, longs de 225 à 250 μ, à lame plus courte que le manche ; les petits, de 130 à 160 μ, ceux-ci ayant la garde bifide (fig. 179, B). Anneaux, d'abord étroits et beaucoup plus courts que larges, devenant carrés vers 25 à 30 centimètres de la tête ; bord postérieur droit, à angles saillants, d'où l'aspect en scie du strobile ; anneaux mûrs longs de 10 à 17 millimètres, larges de 4 à 6 ; matrice formée d'un tube longitudinal médian, portant 8 à 10 branches de chaque côté, transversales, irrégulièrement ramifiées. Œufs ovoïdes, longs de 36 à 40 μ, larges de 31 à 36 μ.

Ce Ver a pour forme cystique le *Cysticercus pisiformis* Zeder, que l'on trouve fréquemment dans le péritoine des lièvres et des lapins domestiques ou sauvages. C'est avec lui que Küchenmeister a fait les premières expériences démonstratives des migrations et des métamorphoses des Ténias. Le chien contracte le *Tænia serrata* en mangeant les viscères de lapins ou de lièvres chargés de ces cysticerques. Lorsque ceux-ci ont pénétré dans l'intestin du chien, leur vésicule caudale se flétrit, se détache, et il en est de même du corps. Le scolex se fixe à la muqueuse et sa partie postérieure produit, par une gemmation incessante, de nouveaux anneaux. Une dizaine de jours après leur introduction dans le tube digestif du chien, les Ténias ont un à trois centimètres de longueur ; au bout de deux mois, leur développement est assez avancé pour que les derniers anneaux soient mûrs et commencent à se détacher. Les œufs mûrs donnés à des lapins provoquent chez eux la formation de cysticerques. C'est donc par les proglottis qu'il rejette avec les excréments, par les œufs qui s'en échappent, se répandent sur l'herbe et sont entraînés par les eaux que le chien est la cause de l'introduction de ce parasite dans l'organisme.

Les cysticerques pisiformes, qui donnent le Ténia en scie, conservent longtemps leur vitalité. Dans l'épiploon et le mésentère des lapins exposés à l'air libre sur de la paille avec les intestins, on trouve souvent encore, après plus de huit jours, des cysticerques qui sont flétris et morts en apparence, mais qui se raniment promptement si on les plonge quelques minutes dans de l'eau à 40° ou 50° (C. Baillet).

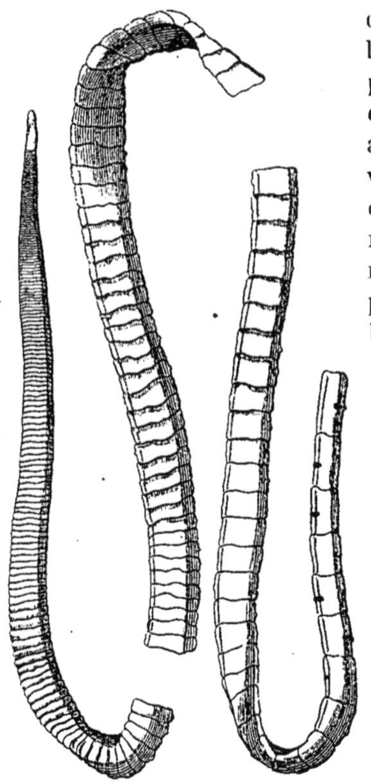

Fig. 183. — *Tænia marginata*, grandeur naturelle.

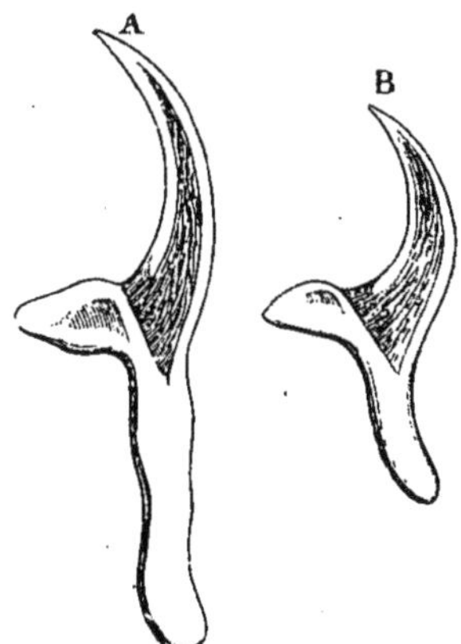

Fig. 184. — Crochets du *Tænia marginata*, grossis 250 fois.

2° **Ténia bordé** (*T. marginata* Batsch ; *T. cysticerci tenuicollis* Leuck.). — Le plus grand des Ténias du chien ; long de 1 à 2^m,50. Tête à peine plus large que le cou. 30 à 42 crochets : les grands longs de 190 à 220 μ, à lame plus courte que le manche ; les petits, de 110 à 160 μ. Anneaux plus larges et relativement plus courts que ceux de l'espèce précédente, devenant carrés à 50 centimètres environ de la tête ; bord postérieur ondulé ou légèrement crénelé, à angles saillants. Anneaux mûrs longs de 10 à 14 millimètres sur 5 à 7 de large : matrice portant environ 8 branches de chaque côté, profondément divisées et ramifiées. Œufs à peu près sphériques, de 31 à 36 μ de diamètre.

Ce Ver, moins commun que le *T. serrata*, provient du *Cysticercus tenuicollis* Rud., que l'on rencontre dans le péritoine, plus rarement dans la plèvre et même le péricarde de divers animaux, et particulièrement des ruminants domestiques. Les expériences de C. Baillet montrent que le développement de ce Ténia est plus lent que celui du *T. serrata*. Deux mois après l'ingestion du *Cysticercus tenuicollis* par un chien, il n'a pas plus de 55 à 85 centimètres et ne présente pas encore d'organes génitaux bien formés. C'est vers le quatrième ou le cinquième mois que les derniers anneaux renferment des œufs mûrs et commencent à se détacher. Pris par des agneaux, ils développent chez eux le *Cysticercus tenuicollis*. — Ce cysticerque peut encore se transformer en Ténia dans l'intestin du chien plus de vingt-quatre heures après la mort de son hôte (C. Baillet).

3° **Ténia de Krabbe** (*T. Krabbei* Moniez). — Cette espèce n'appartient pas à nos pays. Elle a été obtenue expérimentalement par Moniez (1) chez des chiens auxquels il avait administré des cysticerques trouvés en abondance dans les muscles de plusieurs rennes morts au jardin zoologique de Lille. Tête plus grosse que celle du *T. marginata*. 26 à 34 crochets. Cou grêle et court. Anneaux plus larges que ceux du *T. marginata*, et tous, sauf les derniers, beaucoup plus larges que longs. Pore génital très développé, occupant toute la longueur du bord de l'anneau, tant que celui-ci est court, et atteignant parfois 1 millimètre de diamètre.

4° **Ténia cénure** (*T. cœnurus* Küch.). — Ver pouvant atteindre et dépasser un mètre. Tête petite, sensiblement plus large que le cou. 22 à 32 crochets : les grands, longs de 150 à 170 μ, à garde cordiforme, à lame aussi longue que le manche; petits crochets longs de 90 à 130 μ. Anneaux plus étroits que dans les espèces précédentes, devenant carrés vers 15 à 20 centimètres de la tête; bord postérieur droit, à angles saillants. Anneaux mûrs longs de 10 à 12 millimètres, larges de 3 à 4; branches latérales de la matrice nombreuses et très ramifiées. Œufs à peu près sphériques, de 31 à 36 μ de diamètre.

La forme cystique de ce Ténia est le *Cœnurus cerebralis* Rud., qui se développe dans l'encéphale, quelquefois dans la moelle épinière du mouton, plus rarement d'autres herbivores domestiques, et détermine la maladie appelée *tournis*. Les expériences de Küchenmeister d'abord, puis de Haubner, Leuckart, Baillet, etc., ont démontré cette relation : le tournis se développe chez les agneaux auxquels on fait ingérer des anneaux mûrs de *Tænia cœnurus*. Inversement le Ténia se retrouve chez les chiens qui ont pris un ou plusieurs cénures cérébraux et ils y

(1) Moniez, *Bull. scientif. du dép. du Nord*, 1879, p. 161 ; et *Essai monographique sur les cysticerques*, Paris, 1880, p. 44.

sont toujours en nombre, le cénure étant pourvu de têtes multiples. Le tournis a donc pour cause immédiate les œufs répandus par les proglottis avec les excréments sur l'herbe des prairies. Le chien contracte ce Ténia en mangeant les têtes de moutons tourneurs qu'on lui a abandonnées. Les scolex paraissent exiger deux mois à deux mois et demi de séjour dans l'intestin du chien, pour que les derniers anneaux du Ténia aient atteint leur maturité complète.

5° **Ténia sérial** (*T. serialis* Baillet). — Ver long de 45 à 72 centimètres.

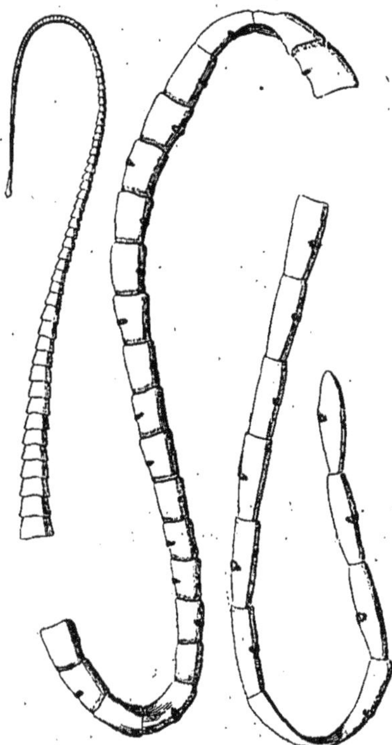

Fig. 185. — *Tænia cœnurus*, grandeur naturelle.

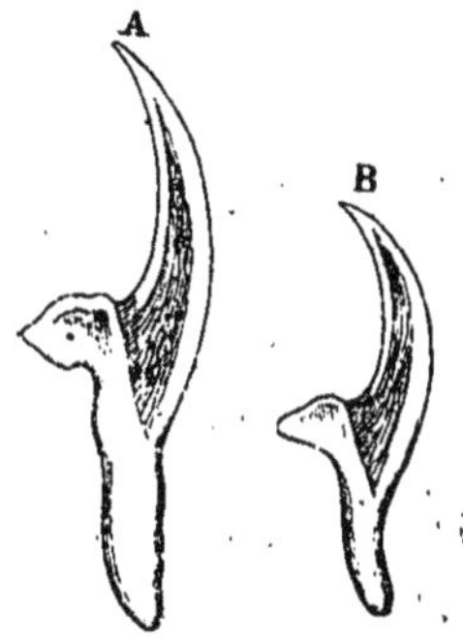

Fig. 186. — Crochets de *Tænia cœnurus*, grossis 250 fois.

26 à 32 crochets : les grands longs de 135 à 157 μ, à lame à peine aussi longue que le manche ; petits crochets longs de 85 à 112 μ, à garde bilobée. Derniers anneaux longs de 8 à 16 millimètres, larges de 3 à 4, à bord postérieur droit. Œufs ovoïdes, longs de 34 μ, larges de 27.

Ce Ténia, très voisin du *T. cœnurus*, a été obtenu par C. Baillet, en faisant ingérer à des chiens le *Cœnurus serialis*, que l'on trouve dans le tissu conjonctif des diverses parties du corps chez quelques rongeurs, particulièrement chez les lapins de garenne. Le même auteur l'a, depuis, rencontré plusieurs fois chez le chien, en dehors des conditions expérimentales. Le cénure se développe encore en Ténia 18 ou 24 heures après la mort de son hôte.

Les cinq espèces de Ténias que nous venons de décrire sont difficiles à distinguer les unes des autres. L'une d'entre elles, *T. Krabbei*, reste en dehors des éventualités de l'observation dans nos pays, puisqu'elle a pour origine le cysticerque du renne. Quant aux quatre autres, on les détermine surtout par le nombre, la forme et la grandeur de leurs crochets, et par les caractères de la matrice. Ainsi, le *T. serrata* et le *T. serialis* ont tous deux leurs petits crochets à garde bifide, et la double couronne compte 34 à 48 crochets chez le premier, 26 à 32 chez le second. Chez le *T. marginata* et le *T. cœnurus* les petits crochets ont leur garde entière; dans la première espèce, la lame des grands est plus courte que le manche et leur garde est étroite; dans la seconde, leur lame représente la moitié de leur longueur et leur garde est cordiforme.

6° **Ténia échinocoque** (*T. echinococcus* Sieb.). — Cette espèce se sépare nettement de toutes les autres, surtout par l'exiguïté de ses dimensions. La

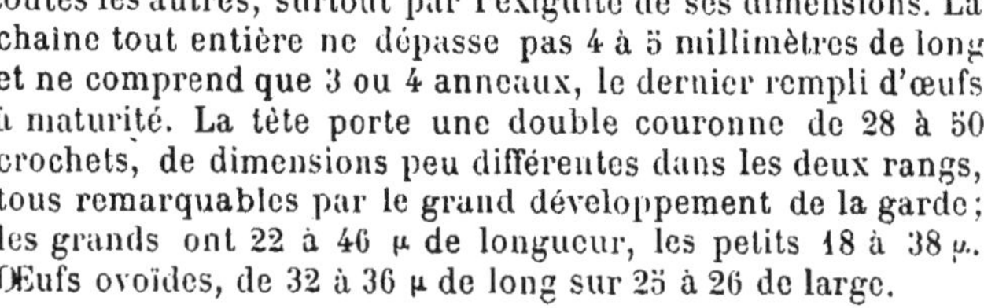

chaîne tout entière ne dépasse pas 4 à 5 millimètres de long et ne comprend que 3 ou 4 anneaux, le dernier rempli d'œufs à maturité. La tête porte une double couronne de 28 à 50 crochets, de dimensions peu différentes dans les deux rangs, tous remarquables par le grand développement de la garde; les grands ont 22 à 46 μ de longueur, les petits 18 à 38 μ. Œufs ovoïdes, de 32 à 36 μ de long sur 25 à 26 de large.

Ce Ver passe le plus souvent inaperçu en raison de ses faibles dimensions. Par un examen attentif, on le distingue sous la forme de petits filaments jaunâtres, renflés à leur extrémité postérieure, flottant dans le contenu liquide de l'intestin, et visibles aisément en immergeant dans l'eau cet organe après l'avoir ouvert. Sa forme hydatique est l'*Echinococcus veterinorum*, que l'on peut trouver dans la plupart des organes de divers herbivores, et même de l'homme. C'est surtout dans le foie et dans le poumon qu'on le rencontre, chez les ruminants et le porc. Les expériences de von Siebold, Leuckart, Küchenmeister, etc., ont montré que les proglottis mûrs ingérés par un herbivore provoquent chez lui le développement d'échinocoques dans divers organes, et que l'on retrouve de nombreux *T. echinococcus* dans l'intestin des chiens auxquels on a fait manger des viscères infestés de ce cystique. Au bout de deux à trois semaines, ces Ténias ont déjà deux articles; au bout d'un mois le Ténia est formé, le dernier anneau renferme des œufs mûrs. Cependant Baillet n'a point trouvé d'œufs mûrs dans des Ténias âgés de cinquante-quatre jours.

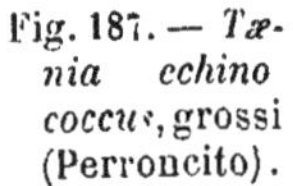

Fig. 187. — *Tænia echinococcus*, grossi (Perroncito).

7° **Ténia cucumérin** (*T. cucumerina* Gœze, *T. canina* L.). — Ver long de 10 à 40 centimètres, ayant 3 millimètres dans sa plus grande largeur. Tête pourvue d'un rostellum en massue, très protractile, rétractile dans une poche au centre de la tête, entre les quatre ventouses, et muni de quatre rangées de très petits crochets en forme d'aiguillons de rosier. Cou assez long, étroit. Les premiers anneaux sont étroits et trapézoïdes, les autres plus longs que larges, en forme de graine de melon (*cucumis*). Orifices génitaux doubles, s'ouvrant vers le milieu de chaque côté de l'anneau, sur une saillie peu marquée. Œufs globuleux, de 37 à 46 μ de diamètre, amassés en petits groupes dans des capsules spéciales arrondies et contiguës.

On a longtemps ignoré quel est l'hôte du *T. cucumerina* à l'état larvaire. C'est un des élèves de Leuckart, Melnikow (1), qui, en 1869, découvrit cette larve (*Cryptocystis trichodectis* Villot) dans la cavité du corps du Trichodecte du chien (*Trichodectes latus*). Il se présente sous l'aspect d'un corps py-

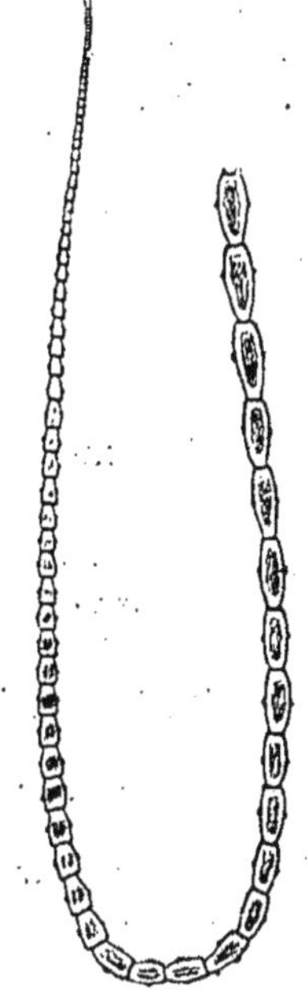

Fig. 188. — *Tænia cucumerina*, du chien, petit exemplaire, grandeur naturelle (Railliet).

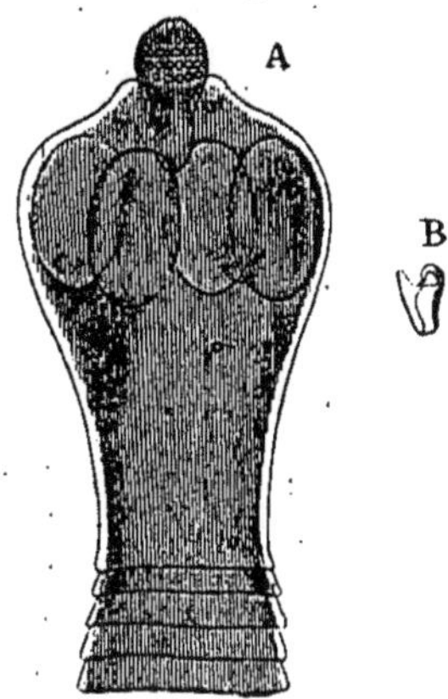

Fig. 189. — *Tænia cucumerina*.

A, tête grossie, avec la trompe sortie en partie. — B, un des crochets de la trompe, fortement grossi (Railliet).

riforme de 0mm3 de longueur, gris noirâtre, limité par une mince

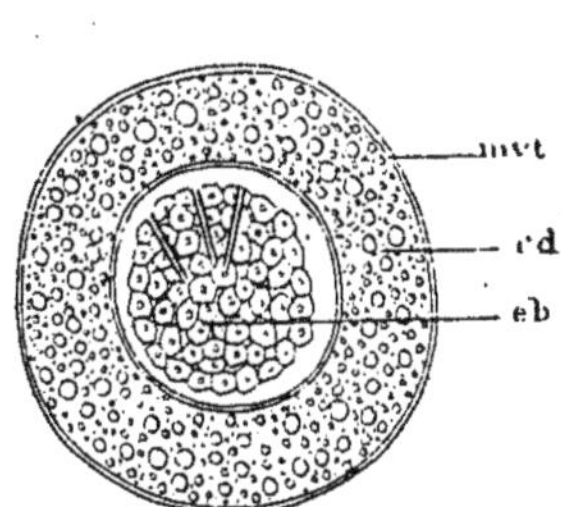

Fig. 190. — Œuf complètement développé de *Tænia cucumerina* (R. Moniez).

mvt, membrane vitelline. — *cd*, couche délaminée. — *eb*, embryon.

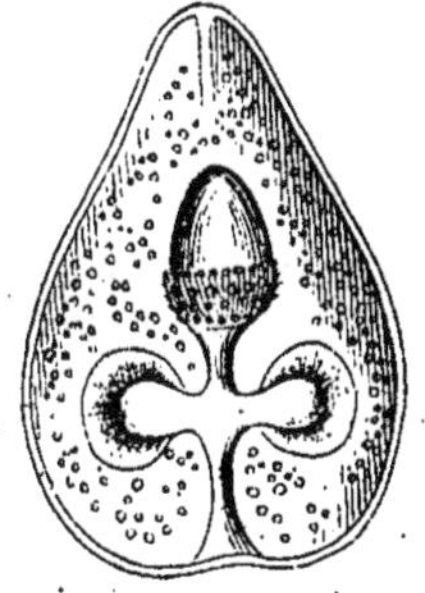

Fig. 191. — Cysticercoïde (*Cryptocystis trichodectis*) du *Tænia cucumerina* (Leuckart).

membrane et dépourvu presque complètement de vésicule. On voit en son milieu le rostellum rétracté et, de chaque côté, les ventouses

(1) N. Melnikow, *Ueber die Jugendzustände des Tænia cucumerina* (*Archiv f. Naturgeschichte*, 25e année, p. 62).

invaginées. Melnikow a réussi à infecter des Trichodectes en étalant sur la peau du chien, en un point envahi par ces insectes, une bouillie obtenue par l'écrasement des proglottis mûrs. En faisant la chasse à ses parasites, le chien avale les cryptocystes que ceux-ci hébergent et qui se transforment en Ténias dans son intestin. Ils s'y développent rapidement; car, chez des chiens âgés de dix jours, on en voit déjà qui ont 25 millimètres de longueur, et, chez un chien d'un mois à cinq semaines, on peut en trouver dont les derniers anneaux renferment des œufs mûrs. Les Trichodectes s'infestent en rongeant les débris de Ténias qui ont pu s'attacher aux poils. Il n'est cependant pas démontré que cette migration soit constante. Le *T. cucumerina* est, en effet, très commun, et souvent les chiens chez lesquels on le trouve ne portent pas un seul Trichodecte. Aussi peut-on admettre, avec Grassi, que la Puce du chien (*Pulex serraticeps*), qui est si fréquente, joue plus souvent que le Trichodecte le rôle d'hôte intermédiaire attribué à celui-ci.

8° **T. inscrit** (*T. litterata* Batsch). — Ce Ver a une certaine ressemblance avec le *T. cucumerina* par la forme de ses anneaux, plus larges en leur milieu qu'à leurs extrémités. Il est un peu plus transparent, avec une faible teinte

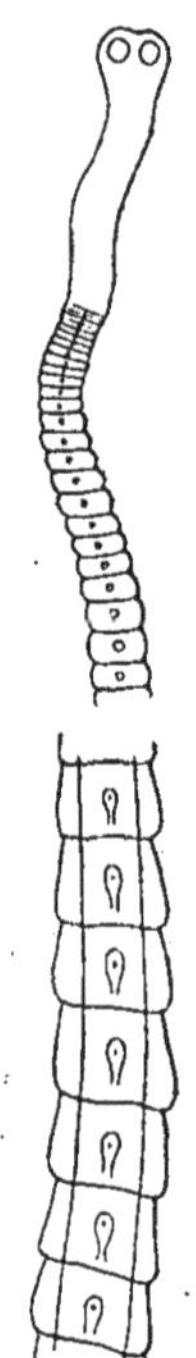

Fig. 192. — Extrémité céphalique et série des anneaux du *Tænia litterata*, grossie 6 fois (Krabbe).

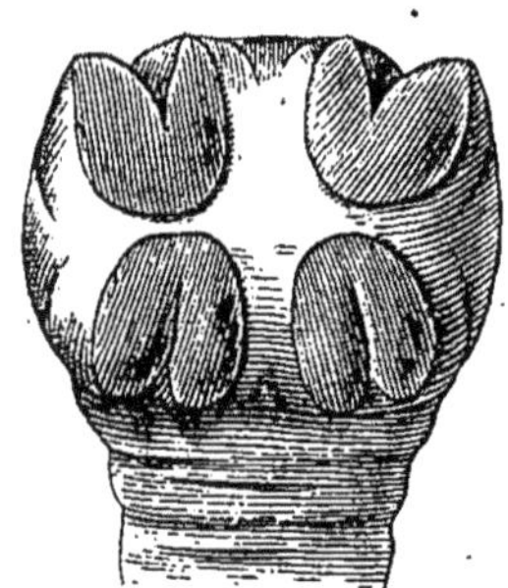

Fig. 193. — Extrémité céphalique du *Tænia litterata*, vue de devant, grossie 55 fois.

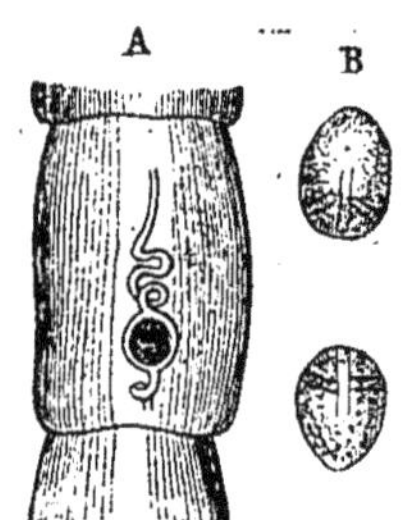

Fig. 194. — *Tænia litterata*.

A, anneau mûr, grossi 6 fois. — B, œufs, grossis 300 fois (Railliet).

rougeâtre le long de la ligne médiane. Mais il en diffère notablement par son organisation. Il peut atteindre jusqu'à 2 mètres de longueur. Sa tête, large 0mm6 à 0mm9, est dépourvue de rostellum et de crochets; ses quatre ventouses sont grandes, à fente longitudinale, très ouverte; ses pores génitaux ne sont point latéraux et sont remplacés par deux petites ouvertures, l'une femelle, l'autre mâle, situées près du milieu de la face ventrale, l'une en avant de l'autre (1), particularité qui fait de cette espèce un intermédiaire

(1) Fr. Zschokke, *Ueber den Bau der Geschlechtwerkzeuge von Tænia litterata Zoologischer Anzeiger*, VIII. Jahrg. 1885, n° 198, p. 380).

entre les Ténias et les Bothriocéphales. Les organes génitaux se présentent sur la ligne médiane sous forme d'une petite tâche opaque, visible à l'œil nu, et qui, dans les derniers anneaux, est constituée par une ampoule pyriforme, située près de leur bord postérieur : c'est la matrice, remplie d'œufs à peu près sphériques, à enveloppe mince, de 40 à 60 de diamètre.

Ce Ténia est assez commun dans l'intestin du renard, où il a été d'abord découvert et décrit sous le nom de *T. litterata*. Rudolphi avait appelé *T. canis lagopodis* une forme très voisine sinon identique, trouvée par Abildgaard chez l'Isatis (*Canis lagopus*). Krabbe a rapporté à celle-ci des Ténias qu'il avait rencontrés chez les chiens islandais. Enfin C. Baillet, qui a le premier signalé la présence de ce Ténia chez le chien, l'avait nommé *T. pseudo-cucumerina* pour rappeler sa ressemblance avec le Ténia cucumérin. Il semble bien que tous ces Ténias ne forment qu'une seule espèce, *T. litterata*, qui vit aussi chez le chat. On en ignore les migrations et la forme cystique.

Les Ténias sont extrêmement fréquents chez les chiens ; rares sont les autopsies qui n'en fournissent pas. Sur 84 chiens examinés dans ce but par Bertholus et Chauveau (1), deux seulement n'ont offert aucun vestige de Ténia. Mais les diverses espèces sont loin d'être également réparties; cela varie d'après leur nature et d'après les régions.

A Lyon, sur les 84 chiens examinés par les deux auteurs que nous venons de citer, 23 ont fourni le *Tænia serrata*, 11 le *T. marginata*, un seul le *T. cœnurus*, 6 le *T. echinococcus*, 75 le *T. cucumerina*, et 7 le *T. litterata*.

Dans les recherches de Schöne, sur 100 chiens en moyenne, 43 hébergeaient le *T. marginata;* 40, le *T. cucumerina;* 24, le *T. serrata;* 1, 6, le *T. cœnurus*. — Le *T. serrata* se trouvait surtout sur les chiens de chasse; le *T. marginata* sur les chiens de boucher et les chiens de trait; le *T. cucumerina* sur les chiens de garde; les chiens de berger portaient des *T. cœnurus* (7 p. 100), le *T. marginata*, le *T. serrata* et le *T. cucumerina;* 36 p. 100 des chiens de luxe renfermaient les *T. marginata* et *T. cucumerina* et 16 p. 100 le *T. serrata*.

A Copenhague, sur 500 chiens de toute taille et de tout âge, abattus ou morts de maladie, Krabbe a rencontré dans un seul le *T. serrata*, dans 71 le *T. marginata*, dans 5 le *T. cœnurus*, dans 2 le *T. echinococcus*, dans 240 le *T. cucumerina*.

Ces chiffres montrent la fréquence généralement plus grande du *T. cucumerina;* c'est aussi ce que nous observons à Toulouse; vient ensuite, comme à Lyon, le *T. serrata;* le *T. marginata* y est plus rare; le *T. cœnurus* n'y est pas aussi rare qu'à Lyon. On remarquera aussi la rareté du *T. serrata* à Copenhague, ce qui s'explique par le fait qu'on y élève peu de lapins. Ces rapports de fréquence sont aussi ceux

(1) Bertholus et Chauveau, *Recherches sur les grands Ténias du chien*, etc. (*Jour. de méd. vétérinaire et de zootechnie* 1879, p. 296).

des cystiques qui les représentent chez les ruminants et les lapins. D'après Bertholus et Chauveau, le tournis serait absolument exceptionnel à Lyon. Le *T. litterata* est assez commun à Toulouse.

En Islande, sur 93 chiens, Krabbe a trouvé 75 fois le *T. marginata;* 18 fois le *T. cœnurus;* 28 fois le *T. echinococcus*; 57 fois le *T. cucumerina* et 21 fois le *T. litterata.* La fréquence des trois premières espèces en Islande tient surtout au grand nombre de moutons que possèdent les habitants. Il y a lieu de remarquer la fréquence du *T. litterata.* Mais ce qui est surtout important, c'est celle du *T. echinococcus.* Le nombre des chiens islandais est très considérable, et comme ils vivent dans une grande promiscuité avec l'homme, celui-ci y est très souvent atteint de la maladie due aux échinocoques; on estime de 1/40 à 1/50 la proportion de la population qui en est tributaire; et, certainement, ces chiffres seraient bien plus élevés en ce qui concerne le bétail.

J. D. Thomas (1) a constaté aussi la fréquence du *T. echinococcus* en Australie. Il l'a trouvé sur près de la moitié des quarante chiens qu'il a examinés, chiens qui se nourrissaient de viscères d'animaux de boucherie ou de viandes de rebut. Cela est en rapport avec la grande fréquence des échinocoques chez l'homme et les animaux domestiques dans ce pays.

Plusieurs espèces de Ténias se trouvent souvent dans l'intestin du même chien; il suffit que celui-ci ait mangé des débris cadavériques variés lui offrant les divers cystiques dont ces Vers rubanaires dérivent.

Le nombre d'individus par lequel chacun de ces Ténias peut être représenté dans le même chien est extrêmement variable. Bertholus et Chauveau l'ont trouvé de 1 à 64 pour le *T. serrata*, de 1 à 7 pour le *T. marginata,* de 1 pour le *T. cœnurus*, de 1 à plusieurs mille pour le *T. echinococcus*, de 1 à plus de 360 pour le *T. cucumerina,* de 1 à plus de 300 pour le *T. litterata.* — Krabbe a rencontré le *T. marginata* aussi souvent isolé qu'au nombre de 2, 3 exemplaires, rarement davantage, jusqu'à 20 et une fois même 24; le nombre des *T. cœnurus* était ordinairement inférieur à 10, souvent supérieur, jusqu'à 30; dans deux cas, il a été de 150 et 180; celui des *T. echinococcus* était toujours considérable, quelquefois énorme; celui des *T. cucumerina* était souvent inférieur à 10, mais, dans la plupart des cas, il y en avait beaucoup plus, jusqu'à 100, quelquefois plusieurs centaines, une fois 2000; enfin il y avait ordinairement moins de 10 *T. litterata*, mais assez souvent davantage, et quelquefois même 300 à 400.

Ces nombres sont, en général, assez exactement en rapport avec les conditions d'origine de ces Ténias. Le *T. serrata* est en nombre variable et généralement peu élevé, comme le *Cysticercus pisiformis* du péri-

(1) J. D. Thomas, *Proceedings of the Royal Society*, n° 238, juin 1885; et *The veterinary Journal*, juin 1886, p. 469.

toine du lapin, et à peu près dans les mêmes proportions. Le *T. marginata* ne peut guère être qu'en petit nombre, puisque, chez le même ruminant, on ne trouve aussi que peu de *Cysticercus tenuicollis* dans le péritoine. Le *Cœnurus cerebralis* ayant de nombreux scolex à la face interne de sa vésicule, le *T. cœnurus* devrait être toujours en troupe; on peut expliquer la divergence entre l'induction et la réalité parce que la plupart des scolex sont déjà morts lorsque les têtes de moutons affectés de tournis sont données à manger aux chiens. Le grand nombre de *T. echinococcus* s'explique par la multitude de scolex que renferment les échinocoques. Pour le *T. cucumerina*, il doit être d'autant plus grand que les colonies intestinales sont plus anciennes, puisqu'alors les chances sont augmentées pour l'infection des parasites de la fourrure, et par suite, pour celle du chien lui-même. Enfin, le nombre des *T. litterata* ne comporte pas encore de réflexions, puisqu'on ne sait rien de la vie larvaire de cette espèce.

Malgré leur extrême fréquence, les Ténias restent le plus souvent sans influence sur la santé du chien. Quelquefois cependant, par leur accumulation, par l'obstruction intestinale ou les invaginations qui en sont les conséquences, ils provoquent des coliques, que l'animal manifeste soit en traînant le ventre sur le sol, soit par des cris, des hurlements, de l'agitation, une course désordonnée, interrompue par des attaques épileptiformes. Après ces accès, il reste triste et taciturne, ou bien reprend sa gaieté, son état normal, jusqu'à l'apparition de nouvelles crises. Lorsqu'elles sont très répétées, il en résulte des convulsions, des attaques cataleptiques, un dépérissement graduel et même la mort. La présence des Ténias se reconnaît aisément, dans presque tous les cas, par celle des anneaux à la surface des excréments. Souvent le seul symptôme qui accompagne celui-ci, c'est un prurit anal, qui porte l'animal à frotter l'anus contre le sol en marchant dans une attitude toute particulière et caractéristique.

Les symptômes nerveux que peut présenter un chien affecté de téniasis ont parfois une certaine ressemblance avec ceux de la rage (1). En 1862, Pillwax (2) avait considéré le *T. echinococcus* comme susceptible de provoquer des accès rabiformes par la douleur intestinale dont il est la cause. Il ne l'avait rencontré que trois fois et toujours sur des sujets tués comme enragés, et qui présentaient à l'autopsie les

(1) Gœze a signalé le cas d'un chien atteint de Ténia et qui, pendant plusieurs mois, cessa complètement d'aboyer. L'expulsion de l'helminthe lui rendit la voix. Des faits semblables ont été recueillis chez l'homme. Lichtenstein, entre autres, a vu un garçon de six ans, qui, après avoir parlé très couramment, commença subitement à bégayer, puis devint complètement aphasique. L'administration de la santonine provoqua l'issue de nombreux Ascarides et le retour du langage normal (*Revue des sc. médic.*, t. XXV, 1885, p. 611).

(2) Pillwax, *Tiddskrift for Veterinairer*, Kiobenhavn, 1862, 4e cahier; et *Journ. de méd. vét.*, Lyon, 1863, p. 370.

mêmes lésions que les chiens réellement atteints de rage. Il trouvait des millions de ces ténias sur le même chien, tapissant toute la muqueuse de l'intestin grêle, où ils étaient implantés par leurs crochets et si solidement que les efforts de traction aboutissaient ordinairement à la séparation de la tête et du strobile. Bollinger a publié une observation semblable (1). Une expérience de Leisering (2) paraît confirmer l'opinion de Pillwax. Il fit ingérer à un chien une grande quantité d'échinocoques pris dans le foie d'un bœuf. Six semaines après, cet animal eut des symptômes de rage : envies de mordre, voix rauque et enrouée, refus des aliments et des boissons, tristesse, faiblesse, amaigrissement; mort le cinquième jour. A l'autopsie, l'intestin grêle était fortement hyperémié et la muqueuse recouverte en tous ses points d'un nombre immense de Ténias. Cette expérience n'est pas probante, car il n'est rien dit des antécédents du chien, et des épreuves d'inoculation n'ont pas été faites pour établir s'il n'y avait pas ici, et comme dans les observations de Pillwax, une simple coïncidence entre les Ténias et la rage véritable, d'autant que de semblables symptômes n'ont pas été constatés dans les nombreuses expériences faites de divers côtés sur le développement du *T. echinococcus* par l'ingestion d'échinocoques.

Des faits recueillis par P. Cagny et par H. Benjamin (3) sont plus concluants, et se rapportent non au *T. echinococcus*, mais aux grands Ténias sans indication d'espèce. La physionomie, l'état d'agitation des chiens ont des rapports avec ceux des chiens enragés; les animaux cherchent à mordre soit les personnes, soit seulement de la paille ou des touffes de chiendent. L'un est guéri par l'administration d'un vermifuge ; à l'autopsie de deux autres, on trouve l'intestin obstrué par des pelotes de Ténias. On sait, d'ailleurs, par des faits tirés de la médecine humaine et aussi de celle des animaux, que des lésions de l'estomac ou de l'intestin peuvent se traduire par des vertiges variés. Il y a des recherches à faire dans ce sens pour bien établir la réalité des rapports de la rage avec le téniasis. Une observation de Cadéac, dont il est parlé plus bas, est bien démonstrative à cet égard.

L'autopsie des chiens atteints de téniasis ne montre, en général, que les parasites logés dans l'intestin grêle. Selon le temps écoulé depuis la mort, ils ont pu émigrer plus ou moins loin, et en petite quantité dans l'estomac ou le gros intestin. Krabbe a toujours rencontré les *T. cœnurus*, *cucumerina* et *litterata* dans la moitié postérieure de l'intestin grêle, les *T. echinococcus* dans la moitié antérieure. Nous avons fait la même observation.

On peut constater de l'inflammation de la muqueuse, des invaginations, des obstructions par des pelotes de Ténias. Il est tout à fait excep-

(1) Bollinger, *Deutsche Zeitschrift. f. Thiermed. u. vergl. Pathologie*, 1877; et *Il medico veterinario*, 1877, p. 390.

(2) Leisering, *Bericht* de Dresde, 1864, p. 29; et *J. de méd. vét.*, Lyon, 1866, p. 376.

(3) Cagny, *Recueil de méd. vétér.*, 1875, p. 471. — H. Benjamin, Ibid., p. 1010.

tionnel de rencontrer des perforations du tube intestinal. Des faits observés par Schiefferdecker et par Cadéac (1) en démontrent la possibilité.

Le premier a trouvé dans l'intestin grêle d'un chien une quantité prodigieuse de *T. cucumerina*. Il y avait une hypertrophie considérable des papilles de l'intestin grêle, qui étaient très hyperémiées et dépassaient quatre à cinq fois les dimensions des papilles normales. Dans la couche des glandes de Lieberkühn étaient creusées des espèces de tunnels dont l'axe était parallèle à celui de l'intestin et qui contenaient des articles de Ténias longs de 3 à 6 millimètres, larges de 2 à 3 millimètres; chaque galerie renfermait deux ou trois parasites, le plus souvent un seul. Les parois de ces tunnels étaient formées par des glandes de Lieberkühn normales; leur plancher, par des glandes évasées et courbées; leur plafond, par des papilles hypertrophiées et soudées ensemble à la suite de la chute de leur épithélium.

A l'autopsie d'un chien abattu après avoir présenté toute la physionomie de la rage, Cadéac a trouvé deux Ténias (*T. serrata*) placés, l'un dans le péritoine non enflammé, l'autre engagé dans une perforation de l'intestin grêle, flottant dans la cavité abdominale par son extrémité antérieure, et retenu dans l'intestin par les proglottis qui n'avaient pu achever cette émigration. Le conduit fistuleux, infundibuliforme à son orifice intestinal, saillant à son ouverture péritonéale, avait ses parois constituées par un tissu embryonnaire remontant au moins à quelques jours. Une inoculation de la substance du bulbe faite à un lapin est restée sans résultat, montrant bien qu'il ne s'agissait pas de rage véritable.

U. Caparini a rattaché à la présence de nombreux Ténias cucumérins une violente entérite chez un chien qui avait ingéré, d'ailleurs, des échinocoques; mais rien ne prouve ici l'influence nocive attribuée aux Ténias (2).

On voit donc que les Ténias ne sont pas absolument sans inconvénient pour le chien, et qu'il est bon de l'en débarrasser pour prévenir les accidents dont ils pourraient être la cause. On doit surtout y être déterminé par la considération de l'infection possible de l'homme et des herbivores domestiques par les cystiques issus de ces Ténias. Cela est particulièrement applicable aux chiens employés à la garde des troupeaux et qui les suivent aux pâturages, et à ceux, plus rares dans nos pays, qui vivent dans une telle promiscuité avec l'homme, que les proglottis rejetés avec leurs excréments peuvent aller souiller les eaux de boisson.

Bien des ténifuges ont été proposés. Les Anglais emploient surtout le calomel, à la dose de 0 gr. 25 à 1 gramme dans une cuillerée de sirop.

Delabère-Blaine conseille surtout l'essence de térébenthine. On en donne 2 à 4 grammes dans un jaune d'œuf, pendant quelques jours.

Le cousso convient particulièrement. On donne 15 à 30 grammes de fleurs de cette plante, pulvérisées et mélangées à 35 grammes de sucre, dans quelques cuillerées d'infusion de tilleul; ou bien on les fait infuser pendant un quart d'heure dans un quart de litre d'eau

(1) Schiefferdecker, *Arch. f. path. Anat. und Physiol.*, t. LVII, p. 475; et *Revue des sciences médic.*, t. VI, 1875, p. 84. — Cadéac (Observ. inédite).

(2) U. Caparini, *Revue vétérinaire*, 1887, p. 83.

tiède, et l'on fait prendre le tout (fleurs et eau) à jeun. L'effet se produit au bout de deux ou trois heures.

L'écorce de racine de grenadier, efficace aussi, s'emploie à la dose de 64 grammes en décoction dans 750 grammes d'eau, réduite à 500 grammes. On en fait trois doses à prendre à une heure d'intervalle. On doit rechercher l'écorce fraîche, dont l'effet est plus certain. Le traitement est complété par l'administration d'un purgatif (30 grammes d'huile de ricin) trois heures après la dernière dose.

Depuis une vingtaine d'années, le kamala a pris une place importante parmi les ténifuges. Il jouit en même temps de propriétés purgatives. On en donne 3 à 5 grammes en pilules. Il peut être utile de répéter cette dose deux ou trois jours après.

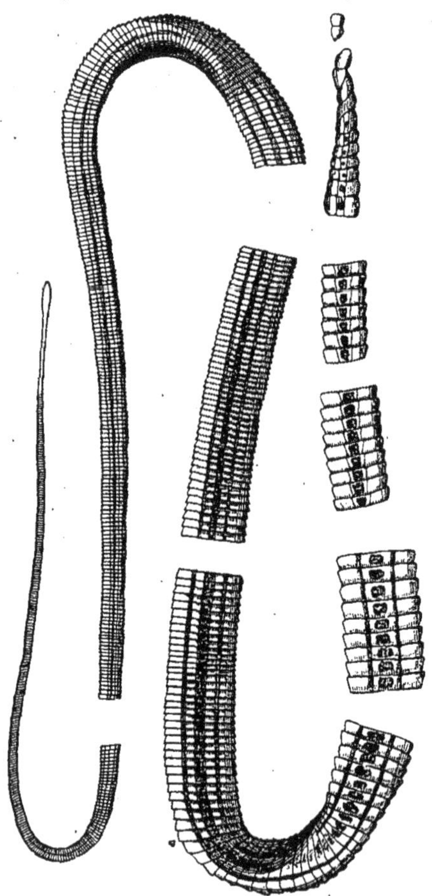

Fig. 195. — Bothriocéphale large, en partie, d'après Leuckart.

Les noix ou graines d'areca sont un excellent ténifuge pour le chien. Elles ne doivent pas avoir plus d'un an de récolte. On les donne à la dose de 5 à 15 grammes, selon la taille de l'animal. On les pulvérise et après les avoir incorporées à du beurre, on en fait des pilules que l'on administre. Les Ténias sont rendus quelques heures après; rarement il faut attendre 12 à 18 heures. Mais si l'effet n'est pas produit au bout de deux heures, ou fera bien d'y aider par une dose d'huile de ricin.

Delamotte a obtenu constamment l'expulsion de Ténias par l'emploi du sulfure de calcium, à la dose de 1 à 3 grammes pour les jeunes chiens, 3 à 5 pour les adultes. Purger une heure après, avec huile de ricin (Comm. inédite).

Bothriocéphales. — L'espèce la mieux connue de Bothriocéphale est le **Bothriocéphale large** (*Bothriocephalus latus* Bremser) (fig. 135 à 137, 195 à 198). C'est un Ver long de 2 à 7 mètres ordinairement, mais qui peut atteindre jusqu'à 20 mètres. Il est de teinte grisâtre. La tête est oblongue, lancéolée, inerme, parcourue, dans presque toute sa longueur, par deux fentes latérales ou bothridies, qui jouent le rôle de ventouses. Le cou est à peine marqué. Les premiers anneaux sont peu visibles; les suivants se distinguent bientôt à leur longueur, qui va croissant, mais qui reste toujours inférieure à la largeur. Celle-ci atteint peu à peu jusqu'à 2 centimètres, la longueur ne dépas-

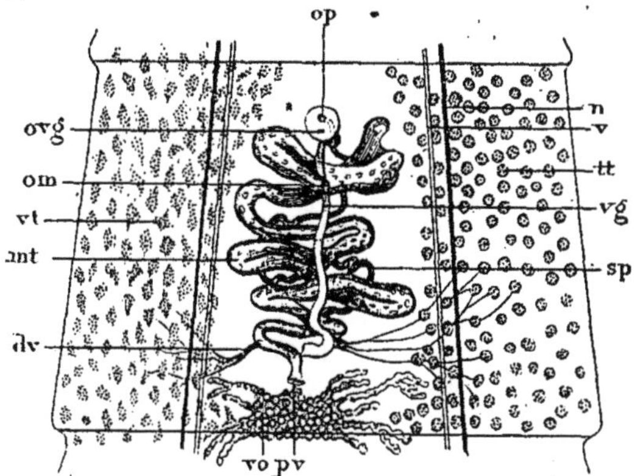

Fig. 196. — Schéma d'un anneau de Bothriocéphale large vu par sa face ventrale.

v, vaisseau. — *n*, nerf. — *tt*, testicules. — *sp*, spermiducte ou canal déférent. — *op*, orifice du pénis. — *vo*, ovaire. — *pv*, pavillon. — *mt*, matrice. — *om*, orifice de la matrice. — *vt*, follicules vitellogènes. — *dv*, vitelloducte. — *vg*, vagin. — *ovg*, orifice du vagin.

sant pas 4 à 5 millimètres. Lorsqu'ils sont arrivés à leur maturité complète, ils perdent de leur largeur, et le strobile avec eux; en même temps ils diminuent de longueur : cette modification est due à l'atrophie des organes génitaux et à leur déplétion par la ponte. En effet, les anneaux du Bothriocéphale ne se séparent pas de la chaîne comme ceux des Ténias pour émettre leurs œufs par la déchirure de leurs tissus. Il y a une ponte réelle par une ouverture située à peu près au milieu de la face ventrale. En avant de celui-ci, se voit un petit tubercule, au sommet duquel sont percés

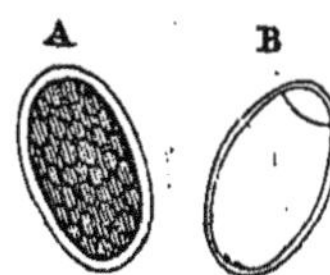

Fig. 197. — Œufs de Bothriocéphale large (Laboulbène).

A, vu dans la glycérine. — B, après l'action de l'acide sulfurique, qui a fait apparaître l'opercule.

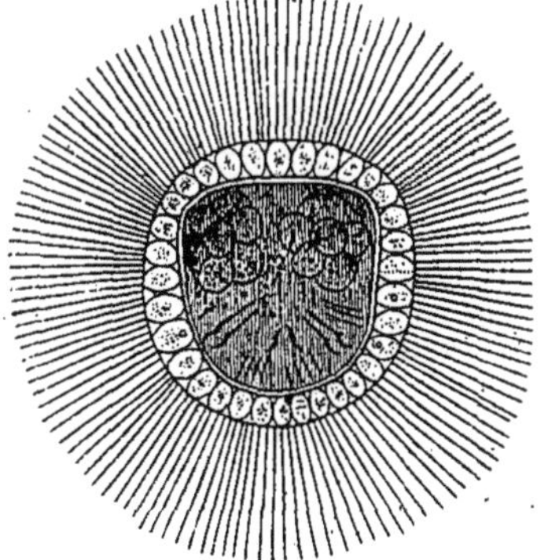

Fig. 198. — Embryon cilié du Bothriocéphale large (Leuckart).

l'orifice mâle et, immédiatement en arrière de lui, l'orifice femelle. Les œufs sont ovoïdes, operculés, longs de 68 à 71 μ sur 44 à 45 μ. L'embryon ne s'y développe qu'après la ponte; son éclosion a lieu dans l'eau, au bout de plusieurs mois. Il est globuleux, revêtu d'une enveloppe ciliée, dont il sort par une déchirure qui s'y produit, et se montre alors avec tous les caractères de l'embryon hexacanthe des Ténias.

Pendant sa vie intestinale, le Bothriocéphale abandonne de temps en temps des fragments de longueur variée, à peu près vides d'œufs et plus ou moins ratatinés et tordus.

Cette espèce vit surtout chez l'homme, principalement dans la Suisse française, dans la région des lacs, dans le nord de l'Italie, sur les bords de la Baltique (Finlande, Suède), et dans une moindre proportion en Pologne, en Danemark, en Groenland. On l'a du reste trouvé çà et là dans toutes les contrées de l'Europe. L'histoire de son développement est encore bien incomplète. Depuis longtemps l'opinion la plus générale était que le Bothriocéphale doit passer par un hôte intermédiaire, qui est un poisson. Les recherches persévérantes de Braun paraissent confirmer cette manière de voir. Il a trouvé chez les brochets et les lottes, dans les intestins, les muscles et les différents tissus, des Bothriocéphales agames, toujours dépourvus de capsule adventice, à tête invaginée, et sans appendice à la partie postérieure. E. Parona (de Milan) a démontré expérimentalement que la Perche sert aussi d'hôte intermédiaire au Bothriocéphale large.

En faisant ingérer ces larves à des chiens et à des chats, mis rigoureusement à l'abri de toute autre cause d'infection, Braun a toujours vu apparaître, chez ces animaux, des Bothriocéphales larges.

Le Bothriocéphale large a été trouvé dans l'intestin du chien par von Siebold. Diesing considère le Ver observé par celui-ci comme appartenant à la même espèce que celui trouvé au Brésil par Natterer, dans l'intestin grêle du renard des pampas (*Canis Azaræ*), le *Bot. serratus* Dies. Mais le *Bot. latus* n'est pas rare chez le chien dans l'Italie septentrionale (E. Parona).

Ercolani et Grassi avaient donné le nom de *B. canis* à un Bothriocéphale trouvé par eux chez un chien épagneul.

Bothriocéphale à tête en cœur (*B. cordatus* Leuck.). — Ver long de un mètre environ. Tête courte, large, creusée de deux profondes bothridies situées sur les faces ventrale et dorsale. Cou nul. Anneaux s'élargissant rapidement, mûrs à 3 centimètres de la tête, et atteignant 3 centimètres plus loin leur plus grande largeur, qui est de 7 à 8 millimètres. Corpuscules calcaires très nombreux (Railliet).

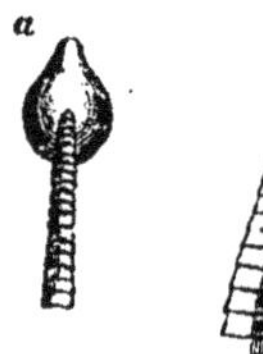

Fig. 199. — Tête du *Bothriocephalus cordatus*; vue de face et de profil.(Leuckart).

Cette espèce est propre au Groenland. Elle se trouve assez fréquemment chez le chien (Leuckart), exceptionnellement chez l'homme. D'après Krabbe, elle existe aussi chez un phoque (*Phoca barbata*) et chez le morse. On peut en trouver plusieurs exemplaires chez le même chien. Pfaff en a rencontré un total de 24 dans trois chiens.

Bothriocéphale noirâtre (*B. fuscus* Krabbe). — Ver long de 1 à 80 centimètres. Tête comprimée, lancéolée. Premiers anneaux à peine visibles apparaissant à quelque distance de la tête ou immédiatement derrière elle. Leur largeur croît régulièrement depuis $0^{mm}5$ jusqu'à 5 millimètres, puis elle diminue, les anneaux devenant plus longs, souvent plus longs que larges. La matrice forme à leur centre une tache d'un noir bleuâtre, due à la coloration des œufs qu'elle renferme.

Krabbe a rencontré ce Ver dans l'intestin du chien, en Islande. Chez l'un, il y en avait 22, de différentes grandeurs.

Le même auteur a donné les noms de *Bothr. reticulatus* et *B. dubius* à deux formes qu'il a aussi rencontrées chez le chien, et qui sont si voisines du *B. fuscus* qu'il hésite à les en séparer.

Trématodes. — Deux espèces de Trématodes, un Hémistome et un Distome, toutes deux fort rares, ont été trouvées dans l'intestin du chien.

Hémistome ailé (*Hemistoma alatum* Göze). — Ver long de 3 à 6 millimètres, d'un blanc sale, à partie antérieure dilatée en cœur et formant comme une sorte de corne de chaque côté. Assez commun chez le renard et chez le loup, il a été trouvé chez le chien par Creplin et par Schöne.

Distome hérissé (*Distoma echinatum* Zeder). — Corps rosé ou rougeâtre, long de 4 à 15 millimètres, sept fois moins large, lancéolé, plat, prolongé en avant par un cou plus étroit, très court, terminé par une sorte de tête ou de dilatation réniforme, échancrée en dessous, et entourée d'épines droites sur tout le reste de son contour. Tégument parsemé de petites épines ou lamelles aiguës sur la partie antérieure et de lamelles obtuses sur la partie postérieure. Ventouse ventrale trois à quatre fois plus grande que la ventouse orale. Œufs jaune brunâtre, longs de 94 à 110 μ, larges de 75 μ (Dujardin).

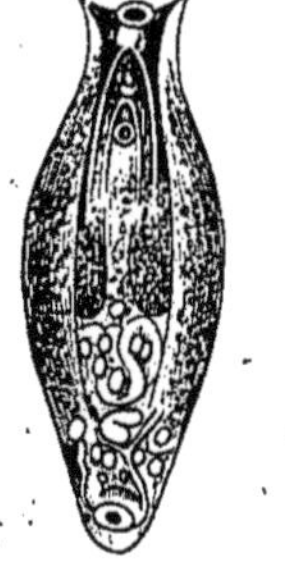

Fig. 200. — *Hemistoma alatum*, grandeur naturelle et grossi (Gurlt).

Cette espèce, qui est assez commune dans l'intestin des canards domestiques et d'autres oiseaux aquatiques, a été trouvée par Generali (1) à l'autopsie d'un chien, dans le duodénum, qui était fortement enflammé et parsemé d'une infinité de ponctuations d'un gris jaunâtre. Ce Distome présente de l'intérêt en raison des recherches complètes dont son évolution a été l'objet, de la part de plusieurs expérimentateurs, en particulier de Pagenstecher et surtout d'Ercolani. Railliet en a donné le résumé, que nous lui empruntons.

Les formes larvaires du Distome hérissé sont celles qui s'observent le plus communément chez les mollusques aquatiques, et surtout chez des limnées, planorbes, paludines. On les rencontre dans des organes très divers, et, dans ces conditions, leurs caractères sont si variables qu'on avait cru devoir admettre l'existence de plusieurs formes spécifiques distinctes. Telle est l'origine du *Cercaria echinatoides* Fil. (identique au *C. echinifera* La Val.), et du *C. spinifera* La Val. — Les sacs germinatifs de cette espèce sont des rédies (fig. 201 n° 1), qui développent, par gemmation dans leur intérieur, d'autres rédies ou des cercaires et se reproduisent même quelquefois par bourgeonnement externe ou par scission (n° 2). Les rédies sont très variables dans leur forme. Il en est de même des cercaires qu'elles ont formés, du moins tant que ceux-ci sont libres ; mais ils se ressemblent dès qu'ils sont enkystés. Dans certains cas, ces cercaires quittent le corps du mollusque qui hébergeait la rédie, pour aller s'enkyster dans la peau ou autour du cœur des paludines, tandis que d'autres fois ils s'enkystent dès leur sortie de la rédie ou même dans son intérieur (n° 1). En administrant ces cercaires enkystés à des animaux à sang froid (grenouilles, crapauds ou couleuvres), on n'obtient aucun résultat; au contraire, ils se transforment en Distomes, lorsqu'on les fait ingérer à des animaux à sang chaud. Les expériences d'Ercolani ont porté en particulier sur les canards, et, chez ces animaux, les dernières formes de cercaires sus-indiquées ont toutes donné le *Distoma echinatum*. Chez les moineaux, souris, rats, taupes et chiens, le même Distome a été obtenu, mais avec des variations morphologiques très remarquables (n°s 7 et 8). C'est probablement à tort que van Beneden rapporta au *Cercaria brunnea* Dies. les cercaires dont il a obtenu la transformation en *D. echinatum* dans l'intestin du Canard (2).

NÉMATODES. — **Ascaride bordé** (*Ascaris marginata* Rud.). — Cette

(1) Generali, *Lo Spallanzani*, Modena, 1887 ; et *Archives vétérinaires*, 1882, p. 70.
(2) Van Beneden, *Mémoire sur les vers intestinaux*, Paris, 1861, p. 90.

espèce est considérée aujourd'hui, par la plupart des helminthologistes, comme une simple variété de l'*A. mystax*, du chat, dont elle ne diffère guère, en effet, que par des dimensions un peu plus grandes.

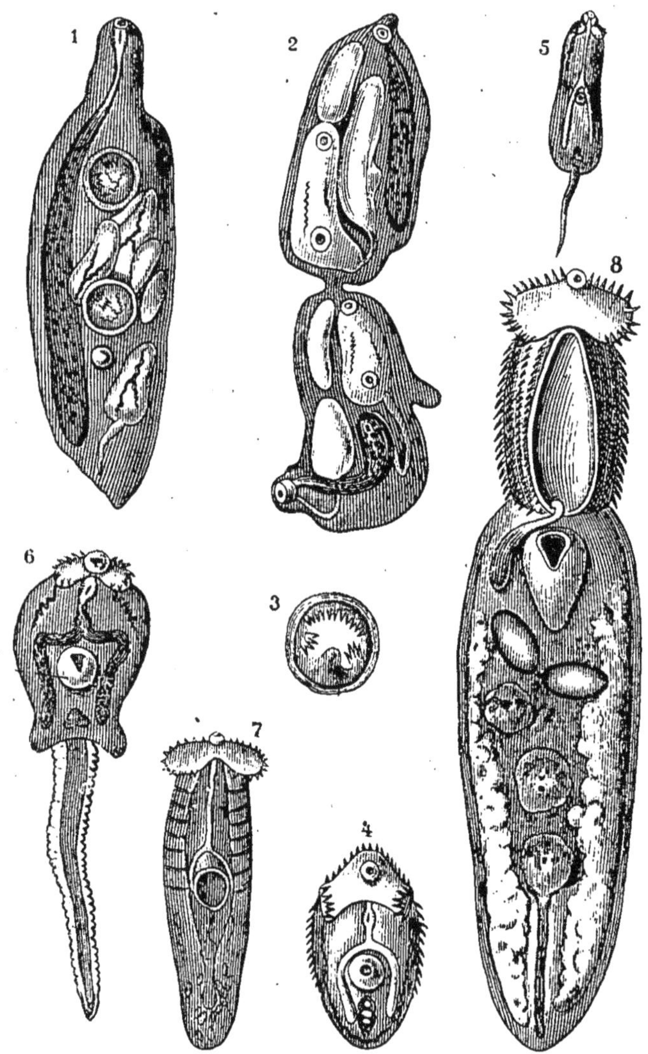

Fig. 201. — Phases de l'évolution du Distome hérissé, de l'intestin du canard (Ercolani).

1, rédie contenant des cercaires libres et des cercaires enkystés. — 2, multiplication de la rédie par scission. — 3, *Cercaria echinata* enkysté, du cœur de la paludine vivipare. — 4, le même sorti de son kyste. — 5, une des petites formes à queue du même cercaire. — 6, une des grandes formes. — 7, Distome hérissé développé dans l'intestin du surmulot. — 8, le même développé dans l'intestin du canard.

Corps blanchâtre ou rougeâtre. Tête ordinairement recourbée, pourvue de deux ailes membraneuses latérales, plus larges en arrière qu'en avant et qui lui donnent l'aspect d'un fer de flèche. Chacune des trois lèvres porte une papille saillante. *Mâle*, long de 5 à 10 centimètres; queue recourbée, bordée de deux petites ailes membraneuses, et portant 26 papilles de chaque côté, dont 5 post-anales. *Femelle*, longue de 9 à 12 centimètres, à queue obtuse, à vulve située vers le quart antérieur. Œufs presque globuleux, de 75 à 80 μ.

Ces Vers sont surtout fréquents sur les jeunes chiens, qui peuvent en être infestés dès leur troisième ou quatrième semaine, quoique ce

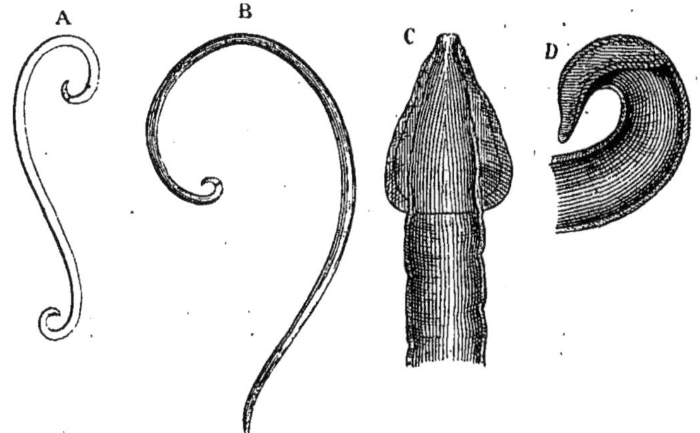

Fig. 202. — *Ascaris mystax*, du chat.

A, mâle et B, femelle, grandeur naturelle, vus de côté. — C, extrémité antérieure grossie et vue de face pour montrer les ailes latérales. — D, vue de profil (Railliet).

soit vers deux ou trois mois qu'ils sont particulièrement abondants. Sur 500 chiens examinés par Krabbe à Copenhague, 122 en présentaient, soit 24 p. 100; O. Schöne porte cette proportion à 37 p. 100. Ils habitent l'intestin grêle et souvent l'estomac, provoquant alors des vomissements glaireux; on les retrouve au milieu des matières expulsées. La présence des Ascarides peut s'accuser par de la maigreur, un mauvais poil, le ventre gros, un appétit irrégulier, quelquefois des symptômes d'épilepsie, des coliques, de la constipation ou de la diarrhée. En se pelotonnant dans l'intestin, ils peuvent en obstruer complètement la lumière, arrêter le cours des matières alimentaires et provoquer des coliques mortelles.

On les chasse par le semen-contra (10 à 15 grammes) ou par son principe actif, la santonine (2 à 3 centigrammes), que l'on donne en suspension dans du lait ou sous l'une des formes que l'on trouve toutes préparées dans les pharmacies. Zürn recommande aussi la benzine (1 à 7 grammes) en pilules ou dans de l'huile.

Oxyure vermiculaire (*Oxyuris vermicularis* Brems.). — D'après Zürn, ce Ver, qui est considéré comme exclusivement parasite du gros intestin de l'homme, pourrait se trouver exceptionnellement chez le chien. Il est long de 2 à 3 millimètres (mâle) ou de 9 à 10 millimètres (femelle), de teinte blanche, et renflé à son extrémité antérieure. Peut-être, comme le dit Railliet, s'agit-il de l'*Oxyuris compar*, qui est parasite du chat.

Uncinaire trigonocéphale (*Uncinaria trigonocephala* Rud., *Dochmius trigo-*

nocephalus Rud.). — Corps blanchâtre. Capsule buccale un peu renflée, à paroi ventrale portant de chaque côté de la ligne médiane une lame chitineuse complexe ou « mâchoire », dont l'extrémité libre se termine par trois dents

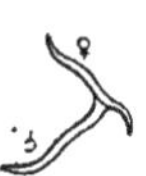

Fig. 203. — Uncinaire ou Dochmie trigonocéphale, mâle et femelle accouplés; grandeur naturelle.

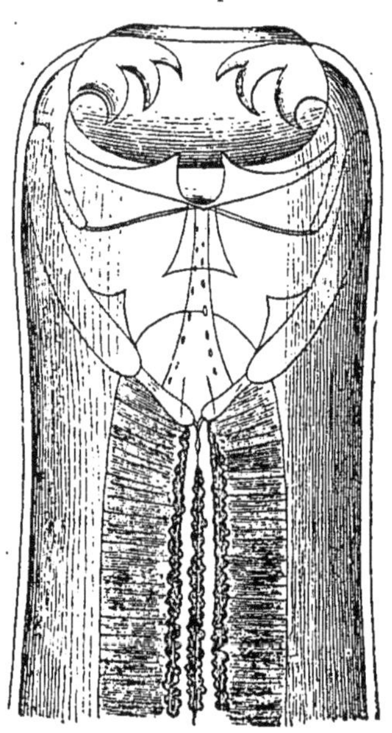

Fig. 204. — Extrémité céphalique de l'Uncinaire ou Dochmie trigonocéphale, vue par la face dorsale, grossie 150 fois (Railliet).

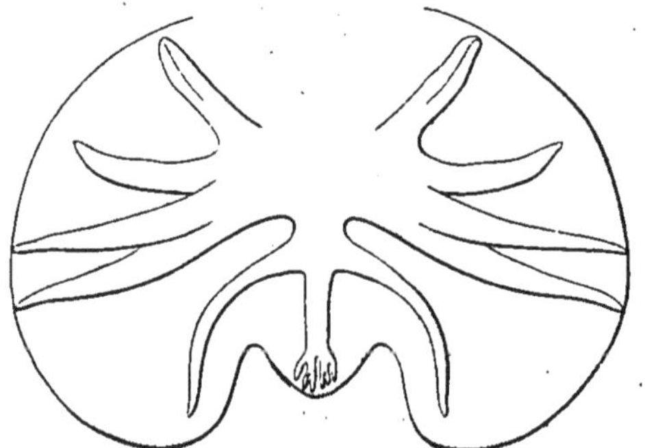

Fig. 205. — Bourse caudale de l'Uncinaire ou Dochmie trigonocéphale, grossie 50 fois (demi-schématique).

recourbées en crochet vers l'intérieur de la bouche et dont les dimensions vont en décroissant de la face dorsale vers la face ventrale. Sur le bord dorsal, il y a, en outre, deux petites dents non recourbées, séparées par une dépression médiane arrondie. Deux papilles latérales opposées au niveau du tiers postérieur de l'œsophage. *Mâle* long de 9 à 12 millimètres; bourse caudale trilobée à lobe médian faible. *Femelle* longue de 9 à 21 millimètres, le plus souvent de 15 à 20; queue obtuse, prolongée par un mucron aigu; vulve vers le tiers postérieur du corps. Œufs ovoïdes, de 74 à 84 μ sur 48 à 54.

Cette espèce habite l'intestin grêle du chien et du renard, en compagnie de la suivante. Elles se fixent à la muqueuse et se nourrissent du sang qu'elles aspirent. Dans certains cas, les individus sont très nombreux et déterminent une affection analogue à celle qui est produite chez l'homme par l'*Uncinaria duodenalis* ou « Ankylostome duodénal », que l'on désigne, selon les pays, sous les noms de *chlorose égyptienne*, d'*anémie intertropicale* (Amérique), d'*anémie des mineurs* et qui a été surtout bien étudiée par Perroncito. C'est en s'inspirant des travaux de ce dernier que Railliet et Trasbot (1) ont, dès 1879, rattaché à la présence de l'*Uncinaria trigonocephala* la forme d'anémie dont les chiens

(1) Trasbot, *Bulletin de la Soc. centr. de méd. vétér.*, 1880, p. 266.

de meute sont fréquemment atteints. Mégnin (1) a particulièrement attiré l'attention sur cette *anémie pernicieuse des chiens de meute*, que l'on désigne souvent encore, en raison d'un de ses symptômes les plus ordinaires, sous le nom de *saignements de nez des chiens de meute.*

Les symptômes sont ceux d'une anémie profonde. Le chien maigrit malgré la conservation de l'appétit; il est triste, nonchalant; des plaques érythémateuses apparaissent en divers endroits du corps, surtout à la pointe des fesses et au nez; celui-ci est souvent enflé, rugueux et laisse écouler un jetage muqueux, sanguinolent, ou bien il est le siège d'une véritable hémorragie. Le sang qui s'écoule est pâle, souvent spumeux. La maladie va continuellement en s'aggravant et se termine par la mort au bout de plusieurs mois. Les animaux, absolument misérables, sont envahis par les Poux et sont couverts de dartres, de rougeurs, d'excoriations, qui contribuent à précipiter leur fin. Dans quelques cas, la marche de l'anémie est plus rapide, aiguë et peut s'accompagner de symptômes nerveux.

Cette affection est facile à confondre avec l'anémie essentielle non parasitaire, qui sévit aussi sur les chiens de meute. La distinction ne peut être donnée que par l'autopsie d'un des sujets malades, ou par l'emploi des anthelminthiques, efficace dans un cas et sans effet dans l'autre. Les Linguatules, par leur présence dans les cavités nasales, peuvent, quoique rarement, donner lieu à une épistaxis. Mais alors le sang est rutilant, il y a de fréquents éternuements et l'état général de la santé n'en est guère troublé.

A l'autopsie, on constate, d'après Mégnin, outre de l'aglobulie et de la leucocythémie, une hypertrophie des ganglions mésentériques, et une altération marquée de la muqueuse de l'intestin grêle et du cæcum : elle est considérablement épaissie, marbrée de larges taches rougeâtres; les villosités sont quintuplées de volume et injectées par les globules rouges arrêtés dans leurs vaisseaux. Cette lésion de la muqueuse est d'autant plus étendue que la maladie est plus ancienne. Elle débute par le duodénum et s'étend ensuite au reste de l'intestin grêle. Dans les parties relativement saines, on voit une foule de petits points hémorragiques, et à leur voisinage une ou plusieurs Uncinaires fréquemment accouplées. Le nombre en est d'autant plus considérable que l'étendue de la muqueuse saine est plus grande, et par conséquent il est plus élevé chez les chiens récemment malades que chez ceux qui le sont depuis longtemps, et qui présentent à peine quelques parasites dans l'iléon.

L'anémie pernicieuse ne sévit guère que sur les chiens de chasse, qui vivent en meute. Elle ne paraît pas s'attaquer de préférence à telle ou telle race, au contraire de l'anémie essentielle qui sévit à peu près

(1) Mégnin, Railliet, Trasbot, *Bull. de la Soc. centrale de méd. vétér.*, 1882, p. 408. — Discussion, p. 417 et 487.

exclusivement sur les chiens bâtards (croisement de chiens français avec les anglais). L'humidité est une des circonstances qui favorisent l'extension de cette maladie, lui permettent de sévir sous la forme épizootique et de détruire ou de compromettre gravement des meutes de grande valeur. Leuckart (1) a étudié l'évolution de l'Uncinaire trigonocéphale. Elle est analogue dans ses traits généraux à celle de l'Ankylostome de l'homme, telle qu'elle a été établie par les recherches de Perroncito (2).

Le vitellus des œufs de l'Uncinaire trigonocéphale se segmente entièrement dans l'oviducte de la mère, jusqu'à réaliser le stade *morula*. Leur évolution ne se continue pas dans l'intestin du chien, mais à la suite de leur évacuation avec les excréments. Mis en incubation dans l'eau, à une température convenable, ils montrent bientôt un embryon dans leur intérieur, et ils éclosent après deux ou trois jours. Les larves rhabditiformes qui en sortent ont 300 μ de long sur 95 μ de large; leur extrémité postérieure est allongée en une queue effilée. Ces larves s'accroissent en subissant deux ou trois mues, et elles atteignent l'état adulte en passant avec les boissons dans l'intestin des chiens, sans avoir besoin d'un hôte intermédiaire. Huit jours après cette migration passive, elles ont atteint 560 μ à 1 millimètre et se sont rapprochées de la forme définitive par certains détails d'organisation, mais sans avoir subi de mue, selon toute probabilité. Le neuvième ou le dixième jour, l'ancien tégument chitineux est dépouillé, la capsule buccale apparaît, et alors seulement on peut reconnaître le groupe auquel le Ver appartient. Celui-ci demeure sous cette forme pendant trois à quatre jours, acquérant sa taille définitive; puis, par une seconde mue, il prend les caractères de l'individu sexué. Ces détails, et particulièrement le rôle de l'eau dans l'évolution de l'Uncinaire trigonocéphale, montrent que l'infection a lieu très probablement par l'intermédiaire des boissons, et que les chiens se contaminent les uns par les autres en répandant les œufs de leurs parasites dans les rigoles de leur chenil.

Lorsque l'anémie pernicieuse vient à sévir dans une meute, on doit apporter le plus grand soin à la propreté du chenil, faire des lavages à grande eau pour entraîner au loin les parasites et leurs œufs, surveiller les animaux pour s'assurer qu'ils ne boivent que de l'eau de bonne origine et à l'abri des impuretés venues des malades.

Ceux-ci seront traités par des anthelminthiques. Mégnin recommande le kamala à la dose de 3 à 4 grammes, additionnés de 0 gr. 50 de calomel, et l'arsenic (5 à 6 milligrammes). Perroncito a obtenu de remarquables succès dans l'anémie parasitaire des mineurs avec l'extrait éthéré de fougère mâle à la dose de 15 à 30 grammes; on pourra aussi y avoir recours avec confiance. Enfin, on travaillera à relever les forces

(1) Leuckart, *Die menschlichen Parasiten*, t. II, Leipzig, 1876, p. 433.
(2) Perroncito, *I Parassiti dell' uomo*, etc., Milano, 1882, p. 342.

des malades en leur donnant une nourriture très alibile, le lait et surtout la viande de cheval crue.

« **Uncinaire sténocéphale** (*U. stenocephala* Rail.). — Corps plus grêle que dans l'espèce précédente. Tête assez étroite. Capsule buccale portant de chaque côté de sa paroi ventrale une lame chitineuse à tranchant arrondi, au-dessous de laquelle on distingue une dent recourbée en crochet. Le bord dorsal offre une dépression médiane, mais pas de dents saillantes. *Mâle* long de 6 à 8 millimètres; bourse caudale trilobée,

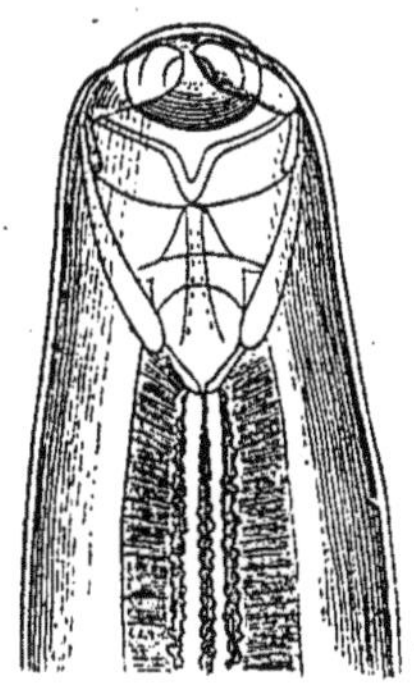

Fig. 206. — Extrémité céphalique de l'Uncinaire ou Dochmie sténocéphale, vue par la face dorsale, grossie 150 fois (Railliet).

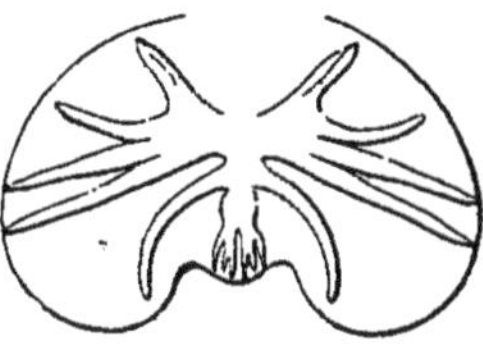

Fig. 207. — Bourse caudale de l'Uncinaire ou Dochmie sténocéphale, grossie 50 fois (demi-schématique) (Railliet).

à lobe médian faible. *Femelle* longue de 8 à 10 millimètres; queue prolongée par un mucron aigu; vulve située vers le tiers postérieur du corps. Œufs ovoïdes, de 63 à 67 μ sur 32 à 38. » (Railliet).

Cette espèce a été trouvée par Railliet (1) en compagnie de l'Uncinaire trigonocéphale. Elle lui paraît jouer un rôle au moins aussi actif que sa congénère dans le développement de l'anémie des meutes. Elle a sa part dans les considérations précédentes.

Trichocéphale déprimé (*Trichocephalus depressiusculus* Rud.). — Cette espèce a de grandes affinités avec le *Trich. affinis* des ruminants, comme avec le *Tr. dispar* de l'homme. Le mâle et la femelle ont, l'un et l'autre, 45 à 75 millimètres de longueur. Le spicule du mâle est plus long encore que chez le *Tr. affinis*, et sa gaine, tubuleuse, est munie d'épines mousses seulement dans la moitié la plus rapprochée du cloaque, le reste étant lisse. Les œufs sont longs de 70 à 80 μ, larges de 32 à 35 μ.

Le *Tr. depressiusculus* vit au fond du cæcum du chien, où il n'est pas absolument rare. On l'a trouvé souvent chez les chiens atteints de l'anémie des meutes, mais il ne paraît jouer qu'un rôle tout à fait secondaire dans le développement de cette affection. Selon Mégnin, sa présence en quantité assez considérable à la surface de la muqueuse du cæcum déterminerait une turgescence inflammatoire de cet organe, une véritable typhlite, quelquefois accompagnée de son invagination.

Railliet (2) a obtenu le développement expérimental du Trichocéphale

(1) A. Railliet, *Bull. de la Soc. cent. de méd. vétér.*, 1884, p. 452.
(2) A. Railliet, *Bull. de la Soc. cent. de méd. vétér.*, 1884, p. 449.

du chien. Des œufs de cette espèce, recueillis au mois de février et conservés dans l'eau, ont mis cinq mois à évoluer jusqu'à la formation complète de l'embryon. Ingérés alors par un chien, ils ont donné des Trichocéphales qui avaient atteint leur entier développement au bout de trois mois. Cette expérience confirme celles de Leuckart sur le *Tr. affinis* des ruminants et le *Tr. crenatus* du porc. Elle montre que les Trichocéphales se développent directement, sans hôte intermédiaire, que le développement embryonnaire a lieu tout entier à l'extérieur, et que l'embryon est appelé à passer dans le tube digestif de son hôte alors qu'il est encore enveloppé de sa coque. Elle établit aussi que le développement embryonnaire est tout au plus suspendu par la dessiccation et explique avec quelle facilité peut avoir lieu l'infection spontanée. Railliet a trouvé dans le jéjunum d'un furet un Trichocéphale femelle, qui paraît appartenir à la même espèce que celui du chien (*In litt.*).

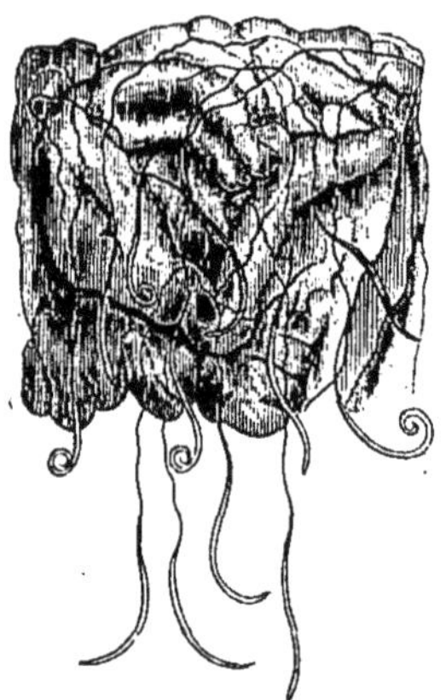
Fig. 208. — Fragment de cæcum du chien dans lequel sont fixés des *Trichocephalus depressiusculus*. Grandeur naturelle (Railliet).

« **Filaire hépatique** (*Filaria hepatica* Cobbold). — Cobbold donne ce nom à des Vers trouvés par Mather enkystés dans la muqueuse intestinale et les conduits biliaires d'un chien. Il ne s'agit probablement que d'une forme larvaire » (Railliet).

Art. VII. — Parasites de l'intestin du chat.

Sporozoaires. — **Coccidie de Rivolta** (*Coccidium Rivolta* Grassi). — Le *Coccidium Rivolta* a de grandes analogies avec la forme signalée plus haut chez le chien sous le nom de *Cocc. perforans*. Elle accomplit aussi les premières phases de son évolution à l'intérieur même des cellules épithéliales. Lorsqu'elle s'est enkystée, c'est-à-dire entourée d'une enveloppe ou coque à double contour, elle est mise en liberté, par rupture de la cellule, et se présente alors sous la forme d'un corps ovale ou elliptique de 27 à 30 μ de long sur 22 à 24 μ de large. C'est sous cet état qu'on la retrouve dans le contenu de l'intestin et dans les excréments. Les phases ultérieures du développement s'observent quand on place les Coccidies dans l'eau : la masse enkystée se divise en deux, puis en quatre spores, dont chacune semble renfermer quatre corpuscules falciformes. La Coccidie arrivée ainsi au terme de son développement meurt et se décompose. Grassi a fait avaler sans résultat à deux jeunes chats des kystes parvenus à cette période (1).

Finck avait attribué un rôle prépondérant dans le phénomène de l'absorption des matières grasses à des corpuscules qui remplissaient les villosités intestinales chez un chat, et qui n'étaient que des Coccidies. Elles différaient

(1) Grassi, *Sur quelques protistes endoparasites*, etc., in *Archives ital. de biologie*, t. II, 1882, p. 402 et t. III, 1883, p. 23; 1882, p. 439 (cité par Railliet).

du *Coccidium Rivolta* par leurs dimensions, qui étaient de 80 à 100 μ pour la longueur et de 70 à 90 μ pour la largeur (1).

Infusoires. — On trouve, mais assez rarement, chez le chat, un Infusoire flagellé, le *Lamblia intestinalis* R. Bl. (2), que l'on rencontre encore chez l'homme et surtout chez la souris et diverses espèces de rats, et qui est très commun quand ces animaux sont un peu vieux. Il peut être comparé à une poire divisée en deux suivant son axe principal : la base est en avant et le sommet en arrière. Les deux cinquièmes antérieurs sont échancrés et déprimés en une sorte de ventouse réniforme et transversale. Le corps est long de 5 à 10 μ et large de 4 à 6 μ. Il est ordinairement muni de huit flagellums plus longs que le corps ; deux s'attachent à l'extrémité postérieure, les six autres sont disposés symétriquement de chaque côté et insérés sur le bord de la ventouse.

Cet Infusoire habite de préférence le duodénum et le jéjunum, souvent appliqué par sa ventouse contre les cellules de l'épithélium intestinal. Il ne semble pas que son hôte en soit incommodé.

Cestodes. — Trois espèces de Ténias et un Bothriocéphale vivent dans l'intestin du chat. Des trois Ténias, l'un est un Cystoténien, le second est un Cystoïdoténien et le troisième se confond avec le *T. litterata* du chien.

1° **Ténia à col épais** (*Tænia crassicollis* Rud.). — Ver long de 15 à 60 centimètres et présentant les caractères généraux des Ténias cystoténiens du chien. Tête hémisphérique, large de 1mm5, suivie d'un cou aussi large ou plus large qu'elle, sans rétrécissement intermédiaire. Double couronne de 26 à 52 crochets (le plus souvent 34), les grands longs de 380 à 420 μ, les petits de 250 à 270 μ. Derniers anneaux longs de 8 à 10 millimètres, larges de 5 à 6 millimètres. Œufs globuleux de 31 à 37 μ de diamètre.

Ce Ténia est représenté à l'état vésiculaire par le *Cysticercus fasciolaris* Rud., qui habite le foie des rats, souris, surmulots, campagnols et rats d'eau. Ce Cysticerque, toujours pelotonné dans un kyste dont sa présence a provoqué la formation, est remarquable par sa forme allongée et le peu de développement de sa vésicule. Sa longueur varie entre 3 et 20 centimètres et davantage. La vésicule est globuleuse ou ovoïde et a souvent à peine le volume d'un pois. Elle termine une chaîne d'anneaux nettement formés, courts et assez larges, sans trace d'organes génitaux. A l'extrémité antérieure, large de 4 à 5 millimètres, se voit la fente au fond de laquelle la tête est invaginée. Dès 1844, von Siebold avait vu ce Cysticerque se transformer en *Tænia crassicollis* dans l'intestin du chat. D'après Leuckart, tous les anneaux disparaissent alors, et le scolex en forme de nouveaux. Baillet a montré que

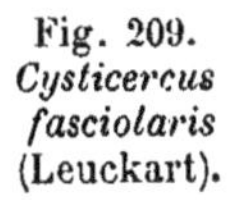

Fig. 209. *Cysticercus fasciolaris* (Leuckart).

(1) H. Finck, *Sur la physiologie de l'épithélium intestinal.* Thèse de Strasbourg, 1854 (cité par Davaine, *Tr. des entozoaires*, 2e édit., Paris, 1877, p. 263).

(2) R. Blanchard, *Traité de zoologie médicale*, 1886, p. 89, et *Bulletin de la Société zoologique de France*, 10 janvier 1888.

l'on donne le *Cyst. fasciolaris* aux rats en leur faisant prendre des anneaux mûrs de *T. crassicollis*.

Le Ténia à col épais est assez commun dans l'intestin grêle du chat, et il peut, par son grand nombre, déterminer une maladie grave. Romano (1) a publié l'observation d'une épizootie causée chez les chats par cette espèce. Les animaux mouraient après avoir présenté les symptômes suivants : diminution graduelle, puis perte complète de l'appétit; abdomen rétracté; un peu de diarrhée au début, puis constipation; salivation abondante; parfois contraction spasmodique des muscles de la lèvre supérieure; grande prostration; abolition de la vue. Quelques malades n'entendaient plus ou ne paraissaient plus entendre la voix de leur maître; certains vomissaient et éprouvaient un soulagement passager. Des phénomènes nerveux, des convulsions épileptiformes et plus souvent des coliques se sont aussi fait remarquer. Une épizootie semblable a sévi en 1874 sur les chats de la Forêt-Noire (2).

A l'autopsie des animaux qui ont succombé, on trouve, outre les Ténias, depuis l'estomac jusqu'au milieu de l'intestin grêle, une entérite chronique et un violent catarrhe gastrique.

Les crochets des Ténias sont profondément implantés dans la muqueuse (Zürn). Perroncito (3) a de la tendance à attribuer au *T. crassicollis* une déchirure des parois intestinales qu'il a constatée à l'autopsie d'un chat, et il dit que Grassi et C. Parona ont observé un fait analogue. Zschokke (4) considère aussi ce Ténia comme une cause fréquente de la mort du chat.

Cet animal contracte le *T. crassicollis* en mangeant des rats ou des souris qui logent dans leur foie le *Cysticercus fasciolaris*. Dans l'observation de Romano, les chats avaient précisément eu à combattre des bandes de rats qui avaient pullulé cette année, et c'étaient les meilleurs chasseurs qui avaient succombé à l'épizootie.

Baird a signalé un *T. semiteres*, de l'intestin du chat ; ce n'est qu'une forme monstrueuse du *T. crassicollis*.

2° **Ténia elliptique** (*T. elliptica* Batsch). — C'est un Cystoïdoténien très voisin du *T. cucumerina* du chien, avec lequel il a les plus grandes ressemblances. Il mesure 10 à 32 centimètres de longueur et 3 millimètres au plus dans sa plus grande largeur. Les œufs, plus gros que ceux du *T. cucumerina*, ont 49 à 54 μ de diamètre.

Plusieurs auteurs sont portés à considérer ces deux Ténias comme ne formant qu'une seule espèce. R. Leuckart les sépare, au contraire,

(1) Romano, *Giorn. di med. veter. pratica*, août 1877; et *Journal de méd. vétér. et de zootechnie*, Lyon, 1878, p. 196.
(2) Lydtin, *Mittheilungen ü. d. badische Veterinärwesen*, Carlsruhe, 1882 (cité par H. Pütz, *Die Seuchen und Herdekrankheiten*, 1882, p. 673).
(3) E. Perroncito, *Il medico veterinario*, 1886, p. 71.
(4) Zschokke, *Schweizer-Archiv f. Thierheilk.* 1885, p. 122.

surtout à cause du développement plus rapide, qui, chez le *T. elliptica*, préside à la maturité des anneaux et ne lui permet pas d'atteindre une aussi grande longueur. Krabbe appuie cette manière de voir sur ce fait qu'en Irlande il n'a jamais rencontré le *T. elliptica* chez les chats, tandis que le *T. cucumerina* est très commun chez les chiens. Au contraire, à Copenhague, il l'a trouvé sur la moitié des chats, logé dans les deux tiers postérieurs de l'intestin grêle. En général, il n'y en avait pas plus de 50, quoiqu'il ne fût pas rare de les compter par centaines; une fois il y en eut 500, une autre fois 600.

Ténia inscrit (*T. litterata* Göze). — Baillet, qui, le premier, a rencontré ce Ténia chez le chat, lui donnait le nom de *T. pseudo-elliptica*, de même qu'il appelait *T. pseudo-cucumerina* celui qu'il avait trouvé chez le chien. On les considère généralement comme identiques, quoique, selon Baillet, les œufs soient ici plus petits (31 à 36 μ). Ce Ver se rencontre quelquefois à Toulouse. Krabbe l'a vu chez plus du tiers des chats qu'il a examinés en Islande, tandis qu'il ne l'avait jamais rencontré à Copenhague, ni sur les chats ni sur les chiens. Chez le chat, il mesurait jusqu'à 65 centim. et il y en avait ordinairement plusieurs, mais jamais plus de 20.

De ces trois espèces de Ténias, la seule intéressante jusqu'ici pour la pathologie est le *T. crassicollis*. C'est la seule qui nécessite parfois une intervention thérapeutique. On aura recours aux vermifuges indiqués pour les Ténias du chien, en les donnant à doses moitié moindres.

Bothriocéphale du chat (*Bothriocephalus Felis* Creplin). — En 1825, Creplin avait trouvé deux jeunes Bothriocéphales dans l'intestin d'un chat à Greifswald. Ils mesuraient l'un 4, l'autre 7 millimètres de long. Ercolani en a décrit un qui avait atteint 65 millimètres. Krabbe en a recueilli cinq individus dans l'intestin grêle de deux chats domestiques, à Copenhague; ils mesuraient 15 à 22 centimètres. Zschokke en a également rencontré. Ces Bothriocéphales que, faute d'une étude suffisante, on réunit sous le nom de *B. Felis*, se rapprochent beaucoup du *B. latus* de l'homme et du chien, par leurs caractères généraux, sinon par leur taille. Leurs œufs sont plus petits, n'ayant que 50 à 60 μ de longueur. On ne rattache aucun trouble morbide à la présence du Bothriocéphale du chat.

NÉMATODES. — **Ascaride à moustaches** (*Ascaris mystax* Zeder) (fig. 202). — Cette espèce présente les caractères de l'Ascaride du chien, qui n'en est qu'une variété plus grande. Celui du chat a 4 à 6 centimètres (mâle) ou 4 à 10 centimètres (femelle).

L'*Ascaris mystax* se rencontre surtout chez les jeunes chats. Il se trouve dans l'intestin grêle, quelquefois dans l'estomac. Il peut alors déterminer des vomissements; il trouble rarement la santé de son hôte. Krabbe a trouvé ce parasite chez plus de 50 chats sur 100 qu'il a examinés. Les individus au-dessous de trois ans en étaient affectés 17 fois sur 19, les autres 8 fois sur 24. Le nombre en était ordinairement inférieur à 10, quelquefois de 20 à 30, une fois de 80.

Oxyuris compar Leidy. — La femelle, seule connue, a 8 à 15 millimètres de longueur. Elle a été trouvée en 1856, à Philadelphie, par Leidy, dans l'intestin grêle du chat, en compagnie du *Tænia crassicollis*.

Uncinaire trigonocéphale (*Uncinaria trigonocephala* Rud.). — C. Parona et Grassi ont fait connaître (1) une anémie pernicieuse qui sévit sur les chats en Italie et l'ont rapportée à un Ver qu'ils ont nommé *Dochmius balsami*. Il joue ici le rôle qui revient à l'Ankylostome duodénal dans l'anémie des mineurs et à l'*Uncinaria trigonocephala* dans l'anémie pernicieuse des chiens de meute. Or, Railliet a pu s'assurer, *de visu*, grâce à l'obligeance du professeur Parona, que le *Dochmius balsami* ne diffère pas sensiblement de l'*Uncinaria trigonocephala*. Il se confond probablement aussi avec le *Strongylus tubæformis* Zeder. C'est donc sous le nom de l'Uncinaire trigonocéphale que doit être décrite l'anémie pernicieuse des chats.

Cette maladie s'accuse par un affaiblissement progressif, très lent ; souvent le chat en est atteint depuis 4 à 5 mois sans que l'amaigrissement soit sensible. Une diarrhée noirâtre, généralement intense, l'épuise peu à peu ; la queue en est constamment souillée. Enfin l'inappétence entrant en ligne, et des vomituritions ou des vomissements survenant, l'animal est amené peu à peu à la mort par épuisement. Dans les cas très graves, cette terminaison survient après un mois de diarrhée. D'autres fois, il y a des alternatives d'aggravation et d'amélioration. Souvent la maladie n'est reconnue que plusieurs mois après son début. Quelquefois la guérison se produit après des aggravations inquiétantes.

Le diagnostic repose sur la constatation des symptômes précédents et de la présence d'œufs d'Uncinaire trigonocéphale dans les produits diarrhéiques; on peut y reconnaître aussi le parasite adulte, et cela est surtout possible après l'administration d'un anthelminthique. Pour établir le pronostic, il faut tenir compte de la quantité relative d'œufs et de Vers trouvés dans les excréments.

L'autopsie montre toutes les lésions de l'anémie, et les Helminthes localisés dans l'intestin grêle à une distance de 20 à 60 centimètres de l'estomac. Ils peuvent être groupés dans quatre ou cinq zones ou, s'ils sont nombreux, répandus sur la moitié de la longueur de l'intestin. On en trouve quelquefois jusqu'à 200 et même plus. Ils sont flottants dans le liquide intestinal ou adhèrent à la muqueuse, souvent avec beaucoup d'énergie. Ils sont blancs, ou noirâtres, ou rouges, selon qu'ils sont vides ou repus de sang. La muqueuse est piquetée de points hémorragiques, et l'on retrouve dans le côlon des aliments imprégnés de sang.

Le traitement à employer est le même que pour l'anémie pernicieuse des chiens de meute, les doses étant réduites de moitié.

(1) C. Parona et B. Grassi, *Rendiconti del R. Istituto Lombardo*, ser. 2ª, vol. X, fasc. 6. — B. Grassi, *Giorn. di anat., fisiol. e patol. degli animali*, 1878, p. 349

Autres Nématodes. — Leidy a décrit (1) sous le nom de *Trichosoma lineare* un Nématode dont il avait recueilli sept exemplaires dans l'intestin grêle du chat : « Corps filiforme, à peu près également atténué vers les extrémités. Extrémité caudale de la *femelle* enroulée en spirale; queue incurvée, obtuse, avec deux pointes coniques sur la face ventrale. Extrémité caudale du *mâle* spiralée; queue longue, conique, aiguë; orifice génital à une grande distance de l'extrémité de la queue. Longueur, $7^{mm}6$ (femelle) et $3^{mm}8$ (mâle); largeur, $0^{mm}35$ (femelle) et $0^{mm}21$ (mâle). »

Railliet dit que le musée d'Alfort possède des spécimens de *Spiroptera sanguinolenta* (V. p. 340) indiqués comme provenant de l'intestin du chat.

On peut trouver dans le même organe des embryons d'*Ollulanus tricuspis* (V. p. 342) lorsque les adultes occupent l'épaisseur de la muqueuse gastrique.

Art. VIII. — Parasites de l'intestin du lapin.

Cryptogames. — C'est surtout chez le lapin que l'on rencontre fréquemment le *Saccharomyces guttulatus* Ch. Rob. déjà mentionné à propos du bœuf, du mouton et du porc. Il se trouve dans le contenu intestinal et stomacal. Remak l'a vu aussi dans les plaques de Peyer du cæcum, et même dans l'épaisseur de la muqueuse de l'intestin grêle, formant des groupes coniques ou bifurqués, enveloppés d'une membrane kystique, et dirigés parallèlement aux glandes de Lieberkühn.

Sporozoaires. — Plusieurs observateurs ont rencontré dans l'intestin du lapin des Coccidies (*Coccidium*), indépendantes de celles (*C. oviforme*) que l'on trouve si souvent dans le foie de cet animal; elles se conduisent à la manière du *C. perforans* de l'homme et du chien ou du *C. Rivolta* du chat.

« Kölliker a trouvé les villosités intestinales du lapin distendues par des Coccidies qui siégeaient dans l'intérieur des cellules épithéliales, et Lieberkühn a donné des dessins qui indiquent une disposition toute semblable... Chez un lapin dont les canaux biliaires ne présentaient rien d'anormal, Klebs a observé çà et là, sur toute la longueur de l'iléon, des taches blanches, irrégulières, larges de 2 à 6 millimètres, et au niveau desquelles la muqueuse était épaissie : le chorion était rempli de Coccidies, aussi bien dans la villosité que dans l'intervalle des glandes de Lieberkühn; ces parasites s'observaient encore dans les cellules épithéliales, qui s'étaient considérablement distendues et qui renfermaient un à trois corpuscules oviformes..... E. Neumann a vu enfin l'épithélium intestinal du lapin se desquamer sous l'influence des Coccidies qui en occupaient les cellules ; ces parasites mesuraient 24 μ sur 12 μ et pouvaient se rencontrer au nombre de 2 à 6 par cellule. D'autres observateurs, comme Stieda et Waldenburg, ont fait des constatations analogues. » (2)

(1) J. Leidy, *A Synopsis of Entozoa...* (*Proceedings of the Academy of Natural Sciences*, t. VIII, 1856, p. 54).

(2) R. Blanchard, *Traité de zoologie médicale*, Paris, 1886, p. 49.

INFUSOIRES. — Parmi les Infusoires flagellés, le genre *Hexamita* Dujardin se caractérise par la présence de quatre flagellums en avant et de deux prolongements filiformes en arrière. Davaine (1) décrit, avec beaucoup de doute, sous le nom d'*Hexamita duodenalis*, un animalcule qu'il a vu en nombre considérable dans le mucus du duodénum d'un lapin récemment tué et tout chaud. Le corps, qui a 10 à 20 μ de diamètre, est arrondi ou pyriforme. Il est doué d'une locomotion extrêmement rapide et, pendant ses mouvements, sa partie antérieure rentre, comme par une sorte d'invagination, plus ou moins dans la partie postérieure, et alors l'Infusoire prend la forme d'une coupe dont l'ouverture est toujours dirigée en avant.

CESTODES. — On trouve quelquefois dans l'intestin grêle du lapin domestique, plus souvent chez les lièvres et les lapins de garenne, le **Ténia pectiné** (*Tænia pectinata* Gœze). Il appartient au groupe des Anoploténiens. Il est très variable dans ses caractères, et c'est probablement à juste titre que Riehm (2) a réparti en cinq espèces les Ténias des lièvres et des lapins. Deux d'entre elles ont les pores génitaux unilatéraux : *T. rhopalocephala* (du lièvre) et *T. rhopaliscephala* (du lapin de garenne); il faut y ajouter le *T. Wimerosa* Moniez (du lapin de garenne). Les trois autres ont les pores génitaux bilatéraux : *T. Leuckarti* (du lapin de garenne), *T. pectinata* (du lièvre) et *T. latissima* (du lapin de garenne). La distinction entre les trois dernières espèces paraît un peu forcée. Il reste à savoir à laquelle devra être rapporté le Ténia que l'on trouve quelquefois dans l'intestin grêle du lapin domestique.

La longueur de ces Ténias de Riehm varie, selon l'espèce, entre 40 centimètres et 1 mètre, leur largeur entre 5 et 14 millimètres. Le *Tænia Wimerosa* mesure à peine 1 centimètre de long sur 1mm5 de large et son corps est formé d'une dizaine d'anneaux seulement.

ACANTHOCÉPHALES. — Bellingham a signalé, sans en donner la description, un Echinorynque (*Echinorhynchus cuniculi* Bell.) qu'il a trouvé dans l'intestin grêle du lapin domestique.

NÉMATODES. — **Oxyure ambigu** (*Oxyuris ambigua* Rud., *Passalurus ambiguus* Duj.). — C'est un Ver blanc, fusiforme, long de 3 à 5 millimètres (mâle) ou de 8 à 11 millimètres (femelle), terminé dans l'un et l'autre sexe par une queue subulée ou brusquement amincie, longue de 0mm 20. Il habite le gros intestin et le cæcum du lapin et du lièvre. Il paraît assez commun en France chez le lapin domestique. A Vienne, d'après Dujardin, on l'y a trouvé 12 fois sur 125.

Strongle rayé (*Strongylus strigosus* Duj.). — Corps rouge, en partie jaunâtre; tégument rayé en long par 40 à 60 lignes saillantes, qui sont finement denticulées par les stries transversales. Mâle long de 13 à 16 millimètres, pourvu de deux spicules longs et grêles. Femelle longue de 13 à 20 millimètres. — Ce Strongle n'était signalé que comme habitant le cæcum et le côlon du lapin de garenne. Railliet l'a trouvé à Alfort dans l'estomac d'un lapin domestique. Perroncito l'a observé de même à Turin. Il ne doit pas être confondu avec le *Str. retortæformis* Zeder, à spicules épais, courts et tordus, qui habite l'intestin grêle du lièvre et du lapin de garenne. Railliet (*in litt.*) a cependant trouvé cette dernière espèce dans l'intestin grêle du lapin domestique.

Trichocéphale unguiculé (*Trichocephalus unguiculatus* Rud.). — Cette espèce est surtout caractérisée par la ténuité du spicule et de sa gaine, qui est lisse. Le mâle et la femelle ont 3 à 4 centimètres de longueur. On les trouve dans le gros intestin et surtout le cæcum du lièvre et du lapin tant domestique que sauvage (Schneider).

(1) Davaine, art. *Monadiens* (*Dict. encycl. des sciences médicales*, 2e sér., t. IX, 1875, p. 128.)

(2) G. Riehm, *Studien in Cestoden*, Halle, 1881.

Anguillule intestinale du lapin. — Espèce observée par Grassi et Perroncito (1), dans la moitié postérieure du duodénum, dans le jéjunum et quelquefois dans la première partie de l'iléon. La femelle seule paraît connue. Elle est longue de 0mm 37 en moyenne, dont l'œsophage occupe près du cinquième. Cet œsophage est triquètre, graduellement renflé en arrière, sans armature chitineuse. Ovaire double; vulve située vers le tiers postérieur du corps, entourée de papilles. Œufs ovoïdes, longs de 40 μ, larges de 20 μ.

Les quatre espèces de Nématodes que nous venons de mentionner n'ont pas été considérées jusqu'à présent comme jouant un rôle pathogène.

Cobaye. — On n'a pas signalé d'Helminthe dans l'appareil digestif du cochon d'Inde, mais seulement deux Infusoires flagellés, trouvés par Davaine dans le gros intestin de cet animal.

Monas caviæ Dav. — Corps de volume un peu variable suivant les individus, de forme sphérique, irrégulière, long de 10 μ, pourvu d'un seul flagellum situé en avant, un peu épaissi à la base, presque deux fois aussi long que le corps et mobile dans toute son étendue. Davaine l'a trouvé en quantité considérable immédiatement après la mort. Par leur nombre et leurs mouvements, ces Monades donnaient au liquide soumis au microscope un bouillonnement singulier.

Trichomonas caviæ Dav. (*Cimænomonas* (?) *caviæ* Grassi). — Corps de volume et de forme variables, assez souvent ovoïde et s'amincissant peu à peu pour se terminer par un flagellum plus épais à sa base et au moins aussi long que le corps; mouvement ondulatoire rapide sur le contour, paraissant dû à des cils vibratiles (?) sans cesse agités et dont la base plus épaisse se laisse seule apercevoir de temps en temps. Longueur des individus les plus gros 20 μ; largeur 10 μ. — Trouvés en grand nombre à Paris, dans le gros intestin d'un cobaye tué tout récemment et encore chaud.

B. — OISEAUX DOMESTIQUES.

Art. I. — Parasites de l'intestin de la poule.

Infusoires. — Eberth a signalé, dans l'intestin de plusieurs oiseaux et notamment de la poule, un infusoire que Künstler rapporte décidément au genre *Trichomonas* (*Tr. Eberthi* Sav. Kent). Il est remarquable par la présence d'une membrane ondulante, très plissée, très saillante, située le long du corps.

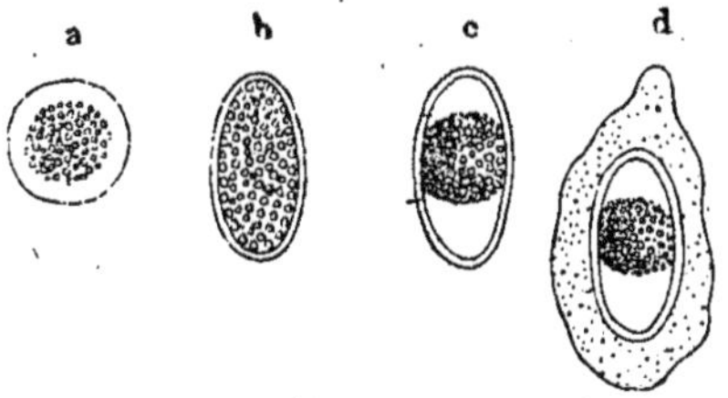

Sporozoaires. — Rivolta, Silvestrini, Perroncito, etc., ont rencontré dans l'intestin de la poule des Coccidies qui doivent peut-être se rapporter au *Coccidium perforans* (p. 396) dont nous avons parlé, à propos des parasites intestinaux du chien.

Fig. 210. — *Coccidium perforans*, de l'intestin de la poule, d'après Perroncito.

a, *b*, Coccidies extraites des cellules épithéliales de l'intestin et représentant les premières phases du développement. — *c*, Coccidie adulte enkystée, trouvée en liberté dans l'intestin. — *d*, Coccidie adulte enkystée dans une cellule épithéliale grossie et déformée.

Sous le nom de *Gregarina avium intestinalis*, Rivolta a donné la description de Psorospermies enkystées dans le tissu conjonctif sous-muqueux de l'intestin des gallinacés de basse-cour. Elles se montrent sous la forme d'utricules ou kystes globu-

(1) Perroncito, *I Parassiti dell' uomo e degli animali utili*, Milano, 1882, p. 382.

leux, ovales ou un peu allongés, ayant de 40 à 48 μ de diamètre en moyenne. Elles sont limitées par une membrane mince et homogène, et sont remplies de spores (pseudonavicelles) allongées, droites ou légèrement courbées, un peu acuminées à une extrémité. Chacune de ces spores a un contenu granuleux et creusé de vacuoles. Elles mesurent 11 μ, 50 à 14 μ, 25.

Ces spores, introduites dans l'intestin avec les aliments, traversent la muqueuse, arrivent au tissu conjonctif des parois intestinales, s'y développent et s'enkystent. Il en résulte la formation de ponctuations blanchâtres, discrètes ou confluentes, formées par des « Grégarines » agglomérées, que l'on trouve répandues sur toute la longueur de l'intestin. Cet organe ne peut plus remplir ses fonctions, les oiseaux sont pris par la diarrhée, deviennent tristes, perdent l'appétit et meurent dans le marasme.

Cette affection sévit le plus souvent sous la forme épizootique. Elle coïncide ordinairement avec la psorospermose cutanée, buccale, pharyngienne, dont nous avons parlé. Les processus pathologiques qui l'accompagnent et qui peuvent s'étendre au foie et au poumon ont de grandes ressemblances avec la diphtérie et la tuberculose des oiseaux. Il est souvent impossible de déterminer ce qui revient à chaque entité morbide, et l'on comprend que Mégnin et Cornil (*loc. cit.*), que Léniez (1) et d'autres soient portés à considérer cet ensemble comme une seule affection, qu'ils nomment *tuberculo-diphtérie*. Malheureusement ces auteurs, tout en montrant qu'ils avaient eu réellement affaire à de la tuberculose et à la diphtérie, n'ont pas établi les différences ou les rapports de ces affections avec la psorospermose, ni les apparences histologiques qui avaient pu faire croire à cette dernière affection; ils n'ont pas justifié péremptoirement l'opinion qui les porte à la rayer des cadres nosologiques. L'obscurité qui règne encore sur ce sujet explique la concision avec laquelle nous en parlons.

CESTODES. — Dix espèces de Cestodes (neuf Ténias et un Bothriocéphale) ont été décrites comme parasites de la poule.

Mais les nombreuses formes de Ténias signalées chez cet oiseau sont souvent difficiles à distinguer les unes des autres; la plupart ont été incomplètement décrites; de plus, les crochets dont la tête est armée sont d'ordinaire très caducs, et après leur chute la physionomie du scolex est si modifiée qu'on a peine à reconnaître l'espèce; enfin ces Ténias étant peu fréquents, les occasions manquent pour en établir solidement l'histoire naturelle. Ils peuvent toutefois, dans certains cas, exister en abondance et être même l'origine d'une sorte de téniasis épizootique (2).

1° *Tænia infundibuliformis* Göze, nec Duj. — Longueur 20 à 130 millimètres, par exception 230 millimètres. Largeur 1 à 2 millimètres. Tête ovale, un peu aplatie, longue de 0mm50. Rostellum long, rétractile et protractile, cylindrique ou hémisphérique, portant une couronne simple de 16 à 20 crochets (d'après Krabbe, 30 d'après d'autres auteurs), longs de 20 à 27 μ. Ventouses faibles, cou court. Premiers anneaux très courts; les suivants infundibuliformes, le bord antérieur étant plus étroit que le bord postérieur. Pores génitaux simples, irrégulièrement alternes. — Assez souvent au nombre de plusieurs centaines dans l'intestin de la poule.

(1) Léniez, *La tuberculo-diphtérie des oiseaux*, Amiens, 1885.

(2) J. Nessl, *Die Tænia als Ursache einer seuchenartigen Huhnerkrankheit* (*Monatsschr. des Vereines der Thierärzte in Œsterreich*. 1887, p. 27).

2° *T. cuneata* Linst. — Longueur 2 millimètres. Largeur 1 millimètre. Rostellum garni de 12 crochets, longs de 32 μ. Ventouses ovales, allongées. Strobile cunéiforme, comprenant douze anneaux qui vont en augmentant de largeur du premier au dernier.

3° *T. exilis* Duj. — Longueur 100 millimètres. Largeur 1 à 2 millimètres. Tête tétragone, large de $0^{mm}60$. Rostellum court, déprimé, armé d'une couronne simple de 60 crochets, longs de 8 μ. Ventouses orbiculaires. Cou distinct, long de 5 millimètres. Anneaux plus larges que longs, à bord antérieur plus étroit que le postérieur, le strobile paraissant denté en scie. Pores génitaux unilatéraux (1).

4° *T. tetragona* Molin. — Longueur 12 à 90 millimètres. Largeur 2 millimètres. Tête tétragone, très petite. Rostellum très court, conique, inerme (?). Ventouses presque quadrangulaires. Cou court. Premiers anneaux très courts, les derniers subquadrangulaires, se débordant les uns les autres et rendant le strobile denté.

5° *T. fasciolaris* Pallas (*T. malleus* Gœze). — Longueur 40 à 200 millimètres. Largeur 4 à 5 millimètres. Tête très petite, large de $0^{mm}12$. Rostellum court, mince, armé de 12 crochets, longs de 17 μ. Ventouses larges de $0^{mm}05$. Cou court, large de 80 μ, suivi d'une dilatation transverse, formée d'articles très nombreux, peu distincts. Œufs assemblés en files ou séries (Dujardin). — Trouvé par Creplin chez le coq; plus fréquent chez le canard.

6° *T. cesticillus* Molin (*T. infundibuliformis* Duj.). — Longueur 9 à 45 millimètres (Molin), 110 millimètres (Krabbe). Largeur 1 à 2 millimètres. Tête pyriforme. Rostellum à peine saillant, déprimé, discoïde, entouré à sa base par un anneau (inerme, d'après Molin) muni d'une double couronne de 208 crochets, longs de 7 à 9 μ, très caducs. Cou nul. Premiers anneaux très courts et plus larges que la tête; les derniers presque aussi longs que larges. Pores génitaux simples, irrégulièrement alternes. — Espèce assez commune; se trouve sur un vingtième environ des poules.

7° *T. proglottina* Dav. — Longueur $0^{mm}9$. Tête ovoïde, longue de $0^{mm}10$, large de $0^{mm}18$. Rostre remplacé par un infundibulum large de 80 μ, armé d'une double couronne de plus de 80 crochets, longs de 5 μ. Ventouses n'ayant que le tiers de l'infundibulum, et *armées de crochets* semblables mais plus petits. Strobile formé presque toujours de moins de quatre articles, le premier nettement séparé de la tête, plus petit qu'elle ; second article plus grand que la tête; troisième et quatrième successivement beaucoup plus grands; pore génital à l'angle antérieur du troisième article d'un côté et à l'angle antérieur du quatrième du côté opposé. Œufs très grands (50 μ), renfermant un embryon très mobile. Les articles se séparent presque aussitôt qu'ils sont formés; ils vivent et se développent libres, et acquièrent alors jusqu'au double de la longueur totale du Ténia. Dans leur plus grande extension, ils ont un $1^{mm}8$, et la moitié seulement à l'état de rétraction. Ils progressent avec une grande vivacité. — Davaine a trouvé ces proglottis (déjà vus par Dujardin) en nombre considérable dans le duodénum de toutes les poules qu'il a examinées à Saint-Amand (Nord) en octobre 1855. Il a obtenu les têtes, en très petit nombre, en râclant la muqueuse du duodénum.

8° *T. bothrioplitis* Piana. — Longueur 200 millimètres. Largeur 3 millimètres. Ventouses armées de sept à huit couronnes de crochets. Cou long et étroit. Pores génitaux unilatéraux, situés sur le milieu d'un bord marginal du proglottis. — Ce Ver a la tête profondément enfoncée à travers les villosités intestinales jusque dans la tunique musculeuse. Piana a trouvé dans de petits mollusques du genre *Helix* (*H. carthusianella* ou *H. maculosa*) de

(1) Arloing, *Recueil de méd. vétér.*, 1875, p. 427.

petits Cysticerques (*Cysticercus bothrioplitis*) de 0mm28 de long sur 0mm21 de large, qui paraissent être la forme larvaire de ce Ténia (1).

9° *T. echinobothrida* Mégnin. — Longueur 50 à 100 millimètres. Largeur 1 à 2 millimètres. Rostre remplacé par un infundibulum armé d'une double couronne d'environ 100 crochets. Ventouses armées de sept couronnes de crochets en aiguillons de rosier, ceux des rangées médianes plus grands. Cou nul. Orifices génitaux irrégulièrement alternes (2).

Les trois dernières espèces ont entre elles de grandes analogies par l'existence de ventouses armées de crochets. Le *T. proglottina* nous paraît être une espèce bien distincte. Le *T. bothrioplitis* et le *T. echinobothrida* se distingueraient surtout par la disposition de leurs pores génitaux. Mégnin considère le *T. echinobothrida* comme l'état complet du *T. cesticillus*, celui-ci ayant perdu les crochets de ses ventouses. Il y a là bien des incertitudes à dissiper. Nous avons trouvé, enfoncés dans la muqueuse duodénale d'une poule, quelques scolex d'un Ténia intermédiaire au *T. proglottina* et aux deux autres espèces à ventouses armées. La tête avait 0mm3 à 0mm4 de large ; l'infundibulum portait une double couronne d'environ 200 crochets longs de 10 μ ; les ventouses, d'un diamètre égal à celui de l'infundibulum, étaient armées de sept à huit couronnes de crochets à peu près de même longueur, mais à lame plus grosse et plus recourbée.

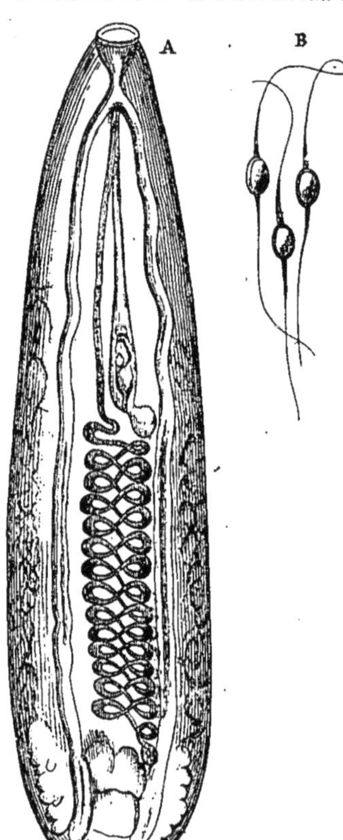

Fig. 211. — A, *Monostoma verrucosum* jeune, grossi 40 fois. — B, trois œufs du même, grossis 215 fois (Dujardin).

10° *Bothriocephalus longicollis* Molin. — Longueur 15 à 30 millimètres. Largeur 4 millimètres. Tête petite, claviforme. Ventouses en forme de fentes latérales, ovales. Cou long, mince. Corps ténioïde, parcouru par deux sillons longitudinaux. Premiers anneaux très courts, les suivants presque quadrangulaires, les derniers elliptiques, allongés transversalement, à bords arrondis. — Trouvé en Italie par Molin dans l'intestin grêle d'une poule.

Trématodes. — *Monostoma verrucosum* Frölich (*Notocotyle triserialis* Dies.). — Corps blanc ou rougeâtre, long de 2 à 6 millimètres, large de 0mm7 à 1mm5, ovale oblong, très déprimé, étroit en avant, arrondi en arrière ; 36 à 47 papilles rondes, rougeâtres, disposées en trois rangées sur la face ventrale, manquant quelquefois d'après Dujardin, constituées, d'après Wedl, par les groupes des vésicules terminales des sacs vitellins, qui deviennent proéminentes. Pénis hérissé de petites épines. Vulve située en arrière et à la base du réceptacle du pénis. Œufs de forme spéciale, un peu rougeâtres, elliptiques, longs de 23 μ, larges de 11 μ, munis

(1) G. Piana, *Mem. dell' Accad. delle Scienze dell' Istit. di Bologna*, 1881, 17 Marzo.
(2) P. Mégnin, *Journal de l'anat. et de la physiol.*, 1881, p. 27.

à chaque extrémité d'un appendice filiforme long de 160 μ. — Trouvé par von Siebold dans les cæcums de la poule. Il est plus fréquent chez le canard.

Distoma oxycephalum Rud. — Corps ovale, déprimé, long de 6 à 8 millimètres, large de 0mm3 à 2 millimètres. Ventouse orale inerme ; ventouse ventrale très grande. Partie antérieure atténuée et pourvue de petites épines. Dujardin et von Linstow considèrent cette espèce comme une simple variété du *D. echinatum*, dont les crochets sont peu visibles ou sont détachés. — Rare chez la poule ; plus fréquent chez le canard.

Distoma dilatatum Miram. — Corps allongé, aplati, arrondi en arrière, long de 4 à 8 millimètres, large de 2 millimètres. La partie antérieure est atténuée en une sorte de cou, qui présente en son milieu une dilatation de 1mm2 de longueur. — Dans les cæcums et le rectum. Rare.

Distoma lineare Zeder. — Corps rougeâtre, linéaire, plat, obtus en arrière, long de 10 à 15 millimètres, large de 1mm5. Ventouse orale entourée de six petites papilles. — Dans les cæcums et le rectum. Rare.

Distoma armatum Molin. — Corps linéaire, plat, arrondi en arrière, à face inférieure un peu concave et recouverte de petites épines rapprochées qui manquent en arrière; prolongé en avant par un cou conique, portant une tête semi-lunaire munie de deux rangées d'épines ; ventouse orale ovale ; la ventrale beaucoup plus grande et située à la base du cou. Longueur totale 8 millimètres ; largeur 1 millimètre. — Trouvé par Molin en Italie dans les cæcums et le rectum d'une poule.

Distoma commutatum Dies. — Corps linéaire, arrondi aux deux extrémités, verdâtre et transparent, long de 6 millimètres ; ventouses rondes. — Dans les cæcums, particulièrement chez les jeunes sujets. Assez rare.

Distoma ovatum Rud. — Corps aplati, ovale, plus étroit en avant, blanchâtre, taché de noir, long de 4 à 7 millimètres, large de 2mm25 à 4 millimètres en arrière. Ventouse orale terminale, orbiculaire, saillante, large de 0mm4 à 0mm6, la ventrale du double plus grande. Tégument hérissé de crochets à pointe rétrograde, serrés dans la région antérieure, caducs et visibles seulement sur les exemplaires jeunes. — Se trouve dans la bourse de Fabricius de nombreux oiseaux, parmi lesquels la poule ; encore faut-il que celle-ci soit jeune, puisque cet organe disparaît sous l'influence de l'âge et de l'établissement des fonctions génératrices (Retterer).

Toutes ces espèces de Trématodes sont sans importance au point de vue pathologique.

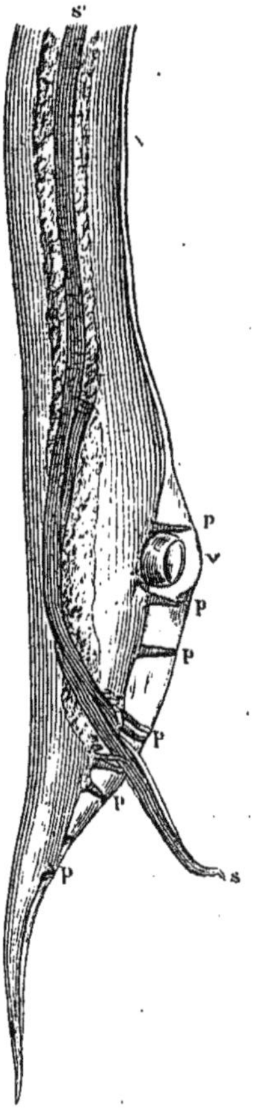

Fig. 212. — Extrémité caudale de l'*Heterakis papillosa*, mâle, de la poule.

s, spicule gauche, court. — *s'* spicule droit, long. — *v*, ventouse. — *pp*, papilles.

Némarodes. — *Ascaris gibbosa* Rud. — Longueur 13 à 22 millimètres. Renflement gibbeux à peu de distance de la tête. — Espèce très douteuse, que Zeder seul avait trouvée en 1788 dans l'intestin de la poule, et qu'il n'a décrite qu'en 1800, d'après ses souvenirs (Dujardin).

Heterakis papillosa Bloch (*H. vesicularis* Frölich). — Mâle long de 8 à 9 millimètres, à ventouse préanale saillante, vésiculeuse, à partie postérieure fine et subulée ; femelle longue de 11 à 13 millimètres. — Sur 190 poules ou poulets, Dujardin, à Rennes, l'a trouvé chez 107 et exclusivement dans les cæcums, quelquefois en quantité prodigieuse, pendant les diverses saisons. A Vienne, on l'a rencontré dans 41 sur 127.

Heterakis inflexa Rud. — Corps jaunâtre sale, long de 3 à 8 centimètres chez le mâle, de 7 à 12 chez la femelle. La queue se termine par un mucron aigu. — Habite l'intestin grêle. A Rennes, Dujardin l'a trouvé 30 fois seulement sur 195 poules ou poulets. A Vienne, on ne l'a pas rencontré sur 127 poules examinées.

Heterakis compressa Schn. — Mâle long de 5 centimètres; femelle longue de 9 centimètres. — Espèce trouvée par Schomburg dans l'intestin de la poule, dans l'Australie méridionale.

Enfin, nous avons déjà mentionné (p. 345) les Nématodes larvaires trouvés par Bakody, enkystés dans les parois de l'estomac et de l'intestin.

Baronio (1) a décrit une maladie épizootique qui a régné sur les poules et les autres volailles, dans la Lombardie, pendant l'été de 1789, et qu'il attribue à la présence de Vers dans l'intestin. Il semble bien, d'après les dimensions, que ces Vers étaient des *Heterakis inflexa*. Mais, malgré leur nombre souvent considérable dans l'intestin et les effets quelquefois salutaires des vermifuges, on peut affirmer, en jugeant d'après les symptômes et les lésions, que l'helminthiase était accessoire et que la cause de la mortalité était de tout autre nature, probablement le choléra des volailles.

Il n'en est pas de même des observations de Blavette et de Rossignol (2). La mort paraît bien due à l'accumulation des *Heterakis inflexa* dans l'intestin. Dans le premier cas, il y en avait environ une trentaine chez chaque volaille qui avait succombé. Dans le second, ils formaient une ou deux pelotes, du volume d'un œuf de pigeon, situées dans le duodénum, qui en était obstrué. Quelques-uns étaient isolés et répartis dans toute l'étendue de l'intestin grêle. Ce qui laisse encore des doutes, surtout dans le cas de Rossignol, c'est l'apparition subite, la marche rapide, et la mortalité de l'épizootie, qui n'a pas la physionomie non plus que les symptômes d'une affection vermineuse. Dans l'observation de Blavette, les bons effets du traitement anthelminthique sont plus démonstratifs. A l'exemple de Baronio, il a employé un mélange à parties égales de rhizome de fougère mâle, tanaisie et sarriette, dont il faisait une décoction (environ 300 grammes pour un litre et demi d'eau); le liquide qui en résultait servait à délayer de la farine; on en faisait des pâtons qui étaient administrés de force aux oiseaux malades.

Trichosoma longicolle Rud. — Longueur : mâle, 16 à 23 millimètres; femelle, 70 à 80 millimètres. Extrémité antérieure du corps arrondie, tronquée.

Trichosoma annulatum Molin. — Longueur : mâle, 15 millimètres; femelle,

(1) Baronio, *Instruct. et observat. sur les malad. des animaux dom.*, t. IV, 2e éd. Paris, an X, p. 207.

(2) Blavette, *Rec. de méd. vétér. prat.*, t. XVII, 1840, p. 339. — Rossignol, *Soc. cent. de méd. vét.* (*Rec. de méd. vét.*, t. XXXV, 1858, p. 348).

80 millimètres. Corps blanc, capillaire, très atténué à son extrémité antérieure, élégamment marqué de stries annulaires rapprochées.

Trichosoma collare Linstow. — Longueur : mâle, 8 à 10 millimètres ; femelle, 9 à 12 millimètres. Extrémité céphalique en forme de cône tronqué. — Trouvé par von Linstow en grande quantité dans l'intestin de la poule.

Les Trichosomes ne sont pas fréquents dans l'intestin de la poule. Sur plus de 180 sujets, Dujardin n'en a trouvé que 8 fois ; il les rapporte avec doute au *Tr. longicolle*. Ce sont des parasites sans intérêt pathologique. Ils habitent les diverses régions de l'intestin, spécialement les cæcums et le côlon. Cependant Zürn indique le *Tr. annulatum* comme ayant été trouvé par Molin sous l'épithélium œsophagien de la poule.

On aurait observé, chez des poules cochinchinoises, une diarrhée causée par l'*Anguillula stercoralis* développée dans les parois de l'intestin, diarrhée très analogue à celle qui sévit chez l'homme et qui est connue sous le nom de « diarrhée de Cochinchine ». La mort survenait soit par un affaiblissement rapide, soit lentement par marasme et anémie (1).

Art. II. — Parasites de l'intestin du dindon, de la pintade, du paon, du faisan.

Un Ténia seulement et deux Hétérakis ont été signalés dans l'intestin du **dindon.**

Le Ténia est le *T. cantaniana* Pol., trouvé par Polonio. Il a 14 millimètres de longueur. Sa tête globuleuse, munie de ventouses très grandes, est décrite comme inerme, peut-être en raison de la caducité des crochets. Pas de cou ; premiers anneaux campaniformes, les suivants plus trapézoïdes.

Les deux Hétérakis sont l'*H. papillosa* et l'*H. inflexa* (*H. perspicillum* Rud.), déjà rencontrés chez la poule. Ils sont peu répandus.

Le seul parasite intestinal de la **pintade** est l'*Heterakis papillosa*, trouvé au musée de Vienne dans 6 sujets sur 12.

Il en est de même pour le **paon**, chez lequel ce parasite a été trouvé 9 fois sur 17 au musée de Vienne.

Le **faisan commun** héberge dans son intestin l'*Heterakis papillosa*, le *Trichosoma longicolle*, le *Tænia infundibuliformis*, le *T. cantaniana*, déjà rencontrés, les trois premiers chez la poule, le dernier chez le dindon. En outre, von Linstow a décrit une autre espèce sous le nom de *Tænia Friedbergeri*, et Mégnin a rapporté au *T. cesticillus* (var. *phasianorum*) une espèce qui s'en distingue par ses pores génitaux unilatéraux, et qui, pour ce motif, est plus voisine du *T. exilis*.

Les Ténias sont quelquefois si multipliés dans l'intestin du faisan qu'ils déterminent une véritable entérite vermineuse souvent mortelle. Friedberger et Mégnin (2) ont attiré l'attention sur cette maladie, qui peut sévir sous forme enzootique et frappe surtout les jeunes animaux. Les symptômes n'ont rien de particulier et consistent dans des troubles digestifs ou réflexes, communs à toutes les helminthiases intestinales. Sur plusieurs faisans, Mégnin a trouvé des portions d'intestin littéralement bourrées par des pelotes de Ténias composées ordinairement de 15 à 20 individus complets. Le même auteur a con-

(1) *Repertorium der Thierheilkunde*, 1877 (cité par A. Zürn).

(2) Friedberger, *Zeitschrift für Veterinärwissensch.* 1877. — Mégnin, *Soc. centr. de méd. vétér.* (*Recueil de méd. vétér.*, 1887, p. 828).

seillé de traiter les faisans malades avec du kamala mélangé à la pâtée d'œufs durs et de pain qu'on leur donne concurremment avec les œufs de fourmis. Zürn préconise la noix d'Areca fraîche et pulvérisée, à la dose de 2 à 3 grammes, et les graines de courge.

Art. III. — **Parasites de l'intestin du pigeon.**

Infusoires. — A l'autopsie de quatre pigeons, Rivolta a trouvé dans l'intestin grêle un nombre considérable d'Infusoires très mobiles, que Railliet rapporte au genre *Lophomonas* (*L. columbæ*). Ils avaient 6 à 7 μ de long sur près de 3 μ en largeur; ils étaient pâles, ovales, semi-lunaires ou étranglés en leur milieu, plus obtus à une extrémité qu'à l'autre, munis de quatre ou cinq flagellums, dont un ou deux plus longs situés à une extrémité du corps. Il y avait en outre de nombreuses Psorospermies jaunes. La muqueuse était enflammée. Rivolta attribue la mort à l'action de ces parasites (1).

Cestodes. — *Tænia crassula* Rud. — Longueur 300 à 400 millimètres. Largeur 4 millimètres. Tête ovale. Rostellum obtus, arrondi au sommet, armé d'une double couronne d'environ 60 crochets, longs de 10 à 11 μ. Cou assez long, mince. Premiers anneaux très courts, les suivants toujours courts, mais à bords dilatés, les derniers presque infundibuliformes. Pores génitaux unilatéraux. Œufs très grands, ovoïdes, longs de 28 μ, disposés en groupes. — Espèce rare, recueillie d'abord au Brésil, par Olfers, dans un pigeon apporté de la côte d'Afrique.

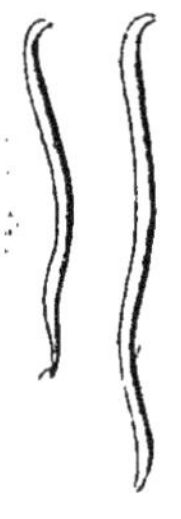

A B

Fig. 213. *Heterakis maculosa*, du pigeon; grandeur naturelle.

A, mâle. B, femelle.

Nématodes. — *Heterakis maculosa* Rud. (*H. columbæ* Gmelin). — Corps blanc, un peu translucide, cylindrique, atténué aux deux extrémités. Tête à trois lèvres presque égales. *Mâle* long de 16 à 25 millimètres, à queue droite, conique, assez aiguë, mucronée; ventouse ronde; dix papilles de chaque côté; deux longs spicules. *Femelle* longue de 20 à 35 millimètres, à queue droite, conique ou conoïde, mucronée; vulve placée au milieu de la longueur; corps souvent distendu par les œufs. Des vésicules intérieures, de nature mal connue, apparaissent par transparence, comme autant de taches. Œufs longs de 80 à 90 μ sur 40 à 50 μ de large.

Ce Ver se trouve souvent en quantité considérable dans l'intestin des pigeons, et parfois au point de nuire beaucoup à l'élevage. Il n'est pas rare d'en compter alors 400 à 500 dans l'intestin d'un même sujet, et l'on comprend tous les troubles qui peuvent en résulter pour la digestion. Unterberger (2) a, l'un des premiers, appelé l'attention sur la nocivité de cet Helminthe. Indépendamment des œufs d'Hétérakis que le microscope montre en quantité innombrable dans les excréments, la maladie se caractérise par un ensemble de symptômes dont les principaux sont : paresse, perte d'appétit, diarrhée muqueuse périodique, et enfin émaciation sensible, surtout dans les muscles pectoraux. La mort arrive ordinairement à cette période, après un épuisement général et des

(1) Rivolta et Delprato, *L'Ornitojatria*, Pisa, 1881, p. 114.

(2) Unterberger, *Œsterr. Vierteljahrssch. f. wissensch. Veterinärkunde*, 1868, p. 38; et *Journal de méd. vétér.*, Lyon, 1869, p. 383.

convulsions. A l'autopsie, on trouve les Vers serrés les uns contre les autres, dirigés selon l'axe même de l'intestin ; la muqueuse est distendue par places plus ou moins grandes et nombreuses, gorgée de sang, gonflée, ramollie, ou ulcérée et couverte d'un mucus épais.

Dans 7 grammes environ d'excréments, que rend dans les 24 heures un pigeon très malade, il y a, selon Unterberger, 12000 œufs d'Hétérakis en moyenne. Quelques-uns de ces œufs, placés par cet auteur sur du papier brouillard humide renfermé dans un flacon, ont été suivis dans leur évolution. L'embryon était bien formé au bout de 17 jours. Ces œufs, donnés alors à des pigeons parfaitement sains, s'étaient, au bout de trois semaines au plus, transformés en Hétérakis adultes, dont on retrouvait les œufs dans les excréments. Si, au contraire, on faisait prendre à des pigeons sains des œufs d'Hétérakis immédiatement après leur expulsion avec les excréments ou leur sortie des oviductes, le développement n'avait pas lieu, et ils étaient rejetés avec les excréments, presque intacts ou un peu digérés. L'évolution ne peut donc se faire qu'en dehors de l'intestin, sans qu'il soit besoin d'un hôte intermédiaire. La contagion a lieu de pigeon à pigeon, au moyen des aliments salis par les excréments des malades.

Pour prévenir l'extension de cette helminthiase, il faut donc séparer rigoureusement les pigeons sains et les malades; s'assurer par un examen microscopique de l'état des excréments et, par conséquent, de l'état de santé de ces oiseaux; entretenir la plus grande propreté dans les locaux occupés par les uns et par les autres ; en faire souvent la désinfection, celle des murs, planchers, plafonds, portes, nids, etc. Les grains distribués ne doivent pas être répandus sur l'aire du colombier, mais mis dans des vases, auges, récipients *ad hoc*. On se trouvera bien d'y mélanger de temps en temps des fruits d'anis, du sel et autres substances appétées par les pigeons et aussi de la poudre grossière de noix d'arec.

Le traitement comporte l'emploi de moyens variés. Dans les cas bénins, on donne à chaque pigeon malade 6 centigrammes de calomel pétris avec de la mie de pain ou préparés en pilules avec du beurre.

Dans les cas plus graves, on peut avoir recours à la noix d'arec pulvérisée, à la dose de 1 gramme et donnée de la même manière (Zürn). Pelletan (1) préconise l'usage des biscuits vermifuges qu'on donne aux enfants. Les oiseaux en sont très friands et deux jours de ce traitement suffisent pour tuer les Vers. Ce qui est plus en rapport avec les conditions de la pratique, c'est, comme il le conseille encore, de distribuer des vesces macérées pendant quelques heures dans une décoction refroidie d'absinthe. Enfin, on peut avoir recours au traitement employé par Blavette contre l'helminthiase des poules (page 432) en réduisant la dose de moitié.

(1) Bénion, *Tr. de l'élevage et des malad. des animaux et oiseaux de basse-cour*, Paris, 1873, p. 329.

Trichosoma tenuissimum Dies. (*Tr. columbæ* Rud., *Calodium tenue* Duj.). — *Mâle* long de 10 millimètres, la partie mince ayant 4^{mm}7 ; queue obliquement tronquée ; gaine du spicule assez régulièrement plissée en travers. *Femelle* longue de 18 millimètres, la partie antérieure ayant 7 millimètres; vulve munie d'un appendice membraneux saillant. — Espèce fréquente et abondante dans l'intestin grêle du pigeon ; n'est pas toujours inoffensive pour la santé de son hôte.

Filaria clava Weld. — Cité par von Linstow comme habitant l'intestin du pigeon. Nous ne le connaissons que comme parasite du tissu conjonctif péritrachéal.

Art. IV. — Parasites de l'intestin du canard.

Infusoires. — Davaine a trouvé, dans le cæcum d'un canard examiné aussitôt après la mort, des Infusoires flagellés qu'il a appelés *Monas anatis :* corps ovale oblong, transparent, long de 8 μ, large de 4 μ, à flagellum antérieur flexible dans toute son étendue et plus long que le corps.

Le *Trichomonas Eberthi*, déjà signalé chez la poule par Eberth, a été trouvé aussi par lui dans l'intestin du canard.

Cestodes. — Comme la poule, le canard domestique héberge neuf espèces de Ténias. Mais elles s'y rencontrent beaucoup plus souvent et leur phase larvaire se passe probablement chez des invertébrés aquatiques, sans doute des mollusques, le canard étant, plus souvent que nos autres oiseaux domestiques, dans les conditions qui permettent son infection.

1° *Tænia infundibuliformis* Gœze. — Rudolphi dit l'avoir trouvé en décembre dans le canard domestique; il paraît cependant exclusif à la poule.

2° *T. fasciolaris* Pallas. — Plus fréquent chez le canard que chez la poule.

3° *T. anatina* Krabbe. — Longueur 300 millimètres. Largeur 3 millimètres. Rostellum portant une couronne simple de 10 crochets, longs de 65 à 72 μ, à long manche. Orifices génitaux unilatéraux. Œufs ovoïdes, renfermant un embryon très allongé.

4° *T. sinuosa* Zeder. — Long de 50 à 160 millimètres (à 330 millimètres, selon Rudolphi). Capillaire en avant, large de 1 à 2^{mm}25 en arrière. Tête presque globuleuse; rostellum portant, comme chez le précédent, une couronne simple de 10 crochets, longs de 40 à 60 μ, à long manche. Orifices génitaux unilatéraux. Scolex parcouru par une ligne de points noirs, un par anneau : c'est la poche du cirre (?) qui est globuleuse. — Dujardin dit avoir trouvé cette espèce assez communément chez le canard.

5° *T. gracilis* Zeder. — Longueur 27 millimètres. Largeur 1^{mm}5 à 2 millimètres. Tête globuleuse. Rostellum mince, armé d'une couronne simple de 8 crochets, longs de 67 à 80 μ, et à long manche comme dans les deux espèces précédentes. Cou très court. Partie antérieure du corps très mince sur une grande longueur ; premiers anneaux infundibuliformes, les suivants peu à peu carrés. Pores génitaux unilatéraux. — Le cysticercoïde de ce (?) Ténia a été découvert par von Linstow dans la perche. Il a 0^{mm}14 de long sur 0^{mm}08 de large, et est muni d'un scolex armé de crochets semblables à ceux du *T. gracilis*.

6° *T. coronula* Duj. — Longueur 40 à 190 millimètres. Largeur 2 à 4 millimètres. Tête presque rhomboïdale. Rostellum épais, armé d'une couronne simple de 18 à 26 crochets, longs de 14 à 15 μ, à garde plus grande que le manche. Pores génitaux unilatéraux. — Trouvé par Dujardin à Rennes et par Krabbe en Danemark.

7° *T. megalops* Nitzsch. — Longueur 5 millimètres. Largeur 1 à 2 millimètres. Tête grande, presque quadrangulaire, avec de grandes ventouses; pas de crochets (?). Premiers anneaux très courts; les suivants courts, cunéiformes, à angles aigus. — Rare.

8° *T. conica* Molin. — Longueur 2 à 10 millimètres. Tête courte, presque quadrangulaire, à grandes ventouses, à rostellum très développé, conique, renflé au sommet, inerme (!). Cou nul. Premiers anneaux très grands, ovales, à grand diamètre transversal; les derniers courts et étroits. — Trouvé par Molin en Italie.

9° *T. imbutiformis* Polonio. — Longueur 10 à 12 millimètres. Scolex très petit, inerme, à ventouse discoïde. Cou nul. Premiers anneaux linéaires, les autres campaniformes, les derniers quadrangulaires. — Trouvé en Italie par Polonio.

On n'a pas décrit de téniasis chez le canard.

Trématodes. — Quoique le nombre des espèces de Trématodes signalées dans l'intestin du canard domestique soit moins grand que

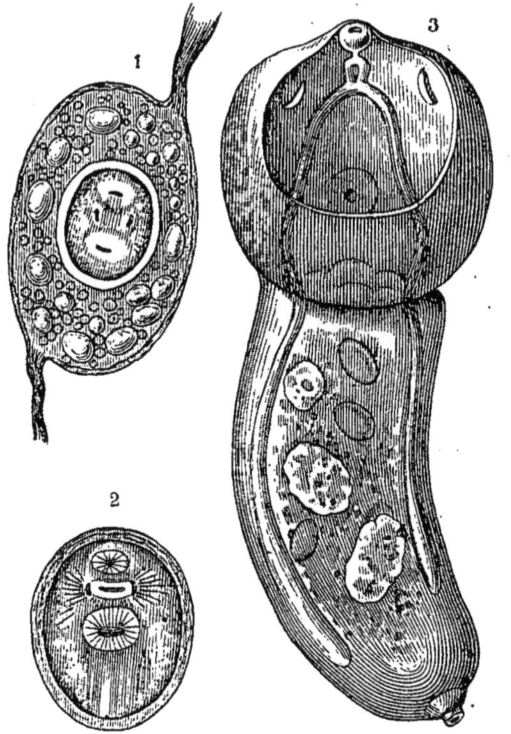

Fig. 214. — Développement de l'Holostome erratique, d'après Ercolani.

1, Tétracotyle parasite d'une sporocyste. — 2, Tétracotyle libre extrait d'une planorbe. 3, Tétracotyle développé en Holostome erratique dans l'intestin du canard.

chez la poule, elles y sont cependant plus fréquentes. Ce fait est en rapport avec les mœurs des palmipèdes, qui les mettent plus souvent dans les milieux humides où les Trématodes trouvent les hôtes nécessaires aux premières phases de leur développement.

1° *Monostoma verrucosum* Frölich. — Déjà décrit (fig. 211) à propos des parasites intestinaux de la poule où il est rare, ce Monostome l'est moins chez le canard, sans y être cependant fréquent.

2° *Mon. caryophyllinum* Rud. — Corps long de 40 millimètres, large de $1^{mm}12$, déprimé, à bords un peu crénelés en avant, un peu rétrécis en arrière, et obtus à l'extrémité postérieure, élargi en avant en manière de tête avec une grande bouche rhomboïdale située en dessous (Rudolphi). — Habite l'intestin de l'épinoche, et a été trouvé à Berlin, par Gurlt, dans l'intestin d'un canard domestique, où il avait été sans doute introduit avec les poissons dont l'oiseau s'était nourri.

3° *Holostoma erraticum* Rud. — Corps blanchâtre, en partie coloré en brun par les œufs, long de 6 à 8 millimètres à l'état de développement complet. — Trouvé quelquefois dans l'intestin du canard domestique. Ercolani l'a vu se développer chez des canards auxquels il avait fait ingérer une forme larvaire observée par Steenstrup en 1842, et appelée *Tetracotyle* par de Filippi. Elle se présente sous l'aspect d'un corps ovoïde ou arrondi, noirâtre, pourvu d'une enveloppe transparente et élastique, qui lui appartient en propre et suit ses mouvements de contraction. La face antérieure porte quatre ventouses : une buccale, une médiane et, entre celles-ci, deux latérales, qui disparaissent chez l'adulte. Cette larve a été rencontrée, libre ou enkystée dans les viscères de plusieurs espèces de mollusques et même d'un poisson : mais elle offre la particularité remarquable de vivre en parasite dans les sporocystes de divers Distomiens (fig. 214).

4° *Distoma echinatum* Zeder. — C'est l'espèce que nous avons décrite parmi les Trématodes intestinaux du chien (p. 413). Elle est bien plus fréquente chez le canard domestique : Dujardin l'y a trouvée 3 fois sur 25 ; au musée de Vienne, elle y a été rencontrée 4 fois sur 11.

5° *D. oxycephalum* Rud. — Déjà décrit à propos de l'helminthiase intestinale de la poule (p. 431). Plus fréquent chez le canard, Dujardin le considère comme une variété du *D. echinatum* sans piquants visibles.

Acanthocéphales. — La principale espèce d'Échinorynque hébergée par le canard est l'*Echinorhynchus polymorphus* Bremser, ainsi nommé en raison des formes diverses sous lesquelles il se présente selon l'âge où on le rencontre. Sa longueur varie entre $4^{mm}12$ et 25 millimètres. Son corps est rougeâtre, cylindrique, hérissé, dans le premier âge, d'aiguillons qui tombent peu à peu à mesure que le Ver grossit, persistant plus longtemps sur les parties antérieures que sur les postérieures, faisant défaut à l'âge adulte. Il présente en avant un rétrécissement en forme de cou, supportant une trompe ovoïde, susceptible de rentrer dans une gaine qu'il renferme, et armée à sa surface de huit (quelquefois neuf) rangées de crochets. Œufs fusiformes, longs de 100 μ, larges de 20 μ, revêtus d'une double enveloppe.

On doit à Greef des recherches précises sur le développement de cette espèce. Après leur maturité, les œufs renferment sous une mince membrane un embryon rouge orangé, de 61 μ de long sur 14 μ de large. Toute sa surface est recouverte d'épines, qui sont plus fortes sur la partie antérieure, à l'extrémité de laquelle se trouve une dépression ou pore céphalique. A chacun des deux pôles du corps, il y a une paire de gros crochets. L'extrémité antérieure est indiquée par le rétrécissement en forme de cou inerme dont elle est suivie. Greef a reconnu la forme larvaire dans la crevette d'eau douce (*Gammarus pulex*), où on la désignait par le nom de *Echinorhynchus miliaris* Zenker. Von Siebold l'a vue aussi très souvent enkystée dans les parois de l'intestin de l'écrevisse (*Astacus fluviatilis*). En faisant prendre à des canards des crevettes d'eau douce renfermant de ces Échinorynques larvaires, Greef a retrouvé dans leur intestin l'*Echinorhynchus polymorphus*.

L'*Echin. filicollis* Rud. n'est probablement qu'une forme de l'espèce précédente, quoique son embryon soit décrit comme dépourvu des crochets voisins du pore céphalique et muni seulement de plusieurs rangées de crochets dans sa partie antérieure.

Enfin, une autre espèce vit aussi chez le canard domestique. C'est l'*E. sphærocephalus* Bremser, long de 6 à 17 millimètres, large de 1 à 3 millimètres, dont la trompe est globuleuse, toute hérissée, ou en partie seulement armée de crochets, ou toute lisse, et portée par un cou long de 1^{mm}5 à 4^{mm}5, nu, filiforme.

Ces divers Échinorynques ne manifestent pas leur présence par des troubles dans la santé de leur hôte.

NÉMATODES. — *Ascaris crassa* Desl. — Corps blanc rougeâtre sale, atténué aux extrémités. *Mâle* long de 12 millimètres, large de 0^{mm}5, queue amincie, conique, aiguë, deux spicules cylindriques, longs, renflés à leur base et pourvus de deux lames accessoires ou gaines. *Femelle* longue de 49 millimètres, large de 2^{mm}2, queue amincie, conique, aiguë, droite; vulve un peu en arrière du milieu. — Trouvé fréquemment à Caen par Deslongchamps dans le canard domestique, et par Dujardin à Rennes, 3 fois sur 27. Diesing considère cet Helminthe comme n'étant que l'*Heterakis inflexa* Rud. de la poule et du dindon.

Heterakis papillosa Bloch. — Ce parasite de la poule a été trouvé chez le canard domestique, dans le Turkestan, par von Linstow.

Heterakis lineata Schneider. — Corps jaunâtre, long de 6 à 7 centimètres chez le mâle, de 9 à 10 chez la femelle. Ventouse préanale peu développée; 11 papilles de chaque côté. — Cette espèce, signalée chez un coq brésilien par Schneider, a été trouvée au Turkestan, chez le canard, par von Linstow.

ART. V. — Parasites de l'intestin de l'oie.

INFUSOIRES. — Le *Trichomonas Eberthi* vit dans l'intestin de l'oie domestique, comme dans celui de la poule et du canard.

CESTODES. — Tous les Ténias de l'oie domestique ont une couronne simple de crochets à manche long, et les pores génitaux unilatéraux.

1° *Tænia sinuosa* Zeder. — Déjà décrit parmi les Ténias du canard. Dujardin, après Rudolphi, dit l'avoir trouvé communément chez l'oie.

2° *T. lanceolata* Bloch. — Longueur 30 à 90 millimètres ; largeur 5 à 8 millimètres; par exception 130 millimètres sur 12 millimètres de large. Tête petite, ovale; une couronne de 8 (Krabbe), 10 (Dujardin) crochets, longs de 31 à 38 μ. Cou nul, ou mince, court et rétractile ainsi que la tête. Strobile lancéolé, à anneaux courts et de plus en plus larges. — C'est le Ténia le plus commun chez l'oie. Frisch, qui l'a découvert en 1727, l'a trouvé si souvent qu'il le considère comme ayant développé une véritable épizootie.

3° *T. fasciata* Rud. — Longueur 60 à 100 millimètres. Largeur 0^{mm}6 à 1 et 2 millimètres. Tête hémisphérique ou subtétragone, manquant souvent sur les individus bien développés. Rostellum long, épais, cylindrique ; couronne simple de 10 (ou 8) crochets, longs de 40 à 60 μ. Cou deux fois aussi long que la tête. Anneaux courts et larges, traversés tous par une bande médiane, longitudinale, obscure.

4° *T. setigera* Frölich. — Longueur 200 millimètres. Largeur 1 à 3 millimètres. Tête globuleuse, à rostellum long, rétractile, armé de 10 crochets longs de 35 à 40 μ. Cou court, distinct. Premiers anneaux très courts, les suivants infundibuliformes, avec un des angles postérieurs prolongé en un appendice (sorte de soie) droit, court et tronqué, qui n'est autre que le pénis.

Aucune de ces quatre espèces de Ténias n'est accusée de causer des troubles digestifs.

Trématodes. — 1° *Monostoma verrucosum* Frölich. — Trouvé dans le gros intestin et les cæcums de l'oie; moins fréquent que chez le canard; moins rare que chez la poule.

2° *Monostoma attenuatum* Rud. — Corps long de $3^{mm}4$, large de $0^{mm}75$, déprimé, atténué en avant, arrondi en arrière. — Trouvé par Créplin dans les cæcums de l'oie.

3° *Distoma echinatum* Zeder. — Moins fréquent que chez le canard; au musée de Vienne, il n'a été trouvé que 2 fois sur 139.

4° *Distoma oxycephalum* Rud. — Moins fréquent que chez le canard; moins rare que chez la poule.

5° *Distoma ovatum* Rud. — Déjà décrit à propos

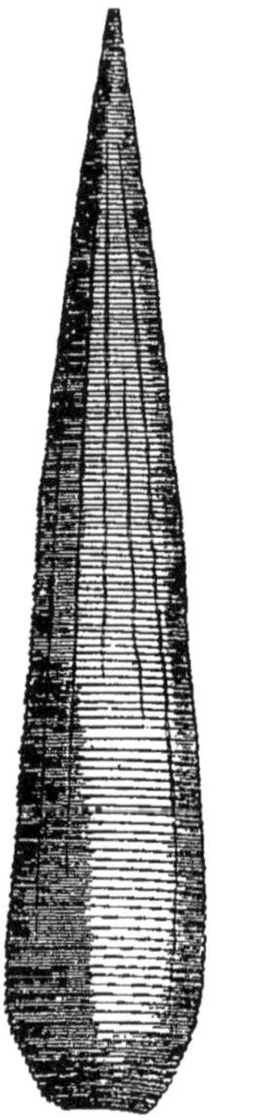

Fig. 215. — *Tænia lanceolata*, de l'oie domestique; grandeur naturelle, dans un état moyen d'extension (Railliet).

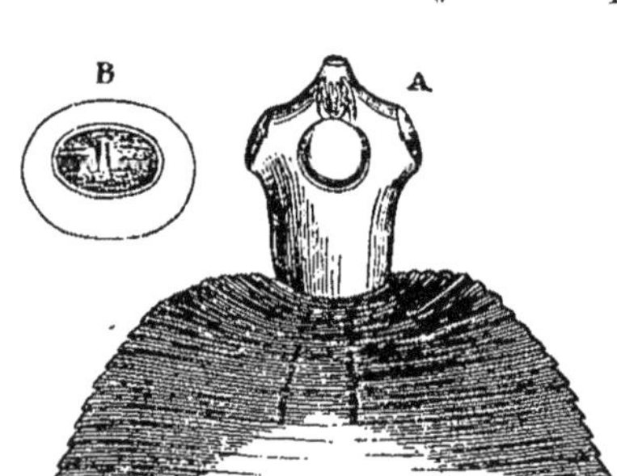

Fig. 216. — *Tænia lanceolata*. — A, extrémité céphalique, grossie 100 fois. — B, œuf, grossi 300 fois (Railliet).

de la poule (page 431). Se trouve quelquefois dans l'intestin et dans la bourse de Fabricius.

Acanthocéphales. — L'*Echinorhynchus polymorphus* a été trouvé dans l'intestin de l'oie, moins souvent que dans celui du canard.

Nématodes. — *Heterakis dispar* Schrank. — Bouche à trois lobes très petits. Deux ailes latérales au cou, prolongées en se rétrécissant jusqu'à la queue. *Mâle* long de 12 à 18 millimètres, à queue terminée par une pointe fine assez longue; ventouse préanale saillante; dix papilles. *Femelle* longue de 16 à 23 millimètres, vulve située au milieu de la longueur.

Cette espèce, très voisine de l'*Heterakis papillosa* des gallinacés, a été vue dans les cæcums des oies grasses, par Frölich, Schrank et Zeder. Elle ne paraît pas fréquente.

Strongylus tenuis Eberth. — Corps denté sur les bords par suite de la saillie des anneaux de la cuticule. Trois petites papilles buccales. *Mâle* long de $6^{mm}5$, deux spicules égaux, à bourse ample, bilobée, à côtes nombreuses, dont une de chaque côté se recourbe en crochet en avant. *Femelle* longue de $7^{mm}3$; à queue aiguë, à vulve située à peu de distance de l'extrémité postérieure du corps. — Rare.

Trichosoma brevicolle Rud. — Partie antérieure relativement courte. *Mâle* long de 10 à 12 millimètres. *Femelle* longue de 20 à 24 millimètres. — Sur 139 oies disséquées au musée de Vienne, 18 seulement contenaient ce parasite dans leurs cæcums.

ART. VI. — Parasites de l'intestin du cygne.

CESTODES. — *Tænia setigera* Frölich. — Ce Ténia de l'oie est compris par von Linstow parmi les Helminthes intestinaux du cygne domestique. Il est, au moins, très rare.

T. æquabilis Rud. — Longueur 160 à 350 millimètres. Largeur 3mm5 à 4mm5. Tête presque ronde ; rostellum pyriforme armé d'une couronne simple de 10 crochets, longs de 27 à 32 μ, à manche presque nul. Cou et premiers articles très courts, les suivants trapézoïdaux, beaucoup plus larges que longs, avec les angles aigus et saillants en dents de scie. Pores génitaux unilatéraux. — Trouvé par Bremser dans le cygne domestique. Rare.

TRÉMATODES. — *Holostoma erraticum* Rud. (V. p. 438). — Indiqué par Creplin comme trouvé chez le cygne.

ACANTHOCÉPHALES. — *Echinorhynchus polymorphus* Bremser. — Ce Ver, plus fréquent chez le canard, est indiqué par Bellingham comme trouvé chez le cygne. Il a été également rencontré en grand nombre par Walley (1) dans l'intestin grêle d'un oiseau de cette espèce.

NÉMATODES. — *Filaria cygni* Rud. — Espèce trouvée par Redi, au nombre de plus de 200 individus dans la cavité abdominale et même dans l'intestin et les cæcums d'un cygne très maigre. Ces Vers, très minces, étaient longs de 0mm20 à 0mm24.

CHAPITRE IV

PARASITES DU FOIE, DU PANCRÉAS, DE LA RATE.

Le foie est un des organes chez lesquels se rencontrent le plus souvent des parasites. Les espèces n'en sont pas très nombreuses; seulement quelques-unes d'entre elles jouent un rôle pathogène important, mais celles-ci sont très communes dans le foie de certains animaux domestiques, s'y trouvent souvent en quantité considérable et déterminent de véritables épizooties.

Ce qui fait du foie un des sièges préférés des parasites, c'est la proximité de l'intestin. Les germes introduits dans cet organe avec les aliments et les boissons peuvent, après une première évolution dans le tube digestif, gagner le foie en remontant du duodénum dans le canal cholédoque. Il n'est pas impossible non plus qu'ayant traversé les parois intestinales, quelques-uns parviennent par reptation et effraction jusqu'au sein du parenchyme hépatique. Mais la voie normale par laquelle la majorité y arrive est certainement la veine porte : en traversant la paroi de l'intestin, ils passent dans quelque

(1) Walley, *The Veterinary Journal*, 1886, t. XXII, p. 121.

capillaire qui les amène dans la veine grande mésentérique ou dans une racine de la veine gastro-épiploïque droite, et de là dans la veine porte, cette porte d'entrée de tous les maux, comme disait Stahl dans une exagération paradoxale.

Beaucoup de ces parasites restent sans influence sur la santé, mais lorsqu'ils sont en grand nombre, ils gênent le cours de la bile, amènent des altérations locales graves; la circulation et la nutrition générales s'en ressentent; l'anémie en est la conséquence.

Ce qui fait la gravité de certaines affections parasitaires du foie, c'est que, sauf quelques rares exceptions, les médicaments ne peuvent atteindre les parasites dans la profondeur de l'organe où ils sont logés.

Parmi ceux que l'on peut rencontrer dans le foie de nos animaux domestiques, il en est quelques-uns dont nous ferons provisoirement abstraction. Ce sont :

1° Le *Linguatula denticulata*, forme larvaire du *Linguatula tænioides* des cavités nasales du chien, et que l'on trouve sous son premier état dans les ganglions mésentériques, le foie et le poumon du bœuf, de la chèvre, du dromadaire, du cheval, du chat, du lapin, du lièvre, du cobaye et même de l'homme. Il en sera question à propos du *Linguatula tænioides*.

2° Le *Coccidium oviforme*, qui sera bientôt étudié dans ses effets.

3° Les Échinocoques, qui se trouvent dans des organes très divers de plusieurs espèces domestiques, mais surtout dans le foie, et dont l'étude, au point de vue pathologique, suivra les précédentes.

4° Le *Distoma hepaticum* et le *D. lanceolatum*, qui, par leur accumulation dans les canaux biliaires, déterminent une affection spéciale appelée *distomatose*, étudiée à la fin de ce chapitre.

Les autres sont moins importants et nous pouvons nous borner, en ce qui les concerne, à de brèves indications. Ils appartiennent aux mêmes classes ou ordres qui ont tant de représentants dans l'intestin.

CHAMPIGNONS. — *Saccharomyces guttulatus* Ch. Rob. — Ne se trouve pas seulement dans l'intestin du lapin, du bœuf, du mouton, du porc : Remak l'a vu aussi dans les canaux biliaires du lapin; il y formait des renflements analogues à des tubercules et déjà constatés par Nasse (Ch. Robin).

Actinomyces bovis Harz. — Piana a trouvé dans le foie d'un bœuf un actinomycome (V. p. 313) du volume d'un œuf de dinde, situé sous la capsule de Glisson (1).

SPOROZOAIRES. — Le genre *Eimeria* comprend des Coccidies dont le contenu du kyste se convertit tout entier en une spore unique, celle-ci renfermant un nombre indéfini de corpuscules. L'*Eimeria falciformis* Eimer a été trouvée par Eimer dans l'épithélium intestinal de la souris; les kystes sont mis en liberté dans l'intestin. Rivolta dit l'avoir rencontrée à côté du *Coccidium oviforme* dans le foie du lapin.

(1) G. P. Piana, *R. Scuola sup. di med. vet. pi Milano* (*Annuario per* 1885-86, p. 117).

INFUSOIRES. — *Cercomonas hepaticus* Rivolta. — Corps rond, ovale ou anguleux, très mobile ou non, de 6 à 8 μ 5 de diamètre, pourvu d'un ou deux flagellums, renfermant un protoplasma granuleux, contractile, des vacuoles, deux noyaux et présentant une ligne interne transversale. — Trouvé par Rivolta (1) chez des pigeonneaux, dont le foie, plus gros et plus consistant qu'à l'état normal, était parsemé de nodules jaunâtres d'un volume variant de celui d'une ponctuation à celui d'une graine de vesce ou d'une petite noisette (hépatite caséeuse). Ils étaient répandus dans tout l'organe, mais confluents surtout sur ses bords. Le sac aérien voisin était hyperémié et recouvert d'un exsudat gélatineux jaunâtre. De la pulpe hépatique renfermant de ces Infusoires encore vivants fut administrée à un jeune pigeon. Six jours après, le foie était sain, mais l'intestin grêle contenait un grand nombre de corps celluleux, de forme variable, avec un noyau granuleux à sa périphérie; pas de flagellums. Il n'y a pas de conclusion à tirer de cette expérience.

CESTODES. — Les Cestodes que l'on peut trouver dans le foie appartiennent tous aux Ténias, et comme, à l'état strobilaire, ceux-ci ne vivent que dans le tube digestif, c'est exclusivement sous leur forme cystique qu'on les rencontre dans le foie. Un grand nombre, à l'état d'embryon, doivent traverser cet organe pour atteindre celui qui convient à leur état larvaire; il en est parmi eux qui s'y arrêtent définitivement, ayant touché leur but; tels sont les Échinocoques dont il sera traité à part; d'autres n'y séjournent qu'accidentellement ou passagèrement, produisant des altérations sensibles ou peu appréciables. Ceux que l'on a surpris dans le foie, outre les Échinocoques, sont les suivants :

1° *Cœnure* d'espèce indéterminée, trouvé par Engelmayer dans le foie d'un chat (von Linstow).

2° *Cysticercus tenuicollis* Rud. — C'est la forme cystique du *Tænia marginata* du chien. Elle se rencontre dans le péritoine, plus rarement dans la plèvre et le péricarde de divers animaux, surtout des ruminants, quelquefois du porc. Les expériences de C. Baillet ont montré que ce Cysticerque atteint le péritoine en traversant le foie. Sur un agneau et un chevreau qui ont succombé l'un et l'autre le dixième jour après avoir pris des anneaux de *T. marginata*, cet auteur a trouvé le foie parcouru par de nombreuses galeries très sinueuses. Chacune d'elles, en partie comblée par un petit caillot sanguin, était occupée par une à trois vésicules globuleuses transparentes. Les animaux avaient présenté avant de mourir tous les symptômes d'une hémorragie interne, les viscères abdominaux baignaient dans le sang, que l'on pouvait faire transsuder de tous les points du foie à la moindre pression. Un autre chevreau succomba le vingt-cinquième jour, montrant une violente péritonite et « une complète désorganisation du foie ». Mais ces désordres n'ont guère été constatés que dans des cas expérimentaux. Dans les conditions d'infection naturelle, les Cysti-

(1) Rivolta et Delprato, *L'Ornitojatria*, Pisa, 1881, p. 173.

cerques, presque toujours en petit nombre, traversent le foie sans produire de troubles apparents de la santé, et forment dans le péritoine ces grosses vésicules que les bouchers appellent *boules d'eau.*

Cependant Leuckart a signalé la possibilité d'accidents graves, même mortels, chez le porc, lorsque les Cysticerques sont en grand nombre. Le poumon et surtout le foie présentent de nombreux foyers inflammatoires occupés chacun par un Cysticerque, et sont parcourus par des galeries au fond de chacune desquelles est logé un de ces parasites. Il peut y avoir hémorragie et péritonite mortelles. Pütz et Zschokke ont publié des faits semblables, tous relatifs au porc (1).

3° *Cysticercus pisiformis* Zeder. — Forme cystique d'un autre Ténia du chien, le *Tænia serrata*, ce Cysticerque n'acquiert son volume définitif que dans le péritoine du lapin; mais pour y atteindre, il traverse le foie en y produisant d'intéressantes altérations, qui ont été particulièrement bien étudiées par Küchenmeister, Baillet, Leuckart, Moniez et Laulanié.

Lorsqu'un lapin ingère des œufs de *T. serrata*, on observe dès le second jour, dans le foie, de très petits tubercules blancs et de fines traînées rudimentaires. Les tubercules augmentent rapidement de volume; le cinquième jour, ils égalent celui d'un grain de chènevis, et ils ont pris une certaine dureté. On ne peut les énucléer sans arracher en même temps des fragments de tissu hépatique. Ces nodosités sont peu ou point transparentes et se montrent formées d'une enveloppe très épaisse, renfermant un corps réfringent et ovoïde. L'enveloppe passe insensiblement aux tissus du foie, elle résulte uniquement de la transformation des cellules hépatiques; quant à la partie centrale, rien n'y rappelle l'embryon; elle est simplement plus avancée en régression. Souvent le contenu de la nodosité est du pus très caractérisé, et l'on peut en conclure que ces productions sont la marque d'une inflammation locale du foie, survenue autour d'un embryon mort ou incapable de résister à un travail d'élimination.

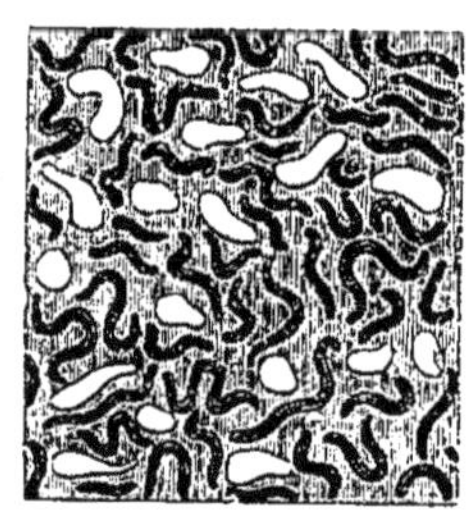

Fig. 217. — Portion de la surface du foie d'un lapin infecté artificiellement, montrant des traînées vasculaires et des Cysticerques pisiformes au deuxième jour de leur développement. Vue à la loupe (G. P. Piana).

Indépendamment de ces nodosités, et distribuées comme elles à la surface aussi bien que dans la profondeur de l'organe, se trouvent des traînées sinueuses, dirigées en tous sens, d'un gris transparent au centre et bordées d'une marge linéaire jaunâtre. Laulanié (2) a reconnu

(1) Leuckart, art. *Bandwürmer* (*Encyklopädie der ges. Thierheilk. u. Thierzucht*, t. I, 1884, p. 386). — Pütz, *Thiermedizinischen Rundschau*, 1887, n° 14. — E. Zschokke, *Ueber die Schädlichkeit der Finnen* (*Schweizer Archiv f. Thierheilk.*, 1887, p. 268).

(2) Laulanié, *Comptes rendus de l'Acad. des sciences*, 12 janvier 1885, p. 128.

que ce sont toujours des ramuscules d'origine de la veine sus-hépatique. C'est là que se trouve l'embryon vivant et déjà plus ou moins avancé. Il occupe le centre d'une masse sanguine coagulée, adhérant en quelques points aux parois du vaisseau, qui y sont le siège d'une prolifération très abondante de cellules embryonnaires. Il en résulte, dans la sphère d'action du vaisseau sous-hépatique oblitéré, « une cirrhose veineuse, mono ou multilobulaire, qui affecte deux caractères exceptionnels. Les productions conjonctives qui remplissent les espaces et les fissures-portes sont, en effet, remarquables : 1° par la multiplicité de leurs vaisseaux capillaires et l'ectasie dont ils sont le siège; 2° par la présence d'un nombre variable de cellules géantes, qui atteignent parfois un volume énorme et ne paraissent obéir, dans leur distribution, à aucune loi saisissable. » G. Piana (1) avait déjà reconnu la présence des cellules géantes dans les vaisseaux où se sont engagés les jeunes Cysticerques pisiformes. En outre, il a vu que ces cellules géantes sont souvent envahies par des Bactéries, qu'il suppose apportées de l'intestin par les embryons.

Ces derniers mesurent d'abord à peine 1 millimètre de long, pour une largeur bien moindre ; ils sont formés d'un réticulum très délicat, enveloppé d'une mince cuticule. Au bout de douze jours, ils ont déjà 3 millimètres de longueur et pré-

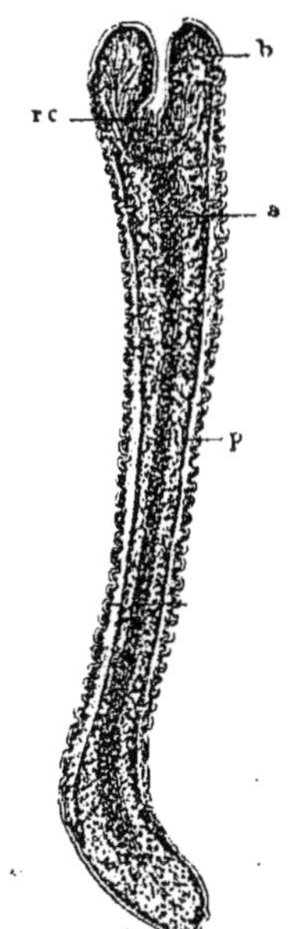

Fig. 218. — Développement du *Cysticercus pisiformis*, d'après R. Moniez.

Larve âgée d'un mois environ, prise dans une galerie superficielle du foie d'un lapin. Elle est déjà marquée de nombreux plis ou papilles *p* et ne présente encore aucune trace d'hydropisie. — *a*, partie centrale, finement grenue, qui marque le point où se fera la déchirure des tissus. — La partie marquée *b*, jusqu'au rudiment de la tête *rc*, représente le futur *receptaculum capitis*. Grossissement : 15 diamètres.

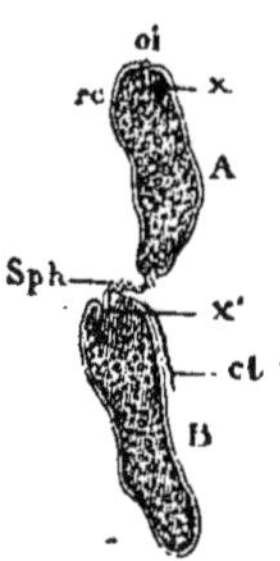

Fig. 219. — Cysticerque pisiforme en voie de division au vingt-deuxième jour.

Un cordon *sph* unit les deux parties d'une larve primitivement simple et marque une portion sphacélée du Cysticerque. A l'extrémité supérieure du segment A, on voit le rudiment de la tête et du receptaculum (*rc*, *x*) ; il y a quelque chose d'analogue dans la partie B. — *ct*, lame de cuticule qui se détache. — *oi*, orifice d'invagination. — La partie A forme l'animal futur ; la partie B doit se détruire (R. Moniez).

(1) G. Piana, *La Veterinaria*, 1881.

sentent d'obscurs mouvements de contraction. En se développant, ils s'allongent et élargissent leurs galeries. Au vingt-deuxième jour, ils ont environ 1 centimètre de long sur moins de 1 millimètre de large. Ils offrent alors un curieux phénomène, découvert par Moniez. Le Cysticerque s'étrangle en son milieu (fig. 218) et se montre constitué par deux parties, reliées l'une à l'autre par un funicule plus ou moins tordu et rétréci. Celui-ci finit par s'atrophier et être résorbé et les deux moitiés sont complètement séparées. L'une d'elles se détruit probablement; l'autre ne tarde pas à former par bourgeonnement un rudiment de tête de Ténia, et constitue seule, par conséquent, le Cysticerque définitif.

C'est environ un mois, souvent moins, après l'infestation que les Cysticerques sortent du foie pour se répandre dans le péritoine. On les surprend parfois faisant hernie à la surface de la glande hépatique. Bientôt on les trouve libres, légèrement hydropiques, d'un degré variable de développement, le plus souvent logés entre les feuillets de la séreuse. Ils forment leur kyste là où ils s'établissent à demeure. Les galeries qu'ils ont quittées disparaissent au bout d'un temps assez long, laissant à la surface du foie des cicatrices plus ou moins marquées.

La Cysticercose hépatique peut se montrer en dehors des conditions expérimentales, et déterminer un état morbide, de nature cachectique, dont la mort est parfois la conséquence : nous en avons constaté des exemples.

Trématodes. — Creplin a donné le nom d'*Amphistoma explanatum* à une espèce trouvée à Berlin par Gurlt dans le canal hépatique et la vésicule biliaire du zébu. Il est ovale lancéolé, long de 9 millimètres, large de 4 millimètres; la ventouse postérieure est subelliptique, étalée par ses bords latéraux.

Les autres Trématodes du foie sont des Distomes. Ce sont, outre le *Distoma hepaticum* et le *D. lanceolatum* :

1° **Distome tronqué** (*D. truncatum* Rud., *D. conus* Creplin). — Corps blanchâtre, long de 3 à 7 millimètres, déprimé, lisse; partie antérieure (cou) amincie peu à peu en avant ou conique, un peu excavée en dessous, formant la moitié de la longueur; partie postérieure presque droite d'abord, puis brusquement élargie et épaissie, comme tronquée à l'extrémité, où se trouve l'orifice du canal excréteur. Ventouses petites, presque égales, orbiculaires, l'antérieure terminale, la postérieure saillante, située au milieu de la longueur; en arrière de celle-ci, une tache fauve due aux œufs renfermés dans la matrice. — Trouvé d'abord par Otto et par Rudolphi dans le foie du phoque, il a été rencontré en abondance par Creplin dans les conduits et la vésicule biliaires du chat domestique (1822). Enfin, assez récemment, Rivolta l'a rencontré à Pise dans les canaux du foie d'un certain nombre de chiens et de chats et l'a décrit sous le nom de *D. felineum*: d'après lui, ce Ver serait la cause d'une irritation légère dans les conduits biliaires.

2° **Distome social** (*D. conjunctum* Cobb.). — Corps lancéolé, obtus en arrière, revêtu de petites épines, long de 6 à 9 millimètres, large de 1 à 2 millimètres. — Découvert par Cobbold dans les conduits biliaires d'un renard américain, et retrouvé en 1875, par Lewis, chez les chiens parias de l'Inde. Il vit en colonies, dans des sortes de petits kystes ou de tumeurs purulentes, qui peuvent compromettre la santé de l'hôte.

3° **Distome campanulé** (*D. campanulatum* Ercolani). — Corps pyriforme, long de 1mm5, large de 0mm3 en avant et de 0mm5 en arrière; extrémité postérieure tronquée et entourée par un bourrelet musculaire en forme de cloche. Tégument recouvert de très petites épines. — Ce Ver a été trouvé en grande quantité par Ercolani à Bologne (1875), dans le foie d'un chien qui présentait des lésions analogues à celles attribuées par Cobbold au *D. conjunctum*. Le même auteur avait déjà recueilli, en 1846, dans la vésicule biliaire d'un chien, un Ver de 2 à 3 millimètres de long, qu'il nommait *D. truncatum* et qui se rapproche du *D. campanulatum*.

NÉMATODES. — *Œsophagostoma dentatum* Rud. — Signalé par von Linstow comme se trouvant, non seulement dans l'intestin, mais encore dans le foie du porc.

Sclerostoma armatum Rud. — Mégnin (1) a trouvé le lobe moyen du foie d'un cheval transformé en une véritable tumeur fibro-plastique, à tissu dense en certains points, mou dans d'autres, et parsemée de petits kystes sanguins contenant chacun un Sclérostome armé, mâle ou femelle, de 2 à 4 centimètres de long, replié sur lui-même. Les femelles ne renfermaient que des ovules non fécondés.

Ollulanus tricuspis Leuck. — On a vu (p. 342) que les embryons de cette espèce, parasite de l'estomac du chat, peuvent émigrer dans le foie.

Filaria hepatica Cobb. — Ce sont les Vers trouvés par Mather enkystés dans la tunique intestinale et les conduits biliaires d'un chien (Voy. p. 420).

Eustrongylus gigas Rud. — Ce parasite des reins a été trouvé dans le foie d'un chien par Lissizin (voy. *Maladies des organes génito-urinaires*).

Avant de passer à la description de la psorospermose du foie, de l'échinococcose et de la distomatose, nous donnons ici la liste des parasites hépatiques des animaux domestiques.

Equidés. — *Sclerostoma armatum, Distoma hepaticum, Linguatula denticulata.*

Bœuf. — *Actinomyces bovis, Amphistoma explanatum, Distoma hepaticum, D. lanceolatum, Cysticercus tenuicollis, Linguatula denticulata.*

Mouton et **chèvre.** — *Distoma hepaticum, D. lanceolatum, Cysticercus tenuicollis, Linguatula denticulata.*

Porc. — *Œsophagostoma dentatum, Distoma hepaticum, D. lanceolatum, Cysticercus tenuicollis, Cyst. cellulosæ* (voy. *Ladrerie*).

Chien. — *Filaria hepatica, Eustrongylus gigas, Distoma truncatum, D. conjunctum, D. campanulatum, Cysticercus cellulosæ* (voy. *Ladrerie du chien*).

Chat. — *Ollulanus tricuspis, Distoma truncatum, D. lanceolatum, Cœnurus spec.?*

Lapin. — *Saccharomyces guttulatus, Eimeria falciformis, Coccidium oviforme, Cysticercus pisiformis.*

Pigeon. — *Cercomonas hepaticus.*

Pancréas. — Le pancréas est très rarement envahi par des parasites. On y a vu des Échinocoques et des Sclérostomes armés agames (Florman, Goubaux, Liénaux, Montané).

Rate. — Les seuls parasites de la rate sont des Échinocoques, chez les sujets susceptibles de les héberger.

(1) P. Mégnin, *Bull. de la Soc. centr. de méd. vétérinaire*, 1884, p. 396.

Art. I. — Psorospermose hépatique.

Rivolta a donné ce nom à une affection parasitaire du foie causée par la **Coccidie oviforme** (*Coccidium oviforme* Leuck.), espèce de Protozoaire que, dès 1845, Remak avait rapprochée des Psorospermies des poissons.

Le *Coccidium oviforme* (1) appartient à l'ordre des Psorospermies oviformes ou Coccidies (classe des Sporozoaires, voy. p. 4). A l'état adulte, c'est un corps ovoïde, entouré d'une coque (kyste) à double contour, déprimé à l'un des pôles, de 30 à 43 μ de longueur sur 16 à 23 μ de largeur.

Dans les Coccidies ainsi *enkystées*, le contenu protoplasmique se contracte en boule et se sépare de la paroi (fig. 220, *f*). C'est la phase ultime du développement que l'on puisse observer dans le foie. Mais si, comme l'ont fait Kauffmann d'abord (1847), puis Lieberkühn, Davaine, Stieda, Waldenburg,

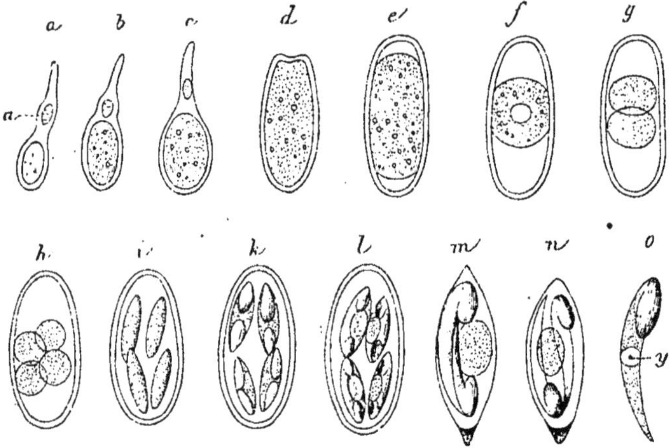

Fig. 220. — Évolution du *Coccidium oviforme*, du foie du lapin, d'après Balbiani.

a, *b*, *c*, jeunes Coccidies renfermées dans les cellules épithéliales des canalicules hépatiques ; *a*, noyau de la cellule épithéliale. — *d*, *e*, *f*, Coccidies adultes enkystées. — *g*, *h*, *i*, *k*, *l*, développement des spores. — *m*, spore mûre isolée, très grossie, montrant les deux corpuscules falciformes dans leur position naturelle, avec le nucléus de reliquat. — *n*, spore comprimée avec les deux corpuscules écartés l'un de l'autre. — *p*, un corpuscule falciforme ; *y*, son noyau.

Balbiani, etc., on met dans l'eau ou dans la terre humide quelques-uns de ces kystes, on peut assister aux phases ultérieures, dont l'évolution est plus ou moins rapide selon les conditions de température et d'oxygénation dans lesquelles ils sont placés. Sous une couche d'eau de 2 à 3 centimètres, Balbiani a vu la segmentation de la masse centrale se produire après un laps de 15 à 20 jours. Sous une couche plus mince ou dans du sable humide, elle se produit en 2 ou 3 jours, et, au bout de 10 à 15 jours, en été, l'évolution complète est terminée.

La segmentation divise le protoplasma en deux (*g*), puis en quatre masses arrondies ou *spores* (*h*). Ensuite chacune de celles-ci s'allonge (*i*), se renfle en boule aux deux extrémités (*k*), s'entoure d'une mince membrane d'enveloppe,

(1) Balbiani, *Leçons sur les Sporozoaires*, Paris 1884.

et présente dans sa concavité un reliquat (*m*) de la masse granuleuse de la spore. A cet état, chaque spore est formée par l'accolement de deux *corpuscules falciformes* (*n*, *o*) placés en sens inverse et pourvus d'un noyau. Les Coccidies se conservent ainsi sans modification appréciable pendant un temps indéfini.

La Psorospermose hépatique, très fréquente chez le lapin, paraît y avoir été vue d'abord par Carswell, puis par Hake (1839), Nasse (1843), Handfield Jones (1846), etc. Mais sa nature avait été complètement méconnue. Davaine, trouvant aux Coccidies une grande ressemblance morphologique avec des œufs d'Helminthe, les avait appelées *corps oviformes*, nom sous lequel on les a longtemps désignées. Comme nous l'avons dit, Remak, le premier, émit l'opinion que c'étaient des parasites et chercha à les classer à côté des Psorospermies des poissons que J. Müller avait trouvées en 1841. Ce rapprochement, longtemps hypothétique, a été depuis confirmé par la découverte des phases du développement, avec cette restriction importante que les Psorospermies des poissons (Myxosporidies) et les Psorospermies oviformes (Coccidies) forment deux ordres distincts dans la classe des Sporozoaires.

Si la psorospermose hépatique est surtout fréquente chez le lapin, on peut la rencontrer sur d'autres animaux. Gubler, Dressler, Virchow, Leuckart l'ont observée sur l'homme. On peut y rapporter peut-être le cas d'un porc dans le foie duquel Johne (1) trouva, au bord supérieur, des kystes anfractueux à liquide trouble, tenant en suspension de nombreuses Coccidies; mais celles-ci étaient beaucoup plus grandes que la Coccidie oviforme du lapin, puisqu'elles mesuraient 120 μ de long sur 70 μ de large.

Les lapins affectés de psorospermose hépatique à un degré marqué maigrissent, ont le poil terne et peu adhérent; ils sont moins gais, moins alertes. Malgré une bonne alimentation, ils continuent à dépérir; le poil se hérisse, le marasme s'accentue, les muqueuses pâlissent, le poids du corps va diminuant rapidement et la mort survient au bout d'un temps variable (deux à trois mois). Cl. Bernard a constaté que la piqûre du plancher du quatrième ventricule ne produit point le diabète, chez des lapins arrivés à une phase avancée de la maladie (Davaine).

A l'autopsie, le foie peut se présenter avec un volume et un poids à peu près normaux, si l'infection est peu marquée. Dans les cas graves, il est beaucoup plus gros et plus lourd, parfois triplé. On le trouve parsemé, à la surface comme à la profondeur, de petites tumeurs blanchâtres, du volume d'un grain de chènevis à celui d'un pois ou d'une noisette, globuleuses ou allongées, rendant mamelonnée la surface de l'organe. Leur consistance est variable, en général caséeuse. Leur contenu est formé principalement par des Coccidies oviformes. La bile renferme des grumeaux blanchâtres constitués aussi par des amas de parasites. Quelquefois on en

(1) Johne, *Bericht über das Veterinärwesen*, Dresde, 1881, p. 60.

trouve dans l'épithélium de la vésicule biliaire, d'après Rivolta (1).

C'est, en effet, dans les cellules épithéliales que vivent ces Coccidies. Il est probable que les kystes sporifères décrits plus haut, après leur évolution dans un milieu humide, sont entraînés avec les poussières, par les courants d'air, jusque sur les aliments d'animaux sains. Parvenus dans le tube digestif, ils se rompent, les spores déchirent aussi leur paroi, et les corpuscules falciformes mis en liberté se transforment en petites masses amiboïdes. Celles-ci remontent par le canal cholédoque jusque dans les conduits biliaires, pour en envahir les cellules épithéliales. On les y voit d'abord avec un diamètre de 9 à 10 μ ; leur contenu est granuleux, sans membrane d'enveloppe. Elles dilatent les cellules dans lesquelles elles ont pénétré, en refoulant peu à peu leur noyau. Par leur accumulation, elles élargissent les conduits biliaires, les rendent variqueux, les rupturent parfois et forment les amas blanchâtres caractéristiques de la maladie. Bientôt

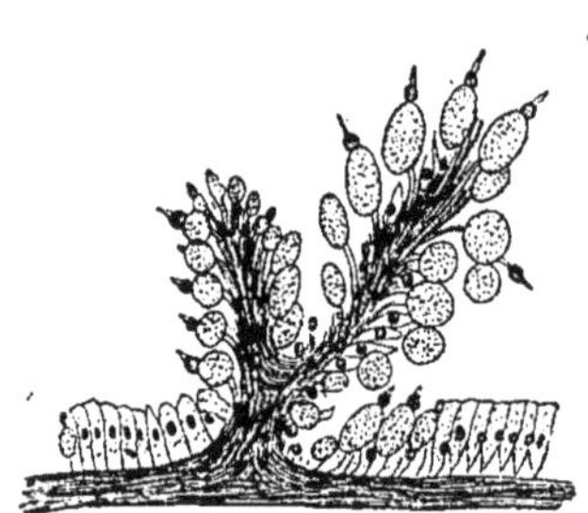

Fig. 221. — *Coccidium oviforme* dans les cellules épithéliales des conduits hépatiques et refoulant les noyaux de ces cellules (Balbiani).

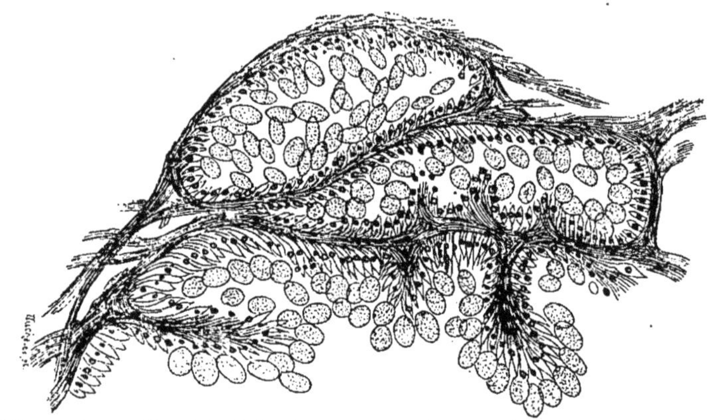

Fig. 222. — Coupe d'un foie de lapin envahi par le *Coccidium oviforme*. Les conduits hépatiques sont dilatés par les productions parasitaires (Balbiani).

les cellules épithéliales se détachent avec les Coccidies qu'elles renferment et tombent dans les poches formées par la dilatation des conduits hépatiques. C'est alors que les Coccidies oviformes, devenues libres, s'entourent de leur enveloppe à double contour et sont dites enkystées. Elles sont entraînées peu à peu dans l'intestin, puis au

(1) Rivolta, *Psorospermes et psorospermose* (*J. des vétér. du midi*, 1869, p. 445).

dehors avec les fèces, et leur développement s'achève dans un milieu humide.

La psorospermose hépatique est distincte de la psorospermose intestinale, qui, le plus souvent, n'en est pas accompagnée.

Cette affection offre de la gravité par les pertes qu'elle peut occasionner dans les clapiers. Lorsqu'elle se présente, il est facile d'en arrêter les ravages, en isolant les animaux sains des malades, et en pratiquant soigneusement la désinfection à l'eau bouillante des locaux où les premiers pourraient avoir déposé, avec leurs excréments, des Coccidies enkystées. Il est avantageux de sacrifier les lapins suspects et d'incinérer leurs viscères au lieu de les jeter sur les fumiers ou dans les cours, comme on le fait d'habitude.

Si, comme le dit Davaine, la psorospermose est plus fréquente sur les lapins élevés dans les réduits étroits et obscurs, il est indiqué d'établir les clapiers dans des lieux secs, suffisamment aérés et éclairés. D'après Handfield Jones, les éleveurs anglais attribuent le développement de la maladie à la nourriture exclusivement composée d'herbes fraîches; cela peut y contribuer. Il faut donc donner une alimentation saine, fortifiante, des grains et du foin de temps à autre, en tenant de l'eau à la portée des lapins.

Art. II. — Échinococcose.

Les Échinocoques (*Echinococcus veterinorum* Rud., *Ech. polymorphus* Diesing) représentent la phase cystique du *Tænia echinococcus* von Siebold, qui vit principalement dans l'intestin du chien (v. p. 402 et suiv.).

Le carnivore porteur de ce Ténia rejette au dehors, avec ses excréments, des proglottis mûrs et gorgés d'œufs. Ceux-ci, protégés, par la résistance de leur coque, contre les causes extérieures de destruction, sont entraînés en partie dans les eaux de boisson ou sur les matières alimentaires de l'homme et des animaux, et pénètrent avec elles dans leur canal digestif. Les expériences de von Siebold, Küchenmeister, van Beneden, Leuckart, etc., ont mis en pleine lumière les liens qui rattachent les Échinocoques au *Tænia echinococcus*.

Les Échinocoques, encore appelés *Hydatides*, peuvent se rencontre chez des hôtes très variés : on les a signalés chez l'homme, diverses espèces de singes, le chat, la mangouste, le lapin, l'écureuil, le porc, le sanglier, le bœuf, l'argali, le mouton, la chèvre, la girafe, le chameau, le dromadaire, l'élan, une antilope, le chevreuil, le cheval, le zèbre, le tapir américain, le kangouroo géant. On les a aussi observés chez le dindon. Ils sont surtout fréquents chez les ruminants et le porc. Nous ne connaissons que deux cas d'Échinocoques du foie chez le cheval (1).

(1) P. Eassie, *The veterinary Journal,* mai 1887, p. 325. — Morot, *Bull. de la Soc. cent. de méd. vétér.*, 1887, p. 214.

On peut les trouver dans les organes les plus variés : le foie est leur siège de prédilection, puis viennent les poumons et ensuite les reins, la rate, les parois intestinales, les séreuses, le cœur, les muscles et même les os. Le même sujet peut en être envahi en plusieurs de ses organes et l'on connait des exemples où l'infection était très générale et avait amené un état cachectique prononcé. Tel est surtout celui qu'a rapporté Dupuy : à l'autopsie d'une truie de deux ans, qui était paraplégique, on trouva des hydatides dans plusieurs muscles des lombes, du dos, des cuisses, dans le foie, les poumons et les reins. Mégnin et Lencke ont fait connaître des cas semblables (1).

Le développement de l'hydatide se fait très lentement. Leuckart, ayant réussi à infester des cochons de lait avec des anneaux mûrs de Ténia échinocoque, a constaté au bout de quatre semaines, dans la séreuse du foie, de petits nodules blanchâtres, mesurant à peine 1 millimètre. Chacun d'eux était constitué par un kyste de tissu conjonctif, formé aux dépens du tissu du foie, et renfermant un corps globuleux, de structure simple, qui était un jeune Échinocoque.

Deux mois après l'infestation, les Échinocoques ont à peu près doublé de taille et sont déjà hydropiques. Vers la fin du cinquième mois, des kystes ont atteint la grosseur d'une noix; ils soulèvent plus ou moins la séreuse et renferment chacun une hydatide. Celle-ci constitue une vésicule sphéroïde, tremblotante, à paroi épaisse, d'aspect blanchâtre et translucide (*vésicule-mère*). La paroi comprend deux membranes bien distinctes : l'externe (*membrane hydatique*) est une cuticule épaisse ($0^{mm}2$ environ), formée d'un grand nombre de couches concentriques ; l'interne (*membrane germinale*) est mince et mesure à peine $0^{mm}12$ d'épaisseur. Le liquide qui remplit l'hydatide est incolore ou légèrement jaunâtre, de réaction neutre ou faiblement acide. Il peut renfermer des substances très variées, dont la plupart ne lui sont pas propres et y sont venues par endosmose, du sang ou des organes voisins.

Outre ces substances accidentelles, les hydatides contiennent des proportions variables d'une leucomaïne, signalée par Mourson et Schlagdenhauffen, et qui serait un déchet nutritif. Son abondance serait en rapport avec l'activité de la nutrition, grande au moment de l'évolution des têtes de Ténia, faible dans les périodes de repos de l'Échinocoque. C'est à cet alcaloïde que l'on attribue les urticaires et les péritonites observées chez l'homme, dans les cas où l'hydatide s'est ouverte dans une des grandes cavités séreuses.

Par exception, l'Échinocoque peut ne pas dépasser cet état. C'est alors ce que, depuis Laennec, on appelle un *acéphalocyste* (α privatif; κεφαλή, tête; κύστις, vésicule). Mais, en général, quand la vésicule-mère a suffisamment grandi, on voit apparaître, à la face interne de la membrane germinale, de petites papilles, disposées en groupes plus

(1) Dupuy, *Journ. de médecine* de Sédillot, 1825, p. 63. — Mégnin, *C. R. Soc. de biologie*, 1881, p. 105. — C. Lencke, *Archives vétérinaires*, 1883, p. 279.

ou moins serrés. Elles se creusent d'une petite cavité qui s'agrandit peu à peu, et à la surface interne de laquelle se différencie de bonne heure une mince cuticule. Ces vésicules, reliées à la membrane germinale par un court pédicule, sont appelées *vésicules proligères;* c'est

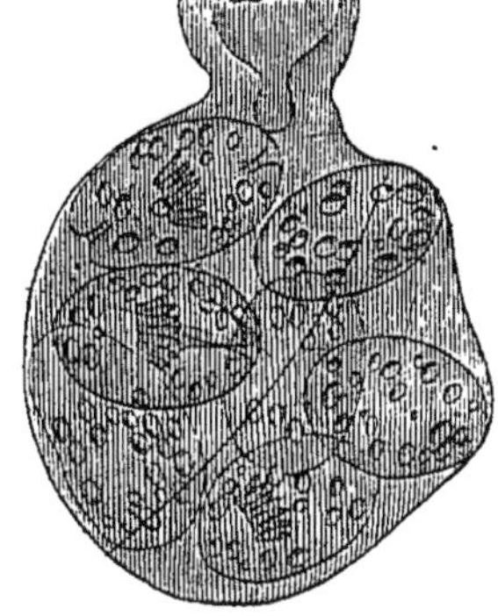

Fig. 223. — Une vésicule proligère fortement grossie (Railliet).

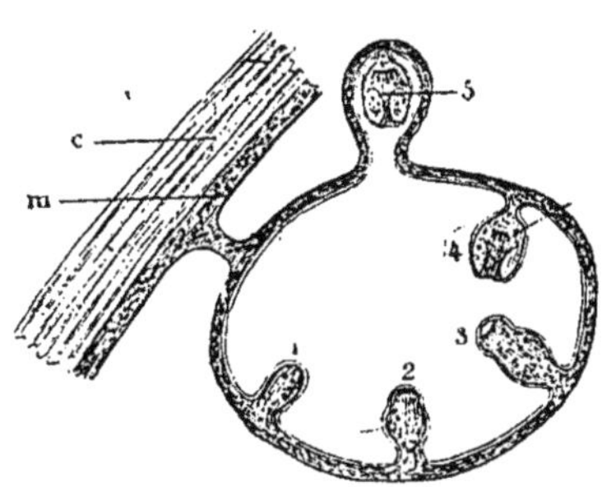

Fig. 224. — Schéma d'une vésicule proligère, pour montrer le mode de formation des têtes de Ténias à son intérieur (Railliet).

à leur face interne que naîtront les jeunes Ténias ou scolex; on en trouve ordinairement 5 à 10 ou 20, parfois même jusqu'à 34 à l'intérieur d'une même vésicule. Elles ne sont pas toujours de même âge ni de même taille. Complètement développées, elles sont plus ou moins

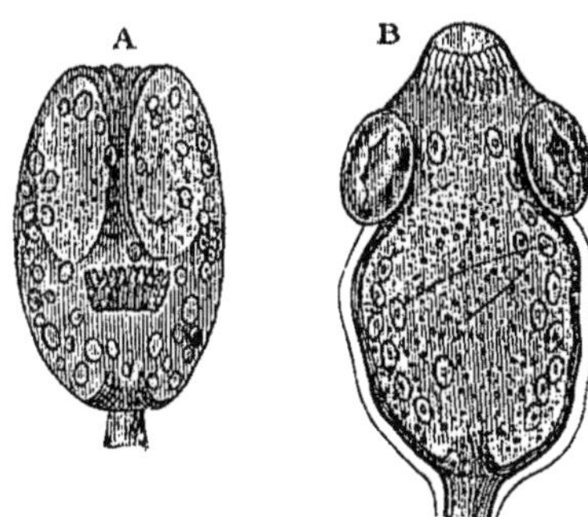

Fig. 225. — *Echinococcus polymorphus.*

A, jeune Ténia détaché de la vésicule proligère, à laquelle il était fixé par son pédicule inférieur : la tête est rétractée à l'intérieur du cou. — B, le même, d'après Perroncito, avec la tête évaginée.

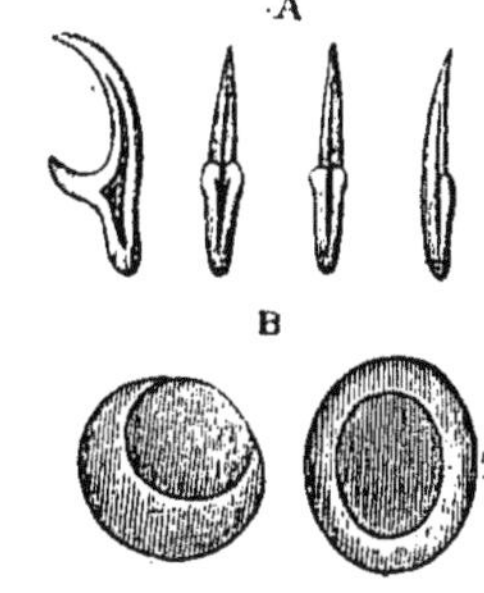

Fig. 226. — *Echinococcus polymorphus.*

A, crochets vus de profil et de face.
B, ventouses isolées.

arrondies et ont en moyenne $0^{mm}19$ sur 0 16. Au pôle opposé au pédicule se voit une dépression due à l'invagination de la tête elle-même; sur les côtés sont les ventouses, et dans le fond la double couronne de crochets. Ceux-ci, semblables à ceux du Ténia adulte, sont cependant un peu moins longs. Dans les parties périphériques de la tête sont répandus d'assez nombreux corpuscules calcaires. Évaginée, la tête s'offre sous l'aspect représenté figure 225. Les vésicules éclatent et les têtes se séparent d'elles pour nager librement dans le liquide, assez longtemps après la mort de l'hydatide, ou lorsque celle-ci est plongée dans l'eau, qui la pénètre par osmose.

Indépendamment des vésicules proligères, l'Échinocoque peut encore se multiplier par ce que l'on nomme les ***vésicules secondaires*** ou ***vésicules-filles***. Elles ont tous les caractères de la vésicule-mère. Nées dans l'épaisseur même de la cuticule ou membrane hydatique, elles se distendent peu à peu, la rompent et tombent au dehors ou au dedans de la vésicule-mère selon les conditions dans lesquelles le développement s'est effectué. Dans le premier cas, on a des vésicules secondaires *externes* ou *exogènes* et l'Échinocoque a été appelé *Echinococcus scolecipariens* (Küchenmeister) et *E. simplex* ou *E. granulosus* (Leuckart); dans le second cas, on a des vésicules secondaires *internes* ou *endogènes* et l'Échinocoque a reçu les noms d'*E. altriciparïens* (Küchenmeister) et d'*E. hydatidosus* (Leuckart). Le processus de formation de ces deux sortes d'Échinocoques reste le même et la distinction n'a rien de fondamental. Cependant, en général, les deux sortes de vésicules secondaires ne se trouvent pas dans le même Échinocoque, ni chez le même hôte.

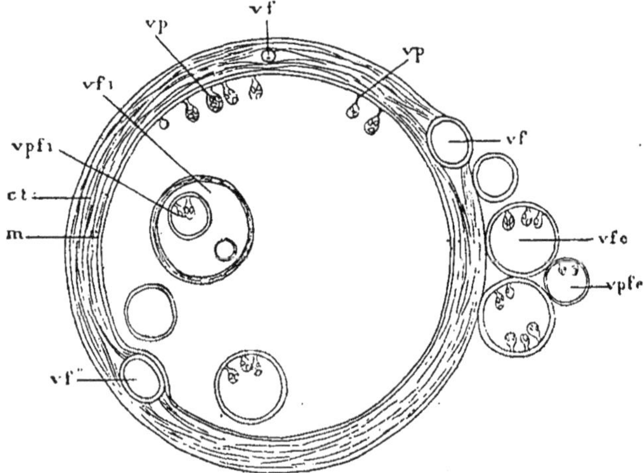

Fig. 227. — *Echinococcus polymorphus :* schéma de la formation des vésicules proligères et des vésicules secondaires (Railliet).

ct, cuticule, dite membrane hydatique. — *m*, vésicule germinale. — *vf*, vésicule secondaire ou vésicule-fille, au début de sa formation. — *vf'*, vésicule-fille gagnant l'intérieur. — *vf''*, vésicule-fille gagnant l'extérieur. — *vfe*, vésicule-fille externe ou exogène. — *vfi*, vésicule-fille interne ou endogène. — *vpfi*, vésicule petite-fille externe. — *vpfe*, vésicule petite-fille externe, qui paraît se produire dans l'Échinocoque multiloculaire.

Les vésicules secondaires externes sont surtout communes chez les ruminants et le porc; elles ne sont pas rares chez l'homme. Restant généralement petites, elles peuvent passer inaperçues; elles appartiennent d'ordinaire à des Échinocoques de dimensions moyennes.

Les vésicules secondaires internes, signalées principalement chez l'homme, le porc et le cheval, que Railliet a vues chez le bœuf, ont en général, un volume bien supérieur à celui des vésicules externes.

Les vésicules secondaires sont capables de donner, par bourgeonnement intra-cuticulaire, d'autres vésicules externes ou internes comme elles, d'ordre tertiaire, ou *vésicules petites-filles*.

Les vésicules secondaires, vésicules-filles et petites-filles, externes ou internes, sont propres à développer des vésicules proligères et, par conséquent, des têtes de Ténias, au moins aussi bien que la vésicule-mère; comme elle aussi, elles peuvent rester stériles et former des acéphalocystes.

Il est encore une forme spéciale d'Échinocoque, qui reçoit le nom d'*Échinocoque multiloculaire*. Elle se distingue des précédentes par les dimensions des vésicules, qui restent fort petites, de la grosseur d'un grain de mil ou tout au plus d'un pois. Ces vésicules demeurent agglomérées en des masses qui peuvent atteindre le volume de la tête d'un enfant. Elles sont réunies entre elles par un stroma conjonctif commun, résultant de la fusion de leurs capsules adventives. Les masses qu'elles forment ont l'aspect de tumeurs délimitées, faciles à énucléer, présentant sur la coupe des sortes d'alvéoles remplies chacune d'une matière colloïde, qui n'est autre qu'une vésicule dont la paroi est affaissée et repliée sur elle-même. En raison de leur aspect, ces tumeurs étaient primitivement désignées sous le nom de *cancer colloïde alvéolaire;* Virchow a, le premier, déterminé leur véritable nature. Les Échinocoques multiloculaires sont moins souvent fertiles que les hydatides ordinaires ; surtout le nombre des têtes est toujours restreint et leur constatation nécessite parfois une longue recherche. On ne connaît guère le mode de développement de ces Échinocoques ; peut-être résultent-ils, comme l'a dit Meyer, d'un bourgeonnement exogène de vésicules-filles et petites-filles provenant d'un petit nombre de vésicules-mères. Les Échinocoques multiloculaires ont une tendance très prononcée à l'ulcération. Ils sont presque exclusifs à l'homme. Cependant ils ont été aussi observés dans le foie du bœuf par Huber (1861), Perroncito (1871), Harms (1872), Bollinger (1875) et Brinsteiner (1884) (1).

Les hydatides ont une durée parfois très grande et l'homme seul peut fournir des données sur leur longévité. Courty en a observé un cas de la région iliaque qui datait de trente-cinq ans. Raymond (2) a vu un Échinocoque du cheval persister pendant sept ans.

En vieillissant, l'hydatide subit des modifications. Parfois elles se

(1) Huber, *Jahresber. d. naturhist. Vereins* in Augsburg, 1861. — Perroncito, *Gli echinococchi nell' uomo e negli animali*, Torino, 1871. — Idem, *I parassiti dell' uomo*. Milano, 1882, p. 170. — Harms, 4. *Jahresber. d. k. Thierarzneischule in Hannover*, 1872, p. 62. — Bollinger, *Deutsche Zeitschr. f. Thiermed. u. vergl. Pathol.*, 1875, p. 109. — Brinsteiner, *Zur vergleich. Pathol. der alveolar-Echinococcus der Leber*. München, 1884.

(2) Raymond, *The veterinary Journal*, 1883, p. 178.

bornent à une augmentation de volume et à un épaississement de la cuticule, qui peut atteindre jusqu'à 1 millimètre d'épaisseur. En restant simple, l'hydatide peut, mais exceptionnellement, acquérir jusqu'à 15 centimètres de diamètre ; le plus ordinairement son volume reste inférieur à celui du poing. En général, l'accroissement des dimensions est dû à la formation de vésicules secondaires, qui, si elles sont internes, font subir à la vésicule-mère une dilatation rarement régulière, le plus souvent subordonnée aux résistances que les organes de l'hôte offrent à son extension.

Les explications précédentes relatives au développement des Échinocoques sont indépendantes du siège qu'ils occupent dans les organes de leur hôte. Nous les considérons maintenant plus particulièrement lorsqu'ils sont localisés dans le foie.

Il est souvent difficile de préciser le nombre d'Échinocoques dont un foie est envahi, par suite de l'impossibilité de distinguer les vésicules secondaires externes et les vésicules-mères.

Les hydatides déterminent dans le foie de leur hôte des altérations parfois considérables. Il s'y forme d'abord un kyste pour chaque vésicule-mère. Les vésicules externes peuvent rester dans ce kyste, qui s'amplifie corrélativement à leur accroissement, ou bien il s'y développe des ramifications ampullaires, affectées chacune à une ou plusieurs vésicules secondaires, et qui restent en communication avec le kyste primitif ou bien s'en séparent par le rétrécissement du canal intermédiaire, son obstruction et parfois son atrophie. Les parois du kyste ont une épaisseur variable, qui peut atteindre 5 et même 10 millimètres. Elles sont coriaces, résistantes, peu riches en vaisseaux, lisses à leur face interne et, en général, libres d'adhérences avec la surface des hydatides. Celles-ci peuvent en être extraites par des incisions faites avec précaution et en guidant le scalpel avec la sonde.

Un foie envahi par des Échinocoques est considérablement modifié dans son aspect. Son volume et son poids ont augmenté et sont parfois décuplés. C'est ainsi que le foie du bœuf, qui, à l'état normal, pèse environ 5 kilogrammes, peut atteindre 50 kilogrammes. Ce poids a été trouvé une fois de 130 livres par East, de 146 livres par Gregory. De même, chez le porc, cet organe peut atteindre un poids considérable : Cartwright l'a trouvé de 50 livres et Gérard de 110 livres (1).

L'augmentation de volume entraîne des modifications dans les organes voisins, qui sont déplacés, comprimés, refoulés et gênés dans leur fonctionnement. Le diaphragme a sa courbure augmentée; les poumons sont diminués. L'intestin présente parfois des rétrécissements. Le péritoine a contracté quelques adhérences.

(1) East, *The veterinarian*, juillet 1878. — Gregory, *Ibid.*, avril 1856. — Cartwright, *Ibid.*, juillet 1849. — Girard, *Dict. de méd..... vétérinaires*, par H. d'Arboval, 2e éd., t. III, 1838, p. 132.

Le foie est bosselé à sa surface. Au lieu d'une teinte uniforme, il montre des marbrures blanchâtres, arrondies, correspondant aux hydatides. Le péritoine viscéral et la capsule de Glisson sont notablement épaissis. Le tissu hépatique, comprimé, se décolore, s'atro-

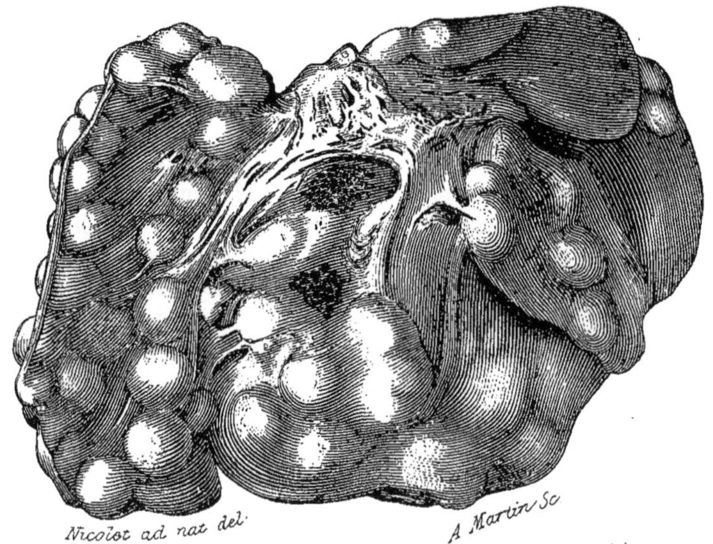

Fig. 228. — Foie de porc envahi par une énorme quantité d'Échinocoques. Ce foie mesurait 0m56 de large sur 0m41 de haut, et pesait 12 kil. 500 (Railliet).

phie, devient fibreux dans les points situés au voisinage des hydatides et surtout dans ceux qui sont intermédiaires à deux ou plusieurs vésicules volumineuses. En incisant profondément l'organe, on ouvre des cavités arrondies, irrégulières, inégales, tapissées par la membrane kystique et d'où jaillit le liquide hydatique avec des vésicules restées intactes. En vieillissant, les hydatides se modifient et finissent souvent par se détruire. Les parois du kyste s'épaississent davantage; entre la face interne et la surface de l'hydatide se déposent des couches d'une matière d'apparence tuberculeuse ou sébacée, semi-liquide, ou parfois épaisse et consistante. Cette matière comprime de tous côtés la vésicule hydatique ou la refoule sur un des côtés du kyste; son liquide intérieur diminue, ses parois se plissent, se rapprochent et la cavité finit même par disparaître. Peu à peu la matière sécrétée, s'épaississant de plus en plus, se concrète, prend la consistance du mastic, puis celle de la craie, d'une masse calcaire. Un examen attentif peut quelquefois permettre d'y découvrir des lambeaux membraneux de l'Échinocoque, mais, le plus souvent, seulement des crochets, que leur nature chitineuse protège contre la destruction. Bremser (1), après Ruysch et plusieurs autres, avait déjà

(1) Bremser, *Traité zoolog. et physiol. sur les vers intestinaux de l'homme*, Paris, 1828, p. 278.

fait ces observations : « A la fin, dit-il, la vessie disparaît, et l'hydatide se transforme entièrement en une masse calcaire, que l'on peut quelquefois détacher, aussi facilement que l'hydatide saine, de l'organe dans lequel elle se trouve. »

Cette apparence particulière prise par les hydatides anciennes peut les faire confondre avec les tubercules. Mais il sera toujours facile de les distinguer soit à première vue, par la persistance de quelques hydatides voisines et l'absence de vrais tubercules jeunes, soit au microscope, par la présence des crochets dans le contenu de la tumeur. Cette ressemblance avait même porté plusieurs observateurs à croire que les tubercules doivent leur origine à des hydatides. Jenner, le premier, avait émis cette opinion et, vers la même époque, Dupuy écrivait : « Ces hydatides, regardées et décrites par les zoologistes comme des corps organisés et vivants, pourraient bien apporter quelques lumières sur l'origine et sur la formation des tubercules, ou du moins prouver que ces corps, qui désorganisent les poumons de la même manière, se développent sous l'empire des mêmes circonstances (1). » Il est superflu de dire que ces idées sont aujourd'hui caduques.

Symptômes. — Les signes qui, chez le *bœuf*, indiquent la présence des Échinocoques dans le foie sont peu marqués et surtout peu caractéristiques. Ils le sont un peu plus si les poumons sont aussi envahis par les mêmes parasites, et l'on peut être mis sur la voie par les quelques symptômes qui surviennent alors (Voy. *Affections parasitaires du poumon*). Si le foie seul est occupé, il peut y avoir quelques indices de fièvre dans la respiration, la circulation et la digestion; mais cela passe inaperçu. Quand la maladie est bien avancée, l'appétit et la rumination cessent d'être réguliers, d'autant plus que l'état est plus grave. L'animal maigrit, la peau devient sèche, le poil terne, hérissé. La pression et la percussion sur les quatre dernières côtes à droite provoquent de la douleur. On voit parfois apparaître une teinte ictérique sur la conjonctive. Quelquefois l'exploration rectale peut permettre de percevoir l'énorme volume du foie et d'en soupçonner la cause.

Chez le *mouton*, le même vague symptomatique accompagne les hydatides du foie; il y a faiblesse, tristesse, nonchalance, mais peu marquées, si ce n'est dans les dernières périodes du mal, où l'animal est tout à fait cachectique. On signale de fréquents météorismes et du prurit en des points variés, la laine sèche et cassante s'arrachant facilement. En général, les symptômes se confondent avec ceux de la distomatose (Voyez plus loin), qui coexiste avec les hydatides.

On ne signale pas de symptômes particuliers à la présence des hydatides du foie chez le *porc*. Ils doivent avoir une physionomie analogue à ceux que présentent alors le bœuf et le mouton.

(1) Dupuy, *De l'affection tuberculeuse*, Paris, 1817, p. 271.

Il n'y a pas lieu de s'arrêter sur les symptômes qui résulteraient de la rupture des hydatides du foie et de l'épanchement de leur contenu dans le péritoine. Cette éventualité, qui n'est pas absolument rare chez l'homme, ne paraît pas avoir été observée chez les animaux.

La maladie se termine rarement par la mort; le plus souvent elle est simplement dévoilée par l'autopsie à l'abattoir.

Étiologie. — Il est évident que la cause essentielle des Échinocoques consiste dans le voisinage de chiens porteurs du *Tænia echinococcus* dans leur intestin. Mais elle peut être aidée dans ses effets par des circonstances secondaires.

Distribution géographique. — La maladie due aux Échinocoques paraît être cosmopolite comme le chien lui-même, d'après les statistiques relatives à l'homme. De semblables recherches n'ont pas été faites pour les animaux, mais on peut conclure *a fortiori*, étant connue la fréquence bien plus grande des hydatides chez eux que dans notre espèce. De toute l'Europe continentale, c'est le Mecklembourg qui est le plus infesté par les Échinocoques. Il y a été constaté, dans quelques districts, que 25 à 50 p. 100 des bœufs abattus, 75 p. 100 des moutons et 5 à 8 p. 100 des porcs en étaient atteints (1). L'homme leur paye aussi un tribut plus considérable qu'ailleurs.

L'Islande l'emporte, à ce point de vue, sur tous les autres pays. Cela tient à la proportion considérable de chiens et de ruminants qui s'y trouvent. Krabbe (2) évalue le nombre des chiens à 15 ou 20,000 pour une population d'environ 70,000 âmes, soit 1 par 3 à 5 habitants, et nous avons vu (p. 406) que ces chiens sont atteints du Ténia échinocoque dans la proportion de 30 p. 100. Les moutons y sont au nombre de 488 et les bêtes bovines de 36, pour 100 habitants. Les hommes, les chiens, le bétail vivent dans une étroite promiscuité, au moins en hiver, et il y a entre eux infection réciproque. Les Échinocoques, très fréquents chez l'espèce humaine, le sont encore plus chez les herbivores domestiques. Les brebis et les vaches en sont plus souvent atteintes que les mâles, au point que c'est une exception de n'y en pas trouver, quand les brebis ont atteint l'âge de quatre ans et les vaches celui de dix ans. Finsen attribue cette plus grande fréquence à ce que les brebis et les vaches paissent autour des maisons pendant l'été et sont ainsi continuellement en rapport avec les chiens, tandis que les moutons et les bœufs, au printemps, sont menés dans la montagne, où ils restent jusqu'à l'automne (3). Quand on abat du bétail pour en saler la viande, on rejette les viscères sans les enfouir; les chiens s'en repaissent et contractent ainsi le Ténia échinocoque.

L'Australie est aussi infestée d'Échinocoques presque au même degré que l'Islande, d'après les rapports de J. D. Thomas.

(1) W. Madelung, *Deutsche Zeitschr. f. Thiermed. u. vergl. Pathol.*, 1885, p. 97.
(2) Krabbe, *Rech. helminthol. en Danemark et en Islande*, Copenhague, 1866, p. 57.
(3) Jon Finsen, *Les Échinocoques en Islande* (*Arch. génér. de méd.*, 1869, t. I, p. 29).

Traitement. — La difficulté du diagnostic et le peu de signification des troubles apportés dans la santé par les Échinocoques hépatiques font que jusqu'ici cette maladie n'a pas été l'objet d'un traitement curatif. Ce qui est important, c'est la prophylaxie. Elle serait absolue, si l'on supprimait le Ténia échinocoque ; et il suffirait pour cela de ne jamais abandonner aux chiens les viscères qui contiennent des hydatides ou sont soupçonnés d'en contenir. C'est affaire aux bergers et bouchers. Quant à prévenir l'introduction des œufs de Ténia dans le tube digestif des bœufs, moutons ou porcs, cela consisterait à ne pas les mener paître dans des pâturages où les chiens auraient répandu leurs excréments, à ne pas leur distribuer des fourrages que l'on soupçonnerait d'avoir été souillés de même. Mais cette pratique est d'une impossibilité à peu près absolue.

Art. III. — Distomatose.

Le nom de *Distomatose* a été employé par Zundel (1) pour désigner la maladie qui résulte de l'accumulation des Douves (Distome hépatique et Distome lancéolé) dans les canaux biliaires de divers animaux, mais particulièrement du mouton. Antérieurement, Wiame (2) avait déjà proposé pour elle celui de *Distomiase*. Elle est depuis longtemps connue sous des dénominations extrêmement nombreuses, appliquées à peu près exclusivement à l'espèce ovine. Chabert (3) n'en énumère pas moins de 75. Les principales sont : *Cachexie aqueuse*, *Pourriture*, *Bête pourrie*, *Mal de foie*, *Foie douvé*, *Douve*, *Douvette*, *Jaunisse*, *Bouteille*, *Boule*, *Gamadure*, *Gouloumon*, *Ganache*, *Phthisie vermineuse du foie* (Fromage de Feugré), *Cachexie ictéro-vermineuse* (Röll), etc. ; en Allemagne, *Leberfäule*, *Egelfaule*, *Leberegelkrankeit*, *Leberegelseuche*, *Anbrüchigkeit ;* en Angleterre, *Rot*, *Rot dropsy ;* en Italie, *Bisciuola*, *Marciaja ;* en Hollande, *Hot ongans*.

Les Distomes du foie sont connus depuis longtemps, mais la première mention qui en soit faite est due à Jean de Brie (4) (1379) ; ils y sont désignés sous le nom de *douves*, qui leur est encore appliqué journellement. Bien longtemps après (1547), Gabucinus parla de Vers semblables à des graines de courge, qui habitent le foie des brebis et des chèvres, et peu à peu de nombreux observateurs firent la même remarque. Davaine a donné un excellent résumé de l'histoire de la découverte de ces Vers.

Étiologie. — Les agents essentiels de la distomatose sont le Distome hépatique et, secondairement, le Distome lancéolé.

(1) Zundel, *Dict. de méd., de chir. et d'hyg. vétér.*, par Hurtrel d'Arboval, 3e édit., t. I, Paris, 1874, p. 224.

(2) Wiame, *Annales de méd. vétér.*, 1862, p. 32.

(3) Chabert, *De la pourriture des bêtes à laine* (*Instructions et observations sur les mal. des an. dom.*, année 1791, nouv. édit., Paris, an III, p. 152).

(4) *Le vray regime et gouvernement des Bergers et Bergeres : compose par le rustique Jehan de Brie, le bon Berger*, Paris, Lisieux, 1879 (réimpression).

Distome hépatique (*Distoma hepaticum* L.). — Corps aplati, foliacé, d'un brun pâle irrégulier, long de 18 à 31 millimètres, large de 4 à 13 millimètres chez l'adulte, ovale oblong ou lancéolé, plus large et arrondi en avant où il se rétrécit brusquement, de manière à présenter une sorte de cou conique; atténué et obtus en arrière. Cuticule hérissée de nombreux petits piquants dirigés en arrière. Ventouse orale terminale, petite, arrondie. Ventouse ventrale grande, saillante, à ouverture triangulaire, située à 3 millimètres en arrière de la première. Intestin à deux branches ramifiées, vi-

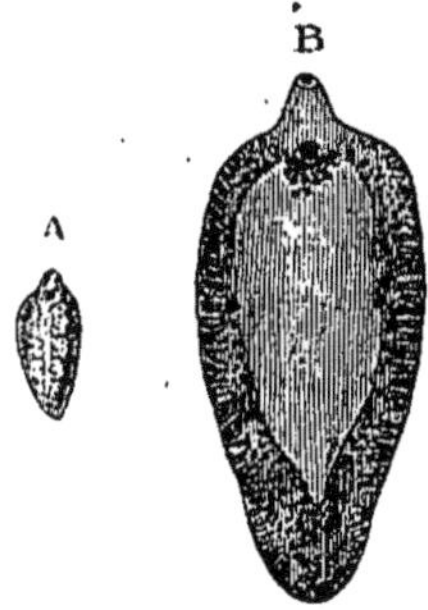

Fig. 229. — *Distoma hepaticum*, grandeur naturelle (Railliet).

A, jeune. — B, adulte.

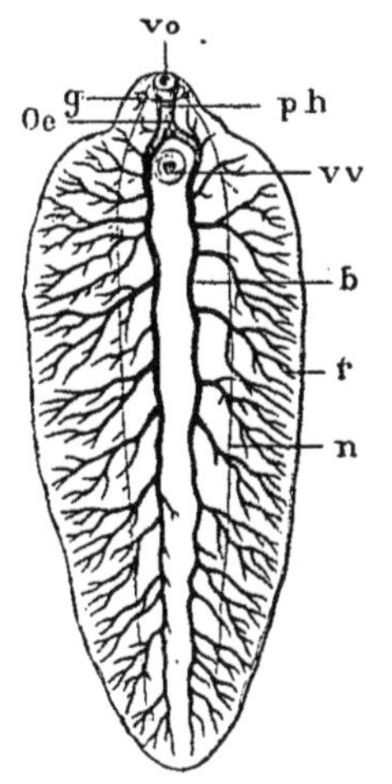

Fig. 230. — Appareil digestif et système nerveux de la Douve hépatique (le système nerveux est schématique).

vo, ventouse buccale, — *vv*, ventouse ventrale. — *ph*, pharynx. — *œ*, œsophage. — *b*, branches de l'intestin. — *r*, leurs ramifications. — *g*, ganglions nerveux. — *n*, nerf ventral.

sibles à travers les téguments et de nuance foncée. Pénis saillant, en avant de la ventouse abdominale, toujours recourbé. Vulve très petite, située à côté de l'orifice mâle ou un peu en arrière. Œufs brunâtres ou jaune verdâtre, ovoïdes, longs de 130 à 145 μ, larges de 70 à 90 μ.

Distome lancéolé (*D. lanceolatum* Mehlis). — Corps demi-transparent, taché de brun par les œufs, long de 4 à 9 millimètres, large de 2mm5, lancéolé, obtus en arrière, atténué en avant, et terminé par la ventouse orale, qui est presque aussi grande que la ventrale. Tégument lisse. Intestin à deux branches non ramifiées. Pénis long, généralement droit. Orifices génitaux très rapprochés l'un de l'autre. Œufs ovoïdes, longs de 37 à 40 μ.

Le Distome hépatique est, par excellence, un parasite des ruminants, dans le foie desquels il est fréquent de le rencontrer : tels sont le mouton, la chèvre, le chameau et un certain nombre d'espèces sauvages. On l'a trouvé, en outre, chez plusieurs autres animaux domestiques ou sauvages, le cheval, l'âne, le porc, l'éléphant, le lapin (1) et même chez l'homme.

Quant au Distome lancéolé, il se trouve généralement avec le précédent dans les canaux biliaires des ruminants; en outre, on en a signalé

(1) Railliet, *Distomatose du lapin domestique* (*Bull. de la Soc. cent. de méd. vét.*, 1887, p. 324).

la présence chez le lapin, le lièvre, le cochon, chez l'homme, chez le chat. D'après Leuckart, on le trouve plus souvent dans le sud de l'Europe que dans le nord, ce qui peut tenir à des différences dans le mode d'entretien du bétail et dans la nature des pâturages.

Le *D. hepaticum* domine dans les provinces orientales de la Prusse

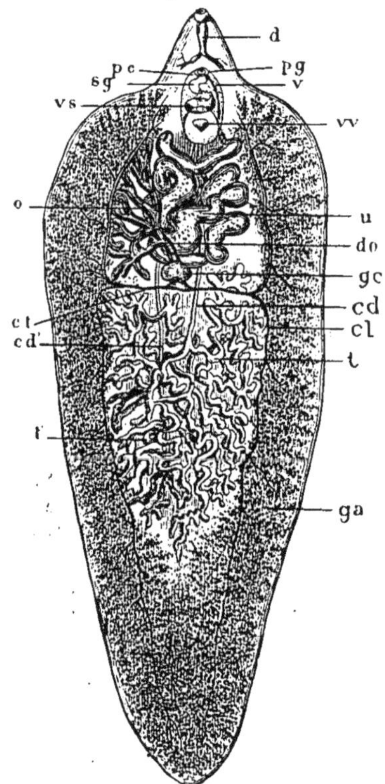

Fig. 231. — Appareil génital de la Douve hépatique.

d, tube digestif. — *vv*, ventouse ventrale. — *t*, testicule antérieur. — *cd*, son canal déférent. — *t'*, testicule postérieur. — *cd'*, son canal déférent. — *vs*, vésicule séminale. — *sg*, sinus génital. — *pg*, pore génital. — *pc*, poche du cirre. — *o*, ovaire. — *do*, oviducte. — *gc*, glandes de la coque. — *ga*, glandes albuminigènes. — *cl*, canal albuminifère longitudinal. — *ct*, canal albuminifère transversal. — *u*, utérus. — *v*, vagin (Railliet).

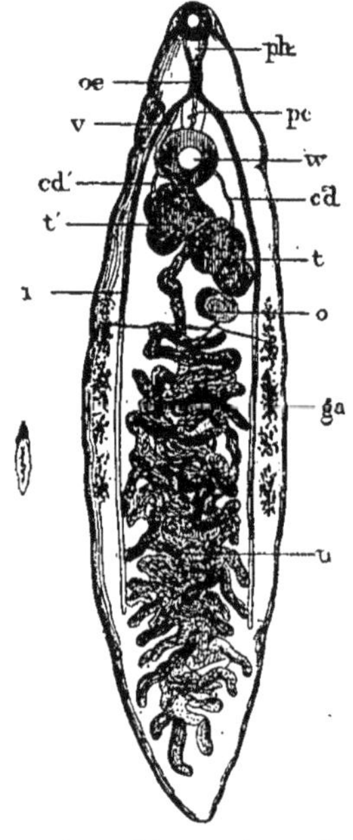

Fig. 232. — *Distoma lanceolatum*, grandeur naturelle et grossi 10 fois.

ph, pharynx. — *œ*, œsophage. — *i*, branches de l'intestin, non ramifiées et terminées en cul-de-sac. — *vv*, ventouse ventrale. — *t*, *t'*, testicules. — *cd*, *cd'*, canaux déférents. — *pc*, poche du cirre. — *o*, ovaire. — *ga*, glandes albuminigènes. — *u*, utérus. — *v*, vagin (Railliet).

(Gerlach) et le *D. lanceolatum* est universellement et presque exclusivement répandu dans la Thuringe (Zürn) et à Berne (Siedamgrotzky, Guillebeau).

D'après Küchenmeister, les Distomes se nourriraient, non de la bile, mais du sang qu'ils retireraient de la muqueuse des voies biliaires.

Malgré la dissémination de ces deux espèces de parasites, la distomatose n'existe guère à l'état de maladie spéciale que chez les ruminants domestiques. Cadéac (1) en a cependant publié un exemple très remarquable observé chez une ânesse. Elle est particulièrement fréquente chez le mouton, moins chez le bœuf, moins encore chez la chèvre. Comme la plupart des maladies parasitaires, elle trouve un terrain plus favorable chez les jeunes animaux : les agneaux et les antenais lui payent un tribut plus important que les sujets adultes ; dans plusieurs des épizooties qui ont atteint l'espèce bovine, les veaux étaient frappés les premiers, et les bêtes de deux ans et au-dessous périssaient en plus grande proportion que les animaux d'un âge plus avancé.

C'est, d'ailleurs, le plus souvent sous la forme enzootique ou épizootique qu'elle apparait, constituant, par sa fréquence et la mortalité qu'elle occasionne, un véritable fléau pour l'agriculture.

L'étude de ces épizooties les montre succédant toujours à des pluies abondantes et prolongées, et l'on voit constamment dominer dans leur étiologie l'influence de l'humidité, comme le peut faire prévoir ce que nous avons dit (p. 293) des migrations des Distomes. Nous empruntons à Delafond (2), à Reynal (3) et à Davaine le résumé des principales de ces épizooties.

« La première épizootie dont l'histoire fasse mention est celle qui apparut en Hollande en 1552, et que Gemma appelle *lues infanda pecoris*.

» Frommann, en 1663, 1664, 1665, observa dans le duché de Cobourg une épizootie qui attaqua les brebis et les moutons de tout âge, les veaux et les génisses jusqu'à l'âge de deux ans, mais point les bœufs et les vaches. Les lièvres et les cerfs, dans les champs et les forêts, mouraient de cette maladie. Les chevaux, les chèvres et les cochons en étaient exempts. Des Vers existaient dans le foie des bêtes malades ; dans quatre bergeries, composées ensemble de plus de 3,000 moutons, il n'en est pas resté 40.

» En 1674, une affection caractérisée aussi par la présence du Distome dans le foie fut observée par Willins en Seeland : elle atteignit presque tous les bœufs. » (Davaine.)

En 1743 et 1744, la pourriture enleva presque toutes les bêtes à laine du territoire d'Arles, et en 1761 tous les troupeaux de l'Aveyron.

En 1761 et 1762, la cachexie aqueuse décima les bêtes ovines du nord de la France et notamment du bas Boulonnais. Ces deux années furent remarquables par l'abondance des pluies, surtout en été; les vallées furent inondées.

En 1809, une grande partie de la France fut ravagée par cette maladie, le Beaujolais et le Lyonnais notamment. Les moutons nourris constamment dans les bergeries furent en général préservés (4).

« En 1812, la cachexie régna dans le midi et principalement dans les département du Rhône, de l'Hérault et du Gard; 300,000 bêtes à laine périrent dans le territoire d'Arles et 90,000 dans les arrondissements de Nîmes et de Montpellier.

(1) Cadéac, *Sur un cas de distomatose observé chez une ânesse* (*Revue vétérinaire*, 1885, p. 10).

(2) O. Delafond, *Traité sur la pourriture ou cachexie aqueuse des bêtes à laine*, Paris, 1854 (Extr. des *Mém. de la Soc. d'agriculture*, 1853).

(3) Reynal, art. CACHEXIE (*Nouv. dict. de méd., de chir. et d'hyg. vétér.*, t. II, Paris, 1856).

(4) Grognier, *Correspondance* de Fromage de Feugré, t. II, 1810, p. 112.

» En 1816 et 1817, elle exerça de nouveau de grands ravages dans un grand nombre de départements.

» En 1820, elle régna avec intensité dans les environs de Béziers.

» En 1829 et 1830, elle exerça ses ravages dans la plupart des localités du département de la Meuse et dans les départements voisins; non seulement les moutons, mais aussi les bœufs, périrent en grand nombre. Dans l'arrondissement de Montmédy, sur 24,000 à 25,000 bêtes à cornes on en perdit environ 5,000; parmi les bêtes à laine, il n'en resta pas la moitié. Certaines communes ont perdu 200 bêtes à cornes et 1,500 à 1,800 bêtes à laine (1) » (Davaine). Dans l'arrondissement de Verdun, sur 20,000 à 21,000 bêtes à cornes, il en mourut 2,200, et sur environ 50,000 moutons, la cachexie en enleva près de 20,000 (2).

« En 1853 et 1854, la cachexie régna de nouveau dans la plus grande partie de la France, et principalement dans les départements du centre; dans le Berry, le Gâtinais et la Sologne, des cultivateurs ont perdu le quart, le tiers et les trois quarts des bêtes composant leurs troupeaux.

» En Angleterre, d'après Simonds, de grandes épizooties se sont montrées dans les années 1809, 1816, 1824, 1830, 1853, 1860. » (Davaine.)

D'autres considérations démontrent encore l'influence de l'humidité sur le développement de la distomatose. C'est ainsi qu'elle apparaît rarement dans le cours de l'été, et qu'elle sévit avec intensité en automne, à la fin de l'hiver et surtout au printemps pendant les mois de mars, avril et mai.

Elle se montre principalement dans les localités basses, humides, marécageuses, dans les vallées sujettes aux inondations, dans le voisinage des étangs, des eaux stagnantes, des embouchures de fleuves, dans les lieux boisés, dans les prairies dont le sol ou le sous-sol est argileux, imperméable. On la voit, en effet, à peu près à l'état enzootique dans la Sologne, le Berry, le Gâtinais, dans la zone argileuse des landes de Gascogne, dans de nombreuses régions de l'Angleterre, où elle fait périr tous les ans un million de moutons. Aucun pays ne paraît à l'abri de ses invasions, et on l'a observée dans toutes les parties du monde.

Les inondations ont naturellement un rôle important dans cette étiologie. C'est à elles qu'est due l'épizootie observée en 1761 et 1762 dans le bas Boulonnais, aux débordements du Rhône et de ses affluents celle qui ravagea le midi de la France en 1810, 1811 et 1812. Selon Hamont et Fischer (3), la cachexie aqueuse apparaît chaque année en Égypte à la suite des inondations et se déclare successivement dans les lieux les premiers abandonnés par les eaux. Ils estiment à 16,000 le nombre des moutons qu'elle enlève tous les ans. L'illustre Bakewell, ayant remarqué que, au début de la cachexie, l'engraissement

(1) Didry, *De la cachexie aqueuse ou hydropisie de bêtes à grosses cornes* (*Rec. de méd. vétér. prat.*, 1832, p. 139).

(2) Mangin, *Mém. sur la cachexie aqueuse (pourriture) des bêtes à grosses cornes* (*Ibid.*, p. 420). — Taiche, *Ibid.*, 1834, p. 289.

(3) Hamont et Fischer, *De la cachexie aqueuse de l'homme et du mouton* (*Journ. de méd. vétér. théor. et prat.*, 1834, p. 129).

est plus rapide, communiquait cette maladie en quelque sorte à volonté aux moutons qu'il destinait à la boucherie, en les conduisant pendant quelques jours à l'automne dans des pâturages qu'il avait inondés en été (A. Young) (1).

Certains faits absolument remarquables, où l'on n'a vu d'abord que l'influence de l'humidité, montrent nettement l'intervention de la cause parasitaire.

Dupuy a vu périr de la cachexie aqueuse 500 moutons qui avaient pâturé sur un terrain humide, où se trouvaient des fossés remplis d'eau stagnante; quinze brebis qui ne pouvaient suivre le troupeau parce qu'elles étaient boiteuses furent préservées (2).

« Un fermier, dans le voisinage de Wragby (Lincolnshire), mena vingt moutons à la foire et en garda six dans sa propriété. Les vingt moutons n'ayant pas été vendus furent ramenés et remis dans le champ où les six autres étaient restés. Dans le courant de l'hiver, ces vingt moutons moururent de la pourriture, mais les six qui étaient restés à la ferme continuèrent à se bien porter. Il ne peut y avoir de doute sur l'exactitude du fait, car les moutons envoyés à la foire avaient reçu une marque que ne portaient pas les six autres. La perte de ces vingt moutons ne peut être expliquée que par la supposition qu'ils avaient traversé quelque communal ou quelque pâturage dans lequel ils ont contracté la pourriture.

» Un mouton, appartenant à un lot de vingt, ayant été atteint d'une fracture de la jambe en sortant de la foire de Burgh (Lincolnshire), les dix-neuf autres furent parqués dans un communal à l'extrémité de la ville, jusqu'à ce qu'on eût pu se procurer une voiture pour emporter le mouton blessé; ces dix-neuf moutons moururent tous de la pourriture, tandis que celui qui avait été blessé fut exempt de la maladie. » (Davaine.)

Une croyance des bergers qui se rattache à l'influence de l'humidité est celle qui, depuis des siècles, attribue à certaines plantes le privilège de déterminer plus particulièrement la cachexie aqueuse chez les moutons qui s'en nourrissent. Ce sont le plus souvent deux espèces de Renoncules (*Ranunculus flammula* L. et *R. lingua* L.) et la Nummulaire (*Lysimachia Nummularia* L.); on les appelle souvent *douves*, ce qui est aussi le nom vulgaire des Distomes du foie, la première étant dite *petite douve* et la seconde *grande douve*. Dans certaines régions du midi, le Jonc à fleurs obtuses (*Juncus obtusiflorus* Ehrh.) jouit de la même réputation, et on le nomme *herbe des douves*. En Egypte, d'après Hamont et Fischer, c'est une espèce de Joncée très tendre, désignée sous le nom de *bisse*, qui aurait cette propriété, et les fellahs appellent *bissa* la cachexie aqueuse. Ce préjugé très répandu provient de ce que ces plantes appartiennent presque exclusivement à la flore des marais et des endroits fréquemment inondés.

Jusque dans ces derniers temps, c'est à peu près à cela que se bornaient nos connaissances sur l'étiologie de la distomatose. Plusieurs

(1) A. Young, cité par Chabert, p. 164.

(2) Dupuy, cité par Hurtrel d'Arboval, *Dict. de méd., de chir. et d'hyg. vétér.*, 2ᵉ éd.; t. I, 1838; art. CACHEXIE, p. 255.

observateurs, Ercolani, Baillet et Leuckart, entre autres, avaient pu obtenir l'éclosion des œufs du Distome hépatique, mais non la transformation de l'embryon en sac cercarigère après enkystement dans un mollusque. On en était réduit à la supposition, des plus plausibles, que pour cette espèce, les migrations et les métamorphoses sont analogues à celles que l'on connaît pour d'autres Distomiens. Les recherches de Leuckart (1) et celles de Thomas (2) ont dissipé la plupart des obscurités.

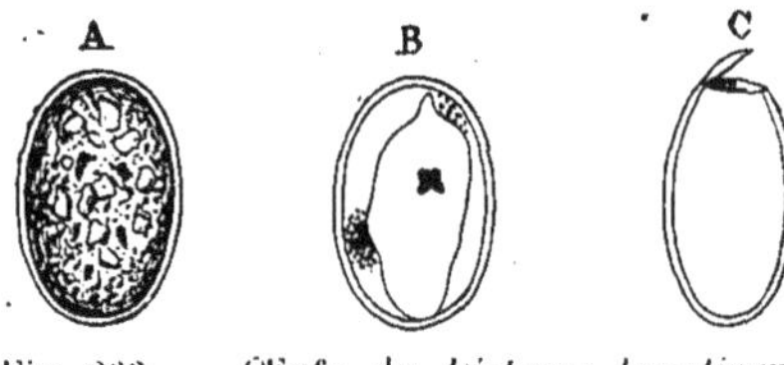

Fig. 233. — Œufs de *Distoma hepaticum*, grossis 130 fois.

A, œuf pris dans les conduits biliaires d'un mouton. — B, œuf contenant un embryon développé. — C, œuf après l'éclosion.

D'après Ercolani, les Douves ne pondent pas ni ne produisent d'œufs en hiver. En outre, le développement embryonnaire n'a pas lieu non plus durant cette période. Les œufs, émis pendant la plus grande partie de l'année, ont déjà subi dans l'utérus la segmentation. Mais l'embryon ne se forme que lorsque l'œuf est libre dans les voies biliaires ou dans l'intestin de l'hôte, ou bien encore, et souvent, lorsqu'il est parvenu dans l'eau après son expulsion avec les fèces. En été, l'embryon est complètement formé au bout de trois à six semaines (Leuckart, Baillet, Ercolani); d'après Thomas, il n'arrive à cet état qu'à la température ambiante de 23° à 26°. Il sort alors de l'œuf en soulevant un opercule qui occupe l'un des pôles.

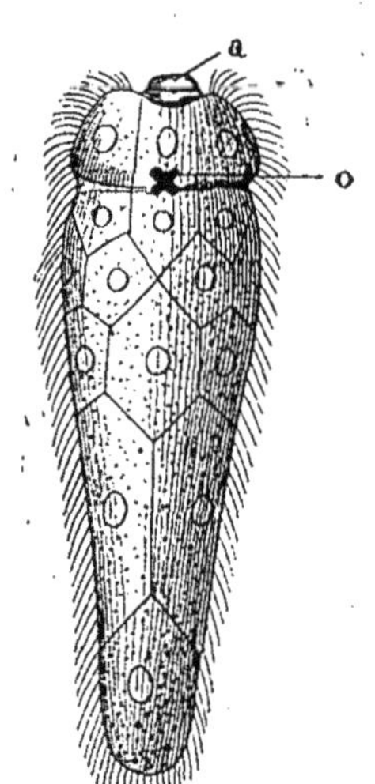

Fig. 234. — Embryon libre et cilié du *Distoma hepaticum* (Leuckart).

a, appareil perforateur. — *o*, tache oculaire.

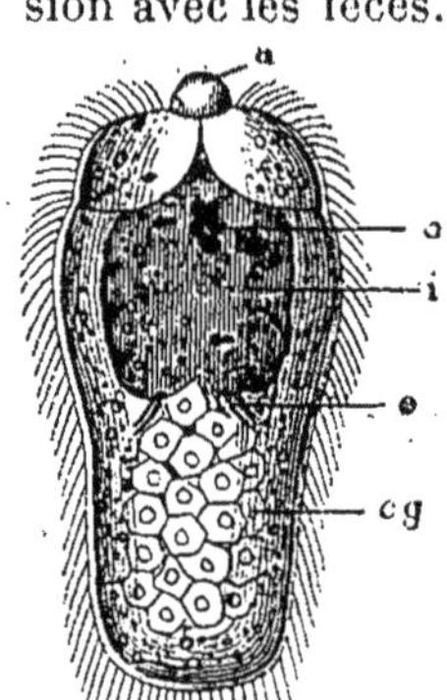

Fig. 235. — Le même contracté, avec l'ébauche du tube digestif et un amas de cellules germinatives (Leuckart).

a, appareil perforateur. — *o*, tache oculaire. — *i*, tube digestif. — *e*, entonnoir cilié. — *cg*, cellules germinatives.

Cet embryon rappelle certains infusoires (embryon infusoriforme). Il est allongé, atténué en arrière et plus large en avant. Susceptible de modifier ses dimensions, il a en moyenne 130 μ de longueur sur 27 de large à sa partie antérieure, au sommet de laquelle il présente une petite éminence papilliforme, paraissant jouer le rôle d'appareil

(1) R. Leuckart, *Zoologischer Anzeiger*, 12 décembre 1881 et 9 octobre 1882; et *Archives de zoologie expérimentale*, n° 2, 1882 et n° 2, 1883.

(2) A. P. Thomas, *The veterinarian*, 1883, p. 180 et 469.

perforateur, rétractile et protractile d'après C. Baillet. Tout le corps est couvert de longs cils vibratiles, sauf la partie céphalique. A peu de distance de celle-ci se voit une tache pigmentaire opaque, formée de deux lobes dessinant un x, que Leuckart considère comme une tache oculaire, et que Baillet a vue effectuer des mouvements d'expansion. Selon Leuckart, la moitié antérieure du corps est remplie par une masse granuleuse qui correspondrait à un intestin rudimentaire; la seconde moitié renfermerait des cellules germinatives : ce serait l'ébauche d'une rédie. Cet embryon se meut dans l'eau avec une très grande agilité. Mais s'il n'y rencontre pas d'hôte approprié, il ne tarde pas à mourir. D'après Thomas, sa phase de liberté dépasse rarement une journée entière; cependant cet auteur l'a vu vivre pendant trois jours dans un liquide alcalin.

Longtemps on a ignoré l'hôte intermédiaire dans lequel devait pénétrer l'embryon du *Distoma hepaticum* et l'on soupçonnait seulement quelques espèces de mollusques terrestres ou aquatiques. C'est Weinland (1) qui découvrit le premier l'espèce en vain cherchée, le *Limnæa truncatula* Müll. (*L. minuta* Drap.). C'est un gastéropode pulmoné, à coquille spirale, mince, luisante, d'un corné pâle, cendré grisâtre, dextre, à spire aiguë, composée de cinq à six tours, convexes, le dernier grand, un peu renflé, formant à lui seul les deux tiers de la coquille; sommet sensiblement pointu; ouverture grande, arrivant jusqu'à la moitié de la hauteur, obliquement ovale, faiblement anguleuse supérieurement; pourtour de l'ouverture (péristome) mince, tranchant, à bord extérieur droit, se réfléchissant en dehors, hauteur 6 à 10 millimètres ; diamètre 3 à 5 millimètres. Cette espèce habite presque toute la France et on la trouve aussi dans la plupart des contrées de l'Europe. « Elle vit dans les bassins, les fossés, les ruisseaux, les rigoles des prairies; aime à se tenir hors de l'eau. C'est une des espèces qui s'élèvent le plus haut sur les montagnes. Pluton l'a rencontrée dans les Vosges à 1,150 mètres d'altitude. Je l'ai vue dans les Pyrénées à près de 1,200 » (Moquin-Tandon) (2). C'est, en somme, une espèce très cosmopolite.

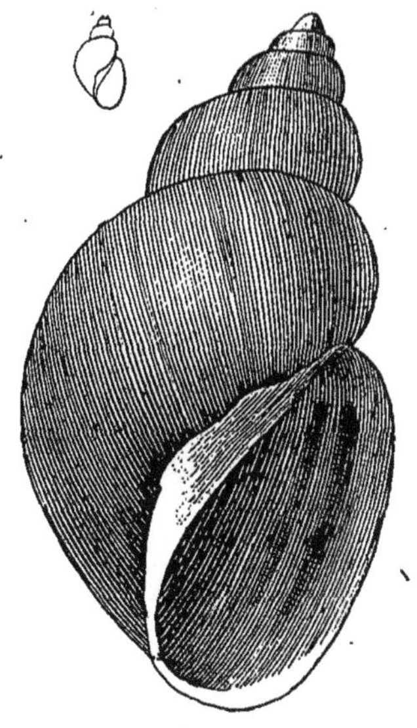

Fig. 236. — *Limnæa truncatula*, grandeur naturelle et grossie (Railliet).

Weinland trouva le foie de cette limnée farci de rédies qui conte-

(1) Weinland, *Archiv f. Naturgeschichte*, t. II, 1874, p. 423.

(2) A. Moquin-Tandon, *Hist. natur. des Mollusques terrestres et fluviatiles de France*, t. II, Paris, 1855, p. 473.

naient des cercaires à revêtement épineux, comme la cuticule du Distome hépatique. Sur les indications de cet auteur, Leuckart réussit à obtenir l'enkystement de l'embryon chez des individus de cette espèce. Il le réalisa également sur les individus jeunes de *Limnæa peregra* Gm.; mais ici le développement s'arrêtait dans ses premières phases. Il est, au contraire, possible de le suivre jusqu'à la formation des cercaires chez le *L. truncatula*, comme l'ont vu aussi Weinland et A. P. Thomas. Les expériences faites sur d'autres espèces de limnées, des physes, des planorbes, des paludines, des limaces, des arions, etc., ont échoué. Cependant l'extension géographique de la Douve du foie

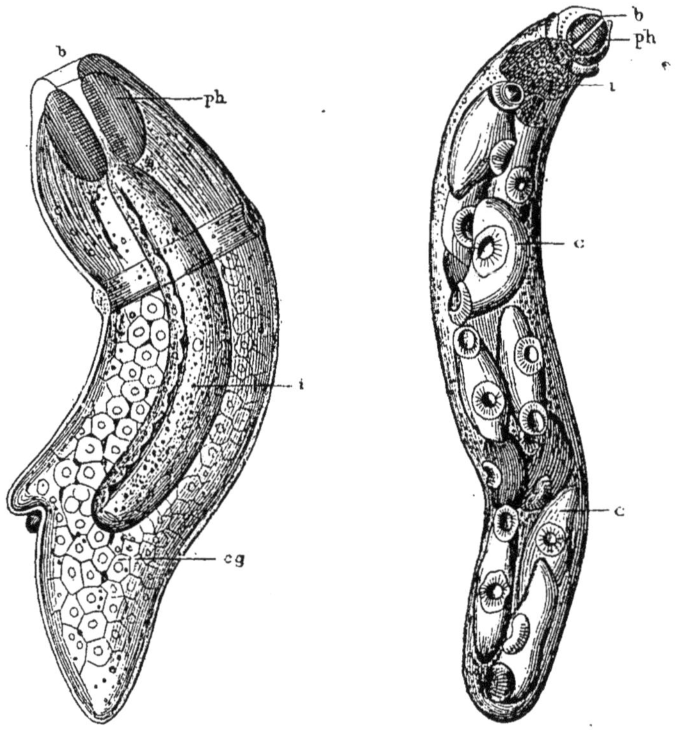

Fig. 237. — Rédie du *Distoma hepaticum* (Leuckart).

b, bouche. — *ph*, pharynx. — *i*, tube digestif. — *c*, cellules dites germinatives, destinées à produire des cercaires.

Fig. 238. — Rédie contenant des cercaires (Leuckart).

b, bouche. — *ph*, pharynx. — *i*, tube digestif. — *c*, cercaires.

est plus grande que celle du *Limnæa truncatula*. Celle-ci n'existe pas en Australie, non plus qu'aux îles Shetland, où l'on observe cependant le Distome hépatique : mais il est possible que, en raison de ses faibles dimensions, cette limnée ait échappé aux recherches.

D'après Leuckart, l'embryon qui a pénétré dans la limnée va se loger dans la cavité respiratoire, ordinairement à son fond. Il s'y enkyste, se contracte en une masse ovalaire et grossit rapidement. Les deux lobes de la tache oculaire se séparent; les cellules germinatives, refoulant l'intestin, emplissent toute la cavité du corps et donnent naissance à cinq à huit rédies, qui font éclosion une à une en déchirant les parois du sac maternel. Ces rédies, qui peuvent acquérir 2 millimètres de longueur, sont cylindriques. Leur extrémité postérieure présente deux courts prolongements latéraux servant à la locomotion. Une ventouse (la ventouse orale) est représentée vers le milieu du corps par un épaississement en ceinture de la cuticule. Leur appareil digestif est plus parfait que celui de l'embryon, et il existe, au-dessous du pharynx, un ganglion nerveux bilobé.

Chaque rédie produit, par l'évolution de ses cellules germinatives, quinze à vingt cercaires, qui sont évacués successivement par un orifice impair situé sous le cou de la rédie. Le cercaire rappelle fort peu l'aspect de la Douve, dont il ne possède pas le revêtement de bâtonnets si caractéristique. Par contre, il est pourvu d'un organe granuleux qui joue un rôle dans l'enkystement. En effet, après un certain temps de vie active, le cercaire perd sa queue et s'enkyste. Si, par des manipulations soigneuses, on l'extrait de son kyste, on trouve l'aspect bien changé : l'organe granuleux a disparu, le parenchyme du corps est transparent, l'intestin et l'appareil excréteur sont reconnaissables. Ces faits ne sont pas complètement isolés, et plusieurs cas analogues ont été signalés par de Filippi et Ercolani. Dans cet état, la larve ressemble beaucoup plus à la forme parfaite, mais il n'a pas encore été possible à Leuckart de suivre les dernières transformations. En effet, autant il est facile d'infester les limnées, autant il est difficile, dans les aquariums les mieux entretenus, de les conserver vivantes et en bonne santé pendant des semaines et des mois.

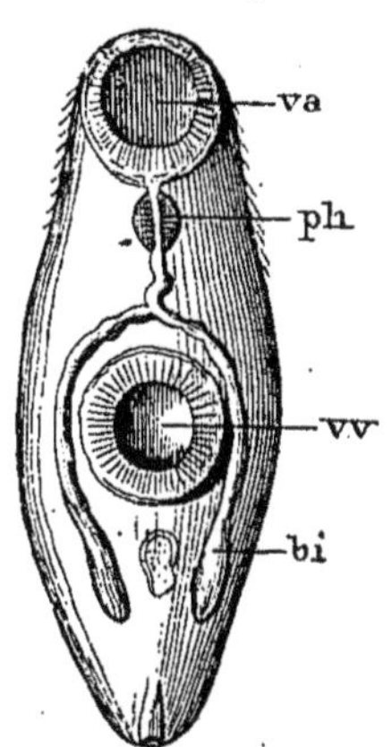

Fig. 239. — Cercaire extrait de son kyste (Leuckart).

va, ventouse antérieure. — *vv*, ventouse ventrale. — *ph*, pharynx. — *bi*, branches de l'intestin terminées en cæcum.

Les données fournies par A. P. Thomas diffèrent de celles de Leuckart par quelques détails importants. Les rédies émanées de l'embryon enkysté donneraient naissance soit à des rédies-filles soit à des cercaires, les premiers se développant pendant la saison d'été, les secondes pendant la saison froide. Un seul œuf de Douve pourrait ainsi produire plus de mille cercaires. Ceux-ci ont un corps ovalaire, à revêtement épineux en avant, long de 280 μ, large de 230 μ; leur queue, très mobile, est deux fois aussi longue que le corps. Une fois en liberté, ils ne tardent pas à s'enkyster sur les feuilles de l'herbe des prairies (rumex, pissenlit, cresson, etc.), et perdent leur queue soit avant soit immédiatement après cet enkystement. Leur présence sur les feuilles s'accuse par de petits kystes blancs, formés par une sorte de mucus accompagné de granulations spéciales. Les pérégrinations du *Limnæa truncatula* facilitent la dissémination des cercaires. C'est donc en consommant l'herbe des prairies humides que les animaux doivent s'infecter. Ceci expliquerait pourquoi Leuckart a fait ingérer sans succès à des lapins des cercaires qui n'avaient pas encore subi l'enkystement. D'autre part, Thomas affirme que les cercaires se trouvent de préférence dans les feuilles inférieures des plantes, au voisinage du sol. C'est pour cela que les moutons, qui tondent les pâturages de plus près, sont plus souvent infestés que les bœufs, qui laissent toujours à l'herbe une certaine longueur. Les mollusques, en raison de leur petite taille, peuvent aussi être avalés par les herbivores avec leurs rédies; mais ce mode d'infection est peu probable, au moins pour les moutons, qui boivent en tenant les lèvres très rapprochées et en n'y laissant qu'une fente étroite pour le passage de l'eau. D'ailleurs, ils ne boivent guère tant qu'ils ont de l'herbe bien fraîche à leur disposition.

Une fois arrivé dans l'estomac, le kyste est dissous; le ver est mis en liberté et pénètre dans le foie probablement par le canal cholédoque.

Les conditions telluriques qui président à l'invasion du foie des moutons par le Distome lancéolé ne diffèrent pas de celles qui conviennent pour le Distome hépatique. Mais l'évolution de la première de ces deux espèces n'est pas encore connue. « L'embryon se développe dès que les œufs sont passés dans l'intestin. Une fois en liberté dans l'eau, il se montre globuleux, armé d'un aiguillon céphalique et cilié seulement dans le tiers antérieur du corps; ses mouvements sont moins rapides que ceux de l'embryon de la Douve hépatique. Willemoes-Suhm avait cru obtenir son enkystement chez une planorbe (*Planorbis marginatus*). De nombreux exemplaires de ce mollusque, placés dans un aquarium avec des œufs de Distome lancéolé, avaient été trouvés, au bout de quelques mois, porteurs d'un cercaire (*Cercaria cystophora*) précédemment décrit par G. Wagener et remarquable en ce qu'il possède deux queues inégales et qu'il dérive d'une rédie provenant elle-même d'une sporocyste. Mais la preuve de la transformation n'avait pas été, de la sorte, fournie rigoureusement, bien que Leuckart crût avoir développé le *D. lanceolatum* chez un mouton auquel il avait fait avaler de ces cercaires. Dans ces derniers temps, Ercolani a même démontré qu'il y avait eu erreur : les très jeunes Distomes lancéolés n'offrent pas trace d'appareil digestif, et, par suite, ne doivent pas dériver du *C. cystophora*, qui en possède un. C'est seulement sur les individus mesurant 1 millimètre de long que commence à apparaître cet appareil digestif; on voit auparavant se différencier des groupes d'éléments cellulaires qui représentent les

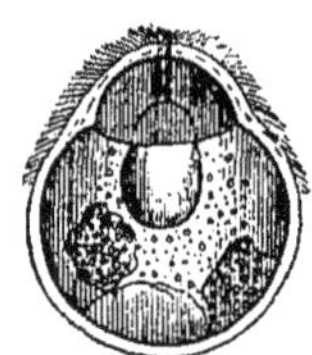

Fig. 240. — Embryon du *Distoma lanceolatum*, d'après Leuckart.

futurs testicules, puis le pénis et en dernier lieu l'ovaire. Or, Piana a découvert, dans l'*Helix carthusiana*, des sporocystes contenant des cercaires à longue queue (*Cercaria longicaudata*), qui sont précisément dépourvus de tube intestinal: on peut donc supposer, avec quelque raison, que ces cercaires représentent l'état larvaire du *D. lanceolatum.* » (A. Railliet.)

Symptômes. — Gerlach (1) distingue dans la distomatose quatre périodes basées sur les rapports variés que les Douves contractent avec le foie de leur hôte.

1° *Période d'immigration.* — Cette période passe généralement inaperçue : les lésions que les jeunes Douves déterminent dans le foie n'ont guère de retentissement sur la santé des animaux. Il est douteux que l'on doive rapporter à des embolies distomiennes les cas de mort par apoplexie cérébrale qui ont été signalés. La durée de cette période varie de quatre à treize semaines et plus.

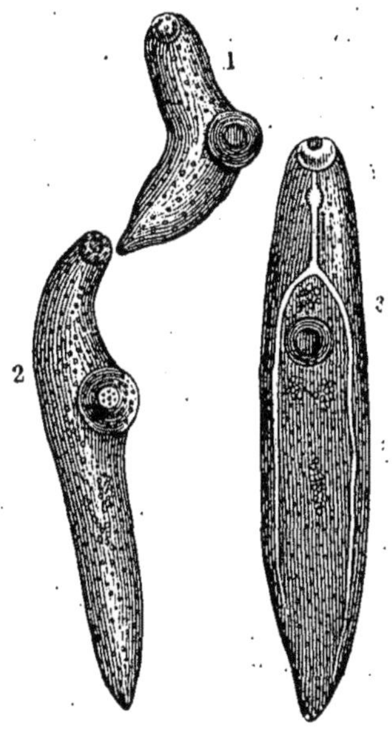

Fig. 241. — Développement du *Distoma lanceolatum* dans les conduits biliaires du mouton, d'après Ercolani.

1, première phase: pas d'appareil digestif. — 2, phase ultérieure : quelques groupes cellulaires représentent les futurs testicules. — 3, phase plus avancée : testicules plus nets ; au-dessus de la ventouse ventrale, un groupe cellulaire annonçant la poche du cirre.

2° *Période d'anémie.* — Elle coïncide d'habitude avec les mois de novembre à janvier. Les moutons sont moins vifs, le pourtour des yeux, les larmiers, le bout du nez, la face interne des oreilles, la peau, en général, sont plus pâles qu'à l'état normal. Cependant l'appétit est encore conservé et les animaux ont même alors une tendance à s'engraisser plus facilement, comme Bakewell l'avait remarqué; cela peut tenir, comme le dit Simonds, à l'excitation que les jeunes Douves exercent d'abord sur le foie, d'où une plus abondante sécrétion biliaire et une assimilation meilleure. Mais bientôt l'appétit diminue, la soif augmente, la rumination est irrégulière. La conjonctive, la muqueuse buccale, la peau, dans les endroits dépourvus de laine, sont d'un blanc mat légèrement jaunâtre. Il y a de légers œdèmes : la peau est plus souple, les régions empâtées, les maniements mous; la conjonctive infiltrée, boursouflée, ne montre plus son réseau vasculaire et apparaît sous la forme d'un bourrelet circulaire d'un blanc jaunâtre, saillant, quand on explore l'œil en écartant et pressant légèrement les paupières

(1) Gerlach, *Gerichtliche Thierheilkunde*, Berlin, 1862, p. 511.

entre le pouce et l'index; les bergers et bouchers disent que l'animal a l'*œil gras*. La laine devient sèche, cassante, facile à arracher et tombe spontanément par places. La faiblesse apparaît de plus en plus marquée; les moutons se laissent aisément saisir et regimbent à peine quand on les prend par le jarret. Il y a parfois de la fièvre et de l'accélération de la respiration. La palpation et la percussion indiquent de l'ascite. Les selles sont normales, mais renferment à la fin de cette période de nombreux œufs de Douves. La mort peut survenir par apoplexie.

3° *Période d'amaigrissement.* — Son début correspond environ à la fin du troisième mois après l'immigration des larves, c'est-à-dire en général au commencement de janvier. La maladie arrive alors à son summum.

L'amaigrissement, d'abord peu accusé, fait peu à peu des progrès considérables. Les muqueuses et la peau sont blanches, sans teinte ictérique. La température, très variable, se traduit par une courbe très irrégulière, les maxima se montrant tantôt le matin, tantôt le soir. La respiration est pénible et fréquente. L'appétit se maintient; la défécation ne présente rien de particulier, si ce n'est de nombreux œufs de Douves dans les excréments. L'urine est à peu près normale. Les malades sont paresseux, abattus, la tête basse, et s'affaissent sous la pression qu'on exerce sur le dos. Il y a de fréquents avortements chez les brebis pleines; les nourrices ont un lait clair, séreux, pauvre en éléments nutritifs; leurs agneaux sont maigres et chétifs et succombent ordinairement si on ne leur donne pas une autre nourrice. Les œdèmes signalés dans la période précédente se localisent et s'accentuent dans les parties déclives. Ils se dissipent par la marche et reparaissent avec le repos. L'un d'entre eux a son siège dans l'espace intermaxillaire et s'étend ensuite peu à peu en arrière sous le larynx, sur les joues et les parotides. Les bergers l'appellent *bouteille*, *bourse*, *boule*, le considérant avec raison comme un des symptômes les plus caractéristiques de la maladie. La « bouteille » disparaît la nuit, pendant le repos à la bergerie, pour se reformer au pâturage, par suite de la position déclive de la tête et du cou. Elle manque souvent chez les adultes et pendant la saison chaude. Dans les trois semaines qui suivent, l'amaigrissement s'accentue davantage, malgré une abondante alimentation; mais, en général, il n'y a pas de diarrhée ni d'œdème, d'ictère, de douleur à la pression sur la région du foie. La mort survient souvent à cette période, à laquelle, d'ailleurs, on laisse rarement arriver les animaux. Parfois l'état général va en s'améliorant, et les malades gagnent la phase suivante.

4° *Période d'émigration des Douves.* — C'est la période de convalescence et de guérison spontanée, qui s'accuse par l'atténuation progressive de tous les symptômes. Mais la guérison n'est jamais complète, les lésions du foie étant irréparables. Même dans ces limites, elle est exceptionnelle.

D'après Pech. Friedlander, les Douves ne resteraient que neuf mois dans le foie de leur hôte ; Gerlach porte la durée de ce séjour à quinze mois au plus; après ce terme, elles gagneraient l'intestin et seraient évacuées avec les excréments. Thomas affirme avoir vu une fois la maladie durer six ans; et l'on doit admettre, avec Perroncito, que les Douves ont peu de tendance à quitter leur habitat.

Cette durée, qui est très variable, est subordonnée au degré de l'infection, au tempérament des animaux, à l'hygiène qui leur est départie. Le plus ordinairement la distomatose ne dure pas plus de six mois. Par exception elle a une marche extrêmement rapide. Bonvicini (1) a vu deux moutons, chez lesquels elle avait déterminé une hépatite aiguë, mourir, l'un le septième, l'autre le neuvième jour après l'apparition de la maladie.

De fréquentes complications viennent s'enter sur la distomatose. L'économie affaiblie est prédisposée à de nombreuses affections et spécialement à celles qui sont de nature parasitaire, telles que la gale, le tournis, la bronchite vermineuse, l'helminthiase intestinale.

Diagnostic. — Le diagnostic des cas individuels peut présenter quelques difficultés. Mais il est assuré quand l'examen microscopique des fèces y a fait découvrir des œufs de Douves. Depuis longtemps, Davaine avait indiqué la valeur de cet élément de diagnose. Bunck, le premier, y a eu recours : il évalue de 1,000 à 3,000 le nombre de ces œufs par 500 grammes d'excréments. Selon Perroncito, on trouve, en moyenne, un œuf par préparation microscopique, lorsque le foie contient 85 Distomes hépatiques, et 10 œufs s'il renferme 800 Douves. Les chiffres obtenus par Brusaferro ne concordent pas avec ceux-ci. Ses recherches montrent que si, chez les moutons distomateux, on trouve toujours des œufs de Douves dans les excréments, leur nombre par préparation n'est pas en proportion constante avec celui des Distomes du foie : le rapport varie de 1 à 13 pour 100 Vers. Dans certains cas graves, on peut en trouver plus de 30 par préparation. D'ailleurs, la quantité relative de ces œufs peut varier beaucoup selon l'heure de la journée où les excréments ont été rejetés. Cela tient probablement à l'activité variable de la sécrétion biliaire, qui peut entraîner dans l'intestin une plus ou moins grande quantité d'œufs. D'autre part, les œufs de Distome lancéolé sont relativement rares et les recherches à leur sujet peuvent rester infructueuses, bien que le nombre des parasites soit assez élevé (2).

Les œufs de Distomes se présentent avec les caractères que nous avons indiqués. Un grossissement de 70 à 80 diamètres suffit pour les reconnaître. Leur présence dans les fèces est à peu près l'unique signe qui permette de distinguer la distomatose de la cachexie

(1) Bonvicini, *La Veterinaria*, 1881 ; et *Archives vétérinaires*, 1882, p. 114.

(2) W. Bunck, *Œsterreichische Vierteljahrsschrift*, 1865, p. 33. — Perroncito, *Trattato teorico-practico della malattie più comuni degli animali domestici*, 1887, p. 249. — D. Brusaferro, *Giornale di med. veter. pratica*, Turin, 1887, p. 296.

aqueuse simple. On a bien assuré, il est vrai, que les moutons douvés ont une teinte jaunâtre au-dessous des yeux, laquelle fait défaut chez les cachectiques; que la faiblesse de ces derniers les maintient tranquilles, tandis que les premiers sont agités et cherchent à manger; enfin, que la « bouteille » est plus ordinaire chez les moutons douvés. Mais ce sont là des différences très inconstantes et sur lesquelles on ne peut baser un diagnostic ferme. Quand la maladie sévit dans un troupeau sous la forme épizootique, on est rapidement fixé sur sa nature par l'autopsie des animaux qui ont succombé ou que l'on a abattus en raison de la gravité de leur état.

Pronostic. — Les symptômes de la distomatose annoncent toujours une affection grave, car ils indiquent incontestablement la présence d'une grande quantité de Douves dans le foie. Mais ce qui donne au pronostic une gravité spéciale, c'est que le mal est rarement localisé chez quelques individus. En règle générale, c'est une maladie de troupeau, qui trouble profondément les opérations d'élevage, en poussant prématurément à la boucherie les animaux sur lesquels le propriétaire comptait, et en les dépréciant beaucoup. On a vu plus haut, à propos de l'étiologie, combien sont parfois étendues les épizooties qui s'y rapportent. On peut ajouter que, d'après Simonds (1), la distomatose, en 1830, enleva à l'Angleterre 2 millions environ de moutons. L'année suivante, on en comptait, par semaine, 5,000 en moins sur les marchés métropolitains.

Anatomie pathologique. — Les lésions fondamentales se trouvent dans le foie, les autres n'en étant que le corollaire. Les premières varient selon la période à laquelle a lieu l'autopsie. Elles ont été particulièrement bien étudiées par Friedberger (2).

1° *Période d'immigration.* — Le premier effet de la pénétration des Douves dans les canaux biliaires est l'inflammation du foie (*période de l'hépatite traumatique*, Gerlach). Cet organe est plus volumineux et plus sanguin qu'à l'état normal; il est friable, à surface unie ou criblée par places d'ouvertures du diamètre d'une tête d'épingle à celui d'un grain de millet; par ces orifices un liquide sanieux suinte à la pression. Il y a des traces de péritonite locale, ou des exsudations qui recouvrent de jeunes Douves; de petits foyers hémorragiques existent dans le parenchyme. La bile est un peu rougeâtre; la sérosité péritonéale est plus abondante et contient souvent de petites Douves. Les excréments ne renferment pas encore d'œufs.

« Quant à la manière dont les Douves parviennent dans le foie, plusieurs hypothèses ont été émises. On peut admettre que les Vers, sortis de leur kyste après sa dissolution par le suc gastrique, passent dans le duodénum et de là remontent dans le foie par le canal cholédoque, s'enkystent ou bien meurent, ou enfin se frayent un chemin à travers

(1) Simonds, *The Veterinarian*, 1861.
(2) Friedberger, *Deutsche Zeitschrift f. Thiermed. u. vergl. Pathologie*, 1878.

le parenchyme hépatique, irritent la capsule de Glisson, provoquent de la périhépatite et même, en perforant le revêtement péritonéal, déterminent son inflammation et passent dans la cavité abdominale. D'autres supposent que les jeunes Douves, devenues libres dans l'estomac, perforent les parois de cet organe et celles de l'intestin, et parviennent dans le parenchyme hépatique en se frayant un passage à travers le revêtement péritonéal du foie, puis enfin pénètrent dans les canalicules biliaires; ou bien qu'elles pénètrent directement, à travers les parois intestinales, dans les veines intestinales et mésaraïques et par suite dans les origines de la veine porte, d'où elles seraient entraînées par le courant sanguin vers le foie (1). »

2° *Période d'anémie.* — Les auteurs que nous venons de citer résument ainsi les caractères des lésions observées par Friedberger :

« Amaigrissement considérable; œdèmes variés; épanchements séreux dans les cavités naturelles, souvent associés à des caillots sanguins récents et à des exsudats fibrineux; adhérences, particulièrement entre le foie et le péritoine; perte de transparence et épaississement du feuillet pariétal de la séreuse; elle se détache aisément des parois abdominales; tuméfaction des ganglions mésentériques, diaphragmatiques, bronchiques, intestinaux; splénisation locale du parenchyme pulmonaire, avec dilatation fusiforme ou cylindrique des ramifications bronchiques correspondantes et catarrhe des bronches; foie notablement augmenté de volume, en particulier dans le sens de l'épaisseur; bords de l'organe émoussés (l'hypertrophie porte tantôt sur le lobe droit, tantôt sur le lobe gauche); la surface du foie est couverte, surtout en avant, d'exsudats fibrineux, faciles à détacher, sous lesquels on trouve, dans un certain nombre de cas, quelques jeunes Douves de 5 à 8 millimètres de long; on en rencontre quelquefois même dans la cavité abdominale. La capsule est veloutée, rude au toucher, et a perdu sa transparence; elle est inégale, bosselée, et l'on trouve parfois au-dessous d'elle des concrétions calcaires; le parenchyme présente un aspect porphyroïde, de petits foyers hémorragiques sous-séreux et des sillons creusés par les Vers, longs de 1 à 2 centimètres, larges de 1mm,5 et plus, contenant, comme un noyau, une petite Douve de 3 à 5 millimètres de long. On trouve des Douves couchées sous la séreuse en divers sens; dans certains cas, il en est dont l'extrémité orale est libre dans la cavité péritonéale, la capsule étant perforée dans les points correspondants par des orifices semblables à ceux qu'on voit dans la première période. La vésicule biliaire renferme ou non des Vers; on n'y trouve des œufs que lorsque les Douves sont adultes et la bile offre une coloration qui varie du vert au violet foncé.

» Le parenchyme du foie est mou et se laisse couper comme de la chair musculaire; le stroma conjonctif est hyperplasié et crie parfois

(1) Hahn et Lefèvre, art. DOUVES (*Dict. encycl. des sc. médic.*, 1re série, t. XXX, 1884).

légèrement sous le scalpel ; la surface de section est gris sale, jaune rougeâtre, couverte de sang veineux plus ou moins coagulé, avec quelques lacunes du volume d'un pois, renfermant une Douve comme noyau, et pleines de sang ou d'une bouillie sanieuse formée de globules blancs et rouges, de cellules hépatiques en voie de dégénérescence graisseuse et d'un détritus finement granuleux. Ailleurs, ce sont des infarctus cunéiformes, avec dégénérescence avancée et nécrose des tissus, entourés d'ecchymoses vasculaires. La muqueuse des canaux biliaires est partout tuméfiée, injectée et parsemée d'ecchymoses ; les Douves sont moins nombreuses dans le voisinage du hile du foie que vers la périphérie. Dans la veine porte, on remarque parfois un thrombus stratifié et percé d'un canal en son centre, provoqué par la présence d'une Douve, ou bien c'est un petit vaisseau qui est obturé par le Ver, et le thrombus s'étend de ce vaisseau jusque dans la veine porte.

» Outre les lacunes dont il vient d'être question, on en trouve d'autres formées par les canalicules biliaires dilatés et déchirés; ces dilatations sont remplies d'une bouillie verte, renfermant des Douves longues de 4 à 5 millimètres, des globules blancs et rouges et des détritus variés, mais point de cellules hépatiques. La muqueuse offre des traces d'une inflammation violente, desquamative et purulente, avec hémorragies punctiformes. Dans le foie tout entier, les cellules sont granuleuses et infiltrées de graisse; le tissu conjonctif est en voie de prolifération.

» A la fin de cette période, le nombre des Vers adultes n'est pas encore considérable relativement à celui des jeunes Douves. On trouve bien déjà des nids de 3 ou 4 vers, mais sans rupture des parois. »

3° *Période d'amaigrissement.* — « Amaigrissement considérable; épanchement séreux dans la plèvre; sous la plèvre viscérale, en haut et en arrière, des nodosités du volume d'un grain de chènevis; le parenchyme pulmonaire est le siège de splénisations localisées et de foyers hémorragiques, lésions dues à des Douves erratiques. Pétéchies sous l'endocarde; ascite; bords du foie émoussés; lobe gauche atrophié; capsule décolorée, gris jaunâtre, opaque, d'un aspect grossièrement granuleux dû à de nombreuses rétractions cicatricielles. Le lobe droit est également le siège de proliférations conjonctives et de rétractions qui rendent sa surface inégale; celle-ci est recouverte çà et là de masses fibrineuses hémorragiques. Sous la capsule, hémorragies disséminées atteignant 1 centimètre de longueur et 2 millimètres de largeur, au niveau desquelles on voit, rarement, il est vrai, des Douves longues de 10 millimètres au plus, enfoncées dans un canalicule biliaire, l'extrémité antérieure seule se trouvant au dehors, plongée dans la bouillie sanguinolente. Le lobe droit est ferme à la coupe, le lobe gauche crie sous le couteau. L'hyperplasie conjonctive et la cirrhose sont considérables ; la section offre çà et là un aspect spongieux dû à des cavités situées les unes près des autres.

» En comprimant les canalicules biliaires, on en fait sortir des Vers longs de 1cm4 à 2cm2, logés dans une bouillie vert brun. Le lobe gauche du foie, atrophié, en renferme surtout un grand nombre, jusqu'à 10 dans un même conduit, qui se trouve alors dilaté, avec ses parois épaissies, sa muqueuse tuméfiée et enflammée.

» Dans la vésicule du fiel, on trouve une bile muqueuse, d'un vert brun sale, des Douves adultes et des œufs. Les conduits biliaires eux-mêmes présentent le diamètre du doigt et l'aspect de cordons moniliformes, ou sont le siège de dilatations sacciformes; la dilatation de ces conduits augmente de leur origine vers leur périphérie. Quant aux canalicules périphériques les plus fins, ils présentent à leur extrémité des dilatations vésiculaires et atteignent là le calibre des conduits de premier ordre. Généralement, on observe à la surface de la muqueuse des canaux biliaires des incrustations calcaires soit punctiformes, soit plus étendues, parfois même de forme tubulaire, en même temps qu'un épaississement et une cartilaginification des parois. Le foie crépite alors par la compression et sous le couteau. La substance incrustante consiste en phosphate de chaux avec traces de phosphate de magnésie. »

4° *Période d'émigration des Douves.* — A l'autopsie des animaux sacrifiés dans le cours de cette période, on constate la disparition des Douves, mais la persistance des altérations irréparables dont le foie a été le siège dans les périodes précédentes.

Le nombre de Distomes hépatiques que l'on peut trouver dans le foie est extrêmement variable, et toujours élevé quand la maladie est accentuée. Dupuy en a compté plus de 1000 dans le foie d'un seul mouton.

Le Distome lancéolé ne produit jamais de symptômes ni de lésions aussi graves que le D. hépatique, et ne peut à lui seul déterminer la cachexie aqueuse. Cette innocuité relative est attribuée par Leuckart à sa petite taille et à l'absence de piquants sur le tégument. Du reste, les deux espèces se rencontrent le plus souvent dans le même hôte. Mais, en raison de leur petitesse, les Distomes lancéolés pénètrent dans les plus fins canalicules biliaires, là où ne peuvent arriver les jeunes Distomes hépatiques. C'est pourquoi leur nombre paraît souvent inférieur à ce qu'il est réellement et que parfois même leur présence reste inaperçue. Friedberger en a extrait des milliers des voies biliaires en comprimant le foie. Ils se trouvent, en outre, en grand nombre dans la vésicule biliaire et dans l'intestin au moment de leur émigration spontanée.

On a voulu rapporter à la cirrhose les altérations éprouvées par le foie sous l'influence de son envahissement par les Douves. Mais la localisation de ces lésions ne permet de les faire rentrer ni dans la cirrhose atrophique ni dans la cirrhose hypertrophique, où elles sont toujours diffuses; d'ailleurs, l'existence de l'ascite suffit pour éliminer la cirrhose hypertrophique. Il y a bien de l'hépatite chronique interstitielle ou scléreuse, mais elle est partielle, quoique très dispersée.

Les épanchements dans les séreuses ou dans le tissu conjonctif doivent être rapportés à l'état cachectique, à l'altération générale du sang, à la déglobulisation, qui favorise les épanchements passifs. La gêne de la circulation dans le système porte joue un rôle considérable dans leur formation. Il en résulte une transsudation de sérosité dans toutes les branches veineuses accessoires et production de l'ascite.

Le Distome hépatique a été plusieurs fois rencontré dans le poumon du bœuf, du mouton et du dromadaire (voy. *Mal. du poumon*).

Prophylaxie. — Tous les efforts doivent tendre à maintenir les moutons en dehors des pâturages humides, où se trouvent réunies les conditions d'existence des Distomes sous la forme larvaire. Les qualités du berger sont, sous ce rapport, le premier élément de succès dont il faille s'assurer.

Thomas a formulé des prescriptions prophylactiques, certainement propres à restreindre beaucoup les ravages de la distomatose.

1° On doit s'efforcer de détruire ou de rendre inoffensifs tous les œufs de Douves et les mollusques qui servent d'hôtes intermédiaires aux Distomes. On y parviendra par les moyens suivants.

a. Abattre les brebis malades; enterrer les foies ou ne les donner aux chiens qu'après les avoir fait cuire, sinon il est à craindre que les œufs de Douves, parcourant sans altération l'intestin de ces carnivores, ne soient répandus par eux sur l'herbe des prairies avec leurs excréments.

b. Ne conduire que sur des prés secs les brebis malades que l'on conserve ou que l'on veut engraisser pour la boucherie : les œufs de Douves qu'elles évacueront ne pourront se développer, vu l'absence d'humidité.

c. Comme l'infection des pâturages peut se faire par les lièvres ou les lapins, qui sont quelquefois porteurs de Distomes, leur interdire l'accès des pâturages destinés aux moutons. Cette prescription sera toujours lettre morte, vu la difficulté de son exécution.

d. Drainer les pâturages humides ou, si on ne le peut, les saupoudrer de sel marin ou de chaux. Cette dernière, en solution à 0,75 p. 100, détruit aussi bien les embryons de Distomes que les mollusques. En ce qui concerne le sel marin, nous devons à Perroncito (1) des notions précises sur son action. Ercolani avait dès longtemps observé que l'eau légèrement salée exerce une action mortelle sur les cercaires. En opérant sur les cercaires et sur les larves enkystées de *Limnæa palustris*, Perroncito a constaté que, dans les solutions à 2 p. 100, ces parasites meurent en moins de 5 minutes; dans celles à 1 p. 100, ils se roulent sur eux-mêmes au bout de 2 à 7 minutes et meurent après

(1) Perroncito, *Recueil de médecine vétérinaire*, 1885, p. 208.

20 à 35 minutes. La mort vient à peu près au bout du même temps dans les solutions à 0,65 p. 100. Dans celles à 0,25 p. 100, ils vivent encore après un séjour de plus de 20 heures. L'époque à laquelle le sel marin ou la chaux peuvent être répandus sur les pâturages doit coïncider avec celle de la grande fréquence des embryons de Distomes et des cercaires, soit juin et juillet pour les premiers, août pour les seconds.

2° Si l'on est obligé de conduire les brebis sur les champs infestés, on en réduira beaucoup les mauvais effets par les précautions suivantes :

a. Ne pas laisser les animaux trop rapprochés les uns des autres pendant le pacage. Plus ils sont serrés, plus l'herbe est coupée près du sol. Or, c'est justement, d'après Thomas, dans les parties basses des plantes, dans le voisinage des racines, que les cercaires se tiennent de préférence.

b. Donner chaque jour aux moutons 7 à 8 grammes de sel et 230 à 240 grammes d'avoine, par tête. Le sel agit par son action funeste sur les cercaires et en favorisant la digestion et l'assimilation. Perroncito conseille d'en mettre dans les boissons destinées au troupeau. A 0,50 p. 100, l'eau est encore facile à boire.

On peut donner aussi comme remède préventif un mélange préconisé par Veith et composé de :

Écorce de chêne pulvérisée.........	ãã 1,000 grammes.
Rhizome d'acore pulvérisé.........	
Racine de gentiane pulvérisée......	
Baies de genévrier pulvérisées.....	
Sulfate de fer pulvérisé...........	500 grammes.
Sel marin pulvérisé................	4 à 5 kilogrammes.

On mélange intimement ces substances et on en donne, tous les 2 ou 3 jours, une cuillerée ordinaire à chaque mouton.

Traitement. — La distomatose est du nombre des maladies contre lesquelles toutes les ressources de la thérapeutique ont été essayées. Mais on n'a pas jusqu'ici trouvé d'agent véritablement efficace, au moins dans le plus grand nombre des cas. Cela tient au séjour profond dans lequel les Distomes sont abrités et où ne peuvent guère pénétrer les substances données aux malades.

Cependant si, en général, on doit renoncer à la guérison, il est ordinairement possible d'améliorer suffisamment l'état des moutons cachectiques pour leur permettre de suivre les pacages et de s'engraisser. Ce résultat est obtenu par l'emploi des préparations toniques et astringentes, par un excellent régime alimentaire et surtout par l'émigration, qui éloigne les troupeaux des pâturages infestés. Nous allons passer en revue les principales des diverses préparations chaudement préconisées tour à tour et dont les bienfaits ont rarement justifié les éloges dont elles avaient été l'objet de la part de leurs promoteurs.

Les feuilles de chicorée sauvage, la racine de tanaisie, l'absinthe, l'armoise, les feuilles de pin, de sapin, de noyer (Adenot)(1), les baies de genévrier, l'écorce de saule, de chêne, l'infusion de poivre dans les boissons alcoliques (Teissier et Huzard), l'huile de Chabert, le pétrole, l'eau de chaux, la créosote, la benzine (Bunck), le picrate de potasse, le foie d'antimoine, la noix vomique (Prinz), la teinture d'iode (de Romanet), l'asa fœtida et l'ail (Vallada) (2), la suie de cheminée (Raynaud) (3), etc., sont de ces agents qui n'ont d'un traitement que l'apparence et en gardent, le plus souvent, les inconvénients.

Divers sels de fer et le sel marin, dissous dans les boissons ou mélangés aux provendes, sont, à plus juste titre, recommandés par tous les auteurs.

Les expériences de Perroncito montrent que l'extrait éthéré de fougère mâle, donné avec de l'essence de térébenthine ou de la benzine, de l'huile de ricin, du vin, etc., tue les Distomes; mais il a l'inconvénient de produire l'anesthésie des sujets, des météorismes graves, et son emploi réclame encore des recherches pour pouvoir être recommandé en toute sécurité (4).

Mojkowski a obtenu des résultats très encourageants contre la distomatose et la téniasis du mouton, avec la naphtaline donnée deux fois par jour pendant une semaine, à la dose de 0gr70 à 1 gramme, seule ou mélangée à la poudre de gentiane (5).

En Allemagne, on a volontiers recours, comme régime, au fourrage de lupin, puis aux graines de cette même plante, dont on distribue environ 40 litres par jour pour 100 têtes. En outre, on emploie, en raison de leurs qualités nutritives, le blé écrasé, la drèche torréfiée, les tourteaux de lin, le son, l'avoine, les gousses de légumineuses bouillies ou grillées, le foin de première qualité, etc. Comme remèdes, on utilise les toniques amers mélangés avec le sulfate de fer. Les préparations suivantes, recommandées par Haubner, jouissent surtout d'un certain crédit.

1° Sulfate de fer...		60 grammes.	Dose pour 100 têtes.
Rhizome d'acore		500 grammes.	
Avoine égrugée.	ãã	20 litres.	
Drèche torréfiée.			
2° Sulfate de fer		30 grammes.	Dose pour 50 têtes.
Baies de genévrier pulvérisées.	ãã	500 grammes.	
Poudre de gentiane.............			
Blé égrugé.....................		20 litres.	

On recommande aussi le mélange en poudre de sel marin (10 litres) et plâtre (5 litres). C'est la dose pour 300 brebis. On la donne d'abord

(1) Adenot, *Journal de méd. vétér.*, Lyon, 1863, p. 112.

(2) Delafond, Rapport à la Soc. centr. d'agric. (*Rec. de méd. vét.*, 1859, p. 583) et Delorme (*Journ. de méd. vét.*, Lyon, 1861, p. 241).

(3) Raynaud, *Journ. des vétér. du Midi*, 1860, p. 222.

(4) Perroncito, *Il medico veterinario*, 1887, p. 97.

(5) Mojkowski, *Przeglad Weterinarsky*, 1888; et *Œsterr. Monatsschr. f. Thierheilkunde*, 1888, p. 118.

tous les deux jours, puis deux fois par semaine et peu à peu tous les quinze jours jusqu'à la fin de l'été.

En France, à plusieurs reprises (Gasparin, Rey, Roche-Lubin), on a préconisé l'usage de pains anticachectiques que l'on donnerait soir et matin aux bêtes à laine. La formule la plus facile à suivre est celle de Delafond :

Farine de blé non blutée..........		1 kilogramme.
— d'avoine....................		2 kilogrammes.
— d'orge.....................		1 kilogramme.
Sulfate de fer.....................	ãa	30 grammes.
Carbonate de soude................	ãa	30 grammes.
Sel marin........................		200 grammes.

On fait une pâte avec de l'eau, on la laisse fermenter, et on la fait cuire au four. Suivant Delafond, l'usage de ce pain produirait déjà en quinze jours une amélioration considérable.

Il sera avantageux aussi de faire des provendes cuites et d'y joindre des bouillons de viande de cheval.

Quant aux divers vins médicinaux (vin aromatique, de gentiane, de quinquina, etc.) que l'on a conseillés, leur prix doit en restreindre l'usage à quelques bêtes de choix dont la conservation a une grande importance.

En résumé, il faut encore peu compter sur les ressources de la pharmacie et s'attacher surtout au régime, que l'on fera aussi fortifiant que possible.

Police sanitaire. — A propos de la prophylaxie, nous avons dit les mesures à prendre pour diminuer l'extension de la distomatose.

La viande des moutons cachectiques est molle et blanchâtre ; elle ne donne qu'un bouillon insipide et éprouve à la cuisson beaucoup de déchet ; en rôti, son jus est pâle, à peine rosé ; jamais elle n'est saignante, si peu cuite soit-elle. En somme, c'est une viande peu nutritive, de troisième qualité, et qui ne peut être livrée à la consommation que dans les deux premières périodes de la maladie. Plus tard, elle doit être refusée.

Distomatose des bêtes bovines. — La distomatose, chez les bêtes bovines, s'accuse par des symptômes tout à fait analogues à ceux qu'elle offre chez les moutons, et qui tiennent à la cachexie. Mais ils passent plus souvent inaperçus, à cause de leur moindre intensité et de la force de résistance des grands ruminants. Les animaux succombent au marasme le plus profond, à une maigreur extrême, à une diarrhée continue, à une consomption complète. La durée de la maladie est de 2 à 5 mois. Les lésions n'offrent rien qui ne se puisse retrouver chez les moutons distomateux. Le traitement comporte les mêmes indications et les mêmes moyens.

LIVRE TROISIÈME

PARASITES DES SÉREUSES.

Nous n'étudierons ici que les maladies zooparasitaires du péritoine, des plèvres et du péricarde, qui sont souvent dues aux mêmes agents, l'arachnoïde étant réservée pour les maladies de l'axe cérébro-spinal, et les séreuses synoviales n'ayant pas encore été signalées comme siège de parasites. Les trois grandes séreuses qui nous occupent ont, d'ailleurs, entre elles des rapports intimes de voisinage; et il est avantageux d'examiner dès maintenant les parasites qu'elles peuvent offrir, car le plus souvent ils y arrivent par la voie des organes digestifs abdominaux, qu'ils traversent d'abord pour se rendre à leur lieu d'élection.

Ces parasites, relativement rares, sont fournis par un petit nombre d'espèces appartenant aux Cestodes, Trématodes et Nématodes.

Équidés. — On peut rencontrer dans le péritoine du cheval des échinocoques erratiques. Railliet (voy. p. 374) a trouvé, dans le mésentère d'un sujet de cette espèce, quelques kystes renfermant des Sclérostomes armés (*Sclerostoma equinum*) encore agames.

Cysticercus fistularis Rud. — Rudolphi avait donné ce nom à un cysticerque que Chabert avait trouvé dans le péritoine d'un cheval et dont plusieurs individus étaient conservés au musée de l'École d'Alfort ; ils ne s'y trouvent plus aujourd'hui. Quelques années après, le même parasite fut trouvé à l'École vétérinaire de Berlin par Reckleben.

Le ver entier, ovale allongé, plus large en arrière qu'en avant, avait 7 à 13 centimètres de long, et 12 à 14 millimètres dans sa plus grande largeur. La tête, petite, tétragone, à ventouses peu développées, portait une double couronne de crochets. Le corps, très court, était suivi de la vésicule caudale, un peu renflée à la partie postérieure.

On ignore l'état rubanaire de ce cestode.

Filaire du cheval (*Filaria equina* Abildgaard, *F. papillosa* Rud.). — Corps long, filiforme, blanchâtre, atténué aux deux extrémités, surtout en arrière. Bouche petite, munie d'un anneau chitineux infundibuliforme, dont le bord est divisé en quatre papilles arrondies et saillantes; en dehors de cet anneau se trouvent encore quatre papilles submédianes, en forme de spinules. *Mâle* long de 6 à 8 centimètres, à queue contournée en spirale, offrant de chaque côté huit papilles, dont quatre préanales et quatre postanales; deux spicules inégaux, enveloppés d'une gaine transparente. *Femelle* longue de 9 à 15 centimètres; queue légèrement spiralée, terminée par une papille précédée de deux autres. Vulve située près de l'extrémité antérieure. Ovovipare.

Cette filaire se rencontre assez souvent dans le péritoine, plus rarement dans la cavité pleurale, du cheval, de l'âne et du mulet. On n'y trouve ordinairement qu'un petit nombre d'individus à la fois, et les femelles sont bien plus fréquentes que les mâles. Ces filaires sont cependant quelquefois en assez grand nombre, et Menger a même assuré avoir recueilli dans la cavité thoracique

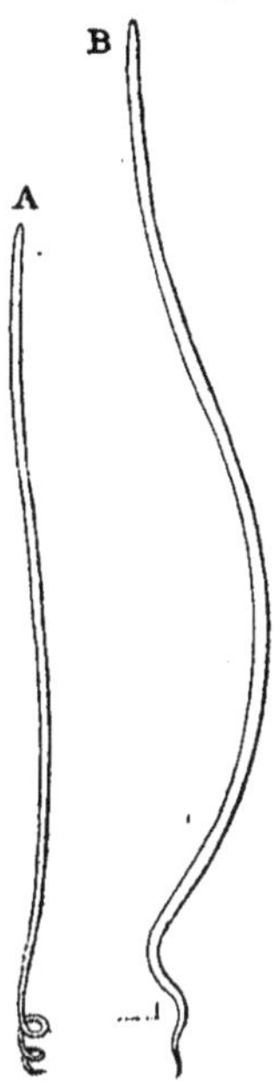

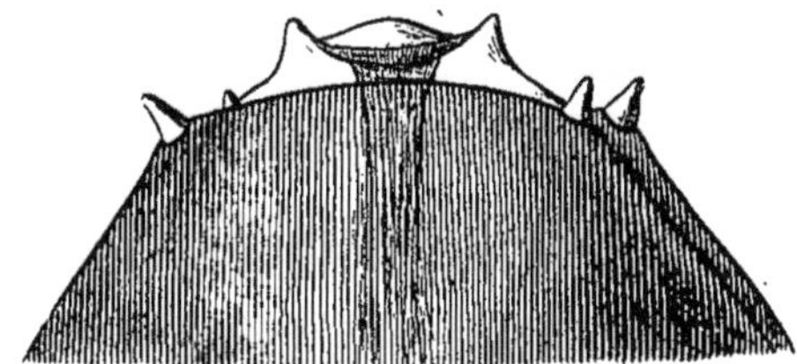

Fig. 242. — Filaire papilleuse du cheval; grandeur naturelle.

A, mâle. — B, femelle.

Fig. 243. — Extrémité céphalique de la Filaire papilleuse du cheval; grossie 150 fois.

d'un cheval de quoi en remplir un panier; le poumon était transformé en un vaste foyer purulent. Cette observation est tout exceptionnelle, sinon entachée d'erreur, car la plèvre et le péritoine eux-mêmes paraissent d'ordinaire indifférents à la présence des Filaires.

Ce nématode a été signalé aussi dans l'arachnoïde, dans le tissu conjonctif sous-péritonéal, dans l'épaisseur du diaphragme. On rapporte à la même espèce les filaires trouvées à de fréquentes reprises dans l'intérieur du globe de l'œil. Nous aurons à en parler de nouveau à ce propos. On ignore le mode d'après lequel les Filaires du cheval parviennent à leur lieu d'élection.

Ruminants. — Indépendamment des échinocoques, on trouve assez souvent dans le péritoine de divers ruminants et, en particulier, du bœuf, du mouton, de la chèvre, du chameau, du renne, le cysticerque du *Tænia marginata* du chien (*Cysticercus tenuicollis* Rud.). Il se rencontre rarement dans la plèvre ou dans le péricarde.

Le *Cysticercus tenuicollis* a une vésicule caudale elliptique, longue de 15 à 50 millimètres, souvent du volume d'un œuf de pigeon. La tête, semblable à celle du *Tænia marginata* (voy. p. 399), est invaginée au fond d'une fente que présente le scolex à son extrémité libre. Celui-ci est long de 14 à 30 millimètres et plissé transversalement.

Désigné par les bouchers sous le nom de *boule d'eau*, ce cysticerque peut se trouver en nombre et de taille variables chez les animaux sacrifiés à l'abattoir. Il ne paraît pas déterminer de troubles de la santé, au moins dans la généralité des cas. Son action se borne à la formation du kyste qui le loge. Cependant on a vu (p. 443) que, dans ses expériences destinées à montrer que le *C. tenuicollis* est la forme cystique du *Tænia marginata* du chien, C. Baillet a obtenu chez des agneaux et des chevreaux des lésions graves, parfois mortelles. Ces expériences ont montré que les œufs de ce ténia arrivent dans l'intestin avec les boissons ou les aliments; la plupart des embryons se rendent dans le péritoine en traversant le foie. Le dixième jour après l'infestation, on trouve, en effet, le foie parcouru à sa surface et dans sa profondeur, par des galeries sinueuses, occupées chacune par un petit caillot sanguin et une, deux ou trois vésicules de 0mm5 à 3mm5. C'est vers le vingt-cinquième jour seulement que la tête commence à apparaître; elle est bien formée vers le quarantième et, au bout de sept à huit mois, les cysticerques sont complètement développés. Certains animaux d'expérience ont succombé à une hépatite hémorragique diffuse ou à la péritonite. On a vu aussi que des faits semblables ont été constatés chez le porc dans les conditions ordinaires de l'observation (Leuckart, Pütz, Zschokke).

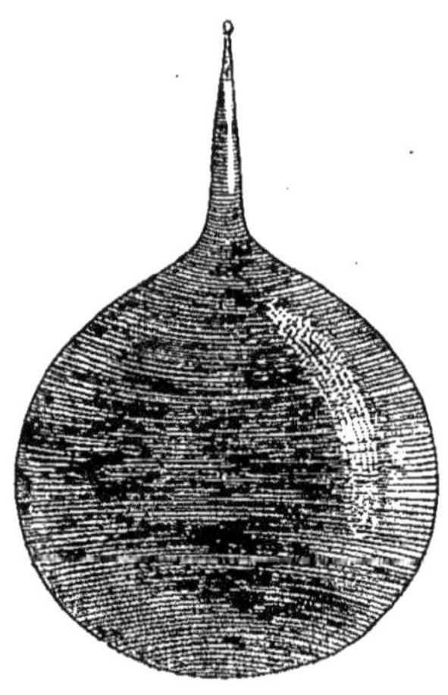

Fig. 244. — *Cysticercus tenuicollis*, avec la tête évaginée; grandeur naturelle (Railliet).

D'autre part, Fromage de Feugré a recueilli le *Cyst. tenuicollis* dans le foie d'un mouton. On l'a aussi plusieurs fois rencontré dans les muscles de cet animal (voy. *Pseudo-ladrerie du mouton*).

Le *Cysticercus tenuicollis* déterminant très rarement des altérations sérieuses, on ne se préoccupe guère de la prophylaxie à lui opposer. Il serait cependant utile d'en supprimer la cause originelle, c'est-à-dire le *Tænia marginata*, en s'abstenant d'abandonner aux chiens les viscères occupés par le *C. tenuicollis*.

Filaire du bœuf (*Filaria cervina* Duj., *F. labiato-papillosa* Alessandrini, *F. terebra* Dies.). — Alessandrini a, le premier, distingué cette filaire de celle du cheval, et C. Baillet a montré qu'elle appartient à la même espèce que celle du cerf. Elle ressemble beaucoup à celle du cheval, dont elle se distingue par la présence de quatre papilles seulement autour de la bouche, par l'absence de stries tégumentaires et par les papilles plus nombreuses qui terminent la queue de la femelle. Longueur : 5 à 6 centimètres (mâle) et 6 à 10 centimètres (femelle). — Ovovivipare.

Cette filaire se rencontre quelquefois dans le péritoine des bêtes bovines ; on ne peut lui attribuer aucun effet pathologique. On est cependant porté à considérer comme appartenant à la même espèce les filaires signalées par quelques vétérinaires dans l'intérieur du globe oculaire du bœuf.

Porc. — Outre les échinocoques, on signale, dans le péritoine du porc, la présence du *Cysticercus tenuicollis* et du *Stephanurus dentatus*.

Cysticercus tenuicollis. — Il occupe chez le porc le même habitat que chez les ruminants, c'est-à-dire les replis du péritoine. Il peut cependant se localiser dans le foie. C'est ainsi que Semmer a trouvé le foie d'un porc creusé de nombreuses cavités kystiques, du volume d'une noix à celui d'un œuf de poule et renfermant chacun un *C. tenuicollis*. L'aspect du foie rappelait tout à fait celui que lui donne son invasion par les échinocoques. Il y avait, en outre, dans le tissu adipeux sous-péritonéal, de nombreuses capsules semblables (1).

Le *C. tenuicollis* peut, chez le porc, et exceptionnellement, rappeler par son siège le *C. cellulosæ;* c'est lorsqu'il occupe la surface de la partie musculeuse du diaphragme.

Stéphanure denté (*Stephanurus dentatus* Dies.). — Les Stéphanures sont des Nématodes de la famille des Strongylidés (v. p. 297), voisins des Sclérostomes (v. p. 354) et en différant par leur corps atténué en avant, l'existence d'un seul spicule et d'une bourse multilobée chez les mâles. La seule espèce connue est le *St. dentatus*.

La bouche est terminale, orbiculaire, à six dents peu marquées, dont deux opposées plus fortes. Le mâle est long de 22 à 30 millimètres, et la femelle de 34 à 40 millimètres.

« Natterer a, le premier, trouvé ce ver au Brésil, dans des kystes du mésentère d'un cochon de race chinoise. White l'a retrouvé aux Etats-Unis, où il paraît très commun, et Verril l'a décrit sous le nom de *Sclerostoma pinguicola*. Cobbold le signale aussi en Australie ; d'après lui, ce parasite siège dans les viscères abdominaux, et en particulier dans le tissu adipeux qui entoure ces organes. On lui a attribué un rôle sans doute plus qu'exagéré dans le développement des maladies qui ont détruit tant de porcs aux Etats-Unis dans ces dernières années et que les Américains ont qualifiées de *mysterious disease* ou de *hog cholera* » (A. Railliet). Cependant A. Lutz a constaté des épanchements dans le péritoine et des indurations fistuleuses autour des reins (2).

Lapin. — Le *Cysticercus pisiformis* Zeder, forme cystique du *Tænia serrata*, du chien, est le parasite que l'on rencontre le plus souvent dans le péritoine du lapin. On a vu (p. 398 et 444) les phases par lesquelles il passe en traversant le foie, avant d'arriver au péritoine.

(1) E. Semmer, *Deutsche Zeitschr. f. Thiermed. u. vergl. Pathol.*, 1885, p. 63.
(2) A. Lutz, *Deutsche Zeitschr. f. Thiermed. u. vergl. Pathol.* 1885, p. 61.

Lorsqu'il a atteint cet organe, il provoque la formation du kyste dont il s'enveloppe, et se présente sous l'aspect d'une petite ampoule remplie de liquide et ayant à peu près le volume d'un pois. Il s'y trouve parfois en si grand nombre qu'il semble former de véritables grappes. On reconnaît à la surface de chaque ampoule une tache blanchâtre : c'est le scolex invaginé à l'intérieur de la vésicule et qu'il est d'ailleurs facile d'évaginer. La tête se présente avec tous les caractères de celle du *T. serrata*.

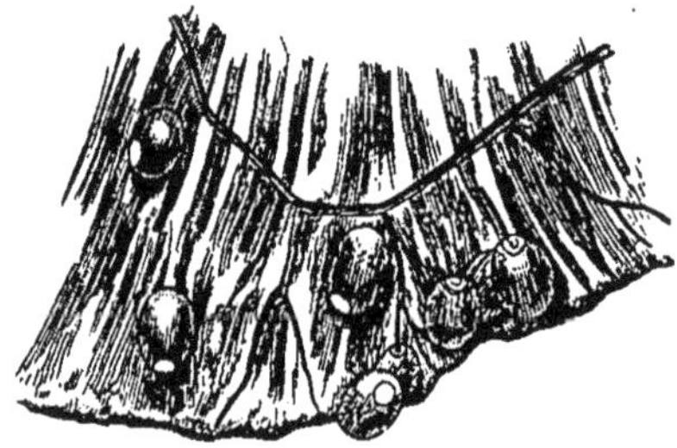

Fig. 245. — Fragment de mésentère du lapin envahi par des cysticerques pisiformes ; grandeur naturelle (Railliet).

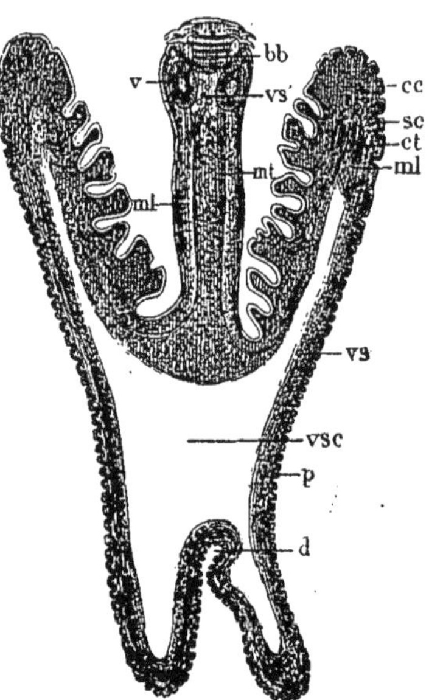

Fig. 246. — Coupe du *Cysticercus pisiformis* complètement développé; grossie 15 fois. La tête est évaginée et suivie d'une longue portion qui passera presque entière à l'état adulte (R. Moniez).

d, dépression constante à la partie postérieure du cysticerque, due à l'atrophie d'une partie du corps à un stade antérieur (représenté fig. 219). — *vs*, coupe des vaisseaux dans la vésicule. — *vs'*, coupe des vaisseaux au moment où ils s'anastomosent. — *vsc*, vésicule. — *p*, papilles. — *ct*, cuticule. — *sc*, couche sous-cuticulaire. — *cc*, corpuscules calcaires. — *ml*, fibres musculaires longitudinales. — *mt*, fibres musculaires transversales. — *v*, ventouses. — *bb*, bulbe céphalique.

On doit rapporter à la même espèce le *Cyst. elongatus* décrit et figuré sous ce nom par Fr. Leuckart. Son caractère distinctif serait le grand allongement de la vésicule. Il se trouve d'habitude enkysté dans le péritoine pelvien. Mais, quoi qu'en dise R. Leuckart, il ne paraît pas différent, par le nombre et les caractères de ses crochets, du *Cyst. pisiformis*.

Il est probable aussi, comme le dit Diesing, que le parasite trouvé par Kuhn dans le péritoine du lapin et appelé par lui *Monostoma leporis* doit être rapporté au *Cysticercus pisiformis*.

Chien et chat. — Les grandes séreuses splanchniques du chien et du chat sont rarement occupées par des parasites. On n'y a, jusqu'à présent, rencontré que des Cestodes sous la forme larvaire (le *Cysticercus Bailleti* et des échinocoques), des Strongles géants et un Pentastome indéterminé.

Nous ne dirons rien ici des Strongles géants, qui, dans le péritoine ou dans la plèvre, sont essentiellement erratiques. Leur séjour normal est le rein, mais ils peuvent le quitter pour atteindre les points variés où on les rencontre.

Cysticercus Bailleti Railliet. — Corps allongé, étroit, pouvant atteindre 105 millimètres, large de 1mm5 à 3 millimètres à la partie antérieure, qui est d'un blanc opaque, irrégulièrement plissée et offre à son sommet l'ouverture, en forme de fente, d'une invagination. Tête très difficile à évaginer, globuleuse, sans trompe ni crochet, mais pourvue de quatre ventouses elliptiques, teintées de noir. La partie antérieure est suivie d'une partie plus étroite en forme de queue, à peine atténuée en arrière où elle mesure environ 1 millimètre de large. Dans les petits exemplaires, cette queue est très brève et les individus sont cordiformes par le fait de la fente antérieure. Ce Cestode conserve pendant longtemps ses mouvements dans l'eau tiède, même lorsque l'autopsie est faite quarante-huit heures après la mort de l'hôte.

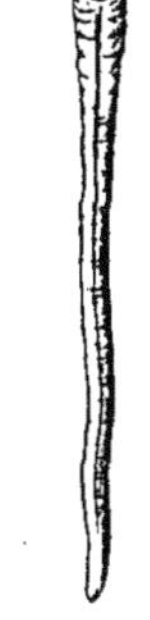

Fig. 247. *Cysticercus Bailleti*; grandeur naturelle.

C. Baillet (1), qui a, le premier, décrit ces parasites, les avait trouvés chez deux chats : une fois dans le péritoine, au nombre de 21 ; une autre fois dans les plèvres, au nombre de 80. Il en avait recueilli aussi 12 jeunes exemplaires dans le péritoine d'un rat. C. Blumberg (2) les a décrits de nouveau et figurés : il en avait rencontré un petit nombre dans la plèvre d'un chat, une quantité considérable dans le péritoine d'un autre, et environ une centaine dans la plèvre et le péritoine d'un chien. Notre collègue A. Labat a eu l'occasion d'observer ces parasites sur un chien atteint d'ascite. Le liquide extrait par la paracentèse en avait entraîné un certain nombre de grande taille. A l'autopsie, on en retrouva de petits, assez nombreux, enkystés dans le péritoine, le grand épiploon et le poumon. Sur 12 chats que nous avons ouverts pour cette recherche spéciale, 3 nous en ont montré en quantité et de développement variable ; chez 2 d'entre eux, ils occupaient le péritoine ; chez le troisième, le péritoine et la plèvre. Dans un cas, ils se montrèrent en très grand nombre ; beaucoup, n'ayant encore atteint que le volume d'un grain de millet, étaient logés dans l'épaisseur du grand épiploon, au sein de kystes d'une coloration variant du jaune au rouge brique. Ces kystes en renfermaient de 1 à 7, et ils étaient presque tous situés sur le trajet des vaisseaux épiploïques. On peut en conclure qu'avant d'être libres dans la cavité séreuse, ces parasites sont d'abord enkystés dans l'épaisseur de la membrane, et qu'ils y sont portés probablement de l'estomac ou de l'intestin par le courant circulatoire.

(1) C. Baillet, art. HELMINTHES (*Nouv. Dictionnaire de méd., chir. et hyg. vétérinaires*, t. VIII, 1867, p. 681).

(2) C. Blumberg, *Deutsche Zeitschr. f. Thiermed. u. vergl. Pathol.* 1882, p. 141.

Nous avons retrouvé 5 de ces cysticerques, jeunes, dans le péritoine d'une mangouste (*Herpestes Ichneumon*) qui avait vécu quelques mois à l'Ecole vétérinaire de Toulouse.

Sauf pour ce dernier cas, ces parasites ont été rencontrés par Baillet, par Blumberg et par nous du milieu de l'automne au commencement du printemps. Leur présence paraît provoquer quelquefois une légère péritonite.

Blumberg leur avait donné le nom de *Cyst. elongatus*, qui ne peut être conservé, étant déjà employé pour une variété du *Cyst. pisiformis* du lapin. Il est même peu probable qu'il s'agisse d'un véritable Cysticerque, la vésicule caudale faisant défaut lors de l'achèvement de cette forme larvaire, et il y aurait à rechercher, par l'étude du développement, comment se forme cette vésicule et comment elle disparaît.

Echinocoques. — Nous connaissons trois cas d'échinocoques trouvés dans le péritoine du chien. Tous trois se rapportent à des animaux qui avaient été considérés comme hydropiques.

Le premier est dû à J. Hartmann (1), qui, en 1694, trouva dans le péritoine d'un chien un si grand nombre d'hydatides qu'il en put remplir plusieurs assiettes. Leur volume variait de celui d'un pois à celui d'un œuf de poule. Les unes étaient libres, les autres adhéraient au péritoine et à tous les organes qu'il tapisse. Seul le foie en était pénétré, et elles y étaient en général de petites dimensions. Quoique Hartmann ait méconnu la nature de ces hydatides, elle ne saurait être douteuse, en présence des deux cas suivants.

La seconde observation publiée appartient à Reimann (2). La plupart des échinocoques avaient un volume variant de celui d'une noisette à celui d'un œuf de poule ; les plus petits étaient gros comme un pois, les plus volumineux comme le poing d'un homme. Ils appartenaient aux types simple, endogène et exogène, ce dernier prédominant. Les scolex y étaient abondants ; il y avait cependant aussi beaucoup d'acéphalocystes. Les hydatides étaient répandues dans tout le péritoine, jusque dans le bassin et dans la gaine vaginale autour des testicules. Mais il n'y en avait pas sur la séreuse viscérale ou pariétale, non plus qu'au sein des organes abdominaux. Ceux qui n'étaient pas libres adhéraient au mésentère ou à l'épiploon. La quantité de ces échinocoques était considérable. Leur poids était d'environ 8,872 grammes, dont 6,672 libres dans le péritoine et mesurant 6 litres. Le nombre total est évalué à 3,000. La séreuse pariétale était enflammée par places.

Le troisième cas nous est personnel (1883). Sauf trois vésicules grosses comme une noisette ou une noix, toutes avaient un volume variant de celui d'une tête d'épingle à celui d'un pois ; sous ce rapport elles se rapprochaient du type de l'échinocoque multiloculaire. Nos recherches persévérantes n'ont pu nous y faire découvrir une seule tête : on sait qu'elles sont assez rares dans l'échinocoque multiloculaire. Presque toutes les hydatides appartenaient au type exogène. Les parasites formaient, avec le liquide clair qui les tenait en suspension, un volume de 4 à 5 litres. Leur nombre, impossible à évaluer, était certainement supérieur à 100,000. Outre le péritoine dont elles

(1) J. Hartmann, *De anatome canis hydropici* (*Ephem. natur. curios.* Decurr. III, anno II, 1694, p. 299).

(2) R. Reimann, *Beitrag zur Echinococcuskrankheit des Hundes* (*Deutsche Zeitschr. f. Thiermed. u. vergl. Pathologie*, 1884, p. 81).

remplissaient la cavité, en adhérant çà et là aux divers points de sa surface, on les trouvait aussi dans le lobe moyen du foie, qui en était farci, et dans le sillon épiploïque de la rate. Il y avait péritonite générale et chronique.

Ces trois observations sont remarquables par l'énorme quantité d'hydatides qu'elles ont montrée chacune. Sous ce rapport, elles ont de l'analogie avec celle d'Anel concernant un homme hydropique (1). Quant à l'origine de ces échinocoques du chien, elle reste inexpliquée. Dans les deux dernières observations (et probablement dans la première), les chiens n'hébergeaient pas de *Tænia echinococcus* dans leur intestin; mais comme ils pouvaient en avoir été porteurs antérieurement et les avoir éliminés, il y a lieu de se demander s'il s'agit d'une auto-infection exceptionnelle par un ou plusieurs Ténias dont les embryons auraient traversé les parois intestinales spontanément ou à la faveur de quelque lésion primitive : dans la rate de notre chien se trouvait une aiguille à coudre, venant très probablement de l'intestin. Pour vérifier cette hypothèse, nous avons, à diverses reprises, introduit dans le péritoine de plusieurs chiens des Ténias échinocoques vivants et mûrs; mais nous n'avons eu que des résultats négatifs. On pouvait s'y attendre, les œufs n'ayant pas subi au préalable l'action érosive du suc gastrique, nécessaire pour la mise en liberté de l'embryon.

Pentastomes. — Bochefontaine a trouvé chez un chien d'expérience, bien portant en apparence, des milliers de Pentastomes agames libres dans le péritoine ou logés dans des kystes du péritoine hépatique ou du mésentère; chaque kyste ne contenait qu'un parasite. Ces larves étaient longues de 16 millimètres, larges de 2 à 3 millimètres, blanches, cylindriques, moniliformes, à extrémités arrondies, sensiblement égales, mais un peu atténuées en arrière. Mégnin (2) les a considérées, sans motif suffisant, comme se rapportant au *Pentastoma moniliforme* Dies., qui, à l'état adulte, ne se trouve que dans le poumon du python tigré.

Oiseaux. — C. Baillet a trouvé dans le péritoine d'une poule trois cysticerques de la grosseur d'un grain de millet, et isolés chacun dans un kyste. La tête était pourvue de quatre ventouses, sans trompe ni crochets.

Le *Filaria cygni* Rud., trouvé par Redi, a déjà été signalé à propos des helminthes intestinaux du cygne (p. 441).

(1) D. Anel, *Relation d'une énorme tumeur occupant toute l'étendue du ventre d'un homme hydropique, et remplie de plus de sept mille corps étrangers.* Paris, 1722.

(2) P. Mégnin, *Les parasites et les maladies parasitaires.* Paris, 1880, p. 449.

LIVRE QUATRIÈME

PARASITES DE L'APPAREIL RESPIRATOIRE

Le parasitisme des organes respiratoires est un des plus fréquents. Leur communication large, constante et nécessaire avec l'atmosphère permet aux innombrables germes répandus au sein de celle-ci de pénétrer jusque dans leurs profondeurs. Des parasites à l'état larvaire et de dimensions très réduites peuvent s'y introduire aussi lors de la préhension des aliments et des boissons qui leur servent d'abri ou de véhicule transitoire; ils arrivent par les naseaux ou par la bouche, en utilisant les communications que cette dernière cavité entretient avec le vestibule des voies respiratoires. Les parasites peuvent encore arriver aux poumons en venant de l'estomac ou de l'intestin, dont, en certains points, ils n'ont, pour atteindre leur but, qu'à traverser les parois, puis le diaphragme et les séreuses qui le tapissent. Peut-être encore y parviennent-ils, transportés passivement par les vaisseaux qu'ils ont rencontrés dans leurs migrations actives. L'atmosphère de l'appareil respiratoire doit être une des conditions qui, pour plusieurs espèces, ont déterminé leur habitat spécial.

En raison de leur grande sensibilité, les organes de la respiration ne supportent guère avec indifférence la présence des parasites. Celle-ci s'accuse d'habitude par des symptômes tranchés, qui sont fournis par la séméiologie propre de ces organes. Les troubles respiratoires qui surviennent sont assez graves pour compromettre parfois la santé des animaux. Ils varient, d'ailleurs, selon que les parasites siègent à l'entrée ou dans la profondeur de l'appareil.

A. — MAMMIFÈRES DOMESTIQUES

CHAPITRE PREMIER

PARASITES DES CAVITÉS NASALES ET DU LARYNX.

On a déjà vu (p. 299) que les *Hæmopis*, qui se tiennent de préférence au palais, au voile du palais et au pharynx du cheval, peuvent se trouver aussi dans les cavités nasales et à l'entrée du larynx.

On a vu aussi (p. 330) que, lorsque des larves de Gastrophiles se fixent au bord de l'épiglotte ou au voisinage du larynx, elles déterminent chez le cheval des accès de toux très répétés, qui peuvent aboutir à l'asphyxie.

Enfin, nous avons parlé (p. 316) de l'actinomycose laryngée.

« Zürn a constaté que la fièvre catarrhale maligne et contagieuse des lapins, que détermine une rhinite souvent mortelle, est due à des Coccidies qui se rencontrent en quantités innombrables dans les muqueuses du nez, du pharynx, de la caisse du tympan et dans leurs produits de sécrétion (1). »

En dehors de ces cas plus ou moins exceptionnels, les parasites propres des cavités nasales sont les *Linguatules* du chien et les *larves d'Œstres* du mouton.

Art. Ier. — Linguatules.

Les *Linguatules* sont le type le plus intéressant de l'ordre des *Linguatulides*, aujourd'hui classé parmi les Arachnides. Il ne comprend que deux genres : *Linguatula* et *Pentastoma*, séparés par Railliet (2) et déjà indiqués par Leuckart (3) à titre de sous-genres. Cet ordre est ainsi caractérisé :

Arachnides endoparasites, à corps allongé, vermiforme, annelé. Bouche dépourvue de mâchoires à l'état adulte et entourée par deux paires de crochets représentant des pattes rudimentaires. Pas de cœur. Respiration cutanée.

Le genre **Linguatule** (*Linguatula* Frölich) a le corps déprimé, à face dorsale arrondie, à bords crénelés. La cavité du corps forme des diverticules dans les parties latérales des anneaux.

Le genre **Pentastome** (*Pentastoma* Rud.) a le corps cylindroïde et la cavité du corps continue. Il n'a pas de représentants chez nos animaux domestiques, si ce n'est une forme larvaire trouvée une fois dans le péritoine du chien.

(1) R. Blanchard, *Traité de zoologie médicale*, 1886, p. 51.

(2) A. Railliet, art. Linguatule (*Nouv. Dict. de méd., chir. et hyg. vét.*, t. XII, 1883).

(3) R. Leuckart, *Bau und Entwickelungsgeschichte der Pentastomen*, Leipzig. u. Heidelberg, 1860.

L'espèce que les animaux domestiques hébergent assez souvent reçoit, à l'état adulte, le nom de **Linguatule ténioïde** (*Linguatula rhinaria* Pilger, *Pentastoma tænioides* Rud.). Elle se reconnaît aux caractères suivants :

Corps blanchâtre, lancéolé, très allongé, vermiforme, déprimé de dessus en dessous, à face ventrale presque plane, à face dorsale arrondie ; extrémité antérieure arrondie, large ; extrémité postérieure atténuée. Céphalothorax court, soudé dans toute sa largeur à l'abdomen, dont il est peu distinct et qui forme à beaucoup près la plus grande partie de la longueur du corps. Téguments montrant environ 90 anneaux, plus larges en leur milieu, ce qui rend les bords du corps nettement crénelés. Crochets aigus, recourbés, biarticulés, l'article basilaire atténué dans sa partie profonde. Ces crochets, rétractiles chacun dans une petite gaine ou fossette, sont mus par des cordons musculaires disposés en divers sens. Bouche subquadrangulaire, arrondie aux angles ; tube digestif simple, rectiligne ; anus terminal. — *Mâle* blanc, long de 18 à 20 millimètres, large en avant de 3 millimètres, en arrière de $0^{mm}5$, pourvu de deux testicules sacciformes qui remplissent la cavité du corps jusqu'au quart antérieur. — *Femelle* gris blanchâtre, souvent rendue brunâtre par les œufs le long de la ligne médiane, où le tégument est mince et demi-transparent ; longue de 8 à 10 centimètres ; large en avant de 8 à 10 millimètres et en arrière de 2 millimètres. Œufs ovoïdes, longs de 90 μ, larges de 70 μ.

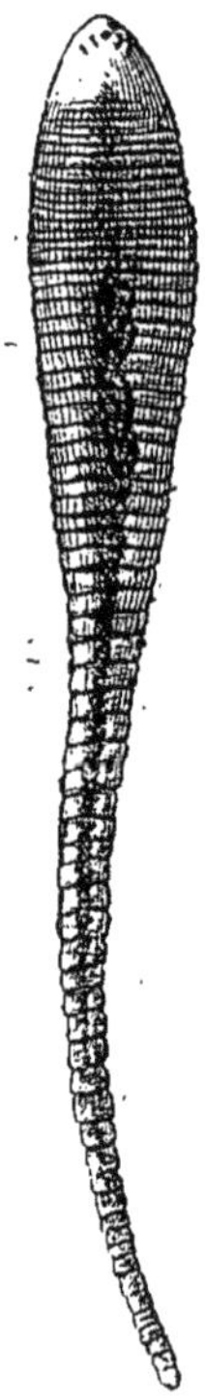

Fig. 248. — Linguatule ténioïde femelle ; grandeur naturelle.

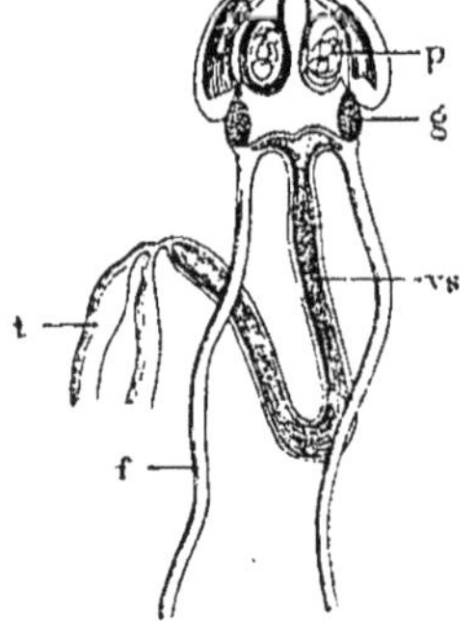

Fig. 249. — Appareil génital de la Linguatule ténioïde mâle (Leuckart).

t, testicules. — *vs*, vésicule séminale. — *g*, partie glanduleuse des canaux déférents. — *f*, flagellum. — *p*, pénis enroulé.

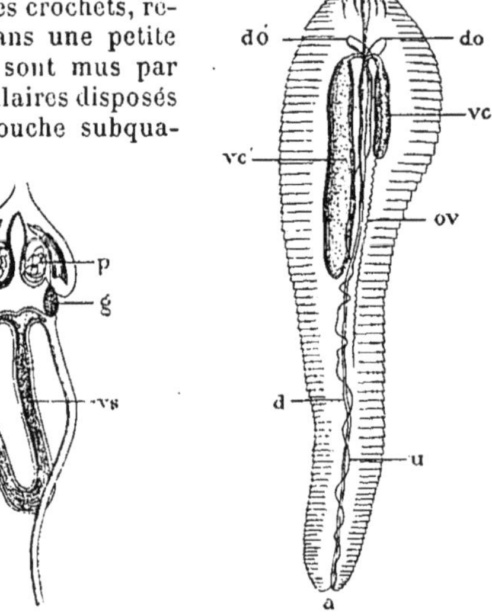

Fig. 250. — Anatomie de la Linguatule ténioïde femelle (Leuckart).

b, bouche. — *d*, tube digestif. — *a*, anus. — *ov*, ovaire. — *do*, *do'*, oviductes. — *vc*, *vc'*, poches copulatrices. — *u*, vagin ou utérus.

Le système nerveux se compose d'un ganglion sous-œsophagien, dont les deux lobes sont réunis par une commissure passant au-dessus de l'œsophage et complétant l'anneau œsophagien. Il émet trois ou quatre filets qui se rendent aux organes céphalo-thoraciques et deux longs cordons parallèles à l'intestin. Les organes des sens font défaut ; Leuckart a cependant décrit comme des organes tactiles de petits appendices à peine visibles, situés au bord antérieur du céphalothorax. Les organes de la circulation et de la respiration manquent aussi.

Historique (1). — Selon Davaine, la Linguatule ténioïde a été rencontrée pour la première fois par Wrisberg, en 1763, dans les sinus frontaux d'un chien. Chabert, en 1787, l'observa à son tour dans les sinus frontaux du cheval et du chien. De nombreux observateurs l'ont, depuis, retrouvée chez le chien. Elle a été rencontrée chez un mulet par Grève, à Oldenbourg (1818) ; chez le loup, par Bremser, à Vienne (1824), Colin, à Auxerre (1824), Miram, à Wilna (1836) ; chez le mouton (?), par Rhind, en Ecosse ; chez la chèvre, par Bruckmüller, en Autriche ; chez le cheval, après Chabert, par U. Leblanc, en France, et C. B. Rose, en Angleterre ; enfin chez l'homme par Laudon, en Allemagne (1878).

« Wrisberg rattachait cette espèce aux sangsues ; Chabert lui donna le nom de *Ténia lancéolé* ou *Ver rhinaire*, que Pilger transforma en celui de *Tænia rhinaria*. Rudolphi la dénomma d'abord *Prionoderma rhinarium*, puis *Polystoma tænioides*, et enfin *Pentastoma tænioides*. C'est à Lamarck qu'on doit la dénomination de *Linguatula tænioides*, à laquelle Cuvier, qui avait d'abord adopté le nom de *Prionoderma lanceolata*, se rallia définitivement » (A. Railliet).

Les premières de ces dénominations montrent que ces êtres ont été longtemps classés parmi les Vers. En 1849, P. J. van Beneden démontrait, par l'étude de l'embryogénie, que ce sont des Arthropodes dégradés, idée émise déjà par Schubärt et par Dujardin. Quant à la classe à laquelle il faut les rapporter, on a longtemps hésité entre les Crustacés et les Arachnides. Mais il est aujourd'hui à peu près universellement reconnu que ce sont des Arachnides dégradés, voisins des Acariens et, en particulier, des Démodex. Les Linguatules semblent bien être des Acariens qui ont éprouvé, par le fait du parasitisme, une métamorphose régressive.

On a, d'ailleurs, longtemps ignoré par quelles phases elles doivent passer pour atteindre l'âge adulte, sous lequel on les a d'abord connues.

Cependant, dès 1789, la forme larvaire avait été rencontrée à la surface du foie d'un bouc par Abildgaard, chez une chèvre d'Amérique par Flormann et dans le poumon d'un lièvre par Frölich. Plus tard, Legallois la trouvait dans le poumon du cochon d'Inde (1811), Creplin dans le foie d'un chat (1829), Hermann dans le poumon d'un bœuf (1825), Otto dans celui d'un porc-épic, Dujardin dans celui d'un cochon d'Inde (1838). On ne reconnut pas tout d'abord la nature de ces parasites et on leur donna des noms fort différents. Rudolphi, le premier, puis Frölich en firent des Linguatules ou Pentastomes. Celui de la chèvre devint le *Pentastoma denticulatum* Rud., celui du lièvre le *P. serratum* Frölich, celui du cobaye le *P. emarginatum*, etc. Diesing, ayant eu l'occasion de comparer entre elles ces formes prétendues différentes, en reconnut la parfaite identité et elles furent dès lors réunies sous le nom de *P. denticulatum*.

Ce parasite a, depuis, été rencontré dans le poumon du lapin par Kaufmann (1847) et par Küchenmeister (1854) et, chez l'homme, dans le foie, les reins, le tissu conjonctif sous-muqueux de l'intestin grêle, dans les ganglions mésentériques du mouton, et enfin sur divers animaux tels que le chat, le

(1) C. Davaine, *Tr. des entozoaires*, 2e éd. Paris, 1877, p. 23. — J. Csokor, *Ueber Pentastomen und* P. denticulatum *aus der Leber des Pferdes* (*Œsterr. Zeitschr. f. wissensch. Veterinärkunde*, 1887, p. 1).

cheval, le dromadaire, l'antilope, le daim, le surmulot, etc. Van Beneden et Diesing y rapportèrent à tort un prétendu ver trouvé dans l'œil d'un cheval par van Setten, vétérinaire hollandais, et que Numan avait décrit sous le nom de *Monostomum Settenii.* Le *Pentastomum denticulatum* a été rencontré dans les diverses contrées de l'Europe.

Mais on a longtemps méconnu ses relations avec le *Linguatula tænioides*. Gurlt les avait soupçonnées. Leuckart, le premier, en a donné la preuve expérimentale. Ayant trouvé dans un lapin des Linguatules denticulées, il les introduisit dans le nez de plusieurs chiens, où elles se développèrent en Linguatules ténioïdes. Inversement, faisant prendre à des lapins des œufs de Linguatules adultes, il retrouva dans leurs organes de nombreuses Linguatules denticulées. Il étudia de près toutes les phases du développement et en donna le tableau dans la remarquable étude déjà citée.

Peu de temps après, G. Colin (d'Alfort) (1) reconnut la fréquence des Linguatules denticulées dans les ganglions mésentériques du mouton, de la chèvre, du bœuf, du dromadaire et, reprenant les expériences de Leuckart, en confirma l'exactitude et en compléta les enseignements. Gerlach, en Allemagne, a également répété les expériences de Leuckart, et les migrations des Linguatules ont ainsi reçu, à plusieurs reprises, la démonstration la plus complète.

Évolution. — Les Linguatules ténioïdes femelles pondent leurs œufs dans les cavités nasales du chien qui en est porteur. Ces œufs sont expulsés avec le mucus dans les éternuements provoqués par la présence du parasite. Ceux qui tombent sur l'herbe des prairies, sur les fourrages y restent retenus par le mucus qui les englobe et peuvent ainsi résister plusieurs semaines aux influences atmosphériques.

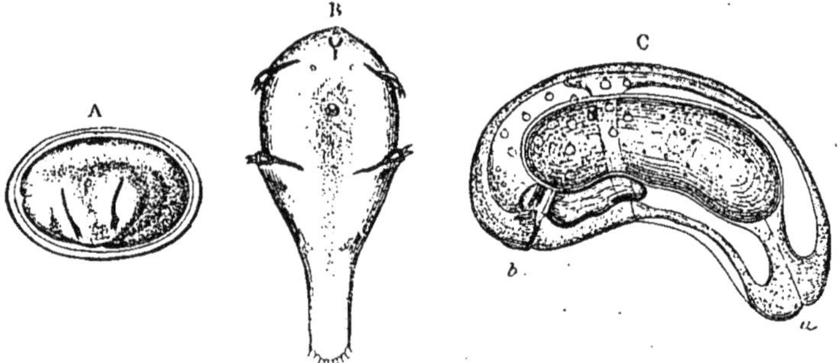

Fig. 251. — Premières phases de l'évolution de la Linguatule ténioïde (Leuckart).

A, œuf grossi 200 fois, contenant un embryon. — B, embryon acariforme, tétrapode, libre. C, nymphe ou pupe âgée de 9 semaines : *b*, bouche ; *a*, anus.

Si ces aliments sont pris par quelque herbivore, mouton, lapin, bœuf, etc., la coque des œufs est dissoute et l'embryon, qui a commencé à y apparaître dès avant la ponte, est mis en liberté dans l'intestin du nouvel hôte.

(1) G. Colin, *Rech. sur une maladie vermineuse du mouton due à la présence d'une linguatule dans les ganglions mésentériques* (*Rec. de méd. vét.*, 1861, p. 676). — *Sur le développement de la linguatule des ganglions mésentériques* (*Ibid.* 1862, p. 342). — *Rech. sur le pentastome ténioïde* (*Ibid.* 1863, p. 721).

Par sa forme, cet embryon a une certaine ressemblance avec les Acariens. Il a le corps ovoïde, aplati à la face ventrale, arrondi à la face dorsale ; son extrémité postérieure est rétrécie et dentelée. Il mesure 130 μ de long sur 60 de large. Il est muni de deux paires de pattes articulées, biongulées et, à sa partie antérieure, d'un appareil perforateur formé d'un stylet médian et de deux crochets recourbés. Au moyen de cet appareil, il traverse les parois du tube digestif et gagne l'organe où il doit s'enkyster (ganglions mésentériques, foie, poumon, etc.).

Arrivé à cette première destination, il perd son rostre et ses pattes, et se transforme en une pupe immobile, enroulée, sans trace de segments, de crochets ou de soies et mesurant 250 à 300 μ de longueur sur 180 de largeur. C'est au bout de huit semaines après l'infection que Leuckart a constaté la présence de ces nymphes enkystées.

Quelque temps après, elles se transforment en secondes larves, par une série de mues successives. Le corps est allongé, plus large en avant et partagé en quatre-vingts à quatre-vingt-dix anneaux, bordés en arrière par une série de fins piquants. Le tube digestif est large, la bouche est elliptique et entourée des quatre crochets caractéristiques et de crochets accessoires. Cette larve est agame, ses organes génitaux, rudimentaires, n'étant représentés que par une petite masse granuleuse située dans la partie postérieure du corps. Vers le sixième ou septième mois, la larve est complètement développée, mesure 6 à 8 millimètres de longueur et représente ce que l'on avait appelé la **Linguatule denticulée**.

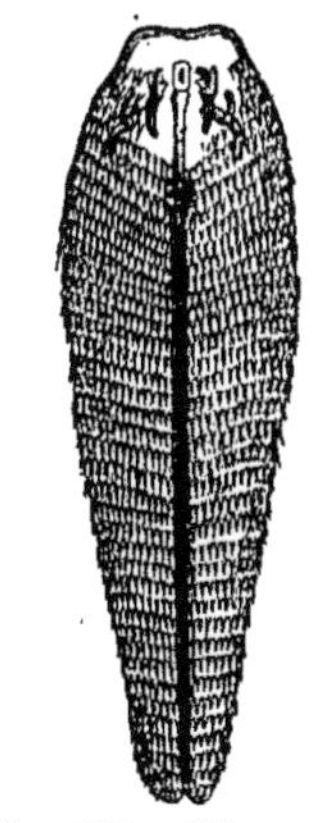

Fig. 252. — Linguatule denticulée, larve de la Linguatule ténioïde, grossie 10 fois (Railliet).

Au bout d'un certain temps, ces larves mûres abandonnent leur siège primitif, tombent dans la cavité péritonéale ou pleurale et la plupart y meurent. Il en est cependant qui réussissent à s'enkyster sur un autre point, et, dans ses expériences, Colin a relevé des traces de ces migrations intérieures. Il n'est pas impossible, comme l'a pensé Gerlach, qu'elles gagnent parfois les bronches pour être de là rejetées à l'extérieur, où elles seraient susceptibles de résister assez longtemps à la dessiccation et de revenir à la vie sous l'influence de l'humidité. Il est admissible encore, selon le même auteur, qu'elles puissent, après avoir atteint les bronches, parvenir aux cavités nasales de leur hôte et y parfaire leur achèvement. Ainsi s'expliquerait la présence, toujours exceptionnelle, des Linguatules ténioïdes dans les cavités nasales d'herbivores. Le cas de larves trouvées libres par Gurlt, dans la trachée d'un lièvre et d'une chèvre, vient à l'appui de cette hypothèse.

Un fait certain, c'est qu'en général les larves ne peuvent acquérir leur développement complet que dans l'appareil respiratoire et qu'elles meurent quelques jours après leur premier hôte, à moins que les viscères de ce dernier ne soient dévorés par un carnassier, un chien, par exemple. A ce moment, ces Linguatules agames gagnent les cavités nasales de celui-ci, soit par les narines, soit par les orifices gutturaux. Gerlach admet aussi qu'elles peuvent y arriver par la trachée après avoir traversé l'estomac et le poumon. Une fois installées dans les cavités nasales de leur nouvel hôte, elles acquièrent leurs organes sexuels et peuvent s'accoupler au bout de six à sept semaines. L'aire qu'elles occupent est assez limitée. Les mâles sont nomades et peu-

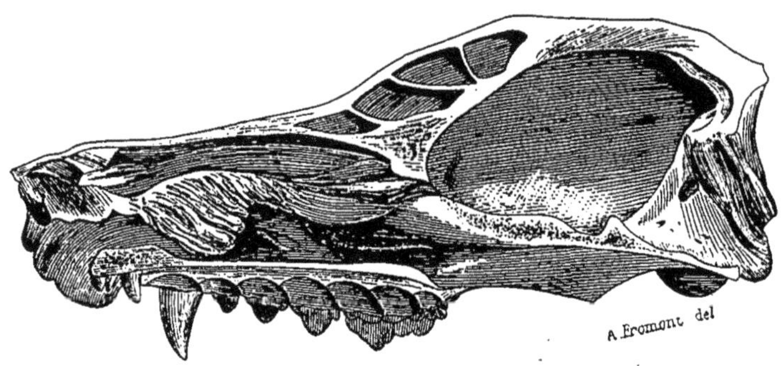

Fig. 253. — Tête de chien fendue par le milieu, montrant trois Linguatules ténioïdes (dont deux placées côte à côte) dans les cavités nasales (G. Colin).

vent se trouver dans les divers points des cavités nasales, même dans l'arrière-bouche et l'entrée du larynx, sans doute à la recherche de femelles non fécondées; mais, le plus souvent, ils sont abrités dans quelque anfractuosité. Les femelles sont plus sédentaires : on ne les trouve jamais dans les cellules ethmoïdales, contrairement à l'assertion de Chabert. Ce n'est guère qu'après la mort de leur hôte qu'elles pénètrent dans le pharynx et même dans le larynx (1). Par exception, elles s'introduisent dans les sinus frontaux, où parfois on les trouve à demi engagées. Mais, en général, on ne les rencontre qu'au fond des méats, entre les cornets et dans les interstices des volutes ethmoïdales. Leur séjour favori est l'excavation régulière et vaste qui constitue le cul-de-sac du méat moyen. Là, elles sont à l'abri des courants respiratoires et la muqueuse, riche en glandes, leur fournit par sa sécrétion un aliment abondant.

Peu développées à l'époque de l'accouplement, les femelles prennent assez rapidement leur taille définitive, grâce surtout à l'accumulation des œufs dans leur oviducte. Le nombre de ceux-ci est considérable : Leuckart l'évalue à 500,000 pour une seule femelle. La

(1) Gellé a trouvé une Linguatule ténioïde dans l'oreille moyenne d'un chien, où elle avait dû pénétrer par la trompe d'Eustache (*C. R. Soc. de biologie*, 1877, p. 394).

ponte commence vers le sixième mois de la vie nasale et se continue pendant une période indéterminée.

En résumé, l'évolution de la Linguatule comprend quatre stades distincts et successifs : 1° embryon acariforme ; 2° nymphe enkystée ; 3° larve enkystée ou libre (Linguatule denticulée) ; 4° enfin, état adulte dans les cavités nasales (Linguatule ténioïde).

Fréquence. — La plupart des auteurs considèrent la Linguatule ténioïde comme un parasite rare des cavités nasales du chien. Colin, au contraire, la dit très commune, au moins dans le centre de la France : sur 630 chiens qu'il a ouverts, à Alfort, en deux ans, et en toutes saisons, 64 en ont offert de 1 à 11, en tout 146 ; la proportion serait donc d'environ 10 p. 100. Il ne paraît pas en être de même à Toulouse : sur une trentaine de chiens ouverts pour cette recherche spéciale, nous n'avons trouvé qu'une seule Linguatule.

La connaissance des migrations de ce parasite fait comprendre son extrême rareté chez les chiens d'appartement et sa fréquence relative chez les chiens de bergers ou de bouchers et sur les chiens de rue.

Action des Linguatules adultes. — La Linguatule ténioïde a été rencontrée dans les cavités nasales du cheval, du mulet, du mouton, de la chèvre et même de l'homme. Mais son hôte naturel étant le chien, ce n'est guère que pour ce dernier que l'on connaît les *symptômes* déterminés par sa présence, et cela grâce surtout à l'expérimentation.

Chabert avait donné de ces symptômes une description empreinte d'une exagération manifeste, et qui semblait déjà suspecte à ses contemporains. G. Colin a pu les noter au jour le jour et fixer la question.

En pénétrant dans les cavités nasales, les parasites produisent avec leurs crochets une légère irritation de la pituitaire ; il y a quelques éternuements qui sont peu significatifs et ne doivent pas éveiller l'attention dans la plupart des cas.

Au bout de quelque temps, lorsque les Linguatules ont pris un certain développement, elles gênent le passage de l'air dans les cavités nasales. Alors surviennent des éternuements fréquents, brusques, irréguliers, quelquefois par longs accès, principalement lorsque la respiration est activée par la marche ou la course. Parfois les animaux s'arrêtent anxieux, exécutent des mouvements respiratoires très amples, ouvrent la bouche, s'efforcent de déglutir. Ces moments d'agitation alternent avec des périodes d'un calme parfait. Le sommeil est souvent troublé par des inspirations pénibles et des accès d'éternuements. Certains sujets semblent menacés d'asphyxie et, dans leur angoisse, portent leurs pattes à leurs narines comme pour se débarrasser d'un obstacle à la respiration. Il en est qui deviennent irritables, mais rarement au point de faire songer à l'épilepsie ou à la rage (1).

(1) Sourdillac, *Ténias lancéolés développés dans les cellules ethmoïdales d'un chien* (*Journ. prat. de méd. vét.* 1826, p. 62).

Nous avons dit déjà que, dans ses éternuements, le chien rejette du mucus chargé d'œufs; il peut aussi rejeter des Linguatules, comme cela a été plusieurs fois constaté.

Il est douteux que les épistaxis constatées sur des chiens affectés de Linguatules doivent être rattachées à la présence de ces parasites. Dans le plus grand nombre des cas, elles sont sous la dépendance de l'helminthiase intestinale, cause de l'anémie pernicieuse (voy. p. 416).

Les Linguatules peuvent, en se déplaçant et en pénétrant dans l'appareil respiratoire, déterminer des accidents mortels d'asphyxie, quoique, en général, celles qu'on trouve dans le larynx ou la trachée s'y soient introduites après la mort (Colin). « Le professeur Dick rapporte à cet égard un fait intéressant : il s'agit d'un chien en parfaite santé qui vint à mourir subitement, et à l'autopsie duquel on ne trouva rien qui pût expliquer la mort, sauf trois Linguatules logées, l'une dans le larynx, l'autre dans la trachée et la troisième dans la bronche gauche. Cobbold explique ce déplacement en faisant observer que l'animal avait été sorti le matin (c'était l'hiver) et que probablement l'action de l'air froid avait fait émigrer les parasites : de là était résultée l'asphyxie. » (A. Railliet.)

La *durée* du séjour des parasites dans les cavités nasales peut être fort longue. Colin l'a vue dépasser quinze mois. A la fin, cependant, les Linguatules sont expulsées ou meurent sur place, et avec elles disparaissent les symptômes.

Chabert avait tracé, des *lésions* déterminées par les Linguatules, un tableau aussi effrayant et aussi erroné que celui qu'il avait donné des symptômes. D'après Colin, elles sont en réalité insignifiantes. La pituitaire conserve ses caractères normaux, « si bien que, sans le secours de la loupe, un œil exercé aurait grand'peine à découvrir les empreintes légères de leurs crochets microscopiques. » Leuckart a noté un peu d'injection et de ramollissement de la muqueuse. Enfin, lorsque, par exception, des Linguatules ont pu arriver dans l'intérieur des sinus frontaux, la muqueuse est légèrement enflammée, et il y a une petite collection de muco-pus.

Le *traitement* préventif consisterait à empêcher les chiens de se repaître des entrailles des moutons, lapins, etc., qui peuvent loger les Linguatules agames. Le peu de gravité du parasitisme nasal ne justifierait pas cette mesure, si elle n'avait au moins son utilité pour d'autres affections parasitaires, telles que celles qui se rattachent aux Cystiques et aux Ténias.

Il n'y a pas lieu de recourir, dans le traitement curatif, à la trépanation du sinus frontal, comme le conseillait Chabert, puisque ce n'est pas l'habitat ordinaire des Linguatules. Les injections sont mieux indiquées. On emploie pour cela l'ammoniaque étendue, la benzine diluée, ou bien l'huile empyreumatique mélangée à une infusion de sarriette, une once de la première dans 12 onces de la seconde (Chabert). Ces injections irritantes seront suivies de fumigations émollientes. On pourrait essayer les inhalations d'ammoniaque ou de chloroforme. Les insufflations de poudres sternutatoires, et en particulier du tabac à priser, ne donnent pas les résultats que l'on en pourrait attendre (Railliet).

Action des Linguatules à l'état de larve. — On a vu que les Linguatules agames ou L. denticulées se trouvent enkystées et quelquefois à l'état libre dans les viscères abdominaux ou thoraciques d'un grand nombre d'animaux. Elles sont particulièrement fréquentes chez les moutons.

Ceux chez lesquels on en trouve dans les ganglions chylifères sont généralement les moins gras du troupeau, ceux qui ont les chairs un peu pâles et qui semblent prédisposés à la cachexie (G. Colin).

Les ganglions mésentériques qui commencent à se remplir de Linguatules ne présentent d'abord rien dans leur aspect qui puisse y faire soupçonner la présence de ces parasites. Mais bientôt ils brunissent par places, diminuent de consistance, semblent se flétrir et se creusent de logettes remplies de larves. Ces logettes, d'abord séparées, finissent souvent, en s'agrandissant, par communiquer ensemble : la substance du ganglion se détruit en se transformant en une bouillie brunâtre au sein de laquelle nagent les Linguatules. On trouve quelquefois à la surface de certains ganglions des ouvertures à bords réguliers, par lesquelles les parasites ont pu émigrer ailleurs. D'autres fois, la surface des ganglions porte des taches verdâtres, irrégulières, des dépôts fibrineux, des fausses membranes, qui semblent indiquer un départ récent ou une destruction des parasites. Enfin il s'en trouve dont le tissu épaissi, induré, offre çà et là des grains tuberculoïdes formés d'anciens nids de Linguatules. Les ganglions altérés de ces diverses manières ne sont plus guère perméables au chyle, et, par suite, la nutrition doit en éprouver une influence fâcheuse.

On ignore les limites de la durée du séjour des Linguatules dans les ganglions. On a vu plus haut qu'elles meurent sur place ou émigrent, se répandant au sein du péritoine et gagnant le foie ou le poumon. On peut trouver des traces de leur passage dans les organes.

En tous cas, sauf les altérations équivoques constatées par Colin dans l'état de la nutrition d'un grand nombre de moutons atteints, rien ne peut permettre d'affirmer chez un animal vivant la présence des larves.

Observation. — A propos des parasites des séreuses, nous avons mentionné les Linguatules larvaires trouvées par Bochefontaine dans le péritoine d'un chien.

Art. II. — Larves d'Œstres cavicoles.

Les larves d'Œstres cavicoles, qui vivent dans les sinus de la tête du mouton, appartiennent à plusieurs espèces du genre **Œstre** (*Œstrus* L.) tel qu'il a été rétabli par Schiner.

Ce genre, dans la classification de Brauer, rentre dans le groupe dont les ailes ont une nervure transversale terminale; celle-ci est un peu oblique par rapport au bord postérieur de l'aile, dont la première cellule est fermée et longuement pédicellée. Les espèces de ce genre sont le plus souvent de petite taille, à pattes courtes et faibles, à poils courts et peu abondants, à reflet argenté. — Examinées à leur troisième stade, les *larves* ont une seule paire de mâchoires, deux petites antennes membraneuses portant chacune deux points oculiformes; les plaques stigmatiques du dernier anneau sont irrégulièrement pentagonales.

Brauer a décrit quatre espèces d'Œstres, dont une seule vit manifestement à l'état de larve dans les sinus du mouton et probablement aussi de la chèvre (Railliet) : c'est l'**Œstre du mouton** (*Œstrus ovis* L., *Cephalomyia ovis* Latreille), qui a les caractères suivants :

Petite espèce (10 à 12 millimètres de longueur), cendrée, à corps granuleux; face supérieure du thorax d'un gris brun, opaque, parcourue par des raies obscures ou nébuleuses. Face jaunâtre; pièces buccales testacées. Abdomen marbré et taché de blanc, de jaune et de noir, finement velu en arrière. Ailes hyalines et transparentes, marquées à leur base de trois points noirâtres.

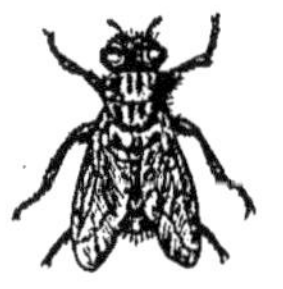

Fig. 254. Œstre du mouton, grandeur naturelle.

Cette espèce est très répandue et se trouve dans toute l'Europe, en Asie, en Afrique et aux îles Canaries, dans les deux Amériques.

Comme les autres Œstridés, elle vit à l'état parfait pendant la saison chaude, du milieu de mai au mois d'octobre, et elle ne vole que par les temps secs et chauds. L'Œstre se tient dans les trous et les fentes des murs des bergeries, qu'il quitte lorsque le moment de l'accouplement est arrivé et que la température est suffisamment élevée. Il vole alors avec vivacité jusqu'à de grandes hauteurs et va se reposer sur les rochers échauffés par le soleil. La femelle fécondée se met à la recherche des troupeaux de moutons. Ceux-ci redoutent ses approches et, pour les éviter, se couchent, mettent le nez dans la poussière, entre leurs pattes, ou se serrent les uns contre les autres, la tête baissée. D'après Bracy-Clark, ils soulèvent des nuages de poussière pour se dérober à leur ennemi. C'est pendant la rumination que celui-ci trouve surtout un moment favorable pour déposer sa progéniture. Sa petitesse, sa coloration grise et la rapidité de son vol ne permettent pas de constater la ponte, mais il n'est pas douteux qu'elle n'ait lieu sur le nez des moutons. Aussitôt, en effet, que ceux-ci ont été touchés par les insectes, ils s'agitent, courent en tous sens, baissent le nez, le frottant contre le sol et leurs pattes, regardent souvent autour d'eux avec inquiétude, éternuent, s'ébrouent, et recherchent les fossés, les sillons, les chemins poudreux. Les naseaux, par l'effet des frottements, finissent souvent par s'écorcher et s'enflammer.

Évolution. — Les œufs non fécondés sont réniformes. Avec Léon Dufour et Cockrill, Brauer est porté à admettre qu'ils éclosent dans le corps même de la femelle. En tous cas, les larves pénètrent dans les cavités nasales du mouton et grimpent dans les sinus frontaux et maxillaires et même dans ceux des axes osseux des cornes, où elles se développent.

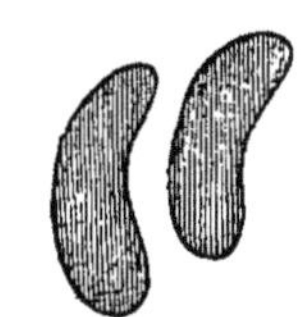

Fig. 255. OEufs fortement grossis de l'OEstre du mouton.

Dans le premier stade, elles sont blanches, transparentes, mesurent jusqu'à 2 millimètres de longueur, et ressemblent beaucoup à celles du Gastrophile du cheval. Pendant le second, elles ont environ 6 millimètres de longueur, sont blanc-jaunâtre, dépourvues d'épines, sauf quelques-unes au pourtour de la bouche et à la face ventrale du dernier anneau; les plaques stigmatiques diffèrent un peu de celles des larves adultes.

Celles-ci, pendant le troisième stade, sont un peu plus larges en arrière qu'en avant. Leur face ventrale est plane; la dorsale est convexe et porte de chaque côté deux séries de saillies, situées l'une au-dessus de l'autre et séparées par une ligne en zigzag. La partie moyenne de cette face est lisse et présente, du deuxième au dixième anneau, un bourrelet transversal nu et fusiforme. A sa face inférieure, chaque anneau, à partir du troisième, porte à son bord antérieur plusieurs séries de tubercules spiniformes. L'anneau céphalique est muni de deux crochets buccaux dont la pointe est recourbée en bas, en dehors et en arrière. Entre la base de ces crochets se trouve la fossette buccale, petite et nue. Au-dessus sont deux antennes courtes et grosses. Le dernier anneau, brusquement tronqué en haut, offre un rebord circulaire, saillant au-dessus de la cavité stigmatique et une espèce de lèvre inférieure, garnie de petites épines situées entre deux nodules. Les plaques stigmatiques sont pentagonales, à angles arrondis et l'orifice des stigmates est situé vers le centre. Lorsqu'elles ont atteint leur maturité, les larves, d'abord blanches, présentent sur leurs anneaux des stries transversales foncées; la longueur totale est de 20 à 30 millimètres.

La larve reste environ dix mois dans les cavités nasales du mouton.

Ayant atteint sa maturité complète, elle se détache d'elle-même, quitte en rampant les sinus, grâce à l'ouverture assez large qui les fait communiquer avec le fond du méat moyen, et est rejetée à l'extérieur par les violents éternuements de son hôte. Vingt-quatre heures après sa sortie, elle se transforme en nymphe. La coque, d'abord molle, rouge avec des raies noires transversales, devient brune, puis noire. Sa face supérieure est convexe; l'inférieure, concave. La durée de la nymphose est d'un mois à six semaines. La sortie de l'insecte parfait a lieu selon le mode commun aux Œstridés.

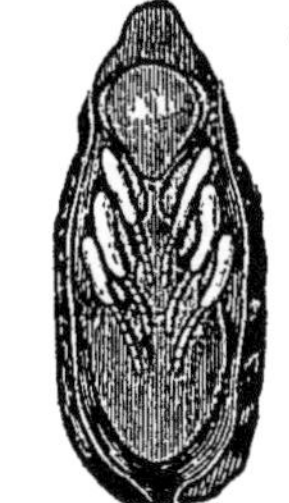

Fig. 256. Pupe ouverte de l'OEstre du mouton, grossie 3 fois.

Symptômes. — Il est fréquent de rencontrer trois ou quatre larves d'Œstres dans les sinus frontaux de moutons qui, pendant leur vie, n'avaient manifesté aucun symptôme. Ce n'est guère que lorsque ces larves sont nombreuses et qu'elles sont assez avancées dans leur développement, au commencement du printemps, qu'elles occasionnent des troubles morbides.

Ceux-ci débutent par un jetage souvent unilatéral, d'abord clair et séreux, puis épais et muqueux. Il y a des éternuements et des ébrouements fréquents, accompagnés de l'expulsion de mucosités et quelquefois de larves d'Œstres. Plus tard, les animaux renversent la tête en arrière, la secouent souvent, se frottent le nez contre le sol ou d'autres corps à leur portée, ou bien avec leurs pattes de devant. A mesure que la maladie fait des progrès, on voit les moutons aller la tête basse, relevant haut les membres, comme s'ils marchaient dans l'eau, et rappelant ainsi certains chevaux immobiles. Parfois ils relèvent brusquement la tête, portant le nez au vent, puis la replient convulsivement. De temps à autre ils chancellent, sont atteints de vertige, mais ne tournent pas en cercle. Dans les cas plus graves encore, il y a dyspnée, les premières voies respiratoires étant obstruées par les larves ou le gonflement de la pituitaire. Les yeux sont rouges et larmoyants. La maladie peut encore se compliquer davantage : les malades perdent l'appétit, maigrissent rapidement ; ils grincent des dents ; une bave mousseuse coule de leur bouche ; leurs yeux pirouettent dans les orbites ; des convulsions surviennent et enfin la mort, parfois six à huit jours après l'apparition des premiers symptômes.

Mais la maladie atteint rarement ce paroxysme : elle dure plus longtemps et, en général, les larves étant successivement rejetées, les symptômes s'amendent et disparaissent peu à peu complètement.

Cette affection a quelquefois été prise pour le tournis dû au Cénure cérébral : d'où les noms de *faux tournis*, de *vertige d'Œstres*, qui lui ont été donnés. La confusion sera évitée en se rappelant que le mouvement en cercle n'a pas lieu dans le cas qui nous occupe, que celui-ci s'accompagne presque toujours de jetage et d'ébrouements manquant dans le vrai tournis, qui, d'ailleurs, ne se montre guère que sur les jeunes sujets.

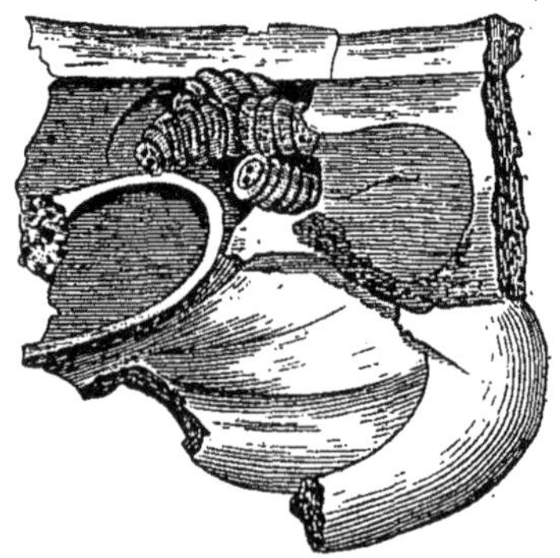

Fig. 257. — Larves d'Œstres dans les sinus frontaux du mouton (N. Joly).

Lésions. — A l'autopsie, on trouve dans les sinus des larves d'Œstres encore vivantes, et dont le nombre est très variable. Il y en a le plus souvent 2 à 6 sur plus du quart des moutons abattus d'avril à juillet, au moins dans le Midi ; fréquemment aussi ce nombre est de 10 à 15 ; enfin, Greve a trouvé chez des moutons qui vivent sur les bruyères de Lunebourg (Hanovre) des quantités énormes de larves, sans qu'ils aient montré des symptômes particuliers, si ce n'est un catarrhe nasal intense (Röll). Zürn dit avoir trouvé jusqu'à 60 et 80 larves chez le même sujet.

Chez les animaux qui ont manifesté les symptômes du parasitisme des sinus, on trouve ces larves enveloppées de mucus et de pus souvent fétides. Elles occupent les sinus frontaux et leurs dépendances de l'axe osseux des cornes. Selon Hertwig, elles pourraient se trouver aussi dans les sinus maxillaires. La muqueuse est fortement tuméfiée, épaissie et injectée, rarement sphacélée en quelques points. Les méninges sont quelquefois hyperémiées, et il y a épanchement séreux dans les deux ventricules cérébraux. Quand les larves sont très nombreuses, quelques-unes ont cessé de vivre, et d'autres peuvent avoir pénétré, probablement après la mort de l'hôte, dans le larynx et la trachée.

Prophylaxie. — Pour préserver les moutons des atteintes des Œstres, on a recommandé de ne pas les conduire dans les pâturages bordés par des broussailles ou des bois depuis la fin de juin jusqu'à la fin de septembre, ou de supprimer ces broussailles qui servent de refuge aux Œstres ; d'enduire le nez des moutons avec de l'huile empyreumatique ou du goudron, opération longue pour un fort troupeau et dont les effets ne doivent pas se faire sentir longtemps. On dit aussi que, dès que le berger a reconnu la présence de l'insecte ailé autour du troupeau, il doit nettoyer le bout du nez de ses moutons afin d'en enlever les larves déposées : prescription trop minutieuse pour avoir chance d'être exécutée pour un effectif même moyen. Ce qui est plus pratique, c'est de détruire toutes les larves qu'on trouve à l'autopsie des moutons, ou qui sont rejetées de leur vivant, de blanchir à la chaux de temps en temps les bergeries, et de les enfumer en l'absence du troupeau pour faire périr les Œstres adultes qui pourraient s'y être réfugiés.

Traitement. — Bien des moyens de traitement ont été préconisés ; bien peu ont donné des résultats tout à fait satisfaisants.

Les sternutatoires ne détermineront pas des éternuements plus vigoureux que n'en provoque la présence des larves, et ces éternuements seront impuissants à entraîner les larves situées profondément. Les poudres sternutatoires les meilleures sont le tabac à priser et le rhizome d'hellébore blanc. On les introduit plusieurs fois par jour dans le nez des malades avec les doigts ou en les insufflant avec un tuyau de plume. Ces poudres ne peuvent guère avoir d'effet qu'au moment de l'immigration des jeunes larves, qui, en général, restent plusieurs semaines dans les cavités nasales avant de gagner les sinus. Il ne faut pas non plus compter beaucoup sur les injections faites dans le nez avec de l'huile empyreumatique en suspension dans l'eau, avec de l'eau vinaigrée ou salée, ni sur les fumigations pyrogénées. Bénion recommande les injections d'éther et d'essence de térébenthine mélangés : il y a à craindre par leur emploi une violente irritation des cavités nasales.

D'ailleurs, les médicaments auxquels on aura recours ne peuvent que gêner les larves, les inviter à se déplacer, mais non causer leur mort. Elles leur opposent en effet une grande force de résistance, comme Fischer l'avait depuis longtemps constaté (1). Les injections détermineront peut-être le départ des larves si on les fait pénétrer directement dans les sinus au moyen de la trépanation et de la résection des cornes, s'il y a lieu. Zürn indique le manuel opératoire suivant :

Enlever la laine qui couvre le front. Tracer à la craie de couleur un trait transversal réunissant les milieux des deux arcades sourcilières, et le partager par un autre trait longitudinal passant au milieu du front : le point d'élection de la trépanation sera dans chacun des deux angles supérieurs ainsi obtenus, sans intéresser les lignes qui les limitent. L'opération se fait selon les règles ordinaires de la chirurgie. Par l'ouverture pratiquée, on voit souvent sortir des larves que l'on a soin de détruire. On extrait avec une pince toutes celles qui sont accessibles. Pour tuer les autres, on fait une injection avec de la benzine modérément étendue d'eau, substance que les parasites endurent malaisément. On nettoie alors le lambeau de peau soulevé, on l'applique sur l'ouverture et on le réunit à la peau voisine, par quelques points de suture. Enfin, on met sur le tout un emplâtre formé d'un morceau de cuir enduit de térébenthine. L'animal est séparé du troupeau pendant quelques jours. Les moutons vigoureux supportent la trépanation aussi impunément que la marque aux oreilles ou toute autre petite opération (Zürn).

Quand on a lieu de croire que les larves sont dans les diverticules fournis aux cornillons par les sinus frontaux, on fait l'amputation des cornes tout près du front, on extrait les larves, on fait une injection de benzine étendue et on applique une bande enduite de térébenthine. Quelquefois on se contente de trépaner la base de chaque corne.

L'intervention chirurgicale est, en somme, le moyen le plus efficace pour supprimer les larves des sinus, et l'on y a recours surtout s'il s'agit d'animaux de valeur. Il ne faut pas cependant compter sur un résultat toujours complet. Souvent les larves ne sont pas rassemblées dans les sinus frontaux, et l'on n'atteindrait pas suffisamment, même par les injections, celles qui seraient dans les sinus maxillaires. Zürn dit avoir pratiqué maintes fois la trépanation des sinus frontaux et, malgré l'extraction de six à dix larves, avoir constaté le plus souvent, après une amélioration passagère, la réapparition des symptômes. Mais comme l'opération ne peut avoir de conséquences funestes, on se trouvera bien d'y avoir recours. Toutefois si le nombre des animaux atteints est considérable, on laisse la maladie suivre son cours et on livre à la boucherie ceux qui présentent des symptômes graves.

(1) Rudolphi, *Entozoorum sive vermium intestinalium historia naturalis*, Amsterdam, 1808, t. I, p. 521.

CHAPITRE II

PARASITES DE LA TRACHÉE, DES BRONCHES ET DU POUMON.

Parmi les parasites qui occupent les parties plus profondes de l'appareil respiratoire, il en est pour lesquels c'est un habitat accidentel et, en quelque sorte, facultatif; d'autres auxquels c'est un habitat nécessaire. Nous dirons d'abord des premiers ce qui est essentiel pour compléter l'étude dont ils ont été ou seront l'objet; les seconds nous arrêteront plus longtemps, en raison des affections graves qu'ils déterminent et que l'on connaît sous les noms de *bronchites*, *pneumonies*, *tuberculoses vermineuses*, d'après la nature des lésions qui leur sont propres.

A. *Aspergillus* Mich. — On a plusieurs fois trouvé, chez le cheval et chez la vache, des altérations du poumon causées par le développement de Champignons des moisissures appartenant au genre *Aspergillus*. Ces *Pneumomycoses*, où les *Aspergillus* vivent en parasites accidentels, sont bien distinctes de ces *Pneumoconioses* végétales où les lésions du poumon sont dues à des poussières végétales agissant simplement comme corps étrangers sans végéter d'aucune sorte. Les Pneumomycoses étant surtout fréquentes chez les oiseaux, ce qu'il y a à dire de celles des mammifères se trouvera plus loin comme appendice dans la partie du livre où il est traité des affections parasitaires des voies respiratoires des oiseaux.

AA. *Actinomyces bovis* Harz. — La science possède quatre observations d'actinomycose pulmonaire (V. p. 316) constatées chez l'espèce bovine. Dans l'une, il s'agit d'une vache qui toussait beaucoup, mangeait peu et fut abattue à cause du marasme dans lequel elle était tombée. Le poumon montrait dans toutes ses parties des tubercules miliaires dont le centre était occupé par un amas d'*Actinomyces* non calcifié (Pflug). — L'autre concerne une vache atteinte de toux chronique; elle fut abattue et ne présenta d'*Actinomyces* que dans une petite partie du poumon droit. La plupart des nodosités avaient le volume d'un pois et renfermaient quelques touffes d'*Actinomyces* calcifiées (Hink). — Le troisième cas se rapporte à une vache abattue comme suspecte de péripneumonie contagieuse, et dont les poumons offraient de volumineux abcès actinomycosiques (Pusch). — Enfin la quatrième observation, due à Moulé (1), est relative à une tumeur actinomycosique, du volume du poing, molle, entourée de lésions de pneumonie et trouvée dans le poumon d'une vache abattue pour la boucherie. — Un autre cas d'actinomycose pulmonaire a été constaté chez le porc par Pusch. Les lésions ressemblaient à celle du cas de pneumo-actinomycose bovine de Pflug.

Il est probable que, dans ces cinq cas, vu l'absence de toute lésion parasitaire dans les autres organes, l'infection était primitive et avait eu lieu par l'air inspiré.

B. *Balantidium coli* Malmsten. — Ce parasite de l'intestin du porc a été trouvé une fois par Perroncito (1873) dans les poumons du même animal en compagnie d'une espèce d'infusoire analogue à celles que l'on rencontre dans la panse des ruminants. Ils étaient logés en certain nombre au sein

(1) Moulé, *Sur un cas d'actinomycose pulmonaire chez un bovidé* (*Bull. de la Soc. centr. de méd. vét.*, 1887, p. 477).

de nodules miliaires situés particulièrement vers les bords supérieurs des poumons. Une autre fois, Brusaferro a trouvé dans le poumon droit d'un jeune bœuf une tumeur du volume d'une noix remplie d'un suc lactescent, purulent, spumeux, dans lequel nageaient de nombreux *Balantidium coli* (1).

C. **Échinocoques.** — Les Échinocoques du poumon se rencontrent principalement chez le porc, le bœuf et le mouton. Railliet, Eassie, Morot les ont vus chacun une fois chez le cheval, soit dans le poumon seulement, soit en même temps dans le foie et la rate (2). Le plus souvent leur présence ne donne lieu à aucun symptôme ; ce n'est que lorsqu'ils sont nombreux et volumineux que l'on peut constater des troubles fonctionnels. Ils commencent par une toux faible et sifflante, rare d'abord, puis de plus en plus fréquente et dont les accès surviennent toutes les cinq ou dix minutes. En même temps, la respiration s'accélère (80 à 85 fois par minute), l'inspiration est entrecoupée ; une fièvre, légère au début, puis plus accentuée, se déclare ; le pouls est faible et fréquent. Il y a rarement manifestation de sensibilité anormale à la pression ou à la percussion des côtes. Le son perçu à la percussion est sourd et mat, mais à un moindre degré que dans la péripneumonie. Le murmure respiratoire est plus fort, rude, mêlé à des bruits anormaux, tels que sifflements, bourdonnements, frémissements caractéristiques. On constate, en outre, les troubles généraux de la nutrition déjà mentionnés (p. 458) à propos des Échinocoques du foie, avec lesquels, d'ailleurs, ceux du poumon coexistent généralement. Les symptômes de dyspnée apparaissent parfois brusquement : c'est lorsque l'invasion du poumon a passé inaperçue, que les Échinocoques occupent une grande partie de son étendue et que les animaux ont été très éprouvés par un excès de fatigue ou de grandes chaleurs.

A l'*autopsie*, on trouve le poumon augmenté de volume, bosselé et marbré à sa surface, présentant, en somme, avec les différences qu'implique sa structure spéciale, les lésions macroscopiques et les différentes sortes d'Échinocoques que nous avons indiquées pour le foie (p. 453). Autour des kystes hydatiques, le parenchyme pulmonaire est densifié et anémié, et a pris plus ou moins l'aspect qu'il présente dans le cas d'hydrothorax. Il peut arriver que les tumeurs hydatiques du poumon se soient ouvertes dans les bronches et que leur contenu ait été évacué par cette voie ; la surface interne de la poche prend alors l'aspect d'une membrane muqueuse, et sa cavité, les caractères d'une caverne pulmonaire (3). Mais les hydatides ne se développent point dans des cavités communiquant avec le dehors, c'est-à-

(1) Perroncito, *I Parassiti dell' uomo e degli animali utili*, Milano, 1882, p. 105. — Brusaferro, *Giornale de med. vet. prat.* 1881, p. 249.

(2) Railliet, *Bull. Soc. cent. de méd. vét.* 1880, p. 39. — F. Eassie, *The veter. Journal*, mai 1887, p. 326. — Morot, *Bull. Soc. cent. de méd. vét.* 1887, p. 214.

(3) Cruveilhier, Art. *Acéphalocystes* (*Dict. de méd. et de chir. prat.*, t. I, p 252).

dire revêtues d'une muqueuse. Cependant Reynaud dit avoir trouvé des acéphalocystes à l'intérieur des extrémités bronchiques dans plusieurs poumons de vache, de cerf, de gazelle. « Une dissection attentive des bronches, dit-il (1), m'a plusieurs fois permis d'arriver, sans inciser autre chose que leurs parois, à un point de leur trajet où l'instrument rencontrait à nu une poche hydatique adhérente par simple contiguïté aux parois bronchiques distendues, et se continuait par des commencements d'embranchements dans deux ou plusieurs des divisions suivantes : ces acéphalocystes contenaient tantôt un liquide aqueux et tantôt une matière comme crémeuse ou caséeuse. » Comme le dit Davaine, un fait aussi exceptionnel eût demandé des détails plus circonstanciés sur l'apparence de ces vésicules.

Les hydatides des poumons, chez le bœuf, peuvent, quant au *diagnostic*, être confondues avec la péripneumonie, et la distinction est, en général, assez malaisée. Elle reposera surtout sur ce que, dans le cas d'Échinocoques, le bruit de souffle fait défaut, ainsi que la sensibilité anormale des côtes; le ton de la percussion est moins mat que dans la péripneumonie.

A l'autopsie, on peut aussi, au premier abord, prendre un poumon à Échinocoques pour un poumon tuberculeux. L'erreur ne résistera pas à un examen attentif. Même les hydatides imprégnées de produits calcaires peuvent toujours être distinguées, comme nous l'avons déjà dit pour celles du foie.

D. **Cysticerques.** — Le *Cysticercus tenuicollis*, parasite des séreuses, a été observé aussi par C. Baillet et Leuckart dans le parenchyme du poumon chez les agneaux et chevreaux qui avaient pris des anneaux mûrs de *Tænia marginata*.

On a trouvé quelquefois le *Cysticercus cellulosæ*, parasite du tissu conjonctif, dans le poumon du porc et du chien, et le *Cyst. bovis* dans celui du bœuf (Voy. *Ladrerie*).

E. **Distomatose pulmonaire.** — Les publications vétérinaires renferment un certain nombre d'observations de Distomes hépatiques (*Distoma hepaticum* L.) trouvés dans les poumons du bœuf (2). Selon Rivolta, qui, après Gurlt, les a surtout signalés, ils s'y verraient assez

(1) A. Reynaud, Art. *Hydatides* (*Dict. de médecine*, t. XV, Paris, 1837, p. 429).

(2) Gurlt, *Lehrbuch der path. Anat.* (*Nachtrag*), 1849. — S. Rivolta, *Nodi nel polmone dei bovini prodotti da distomi* (*Il medico veterinario*, 1868, p. 267 ; et *Journ. des vét. du Midi*, 1869, p. 473.) — M. Hedley, *Fluke in the lungs of cattle* (*The veterinarian*, 1880, p. 374). — P. Mégnin, *Tubercules des poumons chez une vache, causés par des douves* (*C. R. de la Soc. de biologie*, 1882, p. 221). — A. J. Murray, *Distoma hepaticum infesting lungs of cattle* (*Americans veter. Review*, 1882, p. 100). — Lindgvist, *Distoma hepaticum in den Rinderlungen* (*Tidschrift f. Veterinærmedicin*, 188?, p. 180). — Morot et Railliet, *Le distome hépatique daus le poumon du bœuf* (*Bull. Soc. cent de méd. vétér.* 1885, p. 285). — W. Burke, *The veterinarian*, 1886. — Morot, *Bull. Soc. cent. de méd. vét.* 1887, p. 38 et 64. — Schmidt, *Archiv f. wissensch. u. prakt. Thierheilk.* 1887, p. 361. — Duguid, A. C. Cope, *The Veterinarian*, juin 1887, p. 386. — Littlewood, *Ibid.*, août 1887, p. 487. — Cooper Curtice, *American Veterinary Review*, décembre 1887, p. 390.

souvent en Italie. Mégnin les a vus à Paris, Morot à Troyes (sur 4 p. 100 de bœufs examinés), Hedley en Irlande, Murray au Texas, et, selon Lindgvist, on rencontre souvent à Stockholm, dans les poumons des bœufs sacrifiés pour la boucherie, de petits kystes contenant une matière fluide, où l'on voit, sinon la Douve elle-même, du moins ses œufs. Burke a constaté le même fait aux Indes chez un chameau et chez un mouton. Le Distome hépatique a été aussi recueilli dans le poumon du mouton, en Égypte, par Littlewood.

Les Distomes hépatiques se trouvent vers la superficie du poumon, dans des nodosités peu nombreuses (ordinairement une à trois), dont le volume varie de celui d'une noisette à celui d'un œuf de poule, et dont la teinte est d'un gris blanchâtre plus ou moins foncé. La plupart de ces nodosités sont des kystes à parois épaisses, souvent dures et calcifiées. Elles renferment un liquide jaune-brun, gluant, ressemblant à de la bile, et leur cavité est traversée par des trabécules plus ou moins développées selon le volume de la tumeur. Quelques-unes, plus denses, anfractueuses, sont remplies par une matière épaisse, pultacée, grisâtre. Le liquide des kystes est formé de globules de pus et contient rarement plus d'un Distome hépatique. Celui-ci est en général petit, et son appareil reproducteur montre rarement des œufs mûrs. Le foie est d'ordinaire atteint de distomatose.

Rivolta considère les Distomes du poumon comme des parasites erratiques, qui ont quitté le foie pour chercher un habitat plus (?) favorable.

F. **Linguatules.** — Nous avons dit (p. 495) que des Linguatules agames (*Linguatula denticulata*) ont été trouvées plusieurs fois dans le poumon de divers herbivores. Elles y sont enkystées, n'y provoquent pas de troubles notables et y sont toujours exceptionnelles.

G. **Acariens.** — Enfin, nous avons rappelé (p. 180) le cas remarquable de tuberculose pulmonaire observé chez un lapin par Villemin, et dû à la présence d'Acariens, probablement de Psoroptes.

Art. Ier. — Strongyloses bronchiques et pulmonaires.

Les herbivores domestiques sont particulièrement exposés à des maladies déterminées par la présence de Nématodes dans les bronches ou dans le parenchyme pulmonaire.

Le chien et le chat n'en sont pas absolument exempts. Mais, outre que ces affections y sont rares, elles se présentent avec des caractères particuliers qui permettent de les séparer, pour l'étude, de celles des herbivores.

Les Nématodes parasites des bronches et du poumon des herbivores domestiques appartiennent tous (1) au genre **Strongle** (*Strongylus*

(1) Ebertz a cependant trouvé dans le poumon d'un mouton des vers nématodes très vivaces ; d'après Leuckart, c'étaient des larves, qui doivent être rapportées soit

Müller) (V. p. 321) : d'où le nom de *Strongylose* bronchiale ou pulmonaire sous lequel les maladies qu'ils déterminent sont souvent désignées aujourd'hui.

Les Strongles des voies respiratoires se distinguent des autres espèces du même genre, comme l'a fait remarquer Leuckart (1), en ce que leurs embryons ont un bulbe œsophagien peu développé, dépourvu de dents, et ne peuvent s'accroître dans l'eau en y prenant les matières en suspension. Chez les Strongles des voies digestives, comme chez les Sclérostomes et les Uncinaires, les embryons ont, au contraire, un bulbe œsophagien bien développé, pourvu de trois dents chitineuses, et peuvent se nourrir et s'accroître aux dépens des matières organiques contenues dans l'eau fangeuse.

On connaît sept espèces différentes de Strongles vivant dans les voies respiratoires des herbivores ou omnivores domestiques (2).

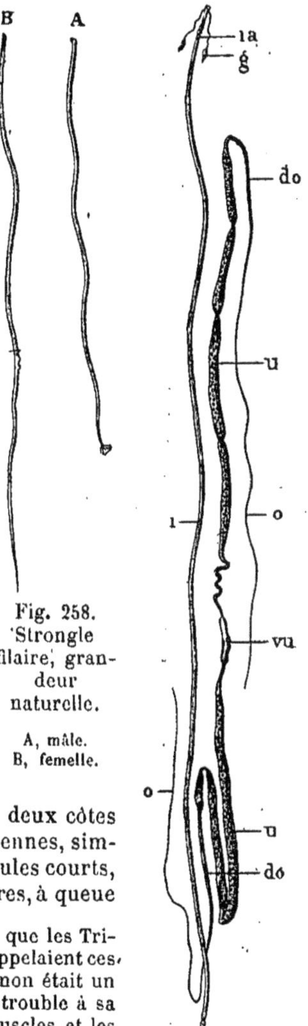

Fig. 258. Strongle filaire, grandeur naturelle.

A, mâle. B, femelle.

Fig. 259. — Tube digestif et organes sexuels d'une femelle de Strongle filaire (Delafond).

ia, œsophage. — *i*, intestin. — *o*, ovaires. — *do*, oviductes. — *u*, leur partie renflée ou utérus. — *vu*, vulve. — *g*, glandes dites salivaires.

1° **Strongle filaire** (*Str. filaria* Rud.) (fig. 258, 259, 260). — Ver filiforme, très long, un peu atténué aux extrémités, de teinte blanchâtre. Tête obtuse, non ailée ; bouche circulaire, dépourvue de papilles. *Mâle* long de 3 à 8 centimètres, à bourse caudale allongée, échancrée en avant, dont les deux côtes postérieures sont trifides ; les deux côtes moyennes, simples ; les deux côtes antérieures, bilobées. Spicules courts, épais, ailés. *Femelle* longue de 5 à 10 centimètres, à queue

aux Strongles, soit aux Filaires. Un peu plus petits que les Trichines musculaires et non striés en travers, ils rappelaient ces dernières avant la phase d'enkystement. Le poumon était un peu plus séreux qu'à l'état normal et rugueux, trouble à sa surface. Les vers se trouvaient aussi dans les muscles et les reins. Le mouton avait présenté de la faiblesse, de la parésie des membres, du tremblement musculaire, des chutes fréquentes, de l'anémie, des accès de toux (*Archiv f. wiss. u. prakt. Thierheilkunde*, t. XIII, 1887, p. 232). — Leuckart, à qui ces parasites ont été soumis, a déclaré n'avoir vu qu'une fois un ver assez analogue : il avait été trouvé chez un bœuf, dans des ganglions lymphatiques atteints de mélanose. Il l'a représenté (fig. 285) dans son traité (*Die menschlichen Parasiten*, t. II).

(1) R. Leuckart, *Die menschlichen Parasiten*, t. II. Leipzig, 1876, p. 402.

(2) Le *Strongylus minutissimus* Mégnin, qui déterminerait la bronchite vermineuse du mouton d'Afrique, n'est, tout au plus, qu'une forme du *Str. rufescens*, comme l'a montré Railliet (*Bull. Soc. cent. de méd. vétér.*, 1888.

droite, conique; vulve située en arrière, vers les trois cinquièmes de la longueur. Ovovivipare. — *Habitat :* les bronches du mouton, de la chèvre, du dromadaire, du chevreuil, du daim, de l'argali, de la gazelle.

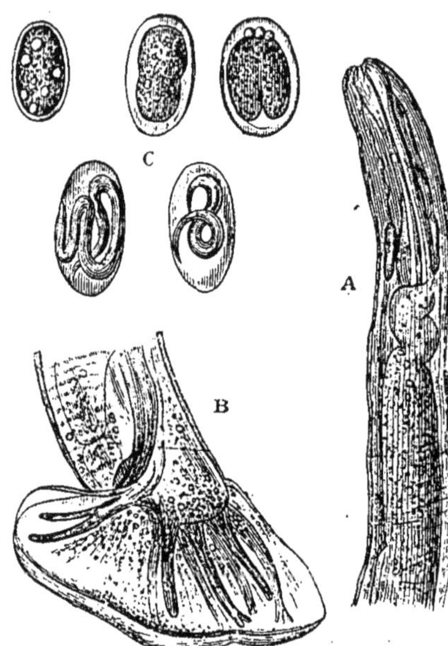

Fig. 260. — Strongle filaire (Delafond).

A, extrémité antérieure, montrant l'œsophage, les glandes dites salivaires et l'origine de l'intestin. — B, bourse caudale du mâle. — C, œufs à différents degrés de développement, grossis 120 fois.

2° **Strongle roussâtre** (*Str. rufescens* Leuck., *Pseudalius ovis pulmonalis* A. Koch) (fig. 261, 262, 263). — Ver filiforme, de teinte brun rougeâtre. Tête non ailée; bouche entourée de trois lèvres papilliformes. *Mâle* long de 18 à 28 millimètres, à bourse caudale excisée en arrière, légèrement échancrée de chaque côté en avant; côtes postérieures peu distinctes, les moyennes dédoublées, les antérieures fendues. Spicules arqués et striés en travers. *Femelle* longue de 25 à 35 millimètres, à queue terminée en pointe mousse ; vulve située à la base d'une petite éminence préanale. Ovipare : œufs ellipsoïdes, de 75 à 120 μ de long sur 45 à 82 μ de large. — *Habitat :* les bronches du mouton et de la chèvre.

3° **Strongle micrure** (*Str. micrurus* Mehlis) (fig. 264). — Corps filiforme, très long, atténué aux extrémités. Tête arrondie, non ailée; bouche ronde, nue. *Mâle* long de 4 centimètres, à bourse caudale petite, entière et soutenue de chaque côté par cinq côtes : la postérieure tridentée, l'antérieure bipartite, les autres simples; spicules courts et forts. *Femelle* longue de 6 à 8 centimètres, à queue courte et aiguë ; vulve située vers le sixième postérieur du corps. Ovovivipare. — *Habitat :* les bronches des bêtes bovines, du cheval (?) et de l'âne (?).

4° **Strongle pulmonaire** (*Str. pulmonaris* Ercolani). — 1 à 4 centimètres de longueur. Bouche entourée d'une couronne de petites papilles subsphériques. *Mâle* plus épais en arrière qu'en avant, à bourse caudale semi-campanulée et soutenue par sept côtes. *Femelle* à queue assez mince, oblique, mucronée. Ovovivipare. — *Habitat :* les bronches des veaux.

5° **Strongle d'Arnfield** (*Str. Arnfieldi* Cobbold). — Bouche nue. *Mâle* long de 38 millimètres; bourse caudale trilobée, à rayons médians relativement petits, les latéraux longs et étroits. *Femelle* longue de 90 millimètres, à queue terminée en pointe aiguë. Ovovivipare. — *Habitat :* les bronches de l'âne.

6° **Strongle paradoxal** (*Str. paradoxus* Mehlis, *Str. elongatus* Duj.) (fig. 265). — Corps relativement court, blanc ou brunâtre. Bouche entourée de six lèvres, les deux latérales plus grandes. *Mâle* long de 16 à 25 millimètres, à bourse caudale profondément bilobée, chaque lobe soutenu par cinq côtes. Spicules grêles et très allongés. *Femelle* longue de 20 à 40 millimètres, à queue recourbée, mucronée; vulve située sur une éminence préanale. Ovipare et ovovivipare. — *Habitat :* les bronches du porc et du sanglier, et aussi celles du mouton, d'après A. Koch (1).

7° **Strongle des Léporidés** (*Str. commutatus* Diesing). — Tête arrondie ; bouche entourée de trois papilles très petites. *Mâle* long de 18 à 30 millimètres, à bourse caudale cordiforme, soutenue de chaque côté par cinq côtes courtes. *Femelle* longue de 28 à 32 millimètres, à queue conique ; vulve située immédiatement en avant de l'anus. — *Habitat :* bronches des lièvres et des lapins sauvages ; rarement du lapin domestique.

§ 1. — BRONCHITE VERMINEUSE DU MOUTON ET DE LA CHÈVRE.

La bronchite vermineuse est fréquente chez les petits ruminants, surtout chez le mouton. Elle paraît avoir été observée pour la première fois et sous forme épizootique, en 1768, par Daubenton, sur

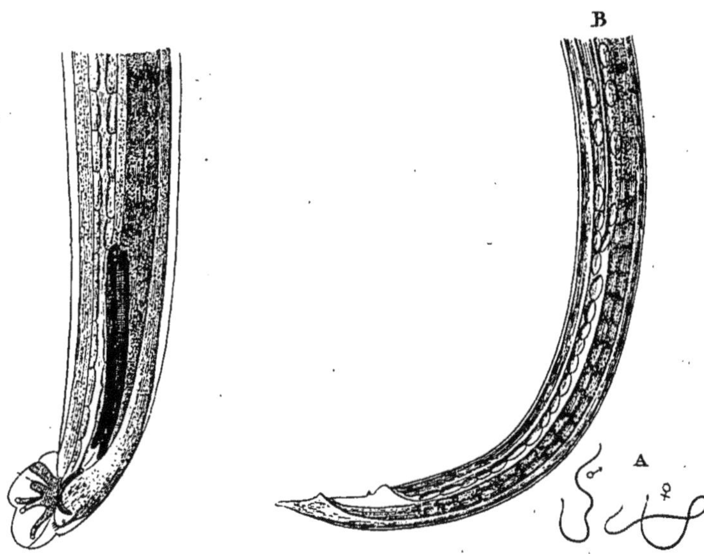

Fig. 261. — *Strongylus rufescens.*
Extrémité caudale du mâle, grossie 100 fois (Railliet).

Fig. 262. — *Strongylus rufescens.*
A, mâle et femelle, grandeur naturelle. — B, extrémité caudale de la femelle, grossie 50 fois (Railliet).

les troupeaux de moutons de la Bourgogne. Elle a, depuis, fait de fréquents ravages dans les différentes contrées de l'Europe, et a été l'objet de nombreux mémoires (2).

(1) A. Koch, *Die Nematoden der Schaflunge* (*Revue für Thierheilkunde und Thierzucht*, 1883).

(2) Daubenton, *Instruction pour les bergers*, 3e éd. Paris, an X, p. 269. — H. Waldinger, *Abhandlung über d. Würmer i. d. Lungen u. d. Leber u. d. Klauenweh der Schafe*, Wien, 1818. — J. Peterka, *Darstellung d. Dreh-Horn u. Lungenwurm Krankheit der Schaefe*, Prague, 1826. — Reynal, art. *Bronchite vermineuse* (*Nouv. Dict. de méd., chir. et hyg. vét.* t. II, Paris, 1856). — E. Bugnion, *Sur la pneumonie vermineuse des an. dom.* (*C. R. de la réunion de la Soc. helvét. à Andermatt*, 1875). — Chardin, *La cachexie aqueuse et la bronchite vermineuse dans le cercle d'Orléansville* (*Rec. de mém. et obs. sur l'hyg. et la méd. vét. mil.* Paris, 1876, p. 277). — X. Carnet, *Épizootie de bronchite vermineuse* (*Arch. vét.* 1878, p. 121).

Symptômes. — Les symptômes de la bronchite vermineuse du mouton varient beaucoup dans leur intensité. On en trouve souvent les lésions à l'autopsie d'animaux chez lesquels pendant la vie on n'avait rien remarqué d'anormal. Ce qui contribue encore à faire passer inaperçue cette maladie, c'est qu'elle coïncide souvent avec la cachexie aqueuse ou la distomatose et que l'attention est alors attirée seulement par cette dernière. Mais, en général, la strongylose bronchique peut se reconnaître à un ensemble très net de symptômes.

Elle se montre en toute saison, mais sévit ordinairement depuis le mois de mars jusqu'en septembre et octobre. Elle attaque de préférence les jeunes animaux, agneaux et antenais.

Les parasites, pénétrant dans les voies respiratoires sous forme d'embryons, ne déterminent d'abord que des symptômes légers, fugaces, qui s'accusent de plus en plus à mesure que les bronches sont envahies. L'animal atteint manifeste tous les signes d'un violent catarrhe bronchique : respiration pénible, difficile, dyspnéique; toux forte, plaintive, douloureuse, convulsive, survenant par quintes, principalement pendant la marche et amenant des suffocations qui laissent les malades anéantis. Un jetage abondant, épais, s'écoule par les narines, et des paquets de mucosités sont souvent rejetés pendant les quintes de toux; on y trouve d'habitude de nombreux Strongles et des embryons. Ces symptômes vont en s'accentuant et, malgré la conservation de l'appétit, les moutons maigrissent de jour en jour, tombent dans la consomption et l'anémie, reconnaissables à la pâleur de la peau et des muqueuses, et à la sécheresse de la laine : la diminution de la respiration en est la cause essentielle. La mort survient par cachexie ou asphyxie au bout d'un temps variable de deux, trois ou quatre mois, selon la force de l'animal et les soins qu'il reçoit. Lorsque les symptômes ont été bien accentués, il est rare que la guérison survienne. Ce n'est que si les Vers sont en petit nombre et si l'animal a suffisamment de forces pour les expectorer qu'il peut triompher de cette affection. Elle acquiert toute son intensité surtout en automne; si elle n'entraîne pas la mort, elle s'atténue en hiver et disparaît au printemps, sauf le cas d'une nouvelle infection.

Pronostic. — La bronchite vermineuse est toujours une affection grave. La mort est sa terminaison la plus ordinaire et, en tous cas, elle entraîne toujours une dépréciation notable des animaux atteints. Mais ce qui lui donne surtout de la gravité, c'est qu'elle sévit souvent sous la forme épizootique et même enzootique, amenant le plus grand trouble dans les pratiques de l'élevage.

Anatomie pathologique. — On trouve à l'autopsie les lésions de l'asphyxie et celles de la cachexie, la maigreur générale, un sang peu abondant et aqueux, des épanchements de sérosité dans le péritoine, la plèvre et le péricarde, et, en général, de nombreuses Douves dans le foie. Mais il y a toujours des lésions pulmonaires liées directement à la présence des Strongles. Ceux-ci peuvent appartenir à trois espèces : *Strongylus filaria*, *St. rufescens* et *St. paradoxus*.

Le Strongle filaire et le Strongle roussâtre sont les plus répandus. Quant au Strongle paradoxal, considéré comme exclusivement propre au porc et au sanglier, il été trouvé à Vienne par Koch dans la bronchite vermineuse des moutons; il agit à la façon du Strongle filaire. Comme sa rencontre est exceptionnelle, on peut se borner à étudier les effets du Strongle filaire et du Strongle roussâtre. Ces deux parasites, qui coexistent souvent chez le même individu, ne s'y comportent pas de même : le premier vit dans les bronches et cause la bronchite; le second évolue en partie dans les vésicules pulmonaires et provoque de la pneumonie.

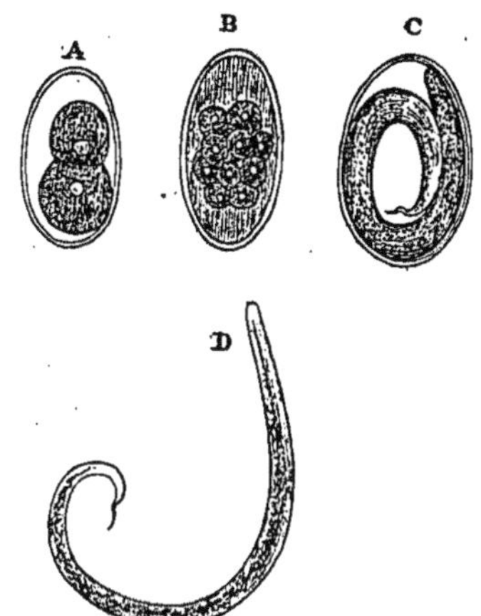

Fig. 263. — Œufs et embryons du *Strongylus rufescens*, grossis 150 fois (Railliet).

A, B, œufs en voie de segmentation. — C, œuf contenant un embryon. — D, embryon libre.

Dans la *bronchite vermineuse*, les bronches sont sinueuses et présentent des dilatations sacciformes, parfois considérables, où se trouvent des paquets de vers enlacés et mélangés à du mucus plus ou moins purulent. L'examen microscopique montre dans ce mucus de nombreux embryons qui s'agitent en tous sens. Les bouchons de vers et de mucus pénètrent dans les bronchioles et remontent dans la trachée, dont ils obstruent partiellement la lumière. Il y a souvent des traînées inflammatoires à la surface de la muqueuse bronchique. Dans le voisinage des dilatations des bronches, le tissu pulmonaire est comprimé, oblitéré, pâle. Par sa séreuse viscérale, le poumon a souvent contracté des adhérences locales avec la plèvre costale.

La *pneumonie vermineuse*, qui accompagne ordinairement la bronchite parasitaire, est due aux embryons de *Strongylus rufescens*, dont les individus adultes se trouvent dans les bronches avec le *Str. filaria*. Ces embryons avaient déjà été observés en 1849 par Sandie et Padley et appelés par Diesing *Nematoideum ovis pulmonale*. Bugnion les avait également rencontrés; de même Utz, Feuglingen et Lydtin; A. Koch les rapportait à une espèce qu'il appelait *Pseudalius ovis pulmonalis*. Railliet a bien montré que tous ces noms désignent la forme adulte ou embryonnaire du *St. rufescens* (1).

(1) Sandie et Padley, *Annals of natural history*, 2e série, IV, p. 102. — Utz et Lydtin, *Thierärztl. Mittheilungen*, 1880, p. 32 et suiv. — Railliet, *Sur le ver qui détermine la pneumonie vermineuse du mouton en France* (*Bull. Soc. centr. de méd. vét.*, 1884, p. 157). — J. van Tright, *Deutsche Zeitschr. f. Thiermed.* 1884, p. 371. — Motz, *Nematoden-Tuberculose der Ziege* (*Repertorium der Thierheilkunde*, 1885).

La pneumonie vermineuse se présente quelquefois sous la forme que Bugnion a appelée « diffuse » et qui réalise ce que Bollinger avait nommé « pneumonie exsudative ». Mais le plus ordinairement elle est constituée par des foyers distincts, d'apparence tuberculeuse, du volume d'un grain de mil à celui d'un pois, d'un gris jaunâtre et demi-transparents, ou bien d'un rouge sombre plus ou moins intense, selon l'ancienneté et l'acuité des phénomènes inflammatoires. La consistance est moins grande dans les foyers foncés que dans ceux de couleur jaunâtre, et dans ceux-ci elle va en diminuant du centre à la périphérie. En général, sauf les plus anciens, ils adhèrent au tissu ambiant, dont on ne peut les énucléer. Tous ces foyers peuvent prendre le caractère caséeux et même subir l'infiltration crétacée. La plupart occupent la périphérie du poumon, et particulièrement les bords; beaucoup sont immédiatement sous la plèvre viscérale.

Ces foyers doivent leur production aux œufs que les femelles de *St. rufescens* déposent dans les alvéoles pulmonaires, où ils parcourent toutes les phases de leur développement.

Il résulte de ce dépôt des phénomènes inflammatoires particuliers : les parois des alvéoles envahies subissent une infiltration abondante d'éléments embryonnaires, de manière à acquérir une très grande épaisseur, et cette infiltration s'étend à quelque distance du foyer. L'ensemble de celui-ci figure un réseau dont chaque maille renferme un œuf à un degré variable de son développement. La part de l'épithélium dans ces formations inflammatoires est à peu près nulle; ce n'est que dans quelques cas exceptionnels, où l'œuf ne suffit pas à remplir l'alvéole, que l'espace laissé libre est comblé par des cellules épithélioïdes (1). Après l'éclosion, les embryons devenus libres provoquent une irritation beaucoup plus vive, et une pneumonie miliaire qui peut se présenter sous toutes les formes, depuis l'hémorrhagie jusqu'à l'apparition du pus; cette forme est de beaucoup celle qui domine. Par le raclage des coupes, on obtient un liquide spumeux où se trouvent un grand nombre d'œufs et d'embryons, ceux-ci reconnaissables à leur queue recourbée en pointe ondulée.

Étiologie, évolution. — La bronchite et la pneumonie vermineuses ont des conditions d'expansion un peu différentes, le Strongle filaire et le Strongle roussâtre n'ayant pas le même mode de développement.

Le Strongle filaire est ovovivipare : les embryons émis directement par les femelles dans les bronches de leur hôte ne paraissent pas s'y développer et ils ont probablement besoin de passer en dehors de lui les premières phases de leur existence. Rejetés avec les mucosités bronchiques, ils peuvent, s'ils parviennent dans l'eau, s'y conserver vivants plusieurs mois (Baillet, Colin (2). Ils peuvent même

(1) F. Laulanié, *Sur quelques affections parasitaires du poumon* (*Archives de physiologie*, 3e série, t. IV, 1884, p. 519.

(2) G. Colin, *Bull. de l'Acad. de méd.*, t. XXXI, 1866, p. 874.

supporter la dessiccation pendant un an et reprendre vie au bout de ce temps, si on les met en contact avec de l'eau (Ercolani). On s'explique ainsi comment la maladie peut apparaître chez des agneaux qui n'ont eu aucun rapport direct avec des animaux atteints de bronchite vermineuse, comment la maladie peut demeurer à l'état enzootique dans un pays. Les embryons rentrent dans l'organisme, très probablement par l'intermédiaire de l'herbe des pâturages humides et de l'eau des boissons, et cela s'accorde avec les anciennes données de l'étiologie, qui montrent l'influence considérable exercée par l'humidité sur le développement de la bronchite vermineuse. C'est principalement au printemps et en été que les embryons de Strongle filaire doivent être répandus dans les pâturages humides. Leuckart a cherché vainement à infecter un mouton en lui faisant ingérer du mucus bronchique riche en embryons. Il en a conclu que ceux-ci, et en général ceux de tous les Strongles des voies respiratoires, doivent passer leurs premières phases dans un hôte intermédiaire, comme un insecte ou un mollusque; mais cette hypothèse ne repose encore sur aucun élément de démonstration. On ignore la voie que les embryons de Strongles introduits dans l'appareil digestif du mouton suivent pour gagner l'intérieur des bronches. Zürn enseigne, sans raison connue, qu'ils passent de l'estomac dans l'œsophage, remontent ainsi au pharynx, où il leur est alors facile de pénétrer dans les voies respiratoires.

Quant à l'origine de la pneumonie vermineuse, elle se trouve dans des conditions telluriques semblables, les embryons du Strongle roussâtre rejetés avec le mucus pouvant aussi vivre longtemps à l'extérieur dans un milieu humide. Mais il y a cette différence que tous les Strongles filaires d'un poumon viennent de l'extérieur et que la marche ascendante de la bronchite tient à l'encombrement de plus en plus grand des voies respiratoires, par le mucus plus abondant et les vers plus développés, ou renforcés par de nouvelles immigrations; tandis qu'une proportion variée des Strongles roussâtres d'un poumon peut s'être développée sur place, la pseudo-tuberculose ayant en elle-même les conditions de son extension indéfinie.

Prophylaxie. — Comme les embryons des Strongles roussâtres peuvent se développer immédiatement dans les poumons, il est indiqué de séparer les animaux sains, aussi bien à la bergerie qu'au pâturage; il pourrait arriver, en effet, que des embryons ou des œufs rejetés fussent pris avec les aliments et devinssent la source de nouvelles infections. Quoique les embryons des Strongles filaires doivent, selon toute apparence, vivre quelque temps en dehors de l'organisme du mouton, l'isolement s'applique aussi à la bronchite vermineuse; car les faits semblent en établir l'utilité, la période de vie extrabronchiale pouvant être fort courte pour ces embryons.

Les jeunes animaux étant les plus sujets à la maladie, il sera bon, dans les pays où elle règne, de nourrir à la bergerie les agneaux et les antenais, ou au moins de ne pas les mener paître au printemps et au commencement de l'été, alors que la progéniture embryonnaire des vers est disséminée dans les prairies. On se contentera de les conduire sur les chaumes jusqu'à ce qu'ils puissent manger à la bergerie. Si, dans les contrées où la maladie est enzootique, les conditions culturales obligent à mener les animaux aux pâturages, on aura soin, avant la sortie, de rompre leur jeûne par un peu de nourriture sèche et de prévenir la soif pour qu'ils n'aillent pas boire l'eau des mares ou fossés, qui les infecterait par les embryons qu'elle renferme. Pour combattre une infection subreptice et détruire les embryons à mesure de leur arrivée dans l'estomac, on met à la disposition des moutons, pendant les mois de mai, juin et juillet, des substances qui sont toxiques pour les embryons : tel est particulièrement le sel. Spinola a préconisé des pains composés de la manière suivante :

Sel marin		500 grammes.
Goudron	ãã	1000 —
Absinthe		
Tanaisie		

Ces substances sont pulvérisées et mélangées avec de la farine et de l'eau, de manière à en faire une pâte ferme que l'on confectionne en gâteaux plats. Ceux-ci, après avoir séché à l'air libre, sont donnés aux moutons, en même temps que de l'avoine égrugée.

Zürn recommande aussi la formule suivante :

Absinthe	ãã	1000 grammes.
Rhizome d'acore		
Tanaisie	ãã	500 —
Os calcinés		
Sulfate de fer		

On réduit en poudre ces substances et on les donne avec l'avoine égrugée à la dose de 12 à 15 grammes par agneau.

Enfin la prophylaxie comporte encore l'utilité de dessécher, de drainer les prairies humides, et la recommandation de détruire les poumons des animaux abattus dans le cours de la maladie.

Traitement. — Deux procédés différents de traitement sont employés. Dans l'un, on fait pénétrer dans le tube digestif des substances que l'on croit susceptibles, en se diffusant dans le sang, d'aller atteindre les vers dans leur repaire bronchique. On a conseillé, dans ce but, le picrate de potasse (0 gr. 20 à 0 gr. 40 par tête) dissous dans de l'eau farineuse ou mucilagineuse; la créosote; l'essence de térébenthine; le mélange à parties égales d'essence de térébenthine et d'eau-de-vie camphrée (une cuillerée à café par jour à chaque agneau dans un liquide mucilagineux); un mélange de créosote (120 gr.), d'esprit-de-vin (500 gr.) et d'eau (700 gr.), dont on donne chaque jour une cuillerée ordinaire par tête; ou bien, créosote (60 gr.), benzine (300 gr.), eau (2 litres) : donner par jour, pendant huit jours, à chaque malade, une cuillerée ordinaire de ce mélange. Hall dit avoir employé avec succès l'acide prussique à la dose de dix gouttes, matin et soir (1).

L'expérience démontre qu'il n'y a guère lieu de compter sur l'efficacité de ces traitements, dont l'application est, d'ailleurs, des plus gênantes.

Le succès est moins aléatoire avec les fumigations, qui pénètrent directement jusqu'aux vers, les engourdissent et provoquent des accès de toux par lesquels ils sont entraînés et rejetés. On les pratique à l'intérieur des bergeries, dont, au préalable, on a retiré les fourrages et que l'on calfeutre avec soin en y enfermant les moutons malades. On brûle ainsi sur une pelle rougie au feu, des chiffons, de la corne, des plumes, des poils, du vieux cuir, de l'huile empyreumatique, du goudron, des baies de genièvre, de l'asa fœtida, etc. On gradue l'intensité, la durée et le nombre de ces fumigations d'après l'accoutumance acquise par les moutons : on n'en fera d'abord qu'une par jour, d'intensité moyenne, et d'une durée de dix minutes environ; puis on arrivera à deux et enfin à trois par jour, qui dureront vingt minutes. On s'abstiendra des fumigations avec le chlore, le soufre, le sulfure de mercure ou cinabre, qui ont été conseillées, mais qui sont dangereuses.

Les injections trachéales auraient ici leur raison d'être comme pour la bronchite vermineuse des veaux; mais, en raison du nombre des malades, elles sont d'une application pénible et difficile pour tout un troupeau. Cependant Nieman les a employées avec succès sur 384 bêtes appartenant à plusieurs petits propriétaires. Il se servait d'une dissolution de 2 parties d'iode et 10 d'iodure de potassium dans 100 parties d'eau distillée. Ce liquide était mélangé à parties égales avec de l'essence de terébenthine et émulsionné d'huile d'olive; on donnait à chaque mouton 5 à 8 grammes du mélange. Le nombre des injections variait, selon la gravité du mal, de 2 à 3, à deux jours d'intervalle. Non seulement les Vers étaient tués et rejetés par la toux, mais la bronchite était heureusement modifiée (2).

Enfin, il est convenable de venir en aide au traitement par un régime très alibile, par des toniques amers et excitants, des ferrugineux, qui relèveront les fonctions digestives et permettront aux animaux les moins éprouvés d'atteindre l'époque d'élimination des parasites.

D'ailleurs, il est bon, au début de tout traitement, de faire un triage dans le troupeau et d'envoyer à la boucherie les sujets dont l'état maladif est trop avancé pour pouvoir en espérer la guérison ou une amélioration notable.

(1) Hall, *The veterinarian*, 1868.
(2) Nieman, *Revue für Thierheilk. und Thierzucht*, 1887, p. 79.

§ 2. — BRONCHITE VERMINEUSE DES BÊTES BOVINES.

La bronchite vermineuse des veaux est celle qui a été d'abord observée. Ruysch avait déjà signalé des Vers qui vivent dans les voies respiratoires de ces animaux (1744); mais Frank Nicholls est le premier qui ait parlé d'une maladie occasionnée par ces entozoaires (1756); elle sévissait en Angleterre sous forme épizootique, et il en est de même de celle qu'a rapportée Camper (1803). Elle a depuis été souvent observée et décrite (1).

Symptômes. — Lorsque les Strongles sont peu nombreux, les symptômes consistent dans une toux légère, sonore, quinteuse, assez rare; elle devient peu à peu plus forte, déchirée et avortée, par longues quintes qui s'accompagnent de dyspnée et de suffocation. Pendant ces quintes, la respiration se précipite, les flancs sont agités, le pouls accéléré, les conjonctives injectées; l'animal allonge le cou, étend la tête, ouvre la bouche, sort la langue, et la salive s'écoule par les commissures des lèvres. Dans les accès les plus violents, le malade, en proie à l'asphyxie, tombe sur le flanc, se débat, les yeux saillants et hagards, la bouche béante, la langue pendante. Ces paroxysmes se présentent à plusieurs reprises par jour, et quelquefois le dernier emporte l'animal. Les quintes de toux déterminent le rejet, par la bouche ou les cavités nasales, de mucosités quelquefois striées de sang et qui contiennent des Vers isolés ou réunis en pelotons, faciles à reconnaître surtout à leurs mouvements quand on les met dans de l'eau tiède.

Lorsque la maladie progresse lentement, les symptômes sont plus atténués, et il y a en outre une altération profonde de la nutrition : maigreur, pâleur des muqueuses apparentes, yeux caves, faiblesse, poil terne et hérissé, puis dépilations partielles, phtiriase, perte graduelle de l'appétit, rumination irrégulière, diarrhées, hémoptysies, fétidité de l'haleine et enfin un marasme mortel.

La *durée* de la maladie varie selon son intensité. La mort, qui survient ordinairement par asphyxie ou cachexie extrême, peut être due aussi à une pneumonie intercurrente ou à une hémorrhagie pulmonaire. Elle peut se faire attendre trois, quatre ou cinq mois; Morier a vu quelques sujets vivre un an.

Le *diagnostic* repose sur les caractères des quintes de toux et surtout sur la présence des Strongles dans les matières expectorées. Les Vers adultes peuvent faire défaut, mais leurs embryons s'y trouvent

(1) Fred. Ruysch, *Thesaurus anatomicus*, t. VIII, n° 95, p. 24. Amst. 1744 (cité par Davaine). — Fr. Nicholls, *Philos. Transact.* t. XLIV, part. I, p. 246. London, 1756 (Idem). — P. Camper, *Œuvres d'hist. natur.* t. III, p. 190, Paris, 1803. — Despallens, *Procès-verbal de la séance publ. tenue à l'école vétér. de Lyon*, 1812, p. 15. — — Morier, in *Mém. et obs.* de Gohier, t. II, p. 423. — Vigney, *Mém. de la Soc. vétér. du Calvados*, 1830, p. 99. — Reynal, *loc. cit.* — Janné, *Ann. de méd. vét.* Bruxelles, 1855, p. 653, etc.

toujours, et l'examen microscopique en décèle la présence. Il arrive souvent, au début de la maladie, que les animaux déglutissent les produits expectorés aussitôt qu'ils arrivent à l'arrière-bouche et les dérobent ainsi à l'examen. Pour établir alors le diagnostic, après avoir provoqué la toux, on saisit d'une main la langue de l'animal, et avec l'autre, on ramène du fond de la gorge les mucosités venues des bronches. — La bronchite vermineuse a été souvent confondue avec la péripneumonie contagieuse, erreur qui peut avoir de graves conséquences et que l'autopsie seule a fait reconnaître. On s'en gardera si l'on se rappelle que, dans la bronchite vermineuse, le murmure respiratoire s'entend dans toute la poitrine, mêlé à du râle muqueux, et qu'il n'y a jamais de bruit de souffle. La percussion donne de la résonnance, un peu affaiblie, dans toute l'étendue des parois thoraciques. Enfin, la présence des Strongles et de leurs embryons dans les produits d'expectoration est un critérium suprême.

Le *pronostic* est généralement grave, surtout lorsque la maladie a été longtemps méconnue. Mais cette gravité varie encore selon l'intensité de l'affection, l'état général de l'animal et les complications intercurrentes.

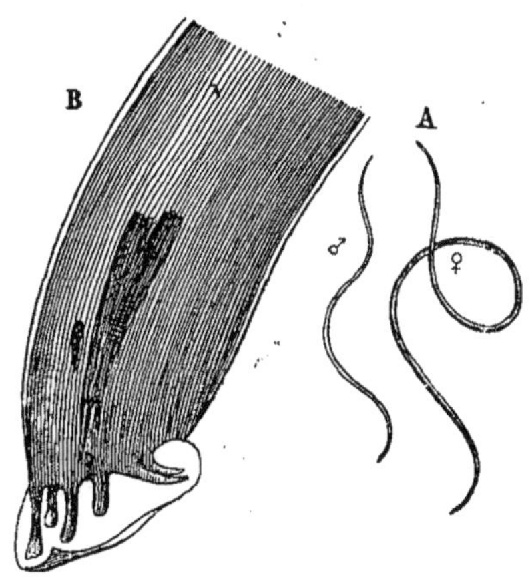

Fig. 264. — *Strongylus micrurus.*

A, mâle et femelle, grandeur naturelle. — B, extrémité caudale du mâle, grossie 100 fois (Railliet).

Anatomie pathologique. — Les lésions sont analogues à celles de la bronchite vermineuse des moutons. L'inflammation de la muqueuse bronchique est, en général, plus intense ; il y a presque toujours un emphysème pulmonaire général et de la pneumonie lobulaire par retentissement. J. van Tright a décrit chez le bœuf une forme pseudo-tuberculeuse analogue à celle qu'il avait observée chez le mouton. Les Vers que l'on trouve en pelotons plus ou moins volumineux, depuis les dernières divisions des bronches jusqu'à la partie supérieure de la trachée, appartiennent à l'espèce *Strongylus micrurus.* Le nom de *St. pulmonaris* a été donné par Ercolani à des Vers différents, qu'il avait trouvés en grand nombre dans les bronches d'un veau. Prangé lui avait envoyé de France des Vers identiques, recueillis aussi sur des veaux.

Étiologie, évolution. — Le Strongle micrure est ovovivipare comme le Strongle filaire du mouton. Quoique son développement n'ait pas été l'objet de recherches spéciales, on peut probablement lui étendre les données obtenues pour le Strongle filaire : les embryons ne pourraient continuer à se développer qu'après avoir quitté leur premier hôte. On ne sait par quelles phases ils passent avant d'effectuer leur immigration chez un nouvel individu. En tous cas, la pratique a montré, comme pour la strongylose bronchique du mouton, l'influence de l'humidité sur l'apparition de cette maladie dans l'espèce bovine. Elle semble avoir établi aussi que les animaux malades peuvent contagionner ceux qui sont sains (Vigney, Despallens, Delafond, Janné). Enfin, il est remarquable que les bêtes adultes sont rarement atteintes, que les veaux presque seuls payent un tribut à cette affection, qui a le plus souvent la forme épizootique.

Prophylaxie. — Comme pour la bronchite vermineuse du mouton, isoler les malades; ne pas les conduire aux pâturages, non plus que les sujets sains, dans les pays où l'affection est enzootique, pendant tout le cours de l'été; fuir les pâturages humides; appliquer, en un mot, toutes les recommandations déjà faites (p. 515) : telle sera la prophylaxie de cette affection.

Traitement. — On a employé contre la bronchite vermineuse des veaux, en les introduisant dans l'appareil digestif, tous les médicaments que nous avons déjà indiqués pour les moutons, et il ne paraît pas qu'on en ait obtenu de meilleurs résultats. Numan d'abord, Janné ensuite ont cependant réussi avec le mélange suivant :

Asa fœtida	30	grammes.
Huile empyreumatique de Chabert	60	—
Décoction mucilagineuse	500	—

Une cuillerée par jour dans un demi-litre de lait. Le traitement est continué pendant un mois environ (1).

Les résultats sont moins aléatoires si l'on agit directement sur les Vers logés dans les bronches, soit au moyen de fumigations de la même nature que celles en usage pour les moutons, soit par des médicaments liquides introduits directement dans les bronches.

Read dit avoir guéri par le procédé suivant des animaux que la bronchite vermineuse avait réduits à l'état de squelette : la tête du veau étant maintenue en position horizontale, il introduit dans chaque narine deux cuillerées à café d'un mélange d'éther sulfurique (60 gr.) et d'huile d'ambre rectifiée (2 gr.). On peut remplacer cette dernière substance par l'essence de térébenthine (2).

La méthode des injections trachéales, préconisée par le Dr G. Levi (de Pise), a déjà donné des résultats très satisfaisants. Levi l'avait employée avec un succès complet sur un mouton. Éloire l'a appliquée sur

(1) Numan, *Vee Artsenykundig Magazyn*, 1845 (*Rec. de méd. vét.* 1846, p. 951).
(2) R. Read, *The veterinarian*, janvier 1849.

seize veaux atteints de bronchite vermineuse, et qui tous ont été guéris. Il s'est servi d'un mélange formé de :

Huile ordinaire d'œillette	100	grammes.
Essence de térébenthine	100	—
Acide phénique	2	—
Huile de cade purifiée	2	—

Chaque veau a reçu 10 grammes par jour de ce mélange pendant trois jours. L'injection, qui doit être faite lentement, est suivie d'un accès de toux, et l'air expiré répand l'odeur de térébenthine. Le même traitement a réussi à Milan.

De semblables essais, favorables aussi, ont été faits par Hutton sur huit veaux atteints de bronchite vermineuse arrivée, chez certains, à son dernier période. Il se servait d'un mélange d'essence de térébenthine, teinture d'opium, acide phénique pur et eau, l'essence de térébenthine formant à elle seule la moitié de la composition. Il injectait chaque fois 15 grammes de ce mélange et faisait trois injections à un, deux ou trois jours d'intervalle, selon la gravité des cas (1).

Ces tentatives sont encourageantes et méritent d'être renouvelées.

§ 3. — BRONCHITE VERMINEUSE DES ÉQUIDÉS.

Elle paraît avoir été rarement observée. Morier l'a signalée sur le poulain en même temps que sur les veaux dans les pâturages marécageux des bords du Rhône en Suisse. Elle a été étudiée à Berlin par Eichler et Gurlt sur les poulains et les ânes. Elle se manifeste par des symptômes analogues à ceux qu'elle offre chez les veaux; les lésions sont de même nature; semblables aussi les conditions étiologiques. Elle est attribuée au *Str. micrurus;* mais le *Str. Arnfieldi* en est plus probablement le vrai parasite. Il a été déterminé en 1882 seulement, par S. Cobbold, qui l'avait trouvé dans la trachée et les bronches d'un âne au collège vétérinaire de Londres. Le traitement doit être le même que pour les veaux.

§ 4. — BRONCHITE VERMINEUSE DU PORC (2).

La présence des Strongles dans les bronches du porc a été signalée dès la fin du XVIIIe siècle par Ebel, Gœze, Modeer, Mehlis, etc. Ils ont été depuis rencontrés plusieurs fois par Rayer, Chaussat, Dujardin, Bellingham, etc. Cependant ils ne sont pas fréquents; au moins sont-ils loin de déterminer ordinairement des désordres fonctionnels aussi graves que ceux qui signalent la bronchite vermineuse des moutons et des veaux.

(1) G. Levi, *Manuel pratique des injections trachéales*, Pise, 1883, p. 258. — Éloire, *Bull. de la Soc. centr. de méd. vét.* 1883, p. 442. — Hutton, *The veterinary Journal*, 1885, p. 39. — *R. Scuola sup. di med. veter. di Milano*, *Annuario per* 1886-87.

(2) Davaine, *Traité des Entozoaires*, 2e éd., 1877, p. 35.

D'après Chaussat (1850), il serait commun de rencontrer le Strongle paradoxal dans les bronches des porcs que l'on amène à Paris, au moins dans certaines saisons de l'année. J. Chatin dit aussi que le parasite est actuellement très commun en France (1).

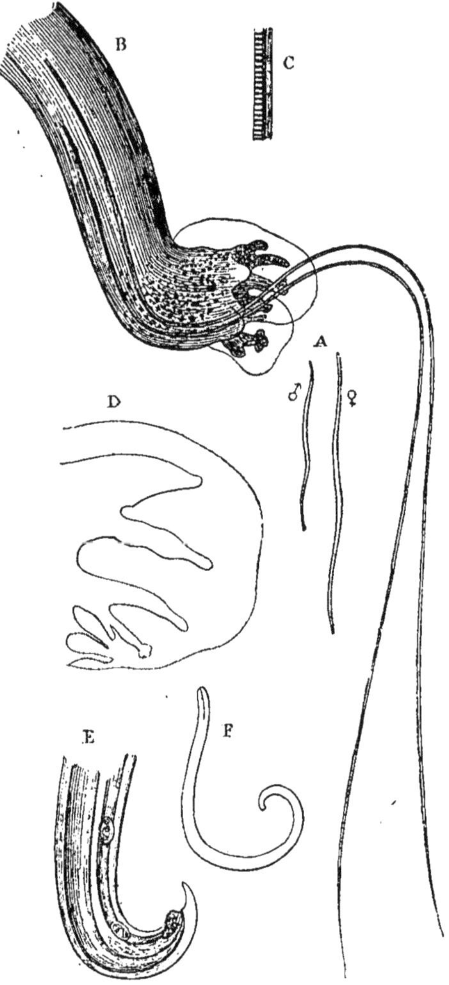

Fig. 265. — Strongle paradoxal.

A, mâle et femelle, grandeur naturelle. — B, extrémité caudale du mâle, grossie 50 fois. — C, fragment d'un spicule, très fortement grossi. — D, un des lobes de la bourse caudale, grossi 100 fois. — E, extrémité caudale de la femelle, grossie 50 fois. — F, embryon libre, grossi 150 fois (Railliet).

La bronchite vermineuse du porc passe souvent inaperçue, et la plupart des animaux à l'autopsie desquels on l'a constatée n'avaient rien manifesté pendant leur vie qui pût la faire soupçonner. Quelquefois, elle s'accuse simplement par de la cachexie et la résistance à l'engraissement. D'autres fois, il y a une toux grasse, pénible, quinteuse et un ensemble de symptômes graves analogues à ceux que nous avons précédemment signalés chez les autres animaux domestiques. La mort en est rarement la conséquence; Deguillème (2) a cependant vu un porcelet de trois mois périr asphyxié par les Strongles.

A l'autopsie, on trouve les lésions plus ou moins accentuées de la bronchite vermineuse. Elles sont généralement légères, et les Vers sont logés dans les petites bronches. Le poumon est le siège de congestions locales. Vulpian y a trouvé une fois un grand nombre de petites tumeurs qu'il qualifie d'épithéliomas, sans pouvoir les rattacher

(1) J. Chatin, *Bulletin de la Soc. philomathique*, 7e série, Paris, 1881, p. 58.
(2) Deguillème, in *Mémoires et observations* de Gohier, t. II, 1813, p. 434.

avec certitude à la présence des parasites. Gratia (1) dit avoir rencontré plusieurs fois chez le porc de la pneumonie vermineuse, sous forme de pseudo-tubercules ayant les plus grandes analogies avec ceux que cause chez le mouton le *Str. rufescens;* ces nodosités de broncho-pneumonie étaient « constituées essentiellement par de l'endoalvéolite et de l'endobronchite en foyers limités. »

Le traitement, qui serait calqué sur celui qu'on applique aux moutons atteints de la même maladie, ne devrait être employé que pour des animaux de valeur; les autres seront plus avantageusement sacrifiés pour la consommation.

§ 5. — BRONCHITE VERMINEUSE DU LAPIN.

Elle est des plus rares, le *Strongylus commutatus* habitant presque exclusivement les bronches des lièvres et des lapins sauvages, qu'il fait quelquefois périr en grand nombre.

ART. II. — Nématodes de la trachée, des bronches et du poumon chez le chien.

Tubercules vermineux de la trachée et des bronches (2). — On en connaît cinq observations, une due à Renault, deux à C. Blumberg, et les deux autres à Rabe. Ces tubercules sont situés dans la partie inférieure de la trachée, au voisinage de sa bifurcation, et dans les bronches près de leur origine. Leur nombre peut être très restreint, de quatre à une centaine. Leur volume varie de celui d'un grain de mil à celui d'un pois. Situés sous la muqueuse, qui fait saillie à leur niveau, ils sont, en général, ovales, un peu aplatis, durs, rougeâtres et légèrement rugueux à leur surface. Ils renferment chacun une quantité notable de petits Nématodes, qui en traversent les parois, viennent faire saillie à la surface par l'une ou l'autre de leurs extrémités, et simulent des villosités.

Ces Vers, que Blumberg et Rabe rapportent avec doute au genre *Filaria*, sont filiformes. La bouche est entourée de deux ou trois saillies ou lèvres concentriques, de hauteur variable; plus ou moins en arrière se trouvent trois papilles inégales. Pharynx renflé. *Mâle* long de 5 millimètres, à extrémité postérieure arrondie, pourvue de deux spicules inégaux, recourbés. *Femelle* longue de 9 à 15 millimètres; vulve située immédiatement en avant de l'anus. Ovovivipare. — Ces Vers, enchevêtrés dans la substance des tubercules, sont d'une extraction difficile et leur étude est encore incomplète.

En général, leur présence ne s'accuse par aucun symptôme particulier. Dans un cas de Rabe cependant, il y avait eu des troubles respiratoires très marqués; aussi les tubercules trouvés à l'autopsie étaient-ils en nombre considérable, et concentrés surtout dans la partie thoracique de la trachée. Les poumons renfermaient aussi un grand nombre de tubercules gris, du volume d'un grain de sable, principalement abondants sous la plèvre, et dont les plus gros contenaient une ou plusieurs femelles.

(1) Gratia, *Des pseudo-tubercules chez les animaux domestiques* (*Annales de méd. vétér.* 1883, p. 617.)

(2) Renault, *Enzootie sur les chiens* (*Recueil de méd. vétér. prat.* 1835, p. 7). — C. Blumberg, *Ueber Wurmknoten auf d. Tracheal- und Bronchial-Schleimhaut des Hundes* (*Deutsche Zeitschr. für Thiermed. und vergl. Pathol.* t. VIII, 1882, p. 223). — C. Rabe, *Tracheitis verrucosa verminosa der Hunde* (Ibid. t. IX, 1883, p. 180).

La *bronchite vermineuse* (1) décrite par le professeur Osler, de Montréal (Canada), nous paraît rentrer dans l'affection précédente. Le parasite auquel il l'attribue et qu'il avait appelé *Strongylus bronchialis canis* a reçu de Cobbold le nom de *Filaria Osleri*. Les plus grands mâles mesuraient à peine 4 millimètres, et les femelles un peu plus de 6 millimètres.

Sur trente chiens atteints de cette affection, vingt et un succombèrent. Tous les malades, à l'exception de six, n'étaient pas âgés de plus de huit mois. Les principaux *symptômes* étaient : inappétence, nonchalance, faiblesse ; parfois paraplégie ; souvent des convulsions ; rarement de la diarrhée ; vomissements après les repas ; quelquefois une toux courte et rauque ; fièvre intense. Durée : trois à dix jours. Sur huit cadavres dont on fit l'*autopsie*, on trouva chaque fois de la broncho-pneumonie, et sur six seulement des Vers parasites. Ceux-ci étaient presque tous logés dans des nodules de la muqueuse trachéale, principalement à la bifurcation de l'organe, et dans les grosses bronches ; ils faisaient en partie saillie à la surface de la membrane comme dans les cas précédents. Un certain nombre de Nématodes adultes et d'embryons étaient cachés dans le mucus des petites bronches. La membrane interne de la trachée était fortement hyperémiée. On peut se demander si tous les cas relevés par Osler se rapportaient à la même affection, et si elle n'a pas coïncidé avec la maladie des jeunes chiens localisée dans l'appareil respiratoire. Les détails donnés plaident pour cette hypothèse.

Courtin (de Bordeaux) a également rencontré des Nématodes dans les bronches et les vésicules pulmonaires du chien ; mais il s'agissait d'embryons, dont l'origine ne put être déterminée. Les lobes inférieurs des poumons présentaient en arrière des îlots de substance blanchâtre, indurée, où se trouvaient des embryons, les uns libres, les autres enkystés (2).

Spiroptère ensanglanté. — Le *Spiroptera sanguinolenta*, qui vit dans des tumeurs de l'œsophage et de l'estomac du chien, peut se trouver aussi dans l'aorte et répandre ses embryons dans le torrent circulatoire. Railliet a vu dans un poumon de chien une tumeur contenant plusieurs de ces Vers.

Strongylose pulmonaire. — Nos connaissances sur ce sujet reposent sur les recherches de Laulanié (3). C'est une granulie pulmonaire provoquée par les œufs du Strongle des vaisseaux (*Strongylus vasorum* Baillet) qui vit dans le cœur droit et les divisions de l'artère pulmonaire.

On connaît peu les symptômes qu'elle provoque. Elle se manifeste parfois brusquement par une dyspnée pénible, qui peut se calmer au bout de quelques jours ou se terminer par l'asphyxie. L'auscultation et la percussion ne fournissent aucun signe saisissable. Le plus souvent l'affection reste inaperçue et n'est reconnue qu'à l'autopsie. Elle est généralement sporadique ; quelquefois cependant elle sévit enzootiquement dans la même meute, où elle peut faire des ravages sérieux.

A l'*autopsie*, on trouve dans le cœur droit ou dans les divisions de l'artère pulmonaire des Strongles des vaisseaux à l'état adulte. A l'occasion des parasites de l'appareil circulatoire, nous en indiquerons

(1) W. Osler, *Verminous bronchitis in dogs* (*The veterinarian*, 1877, p. 387). Cité par J.-H. Steel, *A Treatise on the diseases of the dog*. London, 1888, p. 92.

(2) Courtin, *Comptes rendus de la Société de biologie*, 1882, p. 297.

(3) F. Laulanié, *Sur une tuberculose parasitaire du chien* (*Ac. des sc.* 2 janvier 1882). — *Sur quelques affections parasitaires du poumon et leur rapport avec la tuberculose* (*Arch. de physiologie*, 3e série, t. IV, 1884, p. 487).

les caractères et la distribution, ainsi que les altérations qu'ils provoquent dans les vaisseaux.

Les lobes pulmonaires présentent à leur base une zone bien délimitée, dans laquelle leur tissu est grisâtre, compacte, incomplètement rétracté et plus lourd que l'eau. Il est criblé de granulations grises et demi-transparentes, atteignant rarement le volume d'une tête d'épingle. Par leur accumulation, elles donnent un aspect perlé ou chagriné aux surfaces libres et aux surfaces de section. Elles deviennent de plus en plus nombreuses et confluentes à mesure qu'elles se rapprochent de la surface du poumon. Sous la plèvre, elles forment parfois des nappes jaunâtres, se laissant résoudre à la loupe en granulations distinctes. En dehors de la zone affectée, les granulations sont très rares, et disparaissent à peu près complètement au sommet du poumon. Cette zone granuleuse peut se réduire à quelques îlots sous-pleuraux ou occuper les deux tiers de la hauteur du poumon. Parfois ces îlots sont volumineux et disposés sans ordre dans toute la périphérie de l'organe.

Sur des préparations faites par dissociation du tissu frais,

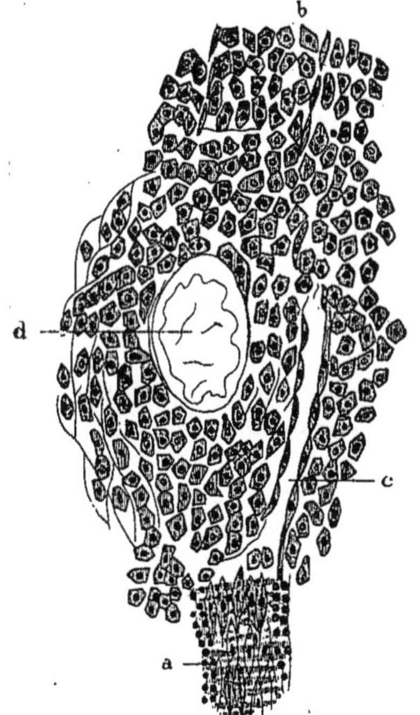

Fig. 266. — Pseudo-follicule en voie de formation sur le trajet d'une artériole *a*, à deux couches de fibres musculaires, dont la direction reste indiquée en *b* par un cordon de cellules épithélioïdes. — *c*, fissure et revêtement épithélial assurant la continuité de la circulation. — *d*, cavité ovulaire (Laulanié).

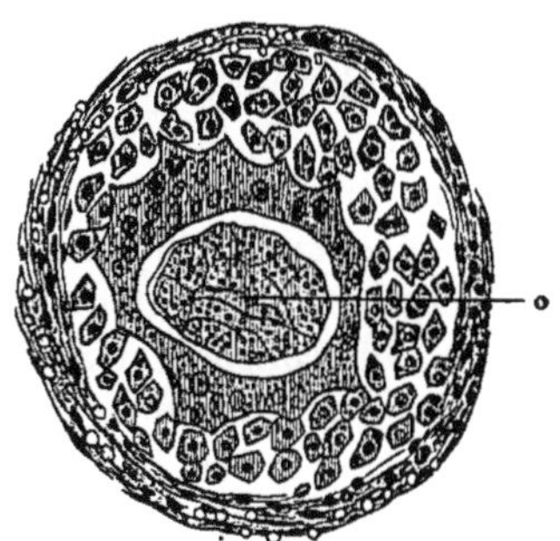

Fig. 267. — Pseudo-follicule de strongylose pulmonaire du chien, montrant la cellule géante ovigère : l'œuf de *Strongylus vasorum* (*o*) contenu dans cette cellule est segmenté (Laulanié).

on trouve, au sein d'éléments anatomiques variés, un nombre plus ou moins considérable d'œufs ellipsoïdes, longs de 70 à 80 μ, larges de 40 à 50 μ, dont la coque, très mince et souvent plissée, contient un vitellus très granuleux plus ou moins segmenté ou déjà développé en embryon. On trouve également un certain nombre d'embryons libres et vivants. Dans ce dernier cas, les bronches en renferment des amas englobés dans du mucus.

Les granulations sont le produit de vascularités noduleuses répondant aux variétés établies par Kiener sous les noms de « tubercules à type endogène » et « tubercules à type exogène ». Ces deux types sont rarement associés et, dans ce dernier cas, l'un d'eux est en minorité et paraît accidentel.

Les pseudo-follicules à type endogène peuvent, par leur confluence, former des nodules variant de $0^{mm}25$ à un millimètre. Ils se développent à l'intérieur de petites artérioles, dont l'épithélium prolifère, et comprennent chacun : 1° une zone centrale, formée par une cellule géante creusée d'une cavité renfermant un œuf ou un embryon; 2° une zone moyenne, formée de cellules épithélioïdes; 3° une zone périphérique, composée d'éléments embryonnaires disposés circulairement.

Les pseudo-follicules à type exogène forment des granulations plus fines et plus discrètes. Ils se développent dans la tunique externe des artérioles et dans le tissu ambiant, et présentent la même structure que les follicules à type endogène, sauf que la cellule géante centrale y acquiert rarement d'aussi grandes dimensions; que des cellules embryonnaires accompagnent les cellules épithélioïdes de la zone moyenne, et que la zone périphérique, moins bien délimitée en dehors, empiète sur les parois alvéolaires et pousse des bourgeons qui font saillie dans les alvéoles.

En résumé, les pseudo-follicules de la strongylose ont une composition semblable à celle des granulations de la tuberculose. Laulanié a montré tout le parti qu'on peut tirer de ce fait à l'appui de la doctrine qui considère la tuberculose élémentaire comme le résultat d'une réaction inflammatoire se produisant devant un corps étranger.

Exceptionnellement, on peut trouver de la strongylose non tuberculeuse; elle consiste alors en une pneumonie catarrhale, due probablement aux altérations des gros vaisseaux dans lesquels s'est concentrée l'évolution des œufs. Enfin, même avec la granulie, il y a toujours de la pneumonie de nature épithéliale, des péribronchites, souvent des thromboses des vaisseaux, et de l'emphysème dans la zone granuleuse.

Évolution. — En se basant sur le mode de répartition des œufs et des embryons dans la zone granuleuse et dans les bronches, et sur un certain nombre d'expériences d'infection, dans lesquelles des chiens avaient mangé des fragments de poumon atteints de granulie parasitaire, Laulanié a cru devoir résumer ainsi le cycle des migrations du *Strongylus vasorum :*

« 1° Les Strongles adultes fixés dans le cœur droit ou les grosses divisions de l'artère pulmonaire s'accouplent en ces divers points, et les femelles pondent des œufs qui vont s'arrêter dans les plus fines artérioles et y parcourir toutes les phases de leur développement;

» 2° Les embryons éclos abandonnent les foyers inflammatoires qui les ont protégés, pour émigrer vers les bronches, d'où ils sont expulsés au dehors;

» 3° Ils sont accidentellement déglutis par des chiens et subissent dans l'appareil digestif ou le système veineux de ces derniers les modifications qui les amènent à l'état adulte dans le cœur droit. »

« On s'explique très bien à la lumière de ces faits, dit encore Laulanié, comment la strongylose peut revêtir la forme enzootique et atteindre plusieurs chiens dans une meute... Les accès, qui s'accusent sur un animal par une vive angoisse, une dyspnée extrêmement pénible, et se reproduisent de loin en loin, coïncident vraisemblablement avec une ponte abondante des femelles, qui jettent dans les artérioles une génération d'œufs en nombre suffisant pour déterminer une oblitération passagère. »

Art. III. — **Pseudo-tuberculoses parasitaires du chat.**

A diverses reprises (1), on a signalé chez le chat l'existence d'une affection vermineuse du poumon, dont les lésions ont une grande ressemblance, au point de vue macroscopique, avec la tuberculose de l'homme.

Les sujets affectés sont souvent atteints en même temps de la gale; il est probable que la maladie du poumon produit un état cachectique, qui favorise l'établissement de la maladie psorique, ou inversement. Souvent la phtisie vermineuse ne se traduit par aucun symptôme. Souvent aussi, il y a une toux fréquente, revenant par accès et habituellement suivie de vomissements. Au bout d'un mois environ, l'animal maigrit, devient triste; son poil se hérisse; la diarrhée contribue à son affaiblissement et il succombe dans le marasme vers la fin du deuxième ou du troisième mois.

A l'autopsie, les poumons présentent en saillie sur leur surface et sur leur coupe une quantité souvent considérable (surtout quand la maladie s'est terminée par la mort) de granulations, qui peuvent avoir transformé une partie de l'organe en une masse indurée, charnue, grisâtre. Elles sont ordinairement disséminées, formant sous la plèvre viscérale des sortes de traînées sinueuses en relief. Ces granulations sont, les unes miliaires, les autres plus grandes, du volume d'une tête d'épingle à celui d'un grain de chènevis; certaines acquièrent même les dimensions d'un pois. Elles sont généralement jaunâtres et dépourvues d'aréole rougeâtre. Le tissu intermédiaire a conservé sa teinte rosée et sa perméabilité normales.

A l'examen microscopique, ces granulations perdent leur ressemblance avec la tuberculose. On trouve à leur centre des œufs ou des embryons de Nématodes. Parfois on n'y voit que des embryons, et l'on a affaire à une

(1) J. A. Villemin, *De la phthisie et des maladies qui la simulent dans la série zoologique* (*Gaz. hebd. de méd. et de chir.*, 9 nov. 1866, p. 714). — Ch. Legros, *Parasites du poumon chez le chat* (*C. R. Soc. de biologie*, déc. 1866, p. 162). — G. Colin, *Sur la phthisie vermineuse du chat* (*Bull. Soc. centr. de méd. vét.*, avril 1867, p. 131). — Leuckart, *Die menschlichen Parasiten*, t. II, Leipzig, 1876, p. 102. — Viseur, *Transmission de la tuberculose par la voie digestive* (*Bull. de l'Académie de méd.*, 15 sept. 1874, p. 891).

colonie fournie par l'*Ollulanus tricuspis* de l'estomac, espèce ovovivipare, dont nous avons plus haut résumé l'histoire (V. p. 342). Quand il y a, à la fois, des embryons et des œufs, ils appartiennent à une espèce de Nématode encore inconnue et qui doit probablement être rapportée au genre Strongle. Laulanié et Railliet ont fourni quelques données précisés sur cette forme de phtisie vermineuse (1).

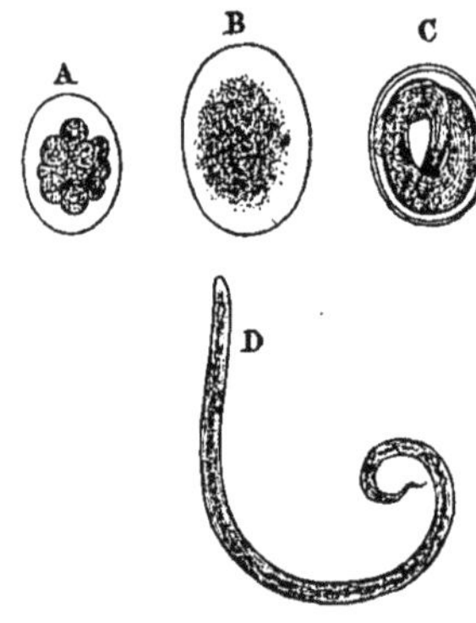

Fig. 268. — Œufs et embryons du Strongle pulmonaire du chat, grossis 150 fois (Railliet).

A, B, œufs en voie de segmentation. — C, œuf contenant un embryon. — D, embryon libre.

Les œufs et les embryons sont logés dans les alvéoles pulmonaires. Les premiers sont accumulés par centaines sur de grandes étendues du champ du microscope, en amas si compactes que le réseau formé par les parois alvéolaires est entamé sur plusieurs points et réduit à quelques travées amincies. Ils montrent toutes les phases et tous les degrés de la segmentation et du développement. Ils ne provoquent, dans les points où ils sont accumulés, d'autre lésion que cette atrophie par compression des parois alvéolaires. Par contre, les embryons qui en proviennent déterminent, par leur migration, une diapédèse très abondante des leucocytes; les alvéoles pulmonaires en sont remplis, et il en résulte des foyers de pneumonie purulente miliaire qui n'ont aucune espèce de ressemblance avec les tubercules.

B. — OISEAUX DOMESTIQUES.

Un certain nombre de parasites animaux ont été trouvés dans l'appareil respiratoire des oiseaux; mais la plupart y sont tout à fait accidentels, de simples rencontres d'autopsie. Les parasites végétaux sont représentés par des *Aspergillus* qui déterminent diverses sortes de mycoses.

A propos des « *Acariases* », nous avons dit l'essentiel de ce qui concerne les *Cytodites*, qui vivent dans les sacs aériens des oiseaux. Nous nous bornerons donc à la mention des parasites suivants, les Syngames et les *Aspergillus* méritant seuls des développements plus étendus :

Échinocoque du dindon (*Echinococcus gallopavonis* Siebold). — Von Siebold a trouvé (1837) dans le poumon d'un dindon (*Meleagris gallopavo*) un Échinocoque où la présence des scolex a été constatée.

Monostome changeant (*Monostoma flavum* Mehlis). — Ce Monostome (V. p. 293) a le corps jaune d'ocre, déprimé, un peu excavé à la face ventrale, qui est réticulée. La bouche, subterminale, est située sur cette face. Longueur, 12 à 14 millimètres; largeur, 4mm5 à 7 millimètres. Ce Ver a été trouvé dans les bronches, la trachée, les fosses nasales et les sinus sous-orbitaires de plusieurs oiseaux aquatiques et, en particulier, des canards. « On sait aujourd'hui que le *Cercaria ephemera* est le jeune âge du *Monostoma*

(1) F. Laulanié, *Sur quelques affections parasitaires du poumon* (*Archives de physiologie normale et pathologique*, 3e série, t. IV, 1884, p. 518).

flavum » (Gervais et van Beneden). Ce cercaire se fixe à la surface du corps du *Planorbis corneus*. D'après G. Wagener (1), l'embryon de ce Monostome serait cilié, infusoriforme et se transformerait en une rédie, ayant de grandes analogies avec celle que Leuckart a décrite comme appartenant au *Distoma hepaticum* (V. p. 469).

Monostome changeant (*M. mutabile* Zeder). — Le Monostome changeant a le corps foliacé, un peu concave à la face ventrale, atténué en avant, élargi et arrondi en arrière. La bouche, très petite, ventrale, subterminale, est entourée d'un rebord saillant. Longueur, 5 à 24 millimètres; largeur maxima, 2 à 8 millimètres. Œufs brunâtres, ovoïdes, de 173 μ sur 84 μ. — Il a été trouvé dans les fosses nasales et surtout les sinus sous-orbitaires de l'oie domestique et de plusieurs autres oiseaux aquatiques. C'est sur cette espèce qu'ont porté les premières observations relatives au développement des Trématodes : von Siebold a montré en partie, dès 1835, que l'embryon du *Monostoma mutabile* se transforme en une sporocyste, d'où naissent des cercaires.

Filaire claviforme (*Filaria clava* Wedl). — Ver trouvé à Vienne, dans le tissu conjonctif péritrachéal, chez un pigeon. On ne connaît que la femelle : bouche inerme; corps atténué en avant, renflé en arrière, claviforme; longueur 28 à 36 millimètres; diamètre 1^{mm} à $1^{mm}5$. Ovovivipare.

CHAPITRE PREMIER

TRACHÉO-BRONCHITE VERMINEUSE

La trachéo-bronchite vermineuse est due à la présence, dans les voies respiratoires, de Nématodes du genre **Syngame** (*Syngamus* Sieb.), de la famille des Strongylidés (tribu des Sclérostominés) (V. p. 297). Les Syngames ont pour caractères :

Tête épaissie; bouche large, suivie d'une capsule chitineuse qui la maintient béante. *Mâles* relativement petits, pourvus de deux spicules. *Femelles* munies d'un double ovaire ; vulve située dans la partie antérieure du corps. L'accouplement, qui est quelquefois permanent (σύν, γάμος, mariage), a lieu à angle aigu, de telle sorte qu'on a pu prendre les individus ainsi réunis pour des Vers à deux têtes. Les Syngames habitent la trachée et les bronches de diverses espèces d'oiseaux.

Historique (2). — La première mention de cette maladie (1799) est due à Wiesenthal, qui l'observa à Baltimore (Amérique) sur les poules et sur les dindons. Georges Montagu, en 1806, 1807 et 1808, la vit aussi sévir à l'état épizootique sur des poulets en Angleterre, où il est possible qu'elle ait été importée d'Amérique. Depuis, elle a été constatée à diverses reprises en

(1) G. Wagener, *Zeitsch. f. wissensch. Zoologie*, t. IX, 1858.

(2) Wiesenthal, *Medical and physical Journal*, 1799, t. II, p. 201. — G. Montagu, *Transact. of the Wernerian nat. Hist. Society*, t. I, 1811, p. 194. — Przibytka, *Jahresbericht* de Hering, 1855, p. 45. — Liard, *Journ. de méd. et d'hyg. vét. mil.*, t. VII, 1867, p. 272. — Thierry, *Journ. de méd. vétér.* Lyon, 1869, p. 498. — Crisp, *Philosophical transactions*, 1872, p. 272. — Hayem, *C. R. Soc. de biologie*, 1873, p. 295 et 301. — Mégnin, *Mém. sur l'épizootie vermineuse des faisanderies*, etc. (*Rec. de méd. vét.* 1878, p. 825, 927 ; 1882, p. 990, 1045). — Mühlig, *Deutsche Zeitschr. f. Thiermed. u. vergl. Pathol.*, 1884, p. 265.

Amérique, en Angleterre, en France, en Allemagne et en Italie. Bellingham (cité par Diesing) l'a observée aussi sur le paon.

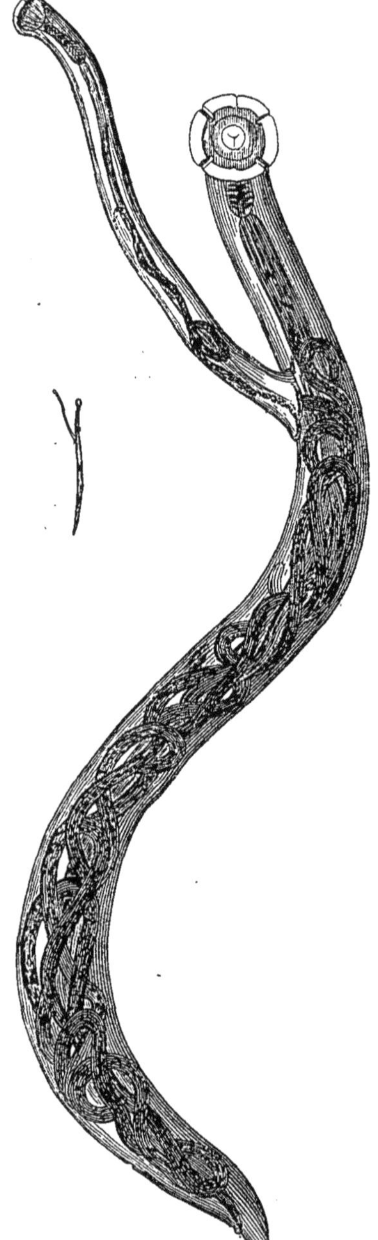

Fig. 269. — *Syngamus trachealis*, grandeur naturelle et grossi 10 fois (Railliet).

Les Syngames, qui la déterminent, ont été trouvés dans les voies respiratoires d'un grand nombre d'oiseaux sauvages ou domestiques (faisans, poules, dindons, paons, canards et oies).

Le Syngame des gallinacés est le **Syngame trachéal** (*S. trachealis* Sieb., *S. primitivus* Molin), que les faisandiers connaissent sous le nom de *Ver rouge* ou de *Ver fourchu*.

C'est un Ver cylindroïde, coloré en rouge par le liquide interposé entre ses organes. Tête large et tronquée. Bouche orbiculaire, soutenue par une capsule chitineuse hémisphérique, dont le fond présente six ou sept éminences chitineuses, tranchantes, lancéolées, rayonnant autour de l'ouverture œsophagienne, et dont le bord, épais et retroussé, est découpé en six festons répartis symétriquement en quatre lèvres. *Mâle* long de 2 à 6 millimètres, à bourse caudale obliquement tronquée, soutenue par environ douze rayons et soudée autour de la vulve. *Femelle* longue de 5 à 20 millimètres, amincie en avant, irrégulièrement renflée quand elle est remplie d'œufs; vulve saillante vers le quart ou le cinquième antérieur du corps. Œufs ellipsoïdes, operculés, longs de 85 μ sur 50 μ de large. Un caractère remarquable de ces Syngames consiste dans la permanence de l'accouplement; il est si intime que le mâle et la femelle ne peuvent être séparés sans déchirer les téguments.

Mühlig a décrit, sous le nom de **Syngame bronchial** (*S. bronchialis*), une espèce différente qu'il a trouvée chez de jeunes oies japonaises. Il faut sans doute rapporter à la même espèce les Vers que

Hayem a rencontrés dans les bronches de deux canards et qu'il a rattachés au *Sclerostoma armatum*. Le *Syngamus bronchialis* est, au moins, très voisin de l'espèce qui vit chez la cigogne noire et que Diesing appelait *Sclerostomum tracheale* (*Syngamus Sclerostomum* Molin).

Le *Syng. bronchialis* a pour caractères :

Corps cylindrique, un peu atténué en avant. Bouche disposée comme dans le *S. trachealis*. *Mâle* long de 10 millimètres, à bourse caudale sphérique, entière, soutenue par des côtes, les deux postérieures tridigitées, naissant d'un tronc commun, qui a à peu près le double de leur longueur, les moyennes et les antérieures fendues, l'antérieure externe accolée à la moyenne ; spicules filiformes, recourbés à leur extrémité et frangés à leur bord interne. *Femelle* longue de 25 millimètres, à extrémité postérieure terminée en pointe conique ; vulve peu saillante, située au premier tiers de la longueur du corps. Œufs ellipsoïdes, non operculés, de 90 µ de long sur 60 µ de large. La copulation n'est pas constante et les Vers accouplés peuvent être séparés sans déchirure des téguments.

Symptômes. — Les oiseaux atteints de trachéo-bronchite vermineuse se reconnaissent à « une sorte de toux, sifflante et brusque, tenant de l'éternuement, qui affecte plus ou moins les jeunes sujets. Ceux qui sont plus gravement malades, bâillent et ouvrent le bec en allongeant le cou par un mouvement particulier, indice de la gène qu'ils éprouvent. Enfin, les plus malades ont le bec rempli d'une salive mousseuse dont ils ne peuvent se débarrasser » (Mégnin). Le nom de *gape* (bâillement), donné à cette maladie en Angleterre et en Amérique, en rappelle le signe principal. Les symptômes généraux consistent dans une diminution de l'appétit, la tristesse, le plumage hérissé et tous les caractères d'une cachexie, qui, à défaut de l'asphyxie, détermine la mort. D'après Renne, il y aurait un emphysème sous-cutané dans la région du cou et de la poitrine. Un éleveur allemand dit que, pour confirmer le diagnostic, on n'a qu'à placer l'oiseau malade, le cou étendu, au soleil et à la lumière ; on peut alors apercevoir le parasite à travers la peau et la trachée (1).

Chez les palmipèdes, les symptômes consistent également en une toux et un bâillement caractéristiques.

Lésions. — A l'autopsie des gallinacés qui ont succombé à cette affection, on trouve les Syngames répandus dans la trachée, principalement près de sa division en bronches. Ils sont plus ou moins enveloppés de mucus spumeux. La plupart adhèrent tellement à la muqueuse par leur capsule buccale, qu'ils se laissent déchirer plutôt que de lâcher prise ; le point sur lequel ils sont implantés constitue souvent une petite tumeur remplie de pus jaunâtre et caséeux (Mégnin).

(1) Renne, *Jahresber. d. Westph. Prov.-Ver. für Wissensch. u. Künstl.* Munster, 1880, p. 11. — E.-W. Sc., *Dresdener Blätter für Geflügelzucht*, 1882 ; et *Archives vétérinaires*, 1884, p. 90.

Chez les canards et les oies, on trouve vingt à trente Syngames bronchiaux, agglomérés en paquets, qui ont pénétré jusque dans les petites bronches, où ils sont enveloppés par un mucus très épais. Il y a parfois de la pneumonie croupale, et un épanchement de même nature est répandu dans les sacs aériens. On y voit un grand nombre d'œufs qui ont éprouvé une segmentation plus ou moins avancée.

Étiologie, développement. — D'après Mégnin, les œufs s'échappent du corps de la mère par la décomposition cadavérique de celle-ci, soit dans la trachée même, soit à l'extérieur, où elle a été rejetée par les accès de toux. Dans des conditions favorables de température et d'humidité, les embryons se développent alors, et peuvent vivre dans l'eau assez longtemps. Ils seraient repris directement par les oiseaux sains avec les aliments ou les boissons, et n'auraient pas à passer par un hôte intermédiaire pour atteindre leur développement complet. Les poules et les faisans s'infecteraient même en avalant les Vers remplis d'œufs rejetés en entier par les animaux sains. Mégnin a donné la gape à une perruche en lui faisant prendre une certaine quantité de Syngames recueillis sur les faisans. Ehlers (cité par Leuckart) a eu le même résultat chez des poules et autres oiseaux qui avaient pris des œufs renfermant des embryons. Les parasites ont achevé leur évolution, et les femelles sont devenues ovigères le dix-septième jour de l'expérience.

Quant à la voie suivie par les embryons pour atteindre leur habitat définitif, on en est réduit aux hypothèses. Il est peu probable qu'ils remontent de l'estomac dans l'œsophage pour gagner l'orifice pharyngien des voies aériennes, ou qu'ils traversent les parois de l'estomac et de l'intestin pour atteindre les sacs aériens et, de là, la trachée. Il est plus vraisemblable qu'ils restent adhérents à l'arrière-bouche et gagnent directement la trachée ou les bronches, selon l'espèce. Mégnin dit avoir rencontré des larves dans le tissu pulmonaire même, enroulées autour des dilatations bronchiques. Mühlig a trouvé de nombreux embryons dans les sacs aériens. On peut admettre que l'infection, une fois effectuée, se renforce par le développement de nouveaux embryons provenant des œufs échappés du corps des femelles, et que ce développement s'opère dans les parties profondes de l'arbre respiratoire.

La maladie ne sévit guère que sur les jeunes sujets, et surtout pendant certaines années, sans qu'on puisse rattacher son extension à des circonstances précises.

Traitement. — Isoler les oiseaux malades; faire émigrer sur un terrain vierge ceux qui sont sains; enterrer profondément, brûler même les cadavres des oiseaux morts; désinfecter le sol des parquets des faisanderies ou des poulaillers en l'arrosant avec une dissolution (1 p. 1000) d'acide salicylique ou d'acide sulfurique; donner des aliments et des boissons purs de tout contage : tels sont les moyens préventifs recommandés (Mégnin).

Montagu a obtenu des succès dans le traitement de la gape en employant un remède vulgaire en Angleterre et qui consiste à délayer avec de l'urine, au lieu d'eau, les graines dont on nourrit les oiseaux malades.

En Amérique, d'après Wiesenthal, on introduit dans la trachée une plume ébarbée jusque près de la pointe, et on la tourne pour détacher les Vers. C'est un moyen insuffisant et dangereux : il ne peut aboutir qu'à l'extraction d'un petit nombre de parasites situés dans les parties supérieures de la trachée et, par exception, peu adhérents à la muqueuse ; il détermine des suffocations qui peuvent provoquer une mort soudaine.

L'ail a été employé avec beaucoup de succès par Montaigu d'abord, puis par Mégnin. Montaigu donnait comme boisson, au lieu d'eau, une infusion de rue et d'ail. Mégnin distribuait comme aliment un mélange d'œufs durs, cœur de bœuf bouilli, mie de pain rassis, salade, le tout haché, pilé et bien mélangé, avec de l'*ail* pilé, dans la proportion d'une gousse pour dix faisandeaux par jour.

Il se félicite aussi de l'emploi de l'asa fœtida en poudre avec parties égales de racine de gentiane pulvérisée, le tout incorporé à la pâtée des faisans, dans la proportion de 0gr50 par tête et par jour. Il mêlait à un litre de boisson une solution de 1 gramme d'acide salicylique dans 100 grammes d'eau.

C'est en s'éliminant par les voies respiratoires que les principes volatils de l'ail et de l'asa fœtida vont agir comme toxiques sur les Vers rouges de la trachée.

L'éleveur allemand dont nous avons parlé plus haut conseille l'emploi d'une solution d'acide salicylique à 8 ou 10 p. 100, dont il injecte avec précaution quelques gouttes dans la trachée au moyen d'un fétu de paille.

CHAPITRE II

MYCOSES DES VOIES RESPIRATOIRES

On possède déjà un bon nombre d'observations établissant que des Champignons des moisissures, appartenant au genre *Aspergillus*, peuvent se développer et végéter dans l'appareil respiratoire des oiseaux, exceptionnellement des mammifères, et y provoquer des altérations graves. Selon le siège qu'elles occupent, on a affaire à des *bronchomycoses*, à des *pneumomycoses*, à des *cytomycoses* (mycoses des sacs aériens), etc. Ces affections vont être examinées d'abord chez les oiseaux, où elles sont relativement fréquentes, puis chez les mammifères, où elles sont tout à fait rares.

Oiseaux. — La première observation de pneumomycose remonte à 1815; elle est due à Meyer et à Emert et se rapporte à un geai. Depuis, semblable constatation a été faite sur le flamant, l'eider, le goéland, la cigogne, l'autruche, le pluvier, la perruche, le bouvreuil, le corbeau, l'effraie, le faucon, etc., en ce qui concerne les oiseaux sauvages; sur la poule, le faisan, le pigeon, l'oie, le canard et le cygne, pour les oiseaux domestiques (1).

Les *Aspergillus* sont des Champignons de l'ordre des *Ascomycètes*, c'est-à-dire de ceux qui forment leurs spores par division partielle à l'intérieur de cellules-mères tubuleuses nommées *asques* ou *thèques* et groupées dans des appareils spéciaux, les *périthèces*. Ceux-ci, ne s'ouvrant pas, doivent se détruire pour que les spores deviennent libres : c'est le caractère de la famille du *Périsporiacées*.

Les *Aspergillus*, doués d'une grande puissance de végétation, sont constitués par des filaments de mycélium incolores, à parois minces, transparentes, partagés par des cloisons inégalement espacées, et émettant des ramifications latérales. Ces filaments forment à la surface de leur substratum une couche enchevêtrée : c'est le *thalle*, au-dessus duquel s'étend une couche plus lâche, en forme de duvet, ou *mycélium aérien*. Il s'en élève des filaments fertiles, non cloisonnés, qui se renflent en tête à leur sommet. Cette tête bourgeonne et se couvre de rameaux courts (*stérigmates*) terminés chacun par un chapelet radiaire de spores globuleuses verdâtres (*conidies*), dont l'ensemble forme une sorte de capitule. Dans certaines espèces (*Asp. nigrescens*), ces premiers rameaux se ramifient à leur tour au sommet et se terminent par un verticille de stérigmates portant chacun un chapelet de conidies. Outre cet appareil conidien, les *Aspergillus* sont encore caractérisés par leurs périthèces. Ce sont des masses globuleuses, des sortes de tubercules portés à l'extrémité de filaments mycéliens et renfermant à leur maturité des cellules spéciales (asques) dont chacune se partage en huit cellules (*ascospores*). La paroi de chaque périthèce peut, par épaississement et modification de ses cellules externes, prendre d'abord la consistance d'un corps dur (*sclérote*), où les asques ne se forment qu'ultérieurement. En tous cas, les asques ou, mieux, les ascospores ne sont mises en liberté que par la déchirure de la paroi externe du périthèce, qui s'est d'abord considérablement amincie.

Quatre espèces d'*Aspergillus* ont été trouvées à l'état de parasite, état qui n'est pour elles qu'accidentel, car, ainsi que les autres moisissures, elles se développent presque exclusivement sur les matières organiques mortes.

1° *Aspergillus glaucus* Link (*Eurotium herbariorum* Link, *Eurotium Aspergillus glaucus* de Bary). — Filaments du mycélium, cloisonnés à de longs intervalles; filaments saillants ayant un centimètre de longueur. Capitules irrégulière-

(1) Ch. Robin, *Hist. nat. des végétaux parasites*, Paris, 1853. p. 515. — Hayem, *C. R. de la Soc. de biologie*, 1873, p. 295 et 300 (Pneumomycose du canard). — Generali, *Di una malattia epizootica nei colombi* (*Il medico veterinario*, 1879, p. 272). — Th. Kitt, *Mycosen der Luftwege bei Tauben* (*Deutsche Zeitsch. f. Thiermed.* 1881, p. 110). — Rivolta et Delprato, *L'ornitojatria*, Pisa, 1881, p. 247. — Zürn, *Die Krankheiten des Hausgeflügels*, Weimar, 1882, p. 130. — Perroncito, *Il medico veterinario*, 1884, p. 105. — Schütz, *Mittheilungen aus dem Kaiserl. Gesundheit-Samt.*, 1884, p. 208. — S. Rivolta, *Giornale di anat., fisiol. e patol. degli animali*, 1887, p. 131. — E. Zschokke, *Schweizer-Archiv f. Thierheilkunde*, 1887, p. 172.

ment arrondis, vert bleuâtre, jaunâtre ou brunâtre. Conidies vert grisâtre, rondes ou ovales, de 8 à 15 μ. Périthèces globuleux, de 75 à 80 μ. Asques (12 à 15 μ) renfermant 8 ascospores lenticulaires, incolores, de 8 à 10 μ de diamètre.

2° *Asp. nigrescens* Rob. (*A. niger* van Tieg.). — En touffes de couleur brun chocolat. Capitules très compactes, formés chacun d'une base renflée, globuleuse, dont les stérigmates, bruns et longs, se divisent en trois à huit branches digitiformes sur lesquelles s'élèvent les chapelets de conidies ; celles-ci très petites (2 μ, 5 à 3 μ, 5) sont brunes ou brun violacé. Périthèces de forme irrégulière, brun grisâtre ou rougeâtre.

3° *Asp. fumigatus* Fresenius. — A de grands rapports avec l'espèce précédente, par le volume et la teinte des capitules, qui sont cependant un peu plus clairs et plus arrondis, mais en cônes renversés. Stérigmates indivis, jaunâtres ou bleuâtres, puis brunâtres ou gris foncé. Conidies rondes, lisses, incolores.

4° *Asp. candidus* Link. — Stérigmates transparents. Capitules tronqués. Conidies incolores, d'un blanc de neige vues en masse, de 2 à 3 μ de diamètre.

Les mycoses des voies respiratoires ont été observées sur les poules par Serrurier et Rousseau (1841), Bollinger (1881) et Perroncito (1884); sur les faisans par Ch. Robin (1848) et par Rivolta (1887); sur les pigeons par Serrurier et Rousseau (1841), Bonizzi (1876), Generali (1879), Bollinger (1881), Kitt (1881); sur l'oie par Schütz (1884), sur le canard par Hayem (1873), sur le cygne par Jäger (1810) et par E. Zschokke (1887).

Les *symptômes* consistent d'abord dans une accélération de la respiration, dans un catarrhe plus ou moins grave de la trachée et des bronches, dans un ronchus qui se fait entendre surtout à l'expiration. Puis la respiration devient de plus en plus pénible, suffocante, le ronchus plus fort, enroué, ronflant, comme dans la diphtérie. Il y a de la fièvre, la température du corps s'élève, l'appétit a diminué ou tout à fait disparu, la soif est, au contraire, augmentée. Les malades restent solitaires, sont faibles, mous; les ailes sont tombantes, les plumes sont hérissées, les paupières à demi fermées, la tête abaissée, l'aspect somnolent. L'amaigrissement survient plus ou moins vite, et une diarrhée colliquative finit par emporter les sujets. Ce dénouement peut arriver au bout d'une ou de plusieurs semaines, même de deux mois. Dans la mycose des sacs aériens, le marasme est parfois le seul signe de la maladie.

Les *lésions* trouvées à l'autopsie siègent dans la trachée, les bronches, les poumons, les divers sacs aériens, rarement dans les cavités nasales ou dans les sinus aériens des os. Elles consistent dans des tubercules ou des formations membraneuses, planes ou discoïdes, de 3 à 10 millimètres d'épaisseur, jaune sale ou verdâtre, d'abord molles, puis plus consistantes et en forme d'exsudat fibrino-purulent. Parfois, les cavités aériennes sont plus ou moins obstruées par ces formations, alors plus épaisses et fermes. Elles peuvent subir une dégénérescence caséeuse ou calcaire. Dans leur épaisseur, mais surtout à leur surface ou dans leurs couches superficielles, on trouve le mycélium et l'appareil conidien d'un *Aspergillus*. L'exsudat est constitué par de la fibrine, englobant et de nombreux leucocytes, dont une grande partie est infiltrée de graisse, et une infinité de microcoques. Dans les poumons, il se forme des tubercules, agglomérés ou disséminés, et l'organe présente l'aspect de la pneumonie caséeuse ou de la phtisie à tubercules crus. Perroncito a trouvé une fois l'affection localisée à la membrane des sacs thoraciques et au péritoine : les lésions consistaient en des tubercules ayant au plus le volume d'une tête d'épingle, rappelant tout à fait ceux de l'acariase due au *Symplectoptes cysticola* (V. p. 228). Leur centre renfermait un mycélium d'*Aspergillus*.

Il est possible que, dans quelques cas, les Champignons s'établissent seulement dans les organes respiratoires déjà affaiblis par quelque maladie. Mais, en général, ils sont véritablement et primitivement pathogènes. Les spores venues des fourrages ou de la litière, pénétrant avec l'air inspiré, trouvent dans les muqueuses des voies respiratoires un milieu humide et chaud qui leur est des plus favorables; elles y développent un mycélium dont la présence provoque des phénomènes inflammatoires. Cette conclusion ressort des intéressantes recherches de Schütz. Siebenmann avait montré que l'*Asp. fumigatus* et l'*Asp. nigrescens* se développent à une température assez élevée. Schütz a reconnu que la première de ces espèces, qui demande une température de 37 à 40°, est la plus dangereuse, et que l'*Asp. nigrescens*, prospérant seulement vers 35°, est moins à craindre, car si ses spores germent à la température du corps des oiseaux, elles n'engendrent pas un véritable mycélium. Quant à l'*Asp. glaucus*, il ne germe pas à la température animale et, selon Schütz, ses spores ne peuvent agir que par l'irritation mécanique qu'elles causent et par l'obstruction des voies respiratoires.

Les races fines et délicates de pigeons seraient, d'après Generali, plus exposées que les races communes aux pneumomycoses et aux mycoses des sacs aériens.

La prophylaxie de cette affection, qui peut se montrer sous la forme épizootique, consistera évidemment dans une propreté rigoureuse des poulaillers, pigeonniers, etc., dans leur désinfection à l'eau bouillante, dans la destruction de toutes les matières envahies par les moisissures.

La maladie est ordinairement mortelle. On peut cependant, au début, retirer des avantages de l'emploi des vapeurs de goudron. On prend un demi-litre d'eau; on y verse une cuillerée de goudron végétal; puis on y plonge, en l'agitant, un morceau de fer rougi au feu. Ces vapeurs ne doivent pas être assez épaisses pour devenir irritantes.

Mammifères. — Diverses moisissures peuvent pénétrer à l'état de spores dans les voies respiratoires des mammifères domestiques et s'y développer si quelque altération pathologique (caverne pulmonaire, trachéotomie, etc.) supprime localement le courant atmosphérique et offre à ces cryptogames un habitat favorable. Mais, dans ce cas, elles ne deviennent point pathogènes et nous n'avons pas à nous y arrêter. Nous ne dirons rien non plus de ces cas de pneumonies ou pneumoconioses dus à la pénétration de spores qui agissent simplement comme irritants et ne végètent pas. Les mycoses pulmonaires dues à des microcoques n'entrent pas dans le cadre de cet ouvrage. Cette élimination faite, il ne reste qu'un petit nombre de véritables pneumomycoses chez les mammifères domestiques.

D'après Zürn, Schütz aurait observé plusieurs fois la pneumomycose aspergillaire chez le cheval; lui-même l'aurait constatée sur des bœufs.

A l'autopsie d'un cheval sacrifié comme atteint d'une paralysie du pharynx, Rivolta trouva dans le sinus droit une tumeur, dont le contenu, purulo-sanguin, renfermait de nombreux filaments de mycélium et des cellules nucléées brillantes. Il y avait aussi de la pneumonie à droite, et des filaments de mycélium dans les vésicules pulmonaires. Le rôle pathogène du Champignon est loin d'être bien établi (1).

P. Martin a publié (2) une intéressante observation de pneumomycose chez un cheval de quatre ans, qui, maigrissant et ne mangeant guère depuis plusieurs mois, avait été abattu. Dans toute la partie antérieure et dans la moitié inférieure des deux poumons, la plèvre était inégalement épaissie, injectée, opaque. Les lobes antérieurs des poumons étaient hépatisés, et dans leur masse se trouvaient disséminées des nodosités purulentes atteignant au plus le volume d'un pois, entourées d'une épaisse membrane conjonctive et communiquant souvent avec les bronches. Celles-ci avaient leur muqueuse enflammée et leur lumière plus ou moins obstruée par un produit purulent. Des nodosités plus volumineuses existaient dans le foie. Les unes et les autres montraient, au milieu de produits pathologiques, des filaments de mycélium de 0μ 5 à 3 μ de large sur 15 à 30 de long; certains avaient jusqu'à 6 μ de large et 20 à 90 de longueur. Leur nature et leur origine ne furent pas déterminées.

G. Roeckl a fait une observation analogue sur une vache. Des nodosités étaient répandues dans tout le tissu pulmonaire. Elles avaient le volume d'une graine de chènevis. Des pneumonies partielles donnaient au poumon un aspect analogue à celui qui appartient à la péripneumonie. La muqueuse bronchique était ulcérée en plusieurs points. Les nodosités correspondaient à des alvéoles pulmonaires. Leur centre était formé par un mycélium dont les filaments prenaient à la périphérie une disposition radiaire. Par leurs dimensions, ils paraissaient se rapprocher de l'*Asp. fumigatus*. P. Piana a constaté chez une vache un cas assez analogue à celui-ci (3).

Rivolta a donné le nom de *Mucorimyces canis familiaris* à un Champignon qu'il a trouvé chez une chienne morte dans le marasme, après avoir présenté les symptômes suivants : toux sèche et fréquente, respiration accélérée, boiterie d'un membre postérieur. Les reins, les poumons, la rate et la corne gauche de l'utérus étaient envahis par des sarcomes encéphaloïdes, renfermant des filaments entrelacés en divers sens et dont quelques-uns étaient constitués par des cellules rondes ou spores placées bout à bout. Leur diamètre variait de 4 à 22 μ, et leur longueur atteignait jusqu'à 28 μ. Il est regrettable que ce Champignon n'ait pas été l'objet d'une culture, qui, en en montrant la nature, aurait probablement permis de supprimer le nom arbitraire de *Mucorimyces* qui lui a été donné (4).

(1) Rivolta, *Il medico veterinario*, 1857.

(2) P. Martin, *Jahresbericht der K. centr.-Thierarzneischule in München*, Leipzig, 1884, p. 111.

(3) G. Roeckl, *Deutsche Zeitsch. f. Thiermed.* 1884, p. 122; et *Ann. de méd. vétér.* 1885, p. 146 et 195. — P. Piana, *R. Scuola sup. di med. veter. di Milano. Annuario per* 1886-87.

(4) Rivolta, *Giorn. di anat. fisiol. e patol. degli animali*, 1885, p. 121.

LIVRE CINQUIÈME

PARASITES DE L'APPAREIL CIRCULATOIRE SANGUIN.

Parmi les embryons de parasites qui, introduits dans l'appareil digestif, n'y trouvent pas les conditions de leur développement, un grand nombre traversent les parois gastriques ou intestinales pour chercher un habitat mieux adapté à leurs besoins. Certains rencontrent dans ces migrations actives des vaisseaux sanguins, par lesquels ils sont transportés passivement au lieu de leur évolution ultérieure : tels sont, pour ne citer qu'un exemple incontestable, les helminthes parasites des centres nerveux. Le sang des divers points de l'économie doit donc assez souvent charrier des parasites, qui, grâce à leurs dimensions microscopiques et à leur extensibilité, peuvent traverser le réseau capillaire. La plupart ne font que passer dans l'appareil circulatoire. Il en est cependant quelques-uns pour lesquels il constitue un habitat favorable, qui les attire et les retient : ce sont ceux que, pour ce motif, on appelle *hématozoaires*, parce qu'une des phases de leur existence exige le milieu sanguin (1).

En général, ils restent sans influence appréciable sur la santé de leur hôte. Parfois cependant ils entraînent des désordres locaux ou généraux, subordonnés à des troubles circulatoires.

Indépendamment des hématozoaires, d'autres helminthes, en se développant dans le myocarde, sont capables de déterminer de graves altérations. Tous les parasites qui ont les muscles pour habitat peuvent se trouver dans le cœur ; mais, parmi eux, les Échinocoques seuls méritent d'être examinés ici parce que seuls ils sont une menace de danger. On peut les rencontrer dans le cœur de tous les animaux susceptibles de les héberger; mais c'est chez le cheval et le bœuf seulement qu'on en a signalé les funestes effets.

Ces deux espèces domestiques sont, avec le chien, les seules aussi qui, jusqu'à présent, aient offert des hématozoaires.

(1) R. Blanchard, art. HÉMATOZOAIRES (*Dict. encycl. des sc. méd.*, 4e série, t. XIII, 1887, p. 43).

CHAPITRE PREMIER

HÉMATOZOAIRES DU CHEVAL.

Nous ne parlerons pas des Échinocoques du cœur ou des artères du cheval, le peu qu'il y ait à en dire pouvant se réunir utilement à ce qui sera rapporté des Échinocoques du cœur chez le bœuf.

A plusieurs reprises, on a trouvé chez le cheval des embryons de Nématodes circulant avec le sang; mais jusqu'à présent leur histoire reste enveloppée d'incertitudes, et il est impossible de les rattacher à une espèce déterminée (1).

C'est ainsi que Sonsino a appelé *Filaria sanguinis equi* des larves microscopiques rencontrées dans le sang d'un cheval en Egypte. Ces larves étaient semblables à celles du *Filaria sanguinis hominis*, qu'on trouve chez l'homme, dans les contrées chaudes de l'Asie et de l'Amérique. Elles étaient plus petites, celles de l'homme mesurant 120 à 125 μ de long sur 8 à 11 μ de large. Il faut remarquer qu'à l'autopsie du cheval en question, on trouva dans le péritoine des *Filaria papillosa*, qui étaient peut-être la source des hématozoaires. Déjà Wedl avait observé des embryons dans le sang du cheval et les avait rapportés aussi au *F. papillosa* (Railliet).

En 1881, à Kasan, Lange a trouvé, dans le sang des diverses parties du corps d'un cheval atteint d'hématurie et d'ictére, des embryons de Nématodes en telle quantité que chaque goutte de sang en renfermait deux ou trois. Ils avaient environ 30 μ de long sur 5 μ 4 de large. Ils n'ont pas été trouvés dans l'urine de ce cheval, qui, d'ailleurs, se rétablit assez promptement. Lange est porté à considérer ces Nématodes comme la cause de l'hématurie, principalement sous la forme enzootique, et il en rapproche les effets de ceux que détermine chez l'homme le *Filaria sanguinis hominis*.

W. Burke a trouvé constamment des embryons semblables dans le sang et l'urine de chevaux atteints d'une affection que certains vétérinaires anglais ont désignée sous le nom de « fièvre épizootique », qu'il a lui-même longtemps considérée comme une forme d' « influenza », et qui, par l'ensemble des symptômes, a de grandes analogies avec l'anasarque idiopathique. Ces vers avaient environ 300 μ de long et en moyenne chaque goutte de liquide en montrait un exemplaire.

Un Nématode fréquent dans les artères du cheval, de l'âne et du mulet est le **Sclérostome armé** (*Sclerostoma equinum* Müll., *Strongylus armatus* Rud.), qui, à l'état adulte, habite le cæcum et l'origine du gros côlon (voy. p. 370). Sa présence détermine, en général, la formation d'anévrysmes.

Anévrysmes vermineux (2). — La connaissance de ces anévrysmes remonte au XVIIe siècle.

(1) Sonsino, *The Veterinarian*, 1877. — J. Lange, *Zur Aetiologie der Hämaturie bei Pferden* (*Deutsche Zeitschr. f. Thiermedicin*, 1882, p. 71). — R. W. Burke, *Febris hæmatobiæ equorum* (*The Veterinary Journal*, mai 1882, p. 319).

(2) Fr. Ruysch, *Dilucidatio valvularum... Accesserunt*, etc. La Haye, 1665, et *Opera omnia*, p. 61. — J. H. Schulze, *Act. phys. med. nat. cur.*, t. I, 1725, p. 519. — Chabert, *Tr. des malad. vermineuses dans les animaux*, Paris, 1782, p. 19. — Hodgson, *Engravings intended to illustr. some of the diseases of arteries*, London, 1815. — Rigot, *De l'anévrysme spontané* (*Journ. de méd. vét. et comp.*, 1827, p. 317). — Trousseau et Leblanc, *Rech. anatom. sur les malad. des vaisseaux* (*Arch. gén. de méd.* 1828, t. XVI, p. 193). — Hering, *Mém. sur les anévrysmes internes du cheval* (*Rec. de méd. vét.*, 1830, p. 433). — Rayer, *Rech. crit. et nouv. observ. sur l'anévrysme vermineux*, etc.

En 1665, Ruysch découvrit dans un anévrysme de l'artère mésentérique d'un cheval une quantité innombrable de petits vers et il eut depuis l'occasion de faire trois ou quatre fois la même observation. En 1725, J. H. Schultze constata un fait semblable; de même, en 1782, Chabert, qui, naturellement, appela ces vers des *crinons*. Depuis lors, ces observations se sont beaucoup multipliées, principalement entre les mains de Rudolphi, Hogdson, Greve, Rigot, Trousseau et Leblanc, Hering. Rayer et surtout Bollinger ont fait de ce parasitisme une étude attentive et suivie et en ont définitivement fixé les points essentiels.

Ces anévrysmes vermineux n'ont été observés que chez les Équidés : cheval, âne, mulet et hémione (Laboulbène).

D'après Numan, ils seraient plus fréquents chez l'âne que chez le cheval. Hering avance que, sauf chez les jeunes poulains, il est rare de trouver un cheval sans dilatation anévrysmale. Bollinger estime de 90 à 94 pour 100 la proportion des chevaux adultes qui en présentent. Selon Semmer, à Dorpat tous les poulains sans exception ont des anévrysmes vermineux. Mather a vu une sorte d'épizootie se déclarer chez les poulains et consister dans des anévrysmes vermineux de l'aorte, près de l'origine des artères rénales (1).

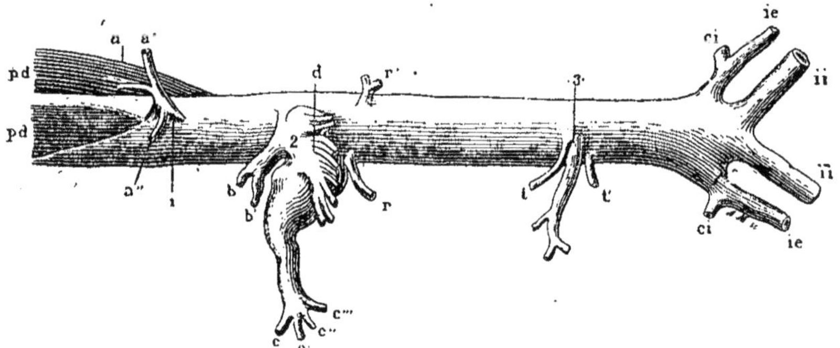

Fig. 270. — Aorte abdominale du cheval avec ses ramifications.

1, tronc cœliaque : *a*, artère gastrique; *a'*, artère splénique; *a''*, artère hépatique. — 2, tronc de la grande mésentérique, un peu anévrysmatique : *b*, artère colique gauche; *b'*, première artère du côlon flottant; *c*, artère colique droite; *c'*, artère cæcale inférieure; *c''*, artère cæcale supérieure; *c'''*, artère iléo-cæcale; *d*, artères de l'intestin grêle. — *r*, artère rénale droite; *r'*, artère rénale gauche. — 3, tronc de la petite mésentérique; *t*, *t'*, artères grandes testiculaires gauche et droite; *ii*, iliaques internes; *ie*, iliaques externes; *ci*, artères circonflexes iliaques; *pd*, piliers du diaphragme.

Ces anévrysmes ne se rencontrent que sur certaines des branches viscérales de l'aorte postérieure, exceptionnellement sur l'aorte postérieure elle-même. Sur 65 chevaux, Hering a noté l'anévrysme du

(*Arch. de méd. comp.*, 1842, p. 1). — Bollinger, *Die Kolik der Pferde u. d. Wurmaneurysma d. Eingeweidearterien*, München, 1870.

(1) A. Numan, *Mém. sur les entozoaires de l'œil*, trad. du hollandais par S. Verheyen (*Journ. vét. et agric. de Belgique*, 1842, p. 67). — Semmer, Art. Aneurysma (*Encyklopädie d. ges. Thierheilkunde*, t. I, 1884, p. 181). — Mather, *The veterinarian*, 1857; et *Rec. de méd. vét.*, 1858, p. 692.

tronc de l'artère grande mésentérique 7 fois; de l'artère colique, 59 fois; de l'artère cæcale, 18 fois; des artères de l'intestin grêle, 16 fois; de la petite mésentérique, 2 fois; du tronc cœliaque, 2 fois; de l'artère hépatique, 3 fois; de l'artère rénale, 1 fois. Il est fréquent de trouver plus d'un anévrysme chez le même cheval. — Sur 35 chevaux, Bollinger a constaté 60 anévrysmes. En les réunissant aux 108 relevés par Hering sur 65 chevaux, il établit que, sur 100 chevaux, on trouve 168 anévrysmes, dont 153 de la grande mésentérique et de ses divisions, 4 du tronc cœliaque, 3 de l'artère hépatique, 3 de la petite mésentérique, 3 de l'artère rénale et 2 de l'aorte postérieure. Sur 100 chevaux, 90 à 94 ont un ou plusieurs anévrysmes vermineux. Les Sclérostomes ont été plusieurs fois trouvés aussi dans l'artère testiculaire (Voy. *Parasites des organes génito-urinaires*) et une fois dans l'artère occipitale (Le Bihan, cité par Railliet). Enfin, Röll les indique comme se rencontrant dans la veine cave, et, selon Valentin, on en a recueilli un exemplaire dans la veine porte à l'école vétérinaire de Berne.

L'anévrysme vermineux est ordinairement fusiforme, parfois globuleux ou cylindroïde. Son volume moyen est celui d'une noix; mais il peut ne pas dépasser celui d'un pois ou atteindre les dimensions d'une tête d'homme.

Il consiste en une dilatation de l'artère qui en est le siège avec hypertrophie de ses parois. La dilatation fait quelquefois défaut, malgré les lésions graves de thrombose dont le vaisseau peut être le siège (1).

La *tunique externe* est d'ordinaire épaissie et présente une induration variée selon l'ancienneté de la tumeur. Elle adhère fortement aux parties voisines et se confond plus ou moins intimement avec le tissu conjonctif environnant.

La *tunique moyenne* est toujours hypertrophiée et quelquefois dans de grandes proportions. Son épaisseur, qui normalement est d'environ un millimètre, peut atteindre et même dépasser deux centimètres. Cet épaississement peut consister en une simple hypertrophie de la tunique; il peut aussi être dû à des phénomènes inflammatoires, avec atrophie des fibres musculaires.

La *tunique interne* est presque constamment altérée. Elle peut présenter tous les degrés de l'endartérite et de la métamorphose régressive, depuis des épaississements partiels, une teinte blanchâtre, laiteuse, jusqu'à l'ulcération, la transformation athéromateuse et la calcification. Celle-ci, toujours rare, peut prendre par exception l'aspect d'une véritable ossification.

A l'intérieur de l'anévrysme, il y a d'ordinaire un dépôt fibrineux, un thrombus, toujours adhérent (à un degré variable) à la membrane

(1) Durieux, *Perforation de l'aorte postérieure sans anévrysme, par des Sclérostomes armés* (*Ann. de méd. vét.*, 1886, p. 250).

interne. Il est plus ou moins régulier, plus ou moins consistant, oblitère plus ou moins la lumière du vaisseau, mais est presque toujours traversé en son milieu par un canal qui livre passage au sang. Souvent ce thrombus se prolonge dans l'artère en avant et en arrière

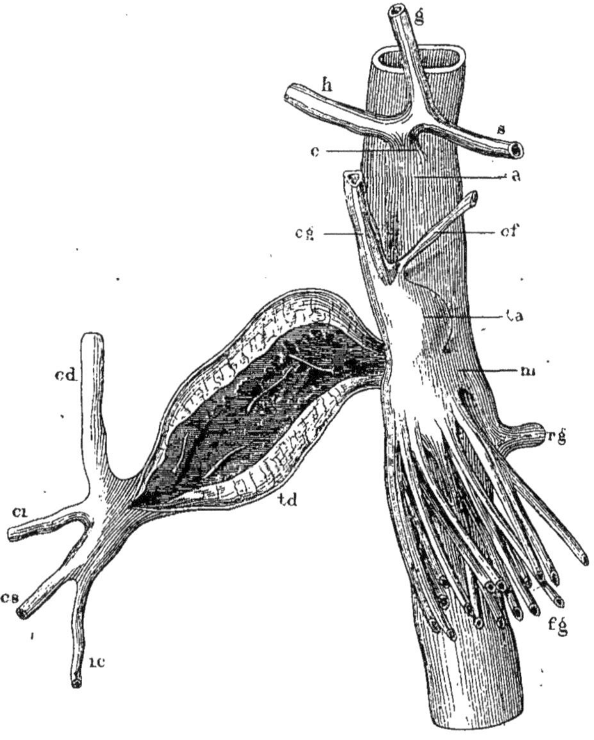

Fig. 271. — Anévrysme vermineux de la grande mésentérique, 1/2 de grandeur naturelle (Railliet).

a, aorte. — *c*, tronc cœliaque. — *h*, artère hépatique. — *g*, artère gastrique. — *s*, artère splénique. — *m*, tronc de la grande mésentérique. — *ta*, tronc du faisceau antérieur, siège d'un petit anévrysme. — *cg*, artère colique gauche ou rétrograde. — *cf*, première artère du côlon flottant. — *fg*, artères du faisceau gauche ou de l'intestin grêle. — *td*, tronc du faisceau droit, siège d'un anévrysme : la paroi supérieure du vaisseau a été excisée pour montrer l'épaississement de la membrane moyenne de l'artère, les caillots internes et les Sclérostomes qui y sont fixés. — *cd*, artère colique droite ou directe. — *ci*, artère cæcale inférieure. — *cs*, artère cæcale supérieure. — *ie*, artère iléo-cæcale. — *rg*, artère rénale gauche.

de l'anévrysme. Il est susceptible de s'organiser dans ses couches les plus externes et de subir le ramollissement. Sa formation est essentiellement liée à la présence des vers, aux processus inflammatoires, ulcératifs et régressifs de la tunique interne et à la dilatation du vaisseau. Decroly a publié un cas remarquable où l'altération de l'aorte s'étendait du cœur à la région lombaire (1).

Dans l'anévrysme, on trouve, 9 fois sur 10, des Vers dont le

(1) Decroly, *Annales de médecine vétérinaire*, 1881, p. 484.

nombre moyen est de 9 à 11, et varie dans les limites de 2 à 121. Lorsqu'ils font défaut, les lésions ont le caractère chronique; elles sont plus ou moins aiguës dans le cas contraire. Ces Vers sont la forme jeune du Sclérostome armé. Leur teinte est rosée; ils mesurent en moyenne 1 à 3 centimètres de longueur; leurs caractères sexuels sont déjà bien accusés, mais leurs organes génitaux demeurent rudimentaires. Ils subissent sur place une mue, à la suite de laquelle leur armature buccale prend ses caractères définitifs. Rayer et Diesing, les considérant à tort comme une variété distincte, leur avaient donné les noms : le premier, de *Strongylus armatus minor;* le second, de *Sclerostoma armatum aneurysmaticum.*

Parmi ces Sclérostomes anévrysmatiques, les uns sont presque entièrement libres dans la cavité de l'artère; la plupart sont plus ou moins cachés dans les couches du thrombus, la tête ou l'extrémité caudale restant le plus ordinairement saillante dans le courant sanguin. On peut en trouver aussi dans les parois hypertrophiées de l'artère, soit dans la tunique interne, soit dans la tunique moyenne, soit entre ces deux couches. Ils peuvent aussi n'y être représentés que par les téguments qu'ils ont laissés à la suite de leur mue. Enfin, Generali a trouvé chez un âne, en dehors de l'anévrysme de la mésentérique, une tumeur située à l'origine des artères de l'intestin grêle : cette tumeur était creusée de deux abcès renfermant chacun un Strongle mâle (1).

Les anévrysmes vermineux donnent rarement lieu à des *symptômes* caractéristiques. Souvent on n'en reconnaît la présence qu'à cause de la rupture qu'ils ont éprouvée et qui a entraîné la mort rapide du cheval par hémorragie interne. Au moment où cet accident se produit et qui coïncide d'habitude avec un effort du sujet, on voit celui-ci s'acculer sur l'arrière-main, se traîner sur ses boulets et tomber comme frappé de paraplégie; le pouls est filiforme, les extrémités sont froides, les muqueuses apparentes blanches, etc ; en général, les derniers moments de la vie sont marqués par les signes d'une profonde et violente souffrance. Les anévrysmes de l'aorte paraissent plus sujets à la rupture que ceux de la grande mésentérique. D'ordinaire, le sang s'épanche dans le péritoine; quelquefois la rupture aboutit directement au tube intestinal. Sur 18 cas relevés par Bollinger, 15 ruptures s'étaient ouvertes dans la cavité abdominale, 3 dans l'intestin. Cette dernière forme peut parfois être reconnue au sang qui imprègne les crottins rejetés avant la mort. La rupture des anévrysmes vermineux doit être attribuée à la faible résistance de leurs parois, qui ont perdu leur élasticité et leur contractilité, et à l'augmentation de la pression artérielle par l'obstacle que le rétrécissement de la lumière du vaisseau apporte en aval à la circulation.

En dehors de ces cas de mort rapide, on a signalé, comme symp-

(1) G. Generali, *Note elmintologiche* (*Arch. di med. veter.*, Milano, 1878, p. 194).

tômes de l'anévrysme de l'aorte postérieure : la diminution de la vigueur des sujets, le gêne dans les mouvements du train postérieur, la difficulté d'uriner, la douleur, la voussure du rein, de l'infiltration et des boiteries intermittentes d'un ou deux membres postérieurs; des crampes, des signes de paraplégie; mais ces éléments sont trop peu caractéristiques pour permettre un diagnostic certain. A peine pourraient-ils éveiller des soupçons que viendrait quelquefois confirmer l'exploration rectale.

Ce qui constitue la gravité des anévrysmes vermineux, indépendamment de l'éventualité de leur rupture, c'est, comme Bollinger l'a établi, leur influence sur la fréquence et la gravité des coliques.

Le caillot formé à l'intérieur de la grande mésentérique ou des autres artères sujettes à ces anévrysmes peut laisser échapper un ou plusieurs fragments, que le sang emporte et qui vont constituer des embolies dans les ramifications artérielles destinées au tube intestinal. Selon le volume de l'embolus, l'artère oblitérée est elle-même plus ou moins volumineuse, et les troubles plus ou moins graves. Il y a subitement anémie ou ischémie de la portion de l'intestin à laquelle l'artère se distribue, par suite paralysie d'une ou de plusieurs anses intestinales, où sont suspendues les sécrétions ainsi que les mouvements péristaltiques et antipéristaltiques. Cohn et Panum ont, en effet, montré que ce sont bien là les effets des embolies expérimentales de la grande mésentérique. La portion ischémiée de l'intestin, d'abord pâle, devient bientôt rouge foncé; il s'y produit un gonflement de la muqueuse, des infarctus hémorragiques, des exsudats séreux, des ecchymoses et parfois une augmentation considérable du volume de l'organe.

Ces phénomènes, presque immédiatement consécutifs, tiennent à l'absence totale de pression dans le territoire capillaire de l'artère et même dans le tronc veineux qui y fait suite, jusqu'à son anastomose avec une autre veinule où la circulation se fait librement. Le sang reflue de ce point vers les capillaires, où la tension est presque nulle et en détermine bientôt l'engouement et même de petites hémorragies. Par suite apparaissent des coliques, qui s'évanouissent rapidement si l'artère obstruée est de faible calibre, les collatérales la suppléant bientôt. La facilité avec laquelle s'établit cette circulation collatérale détermine la durée de ces coliques. Elle est quelquefois plus aisée dans une grosse branche plus rapprochée du tronc d'émergence; cela explique comment une colique qui paraissait très grave peut guérir assez vite. L'établissement de la circulation collatérale contribue d'ailleurs, en général, pour une part importante à l'hyperémie post-ischémique. Cette hyperémie collatérale ou compensatrice tient à l'exaltation de la pression sanguine dans les branches vasculaires voisines du vaisseau oblitéré, comme Feltz l'a fait voir. Lorsqu'elle n'a pas donné lieu à des lésions irréparables, l'équilibre se rétablit assez vite et tout malaise disparaît.

La gravité du mal, subordonnée en grande partie à l'importance du vaisseau oblitéré, dépend aussi de l'état de plénitude des viscères et de la qualité, de l'altérabilité des fourrages qui y sont contenus.

Les coliques par embolies artérielles sont prises pour des coliques d'indigestion intestinale. L'indigestion est souvent, en effet, le résultat immédiat le plus important de l'embolie, l'hyperémie compensatrice étant à peu près nulle et l'ischémie assez marquée. Il y a, par suite, des douleurs intestinales qui sont, en elles-mêmes, la cause d'une aggravation des troubles circulatoires. Si l'hyperémie l'emporte, on a ce qu'on appelle une congestion ou une apoplexie intestinale.

Ces coliques d'origine circulatoire n'ont pas de signes particuliers qui permettent de les distinguer avec une suffisante précision dans le groupe complexe des douleurs abdominales. En général, elles surviennent brusquement, avec violence, arrivent rapidement à une issue fatale ou se terminent aussi vite par délitescence.

On comprend que, si la thrombose abandonne de temps à autre des fragments, il y aura souvent de ces coliques, qui pourront un jour se terminer par une hémorragie mortelle, lorsque les embolies d'ancienneté variée seront assez nombreuses pour que les circulations collatérales ne puissent plus suppléer les obstructions. Il ne répugne pas d'attribuer à ces embolies artérielles un grand nombre de ces coliques à rémittences plus ou moins longues qui s'observent si souvent sur les chevaux.

A l'autopsie de chevaux morts de coliques, il est souvent difficile de découvrir l'artère oblitérée et le siège de l'embolie, à cause du grand développement des vaisseaux intestinaux et surtout de leur injection générale. Il faut apporter à cette recherche beaucoup de patience et de soins.

Chez les sujets qui ont guéri de coliques à une date plus ou moins éloignée, on trouve souvent dans les divisions de la grande mésentérique, ainsi que dans les veines correspondantes, des lésions anciennes sous forme de thromboses. Ces vaisseaux sont totalement ou partiellement oblitérés, et l'on voit d'ordinaire autour d'eux de la pigmentation du péritoine et des autres organes. Bollinger dit que, sur une surface d'un centimètre carré, il a quelquefois trouvé cinq ou six artérioles ou veinules ainsi oblitérées.

La relation entre les oblitérations de la grande mésentérique et les coliques avait déjà été signalée plusieurs fois, dans quelques cas particuliers, spécialement par Rigot, Hering, Reynal, Bruckmüller, Bonnaud et Andrieux (1). Mais on doit à Bollinger la systématisation logique de ces faits.

Il a montré ensuite la grande fréquence de ces coliques d'origine

(1) Rigot, *Rec. de méd. vét.*, 1829, p. 471. — Hering, *loc. cit.* — Reynal, *Rec. de méd. vét.*, 1853, p. 341. — Bruckmüller, *Vierteljahrsschr. f. wiss. Veterinärmed.*, 1860, p. 64; 1861, p. 20. — Bonnaud et Andrieux, *Journ. des vét. du midi*, 1867, p. 124.

artérielle. De nombreuses statistiques qu'il a rapprochées établissent que, sur 100 chevaux traités pour des maladies internes, il y en a 40 en moyenne qui souffrent de coliques; que sur 100 morts, 40 aussi sont dues à des coliques; enfin, que sur 100 cas de coliques, il y a 87 guérisons et 13 morts. On a vu plus haut la proportion considérable des chevaux porteurs d'anévrysmes vermineux. Bollinger croit pouvoir en conclure que les trois quarts des cas de coliques doivent être attribués à ces anévrysmes. Il y a peut-être quelque exagération dans cette estimation; mais la gravité des dommages attribuables aux Scléros-tomes armés n'en reste pas moins établie.

Il serait donc d'une haute importance de les restreindre le plus possible. On n'y arriverait que par une surveillance rigoureuse des eaux de boisson destinées aux chevaux. La filtration seule de ces eaux permettrait d'avoir toute sécurité. Mais la nocuité des vers anévrysmatiques n'est pas assez tangible, du moins aux propriétaires, pour qu'on puisse espérer voir se répandre quelque peu une précaution aussi perturbatrice des usages courants.

Quant au traitement à appliquer aux chevaux atteints de ces anévrysmes, il ne peut être formulé avec autorité puisque le diagnostic est lui-même à peu près impossible. Peut-être cependant, pour les chevaux sujets aux coliques ou qui manifestent de la raideur ou une sensibilité exceptionnelle de la région lombaire, se trouverait-on bien de l'usage interne répété, prolongé et surveillé de l'essence de térébenthine. Il n'est pas inadmissible que ce médicament puisse agir efficacement contre les Vers au sein des anévrysmes qu'ils habitent.

Observation. — Nous mentionnerons seulement ici le *Spiroptera reticulata* Creplin, qui a été trouvé quelquefois dans l'artère collatérale du canon et dans celles qui avoisinent le ligament cervical. Comme il se rencontre surtout dans les ligaments, les considérations qu'il comporte seront mieux à leur place à propos des parasites des muscles et du tissu conjonctif.

CHAPITRE II

HÉMATOZOAIRES DES RUMINANTS.

On n'a encore rencontré chez le bœuf qu'un seul véritable hématozoaire, le *Bilharzia crassa*. Cependant Gurlt (cité par Schneider) aurait trouvé dans des anévrysmes artériels de la vache le *Strongylus micrurus*, qui a pour habitat normal les bronches des bêtes bovines. Outre cette mention, nous aurons aussi à parler des cystiques qui peuvent se rencontrer dans les parois du cœur.

Bilharzia crassa Sons. (1). — Le nom de *Bilharzia* a été donné par Cobbold à un Ver découvert en 1851 par Bilharz, au Caire, dans la veine porte de l'homme. Il a été depuis retrouvé fréquemment sur toute l'étendue de la côte orientale africaine, puis en Arabie, à l'île Bourbon et aux Indes, et il abonde surtout dans les vaisseaux du système porte, du mésentère, dans les veines hémorroïdales et vésicales. Les œufs sont portés dans la vessie ou dans l'intestin et y provoquent une hématurie ou une entérite. Ce parasite a reçu le nom de *Bilharzia hæmatobia* Cobb. Un Ver analogue a été recueilli en 1876, à Zagazig (Egypte), par Sonsino, dans la veine porte d'un taureau, et plus tard chez le mouton. Il l'avait appelé d'abord *Bilharzia bovis*, nom qu'il a plus tard changé, avec raison, en celui de *Bilharzia crassa*.

Les *Bilharzia* sont des Trématodes de la famille des Distomidés, qui présentent cette particularité remarquable que les sexes sont séparés. Le *mâle* est blanchâtre, cylindroïde, et les deux ventouses, orale et buccale, sont assez rapprochées l'une de l'autre. Il porte la femelle dans une gouttière ventrale, dite *gynécophore*, formée par les deux côtés du corps, qui sont larges et réfléchis. La *femelle* est filiforme, plus longue et beaucoup plus étroite que le mâle; sa partie moyenne seule est renfermée dans le gynécophore, ses extrémités antérieure et postérieure demeurant libres. Les orifices génitaux des deux individus se correspondent : ils sont situés immédiatement en arrière de la ventouse ventrale.

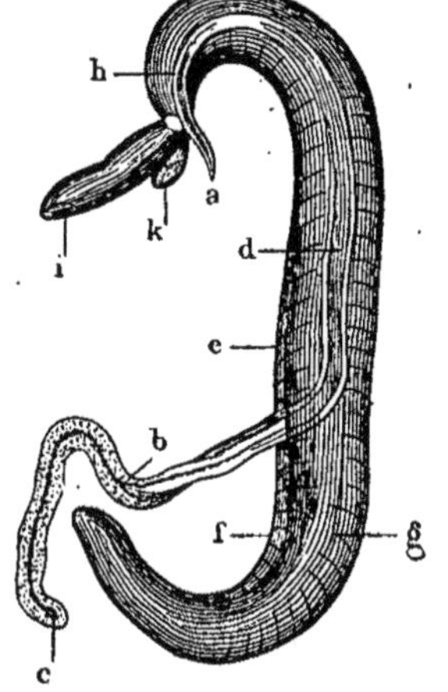

Fig. 272. — *Bilharzia hæmatobia*, mâle et femelle, fortement grossis, d'après Bilharz.

abc, femelle contenue en partie dans le canal gynécophore : *a*, extrémité antérieure; *c*, extrémité postérieure; *d*, corps vu par transparence dans le canal. — *ig*, mâle. — *ef*, canal gynécophore, entr'ouvert en avant et en arrière de la femelle, qui en a été extraite en partie. — *g,h*, limite, vers le dos, de la dépression ventrale qui constitue le canal. — *i*, ventouse buccale. — *k*, ventouse ventrale.

Le *Bilharzia crassa* est un peu plus long et sensiblement plus épais que le *B. hæmatobia*, qui a environ 14 millimètres (mâle) et 20 millimètres de longueur (femelle). Une différence plus importante réside dans la forme des œufs, qui, chez le *B. crassa*, ont $0^{mm}16$ à $0^{mm}18$, sont plus longs et plus étroits, fusiformes, et sont aussi prolongés à l'un de leurs pôles par une pointe pyriforme. Ces œufs renferment un embryon cilié, qui est mis en liberté dans l'eau et se montre muni d'une ébauche d'appareil digestif.

Le *B. crassa* détermine chez les animaux des désordres analogues à ceux qu'engendre chez l'homme le *B. hæmatobia*. Chez un bœuf dont le sang a fourni une trentaine de ces parasites, Sonsino a constaté un catarrhe très prononcé de l'intestin, avec épaississement, exsudation et ecchymoses des parois. La muqueuse vésicale était ecchymosée et recouverte de saillies papilliformes, jaunes à la pointe, de la grosseur d'une tête d'épingle. Les vaisseaux renfermaient des œufs de *Bilharzia*. Il est possible que l'on puisse attribuer à ce parasite l'hématurie dont les bêtes bovines sont assez souvent atteintes sur la côte orientale de l'Afrique et au Cap. Comme l'homme, elles en puiseraient le germe dans les eaux impures dont elles s'abreuvent.

A l'autopsie de deux bœufs qui avaient été abattus à Calcutta comme sus-

(1) S. Cobbold, art. Bilharzia (*Encyklopädie d. gesammten Thierheilkunde u. Thierzucht*, d'Alois Koch, 1884).

pects de peste bovine, Bomford trouva, dans l'épaisseur de la muqueuse ou dans des excroissances papillaires de la marge de l'anus, des œufs de *Bilharzia*, qui, par leurs caractères, se rapportaient plutôt au *B. hæmatobia* qu'au *B. crassa*. Si ces bœufs n'avaient jamais été en Afrique, comme l'affirme l'auteur, on devrait en conclure que le *Bilharzia* vit également dans les Indes (1).

Hydatides des voies circulatoires. — Nous aurons plus tard, à propos de la *Ladrerie*, à signaler la présence de Cysticerques (*Cysticercus cellulosæ* et *C. bovis*) dans le tissu musculaire du cœur. Nous pouvons dès maintenant dire que, d'après Davaine, Bremser aurait vu deux fois le *C. tenuicollis* dans les parois du cœur chez le bœuf. Les parasites dont nous avons principalement à nous occuper ici sont les *Échinocoques*.

C'est surtout dans le cœur du bœuf qu'on les a vus. Cependant Bollinger a relevé, *chez le cheval*, deux observations d'Échinocoque dans les parois, une fois, du tronc aortique près de sa bifurcation, et l'autre, de l'aorte postérieure. Palat a vu un cheval mourir subitement par le fait de la compression exercée sur l'ouverture de l'aorte par un kyste hydatique situé à la base du ventricule gauche; ce kyste ne renfermait qu'une vésicule simple (2).

Les kystes hydatiques du cœur *chez le bœuf* n'attirent, en général, l'attention que lorsqu'ils déterminent la mort du sujet. Perroncito, qui en a observé un cas, rapporte ceux qu'avaient déjà publiés Gurlt, Alessandrini, Bruckmüller, Bay, Lombardini et Rivolta. Il faut y joindre plusieurs autres, antérieurs ou ultérieurs, relevés en Angleterre, en Allemagne, en Italie et en France. Alix en a recueilli six ou sept exemples sur des bœufs tunisiens abattus à Sfax pour le service de la boucherie (3).

Quand la mort survient, c'est par la rupture des parois du cœur ou par compression et gêne de la circulation. — En général, il n'y a qu'un kyste à Échinocoques ; le nombre peut cependant s'en élever jusqu'à vingt (Morot). — Leur volume varie entre celui d'un grain de millet et celui d'un œuf de dinde. — Ils peuvent occuper des points variés, soit près de la surface de l'organe, soit près de sa face interne, soit dans le septum interventriculaire, près de la base ou près de la pointe

(1) Bomford, *The quarterly Journal of veterinary Science in India*, t. V, 1887, p. 345.

(2) Bollinger, *Die Kolik der Pferde*, München, 1870, p. 141. — Palat, *Bulletin de la Soc. centr. de méd. vétér.*, 1883, p. 272.

(3) Th. Taylor, *The veterinarian*, 1865 (*Rec. de méd. vétér.*, 1868, p. 102). — G. Mari, *Clinica veterinaria*, 1879, p. 219. — Schirlitz, cité par H. Pütz, *Die Seuchen und Herdekrankheiten unserer Hausthiere*, Stuttgart, 1882, p. 672. — Alix, cité par Railliet, *Bull. Soc. centr. de méd. vétér*, 1883, p. 386. — Grimm, *Ber. ü. d. Veterinärw. Königr. Sachsen f.* 1885, p. 84. — Model, *Repertorium der Thierheilk.*, 1886, p. 4. — Pirl, *Archiv f. wissensch. u. prakt. Thierheilk.*, 1886, p. 283. — Morot, *Bull. Soc. centr. de méd. vétér.*, 1887, pp. 69 et 270.

du cœur, plus souvent dans les parois des ventricules que dans celles des oreillettes.

Le plus souvent, la vésicule est simple, c'est-à-dire sans vésicules secondaires externes ou internes. Rarement elle est à l'état d'acéphalocyste, c'est-à-dire stérile. Elle peut subir la dégénérescence caséeuse ou crétacée.

On n'a pas encore établi les signes qui permettraient de soupçonner pendant la vie la présence de ces kystes hydatiques du cœur.

CHAPITRE III

HÉMATOZOAIRES DU CHIEN.

Le chien est, à beaucoup près, de tous nos animaux domestiques, celui chez lequel les hématozoaires sont le plus fréquents. Ce sont toujours des Nématodes. Les uns ne se trouvent à l'état adulte que dans son appareil circulatoire : ce sont le *Filaria immitis*, le *Strongylus vasorum* et le *Strongylus subulatus*. Un autre, le *Spiroptera sanguinolenta*, vit le plus ordinairement, comme on l'a vu, dans des tumeurs de l'œsophage et de l'estomac, mais a été aussi rencontré dans de semblables tumeurs de l'aorte. Le *Filaria immitis*, le *Strongylus vasorum* et le *Str. subulatus* vivent dans le cœur droit et l'artère pulmonaire. On rencontre enfin, circulant avec le sang, des embryons de Nématodes qui se rapportent au *Filaria immitis* ou au *Strongylus subulatus*.

Ces différents parasites peuvent n'éveiller aucun trouble apparent dans la santé de leur hôte ou y provoquer des désordres plus ou moins graves.

Spiroptère ensanglanté (*Spiroptera sanguinolenta* Rud.) (1). — Ce Ver, qui habite de préférence dans des tumeurs sous-muqueuses de l'estomac ou de l'œsophage (V. p. 340), a été rencontré pour la première fois dans des tumeurs semblables des parois de l'aorte par Morgagni et Courten (1760) (2). En France, il n'a été vu que deux fois, par Mégnin et par Chauvrat. « Pour mon compte, dit Rayer, j'ai ouvert

(1) Sticker, *Archiv f. wissensch. u. prakt. Thierheilkunde*, t. XII, 1886, p. 381.

(2) Morgagni et Courten, Lewis, cités par Davaine, *Tr. des entozoaires*, 2e éd., 1877, p. 775. — Rayer, *Arch. de méd. comparée*, 1842, p. 30. — Manson, cité par Mégnin *Mém. sur les hématozoaires du chien* (*J. de l'anat. et de la physiol.*, 1883, p. 172). — Silva Aranjo, *La Filaria immitis et la Filaria sanguinolenta au Brésil*, trad. par Bertheraud (*Lyon médical*, 3 et 10 nov. 1878). — Chauvrat, *Bull. Soc. cent. de méd. vét.*, 1886, p. 654. — Caparini, *Revue véter.*, 1887, p. 85. — Railliet, *Recueil de méd. véter.*, 1887, p. 385.

plus de 300 chiens, dont 127 dans le but particulier de rechercher ces vers dans les parois de l'aorte et je n'ai pas rencontré un seul exemple de tubercule vermineux de ce vaisseau. » Au contraire, Lewis dans les Indes (Calcutta), Manson en Chine (Amoy) et Silva Aranjo au Brésil l'y ont vu fréquemment. Oreste, Perroncito, Caparini en ont aussi observé en Italie.

Ces tumeurs vermineuses occupent l'aorte thoracique. Leur volume varie entre ceux d'un grain de plomb de chasse, d'un pois, d'une noisette et d'une noix. Elles sont isolées ou réunies par deux ou trois. Leur nombre est très variable : chez les chiens vus par Morgagni, il y en avait une fois 3; une autre fois, 16; chez un troisième, l'aorte, depuis son origine jusqu'au diaphragme était criblée de ces tumeurs. Elles font saillie à la surface extérieure de l'aorte, et à leur niveau, la tunique interne montre une extravasation sanguine et une légère abrasion. Il se produit ensuite une artérite, caractérisée par la rugosité de la tunique interne et l'amincissement des parois du vaisseau. Dans les petites tumeurs, les Vers sont encore embryonnaires, longs au plus de $2^{mm}5$. Après plusieurs mues, ils acquièrent tous leurs caractères extérieurs ainsi que leurs organes génitaux. Dans les tumeurs les plus grosses, on trouve plusieurs Vers, bien développés, séparés plus ou moins dans des compartiments distincts. Quelquefois le Ver rampe sous la tunique de l'aorte et fait saillir par un petit orifice l'une de ses extrémités, qui flotte dans la cavité de l'artère. Parfois Lewis a trouvé la lumière de l'aorte presque oblitérée par un caillot formé autour du Ver. Il a rencontré une fois cinq Vers complètement développés dans un ganglion hypertrophié, rempli d'une matière pultacée, qui était situé près de l'origine de la carotide gauche. Jamais il n'a vu de Spiroptères dans la partie abdominale de l'aorte. Une fois cependant, Morgagni trouva une tumeur vermineuse au-dessous des vaisseaux rénaux, mais ne leur adhérant pas, non plus qu'à toute autre branche vasculaire ; et Mégnin a vu une tumeur vermineuse de l'aorte postérieure, au voisinage des reins.

Dans les observations de Lewis et de Manson, les tumeurs aortiques coïncidaient souvent avec de semblables tumeurs de l'œsophage.

Le contenu de la tumeur vermineuse peut passer dans l'aorte par un orifice assez facile à découvrir. Cependant Lewis n'a jamais trouvé de Spiroptère adulte, mais seulement des embryons, dans les vaisseaux des chiens qu'il a observés. Ce sont donc des œufs seulement qui sont évacués dans le courant circulatoire, et qui, au bout d'un temps variable, effectuent leur évolution embryonnaire. Lewis a tenté quelques expériences pour expliquer les migrations de ces parasites ; mais elles sont restées sans résultat, et la question demeure entière.

Les tumeurs vermineuses de l'aorte doivent, lorsqu'elles sont volumineuses, apporter des troubles graves dans la circulation. D'après Manson, leur rupture possible entraîne une pleurésie mortelle ; il leur attribue aussi une paraplégie qui serait assez commune et serait causée par des œufs sortis de l'aorte et poussés dans les capillaires de la moelle épinière. Mégnin, Chauvrat, Perroncito, Caparini ont constaté deux cas de mort subite chez le chien par rupture hémorragique des parois de l'artère, qui avaient subi la dégénérescence athéromateuse.

Strongle des vaisseaux (*Strongylus vasorum* Baillet). — Ce Ver a pour caractères :

Corps filiforme, un peu atténué aux extrémités, blanchâtre ou rosé, marqué chez quelques individus par une sorte de spirale rougeâtre souvent interrompue, et qui dessine le tube digestif à travers les téguments. Tête bordée de deux petites ailes (formées peut-être après la mort) qui se rejoignent en avant; bouche nue. *Mâle* long de 14 à 15mm; bourse caudale à deux lobes, soutenus chacun par quatre côtes, l'antérieure et la moyenne dédoublées. *Femelle* longue de 18 à 21mm; vulve située en avant de l'anus. Œufs ellipsoïdes, longs de 70 à 80 µ, larges de 40 à 50 µ.

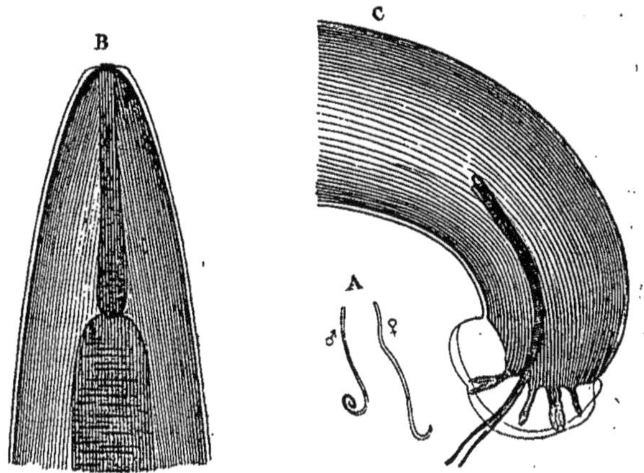

Fig. 273. — *Strongylus vasorum.*

A, mâle et femelle, grandeur naturelle. — B, extrémité céphalique, grossie 100 fois. — C, extrémité caudale du mâle; même grossissement (Railliet).

C'est probablement ce Ver qui, d'après Dujardin, aurait été trouvé, en 1813, à Paris, « dans le cœur » d'un chien. La première mention précise qui s'y rapporte est due à Serres (1). A l'autopsie d'un chien mort subitement après avoir présenté des symptômes vagues rapportés provisoirement à une gastro-entérite, on trouva le ventricule droit hypertrophié. Dans sa cavité et dans l'oreillette du même côté étaient disséminés « une infinité » de Vers. Quelques-uns étaient réunis en petits pelotons du volume d'un pois. L'orifice de l'artère pulmonaire était presque entièrement obstrué par de petits pelotons vermineux. On trouva de ces Vers jusque dans les dernières divisions

(1) Serres, *Journal des vétérinaires du Midi*, 1854, p. 70.

de l'artère pulmonaire. La description en a été faite par C. Baillet. Ils ont été depuis bien des fois rencontrés à Toulouse, toujours dans le cœur droit et l'artère pulmonaire. Bossi les a vus en Italie (1).

Dans le cœur, ils siègent surtout dans les sillons qui séparent les colonnes charnues au niveau des bords latéraux du ventricule ou sous la valvule tricuspide. Ils sont le plus souvent dans les grandes divisions de l'artère pulmonaire, particulièrement à l'origine des branches collatérales. Ils provoquent une endartérite sous forme de bourgeons, de lames ou de cordons résistants et anastomosés, au sein desquels ils sont retenus. La paroi interne de l'artère offre un aspect réticulé, qui rappelle en petit celui de la surface des oreillettes. Les petites branches artérielles présentent constamment de la thrombose. La lumière du vaisseau est remplie par un caillot dur et jaunâtre, au-dessus duquel on trouve les Strongles accumulés. Laulanié, qui a particulièrement étudié ces lésions, a reconnu que le *Strongylus vasorum* détermine, par la ponte et la dissémination de ses œufs, une granulie pulmonaire, dont l'étude histologique lui a fourni des données d'un haut intérêt. Nous en avons plus haut (p. 524) donné le résumé et indiqué les quelques symptômes par lesquels elle peut se traduire. Mais, sauf le cas de Serres, on n'en a pas publié où la terminaison ait été mortelle. Il est vrai que pour celui-là le nombre des hématozoaires était exceptionnellement élevé.

L. Lafosse croit avoir obtenu, contre le *Strongylus vasorum*, de bons résultats de l'emploi de l'essence de térébenthine à la dose de 2 à 4 gr., en quatre pilules par jour, pendant une semaine. En tous cas, sur deux chiens qui offraient, dit-il, les symptômes de cette helminthiase, la réussite aurait été complète. Ces symptômes consistaient en une oppression marquée, des quintes de toux, des battements du cœur irréguliers, parfois tumultueux, une certaine réplétion des jugulaires, coïncidant avec la conservation de l'appétit et l'absence de fièvre; tous signes observés maintes fois sur des sujets morts naturellement ou sacrifiés, et dans le cœur desquels l'helminthe dont il s'agit avait été trouvé à l'autopsie (2).

Strongle subulé (*Strongylus subulatus* Gurlt). — Corps filiforme, blanchâtre, transparent, atténué en avant; extrémité caudale terminée en une pointe longue et effilée. Bouche entourée de très petits nodules. *Mâle* long de $1^{mm}20$ à $1^{mm}50$ sur 70 à 80 μ de diamètre; les deux spicules sont à peu près égaux, et accompagnés en arrière d'un organe de soutien impair recourbé en crochet. *Femelle* longue de $1^{mm}50$ à 2^{mm} sur 85 à 90 μ de diamètre; vulve située en arrière du milieu du corps. Les femelles adultes contiennent 30 à 40 œufs, qui éclosent vraisemblablement dans l'utérus même. Les embryons, longs de 200 à 250 μ, sur 13 à 14 μ de large, doivent se répandre dans le torrent circulatoire.

(1) Bossi, *Giornale di medicina veterinaria pratica*, Torino, 1871.
(2) L. Lafosse, *Revue vétérinaire*, 1876, p. 199.

Ces Vers ont été vus par Leisering (1) dans le sang veineux de deux chiens. Chez l'un, il en trouva 30 à 35 exemplaires dans une sorte de nodule pulmonaire; chez l'autre, il le rencontra dans la veine dorsale de la verge, dans le corps caverneux; chaque goutte de sang en renfermait 4 à 6.

Gurlt avait donné à ce Ver le nom d'*Hæmatozoon subulatum*. Cobbold l'a rapporté aux Strongles.

Filaire cruelle (*Filaria immitis* Leidy) (2). — Comme le *Strongylus vasorum*, ce Ver habite le cœur droit et l'artère pulmonaire du chien. On le reconnait aux caractères suivants :

Corps blanchâtre, un peu obtus aux extrémités, l'antérieure un peu plus épaisse que la postérieure. Bouche entourée de six papilles petites et peu distinctes. *Mâle* long de 12 à 18 centimètres, à queue effilée, contournée en spirale serrée, munie de deux ailes latérales, 11 papilles de chaque côté, dont 6 post-anales : 1, 4, 5, 8, 10 et 11 marginales, les autres plus ou moins rapprochées de la ligne médiane; 1, 2, 3, 4, 5, 6 et 7 très petites; de plus, d'un seul côté, une papille marginale impaire, préanale. Deux spicules inégaux. *Femelle* longue de 25 à 30 centimètres, sur 1 millimètre environ de diamètre; à queue courte, obtuse. Ovovivipare.

Ce Ver paraît avoir été vu pour la première fois par Panthot (1679); puis, un siècle plus tard, par de La Peyronnie (1778). Il a été retrouvé depuis par Peysson, Zeviani, Bobe-Moreau, Jones et nombre d'autres observateurs.

Un fait important de l'histoire des hématozoaires consiste dans la présence de Nématodes embryonnaires circulant avec le sang. On en doit la connaissance à Gruby et Delafond. Il a été depuis constaté plusieurs fois, en particulier par Leidy, par Jones et par P. Gervais. Ces embryons doivent, pour la plupart, être rapportés au *Filaria immitis*, que l'on ne trouve cependant pas toujours dans le cœur des chiens dont le sang renfermait pendant leur vie ces hématozoaires microscopiques. On les découvre ordinairement alors dans le tissu conjonctif sous-cutané ou inter-musculaire.

La Filaire cruelle du chien a été trouvée dans presque toutes les parties du monde. Elle est relativement rare en Europe, mais très fréquente en Amérique et dans les Indes. D'après Somerville, on peut à peine ouvrir un chien qui a vécu quelque temps en Chine sans trouver de ces Vers dans les vaisseaux ou dans le ventricule droit du cœur.

(1) Leisering, *Archiv* de Virchow, 1865.

(2) Panthot, de La Peyronnie, Peysson, Zeviani, Bobe-Moreau, Jones, Schuppert, Baird, etc., cités par Davaine, *Tr. des entozoaires*, 2e éd., 1877, p. 343. — Gruby et Delafond, *Rec. de méd. vétér.*, 1843, p. 623; *Compt. rend. de l'Acad. des sciences*, 1852, t. XXXIV, p. 9. — J. Leidy, *Synopsis of entozoa*, Philadelphia, 1856; *Proceed. Acad. nat. sc.*, Philadelphia, 1880, p. 10. — Livingston, *The veterinarian*, 1857; et *Rec. de méd. vétér.*, 1858, p. 688. — Gervais et van Beneden, *Zoologie médicale*, Paris, 1859, t. II, p. 302. — Collas, *Journal d'anat. et de physiol.*, 1866, p. 557. — Legros, *Compt. rend. Soc. de biologie*, 1873, p. 296. — Ercolani, *Osserv. elmintol... sulla* Filaris immitis. Bologna, 1875. — Galtier, *Journ. de méd. vétér. et de zootechnie*, 1876, p. 428. — Galeb et Pourquier, *Compt. rend. de l'Acad. des sciences*, février 1877. — S. Rivolta, *Giorn. di Anat. Fisiol. e Patol. degli animali*, Pisa, 1877-1878. — Somerville, *Journ. of the Quekett microscop. Club*, London, mai 1880, p. 58. — Lanzilloti-Buonsanti, *Clinica veterinaria*, 1881. — Mégnin, *loc. cit.* — Paula Nogueira, *Rec. de méd. vétér.*, 1886, p. 666.

Lewis a vu des Nématodes hématozoaires à l'état embryonnaire dans le tiers environ des chiens dont il a examiné le sang à Calcutta ; il paraît les rapporter au *Spiroptera sanguinolenta*, qu'il a toujours trouvé chez ces chiens dans des tumeurs soit de l'aorte, soit de l'œsophage. Mais comme cette espèce peut coexister avec le *Filaria immitis*, rien ne prouve qu'une certaine proportion de ces embryons ne provienne pas de cette dernière espèce.

Sur 40 chiens atteints de diverses maladies, Manson, à Amoy, en a trouvé 13 présentant des embryons de Nématodes dans le sang.

Dans leurs recherches, portant sur 480 chiens, Gruby et Delafond en ont eu un vermineux sur 20 à 25.

Lorsque les Filaires sont seulement à l'état d'embryons, elles ne paraissent pas causer de troubles dans la santé du chien. L'examen microscopique du sang peut seul en faire admettre la présence.

Ces embryons ont 250 μ de longueur sur 3 à 5 μ de diamètre. Leur corps, transparent et incolore, présente en avant une sorte de fissure buccale et se termine en arrière par un filament très mince. Ils sont très vivaces et sont encore mobiles

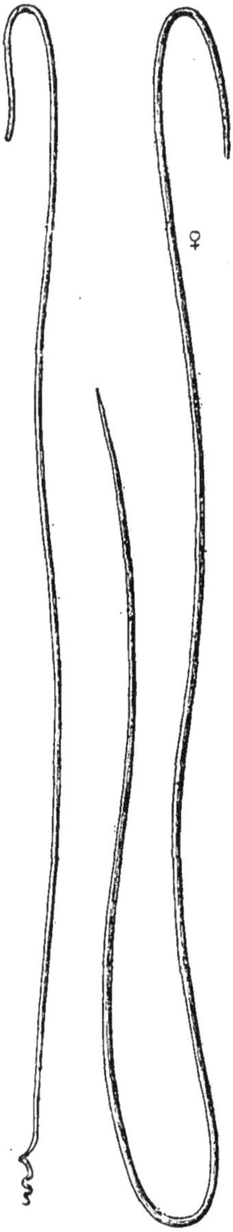

Fig. 274. — *Filaria immitis*, mâle et femelle, grandeur naturelle (Railliet).

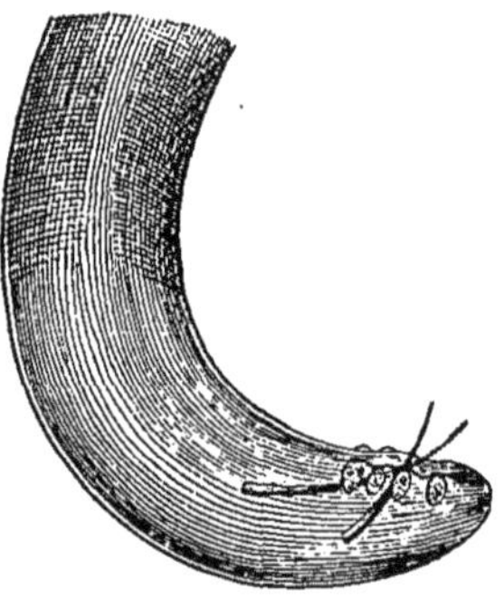

Fig. 275. — *Filaria immitis*, extrémité caudale du mâle, grossie 50 fois (Railliet).

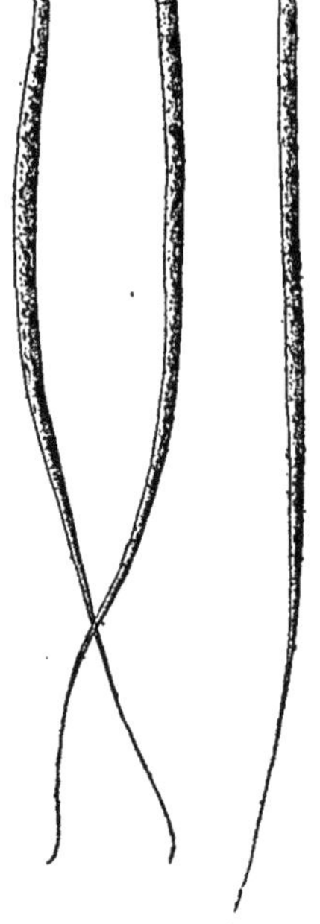

Fig. 276. — Embryons de *Filaria immitis*, recueillis dans le sang d'un chien, grossis 300 fois (Railliet, inédite).

10 jours après que le sang a été retiré des vaisseaux et mis dans un vase maintenu à la température de 15°. Leur petit diamètre leur permet de franchir les capillaires et on les trouve aussi bien dans le sang artériel que dans le sang veineux, mais non dans les autres liquides de l'économie. Leur nombre est considérable : Gruby et Delafond l'estiment approximativement de 11,000 à près de 224,000; la moyenne prise sur 20 chiens a été de plus de 52,000. Dans quelques cas, on en voit dans chaque goutte de sang 3 à 5 et jusqu'à 12 ou 15.

Quoique, en général, les chiens ne paraissent pas éprouvés par ces parasites embryonnaires, Gruby et Delafond ont constaté des attaques épileptiformes chez trois de ces animaux, dont deux y ont succombé.

A l'état adulte, la Filaire cruelle a une influence plus manifeste, quoiqu'on puisse la trouver dans le cœur de chiens qui, pendant la vie, n'avaient rien présenté d'anormal. D'autres fois, la mort a été subite ou n'a été précédée que pendant une heure ou deux de dyspnée et de convulsions. Le plus souvent, pendant un nombre variable de jours, l'animal a présenté de la tristesse, de la faiblesse, des hydropisies, et des convulsions plus ou moins fréquentes ou des attaques épileptiformes. On signale surtout, dans les Indes, un amaigrissement extrême, avec une faim vorace et insatiable. De Montigny, ancien consul de France à Shanghai, a dit à Davaine qu'en Chine les chiens atteints de l'helminthiase hématique s'affaiblissent et meurent en vomissant le sang. Leidy a constaté une toux fréquente et, après la course, une insensibilité et un refroidissement subits, qui disparaissaient rapidement. Dans les matières vomies par un chien, il a trouvé une fois deux Filaires vivantes atteignant 15 centimètres. Rivolta attribue à l'action embolique des embryons de Filaires les symptômes de rage qu'il a constatés chez quelques chiens atteints de cette helminthiase : des embolies cérébrales entraîneraient la paralysie de la mâchoire inférieure et de la langue, ainsi que les autres symptômes de cette pseudo-rage.

La mort est la conséquence ordinaire de cette affection parasitaire. D'après de Montigny, presque tous les chiens européens y succombent en Chine; ce qui fait que ces animaux sont rares et fort chers. Cependant la guérison est possible; et l'on a vu des chiens présenter pendant plusieurs années des embryons de Filaires dans le sang des diverses parties de leur corps.

A l'autopsie des animaux qui ont succombé à la maladie, on trouve dans le ventricule droit et dans son oreillette, dans l'artère pulmonaire jusqu'assez loin de son origine, des Filaires, mâles et femelles, enchevêtrés, dont le nombre, très variable, peut n'être que de cinq ou six ou s'élever à plusieurs centaines. Schuppert, à la Nouvelle-Orléans, en a également rencontré dans la veine cave supérieure; Leidy, dans le foie et le poumon ; celui-ci a, de plus, constaté une hémorragie des reins et de la vessie. Il y a le plus souvent une endocardite et une endartérite plus ou moins prononcées; parfois rupture du cœur et hémorragie dans le péricarde et la plèvre. Notre collègue A. Labat a trouvé ces Vers dans les divisions de l'artère pulmonaire chez un chien mort de pneumonie unilatérale. Ils étaient plus nombreux dans le poumon malade que dans l'autre. Ils existaient aussi dans l'oreillette droite; un seul, long de $0^{m}35$, se trouvait dans la veine cave postérieure (*observ. communiquée*).

Quant à l'étiologie de cette helminthiase, elle est encore enveloppée d'obscurités. Un fait qui paraît cependant établi, c'est l'influence de l'hérédité, considérée comme transmission de la mère au fœtus par ces voies placentaires. Galeb et Pourquier ont, en effet, trouvé dans le sang du fœtus des embryons semblables à ceux qui existaient dans celui de la mère.

Gruby et Delafond avaient déjà affirmé la transmission de cette helminthiase par l'hérédité; mais, dans tous les cas, les Filaires n'avaient été constatées dans le sang des descendants que lorsque ceux-ci avaient atteint l'âge de cinq ou six mois ; et comme, de plus, ces auteurs ont cru distinguer des cas d'hérédité maternelle et des cas d'hérédité paternelle, il y a lieu de croire que l'apparence a été produite par une infection des jeunes après leur naissance.

En injectant dans les vaisseaux de chiens indemnes du sang vermineux défibriné, ils ont vu, dans neuf cas, les Filaires microscopiques disparaître du courant circulatoire du huitième au quarantième jour; chez deux autres chiens, elles y ont persisté pendant plus de trois ans ou jusqu'à leur mort. A leur autopsie, on n'en a pas trouvé d'adultes dans le cœur.

Ercolani a, le premier, observé que, lorsqu'on trouve des Filaires cruelles dans le cœur, il en existe aussi dans le tissu conjonctif sous-cutané de quelque région du corps. Elles s'y trouvent encore, alors que l'appareil circulatoire ne renferme que des Vers embryonnaires. Semblable observation a été faite par Lanzilloti-Buonsanti, qui, de plus, chez des chiens porteurs d'embryons hématiques, a trouvé de ces Vers microscopiques dans des nodules pulmonaires sous-pleuraux. Le volume de ces nodules variait de celui d'un grain de mil à celui d'un pois ; leur substance était blanchâtre avec un point central rougeâtre. Il a constaté aussi dans un cas quelques altérations des reins.

Rivolta rapporte à l'action embolique des embryons de Filaires l'hyperémie du cerveau, du poumon, de la muqueuse intestinale, qu'il a plusieurs fois constatée dans cette affection. La mort surviendrait donc par apoplexie, congestion cérébrale, typhus aigu, congestion pulmonaire ou congestion intestinale.

Bancroft a supposé que la *Filaria immitis* passe par un hôte intermédiaire, qui serait le *Trichodectes latus :* il en aurait trouvé des embryons dans l'intestin de cet épizoaire. Avec moins de raison encore, Lamprey en voit l'origine dans les œufs des Ascarides et des Trichocéphales, que les chiens ingurgitent avec les matières fécales de l'homme, dont ils se repaissent en Chine. Il est plus probable que l'infection a lieu par les eaux de boisson : c'est au moins l'origine qu'il faut admettre pour un Ver très voisin par son organisation et son genre de vie, la Filaire du sang de l'homme (*Filaria sanguinis hominis* Lewis).

Patrick Manson, médecin à Hong-Kong, a, en effet, reconnu que les embryons de cette dernière espèce passent par le tube digestif d'un Cousin (*Culex mosquito*), lorsqu'il suce le sang des personnes atteintes de l'helminthiase hématique. Dans ce nouvel habitat, ils subissent des transformations : la queue se raccourcit, la partie antérieure du corps se développe et les organes sexuels apparaissent. Ces changements sont achevés au bout de cinq jours et la Filaire mesure alors 1 millimètre. A cette époque, les Cousins ont gagné les eaux stagnantes, pour y pondre; ils y meurent et les Filaires s'échappent de leur cadavre et vivent en liberté dans l'eau. C'est en buvant cette eau que l'homme s'infecte. Tout porte à croire que les migrations de la *Filaria immitis* doivent rentrer dans un cadre analogue.

Il n'y a pas de traitement à indiquer contre l'helminthiase hématique ; du moins, aucun n'a été tenté. Peut-être aurait-on à se féliciter de l'emploi de l'essence de térébenthine à l'intérieur.

AUTRES HÉMATOZOAIRES. — *a.* Un Stronglé géant (?) aurait été trouvé par Jones dans le ventricule droit d'un chien, en compagnie de Filaires cruelles. C'est un cas unique et douteux d'un semblable habitat pour ce parasite des reins (1).

b. J. Kunstler a signalé, dans le sang du cobaye, la présence d'un *Trypanosoma*, genre d'Infusoire flagellé, qui n'avait encore été trouvé comme hématozoaire que chez les vertébrés à sang froid. Les Trypanosomes ont 40 à 120 μ de long sur 3 à 10 μ de large. Une de leurs extrémités est ordinairement obtuse; l'autre, ainsi qu'un ou deux bords, est dentée en scie ou fimbrillée et prolongée par un flagellum (2).

c. Rudolphi mentionne, sans en donner la description, un *Filaria anatis*, trouvé par Paullinus enroulé autour du cœur d'un canard (3).

(1) J. Leidy, *A Synopsis of entozoa*, Philadelphia, 1856, p. 54.

(2) J. Kunstler, *Recherches sur les Infusoires parasites* (*C. R. Académie des sciences*, t. XCVII, 1883, p. 755).

(3) Rudolphi, *Entozoorum historia naturalis*, I, 1808, p. 72.

LIVRE SIXIÈME

PARASITES DES MUSCLES, DU TISSU CONJONCTIF ET DES OS.

Dans ce livre, consacré surtout aux parasites des muscles, nous étudions aussi ceux du tissu conjonctif interorganique et ceux des os, soit parce qu'ils sont trop rares et d'un intérêt trop secondaire pour constituer un livre distinct, soit surtout parce que les plus importants d'entre eux se rencontrent principalement dans le tissu conjonctif intermusculaire et interfasciculaire.

Ces parasites sont végétaux ou animaux.

Les premiers sont des Champignons (*Actinomyces*, *Haplococcus*).

Les seconds, divers et très fréquents, sont des Sarcosporidies, des Cestodes à l'état cystique (Cysticerques et Cénures), des Trématodes (*Distoma clavigerum?*) ou des Nématodes, dont le plus important est la Trichine.

Des chapitres spéciaux sont consacrés aux Sarcosporidies (*Psorospermose musculaire*), aux Cysticerques (*Ladrerie*) et à la Trichine (*Trichinose*). Les autres parasites vont être, dès maintenant, étudiés brièvement, en raison de leur peu d'importance relative.

Champignons. — C'est chez le porc seulement que des Champignons (*Actinomyces*, *Haplococcus*) ont été rencontrés dans les muscles.

Il y a lieu cependant de rappeler ici la forme cutanée et sous-cutanée de l'actinomycose, due à la pullulation de l'*Actinomyces bovis* dans le tissu conjonctif périphérique. Ce sont des tumeurs d'un volume variable, à tendance ulcérative et où l'on retrouve les grains jaunes caractéristiques de la maladie. Elles se montrent chez les bêtes bovines à la face, autour de la gorge et au cou. Le parasite vient probablement de la bouche, du pharynx ou de l'œsophage, où il a pénétré avec les fourrages. Cette forme, rare en France, est fréquente en Allemagne (V. p. 316).

L'*Actinomyces bovis* peut pénétrer aussi à la faveur d'un traumatisme extérieur. Perroncito en a publié un cas remarquable. Il s'agit d'un cheval qui, atteint d'une plaie contuse au grasset, fut, pendant le traitement, qui dura 40 jours, logé dans une étable à bœufs. Après la cicatrisation, il resta une tumeur rebelle à tous les traitements. Extirpée, elle fut trouvée riche en *Actinomyces*. La guérison ne put être obtenue et l'animal fut abattu. On reconnut alors que la tumeur s'était étendue jusque dans les muscles et à la surface de l'os. Il s'agit évidemment ici d'une introduction accidentelle du Champignon, qui existait dans la litière de l'étable (1).

Le porc présente une autre forme d'actinomycose, qui a son siège dans les muscles et constitue une véritable *Actinomycose musculaire*. Elle n'a encore été observée qu'en Allemagne, peut coïncider avec l'actinomycose ordinaire (due à l'*Act. bovis*) et est produite par une forme particulière d'*Actinomycète*, que Hertwig et Dunker regardent comme une espèce distincte, l'*Actinomyces musculorum suis* (2).

En 1865, Virchow avait trouvé dans le cœur d'un porc des tubercules calcaires ressemblant beaucoup à des Trichines calcifiées, mais en différant cependant et par leur siège et par leur volume bien plus considérable, leur consistance ferme, leur forme moins allongée, arrondie même parfois. En 1884, Dunker retrouva ces tubercules dans les muscles du porc, et comme ils étaient à différents états d'ancienneté, il en reconnut la nature mycosique et les rattacha aux *Actinomyces*. Cette opinion fut ratifiée par Virchow, O. Israel, Schütz, Zopf, Zürn, Plaut, etc.

La viande actinomycosique est molle, séreuse, surtout lorsqu'elle est refroidie. Dans les points envahis, elle a perdu sa couleur rouge et pris une teinte gris jaunâtre, six à douze heures après l'abatage. Lorsqu'il y a calcification, on reconnaît les parasites à un pointillé blanc jaunâtre.

A un grossissement de 40 à 50 diamètres, entre des faisceaux musculaires normaux, on en trouve d'autres plus ou moins altérés, inégalement fragmentés, ondulés, rétractés en des points, dilatés en d'autres, dépourvus partiellement de leur striation, de teinte plus sombre, grise ou brunâtre. Les interruptions montrent, dans des lacunes irrégulières, des corpuscules sombres, ronds ou ovales, nettement délimités, d'un diamètre égal ou supérieur à celui d'un faisceau primitif.

A un grossissement de 300 diamètres, on voit que les parties sombres des faisceaux sont envahies par des globules de graisse et des corpuscules, sortes de microcoques, parmi lesquels on trouve de nombreux filaments claviformes. Entre les fragments des faisceaux sont les touffes d'Actinomycètes, enveloppées par du sarcolemme plus épais et des cellules à granulation. Dans les préparations colorées au carmin,

(1) Perroncito, *Giornale di med. veter. pratica*, 1883, p. 556.

(2) Hertwig, *Archiv f. wissensch. u. prakt. Thierheilkunde*, 1886, p. 365. — Duncker, *Ibid.*, 1887, p. 224.

le pourtour est plus clair que le Champignon. L'*Actinomyces musculorum* est formé d'éléments analogues à ceux de l'*Act. bovis*.

La calcification commence tantôt au centre, tantôt à la périphérie. Dans le premier cas, le centre est complètement obscur et entouré, comme d'une fine couronne de rayons, par les extrémités des conidies. Tant que la calcification n'est pas totale, on peut dissoudre les sels de chaux au moyen des acides et le mycélium central devient apparent. Quand elle est totale, ce moyen ne réussit pas, les Champignons ayant sans doute subi une métamorphose régressive.

Ces parasites résistent efficacement aux agents extérieurs. Une légère cuisson dans une solution de potasse ou dans l'acide acétique dilué ne les altère pas, et les rend au contraire plus reconnaissables. Ils conservent leur forme dans la viande salée et dans une solution concentrée de sel.

Les Actinomycètes sont plus fréquents dans les piliers du diaphragme, dans les muscles abdominaux et les intercostaux.

Cette particularité doit faire présumer qu'ils pénètrent par les voies digestives. Hertwig, qui en a trouvé sur 187 porcs, croit que l'infection a lieu en été ou au commencement de l'automne, car on ne trouve alors dans les muscles que de vieux tubercules calcifiés ; tandis qu'en octobre, les parasites nouveaux commencent à se développer et à former des touffes fraiches, riches en spores et en corpuscules-microcoques. Ce Champignon atteint tout son développement en novembre et décembre, et commence à se calcifier pendant le mois de janvier, de sorte qu'en été on ne le trouve plus guère que sous cet état.

L'actinomycose musculaire ne parait pas avoir de retentissement sur la santé générale du porc. Mais comme la viande a perdu ses qualités nutritives, elle doit être retirée de la consommation et saisie. A Berlin, les cochons actinomycosiques sont fondus et la graisse est livrée au commerce.

C'est dans cette ville surtout que cette altération parasitaire a été observée. La proportion des porcs saisis pour ce motif est de 1 sur 2406.

Un autre Champignon parasite des muscles du porc est l'*Haplococcus*.

En 1880, dans un fragment de viande de porc qui lui était envoyé de Torgau, Zopf (de Halle) (1) a trouvé un nouveau parasite, qui lui a paru pouvoir être classé parmi les Champignons Myxomycètes. Il était en telle quantité que chaque préparation renfermait une douzaine d'individus. Il se présentait sous trois états de développement : la forme de myoxamibe, la forme sporangifère et la forme à téleutospores ou spores définitives.

A l'état de sporanges, ce sont des corps à peu près sphériques, de 16 à 22 μ de diamètre, à membrane lisse, peu épaisse, à double contour sauf en trois ou plusieurs points, saillants à la surface, et sur lesquels la membrane s'amincit. Chaque sporange contient au début un protoplasma granuleux qui se partage par divisions successives en six à quinze masses protoplasmiques.

(1) Zopf, *Biologisches Centralblatt* de Rosenthal, 1884, nº 22.

Celles-ci, d'abord polyédriques ou cubiques par pression réciproque, ne tardent pas à s'arrondir ; elles effectuent des mouvements amiboïdes et s'échappent par les points en saillie, au niveau desquels la membrane se gélifie pour les laisser sortir.

Les spores définitives se présentent sous la forme de sphères ou de tétraèdres à faces fortement arrondies, de 25 à 30 μ de diamètre, ayant une certaine ressemblance avec les spores de quelques fougères. Leur membrane, épaisse et cuticularisée, offre le plus souvent des saillies nombreuses, qui y dessinent un réseau polygonal. Dans le contenu des spores on trouve à la maturité des gouttelettes de graisse. Leur évolution ultérieure n'a pas été observée.

Les caractères de ce parasite le rapprochent du genre *Vampyrella* Cienk. Mais il s'en distingue par la forme des ouvertures de sortie des amibes, par le non-enkystement de celles-ci avant leur transformation en spores durables et par les sculptures de la surface. C'est pourquoi Zopf en fait un genre spécial, *Haplococcus* (ἁπλος, simple ; κόκκος, sphère), et l'espèce *H. reticulatus*.

Ces parasites sont placés entre les faisceaux primitifs, et soit isolés, soit réunis. Les sporanges y sont plus abondants que les spores. Ils paraissent sans influence sur l'état de santé de l'animal, car les muscles où on les avait observés étaient relativement sains. A Torgau, sur 803 porcs, 396 auraient présenté des *Haplococcus*. Zopf ne considère pas comme insalubres les viandes qui en sont pénétrées. Il pense que ces parasites entrent dans l'organisme du porc avec les eaux sales dont il s'abreuve parfois et que, s'ils n'ont pas été plus souvent rencontrés dans la viande, cela tient à leurs petites dimensions, qui les font échapper à des recherches dirigées à peu près exclusivement contre les Trichines, celle-ci n'exigeant qu'un faible grossissement.

Cénures. — Le Cystique du *Tænia cœnurus*, du chien, le *Cœnurus cerebralis* Rud., dont l'habitat ordinaire est le cerveau des ruminants et principalement du mouton, a été trouvé dans le tissu conjonctif sous-cutané une fois chez un veau par Nathusius et une autre fois chez un mouton par Eichler. Ces Cénures erratiques avaient acquis leur développement complet (Zürn).

Le Cystique du *Tænia serialis*, du chien, le *Cœnurus serialis* P. Gervais, a, au contraire, pour habitat ordinaire le tissu conjonctif des diverses régions du corps et exceptionnellement la moelle épinière. On le trouve chez le lapin, surtout chez le lapin de garenne, chez le lièvre, chez des écureuils (Cobbold, Cagny), chez le coypou (Pagenstecher).

La vésicule du *Cœnurus serialis* peut acquérir le volume d'un œuf de poule ; mais elle porte déjà de nombreux scolex lorsqu'elle est simplement de la grosseur d'une noix. Elle est, en général, un peu plus longue que large, et, lorsqu'elle occupe le tissu conjonctif intermusculaire, son grand axe est parallèle aux faisceaux. Les scolex complètement développés sont trois ou quatre fois plus gros que ceux du Cénure cérébral, et leur extrémité libre est souvent contournée en volute. Ils sont quelquefois distribués sans ordre, mais le plus ordinairement ils sont en séries linéaires non parallèles entre elles, d'où le nom spécifique. Les têtes ont tous les caractères que nous avons indiqués pour celle du *Tænia serialis* (V. p. 401). La vésicule offre une particularité que ne présente jamais le *Cœnurus cerebralis* : celle de produire quelquefois par voie de bourgeonnement, soit à sa face interne, soit à sa face externe, d'autres ampoules organisées comme elle et douées de la propriété de faire naître des scolex en tout semblables à ceux de la vésicule-mère. Les vésicules externes restent souvent fixées à la vésicule-mère par un pédicelle; les vésicules internes, au contraire, après un certain temps flottent dans le liquide de l'ampoule primitive (C. Baillet).

Le *Cœnurus serialis* fut indiqué pour la première fois par Rose (1) en 1833, retrouvé quelque temps après par E. Rousseau, puis par Gervais, et bien étudié principalement par C. Baillet et par Perroncito. On l'a rencontré, et quelquefois en grand nombre, dans les points les plus variés du tissu conjonctif : tête, cou, dos, lombes, thorax, membres, etc. En général, il ne paraît pas apporter de troubles dans la santé de son hôte.

Le *Cœnurus serialis*, administré à des chiens par Baillet, a produit des *Tænia serialis*. Perroncito est arrivé aux mêmes résultats. Les œufs de ce Ténia donnés à des lapins ont reproduit le même Cénure. Cette expérience faite sur des agneaux par Baillet n'a pas donné de résultats concluants; répétée sur un mouton par Perroncito, elle est restée également négative. Elle aurait besoin d'être reprise pour permettre de conclure définitivement à la différence spécifique du *Cœnurus serialis* et du *C. cerebralis*, ainsi que des Ténias qui en dérivent.

D'après les recherches de Baillet, les embryons de Ténia sont portés dans les tissus par le courant sanguin. Ils sortent alors des capillaires et se creusent dans le tissu conjonctif « des galeries plus ou moins allongées, généralement effilées et très grêles à un bout, plus larges à l'autre, et toujours remplies d'une matière pulpeuse, onctueuse au toucher, d'un blanc jaunâtre très pâle, qui tranche nettement sur le fond rougeâtre que forme autour d'elle du sang épanché en petite quantité et coagulé dans le tissu cellulaire. » Dix-huit à vingt-cinq jours après l'ingestion des œufs de *Tænia serialis*, les proscolex forment des vésicules de $0^{mm}75$ à $2^{mm}50$. Après trente jours, elles sont du volume d'un pois. A la fin du deuxième mois, elles sont plus grosses qu'une cerise et commencent à porter des scolex. A trois mois, il en est du volume d'une noix.

Les garenniers anglais appellent « bladdery rabbits » les sujets affectés de Cénures dans le tissu conjonctif et, d'après Rose, avant de les envoyer au marché, ils percent la vésicule à travers les téguments et en font sortir le liquide.

Il est à remarquer, dit Baillet, que le plus grand nombre des Cénures de cette espèce ont été recueillis chez des lapins de garenne. Cela semble indiquer que le Ténia qui les produit doit habiter dans l'intestin de quelque carnassier vivant ordinairement dans les mêmes lieux que les lapins sauvages. Le développement de ce Ténia chez le chien serait alors purement accidentel.

(1) C. B. Rose, *London med. Gaz.*, 9 nov. 1833.

Échinocoques. — Les Échinocoques ne se trouvent que par exception en dehors des organes parenchymateux, tels que le foie, le poumon, le pancréas, la rate, etc; mais on peut les rencontrer dans tous les points de l'économie. Cependant, en dehors du cas que nous avons cité (p. 452), où ils étaient généralisés chez le porc, nous ne connaissons qu'un petit nombre d'observations les signalant dans les muscles; et, ce qu'il y a de remarquable, c'est que toutes se rapportent au cheval (1), chez qui les Échinocoques n'ont guère été rencontrés qu'une douzaine de fois.

Dans un cas, une poignée d'hydatides était logée dans un abcès de la fosse temporale. Les muscles temporal, ptérygoïdien et oculaires étaient ramollis, pâles et réunis par un tissu d'inflammation. La paroi gauche du crâne était épaissie et l'hémisphère gauche comprimé (Kirkman). — Dans un autre cas, le kyste, renfermant un nombre considérable d'hydatides, était situé entre la paroi du thorax et les attaches du diaphragme (Goubaux). — Une autre fois, le kyste hydatique formait, dans la région des côtes, une tumeur qui persista sept ans et guérit enfin, après avoir, à plusieurs reprises, laissé échapper des vésicules d'Échinocoque (Raymond).

Dans les quatre autres cas, les hydatides siégeaient dans les parties supérieures du membre postérieur. Dans l'un, c'étaient des acéphalocystes, renfermées dans une grande poche et formant une tumeur volumineuse située entre l'anus et l'ischion; il y avait de fréquentes coliques. Une incision sur la paroi rectale permit de les extraire et d'obtenir la guérison (Villate). — Une autre fois, les hydatides formaient à la région lombaire une tumeur énorme ayant envahi les muscles de la région. Cette tumeur se reproduisit après deux ablations partielles; elle s'étendait vers l'ilium et l'on trouva des Échinocoques dans le diploe de cet os (Colin). — A l'autopsie d'un cheval abattu pour un clou de rue incurable, Broquet et Mégnin ont trouvé les muscles de la face interne d'une cuisse en partie disparus par le fait d'un grand nombre de kystes hydatiques, dont les vésicules variaient du volume d'un pois à celui d'un œuf de pigeon; il y en avait environ 2 litres. Elles appartenaient au type exogène. — Dans le cas de Ranvier et Dehors, le cheval ayant été abattu en raison de l'état dans lequel il était tombé, on trouva à l'autopsie une vaste tumeur purulente s'étendant du rein gauche au bord supérieur de l'ilium. Elle était formée de grandes cavités irrégulières, communiquant ensemble par des orifices de dimensions variées. Dans le pus, flottaient des centaines d'Échinocoques intacts ou ratatinés. Cette poche multiloculaire se con-

(1) Villate, *Rec. de méd. vétér. prat.*, 1849, p. 681. — J. Kirkman, *The veterinarian*, février 1863. — Goubaux, cité par Davaine, *Tr. des entozoaires*, 2e éd., 1877, p. 664. — Broquet et Mégnin, *Rec. de méd. vét.*, 1875, p. 470. — Ranvier et Dehors, *Archives vétér.*, 1880, p. 945. — Raymond, *The veterinary Journal*, 1883, p. 178. — Colin, cité par Railliet, *Bull. Soc. centr. de méd. vét.*, 1884, p. 316.

tinuait par divers orifices dans les couches profondes des muscles fessiers et des régions crurales antérieure et postérieure.

Distomes. — C'est à G. Leunis que l'on doit la découverte de Distomes dans la viande de porc. L'étude en a été faite par Duncker (1), avec le concours de Leuckart, de Pagenstecher et de Hess. Ils ont été trouvés d'abord dans la partie musculeuse du diaphragme, puis dans les muscles du larynx par Happen et Muhle.

Ces Vers vivent dans le tissu conjonctif interfasciculaire, au sein de kystes ovoïdes, ayant les dimensions de ceux des Trichines. La zone inflammatoire qui les entoure les fait paraître à l'œil nu sous l'aspect de petites nodosités rouges, ponctiformes. Ces Distomes, absolument microscopiques, sont gris, transparents, très mobiles à la température du corps, et montrent, à leur extrémité antérieure, une ventouse orale, d'où part un prolongement acuminé, foncé, dirigé en arrière et qui, d'après Leuckart, pourrait bien être un stylet buccal de cercaire. La ventouse abdominale est située vers le milieu du corps. La transparence des téguments permet de reconnaître la disposition du tube digestif, des vaisseaux aquifères et des organes sexuels rudimentaires. Dans un cas, Duncker a trouvé ces Distomes encore pourvus de leur queue de cercaire. D'après les caractères qu'il a constatés, il a cru pouvoir rapprocher les Distomes de la viande du porc du *Distoma clavigerum* Rud., qui vit dans l'intestin de plusieurs espèces de grenouilles et de crapauds. Ce rapprochement est, au moins, prématuré, et il y a, d'ailleurs, beaucoup à faire pour compléter l'histoire de ce parasite des muscles du porc.

Morot a trouvé un *Distoma hepaticum* chez une vache dans une tumeur située entre les muscles intercostaux interne et externe du huitième intervalle costal gauche. Une autre fois, il a rencontré une semblable tumeur, chez une vache également, sous la plèvre, dans le cinquième intervalle costal droit, à peu de distance de l'insertion du diaphragme (2).

Nématodes.— Plusieurs Nématodes ont été trouvés dans les muscles ou le tissu conjonctif. Le plus important d'entre eux, la Trichine, fait plus loin l'objet d'un chapitre spécial (Voy. *Trichinose*).

Le *Filaria papillosa*, qui vit d'habitude dans le péritoine du cheval, est signalé par Rudolphi comme pouvant se trouver aussi dans le tissu conjonctif sous-péritonéal et intermusculaire des parois de l'abdomen, chez le même animal.

On a vu (p. 556) que Ercolani, Lanzilloti-Buonsanti et d'autres observateurs ont constaté la présence du *Filaria immitis* dans le tissu conjonctif sous-cutané chez le chien.

On a vu aussi (p. 343) que les embryons de l'*Ollulanus tricuspis*, du chat, peuvent se répandre de l'estomac dans les muscles et le tissu conjonctif, aussi bien que dans les divers points de l'économie, et y former des kystes analogues à ceux des Trichines.

Il a été fait mention (p. 508) des Nématodes larvaires trouvés par Ebertz dans les muscles, les reins et le poumon d'un mouton.

Le *Filaria clava* Wedl a été recueilli à Vienne chez un pigeon, dans le tissu conjonctif au voisinage de la trachée (V. 529).

(1) Duncker, *Zeitschrift für mikroskopische Fleischbeschau*, 1881, n° 3.
(2) Ch. Morot, *Bull. de la Soc. cent. de méd. vétér.*, 1887, p. 38.

Zürn a trouvé dans la viande de trois porcs de petits Nématodes qu'il rapporte aux Anguillulidés, et qui ne sauraient être confondus avec les Trichines musculaires. Ils avaient une longueur de 1mm,4 au maximum et 63 μ de large; ils n'étaient pas enkystés. Leur présence est probablement tout accidentelle, et il est à croire qu'ils ont pénétré dans les échantillons examinés, à la suite d'un contact avec de l'eau ou des instruments qui en contenaient (1).

Chez un cheval abattu pour la consommation, et qui, depuis dix-huit mois au moins, présentait, avec un embonpoint excellent, une certaine gêne du train de derrière et une grande tendance au décubitus, Vittu a trouvé tous les muscles envahis par des kystes offrant, en général, le volume et l'aspect d'un grain de seigle. Tous ces kystes avaient subi la dégénérescence crétacée. Par leur position dans le tissu conjonctif interfibrillaire, la structure de leurs parois, les amas graisseux de leurs extrémités, ils rappelaient tout à fait, à une échelle beaucoup plus grande, ce que l'on voit chez les kystes vieux de *Trichina spiralis*. Giard, qui en a fait l'étude, est convaincu qu'il s'agit, dans ce cas, d'un parasite Nématode voisin de la Trichine, mais de taille beaucoup plus grande (2). Peut-être y a-t-il lieu de le rapprocher du *Spiroptera reticulata*, dont il est fait mention plus bas.

Une observation analogue à celle de Vittu a été faite sur une vache par Wolff, à Berlin. Il trouva les muscles de cet animal parsemés de nodules, les uns ronds, gros comme une lentille, les autres ovales, du volume d'un grain de riz. Ces nodules étaient situés entre les faisceaux musculaires; ils étaient limités par une membrane épaisse; dans leur contenu caséeux et brun jaunâtre, Schütz trouva un Nématode enroulé, de taille un peu supérieure à celle de la Trichine (3).

Le **Sclérostome armé** (*Sclerostoma equinum*, *Strongylus armatus*), qui, à l'état adulte, habite le cæcum et le gros côlon des Équidés (V. p. 370), est, à l'état agame, très exposé à des erreurs de lieu. Aussi l'a-t-on rencontré plusieurs fois dans les muscles et le tissu conjonctif, où il arrive par les voies circulatoires. J. Harvey en avait trouvé au moins 200 exemplaires dans le voisinage des reins chez une pouliche; Litt, en 1852, des centaines dans le tissu conjonctif, entre le péritoine et les muscles abdominaux; Meyrick, en 1859, en observa de même dans la cavité péritonéale, sur le foie, dans les muscles abdominaux; J. Miller, à Séville (Ohio), en a recueilli des quantités considérables dans les muscles abdominaux et particulièrement dans ceux du flanc. Enfin, Liénaux, à plusieurs reprises, en a trouvé, enkystés sous le péritoine, en divers points des parois abdominales, sous la plèvre, à la face interne des bras, etc. Les Sclérostomes des parois abdominales peuvent donner lieu à la formation de petits foyers purulents, dans lesquels on les trouve (Railliet). Ces Vers, quoique agames, sont parfois de taille supérieure à celle des adultes (4).

Spiroptère réticulé (*Spiroptera reticulata* Crep., *Sp. cincinnata* Ercol., *Onchocerca reticulata* Dies., etc). — Corps filiforme, très allongé, contourné en une spire à tours superposés circonscrivant un espace cylindrique. Tête non séparée du reste du corps; bouche orbiculaire. *Mâle* en spirale lâche; queue excavée en dessous, bordée de deux lobes verticaux dont la base

(1) Zürn, *Nematoden im Schweinefleisch* (*Deutsche Zeitschrift für Thiermed.*; 1881, p. 108).

(2) Giard, *Assoc. franç. p. l'avancem. des sciences; 9e session; Reims*, 1886, p. 705.

(3) Wolff, *Archiv f. wissensch. und prakt. Thierheilkunde*, 1886, p. 294.

(4) J. Harvey, Litt, Meyrick, cités par A. Railliet, *Recueil de méd. vétér.*, 1887, p. 392. — J. Miller, *The veterinary Journal*, t. XXIV., 1887, p. 153. — Liénaux, *Annales de méd. vétérinaire*, 1887, p. 242.

porte de petits crochets et le bord supérieur une papille; un seul spicule passant entre les deux lobes. *Femelle* en spirale serrée; corps atténué en arrière; vulve située à peu de distance de la tête. Ovovivipare. — On ne connaît pas exactement la longueur de ces parasites, car on n'a pu les extraire entiers, vu leur enroulement autour des fibres musculaires et tendineuses. La femelle paraît mesurer 40 à 50 centimètres de longueur; le diamètre est de $0^{mm}15$ chez le mâle et de $0^{mm}35$ à $0^{mm}40$ chez la femelle.

Ce Ver, propre aux Équidés, a été découvert en 1840 par Hermann et Bleiweiss à l'Institut vétérinaire de Vienne. Il a été retrouvé ensuite en Allemagne, en Autriche et en Italie par Gurlt, Baumgarten, Ercolani, Zürn, Bassi, Gotti, Beruchello, Berto et Vigezzi (1).

On l'a observé quelquefois dans le ligament cervical ou dans le tissu des artères voisines, entre les fibres musculaires et dans des nodules sous-cutanés, mais le plus souvent dans les tendons du fléchisseur du pied, dans le ligament suspenseur du boulet et dans les parois de l'artère collatérale du canon.

On l'a rencontré à toutes les saisons de l'année, mais surtout au printemps et en été, chez des chevaux de tout âge.

Le siège le plus fréquent, et aussi le plus important parce qu'il se traduit par des symptômes significatifs, réside dans les membres et à peu près exclusivement dans les antérieurs. La présence des Vers détermine la formation de tumeurs isolées (fibromes parasitaires), qui se voient dans la région du tendon, en dedans, en dehors ou en arrière du perforé; au genou, en dedans ou en dehors, au voisinage de l'insertion des fléchisseurs du métacarpe; à la face externe ou postérieure de l'avant-bras; en des points variés de l'épaule et du bras, etc.

Ces tumeurs déterminent des compressions des nerfs ou des tendons, et, par suite, des boiteries persistantes, à chaud ou à froid, dont la cause reste souvent ignorée tant que le fibrome parasitaire n'a pas acquis des dimensions apparentes.

Le traitement consiste dans l'extirpation de la tumeur. Il en résulte une plaie simple, qui guérit aisément.

La tumeur extraite est, en général, irrégulièrement ovoïde et a de 3 à 6 centimètres de longueur. Elle est constituée par un tissu fibreux dense, souvent calcifié, englobant des noyaux jaunâtres au sein desquels se trouve le Ver, qui n'a encore été extrait que par fragments.

Peut-être des recherches ultérieures établiront-elles un rapport de filiation entre le Spiroptère réticulé et la Filaire des plaies d'été.

(1) Hermann et Diesing, *Œsterr. medic. Wochenbl.*, 1841, p. 199; et *Journal vét. et agricole de Belgique*, 1842, p. 554. — Ercolani, *Osserv. sulla struttura normale e sulle alterazioni pathologiche del tessuto fibroso*, Bologna, 1865. — Zürn, *Wochenschr. f. Thierheilk. u. Viehz.*, 1871. — R. Bassi, *Il medico veterinario*, Torino, 1875, p. 449; 1885, p. 1 et 145. — Vigezzi, *Giorn. di anat. fisiol. e patol. degli animali*, 1885, p. 3.

CHAPITRE PREMIER

PSOROSPERMOSE MUSCULAIRE.

Les Sporozoaires qui vivent dans les muscles et dans le tissu conjonctif des animaux domestiques font partie de l'ordre des *Psorospermies utriculiformes* ou *Sarcosporidies* (1).

Les formes qui nous intéressent appartiennent aux genres **Sarcocyste** (*Sarcocystis* Ray Lank.) et **Balbianie** (*Balbiania* R. Blanch.). Les espèces du premier siègent exclusivement dans les muscles striés; elles ont une membrane d'enveloppe épaisse et traversée de fins canalicules. Celles du second se trouvent dans le tissu conjonctif; leur membrane d'enveloppe est mince et anhiste.

Les Sarcosporidies, que l'on appelle souvent *Utricules de Miescher* ou *de Rainey*, ont été vues pour la première fois, en 1843, par Miescher (de Bâle), dans les muscles de la souris. Herbst en retrouva dans ceux du porc en 1851. Von Hessling, qui, dès 1846, en avait vu dans les muscles du poitrail du chevreuil, les signala en 1854 dans le myocarde du bœuf, du veau et du mouton; et Rainey, en 1857, les vit dans les muscles du porc (2). Elles ont été rencontrées depuis chez la plupart des herbivores domestiques, le cheval, le bœuf, le buffle, le mouton, la chèvre, le lapin; et, parmi les oiseaux, chez la poule.

On peut rapporter ces Sarcosporidies, au moins provisoirement, à trois espèces distinctes : le *Sarcocyste de Miescher*, le *Sarcocyste délicat* et la *Balbianie géante*.

Sarcocyste de Miescher (*S. Mieschcri* Ray Lank.) (3). — Observée d'abord par Herbst, puis par Rayney, dans les muscles du porc, cette Sarcoporidie a été étudiée depuis par de nombreux observateurs et elle est aujourd'hui assez bien connue, grâce surtout aux observations de Leuckart et de Manz. Indépendamment du porc, où elle est remarquablement fréquente, peut-être est-ce la même espèce qui a été rencontrée assez souvent dans les muscles de l'œil chez le bœuf, le veau, le mouton, le chien et le chat, par Krause; encore chez le bœuf

(1) G. Balbiani, *Leçons sur les Sporozoaires*, Paris, 1884, p. 106. — R. Blanchard, *Note sur les Sarcosporidies* (*Bull. de la Soc. zool. de France*, t. X, 1885, p. 244).

(2) Herbst, *Nachrichten v. d. G. A. Universität u. d. k. Gesellsch. d. Wissensch. zu Göttingen*, 1851. — Von Hessling, *Zeitschr. f. wissensch. Zoologie*, 1854, p. 189. — Rainey, *Philosophical Transactions*, 1858.

(3) W. Krause, *Zeitschr. f. rationnelle Medizin*, 1863, p. 136. — W. Waldeyer, *Centralblatt f. d. med. Wissenschaften*, 1863, p. 849. — R. Leuckart, *Die Parasiten des Menschen*, t. I, 1re édit., 1863, p. 238. — Rupprecht, *Die Trichinenkrankheit im Spiegel d. Hettstedter Endemie beobachtet*, 1864. — Ripping, *Zeitschr. f. rationnelle Medizin*, 1865, p. 133. — J. Kühn, *Mittheil. d. landwirthsch. Institutes d. Univ. Halle*, 1865. — Virchow, *Archiv f. pathol. Anat.* 1866. — Manz, *Archiv f. mikrosk. Anat.*, 1867, p. 345. — Perroncito, *Il Medico veterinario*, 1869. — Beale, *The microscope en medecine*, 4e édit., London, 1878, p. 485. — Laulanié, *Revue vétérinaire*, 1884, p. 57.

et chez le mouton, par Beale; chez la poule, par Kühn. Il faut dire cependant que ces Psorospermies utriculiformes ne peuvent pas être rapportées avec une entière certitude à la même espèce que celle du porc et qu'elles appartiennent peut-être aux deux autres espèces. Il ne sera donc question ici que de ce qui touche à la PSOROSPERMOSE MUSCULAIRE du porc.

C'est seulement à l'autopsie que l'on constate la présence des parasites. Parmi les muscles striés, il n'en est pas qui ne puisse en renfermer. Cela se reconnaît à leur aspect granulé et à leur coloration plus foncée; par un examen attentif, on y voit de petits points blancs et allongés, au sein de la substance musculaire. Parfois ils sont assez longs pour être facilement visibles. Ce sont les Sarcocystes.

Ils peuvent atteindre 2 à 3 millimètres de longueur. Leur largeur varie entre 80 et 300 μ. Ils se présentent au microscope sous la forme de corps allongés, peu réfringents, d'apparence grenue, effilés à leurs deux extrémités, souvent à une seule. Ils sont limités par une membrane d'enveloppe, assez épaisse, montrant une striation transversale que Leuckart attribue à la présence de nombreux canalicules : par la compression, cette paroi, se désagrégeant, offre l'apparence d'un revêtement ciliaire, que plusieurs observateurs regardent comme une disposition normale de la Psorospermie. L'intérieur de l'Utricule est partagé en un grand nombre de loges par des cloisons anastomosées. Vers les extrémités, où la membrane semble s'être écartée légèrement de son contenu, on voit un espace conique où se trouvent des granules réfringents. Dans tout le reste de son étendue, l'Utricule renferme, dans ses loges, des spores, corpuscules nombreux et étroitement serrés, qui, lorsqu'ils sont devenus libres par la rupture de la membrane, se montrent semi-lunaires, réniformes ou fusiformes. Ils présentent un ou, le plus souvent, deux points clairs, que l'on considère généralement comme des noyaux.

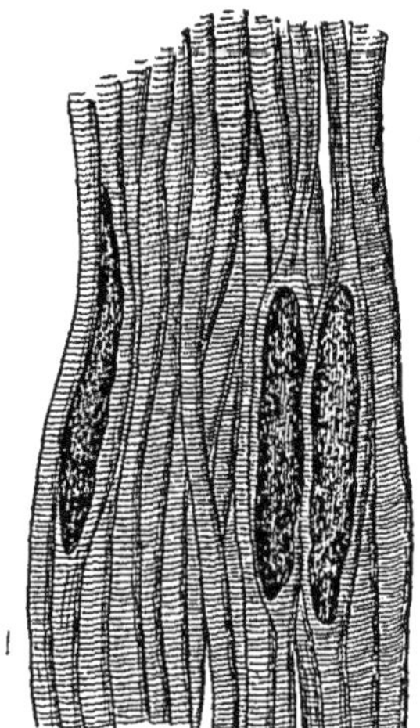

Fig. 277. — Utricules psorospermiques dans les fibres musculaires du porc (Railliet).

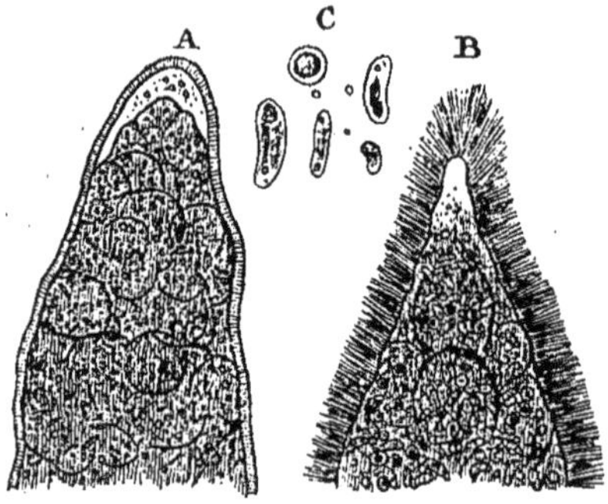

Fig. 278. — Utricules psorospermiques du porc isolées et fortement grossies (Railliet).

A, extrémité d'une Utricule dont la cuticule est intacte. — B, autre Utricule, dont la cuticule est écrasée et donne lieu à une apparence de cils. — C, corpuscules réniformes et noyaux séparés.

Les Sarcocystes sont situés dans l'axe même des faisceaux primitifs, et entourés par une couche de la substance de ces faisceaux, qui a été repoussée sous le sarcolemme par la pression du parasite. La plupart des auteurs ne mentionnent pas d'autre altération du tissu musculaire, que les dilatations et l'aspect moliniforme des faisceaux primitifs. D'après Perroncito, les Utricules peuvent se mouvoir dans l'intérieur du sarcolemme et laisser des traces évidentes de leur passage. Quand elles sont anciennes, elles peuvent subir la dégénérescence crétacée.

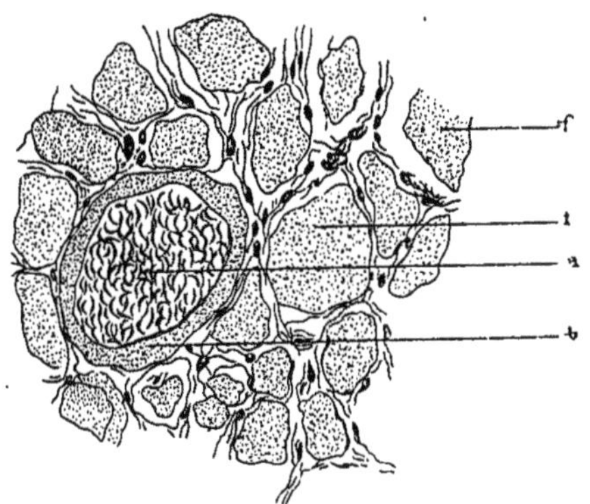

Fig. 279. — Coupe transversale d'un groupe de faisceaux primitifs du porc, dont l'un est occupé par une Sarcosporidie (Laulanié).

a, coupe du parasite. — *b*, sa gaine contractile formée par la substance du faisceau primitif repoussée sous le sarcolemme. — *f*, faisceaux primitifs.

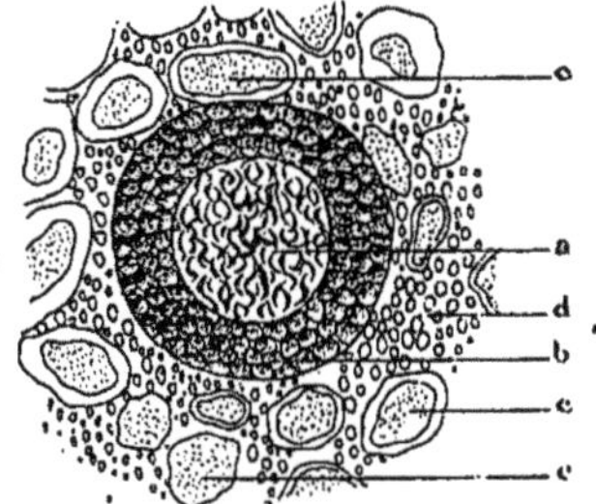

Fig. 280. — Granulation psorospermique des muscles du porc au début de son développement (Laulanié).

a, section transversale de la Psorospermie. — *b*, couronne purulente. — *c*, *c*, faisceaux primitifs atrophiés. — *d*, infiltration embryonnaire.

Laulanié a vu que, tandis qu'en certains points, les faisceaux primitifs envahis restent sains, ils subissent, en d'autres, la dégénérescence vitreuse; le parasite agit là comme un irritant sur le tissu conjonctif; il y a myosite interstitielle diffuse et, en ces points, formation de nodules analogues aux granulations tuberculeuses. « La zone périphérique de ces granulations se développe sur un territoire primitivement occupé par des éléments musculaires qu'elle englobe et détruit progressivement. » Les faisceaux primitifs les plus éloignés du centre sont d'abord atrophiés et il y apparaît parfois des cellules de nouvelle formation. La myosite parenchymateuse s'ajoute donc à la myosite interstitielle.

La psorospermose musculaire ne se trahit pas pendant la vie par des signes appréciables. Cependant Virchow a signalé, chez quelques porcs qui en étaient atteints, de la faiblesse ou de la paralysie intermittente du train postérieur, une soif ardente, un exanthème noueux, des symptômes passagers de rouget et une fois un aspect terne et larmoyant des yeux, ce qui pouvait bien être dû à la présence des parasites dans les muscles oculaires.

Les Sarcocystes de Miescher se rencontrent très fréquemment, au moins dans certains pays et à certaines époques. Herbst estime à 50 p. 100 le nombre des cas qu'il a pu constater. Semblable proportion a été indiquée par Rupprecht. Leuckart les a vus chez 5 porcs sur 18.

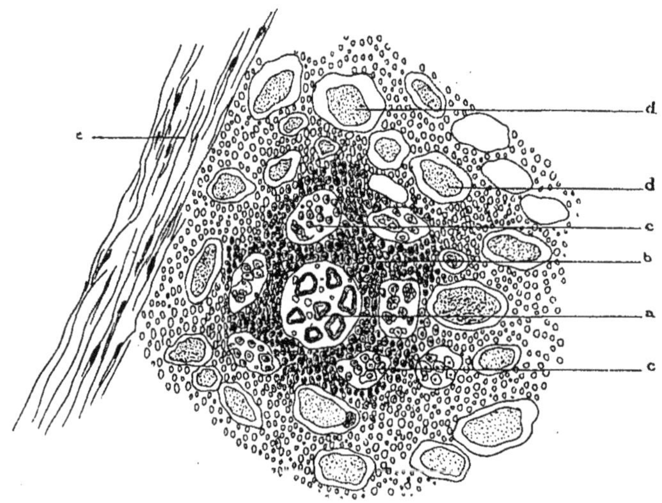

Fig. 281. — Granulation psorospermique des muscles du porc complètement formée : le parasite a disparu au milieu des produits de la dégénérescence (Laulanié).

a, zone centrale représentée par un petit foyer de dégénérescence calcaire. — *b*, zone périphérique de prolifération embryonnaire. — *c*,*c*, espaces primitivement occupés par des faisceaux primitifs et actuellement remplis de cellules. — *d*,*d*, faisceaux primitifs atrophiés englobés dans la prolifération. — *e*, cloison conjonctive.

Les expériences de transmission faites par Virchow et par Manz, en nourrissant des animaux avec de la viande de porc infestée de Psorospermies, sont demeurées sans résultat. Ces parasites ne paraissent pas non plus avoir jamais été rencontrés chez l'homme. L'ingestion des viandes psorospermiques est donc sans danger; mais lorsque l'infection est considérable, on est autorisé à en interdire la vente en raison de leur mauvais aspect et de leur moindre valeur nutritive par le fait des altérations d'origine inflammatoire dont elles sont le siège.

Sarcocyste délicat (*S. tenella* Raill.) (1). — Cette Sarcosporidie a été observée par Moulé dans les muscles du mouton. Elle y occupe la même situation que le *S. Miescheri* dans les muscles du porc, c'est-à-dire qu'elle est incluse au sein des faisceaux primitifs. Elle se distingue de celle-ci par la grande minceur de sa membrane d'enveloppe, qui est, d'ailleurs, également canaliculée et susceptible de se réduire en pseudocils par la compression.

(1) Moulé, *Psorospermies du tissu musculaire du mouton* (*Bull. Soc. cent.* 1886, p. 125). — Railliet (*Ibid.*, p. 130 et 375). — Moulé, *Sur la psorospermose des bovidés* (*Ibid.*, p. 694). — A. Sticker, *Psorospermien im Herzfleisch des Schafes* (*Archiv f. wissensch. u. prakt. Thierheilkunde*, t. XII, 1886, p. 381).

Moulé l'a trouvée surtout sur les moutons cachectiques (99 sur 100). Elle y était, d'ordinaire, en quantité d'autant plus considérable que la cachexie était plus accentuée. Parfois, il y en avait régulièrement 5,6 et davantage sous le champ du microscope de chaque préparation; d'autres fois, il fallait faire plusieurs préparations pour en trouver une. Sur 51 moutons de bonne qualité, elles n'y ont été vues que 31 fois et toujours en petit nombre. Il en fut de même chez un mouton charbonneux, où, de plus, elles étaient comme déformées.

Pouvant se trouver dans tous les muscles, elles paraissent cependant moins nombreuses dans ceux de la région crurale interne. Sticker, Cobbold, Moulé les ont vues dans le myocarde.

Moulé semble rattacher au même type des Sarcosporidies qu'il a trouvées en nombre peu considérable chez la chèvre (3 fois sur 12 chèvres maigres), chez le cheval (4 fois sur 8 sujets maigres) et chez le bœuf (34 fois sur 94 sujets maigres). Le Sarcocyste du bœuf est plus gros, plus allongé que celui du mouton; il peut atteindre un centimètre de longueur.

Il y aurait lieu de rechercher la réalité du rapport apparent entre cette psorospermose musculaire et la cachexie.

Il faut sans doute rapporter en grande partie au genre *Sarcocystis* les Sarcosporidies trouvées dans les muscles du bœuf, du veau et du mouton, par von Hessling; dans ceux du bœuf et du mouton par Cobbold; dans les muscles oculaires du bœuf, du veau, du mouton, du porc, du chien et du chat par Krause; dans le crémaster du taureau et du lapin par Manz; dans les muscles du cheval par Siedamgrotzky, par Schulz et par Pütz (1).

Siedamgrotzky a trouvé des Sarcosporidies sur 13 chevaux sacrifiés pour des études anatomiques ou morts d'affections diverses. Elles étaient principalement dans la couche musculeuse du pharynx, de l'œsophage, dans les muscles cervicaux inférieurs et dans le diaphragme. Dans les membres, les muscles qui les présentaient étaient atrophiés, pâles, mous et cependant plus fibreux qu'à l'état normal. Les noyaux du sarcolemme étaient multipliés, non seulement dans les faisceaux primitifs affectés, mais encore dans les faisceaux sains; ces noyaux formaient comme des chapelets accolés au sarcolemme. De plus, le tissu conjonctif interfasciculaire avait proliféré et, par compression, déterminé l'atrophie simple de la fibre contractile. Ces Sarcosporidies, longues de 3 à 4^{mm}, avaient en quelques points subi la dégénérescence calcaire.

Schulz a rencontré ces parasites dans les muscles de l'avant-main

(1) Voy. plus haut, p. 567. — Cobbold, *The Lancet*, 1866, p. 88. — Siedamgrotzky, *Wochensch. f. Thierheilk. u. Viehzucht*, 1872, p. 97-101 (*Rec. de méd. vétér.*, 1872, p. 460). — Schulz, *Der Thierarzt*, 1887, n° 1 (*Rec. de méd. vétér.*, 1887, p. 457). — H. Pütz, *Virchow's Archiv f. path. Anat., Physiol. u. klin. Medicin*, t. CIX. *Archiv f. wissensch. u. prakt. Thierheilkunde*, t. XIV, 1888, p. 112).

d'un cheval sacrifié à la suite d'une paralysie des membres antérieurs. Ces muscles étaient dégénérés et présentaient des granulations calcaires de 20^{mm} de long sur 3 de large. Leurs éléments avaient subi des altérations analogues à celles constatées par Siedamgrotzky.

Chez un cheval observé par Pütz, la plupart des muscles étaient plus ou moins envahis, parfois à un haut degré, par des Psorospermies à divers états d'ancienneté. Ils étaient plus volumineux, plus rigides qu'à l'état normal et de couleur jaune grisâtre. Il y avait myosite interstitielle par prolifération du tissu conjonctif interfasciculaire, augmentation du périmysium et atrophie des faisceaux primitifs, dont la striation avait toutefois persisté, en général. Il n'y avait pas toujours de rapport exact entre les altérations musculaires et la répartition topographique des Sarcosporidies, au point que l'on peut douter qu'elles fussent la cause efficiente de cette myosite.

Balbianie géante (*Balbiania gigantea* Raill.) (1). — Cette forme de Sarcosporidie a d'abord été rencontrée par Winkler et surtout étudiée par Morot et Railliet. Jongh l'a vue souvent à Java chez le bœuf, le cerf, la chèvre, le porc et surtout chez le buffle.

D'après les renseignements donnés par les observateurs, il semble qu'elle puisse, comme les précédentes, se rencontrer au sein du faisceau primitif. Elle parait aussi se trouver dans le tissu conjonctif intermusculaire. Son volume varie de celui d'un grain de blé à celui d'une petite noisette. La membrane d'enveloppe est mince et anhiste. Au centre des plus gros individus existe un vide de la grosseur d'une tête d'épingle. Le reste de la cavité, partagé en cellules, est rempli par des corpuscules en forme de croissants très régu-

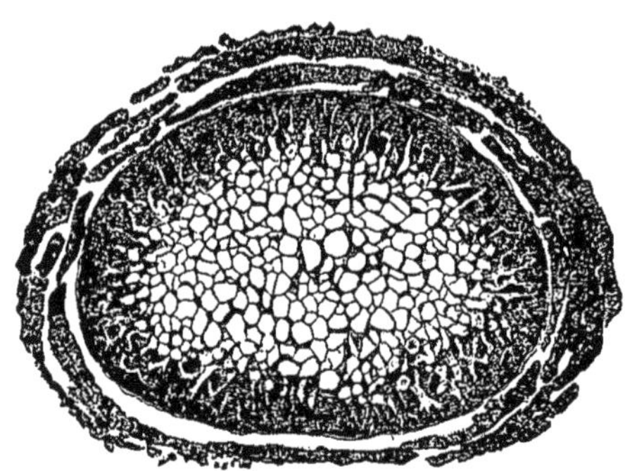

Fig. 282. — Coupe transversale d'une Balbianie géante, enveloppée par les fibres musculaires de l'œsophage; grossie 20 fois (Railliet, inédite).

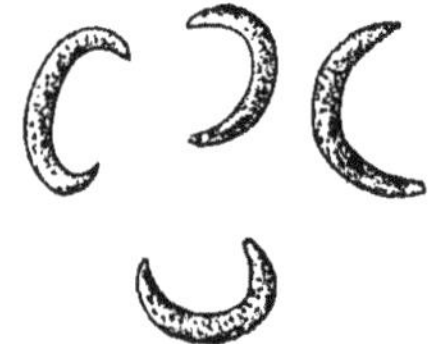

Fig. 283. — Corpuscules falciformes de *Balbiania gigantea*, grossis 850 fois (Railliet, inédite).

(1) Winckler et Leisering, *Ber. ü. d. Veterinärwesen im Konigr. Sachsen*, 1865. — Dammann, *Wirchow's Archiv f. path. Anat., Physiol.* ..... 1867, p. 283. — Von Niederhœusern, *Zeitschr. f. prakt. Veterinärwesen*, 1873, p. 79. — Zürn, *Die pflanzlichen Parasiten*, Weimar, 1874, p. 453. — Morot et Railliet, *Bull. Soc. cent. de méd. vétér.*, 1886, p. 130 et 369. — Jongh, *Bladen... van Veeartsenijkunde in Nederlandsch Indië*, 1885 (*Schweizer Archiv f. Thierheilk.*, 1886, p. 320).

liers, dépourvus de noyaux et de points brillants. Certaines Balbianies ne montrent qu'un petit nombre de ces corpuscules et, par contre, beaucoup de corps arrondis, d'un diamètre supérieur ou inférieur à l'épaisseur maximum des croissants.

Les auteurs allemands qui, les premiers, ont observé cette Sarcosporidie l'ont trouvée en grand nombre dans la couche musculaire de l'œsophage et, secondairement, à la base de la langue, dans les muscles du pharynx, des joues, du cou, du thorax, de l'abdomen et des cuisses. Les moutons qui en étaient porteurs avaient succombé parfois subitement, d'autres fois après avoir présenté des symptômes d'asphyxie ou d'accès épileptiformes. Dans quelques cas, la mortalité avait pris les allures d'une épizootie. On avait attribué ces pertes à l'action des Sarcosporidies, qui, par leur présence au voisinage du larynx, auraient déterminé l'œdème de la glotte et, par suite, l'asphyxie. Von Niederhæusern, qui les a trouvées sur une chèvre, a adopté la même conclusion.

Mais les recherches de Morot semblent bien établir qu'il y avait simple coincidence entre la mort et la psorospermose de l'œsophage. Il a trouvé ces parasites très souvent chez les moutons abattus à Troyes pour la boucherie. Moulé ne les a pas rencontrés à Paris. Railliet les y a vus sur une chèvre.

Sur environ 900 bêtes ovines, Morot en a trouvé 272 qui portaient des kystes œsophagiens de Sarcosporidies. Ni l'état d'embonpoint, ni l'âge, ni le sexe ne paraissaient avoir d'influence sur leur présence et leur nombre. Celui-ci variait de 1 à 272, et était de 10 à 12 en moyenne. Le même sujet pouvait en présenter de toutes dimensions, celles-ci n'étant nullement en rapport avec leur nombre.

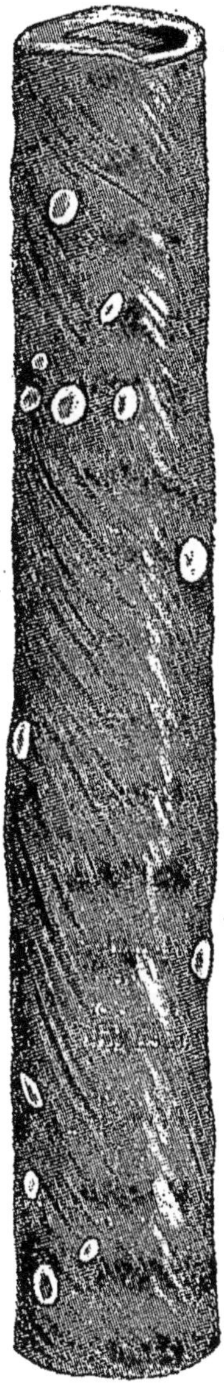

Fig. 284. — Fragment d'œsophage de mouton envahi par des Balbianies géantes; grand. natur. (Railliet, inédite).

« Parmi les 272 ovinés à œsophage noduleux, 6 avaient en même temps des kystes psorospermiques sous la plèvre, 10 sous le péritoine, 27 à la fois sous la plèvre et le péritoine. » Ces kystes sous-séreux apparaissaient « sous forme de taches ordinairement allongées, dont les dimensions variaient depuis celles d'une graine de chou jusqu'à celles d'un noyau de prune et même d'un haricot moyen. » Ils étaient ou non plus nombreux que ceux de l'œsophage.

Une brebis, de deuxième qualité, bien portante, en avait un grand nombre dans toutes les parties du corps et, en particulier, 227 dans l'œsophage et 128 dans la langue. On en trouvait quelques-uns dans les muscles des régions sous-scapulaires et crurales.

CHAPITRE II

LADRERIE.

Définition. — La Ladrerie consiste dans la présence de certains Cysticerques dans les muscles et le tissu conjonctif et accessoirement dans d'autres points de l'économie.

Les Cysticerques dont la dissémination constitue la ladrerie sont : le *Cysticercus cellulosæ*, forme cystique du *Tænia solium* de l'homme; le *C. bovis*, du *T. saginata* de l'homme; le *C. tenuicollis*, du *T. marginata* du chien; le *C. tarandi* du *T. Krabbei*, du chien.

Les animaux domestiques susceptibles de contracter la ladrerie sont en première ligne le porc (*C. cellulosæ*), puis le bœuf (*C. bovis*), exceptionnellement le mouton (*C. tenuicollis*), le renne (*C. tarandi*), le chien et le chat (*C. cellulosæ*). L'homme lui-même n'est pas à l'abri de cette affection (*C. cellulosæ*).

Étymologie. — Les mots *ladre*, *ladrerie*, employés quelquefois jadis comme synonymes de *lépreux*, *lèpre*, dérivent, selon quelques auteurs, du grec λαιδρός, difforme, gauche, et selon d'autres, notamment Bescherelle et Littré, de *Lazareus*, Lazare, dont le nom est devenu par corruption, dans le langage du peuple, saint Ladre. On ignore par quelle filiation ce nom de « ladrerie » est passé de la lèpre à l'affection parasitaire qui nous occupe et qui en diffère absolument à tous les points de vue.

Synonymie. — En allemand, *Finnenkrankheit ;* en espagnol, *ladreria;* en hollandais, *gortigheid;* en italien, *grandine, panicatura.*

En France, pendant la plus grande partie du moyen-âge, la ladrerie a reçu les noms de *mézellerie*, *meseau*, *mesel*, *mesellus*, *mesiax*, *mescleria*, *noscleria*, *noselerie*, *piau*, *tal*, *mal de Saint-Lazare*, *pourriture*, etc.; les porcs ladres étaient dits *lépreux*, *mezeaux*, *corrompus*, *impurs* et, le plus souvent, *sursemés*, terme qui rappelle la dissémination des parasites dans la viande. Au commencement de ce siècle, Viborg a donné à la ladrerie le nom de *glandine*, et d'autres auteurs, celui de *grainerie;* les porcs qui en étaient atteints furent alors appelés *glandés* ou *grainés*.

Dans ces derniers temps, on a critiqué le terme de « ladrerie » comme ayant d'autres sens très différents : celui d'avarice et celui de lèpre. Mais le premier ne saurait causer de confusion ; quant au second, il est tombé en désuétude, et, dans le langage médical actuel, le mot « ladrerie » est exclusivement pris avec la signification que nous lui avons donnée. Plusieurs auteurs (Bouley, Trasbot) ont proposé d'y substituer celui de *Cysticercose*. Ce terme, composé selon les règles de la nomenclature, a l'avantage d'indiquer la nature de la maladie à laquelle on l'applique. Mais, logiquement, il doit comprendre toutes les affections dues à des Cysticerques et, par conséquent, celle du lapin causée par le *Cyst. pisiformis*, celle du chien et du chat, par le *C. Bailleti*, celle que produirait sur le cheval le *C. fistularis*, etc. La synonymie n'existe donc pas entre « cysticercose » et « ladrerie ». Il y a des cysticercoses ladriques, mais toutes les cysticercoses ne sont pas des ladreries.

Division. — La ladrerie diffère dans sa nature, ses effets, sa fréquence, son importance au point de vue sanitaire, etc., selon l'espèce domestique chez laquelle on la considère. Il y a donc lieu de l'étudier successivement sur chacune, en la subordonnant, pour l'ordre, à l'espèce de Cysticerque qui la détermine.

ART. I. — Ladrerie du porc (1).

La ladrerie du porc est produite par le *Cysticercus cellulosæ* Rud., forme larvaire du *Tænia solium*, ou Ténia armé de l'homme.

Historique (2). — La ladrerie du porc est connue depuis une haute antiquité, et il semble bien que son influence sur la santé de l'homme ait inspiré les prêtres égyptiens du temps des Pharaons et Moïse, le législateur des Juifs, lorsqu'ils ont prohibé l'usage de la viande de porc. Mais la première mention de cette maladie remonte au IVe siècle avant Jésus-Christ; elle se trouve dans les œuvres d'Aristophane (450-380), comédie des *Chevaliers*, où il est parlé de la ladrerie comme d'une connaissance vulgaire. Aristote l'a décrite avec une précision remarquable, et cette description a été reproduite à peu près exactement par Rufus (cité par Oribase), puis par Pline et Didymus. On la retrouve mentionnée encore par Plutarque et par Arétée, par Archigène et par Androsthène.

De nombreux règlements prouvent qu'au moyen âge la ladrerie du porc était bien connue; mais on était dans la même ignorance que les anciens sur sa nature parasitaire. Il faut arriver à l'année 1683 pour trouver, dans un mémoire de Redi, une notion qui s'y rapporte. Deux ans après, Hartmann rencontrait chez une chèvre un Cysticerque, qu'il reconnaissait pour un animal vivant. Mais à Malpighi revient l'honneur de la première description exacte du Cysticerque ladrique. Ces observations semblent avoir été peu connues, car c'est en 1760 seulement que Pallas fait le rapprochement entre le parasite ladrique et les Ténias, en le nommant *Tænia hydatigena*. A peu près vers le même temps, Otto Fabricius émet l'opinion que les Cysticerques ladriques proviennent d'un Ver rubanaire, et Gœze (1780) décrit le Ver vésiculaire avec beaucoup de précision et d'exactitude.

L'année 1842 marque un progrès important : Steenstrup considère les Vers cystiques comme les premiers pas du développement d'Helminthes qu'il ne peut déterminer. A la même époque, von Siebold les regarde comme des Ténias égarés, opinion adoptée également par Dujardin (1845). Il fallut les expériences de van Beneden et de Küchenmeister pour mettre hors de doute les migrations des Cestodes; les données qu'ils ont établies ont été

(1) Delpech, *De la ladrerie du porc au point de vue de l'hygiène privée et publique* (*Annales d'hyg. publ. et de méd. lég.*, 2e sér., t. XXI). — Idem, Art. LADRERIE (*Dict. encycl. des sc. méd.*, 2e série, t. I, 1868). — Trasbot, art. LADRERIE (*Nouv. Dict. de méd., de chir. et d'hyg. vét.*, t. XI, 1880). — L. Baillet, *Tr. de l'inspection des viandes de boucherie*, 2e édit., Paris, 1880. — Villain et Bascou, *Manuel de l'inspecteur des viandes*, Paris, 1886.

(2) J. M. Guardia, *La ladrerie du porc dans l'antiquité*, Paris. 1865.

confirmées, étendues et complétées par de nombreux expérimentateurs dont nous aurons plus loin à signaler les apports.

Anatomie pathologique. — C'est surtout à l'autopsie que l'on reconnaît l'existence de la ladrerie; il est donc naturel d'établir dès maintenant en quoi consistent les altérations qu'elle détermine.

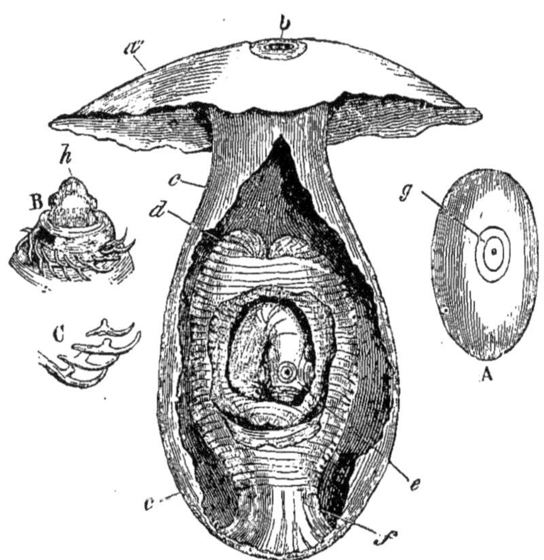

Fig. 285. — *Cysticercus cellulosæ.*

A, vésicule entière grossie. — B, trompe portant les crochets à sa base. — C, crochets isolés. — C', fragment de Cysticerque fortement grossi : la vésicule n'est représentée que par un segment *a* correspondant à son orifice d'invagination *b* (Ch. Robin).

C'est d'abord la présence du *Cysticercus cellulosæ* Rud. en différents points de l'économie. Il se montre sous la forme d'une vésicule elliptique, longue de 6 à 20 millimètres, large de 5 à 10 millimètres et même plus, offrant vers le milieu de sa longueur une tache blanche pourvue d'un petit pertuis peu visible, qui correspond à la tête invaginée. Celle-ci a d'abord l'aspect d'un tubercule blanc, opaque et assez consistant, du volume d'un grain de millet, qui adhère à la paroi et fait saillie à l'intérieur. Par une pression méthodique entre le pouce et l'index, on parvient assez facilement à faire sortir de la vésicule caudale la tête et le corps du Cysticerque qui y sont invaginés. D'ordinaire, la vésicule est déchirée dans cette opération. En examinant au microscope et à un faible grossissement la tête évaginée, on voit qu'elle est sensiblement tétragone, mesure $0^{mm}6$ à $0^{mm}8$, est pourvue de quatre ventouses et d'une double couronne de 24 à 32 crochets, les grands longs de 160 à 180 µ, les petits de 110 à 140 µ. Ce sont absolument les caractères de la tête du *Tænia solium* de l'homme.

Chaque Cysticerque (*grain* ou *graine de ladre*) est enveloppé dans un kyste dont les dimensions sont à peine supérieures aux siennes. Ce kyste, formé aux dépens du tissu de l'hôte, est constitué par une membrane de tissu conjonctif, mince, translucide, faiblement vascularisée et dépourvue d'épithélium. Ces kystes sont logés dans des dépressions, sortes de cellules ou d'alvéoles creusées au sein des organes.

C'est à peu près exclusivement dans les masses musculaires que se trouvent les Cysticerques ladriques. Les muscles le plus souvent

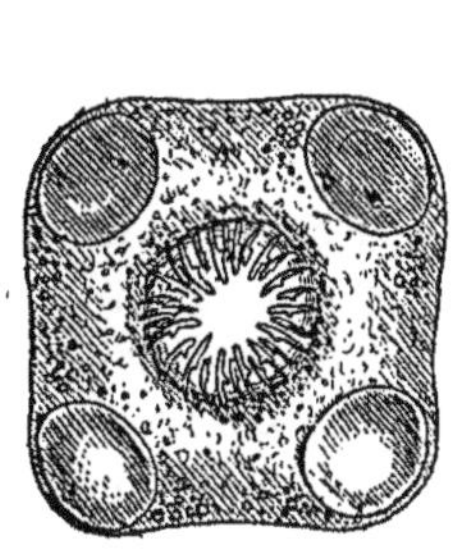

Fig. 286. — Tête du *Cysticercus cellulosæ*, vue de devant, les ventouses non saillantes (Railliet).

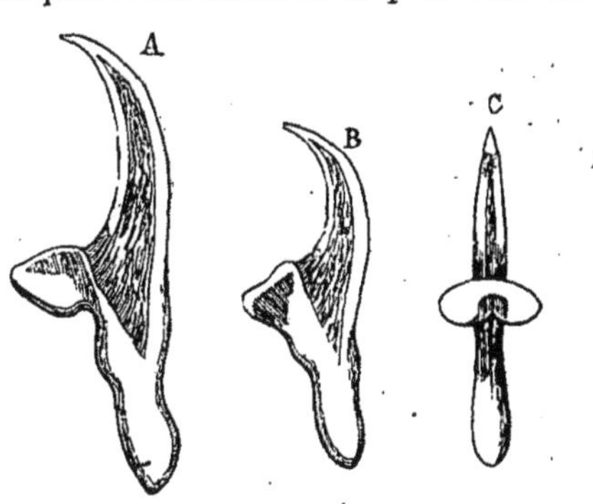

Fig. 287. — Crochets du *Tænia solium*, grossis 250 fois (Railliet).

A, grand crochet. — B et C, petit crochet, vu de profil et de face.

et le plus largement envahis sont ceux de la langue, du cou et des épaules ; puis viennent, d'après leur ordre de fréquence, les muscles intercostaux, les psoas, les muscles de la cuisse et enfin ceux de la région vertébrale postérieure (Delpech). La ladrerie est parfois tellement générale que l'on rencontre des Cysticerques dans tous les muscles striés de l'économie. Le nombre des parasites peut être énorme et représenter la moitié du volume total du morceau de viande. Küchenmeister en a trouvé 133 dans un morceau pesant environ 17 grammes, ce qui ferait près de 80,000 pour 10 kilogrammes.

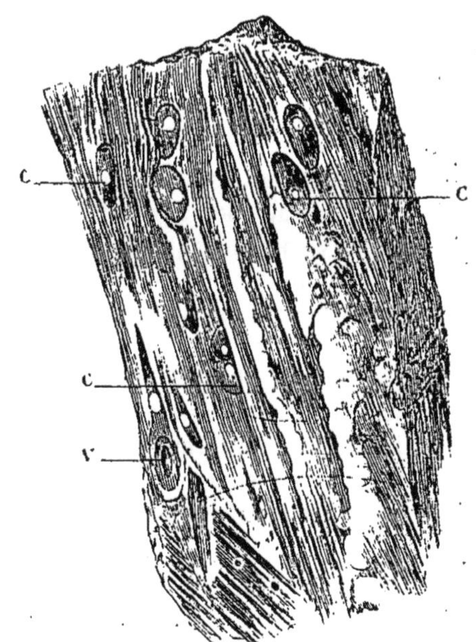

Fig. 288. — Fragment d'un muscle de porc ladre (Railliet).

c,c, Cysticerques. — v, alvéole marquant la place d'un Cysticerque enlevé.

Quand la ladrerie est peu prononcée, les vésicules sont éparses ; mais elles ont toujours pour siège privilégié les muscles de la face profonde de l'épaule, ceux du cou, la portion charnue du diaphragme, le triangulaire du sternum et les intercostaux. Il faut, dans quelques-uns de ces cas discrets, faire des coupes nombreuses et en tous sens pour arriver à trouver une seule vésicule. Le plus souvent, en comprimant la viande entre les doigts, on fait surgir des vésicules situées profondément et qui seraient restées inaperçues sans ce moyen. Souvent aussi, on reconnaît la ladrerie à des cavités dont la viande est semée et qui résultent de l'enlèvement du Cysticerque.

A peu près aussi fréquemment que dans les muscles cités plus haut, les parasites se trouvent dans le tissu conjonctif sous-muqueux de la face inférieure de la langue. Vers la base de cet organe et sur les parties latérales du frein, on les y aperçoit le plus ordinairement comme des vésicules opalines, demi-transparentes, globuleuses ou ovoïdes, qui soulèvent la muqueuse et donnent sous le doigt la sensation de leur saillie.

Le cœur aussi est très souvent envahi par les Cysticerques et parfois en tel nombre qu'il y a lieu de s'étonner que ses fonctions n'en soient pas entravées. Lorsqu'il y en a peu, c'est vers la pointe de l'organe qu'ils sont ordinairement localisés.

Il est rare d'en rencontrer dans le lard, et lorsqu'ils s'y trouvent, c'est en général au voisinage des muscles et adhérant aux fibres musculaires qui pénètrent les couches graisseuses. Ce fait ne s'observe guère que dans la ladrerie généralisée.

D'ailleurs, les grains de ladre peuvent se rencontrer dans tous les organes : cerveau, moelle épinière, yeux, poumon, foie, reins, rate, ganglions lymphatiques, testicules (Cobbold), mais ils n'y sont que très rarement en quantité notable. Ils sont exceptionnels dans le foie, le poumon, la rate, les reins (Hertwig). Dans la plupart des cas où l'on a cru les y voir, il s'agissait d'Échinocoques anciens et non de Cysticerques. Quelquefois, dans le poumon, le foie et la rate, ils donnent lieu à la formation de nodosités grises ou rougeâtres, caséeuses et purulentes, ou calcifiées, qui ont quelque ressemblance avec la tuberculose, et dans lesquelles un examen attentif permet de retrouver des crochets et même des têtes complètes de Cysticerques (Gratia) (1).

Les kystes qui renferment les Cysticerques ladriques sont logés à la surface ou dans la profondeur des muscles, entre les faisceaux secondaires, et parallèlement à leur direction.

Parfois les parasites ont perdu leurs caractères habituels, par le fait d'une dégénérescence. Celle-ci peut avoir lieu dans les premiers stades de leur développement; ils ont alors un volume variant entre celui d'un grain de mil et celui d'un grain de chènevis. Ils forment des tubercules elliptiques, d'un jaune brunâtre, renfermant une matière purulente, jaunâtre, où l'on ne trouve pas trace du scolex, ni même de ses crochets (Munkenbeck) (2).

(1) Cobbold, *The veterinarian*, 1878. — Hertwig, *Die stadtische Fleischbeschau in Berlin* (*Archiv f. wissensch. u. prakt. Thierh.* 1885, p. 424). — Gratia, *Des pseudo-tubercules chez les anim. dom.* (*Ann. de méd. vét.*, 1884, p. 624).

(2) Munkenbeck, *Vierteljahrsschrift* d'Adam, XXIV, p. 87.

Ordinairement c'est l'âge des Cysticerques qui amène leur dégénérescence et leur transformation en de petits grains arrondis, durs, compactes, imprégnés de matière calcaire et dépourvus de liquide. Les charcutiers donnent alors à la maladie le nom de ladrerie *sèche*. Il est à peu près certain que, dans cet état, les parasites sont morts. Cette forme de ladrerie, rare chez les porcs amenés sur le marché de Paris, est assez commune à Bordeaux (L. Baillet).

La pression du kyste détermine le plus souvent un commencement d'atrophie dans les faisceaux secondaires. Plus tard, le tissu conjonctif inter-fasciculaire s'épaissit et dessine des traînées, des marbrures claires de plus en plus accentuées (Trasbot).

Les muscles infectés de ladrerie sont pâles et mous. En les entaillant, on ouvre des Cysticerques, qui laissent échapper une abondante sérosité claire et de couleur jaune paille. Mais si la maladie est ancienne et généralisée, l'anémie dont elle peut alors s'accompagner a donné lieu à une infiltration passive dans les régions déclives; les muscles en sont eux-mêmes imprégnés; ils montrent souvent, en outre, des *Sarcocystis Miescheri*.

Il y a, de plus, pauvreté du sang, gonflement et infiltration des ganglions lymphatiques, pâleur des organes, et lésions d'affections concomitantes qui ont amené la mort du malade.

Les Cysticerques peuvent faire défaut à la surface des muscles, lorsque, pour dissimuler l'état de la viande malade qu'il expose en vente, le charcutier a raclé avec le couteau la surface de la coupe. Les grains de ladre sont ainsi énucléés; mais, par un examen attentif, on reconnaît la présence des petites cavités qu'ils occupaient; on lève toute incertitude, en entaillant le morceau soupçonné : il est bien rare qu'il ne renferme pas d'autres vésicules dans sa profondeur.

On retrouve très difficilement les Cysticerques dans les préparations de charcuterie faites avec de la viande de porc hachée, en raison des petits fragments de lard qui y sont intimement mélangés. Schmidt-Mülheim a recommandé dans ce but un procédé basé sur la résistance du Cysticerque à l'action du suc gastrique (1).

On hache en menus fragments une muqueuse gastrique de porc ou de chien, qu'on met ensuite en macération pendant quelques heures dans une dissolution d'acide chlorhydrique à 5 pour 1000; on filtre et le liquide ainsi obtenu doit être employé sans attendre trop longtemps. Mais si l'on veut avoir un liquide susceptible d'être mis en réserve pour les cas à prévoir, on agit différemment. La muqueuse hachée est mise en macération dans la glycérine pendant plusieurs jours; on filtre et l'on peut conserver le liquide pendant des années à la température ordinaire. Lorsqu'on veut s'en servir, on en verse quelques gouttes dans une dissolution d'acide chlorhydrique à 5 p. 1000. On prend une quantité suffisante de la saucisse ou viande hachée suspecte; et on la met en digestion pendant plusieurs heures, à la température de 40° dans six à huit fois son volume du mélange de glycérine pepsi-

(1) Schmidt-Mülheim, *Deutsche Zeitschrift für Thiermed.*, 1884, p. 374.

nique et d'eau acidulée. On agite de temps en temps. La viande et la graisse sont dissoutes, cette dernière formant à la surface du liquide une couche plus ou moins épaisse. La vésicule du Cysticerque est un peu attaquée, mais la tête, les ventouses et particulièrement la couronne de crochets résistent à l'action du liquide, tombent au fond du vase et y sont retrouvés aisément sous la forme de grains qui rappellent ceux du riz.

Symptômes. — Les signes de la ladrerie, pendant la vie de l'animal qui en est atteint, sont très vagues, difficiles à apprécier, variables d'ailleurs selon la susceptibilité des sujets et la localisation particulière du mal. Le plus souvent même, ils sont nuls, surtout quand l'infection n'est pas généralisée. De tous ceux que l'on a indiqués, le seul qui soit pathognomonique est la présence de Cysticerques sous des muqueuses accessibles à l'exploration : à la face inférieure de la langue, particulièrement sur les côtés du frein; quelquefois sur la conjonctive; plus rarement dans les plis du rectum.

Dans ces points, on reconnaît la présence des grains de ladre à l'inégalité de la surface de la muqueuse, aux saillies plus ou moins marquées que forment les vésicules, à leur aspect transparent et opalin tranchant sur la teinte rosée des parties voisines.

Au temps d'Aristophane, on savait déjà reconnaître la ladrerie à la présence des vésicules sous la langue et dans les replis de l'anus, et l'on pratiquait aussi le *langueyage*.

C'est une opération qui consiste à visiter la langue du vivant de l'animal. Le *langueyeur* est celui qui procède à cette visite. Au moyen âge et jusqu'à la fin du XVIIIe siècle, le langueyage était exclusivement pratiqué par des agents du pouvoir, officiers du roi, dits *langueyeurs-jurés*. Aujourd'hui, le langueyage est libre et facultatif, mais son exercice constitue toujours une profession spéciale en raison de l'habitude et de l'adresse qu'il exige. Certaines villes ont même un langueyeur assermenté et payé par elles pour examiner les porcs conduits sur les marchés.

Pour faire cet examen, le langueyeur commence par coucher l'animal : placé parallèlement au corps de celui-ci, il l'attire à lui par les soies du dos et des reins, pendant qu'un aide, placé du côté opposé, tire vers soi par le membre postérieur voisin du langueyeur; le porc perd l'équilibre et est renversé par l'opérateur. Ou bien, se plaçant à droite de l'animal, le langueyeur le saisit par le membre antérieur gauche, et le renverse par un coup de genou dans le flanc. Aussitôt que le porc est à terre, il se précipite sur lui, et le maintient avec son genou gauche appuyé sur le cou ; un aide contient les pattes de derrière.

Profitant des cris que pousse l'animal, le langueyeur lui introduit entre les mâchoires un bâton long d'un mètre environ, qui appuie fortement à terre par l'extrémité entrée dans la bouche du patient et retenue par le pied de l'opérateur. Il passe l'autre extrémité sous sa cuisse ou sous son aisselle droite, ou la fait tenir par un aide. Le bâton, jouant le rôle de levier, maintient les mâchoires écartées. L'expert introduit alors la main enveloppée d'un linge dans la gueule du porc et en fait sortir la langue, qu'il examine attentivement et qu'il explore en promenant les doigts sur toute sa surface depuis la base jusqu'à la pointe. Le plus souvent il complète cet examen par celui de la conjonctive.

« Quand on ne possède pas une grande habitude de langueyer, dit Lafosse, mieux vaut faire coucher et fixer le porc par des aides et lui écarter les mâchoires avec un spéculum ; on peut alors saisir la langue sans crainte de se faire broyer les doigts (1). »

Si le langueyage fait constater la présence de vésicules, on a la certitude de l'existence de la ladrerie. Mais si elles font défaut, on n'a pas la certitude contraire. Sur 41 cas de ladrerie constatés après la mort pendant un trimestre, L. Baillet a reconnu que 10 fois la langue ne portait aucune trace de Cysticerque ladrique. Ce résultat pratique dénote qu'en cas de difficulté entre vendeur et acheteur, le fait d'avoir langueyé l'animal en litige ne pourrait servir de preuve en faveur du premier.

Les vésicules de la bouche, de la conjonctive et de l'anus peuvent avoir disparu par le fait d'une petite opération nommée *épinglage*, consistant soit en une simple piqûre qui vide le Cysticerque, soit le plus souvent en une incision qui permet de l'enlever. Il reste une petite plaie, qui suppure pendant quelque temps et qui peut être prise ou donnée pour une blessure que l'animal se serait faite avec les dents ou des corps durs, comme les os. Lorsque les plaies sont fermées, elles laissent une cicatrice peu apparente, fugace, et qui ne peut servir au diagnostic *ante mortem*.

En dehors de la présence des Cysticerques visibles sous les muqueuses apparentes, il n'est point, comme nous l'avons dit, de signes permettant de reconnaître la maladie du vivant de l'animal. On en a cependant indiqué un bon nombre qui peuvent bien lui appartenir, mais qui sont exceptionnels ou peu significatifs, ou ne se montrent que sur les sujets très largement infectés.

Tel est l'enrouement, coexistant avec une toux petite, éteinte, quinteuse et avec la tendance à l'essoufflement. Ces symptômes se rattachent très probablement à la présence de nombreux Cysticerques sous la muqueuse et dans les muscles du larynx. Ils constituent souvent le premier indice qui attire l'attention.

On a signalé une enflure spéciale des ganaches : Dupuy, Hurtrel d'Arboval, Delpech, ne l'ont jamais observée.

Greve rapporte avoir constaté chez beaucoup de porcs ladres une hyperesthésie du groin, qui les empêcherait de fouger, même dans les terres molles. En mangeant du grain répandu sur un sol dur, ils éviteraient les frottements du groin, relèveraient les narines et la lèvre supérieure et prendraient les grains avec la langue. Frappé légèrement sur le bout du nez avec une baguette, le porc ladre ferait

(1) L. Lafosse, *Traité de pathologie vétérinaire*, t. II, 1861, p. 96.

entendre un cri de douleur, tandis que le porc sain y reste indifférent. Enfin, le groin des cochons très ladres serait plus ou moins enflé, mou et flasque au toucher. Ces indications n'ont pas été confirmées par d'autres observateurs.

Il en est de même de la constatation contraire, touchant un certain degré d'analgésie ou d'anesthésie de la peau, dont plusieurs auteurs ont parlé; de même encore, du défaut d'adhérence des soies et de la présence, à l'extrémité de celles qu'on arrache, d'une gouttelette de sang noir, caractères indiqués par Aristote.

La plupart des marchands de porcs et des charcutiers affirment que, chez les porcs ladres, les épaules sont souvent remontées. Il en résulte une sorte d'engoncement du cou et une gêne sensible dans les mouvements des membres antérieurs. Cela peut tenir, comme le dit Trasbot, à l'abondance des Cysticerques dans les muscles grand pectoral, grand dentelé, etc., qui se relâchent alors et laissent un peu descendre le thorax entre les épaules.

Sur un porc atteint d'une ladrerie intense, Sobotta a constaté une paralysie complète de la langue, envahie par les Cysticerques; la préhension des aliments était devenue impossible et l'animal était mort d'inanition (1).

Lorsque les Cysticerques siègent dans les centres nerveux, les symptômes prennent une physionomie particulière. Florman a vu, dans ce cas, un tournis très manifeste. Rehrs a constaté des convulsions épileptiformes, des grincements de dents, du ptyalisme, du pleurothotonos et de l'opisthotonos, du vertige rabiforme. A l'autopsie, il trouva dans le cerveau et le cervelet une énorme quantité de Cysticerques, dont plusieurs d'un volume exceptionnel. Dans des cas semblables, des symptômes rabiformes ont également été constatés par Foucher. Neubert a noté du vertige et une sorte de cécité; l'encéphale était ramolli et renfermait plus de cent Cysticerques. Dans un cas observé par Lippold, le porc était mort après avoir présenté tous les signes d'une encéphalite; une dizaine de Cysticerques se trouvaient dans la pie-mère (2).

Quand l'affection est ancienne, étendue, généralisée, les porcs sont faibles, s'essoufflent facilement. Ils deviennent nonchalants, marchent avec lenteur, suivent avec peine le troupeau. Plus tard, ils tombent dans la prostration et répugnent à se lever. Des infiltrations se produisent dans les parties déclives et sous les muqueuses. L'appétit diminue; il survient de la diarrhée; le pouls faiblit et s'accélère; la bouche est pâteuse et fétide; les gencives pâles, gonflées et saignantes.

(1) Sobotta, *Der Thierarzt*, 1880 (cité par Zürn).

(2) Florman, cité par Rudolphi, *Entoz. Synopsis*, 1819. — Rehrs, *Repertorium* de Hering; et *Journal vétér. et agric. de Belgique*, 1842, p. 568. — Foucher, *Bull. Soc. cent. de méd. vétér.*, 1874, p. 141. — Neubert, *Ann. de méd. vét.*, 1861, p. 541. — Lippold, *Bericht ü. d. Veterinärw. im Königr. Sachsen für* 1875.

Les animaux maigrissent, deviennent comme bouffis; ils semblent paralysés et finissent par succomber si, par négligence, on ne les sacrifie pas beaucoup plus tôt.

La marche de la maladie est subordonnée à la quantité des parasites existant dans les tissus du porc. Elle tient surtout à la possibilité d'infections successives lorsque persistent les conditions étiologiques qui les commandent. On comprend que, dans ce cas, les symptômes puissent atteindre leur plus haut degré d'intensité.

Diagnostic. — On peut avoir à reconnaître la ladrerie du vivant de l'animal ou après sa mort. Dans le premier cas, on recherche la constatation des symptômes décrits plus haut et dont les plus importants sont donnés par le langueyage.

Pour le diagnostic *post mortem*, il faut se garder de quelques confusions possibles avec d'autres altérations de la viande du porc. Ce que nous avons dit des Distomes, des *Haplococcus*, du Sarcocyste de Miescher, est suffisant pour éviter toute erreur. On verra plus loin que la ladrerie ne peut pas non plus être confondue avec la trichinose.

Des Échinocoques qui avaient conservé un volume restreint ont été pris pour des Cysticerques. Leur présence dans les organes parenchymateux plutôt que dans les muscles et leur examen microscopique permettent de les reconnaître. Nous avons dit les ressemblances que les Cysticerques du poumon peuvent avoir avec les lésions de la tuberculose.

Des *Cysticercus tenuicollis*, parasites du péritoine, peuvent se trouver fixés sur la portion charnue du diaphragme et, si leurs dimensions sont petites, suggérer l'idée de la ladrerie. On ne fera pas de confusion si l'on remarque leur situation toute superficielle, la netteté de leur saillie et parfois le court pédicule qui les soutient; les Cysticerques ladriques sont toujours nettement sous-péritonéaux et plus ou moins engagés dans le tissu musculaire; de gros *Cysticercus tenuicollis* accompagnant les petits montrent leur nature propre; il n'y a pas de vésicules ladriques dans les muscles, et enfin les caractères des crochets sont différents de ceux du *C. cellulosæ* (1).

On peut trouver dans les viandes de porc, surtout et peut-être exclusivement chez celles qui sont salées ou fumées, des concrétions blanchâtres, du volume d'un grain de millet à celui d'un pois, arrondies ou bosselées, dures, criant sous le scalpel. Elles sont constituées par de la guanine d'après Virchow, par de la tyrosine d'après Voit. Ce dernier professe qu'elles ne se forment que sous l'influence de la salaison ou du fumage. Elles ne renferment pas de trace de parasites (Cysticerques ou autres). Elles se dissolvent dans l'acide chlorhydrique sans dégagement de gaz, et dans l'acide sulfurique sans formation de sulfate de chaux. Elles disparaissent sous l'influence de la

(1) A. Railliet, *Bull. de la Soc. centr. de méd. vétér.*, 1884, p. 137.

potasse caustique. L'acide azotique fumant les dissout et donne un liquide jaunâtre qui, par l'addition d'une solution de potasse, prend, après avoir été chauffé, une belle couleur rouge (1).

On trouve encore dans la viande fumée d'Amérique, trichinée ou non, des corpuscules globuleux, très réfringents, à structure radiaire avec une partie centrale sombre. Ils sont probablement formés d'une combinaison de chaux et d'un acide gras, et doivent, par conséquent, s'éclaircir par l'addition d'acide chlorhydrique (2).

Enfin des groupes d'*Actinomyces* peuvent, d'après Dunker, donner lieu à des concrétions au sein des masses musculaires du porc (V. p. 560).

Étiologie. — Il est aujourd'hui bien clairement établi que la cause essentielle de la ladrerie consiste exclusivement dans l'ingestion des œufs du *Tænia solium* par le porc. Il est également prouvé que le *Tænia solium*, ou Ver solitaire de l'homme, provient du Cysticerque ladrique pris avec la viande de porc. C'est ce qui ressort de nombreuses expériences.

Van Beneden, le premier, a fait prendre à un porc des œufs de *T. solium* et a constaté à son autopsie un grand nombre de Cysticerques dans les muscles. Un autre porc de la même portée, nourri et élevé dans les mêmes conditions que le précédent et qui n'avait pas pris d'œufs de Ténia, ne contenait pas de Cysticerques (3).

Küchenmeister et Haubner d'abord, Leuckart ensuite, puis C. Baillet, Gerlach, Mosler et autres, ont répété et varié ces expériences, et elles ont toujours donné les mêmes résultats, qui établissent sans conteste l'origine de la ladrerie du porc.

Lorsque les œufs mûrs de *Tænia solium* arrivent dans le tube digestif du porc, leur coque est dissoute par les sucs gastriques et intestinaux, les embryons hexacanthes qu'ils renferment sont mis en liberté. Grâce à leurs six crochets, ils traversent les parois de l'estomac ou de l'intestin et se dispersent, probablement à la faveur du courant circulatoire, dans toutes les régions de l'organisme. Ils s'arrêtent dans le tissu conjonctif inter-fasciculaire des muscles, dans le cerveau, la moelle épinière et, en général, dans tous les organes favorables à leur évolution. Leur présence provoque une légère irritation et l'accumulation d'éléments anatomiques destinés à former le kyste conjonctif et à fournir au Cysticerque les matériaux de son développement. Celui-ci n'est complètement achevé qu'au bout d'environ trois mois, selon les expériences de Gerlach. D'après Mosler, au neuvième jour, les Cysticerques n'ont encore que $0^{mm}033$ de diamètre. Au vingtième jour, ils ont le volume d'une tête d'épingle et sont encore

(1) Arloing et Cornevin, *Journ. de méd. vétér. et de zootechnie*, 1882, p. 5.

(2) Siedamgrotzky et Hofmeister, *Anleitung zur mikrosk. u. chemischen Diagnostik*, 2e Auflage, Dresden, 1884, p. 209.

(3) Van Beneden, *Annales des sciences naturelles*, 4e sér., t. I, 1854, p. 104.

dépourvus de la membrane kystique. A 40 jours, leur grosseur est celle d'une graine de moutarde, leur enveloppe est très mince, la tête est apparente et l'on peut y reconnaître les ventouses et la double couronne de crochets. A 60 jours, ils ont le volume d'un pois; les ventouses et les crochets sont complètement formés; il n'y a pas de cou. Au bout de trois mois, le développement est achevé, mais la vésicule caudale est encore susceptible d'accroissement. A 110 jours, le cou présente des stries transversales.

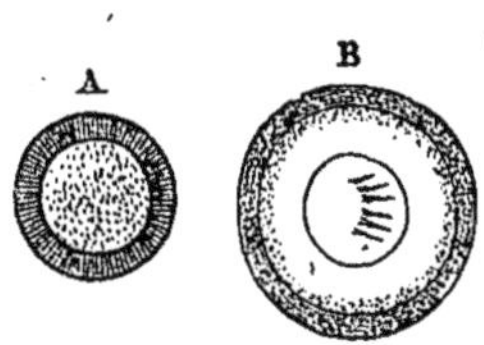

Fig. 289. — Œuf du *Tænia solium*, grossi 350 fois (Laboulbène).

A, œuf dans la glycérine. — B, après avoir été traité par une solution concentrée de potasse.

Gerlach a constaté que l'ingestion d'un trop grand nombre d'œufs de Ténia peut déterminer chez le porc une irritation intestinale, qui se termine par la mort.

La quantité innombrable d'œufs que peut fournir un seul proglottis explique la généralité de l'infection, facilitée par la résistance de ces œufs aux causes destructrices. Ils peuvent se conserver intacts pendant longtemps dans le sol, les fumiers, les mares, les flaques d'eau, etc. C'est là que le porc peut prendre les œufs de Ténia entraînés par les eaux pluviales. Ses habitudes et celles des populations rurales au milieu desquelles il vit sont des conditions éminemment favorables à son infection. Dans les campagnes, les matières fécales sont habituellement déposées au dehors, sur les fumiers surtout, où les porcs ont la liberté de vaguer. Ils peuvent manger ces excréments, et un seul homme atteint de Ténia est capable d'infecter ainsi de ladrerie tout un troupeau. Mosler rapporte l'histoire d'un malade qui infecta 15 porcs, ceux-ci ayant brisé la clôture qui les séparait des fosses d'aisances.

Tous les porcs ne sont pas aptes également à contracter cette maladie. Haubner avait reconnu que l'infection ladrique est très difficile sinon impossible chez les porcs âgés. C'est également ce qui résulte des observations de Gerlach. Avant l'âge de six mois seulement, les porcs seraient exposés à la ladrerie.

On ne peut considérer la race comme donnant une prédisposition à la maladie. Si les races perfectionnées y sont moins sujettes, au contraire des races communes, cela tient exclusivement aux conditions différentes dans lesquelles les porcs sont élevés.

Pour ce motif, les porcs de certains pays y sont plus exposés que d'autres. La ladrerie est ainsi d'une extrême fréquence en Irlande, en Esclavonie et dans certaines contrées de l'Amérique du Nord.

En France, d'après le journal *Le Bétail* (1), les pays producteurs de porcs seraient classés ainsi au point de vue de la ladrerie :

(1) *Le Bétail*, n° du 18 octobre 1875 (cité par L. Baillet).

1° Pays qui n'ont pas de porcs ladres : Flandre, Picardie, Normandie, Champagne, Lorraine, Alsace, Ile-de-France, Orléanais, Nivernais, Anjou, Maine, Perche, Touraine et Bretagne.

2° Pays qui ont un peu de porcs ladres : Aunis, Charente, Poitou, Berry et Bourbonnais.

3° Pays qui ont beaucoup de porcs ladres : Marche, Limousin, Auvergne.

Il ne faut accorder à cette classification qu'une confiance relative, car, en ce qui concerne la Bretagne, c'est cette province (Finistère et Côtes-du-Nord), qui en 1886, a fourni le plus de porcs ladres saisis par l'inspection aux Halles de Paris (1).

D'après Kniebusch, la ladrerie n'existe pas chez les porcs serbes et roumains dits *Bakonyer*, qui sont nourris avec du maïs; on ne l'observe pas non plus chez les porcs mecklembourgeois, d'origine anglaise, que l'on entretient avec des fèves et des pois. Au contraire, elle est très fréquente chez les porcs de Pologne et de Poméranie, nourris avec les eaux de vaisselle, les reliefs de table et des pommes de terre (R. Blanchard).

Sur 149,500 porcs inspectés dans le district de Cassel, de 1872 à 1874, 158 étaient ladres, soit 1 pour 946 (R. Leuckart). De 1876 à 1881, sur 15,937,000 porcs examinés, 48,880 étaient ladres, soit 1 pour 326. Les statistiques montrent que la ladrerie est bien moins répandue dans l'Allemagne du Sud que dans l'Allemagne du Nord (Zundel). En 1876, elle existait chez 163 porcs sur 10,000 soit 1 pour 307. D'autre part, une statistique de Mosler donne 9 porcs franchement ladres sur 20,000, soit 1 sur 2,222; mais le huitième de ces porcs hébergeait quelques Cysticerques. Leuckart, qui rapporte ces chiffres si différents, estime que, dans certaines régions de l'Allemagne, il y a ladrerie, restreinte ou non, chez 2 ou 3 porcs sur 100 (2).

En Italie, d'après Pellizzari, le nombre des porcs à ladrerie généralisée serait de 1 pour 3000 à 4000, tandis que Perroncito dit, d'après des renseignements communiqués par des langueyeurs, qu'on trouve à Turin 1 porc ladre sur 250, et à Milan 1 sur 70 (R. Leuckart).

Tous ces chiffres montrent que la ladrerie n'est pas une affection rare et qu'on peut la rencontrer en tous pays. Elle est cependant beaucoup moins fréquente qu'autrefois, depuis qu'on en connaît bien la nature, que se propage l'inspection des viandes de boucherie et que s'améliorent les conditions d'élevage du porc.

Comme pour la généralité des affections parasitaires, on a voulu faire jouer un rôle à l'hérédité dans le développement de la ladrerie; mais cette théorie ne saurait plus être soutenue aujourd'hui. Tout

(1) *Compte rendu des opérations du service d'inspection de la boucherie en* 1886, Paris, 1887, p. 32.

(2) Zundel, *Recueil de méd. vétér.*, 1883, p. 204. — Leuckart, *Die Parasiten des Menschen*, t. I, 2e éd., 1879, p. 683.

ce qu'on pourrait admettre, c'est que les embryons de Ténia, dans leurs migrations au sein de l'organisme d'une truie pleine, parvinssent aux fœtus en traversant le placenta. Mais cela reste à l'état d'hypothèse très discutable; on ne possède d'exemple d'infection congénitale que celui qu'a signalé Hervieux; encore ne sait-on pas bien précisément à quel âge les Cysticerques ont été constatés dans les jeunes porcelets. Voici en quels termes ce fait est rapporté par Hurtrel d'Arboval : « Des cochonnets se sont trouvés affectés de la ladrerie en naissant, au nombre de deux sur une portée de douze. Hervieux, à qui l'on doit cette observation, éleva une truie qu'il fit saillir par un verrat très sain, et qui donna six cochonnets ladres (1). »

Pronostic. — Nocuité de la viande de porc ladre. — Le pronostic médical de la ladrerie est toujours grave, en ce sens que l'on ne connaît pas de traitement propre à en amener la guérison. Il n'y a pas lieu, d'ailleurs, de la tenter, car elle ne serait pas économique. La seule préoccupation que l'on doive avoir est celle de la prophylaxie. La séquestration continuelle dans la porcherie et l'alimentation exclusive avec des substances exemptes d'œufs ou de proglottis de Ténias, tel serait le meilleur moyen préventif. Mais dans les pays où les nécessités agricoles exigent que les porcs soient menés dans les pâturages, les bois, les marais, etc., on devra s'attendre à voir la ladrerie se maintenir, tant que les populations rurales ne seront pas absolument éclairées et convaincues, touchant le danger qui résulte de la dissémination des excréments humains et l'utilité des fosses d'aisance.

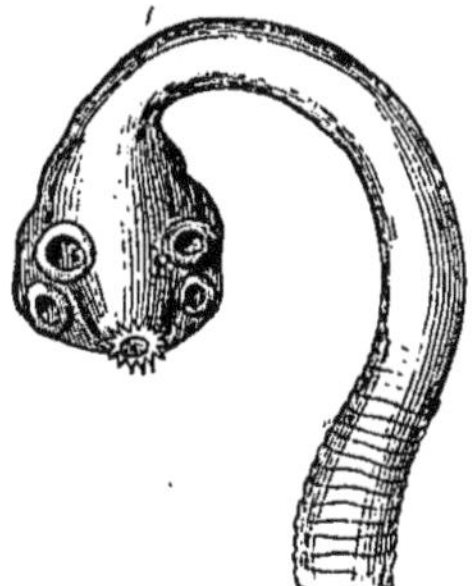

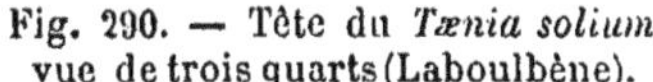

Fig. 290. — Tête du *Tænia solium*, vue de trois quarts (Laboulbène).

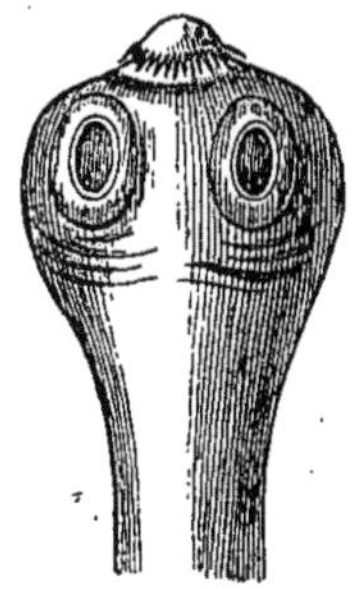

Fig. 291. — Tête du *Tænia solium*, vue de profil (Laboulbène).

La gravité du pronostic médical est subordonnée au degré de l'infection et à la force de résistance des individus. On a vu, à propos des symptômes, que tous les degrés sont possibles depuis l'apparence de la santé la plus parfaite jusqu'à la cachexie la plus prononcée.

Ce qui constitue la réelle gravité du pronostic, ce sont les considé-

(1) Hurtrel d'Arboval, *Dict. de méd., de chir. et d'hyg. vét.*, 2e éd., t. III, Paris, 1838, p. 483.

rations économiques. Les viandes ladres sont dangereuses pour la santé de l'homme qui s'en nourrit et elles doivent être rejetées de la consommation.

Küchenmeister a, le premier, publié une expérience tendant à prouver que les Cysticerques ladriques du porc se transforment en *Tænia solium* dans l'intestin de l'homme.

Dans les trois jours qui précédèrent l'exécution d'une femme condamnée à mort, il lui fit prendre à son insu, et à plusieurs reprises, 75 Cysticerques ladriques. A l'autopsie, faite 48 heures après la mort, il retrouva 10 jeunes Ténias de 4 à 8 millimètres de longueur, dont quelques-uns portaient encore quelques crochets.

Le même auteur eut plus tard l'occasion de répéter cette expérience dans des conditions plus favorables. A un autre condamné à mort, il fit prendre, à l'insu du patient, en deux fois, l'une 4 mois et l'autre 2 mois et demi avant l'exécution, 20 Cysticerques ladriques. A l'autopsie, il retrouva 19 Ténias, dont 11 avaient déjà des proglottis mûrs (1).

Le 10 août 1855, un jeune homme prit volontairement, dans du lait tiède, quatre Cysticerques arrivés à leur complet développement et débarrassés de leur ampoule. Le 25 octobre, Leuckart, qui dirigeait l'expérience, constata dans les fèces les premiers proglottis, et il en retrouva depuis à cinq reprises différentes. Le 26 novembre, une double dose de kousso fit rendre au jeune homme deux Ténias de $2^{m},50$ de longueur environ (2).

Humbert, de Genève (cité par Bertolus), a pris 14 Cysticerques ladriques; trois mois après, il ressentit la présence des Ténias et en rendit des fragments assez considérables, que le professeur Vogt reconnut appartenir au *Tænia solium* (3).

Hollenbach (cité par Leuckart), ayant pris une cuillerée à café de Cysticerques ladriques, rendit après 5 mois un fragment de Ténia long de 5 pieds, avec de nombreux articles, mais sans tête. Quoique le Ver ait été désigné comme *Tænia serrata*, il n'est pas douteux que ce ne fût le *Tænia solium* (4).

Heller rapporte qu'un phtisique prit 25 Cysticerques ladriques. Il mourut au bout de 18 jours : à l'autopsie, il y avait dans l'intestin 12 têtes de *Tænia solium* encore très petites et ne présentant pas de segmentation visible à l'œil nu (5).

Ces diverses expériences, si démonstratives, sont en rapport avec les faits d'observation concernant la fréquence du *Tænia solium* chez l'homme. Celle-ci correspond à la fréquence de la ladrerie du porc. On n'observe pas ce Ténia chez les populations juives, musulmanes ou autres, qui s'abstiennent de l'usage de la viande de porc; non plus dans la zone torride, où l'élevage du porc ne réussit pas. Ce parasite de l'intestin de l'homme devient d'ailleurs de plus en plus rare, parce que l'habitude de faire cuire convenablement la viande de porc s'est

(1) Küchenmeister, *Wiener medicinische Wochenschrift*, 1855, n° 1, et 1860; *Ann. des sc. natur.*, t. 1855, III, p. 337; *Gaz. méd.* 1861, p. 448.

(2) Leuckart, *Blasenbandwürmer*, 1856, p. 53.

(3) Bertolus, *Dissertation sur les métamorphoses des Cestoïdes* (Thèse de Montpellier, 1856).

(4) Leuckart, *Die Parasiten des Menschen*, t. I, 2e éd., 1879, p. 627.

(5) Heller, in Ziemssen's *Handbuch der speciellen Pathologie u. Therapie*, Leipzig, 1876.

généralisée et en raison aussi de la surveillance sévère dont cette viande est l'objet sur les marchés et dans les abattoirs. En France, la diminution progressive des cas de *T. solium* est constatée par de nombreux observateurs (Laboulbène, Bérenger-Féraud, etc.) et il en est de même pour les autres pays d'Europe. C'est un autre Ténia, le *T. saginata*, qui aujourd'hui est presque partout le plus fréquent.

Cependant, d'après Leuckart, le premier prédomine encore dans certaines régions de l'Allemagne où l'élevage du porc est florissant et où sa viande sert de base à l'alimentation : tels sont la Thuringe, la Saxe, le duché de Brunswick, la Westphalie, la Hesse, le Wurtemberg.

Le *T. solium* se rencontre surtout chez les hommes que leur profession met en contact avec le porc cru, comme les bouchers, les cuisiniers, les fabricants de saucisses, etc., et qui, tenant souvent à la bouche le couteau dont ils se servent, peuvent ainsi prendre des Cysticerques réduits à un petit volume par la déchirure de la vésicule caudale. Leur téniasis tient sans doute aussi à leur goût, en général, prononcé pour le porc cru.

Le plus grand nombre des cas de *Tænia solium* se rencontre chez les personnes et les populations qui font usage de viande de porc crue. C'est pourquoi ce Ténia est relativement fréquent en Allemagne. En France, c'est par des préparations de charcuterie insuffisamment cuites que l'infection a lieu le plus souvent.

La viande ladre a cependant des caractères qui devraient suffire à rendre répugnante sa consommation. Cuite, elle est pâle, humide, de teinte irrégulière. Le Cysticerque, réduit à son corps, a le volume d'un grain de chènevis ; il craque sous la dent et donne une sensation désagréable. En grillant, la viande ladre décrépite parfois, par la rupture des vésicules ladriques. Elle a une saveur douceâtre, qui plaît à certaines personnes.

La résistance du Cysticerque à une élévation de température n'est pas considérable. Mais sa situation profonde lui permet de résister à la cuisson de la viande. De nombreuses expériences ont été faites sur ce sujet. Les plus récentes et les plus précises sont dues à Perroncito. Au moyen de la plaque chauffante de Schultze, il reconnaît très exactement la vitalité du Cysticerque par les mouvements du rostellum et détermine la température à laquelle la mort arrive. Il reconnaît encore la mort à la facilité avec laquelle les tissus s'imbibent de teinture neutre de carmin et de teinture d'hématoxyline. Enfin, il acquiert une dernière preuve de la mort par l'ingestion de ces Cysticerques faite par des aides de bonne volonté. Il a ainsi établi que la mort du Cysticerque arrive quelquefois à 45°, plus souvent à 47°, et ordinairement à 48°. Il peut vivre encore à 49° et tout à fait exceptionnellement à 50°. Mais il meurt sûrement s'il est maintenu pendant plus d'une minute à cette dernière température.

La difficulté pratique consiste à savoir dans quelles conditions le centre des morceaux de viande aura atteint ce degré préservateur. En faisant cuire des morceaux de viande volumineux, Küchenmeister a vu qu'après une demi-heure de cuisson, lorsque l'extérieur avait atteint 60°, l'intérieur était arrivé à 55°. Au bout de trois quarts d'heure, l'extérieur était à 77-80° et l'intérieur à 63°. Dans des expériences faites à Lille en 1863, un jambon cuit dans l'eau bouillante pendant deux heures marquait 58° dans les parties voisines de l'extérieur et 33° seulement dans les parties centrales. Un autre, cuit ainsi pendant six heures, avait 74° à la surface et 65° à l'intérieur.

Pellizzari, opérant sur de la viande ladre, a mis dans l'eau bouillante deux morceaux de 600 grammes, épais de 10 centimètres, l'un pendant 5 minutes et l'autre une demi-heure. Retirés alors, ils marquaient au centre, l'un 45°,5, l'autre 81°; en tenant compte de la chaleur perdue par rayonnement dans l'atmosphère, ces deux températures peuvent être estimées à 51° et 83°. De ces expériences et d'autres encore faites par le même auteur, de celles de Cobbold, de Lewis et de Perroncito, de celles encore dont nous parlerons à propos de la trichinose, on doit conclure que, dans un temps relativement court, on peut, par la cuisson, porter les différents points d'une pièce de viande au delà de 50° et détruire ainsi la vitalité du Cysticerque.

En ce qui concerne la viande de porc conservée, on manque de données précises. On doit douter de l'exactitude du fait rapporté par Weinland, de ces soldats anglais qui, pendant la guerre de Crimée, auraient contracté le Ténia pour avoir mangé du porc salé. Les recherches de Perroncito établissent cependant que le Cysticerque peut être vivant encore, dans la viande qui n'a pas subi la putréfaction, plus de 29 jours après l'abatage du porc. Mais, en général, on admet qu'une forte salaison et une fumure prolongée doivent tuer les Cysticerques.

En tous cas, il est prudent de ne pas consommer de viande ladre quel que soit l'état sous lequel elle est présentée, et il est du devoir de l'autorité d'en interdire la vente.

De la ladrerie du porc sous le rapport de la législation (1). — Cette maladie peut donner lieu soit à l'application de la *législation sanitaire* soit à l'application de la *législation commerciale*.

I. Législation sanitaire. — Elle est constituée par la loi du 27 mars 1851 et par celle du 5 avril 1884, dite *loi municipale*. Aux termes de l'article 97 de cette dernière, la police municipale comprend, parmi ses attributions, « l'*inspection sur la salubrité des comestibles exposés en vente.* » Par conséquent, l'autorité communale est tenue de prendre les mesures nécessaires pour éviter les dangers résultant de l'ingestion de la viande de porc ladre. Pour cela, elle doit organiser un service d'inspection des viandes, ayant notamment pour mission de saisir et dénaturer la viande de porc ladre, afin qu'elle ne puisse

(1) Nous sommes redevable des pages concernant la *Ladrerie sous le rapport de la législation* à l'obligeance de notre collègue M. le professeur Peuch. Nous n'aurions pu trouver, sur ce sujet, une compétence plus indiscutable.

être livrée à la consommation. A cet égard, il faut remarquer que la ladrerie pouvant être plus ou moins prononcée, les Cysticerques plus ou moins nombreux, l'insalubrité de la chair est subordonnée au degré de la maladie, à la quantité de grains ladriques par lesquels elle s'accuse. Quelle est donc la règle à suivre relativement à la saisie de cette viande? Faut-il décider que, dans tous les cas, quel que soit le nombre de grains ladriques, la viande doit être rejetée de la consommation, ou bien en tolérer la vente si ces grains sont peu nombreux?

Cette question est résolue d'une manière variable suivant les localités. Ainsi, à Paris, le service d'inspection saisit tous les porcs ladres « sans distinction de la quantité plus ou moins grande de vésicules visibles. Le lard seul est rendu sur la demande de l'intéressé (1). » A Bordeaux, le service d'inspection tolère la vente de la viande de porc ladre lorsque « les graines de ladrerie sont peu multipliées; car, en dehors de ce cas particulier, dit L. Baillet, je suis pour la sévérité la plus absolue à l'égard des viandes ladres (2). » A Lyon, l'arrêté du 3 août 1884, portant règlement pour l'inspection des viandes de boucherie, stipule (art. 17) que, « dans le cas où il n'existerait que dix à vingt grains, la viande pourra être consommée après salaison (3). » Dans tous les autres cas, elle doit être saisie en totalité, à l'exception de la graisse puisque les Cysticerques ne s'y développent pas.

Ces citations démontrent que des dissidences existent entre les inspecteurs, les uns tolérant la vente d'une viande très faiblement ladre, afin de ne pas léser le commerce tout en sauvegardant la santé publique; les autres saisissant dans tous les cas. — Toutefois, on tend généralement à admettre une certaine tolérance, telle, par exemple, que celle qui est stipulée dans l'arrêté du maire de Lyon, précité; car, d'une part, comme le fait observer L. Baillet, les grains ladriques sont tellement visibles qu'il est possible d'en débarrasser la viande quand ils sont peu nombreux, et, d'autre part, une cuisson convenable détruit la vitalité du Cysticerque. Mais il faut faire des réserves en ce qui concerne les effets destructeurs de la salaison, bien que les anciens règlements sanitaires (arrêts du Parlement de Paris des 23 février 1602 et 2 juillet 1667) admissent l'innocuité des viandes salées; car nous manquons de données précises sur ce point.

Lorsque la viande d'un porc ladre est saisie, le détenteur de cette marchandise peut être passible des pénalités édictées par l'article 2 de la loi du 27 mars 1851 (amende de 50 à 500 francs; emprisonnement de trois mois à deux ans). Mais pour qu'il en soit ainsi, il faut prouver que le détenteur connaissait ou soupçonnait, à raison de sa profession ou de toute autre circonstance, l'existence de la ladrerie dans la viande qu'il a vendue ou exposée en vente. La culpabilité pénale n'existe qu'à cette condition. Il a été jugé cependant que la viande ladre n'est point corrompue ni insalubre (arrêt de la Cour de Bordeaux, 1854; et tribunal de police de Carpentras, 1860). Mais les décisions les plus récentes de la jurisprudence (arrêt de la Cour de Montpellier, 1873; jugement du tribunal correctionnel de la Seine, 1876) établissent avec raison que la viande manifestement parsemée de grains ladriques est insalubre, qu'elle doit être déclarée *corrompue* et que la vente de cette viande, faite avec connaissance de cause, est susceptible de donner lieu à l'application de la loi de 1851 tendant à la répression de certaines fraudes dans la vente des marchandises.

Il ne suffit pas que l'autorité communale organise un service d'inspection des viandes pour remplir entièrement les obligations stipulées par la loi

(1) Villain et Bascou, *Manuel de l'Inspecteur des viandes*, 1886, p. 217.
(2) L. Baillet, *Traité de l'inspection des viandes de boucherie*, 2e éd., p. 440.
(3) *L'Écho des sociétés et associations vétérinaires de France*, 1884, p. 662.

du 5 avril 1884 (art. 97, n° 5); il faut encore que, dans les villes où existent des abattoirs, elle décide, par voie d'arrêté, que l'abatage des porcs est prohibé en dehors de l'abattoir communal, afin qu'il soit possible de les inspecter tous, sans aucune exception. Cependant il est d'usage dans certaines villes (à Toulouse, à Troyes, notamment) de tolérer l'abatage des porcs chez les particuliers, pour leur consommation personnelle, pourvu que cette opération ait lieu dans un local clos et séparé de la voie publique (Circ. min. 8 septembre 1864). La jurisprudence a consacré cet usage (Cassation, chambre crim., 10 avril 1876) (1). Toutefois, il a été également jugé par la Cour suprême que l'on ne saurait attaquer la régularité des arrêtés qui défendraient, soit aux particuliers, soit aux charcutiers, cet abatage ou qui en fixeraient les conditions (chambre crim. 22 mars 1851) (2).

On ne saurait trop s'élever contre cette tolérance, qui favorise puissamment la multiplication des cas de *Tænia solium* dans notre espèce; car il est impossible d'inspecter les porcs abattus chez les particuliers et la viande ladrique peut être très facilement rendue méconnaissable en la transformant en saucisses ou saucissons, qui sont non seulement consommés par les propriétaires des porcs, mais encore vendus à diverses personnes.

Pour ces motifs, il serait à désirer que les porcs ne fussent égorgés que dans un abattoir public, où les inspecteurs les examineraient soigneusement avant de les estampiller.

II. Législation commerciale. — Elle est constituée par la loi du 2 août 1884 sur les vices rédhibitoires dans les ventes et échanges d'animaux, et par le droit commun (art. 1641 à 1648, C. civ.). Il y a donc lieu d'examiner successivement l'action en garantie d'après l'une et l'autre de ces lois.

1° *Garantie d'après la loi du 2 août 1884*. — Cette loi place la ladrerie du porc au nombre des vices rédhibitoires avec un délai de neuf jours *francs* non compris le jour fixé pour la livraison, tout en stipulant que l'action en garantie ne pourra être exercée si le prix de l'animal vendu ne dépasse pas la somme de 100 francs. Les parties peuvent bien déroger à cette disposition restrictive, par une garantie conventionnelle, comme d'ailleurs à toutes les autres dispositions de la loi spéciale sur les vices rédhibitoires; mais, quand elles ne l'ont pas fait, la première condition pour que la demande de l'acheteur puisse être déclarée recevable, c'est que le prix du porc suspect de ladrerie dépasse 100 francs. L'expertise relative à ce vice peut être faite sur l'animal vivant ou sur le cadavre.

a. Sur l'animal vivant. — L'expert procède au langueyage (V. p. 580), afin de constater s'il existe des Cysticerques sur les faces latérales de la langue ou bien des plaies, des cicatrices sur cet organe. Ces dernières lésions sont de nature à faire penser que les vésicules ladriques ont été extirpées ou épinglées. L'expert doit examiner également la conjonctive, le pourtour de l'anus.

Il est rare qu'il ait à procéder sur l'animal vivant, car la ladrerie n'est habituellement soupçonnée qu'à l'ouverture du cadavre. Alors l'acheteur doit, si le délai de neuf jours n'est pas expiré, provoquer nomination d'experts, et, comme le cas requiert célérité, il devra être dispensé par le juge de paix de faire citer le vendeur à l'expertise, à moins que le domicile de celui-ci ne soit pas éloigné. Le cadavre entier de l'animal litigieux sera conservé, afin qu'aucun doute ne puisse s'élever sur son identité, laquelle peut d'ailleurs être établie par témoins, ou par tout autre mode de preuve.

(1) Galtier, *Manuel de l'inspection des animaux et des viandes de boucherie*. 1885, p. 82.

(2) Brossard-Marsillac, *Traité de la législation relative aux animaux*, 1885, p. 89.

b. Sur le cadavre. — La tâche de l'expert est facile, car le siège des Cysticerques et leurs caractères sont nettement tranchés.

Si les Cysticerques sont très peu nombreux, si l'on suppose même qu'il n'y en ait qu'un ou deux, l'expert doit-il conclure à l'existence de la ladrerie? La solution de cette question procède des règles de l'expertise. Le rôle de l'expert consiste, en effet, à exposer dans son procès-verbal les lésions qu'il a constatées et leur signification ou leurs conséquences au point de vue de la salubrité de la viande. Dans un cas de ce genre, il ne dépasserait certainement pas les limites de son mandat en exprimant son opinion sur ce point. Ce serait ensuite au tribunal de décider si la ladrerie constatée par l'expert est bien celle que le législateur a eue en vue et qui rend manifestement la viande insalubre ou malsaine en totalité ou en grande partie. Il serait certainement excessif de conclure à la rédhibition totale en pareille circonstance, d'autant plus que la loi accorde à l'acheteur le droit d'exercer une action en réduction de prix, qui compense la perte résultant de l'élimination de la partie de viande renfermant les Cysticerques.

Si un porc ladre est abattu dans le délai de garantie, l'acheteur peut exercer son recours contre le vendeur en se fondant sur les articles 2, 4, 5 et 7 de la loi du 2 août 1884, et non sur l'article 10 de cette loi, qui prévoit le cas où l'animal vient à périr. Mais il ne s'agit ici que de la mort survenue naturellement et non de celle qui a été déterminée par l'abatage de l'animal pour la consommation : le porc étant exclusivement un animal de boucherie, il serait absurde de soutenir que le vendeur n'est pas garant d'un vice qui rend la chair insalubre et malsaine, puisque le législateur, en plaçant la ladrerie au nombre des vices rédhibitoires, a voulu « protéger la salubrité en écartant de la consommation une nourriture malsaine. » (Exposé des motifs.)

Si un porc ladre est abattu après le délai de garantie imparti par la loi de 1884, l'acheteur ne peut plus demander la résolution de la vente en se fondant sur cette loi, mais bien en invoquant les articles 1641 à 1648 du Code civil.

2° *Garantie d'après les articles* 1641 *à* 1648 *du Code civil.* — Le législateur ayant placé la ladrerie parmi les vices rédhibitoires énumérés dans la loi du 2 août 1884, qui est une loi doublement limitative, il peut sembler téméraire de vouloir exercer l'action en garantie, à raison de ce vice, en invoquant les règles générales du Code civil. Cependant si l'on considère, d'une part, que le porc est essentiellement un animal de boucherie, et, d'autre part, qu'un arrêt de la Cour de cassation, en date du 10 novembre 1885, établit que dans la vente d'un animal pour la boucherie l'obligation de garantie résulte « de la nature même de la chose vendue, du but que les parties se sont proposé et qui forme la condition essentielle du contrat », on sera conduit à admettre que les articles 1641 à 1648 du Code civil peuvent être appliqués à la ladrerie du porc. D'ailleurs le rapport de M. Maunoury à la Chambre des députés démontre que l'article 12 de la loi du 2 août 1884 établit implicitement que le droit commun régit les ventes d'animaux de boucherie. Ce n'est donc pas s'écarter de l'esprit de cette loi que d'admettre la ladrerie au nombre des lésions qui rendent la chose vendue, c'est-à-dire la chair d'un porc, impropre à l'usage auquel on la destine.

Mais lorsque l'acheteur d'un porc ladre, sacrifié pour la consommation, voudra exercer l'action en garantie, il devra prouver : 1° que le vice dont il s'agit était caché au moment de la vente, car le vendeur n'est pas garant des vices apparents dont l'acheteur a pu se convaincre (art. 1642), comme, par exemple, s'il existait des Cysticerques visibles à l'extérieur ou sous la langue et que l'acquéreur n'eût pas fait langueyer l'animal; 2° que la ladrerie, visible seulement sur le cadavre, était antérieure à la vente. C'est par l'expertise qu'il prouvera cette condition mise à l'action en garantie d'après l'article 1641 du Code civil. Si l'acheteur parvient à remplir ces conditions, sa demande pourra être déclarée recevable alors même que le prix de l'animal litigieux ne dépasserait pas 100 francs, car, en cette matière, le droit commun ne fixe aucun *quantum* limitatif.

Art. II. — **Ladrerie du chien** (1).

Il est remarquable de voir le *Cysticercus cellulosæ* susceptible de vivre sur le chien et d'infecter ses divers organes. Une dizaine environ d'observations sur ce sujet ont été recueillies, et il n'est pas douteux que le nombre en serait considérable si la viande du chien appelait aussi souvent l'attention que celle du porc. Sauf dans les cas où les Cysticerques sont logés dans les centres nerveux, ils ne paraissent pas troubler la santé et ne provoquent pas de recherches autopsiques.

Ces Cysticerques ont été trouvés dans les muscles, le foie et le poumon (Leisering), le foie et le poumon (Roloff), le foie (Caparini), les muscles (Cornevin), les muscles, le poumon, le cœur, le péritoine, l'intestin, l'encéphale (Trasbot et Railliet). Dans cette dernière observation, l'animal présentait une hyperesthésie cutanée : il était absolument immobile, le moindre mouvement paraissait lui causer les plus vives douleurs. A l'autopsie, tous les muscles étaient farcis de Cysticerques.

Il faut cependant noter que, parmi le petit nombre d'observations publiées, cinq se rapportent à la localisation dans l'encéphale (Dupuy, Vogel, Siedamgrotzky, Leblanc, Lesbre). Nous manquons de détails sur le cas de Dupuy. — Le chien de Vogel était aveugle et apathique. — Celui de Siedamgrotzky fut pris subitement de crampes, de convulsions, surtout dans les mâchoires; puis il eut de la fièvre, de l'abattement interrompu par du vertige et du délire ; la mort survint dans la journée : 23 Cysticerques étaient logés dans la partie superficielle des deux hémisphères du cerveau, qui étaient hyperémiés; il en était de même, et à un plus haut degré, des méninges crâniennes; rien ailleurs. — Dans le cas de Lesbre, le chien était paralysé depuis deux jours, mais depuis longtemps il avait des grincements de dents, de la surexcitation, du vertige. Il fut abattu : 30 à 40 Cysticerques se trouvaient dans les différents points de l'encéphale, dont la substance était hyperémiée et ramollie autour d'eux. — Le chien observé par Leblanc était malade depuis environ deux mois lorsqu'il fut sacrifié. Il présentait des symptômes d'épilepsie, convulsions, grincements de dents avec choc des mâchoires, formation de salive mousseuse aux coins des lèvres, chute sur le sol, tendance à tourner à gauche, abrutissement. Le foie et le pancréas renfermaient quelques Cysticerques. Il y en avait 4 dans la partie latérale et supérieure du lobe droit du cerveau; un seul dans le lobe gauche.

Dans toutes ces observations, les Cysticerques trouvés ont été rapportés au

(1) Dupuy, cité par Rudolphi, *Entoz. hist. natur.*, t. II, Pars II, p. 235. — Leisering, *Ber. über d. Veterinärwesen in Sachsen für* 1864, p. 18. — J. Vogel, cité par Gerlach, *Zweiter Jahresber. d. Kgl. Thierarzneischule in Hannover*, 1870, p. 69. — Roloff, *Mittheilungen*, cités par Zundel (*J. de méd. vét.*, Lyon, 1869, p. 382). — Leblanc et Mégnin, *Bull. Soc. cent. de méd. vét.*, 1873, p. 26. — Siedamgrotzky, *Ber. über d. Veterinärwesen in Sachsen f.* 1871. — X. Lesbre, *J. de méd. vét. et de zootechnie*, Lyon, 1882, p. 57. — Cornevin, cité par Lesbre (*loc. cit.*). — Trasbot et Railliet, *Soc. centr. de méd. vétér.*, 23 novembre, 14 et 28 décembre 1882; et *Recueil de méd. vétér.*, 1887, p. 384. — U. Caparini, *Revue vétér.*, 1887, p. 82.

Cysticercus cellulosæ. Seul Lesbre a cru avoir affaire au *Cyst. pisiformis*. Mais il y a eu très probablement erreur. Mégnin, qui a étudié les Cysticerques trouvés par Leblanc, et surtout Railliet, pour ceux de Trasbot, ont bien montré que les parasites étaient identiques au Cysticerque du porc.

Le chien ladre s'est évidemment infecté en mangeant des excréments de l'homme ou des aliments souillés par eux. Mais il lui fallait une prédisposition spéciale, car Leuckart et Railliet ont échoué dans leurs tentatives de ladrerie expérimentale sur des chiens auxquels ils faisaient prendre des œufs de *Tænia solium*.

On ne saurait songer à une auto-infection, comme celle que l'on peut admettre chez l'homme, car jamais le chien n'a été trouvé porteur du *Tænia solium*, et l'on n'a jamais réussi à le faire développer chez lui en lui faisant manger de la viande de porc ladre.

Art. III. — Ladrerie des bêtes bovines (1).

La ladrerie des bêtes bovines est produite par le *Cysticercus bovis*, forme larvaire du *Tænia saginata* Göze (*T. mediocanellata* Küchenm.) ou Ténia inerme de l'homme.

Historique. — Quoique l'existence d'un Ténia inerme chez l'homme ait été constatée il y a près de deux siècles et qu'il ait été nettement distingué comme espèce par Göze dès 1782, sous le nom de *Tænia saginata*, son origine n'a été reconnue qu'à une époque relativement récente. Après 1841, par suite de l'application assez générale du traitement des malades avec la viande crue, préconisé par Weisse (de Saint-Pétersbourg), on constata souvent la présence du Ténia inerme chez les sujets soumis à ce traitement et l'attention commença de se porter sur la ladrerie du bœuf. Le Cysticerque qui la détermine paraît avoir été vu pour la première fois par Judas, en 1854, dans les poumons de bœufs abattus à Orléansville (Algérie). Il fut, depuis, trouvé dans la viande d'animaux de la même espèce par Knoch à Saint-Pétersbourg, Arnould et Cauvet en Algérie, Talairach à Beyrouth, etc. — En 1861, Leuckart donne la première preuve expérimentale que l'état cystique du Ténia inerme se rencontre chez le bœuf. Ces expériences sont répétées par de nombreux auteurs. Inversement, on obtient le développement de l'état strobilaire chez l'homme par l'ingestion du *Cysticercus bovis*, dont la signification est dès lors établie nettement. Mais la connaissance de la ladrerie du bœuf est loin d'être aussi avancée que celle de la ladrerie du porc. C'est que la première est rarement vue dans les pays d'Europe, sans doute par suite des petites dimensions de son Cysticerque.

Anatomie pathologique. — Le *Cysticercus bovis* Cobb. (*Cyst. mediocanellatæ* Davaine) se présente sous la forme d'une vésicule sphérique ou elliptique, quelquefois irrégulière, ayant 0mm4 à 3, 4, 6 millimètres de longueur, même 10 à 15 au maximum (Masse, Alix), montrant en un point une tache blanc jaunâtre, du volume d'un grain de millet, formée par le scolex invaginé. Si, comme pour l'examen du *Cyst.*

(1) A. Railliet, *La ladrerie des bêtes bovines* (*Archives vétér.*, 1876, p. 615, 655 et 702). — Idem, *Le cysticerque du Ténia inerme* (*Ibid.*, 1881, p. 90). — Trasbot, art. *Ladrerie* (*Nouv. dict. de méd., chir. et hyg. vétér.*, t. XI, 1880, p. 363). — E. Alix, *La ladrerie des bêtes bovines en Tunisie* (*Rec. de mém. et observ. sur l'hyg. et la méd. vétér. milit.*, 2e série, t. XII, 1887, p. 149).

cellulosæ, on le fait par pression sortir de la vésicule, on voit une tête sensiblement tétragone, mesurant $0^{mm}7$ de diamètre, pourvue de quatre grandes ventouses et d'une dépression centrale, qui correspond au rostellum des Ténias armés et, d'après Cobbold, est, comme lui, rétractile et protractile. Un cou strié en travers lui fait suite. Les caractères de ce scolex sont, en somme, ceux de la tête du *Tænia saginata*. Chaque Cysticerque est enveloppé d'un kyste adventif comme le Cysticerque du porc.

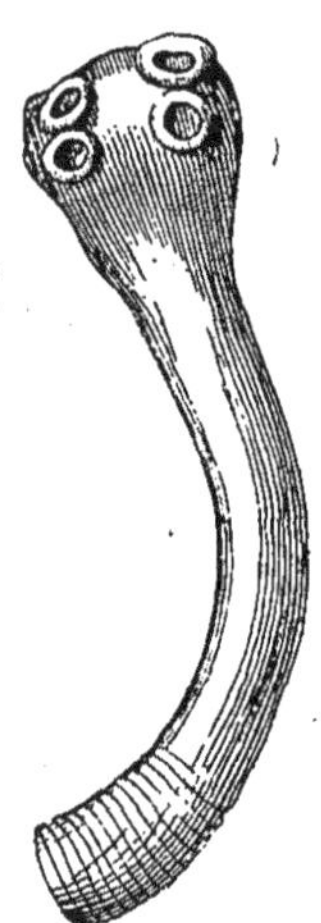

Fig. 292. — Tête de *Tænia saginata*, vue de trois quarts (Laboulbène).

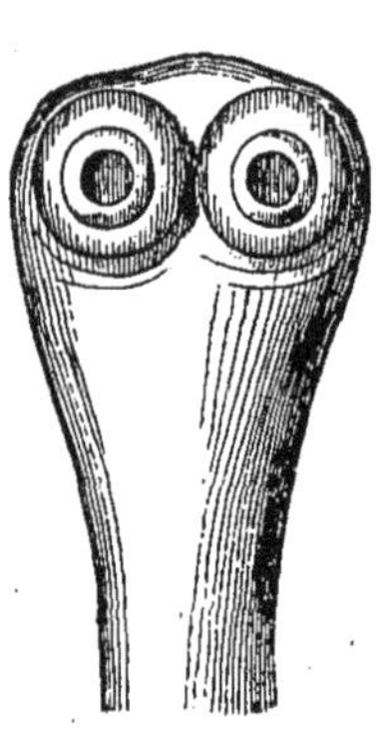

Fig. 293. — Tête de *Tænia saginata*, vue de face (Laboulbène).

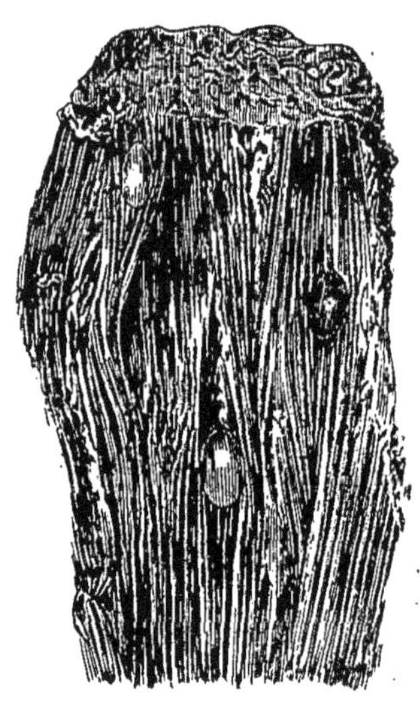

Fig. 294. — Fragment de muscle de génisse contenant des *Cysticercus bovis* (Railliet).

Les Cysticerques du bœuf sont répandus dans tous les organes, mais plus particulièrement dans les muscles striés. On indique comme étant le plus souvent envahis ceux des épaules, des cuisses, de la poitrine et de la langue, puis le pannicule charnu et le diaphragme. Alix donne l'ordre suivant pour le degré de fréquence : la langue, le cœur sur toute sa surface, les muscles de la cuisse (1), de l'épaule (face interne surtout), de la croupe, intercostaux, pectoraux, psoas, etc. Selon Cobbold, les Cysticerques du cœur restent plus petits, parfois incomplètement développés, ce qui tiendrait à la densité du tissu de cet organe. Alix, au contraire, ne les a pas trouvés différents des autres. Les Cysticerques siègent dans le tissu conjonctif interfasciculaire des muscles, leur grand axe presque toujours parallèle aux fibres, comme pour le Cysticerque du porc. Leuckart en a vu dans la

(1) D'après Hewlett, la région dite « culotte » serait, en général, la partie la plus complètement envahie par les Cysticerques.

capsule adipeuse des reins, dans les ganglions lymphatiques, entre les circonvolutions cérébrales; Mosler et Saint-Cyr, dans le tissu conjonctif intermusculaire, sous-cutané, sous-muqueux et même sous-péritonéal.

En général, les Cysticerques du bœuf sont peu nombreux et clairsemés comparativement à ceux du porc, ce qui, joint à leurs plus petites dimensions, contribue à les faire passer inaperçus. Cependant J. Fleming a pu compter dans une livre de psoas jusqu'à 300 Cysticerques vivants. Mosler a vu un cœur de veau littéralement criblé de vésicules, de la grosseur d'une tête d'épingle à celle d'une lentille, et dont le volume était augmenté de plus du quart.

Au bout d'un certain temps, plus souvent et plus vite que chez le porc, les Cysticerques du bœuf éprouvent une transformation caséeuse, puis l'infiltration calcaire. Dans une de ses expériences d'infection par ingestion d'œufs de *Tænia saginata*, Saint-Cyr n'a trouvé, au bout de 224 jours, que des Cysticerques morts et la plupart dans un état de calcification avancée. Dans les muscles d'une génisse sacrifiée plus d'un an après la première ingestion de proglottis, Simonds et Cobbold ont vu de nombreux points jaunâtres, dépôts crétacés qui n'étaient que des Cysticerques morts et calcifiés.

Symptômes. — D'après les observations d'Alix, les symptômes de la ladrerie bovine sont le plus souvent nuls. Dans bien des cas, de gravité ordinaire, et non exceptionnelle comme le dit J. Fleming, les Cysticerques peuvent être reconnus par l'exploration de la langue. Ils y forment, à la face inférieure et sur les côtés, des saillies plus ou moins prononcées, qu'on sent rouler sous les doigts qui les explorent. Mosler, Masse et Pourquier, Biggs ont noté le même fait, et Fleming dit avoir trouvé sur un côté de la langue le plus grand Cysticerque qu'il eût jamais vu : près de 4 centimètres de longueur! Les deux veaux sur lesquels Saint-Cyr a expérimenté avaient, à la face inférieure de la langue et près du frein, trois semaines à un mois après l'ingestion des proglottis, une et deux petites tumeurs sous-muqueuses en tout semblables, mais moindres, à celles qu'on trouve dans la même région chez le porc ladre.

En dehors de ce signe, le peu que l'on sait des symptômes de la ladrerie bovine a été constaté exclusivement sur des animaux d'expérience. Plusieurs même n'ont rien présenté d'appréciable : tels sont ceux qui ont servi à Gerlach. — Masse et Pourquier ont vu un veau d'expérience tomber dans une grande maigreur, après avoir présenté quelques signes de maladie. — Simonds et Cobbold ont noté sur un veau, au bout de quelques jours, un prurit assez intense, un peu d'abattement et de tristesse, quelques indices de malaise et de fièvre légère, des tremblements peu accusés dans les muscles du cou et de l'épaule, un peu d'amaigrissement pendant quelques jours; puis, le retour à la santé. — Leuckart, Mosler, Zürn, Éd. van Beneden ont vu chacun périr un veau à la suite de l'infection. Celui de Zürn tomba malade le quatrième jour de l'expérience; température anale à 40°; pouls vite, inappétence, tympanite, douleur à la pression des côtes, poil piqué. Ces symptômes s'atténuèrent d'abord; mais le neuvième jour, la fièvre reprit plus forte; l'animal maigrit rapidement, devint faible, restant volontiers couché et ne se levant qu'avec peine, répugnance et douleur. Il mourut le vingt-troisième jour, avec tous les signes de l'asphyxie lente et de la paralysie du cœur. L'infection ladrique était généralisée, le cœur était particulièrement envahi.

D'après ce qui précède, on voit combien le diagnostic de la ladrerie bovine est difficile à établir du vivant de l'animal.

Cependant on pourrait essayer le procédé de harponnage, qui donne des renseignements précieux dans la trichinose. Leuckart et Cobbold s'en sont servis dans leurs expériences pour enlever de petits lambeaux du sterno-maxillaire, et ils ont pu y constater facilement la présence d'un certain nombre de vésicules.

Le diagnostic *post mortem* est plus facile. Toutefois il est exceptionnel en Europe, où cependant le *T. saginata* est très répandu chez l'homme. Cela n'est qu'incomplètement expliqué par le volume ordinairement petit des Cysticerques et par leur dissémination discrète dans les muscles. Il y a certainement encore d'importantes recherches à faire sur ce point.

Étiologie. — On ne saurait douter aujourd'hui que la ladrerie du bœuf ait son origine dans des œufs de *Tænia saginata* ingérés avec les aliments. L'expérimentation et l'observation en ont donné la preuve.

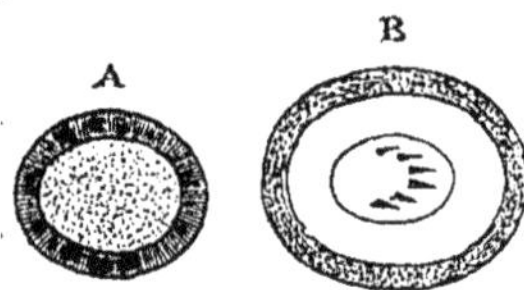

Fig. 295. — Œufs de *Tænia saginata* grossis 350 fois (Laboulbène).

A, vu dans la glycérine. — B, après avoir été traité par une solution concentrée de potasse.

La première expérience sur ce sujet est due à Leuckart (1861). Il fit prendre à deux veaux des fragments de *Tænia saginata*. L'un mourut après vingt-cinq jours : on trouva des Cysticerques incomplètement développés, et en nombre immense, dans tous les muscles, la capsule adipeuse des reins, les ganglions lymphatiques et la surface du cerveau. Le quarante-huitième jour, on enleva au second une portion du muscle sterno-mastoïdien et l'on y trouva une douzaine de Cysticerques bien développés. Ces expériences ont été répétées depuis, une vingtaine de fois, par Mosler (1863), Cobbold (1864 à 1875). Röll (1865), Gerlach (1870), Zürn (1872), Saint-Cyr (1873), Jolicœur (1873), Masse et Pourquier (1876), Perroncito (1876). Toutes ont donné des résultats positifs, à l'exception de deux, parmi celles de Cobbold et Simonds, où ils sont douteux.

Le mode de dissémination dans l'organisme est le même que pour le *Cyst. cellulosæ* du porc. La migration se fait probablement à la faveur du courant circulatoire. L'abondance des Cysticerques sur le trajet des vaisseaux propres du cœur, dans le cas de Jolicœur, en est un commencement de démonstration. D'après Leuckart, au bout de vingt-cinq jours, les vésicules ont déjà 2 à 4 millimètres de longueur sur $1^{mm}5$ à 3 millimètres de largeur. Elles ne seraient pas complètement développées avant le quarantième jour. La durée de leur existence serait assez courte. Dans une expérience de Cobbold, les parasites avaient disparu au bout d'un an; Saint-Cyr les a vus complètement crétifiés au bout de sept mois et demi. On peut en conclure que la vie des Cysticerques du bœuf ne dépasse pas quelques mois, contrairement à ce qu'on sait de la longue durée de celle des Cysticerques du porc. Cela fait comprendre comment, dans l'Inde, au dire d'Oliver, le Cysticerque disparaît du bétail peu de mois après qu'on l'a mis au régime de l'eau de puits.

La profusion d'œufs qu'un seul Ténia peut fournir expliquerait la fréquence de la ladrerie du bœuf. La facilité de l'infection a sa raison dans la résistance de ces œufs aux causes de destruction. Davaine dit en avoir gardé jusqu'à quinze mois dans de l'eau plus ou moins pure sans leur voir perdre leur vitalité. Si l'on admet avec Cobbold que l'homme affecté de Ténia rejette environ 400 proglottis par mois, et que chacun d'eux peut contenir 30,000 œufs, on arrive à un total de plus de 140,000,000 d'œufs rejetés par une seule personne dans le cours d'une année. Heureusement, une immense proportion de ces germes est perdue sous l'influence de causes diverses; mais on conçoit combien sont grandes encore les chances de propagation de la ladrerie.

L'homme affecté de Ténia inerme en disperse les proglottis avec ses excréments, et les œufs qui s'en échappent sont disséminés par les eaux pluviales ou de toute autre manière, sur les plantes, dans les mares, dans les étangs. La malpropreté est donc une des conditions de la transmission du parasite, C'est dans les campagnes, où l'on se livre à l'élève du bétail, que cette condition se trouve précisément réalisée. Les excréments humains sont dispersés partout; la plupart des fosses d'aisances aboutissent à des cours d'eau, sur lesquels les abreuvoirs sont établis, et tout est à souhait pour la perpétuité des Ténias. C'est ce que l'on voit particulièrement en Syrie, en Algérie, surtout dans l'Inde, au Punjab, où la ladrerie du bœuf est extrêmement fréquente. Oliver, en examinant au microscope l'eau et la vase des étangs, y a trouvé des œufs de Ténia. J. Fleming y a constaté les habitudes coprophages du gros bétail: il l'a vu prendre avec avidité les excréments frais de l'homme, et ces renseignements ont été confirmés par divers officiers.

Il semble que, pour la ladrerie, comme pour la plupart des affections parasitaires, le jeune âge des sujets soit une condition favorable à l'infection. De fait, ce sont des veaux qui ont servi aux expériences dont il est parlé plus haut. Sur 57 animaux reconnus ladres en 1886 dans le canton de Zurich, il y avait 19 adultes et 38 veaux (1). Cependant J. Fleming n'a jamais constaté que le jeune âge eût une influence sur la quantité des Cysticerques disséminés dans les tissus.

On a des notions précises sur la distribution géographique de la ladrerie bovine par celle du Ténia inerme lui-même. Or, ce parasite de l'homme devient de plus en plus fréquent; on le voit partout supplanter le *T. solium :* en France, en Allemagne, en Autriche, en Suisse, en Italie, en Danemark. Il est particulièrement répandu en Asie, où, dans bien des régions, c'est le seul Ténia qu'on observe. L'Afrique est peut-être le pays où il soit le plus commun : en Algérie, en Égypte, au Cap, au Sénégal et surtout en Tunisie et en Abyssinie. « Tous les Abyssins, dit Rochet d'Héricourt, sont affectés du Ténia. » L'Amérique n'en est pas non plus épargnée : il abonde dans la République argentine et au Brésil; il se propage au Pérou. En revanche, il semble très rare aux États-Unis (R. Blanchard).

En présence de ce cosmopolitisme et de cette fréquence du *T. saginata*, on s'attendrait à trouver partout la ladrerie du bœuf. Il n'en est pas ainsi : car on ne l'a que rarement rencontrée en Europe. Knoch, le premier, l'a vue à Saint-Pétersbourg (1864). Siedamgrotzky en a constaté deux cas à Zurich (1869); Guillebeau, un cas à Berne (1880); Zschokke a recensé 57 cas dans le canton de Zurich (1886); Closs, à Francfort-sur-le-Mein, a trouvé des Cysticerques dans la langue d'un bœuf, et Hertwig (2), à Berlin, dans tous les muscles d'un taureau de trois ans. Fuchs (cité par Zundel) aurait observé la ladrerie en Hongrie sur le bétail des provinces danubiennes. Six cas de ladrerie bovine très discrète ont été vus en Italie, dont quatre par Brusaferro (3). Aucun n'a encore été constaté en France.

Par contre, la ladrerie bovine a été maintes fois observée en Afrique et en Asie. Arnould (1864) et Cauvet (1874) l'ont trouvée à Constantine; Jaillard l'a vue souvent à Alger, Dupuy au Sénégal. Au rapport de Leuckart, Schimper, ayant longtemps habité l'Abyssinie, y avait reconnu chez les bœufs l'existence du Cysticerque inerme. Il est très fréquent en Tunisie, car, d'après Alix, « un cinquième au moins des animaux abattus pour les troupes de la garnison dans la place où il était détaché était ladre à un degré plus ou moins avancé. » En Asie, cette maladie a été constatée dans la Syrie par Talairach, et dans les Indes par divers observateurs. Le nombre des vers vésiculaires y est souvent comparable à ce qu'on voit dans la ladrerie du porc. En 1869, sur 13,818 bêtes sacrifiées pour la consommation dans les garnisons du haut Punjab, 768 (soit 5,55 pour 100) ont été

(1) Zschokke, *Schweizer Archiv. f. Thierheilkunde*, 1887, p. 268.
(2) Hertwig, *Archiv f. wissensch. u. prakt. Thierheilkunde*, 1885, p. 424.
(3) Brusaferro, *Giorn. di med. veter. pratica*, 1887, p. 197.

trouvées infectées de Cysticerques. En 1868, la proportion avait été de 6,12 pour 100. La diminution en 1869 est attribuée à l'observation sévère des règlements institués à ce sujet (J. Fleming). L'extrême malpropreté des habitants de l'Inde est la cause de cette infection fréquente; il faut surtout incriminer les conducteurs de chameaux, qui sont souvent atteints de Ténia et qui déposent leurs excréments sur le bord des mares et des sources où ils s'arrêtent pour abreuver leur bétail.

Il résulte de ce qui précède, et spécialement de la fréquence du Ténia inerme chez l'homme, que la ladrerie bovine doit être bien moins rare en Europe que ne le fait supposer le petit nombre de constatations auxquelles elle a donné lieu. Si elle échappe aux inspecteurs des abattoirs, c'est évidemment qu'ils ne la cherchent pas avec assez d'assiduité, dans la viande de bœuf et surtout dans celle de veau, qu'ils ne sont pas assez prévenus des dimensions souvent minimes des Cysticerques et du soin qu'exige leur recherche.

Pronostic. — Nocuité de la viande de bœuf ladre. — C'est seulement dans les expériences que l'on a constaté des symptômes plus ou moins graves indiquant la dissémination des Cysticerques dans l'organisme du bœuf. Par conséquent, on ne saurait dire que, dans les conditions ordinaires de l'infection, la ladrerie ait de l'importance au point de vue de la santé générale des animaux qui en sont atteints, surtout si l'on tient compte du peu de longévité des parasites. La gravité du pronostic consiste dans la nocuité de la viande, dans ses conséquences sur la santé de l'homme qui s'en nourrit.

On savait depuis longtemps, d'après les rapports des voyageurs, que les Abyssins, non musulmans, sont presque tous affectés de Ténias; et l'on rattachait généralement ce fait à leur passion pour la viande crue et pilée, non pas seulement la viande de porc, mais bien aussi la viande de bœuf. Si les mahométans en sont exempts, c'est qu'ils ont, de par leur religion, la viande crue en horreur. En 1819, Knox observait une véritable épidémie de Ténias chez les soldats anglais de la colonie du Cap, qui, pour la plupart, étaient nourris de bœufs surmenés. Dès l'année 1841, sur l'initiative de Weisse (de Saint-Pétersbourg), on fit usage dans toute l'Europe de la viande de bœuf crue pour combattre la diarrhée des enfants. Mais on ne tarda pas à constater, et Weisse lui-même le reconnaît, que ce traitement, d'une efficacité d'ailleurs incontestable, avait l'inconvénient de provoquer l'apparition du Ténia chez les petits malades. En 1861, Karschin rapportait que les Burètes de la région du lac Baïkal, qui se nourrissent de viande crue de bœuf, de mouton, de chameau et de cheval, étaient très souvent atteints de Ténias. C'est à cette époque que Leuckart fit sa première expérience montrant que la phase cystique du *Tænia saginata* s'effectue dans l'organisme du bœuf.

La preuve inverse, celle de l'origine du Ténia inerme, a été donnée expérimentalement. En 1869, Oliver, médecin de l'armée des Indes, en garnison à Jullundur, fit prendre à deux indigènes de la viande ladre de bœuf. L'un était un *Syce* mahométan de basse classe : il développa un Ténia dans l'espace de trois mois environ. L'autre était un Hindou qui n'avait jamais mangé de bœuf : au bout de trois ou quatre mois, il rendait des fragments de Ténia. De son côté, Perroncito fit prendre à une personne de bonne volonté un Cysticerque bien vivant. Au bout de 54 jours, des anneaux commencèrent à être éliminés. Le soixante-septième jour, une dose de cousso et une d'huile de ricin déterminèrent l'évacuation d'un Ténia, qui avait, au total, $4^{m},83$ de longueur.

Tous ces faits établissent que le Ténia inerme a son origine dans l'usage alimentaire de la viande de bœuf crue ou insuffisamment cuite.

Moins encore que le *Cysticercus cellulosæ*, le *Cyst. bovis* ne résiste à une température un peu élevée. En répétant sur celui-ci les expériences qu'il avait faites sur le premier, Perroncito a reconnu que la mort du Cysticerque du bœuf arrive quelquefois à 44°, souvent à 45°, 46°, qu'elle survient toujours entre 47° et 48°. Trois aides de bonne volonté ont avalé chacun un Cysticerque chauffé, pour le premier à 47° et ne donnant plus signe de vie, pour le second à 45° et privé de mouvements, et pour le troisième à 44° et présentent des mouvements fort obscurs. Dans aucun cas, il ne se développa de Ténia.

Il est intéressant de savoir dans quelles conditions cette température est atteinte dans la profondeur des morceaux de viande soumis à la cuisson selon les habitudes culinaires. On peut utiliser pour la solution de cette question les expériences dont il a été rendu compte à propos de la ladrerie du porc (p. 590). Il faut y en joindre d'autres et en particulier celles de Vallin. Celui-ci a reconnu que, tandis que la température extérieure des viandes rôties dépasse nécessairement 100°, il se trouve, au-dessous de cette couche superficielle *saisie* par la cuisson, une autre couche dans laquelle la température oscille entre 52° et 53°, tandis qu'au centre elle ne dépasse pas 46° à 48°. En comparant ces chiffres à ceux que donne Perroncito pour la suppression de la vitalité des Cysticerques, on peut en conclure que les viandes convenablement rôties n'exposent à aucun danger d'infection quant au Ténia. C'est donc par ce qu'on appelle les viandes saignantes qu'a lieu l'introduction de ce parasite. On explique ainsi son extension toujours croissante, par l'usage de plus en plus répandu de la viande dans des classes sociales qui s'en abstenaient autrefois et par le goût plus généralisé aussi des viandes incomplètement cuites. On sera certainement à l'abri de tout danger si l'on ne consomme que des viandes dont les parties les plus centrales offrent, au lieu d'une teinte rougeâtre, un aspect gris rosé caractéristique. Celui-ci indique que la température des points qui le présentent a atteint environ 70°, car Lewis a constaté qu'à ce degré, la matière colorante rouge de la viande disparaît dans les côtelettes et les beafteeks.

Il y aurait lieu de se préoccuper de la longévité des Cysticerques du bœuf dans les viandes de conserves, et de leur résistance à la fumure et à la salaison. A ce point de vue encore, la vitalité du *Cysticercus bovis* est moindre que celle du *Cyst. cellulosæ*. Dans de la viande de veau séchée et en bon état de conservation, Perroncito n'a trouvé que des Cysticerques morts, 14 jours après l'abatage de l'animal. Dans une langue de veau en putréfaction, le nombre des Cysticerques vivants diminua avec les progrès de l'altération; il n'y en avait plus le quatorzième jour.

De tout ce qui précède résultent la nécessité d'un examen attentif de la viande de bœuf dans les abattoirs au point de vue de sa cysticercose, l'utilité d'une cuisson complète et l'avantage de tenir constamment hors de la portée des bêtes bovines les excréments humains.

Les mesures sanitaires applicables à la ladrerie du porc conservent toute leur valeur pour celle des bêtes bovines. Mais vu la rareté actuelle de cette affection dans notre pays, il ne paraît point y avoir de disposition légale sur laquelle la demande en rédhibition pourrait être appuyée.

Art. IV. — Ladreries diverses.

Zenker a déterminé la ladrerie chez trois chèvres auxquelles il avait fait prendre des anneaux de *Tænia saginata;* Heller a eu aussi des résultats positifs sur deux chèvres et un mouton. Mais les expériences négatives sont plus nombreuses : elles concernent la chèvre (Zürn), le mouton (Zürn, Leuckart, Masse et Pourquier), le porc (Küchenmeister, Zenker, Leuckart, Schmidt, van Beneden), le lapin (Heller, Masse et Pourquier), le cochon d'Inde et le singe (Heller), le chien (Probstmayer, Heller, Masse et Pourquier).

Sur 6 alpagas morts à Paris peu de temps après leur arrivée du Pérou, 4 étaient ladres et contenaient une quantité extraordinaire de Cysticerques, qui malheureusement n'ont pas été décrits (1).

Sur des rennes morts en 1878 au jardin zoologique de Lille, Moniez a trouvé en abondance dans les muscles des Cysticerques armés, dont il a obtenu la transformation dans l'intestin du chien en un Ténia, qu'il a appelé *T. Krabbei* (V. p. 400). Ces parasites abondaient surtout dans les muscles spinaux, dans les intercostaux et les muscles des cuisses. Ils étaient plus petits que le *C. cellulosæ;* la vésicule caudale était très peu développée, et, à première vue, ils auraient pu être pris pour des *C. bovis*.

Pseudo-ladrerie du mouton. — Cobbold a trouvé plusieurs fois, dans les muscles du mouton, un Cysticerque armé, plus petit que celui du porc, dont la tête aurait 0mm7 de large et les plus grands crochets 157 μ ; leur nombre total serait de 26. Cobbold donna à ce Cysticerque le nom de *Cyst. ovis* et le considéra comme la larve d'un Ténia humain, le *T. tenella*. Les recherches de J. Chatin ont rigoureusement démontré l'erreur de Cobbold. Les prétendus *T. tenella* ne sont que des *T. solium* de petite taille. Quant aux *Cyst. ovis*,

(1) C. Sappey, *C. R. de la Soc. de biologie*, 1860, p. 176.

c'étaient des *Cyst. tenuicollis* peu développés. A plusieurs reprises, J. Chatin ingéra de ces Cysticerques à l'état frais, qui répondaient aussi exactement que possible à la diagnose de Cobbold, et jamais il ne constata le moindre indice de la présence de Ténia. De semblables Cysticerques administrés à de jeunes chiens y provoquèrent l'apparition du *T. marginata*. Dans ces dernières années, quelques médecins militaires avaient attribué à des Cysticerques du mouton divers cas de Ténias observés en Algérie ; J. Chatin a montré qu'il s'agissait, d'une part, du *T. solium* ou du *T. saginata*, et, de l'autre, du *Cyst. tenuicollis* (1).

CHAPITRE III

TRICHINOSE (2).

Définition. — La *Trichinose* (Trichiniase) est la maladie déterminée par la présence de la Trichine (*Trichina spiralis* Owen) dans l'organisme de divers animaux et, en particulier, de l'homme et du porc.

Elle se présente sous deux formes. L'une, la plus importante, est la *trichinose musculaire* consistant dans la présence des larves de Trichines au sein des muscles. L'autre est la *trichinose intestinale* : elle est due à l'ingestion de viandes trichinées, les Trichines larvaires acquérant l'état adulte et sexué dans l'intestin de leur hôte, s'accouplant, émettant une multitude d'embryons, qui traversent les parois du tube digestif pour se répandre dans le système musculaire.

Trichine. — Le genre Trichine, qui ne comprend qu'une seule espèce bien authentique, la TRICHINE SPIRALE (*Trichina spiralis*), constitue à lui seul, dans l'ordre des Nématodes, la famille des *Trichinidés*.

A l'état adulte, les Trichines se trouvent exclusivement dans l'intestin. Ce sont des vers à peine visibles à l'œil nu, dont le corps, capillaire, s'atténue graduellement en avant à partir du milieu de sa longueur. Le tégument est lisse, sans stries transversales. La bouche est terminale, petite, orbiculaire, dépourvue de papilles. Le tube digestif comprend : 1° un intestin buccal (œsophage), à parois minces, un peu plus large en arrière qu'en avant, à section triquètre ; 2° un intestin moyen, faisant suite au précédent, à cellules très apparentes, nucléées ; 3° un intestin terminal (rectum), plus long, plus grêle, à parois musculeuses, dilaté à son origine et près de sa terminaison au cloaque, qui est tout à fait terminal et dans lequel débouche, chez le mâle, l'appareil sexuel.

Le *mâle* est long de 1mm4 à 1mm6, épais de 40 µ. Sous le rapport de la forme, il se distingue de la femelle par la présence, à l'extrémité postérieure, de deux appendices digitiformes, situés de chaque côté du cloaque, lequel se

(1) J. Chatin, *Bull. de l'Acad. de méd.*, 28 septembre 1886. — *Mém. de la Soc. nat. d'agric. de France*, t. CXXX, 1886, p. 191.

(2) J. Chatin, *La Trichine et la Trichinose*, Paris, 1883. — G.-P. Piana, *Studio sulla trichina spirale e sulla trichinosi* (*La clinica veterinaria*, Milano, 1887). — R. Blanchard, art. *Trichine* (*Dict. encycl. des sc. médic.*, 3e série. t. XVIII, 1887, p. 113).

renverse au moment de l'accouplement et joue le rôle d'organe copulateur. L'appareil reproducteur consiste en un seul tube testiculaire, replié une fois sur lui-même et terminé par un long canal déférent qui s'ouvre dans le cloaque avec l'intestin.

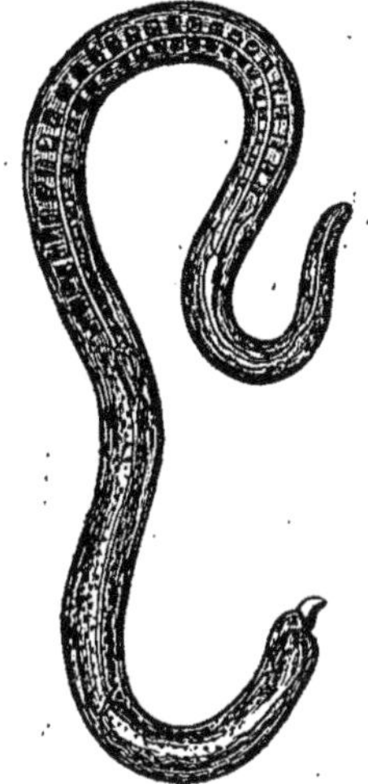

Fig. 296. — Trichine intestinale, mâle (G. Colin).

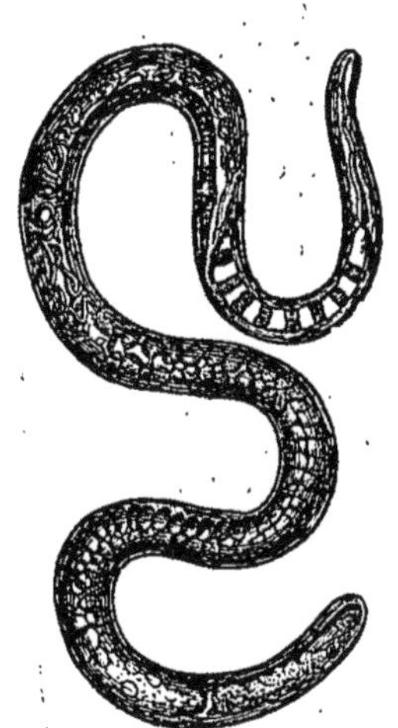

Fig. 297. — Trichine intestinale, femelle (G. Colin).

La *femelle* a 3 à 4mm de longueur, 60 μ d'épaisseur. Elle n'a qu'un seul ovaire composé d'un tube qui naît en cæcum au voisinage de l'anus, et s'étend à peu près directement jusque vers la fin du cinquième antérieur du corps, où s'ouvre la vulve. La partie cæcale fonctionne comme ovaire ; vient ensuite un court rétrécissement, sorte d'oviducte; puis une dilatation longue et large (utérus), qui se resserre enfin en une sorte de vagin aboutissant à la vulve.

La Trichine est ovovivipare : les œufs fécondés subissent leur développement complet dans l'utérus; ils ont à leur maturité 20 μ de diamètre. L'éclosion met en liberté dans le vagin des embryons longs de 120 μ sur 7 d'épaisseur dans leur milieu, qui s'échappent par la vulve.

A l'état de larve, les Trichines se trouvent dans des kystes des faisceaux primitifs des muscles, exceptionnellement dans le tissu adipeux et dans les parois intestinales. Elles se montrent enroulées en S ou en spirale, selon qu'on les examine dans des muscles encore chauds ou complètement refroidis et mesurent environ 1mm de long sur 40 μ d'épaisseur. Leur corps est capillaire, atténué aux extrémités, surtout en avant. Le tube digestif est sensiblement le même que chez les adultes. L'appareil génital est rudimentaire et représenté par un corps sacciforme situé dans le tiers postérieur du corps.

Historique. — La première rencontre certaine qui ait été faite de la Trichine musculaire remonte à 1828 : à cette date, Peacock déposait au musée du Guy's Hospital à Londres, où elle se trouve encore, une préparation qui n'était autre qu'un fragment de muscle contenant des kystes de Trichine calcifiés. En 1832, John Hilton, démonstrateur d'anatomie au même hôpital, trouva dans les muscles d'un homme de 70 ans, mort d'une affection cancéreuse, plusieurs corps ovoïdes, longs d'un millimètre environ, situés entre les fibres musculaires, leur grand axe dirigé parallèlement à celles-ci. Ces corps, regardés par Hilton comme de petits Cysticerques, étaient très probablement des kystes de Trichines.

En 1835, Wormald, démonstrateur d'anatomie à Saint-Bartholomew's Hospital, remarqua que les muscles de certains cadavres étaient parsemés de petites taches blanchâtres. James Paget fit peu après une observation semblable et reconnut que ces productions contenaient des Nématodes enroulés sur eux-mêmes. R. Owen, ayant examiné les pièces recueillies par Wormald et celles de Piaget, constata aussi l'existence de ces helminthes; il en étudia l'organisation et leur donna leur nom définitif de *Trichina spiralis*.

Durant près de 25 ans, les connaissances sur ce sujet restèrent à peu près stationnaires. En 1859, inspiré par l'émoi que soulevait la fréquence de la trichinose en Allemagne, Virchow fit avaler à un chien des muscles d'homme envahis par des Trichines. Trois jours et demi après, il trouva dans l'intestin grêle des vers très semblables aux Trichines, mais plus gros et ovifères. Il les considéra comme des Trichines adultes, et conclut simplement que la Trichine des muscles peut achever son développement dans l'intestin des carnivores.

Quelques mois après, Leuckart fit la même expérience sur le porc. Mais la présence d'un grand nombre de Trichocéphales (*Trichocephalus crenatus*) dans l'intestin de l'animal mis en expérience conduisit le savant observateur à une conclusion inexacte : il prit ces vers pour des Trichines adultes et les décrivit comme tels.

Heureusement, dans les premiers jours de l'année suivante, à l'autopsie d'une jeune fille morte à la suite d'une affection qui, en raison de ses symptômes, avait été prise pour une fièvre typhoïde, Zenker, professeur à Dresde, trouva dans les muscles quantité de Trichines libres ou enkystées. De plus, les altérations classiques de la fièvre typhoïde faisaient défaut et, détail important, le mucus intestinal renfermait un grand nombre de vers semblables aux Trichines, mais pourvus d'organes génitaux complètement développés. Zenker fit une enquête et apprit que, quelques jours avant de tomber malade, cette jeune fille avait mangé de la chair crue d'un porc, dont la consommation avait été suivie aussi d'accidents morbides chez d'autres personnes. La chair de ce porc, conservée dans le saloir, fut alors trouvée infestée de Trichines semblables à celles des muscles de l'homme. Une partie de cette viande fut introduite dans les aliments de divers mammifères, et chez chacun d'eux la trichinose se développa très nettement. Des muscles de la jeune fille, envoyés par Zenker à Virchow, à Leuckart et à Luschka servirent à de nouvelles recherches, qui élucidèrent un grand nombre des questions relatives à l'histoire de la Trichine. Le rôle important joué par Zenker dans l'ensemble de ces découvertes explique que l'on ait proposé (Pietra-Santa) de donner à la trichinose le nom de *maladie de Zenker*, qui n'a d'ailleurs pas été adopté.

Il est juste cependant de rappeler des faits qui, s'ils eussent été bien interprétés, auraient de beaucoup avancé la solution de la question. Dès l'année 1847, J. Leidy, en Amérique, avait découvert la Trichine chez le porc. En 1850, Herbst (de Göttingen) avait nourri trois chiens âgés de 6 semaines avec de la chair d'un blaireau infestée de Trichines. Ces chiens, tués à plusieurs mois d'intervalle, avaient tous trois leurs muscles envahis par des Trichines enkystées.

Mais, en somme, c'est depuis Zenker seulement que l'on connaît bien exactement le cycle évolutif de la Trichine. Elle a été dès lors l'objet d'études incessantes portant sur la zoologie de ce ver, sa distribution géographique, son rôle pathogène et la police sanitaire de la maladie qu'il détermine. Parmi ces recherches, il faut citer celles de Virchow, Leuckart, Friedrich, Böhler et Konigsdörffer, Delpech, G. Colin, J. Chatin, etc.

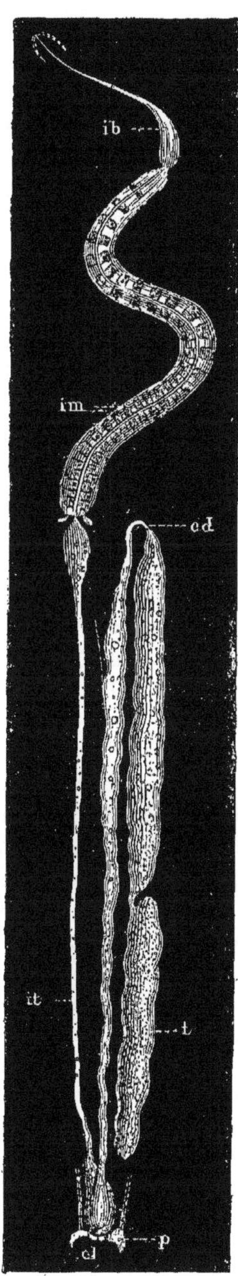

Fig. 298. — Appareils digestif et sexuel de la Trichine mâle (G. Colin).

ib, intestin buccal ou œsophage. — *im*, intestin moyen. — *it*, intestin terminal ou rectum. — *t*, testicule. — *cd*, canal déférent. — *cl*, cloaque. — *p*, appendices copulateurs.

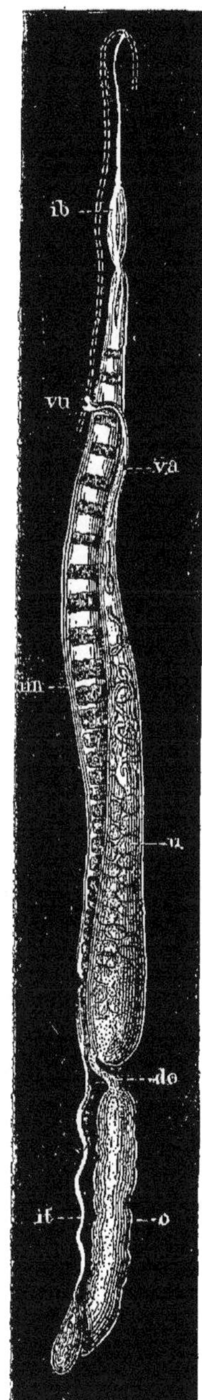

Fig. 299. — Appareils digestif et sexuel de la Trichine femelle (G. Colin).

ib, intestin buccal ou œsophage. — *im*, intestin moyen. — *it*, intestin terminal ou rectum. — *o*, ovaire. — *do*, oviducte. — *u*, renflement utérin. — *va*, vagin. — *vu*, vulve.

Habitat, station, migrations. — Les Trichines adultes ne se trouvent que dans le canal intestinal et particulièrement dans l'intestin grêle des mammifères ou des oiseaux, après que ceux-ci ont ingéré de la viande trichinée. Les mammifères chez lesquels on a constaté la trichinose musculaire par l'expérience ou par l'observation, et qui sont par conséquent sujets à la trichinose intestinale, sont : l'homme, le porc, le sanglier, le rat, le surmulot, la souris, le hamster, le cobaye, le lapin, l'hippopotame, le veau, l'agneau, le cheval, le chien, le renard, le chat, la martre, le putois, le blaireau, le raton, l'ours, la taupe, le hérisson. On a obtenu par des expériences le développement des Trichines dans l'intestin de divers oiseaux et, en particulier, de gallinacés et de passereaux. Mais les oiseaux sont inaptes à l'enkystement des Trichines larvaires. Chez les vertébrés à sang froid, les kystes de Trichines parcourent le tube digestif et en sont rejetés sans avoir éprouvé aucun changement. Les invertébrés sont impropres aussi à servir d'hôtes à la Trichine. Chez les larves déposées par les mouches sur les viandes trichinées, les vers pénètrent bien dans le canal digestif, mais ne s'y développent pas (Probstmayer, Zürn, Leuckart). J. Chatin a cependant constaté quelquefois, chez des écrevisses nourries avec des viandes trichinées, que les vers avaient atteint dans l'intestin une phase de développement assez avancée, mais jamais l'ovaire n'arrivait à former des ovules, ni le tube testiculaire des spermatozoïdes.

Lorsque de la viande trichinée a été ingérée par un des mammifères ou oiseaux ci-dessus désignés, les kystes qui enveloppent les Trichines musculaires sont dissous au bout de 18 à 20 heures par le suc gastrique et les vers se trouvent mis en liberté. Le deuxième, troisième ou quatrième jour, rarement le cinquième seulement, ces larves ont éprouvé les transformations qui les amènent à la forme adulte. Pour les observer, on examine goutte par goutte les matières intestinales sous un grossissement de 150 diamètres. En général, les mâles sont en proportion moitié moindre environ que les femelles. L'accouplement a lieu, et souvent dès le troisième jour de l'infection l'ovaire montre déjà des œufs en voie de segmentation. La ponte commence du sixième au septième jour, et c'est alors que l'on constate les premiers symptômes de la trichinose intestinale. La durée de la vie des femelles, plus longue que chez les mâles, est de 5 à 6 semaines en moyenne, mais elle peut aller jusqu'à 12 semaines (20 à 25 jours seulement, d'après Piana). La ponte est surtout active dans la première semaine de l'état adulte ; plus tard elle va s'affaiblissant et s'effectue par poussées périodiques (Cohnheim). Il est difficile d'apprécier le nombre d'embryons qu'une seule femelle peut donner ; chacune peut en renfermer à la fois jusqu'à 1,200, et le chiffre total d'une seule lignée a été évalué de 10 à 15,000. On arrive à des centaines de millions pour le produit de 250 grammes de viande trichinée. Pour rechercher ces embryons dans les matières intestinales, on a recours à un grossissement de 300 diamètres.

Les embryons pondus en foule dans l'intestin ne se développeront qu'à la faveur de migrations qui les auront portés dans le tissu musculaire strié et dans le tissu conjonctif de toutes les parties du corps. Leur ténuité leur permet de traverser les parois intestinales et d'aller trouver leur station éloignée, soit en rampant au sein du tissu conjonctif, soit en utilisant les courants sanguins ou les courants lymphatiques; à cet égard, on est réduit aux hypothèses. Il est probable que les trois voies sont utilisées. Le rôle des courants sanguins expliquerait la rapidité avec laquelle les embryons arrivent dans les régions les plus éloignées du tube intestinal; il y a lieu d'admettre que les Trichines rencontrées dans les ganglions mésentériques y ont été apportées par les vaisseaux lymphatiques; enfin les embryons que l'on a trouvés libres vers le huitième jour dans le péritoine, la plèvre et le péricarde y sont probablement parvenus par reptation intratissulaire (Fiedler). La durée de ces migrations en dehors de l'intestin est d'environ 8 à 10 jours.

L'infection trichineuse est très facile chez le rat, le porc et l'homme; facile encore chez la souris, le cobayé, le lapin; moins constante chez le chat; très irrégulière chez le chien, le cheval, le bœuf, les autres mammifères, où elle ne s'accomplit guère que dans le jeune âge. Cependant Perroncito l'a constatée chez un chien italien, et Csokor a réussi à la produire expérimentalement chez un cheval âgé de 8 ans (1).

La Trichine larvaire et enkystée n'a jamais été observée chez les oiseaux. Les Trichines musculaires qu'on leur fait ingérer acquièrent dans leur intestin leur développement complet, mais les embryons qu'elles pondent sont expulsés avec les déjections sans pouvoir franchir les parois intestinales. Ce fait a été mis en évidence depuis longtemps par G. Colin (2). On a vu plus haut (p. 345) que d'autres Nématodes enkystés dans les parois de l'estomac et de l'intestin avaient été, par erreur, pris pour des Trichines. Il semble que l'immunité des Oiseaux tient en partie à la rareté de leur tissu conjonctif intramusculaire, en partie et surtout à l'épaisseur, à la résistance du revêtement épithélial de leur tube digestif.

Nous avons dit déjà l'immunité dont jouissent aussi les Reptiles et les Batraciens. Des expériences faites d'abord par Goujon et Legros (3) montrent qu'elle est due uniquement à la température variable de leur corps. En maintenant artificiellement des salamandres à la température de 30° environ, l'infection musculaire a lieu; mais, dès que l'on supprime cette condition expérimentale, l'enkystement s'arrête

(1) E. Perroncito, *Annali della R. Accad. di Agric. di Torino*, 1877. — Csokor, *Allgem. Wien. medic. Zeitung*, 1884.

(2) G. Colin, *Bull. de la Soc. cent. de méd. vét.*, 1866, p. 256.

(3) L. Goujon, *Expériences sur la Trichina spiralis* Owen, thèse de Paris, 1866.

et les parasites ne tardent pas à périr, d'autant plus vite que la saison est plus froide.

Chez les Poissons, la trichinose musculaire n'a jamais été observée. Mais les Trichines peuvent se développer dans leur intestin. G. Colin s'est assuré, dès 1866, que des déjections de poissons nourris de chair trichinée étaient chargées de Trichines et déterminaient la trichinose sur le rat, le lapin et le cochon d'Inde (1). Peut-être cette infection tenait-elle à ce que les kystes parasitaires avaient traversé intacts tout le tube digestif du poisson.

On a déjà vu que les Invertébrés ont résisté jusqu'à présent aux tentatives d'infection trichineuse dont ils ont été l'objet; aucune observation bien faite n'a pu non plus établir chez eux l'existence d'une infection spontanée.

Les Nématodes parasites de certains végétaux que l'on a parfois rapportés à la Trichine en sont absolument différents.

Les Trichines larvaires se rencontrent principalement dans le tissu musculaire de la vie animale, au sein même des faisceaux primitifs (Virchow, Gerlach, Grancher, Leuckart, Piana), quelquefois dans le tissu conjonctif interfasciculaire ou dans les cloisons adipeuses du tissu conjonctif (périmysium) interposé aux faisceaux secondaires (G. Colin, J. Chatin). Les recherches de Chatin, confirmées par plusieurs observateurs, ont montré qu'on peut les trouver aussi, chez le porc, dans le lard et dans les tuniques celluleuse et musculeuse de l'intestin. Elles y ont les mêmes caractères, la même vie latente ou bien ont conservé la forme embryonnaire.

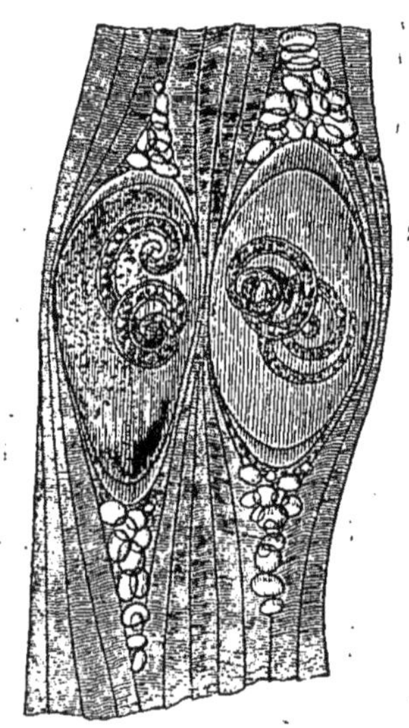

Fig. 300. — Trichines enkystées dans le tissu musculaire. Le kyste de droite contient deux Trichines (G. Colin).

Dans les premiers temps de son arrivée à sa station définitive (qui peut avoir lieu dès le sixième jour après l'ingestion, selon Piana), la Trichine larvaire est d'abord courbée en anse, puis prend la forme du chiffre 3 et enfin se pelotonne en spirale lâche, apparence qu'elle conservera généralement durant tout son stage. Son contact et ses mouvements déterminent sur les éléments des tissus voisins une irritation qui aboutit à la formation d'un kyste.

Les fibres du tissu conjonctif interfasciculaire, au sein duquel le

(1) G. Colin, *Bull. de l'Acad. de méd.*, 1881, p. 248.

Nématode s'établit quelquefois, s'hypertrophient et donnent des cellules embryonnaires, irrégulières ou subsphéroïdales, nucléées et nucléolées, qui se multiplient rapidement. On y distingue d'abord de très fines granulations protéiques, puis d'autres granulations de matière glycogène. Peu après, la néoformation s'indure vers sa couche extérieure, dont les éléments constituent bientôt une couche pariétale, d'abord très mince, mais qui ne tarde pas à s'épaissir notablement. Dans ces cas, le myolemme ne prend aucune part à la constitution du kyste. Mais sous l'influence du processus inflammatoire provoqué par la présence du ver, de nouveaux vaisseaux se forment; le tissu conjonctif, profondément modifié, peut disparaître complètement, et le kyste se trouve au contact des faisceaux musculaires primitifs, dont le myolemme semble faire partie intégrante de sa paroi. La substance contractile des faisceaux ambiants subit une transformation granuleuse ou granulo-adipeuse ; de plus, on voit apparaître des indices de prolifération dans les noyaux sous-jacents au myolemme, puis des cellules embryonnaires, qui tantôt renforcent le tissu kystique, tantôt deviennent de nouveaux faisceaux primitifs. Il se produit, dans ce dernier cas, si l'irritation est faible, une véritable régénération musculaire (J. Chatin).

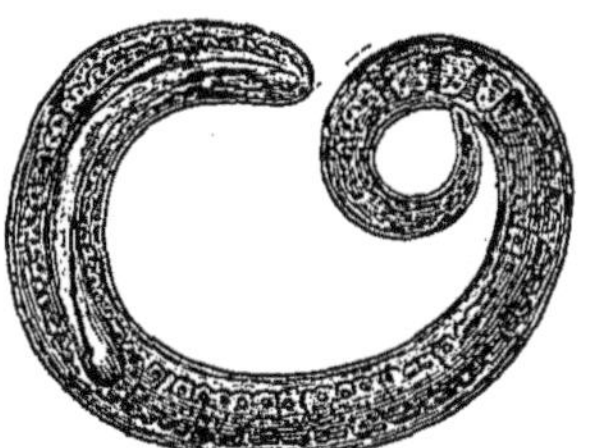

Fig. 301. — Trichine larvaire libre (G. Colin).

Dans la plupart des cas, la Trichine pénètre à travers le myolemme ramolli et transformé en une gaine cellulaire, jusqu'à la fibre primitive dont elle fait son aliment. Le myolemme s'est chargé de cellules qui se sont accumulées sur un point de la fibre et y ont pris l'aspect d'un manchon fusiforme; la fibre musculaire pâlit, perd sa striation et, au contact du picrocarmin, absorbe de préférence l'acide picrique, tandis que les fibres saines se colorent en rose. La membrane extérieure du kyste se forme aux dépens de la couche la plus externe des cellules qui infiltrent le myolemme. D'abord très mince et fasciculée, elle s'épaissit et devient homogène et transparente ; ses lames profondes se rejoignent aux deux pôles, achevant ainsi la séparation du kyste d'avec les deux extrémités de la fibre musculaire. Tantôt celle-ci est altérée dans une grande longueur, emprisonnée dans une gaine de cellules, et s'atrophie peu à peu. Tantôt, à quelques millimètres au-dessus et au-dessous du kyste, elle reprend sa striation et ses qualités physiologiques ; le myolemme qui l'entoure se continue directement avec la couche la plus externe de la membrane kystique. Dans le voisinage immédiat d'un kyste, les faisceaux musculaires dont la Trichine n'a pas besoin sont refoulés et déformés par compression ; mais ils gardent leurs stries sans traces de dégénérescence cireuse ou granuleuse (Grancher) (1).

(1) Grancher, *Bull. de l'Acad. de méd.*, 1884, p. 34.

En général, le kyste trichineux se montre sous l'aspect d'une vésicule ovoïde de 35 à 55 μ de longueur, allongée en une pointe large et obtuse soit à l'un de ses deux pôles, soit, et plus souvent, à ses deux extrémités opposées. Elle est dirigée dans le sens des faisceaux musculaires. Elle peut ne pas présenter de prolongements polaires et être régulièrement sphéroïdale. Quelquefois deux ou trois kystes semblables réunissent leurs loges par les sommets correspondants, et il en résulte une cavité moniliforme, dont les renflements sont occupés par les Trichines. Le plus souvent chaque kyste uniloculaire ne renferme qu'un seul ver, mais il n'est pas rare de trouver 2, 3, 4, 5, 6 ou 7 Trichines dans un seul et même kyste, que celui-ci soit uniloculaire ou pluriloculaire (J. Chatin); cela est d'accord avec le processus inflammatoire qui préside à la formation du kyste dans le périmysium.

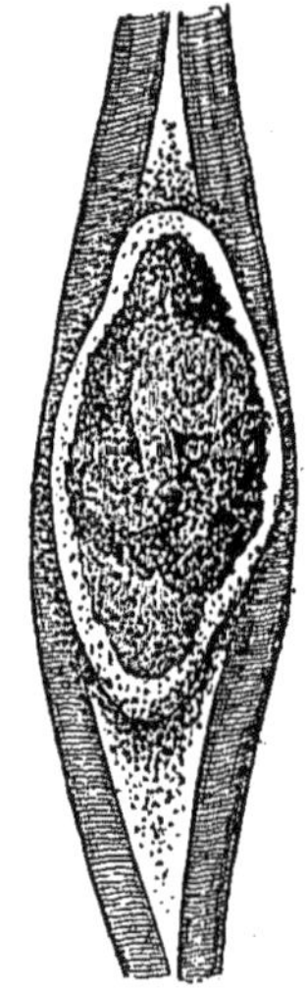

Fig. 302. — Kyste trichineux très ancien, profondément altéré (G. Colin).

Dans le kyste définitivement constitué, la Trichine est désormais à l'état de vie latente. Bientôt on peut observer divers phénomènes de régression. Aux corpuscules protéiques et glycogènes viennent s'ajouter des granulations pigmentaires, d'abord jaunâtres puis brunâtres, et plus ou moins abondantes, parfois à un tel degré que l'ensemble du kyste apparaît comme une tache d'un brun rougeâtre et que l'helminthe est recroquevillé, desséché, parfois même rompu (J. Chatin).

Le tissu du kyste peut encore subir deux autres modes de dégénérescence beaucoup plus importants : la dégénérescence adipeuse et la dégénérescence calcaire.

La première se manifeste par l'apparition de petites granulations graisseuses dans l'intérieur des cellules du kyste. Ces granulations augmentent rapidement en nombre et peuvent, mais rarement, emplir complètement la cellule. Bientôt cette graisse ainsi formée est mise en liberté et envahit l'ensemble du kyste.

La dégénérescence calcaire succède à la précédente. Toute nutrition a disparu dans le tissu kystique. Du carbonate et du phosphate de chaux, en proportions relatives variables, apparaissent en petits granules globulaires formés de couches concentriques, lesquels, en se multipliant, rendent le kyste opaque. Le dépôt a lieu dans la membrane kystique et dans les tissus de la Trichine, qui perdent l'une et l'autre toute organisation et ne se montrent plus que comme un amas blanchâtre. Ces modifications demandent pour s'accomplir une longue période, et s'observent peu chez les porcs, que leur destinée alimentaire fait, le plus souvent, sacrifier peu de temps après le début de la maladie. En général, la calcification ne commence pas avant le septième mois, et elle est complète au bout de 15 à 18 mois. Cependant Dammann l'a trouvée très faible plus de 11 ans après l'infection; il a constaté que les Trichines étaient encore vivantes et, dans les expériences, donnaient la maladie. Une constatation semblable aurait été faite chez l'homme pour des Trichines âgées de plus de 13 ans (Tüngel, Virchow), de 19 ans (Kölliker, Middeldorpf), et même de 24 ans (Klopsch). Mais il n'est pas établi que de nouvelles infections ne s'étaient pas intercalées entre la première et la date de l'observation.

G. Piana a reconnu dans les muscles trichineux la présence de bactéries, qu'il croit y avoir été apportées de l'intestin par les embryons dans leurs migrations (1).

Les dégénérescences pigmentaires, calcaires et graisseuses peuvent quelquefois se rencontrer dans les muscles.

La présence du kyste entraîne d'ordinaire, au bout d'un certain temps, la formation d'abondants dépôts adipeux, qui commencent à apparaître à l'un des pôles et finissent par envelopper toute la néoformation. Ils résultent primitivement de la dégénérescence adipeuse des cellules embryonnaires en excès formées sous l'influence phlegmasique. Quand l'amas graisseux a englobé tout le kyste, celui-ci et l'helminthe qu'il renferme subissent habituellement de profondes altérations.

Lorsque la Trichine s'arrête dans les masses adipeuses, dont les cellules sont pauvres en protoplasma, en général la formation kystique est simplement esquissée par une masse granulo-graisseuse, et le ver, demeurant à l'état d'embryon, ne tarde pas à mourir. Il peut arriver cependant que des cellules embryonnaires puissent prendre naissance pour constituer un kyste normal.

Symptômes. — La trichinose étant, à beaucoup près, bien plus fréquente chez le porc que chez les autres animaux domestiques, c'est à lui que doit s'appliquer la symptomatologie. Elle a été surtout établie par l'expérimentation.

Des symptômes ne se montrent que lorsque la quantité de Trichines ingérée est considérable. Dans la plupart des cas, ils échappent à l'observation. Ceux que l'on peut constater varient évidemment suivant le degré de l'infection.

Les premiers troubles se rapportent à la trichinose intestinale. Ils apparaissent du troisième au dixième jour après l'ingestion de la viande malsaine et consistent en une inappétence plus ou moins complète, de la soif, des grincements de dents, de la tristesse, de la fièvre; la tête est basse, la conjonctive est infiltrée, l'œil a un aspect vitreux particulier, le dos est voussé, le ventre relevé et douloureux à la pression, la queue est flasque et non tordue; une diarrhée sur-

(1) G. Piana, *La veterinaria*, anno II, 1881.

vient et persiste longtemps. Ces symptômes n'ont rien de caractéristique : ce sont ceux de l'entérite ou de la péritonite. Ils durent environ un mois.

Du huitième au quinzième jour, commencent les symptômes de la trichinose musculaire, par la dissémination des Trichines : l'appétit revient peu à peu, mais les membres sont raides, les mouvements, surtout ceux du train postérieur, sont incertains et hésitants, et il y a apparence de paraplégie. Les articulations et les masses musculaires sont endolories; le porc reste étendu sur le côté, criant parfois de souffrance; la mastication et la déglutition sont gênées; la voix est rauque; des déjections alvines involontaires se produisent. Enfin, d'après Röll, il peut survenir du prurit en diverses parties du corps, si les Trichines envahissent abondamment les muscles peauciers. Dans les derniers temps de la maladie on voit surgir en des points variés des œdèmes avant-coureurs de la mort. Les symptômes n'acquièrent cette importance que lorsque l'infection est extraordinairement grave. Presque toujours, les porcs se rétablissent peu à peu; ils restent paresseux par suite de l'altération des fibres musculaires; l'appétit revient à son intégrité et l'engraissement peut être réalisé dans ses extrêmes limites.

Il résulte de ce tableau que le diagnostic de la trichinose est d'ordinaire impossible, par suite de ses symptômes soit équivoques, soit peu appréciables. Néanmoins, dans le doute, on peut tirer un bon parti du harponnage. On se sert pour cela de l'emporte-pièce histologique de Duchenne. C'est un fin trocart de 2 millimètres environ de diamètre, dont la canule porte un peu en arrière de sa pointe une encoche à bords tranchants. La tige centrale régulièrement cylindrique, est poussée de manière à supprimer provisoirement l'encoche. En cet état, on l'enfonce dans une masse musculaire connue pour être le siège de prédilection des Trichines; on tire la tige d'environ 1 centimètre, et en retirant l'instrument on trouve dans l'encoche de la canule un fragment de chair dont l'examen microscopique fixe le diagnostic. Le trocart de Middeldorpf a son encoche sur sa tige, un peu en arrière de sa pointe. Cette encoche étant préalablement dissimulée, le trocart est enfoncé, on pousse la tige de 1 centimètre environ, puis on la retire, et elle amène dans la canule un petit fragment de muscle. Mais cette opération présente chez le porc des difficultés qui résultent de l'épaisse couche de lard interposée entre les muscles et la peau.

Anatomie pathologique. — Lorsque les animaux meurent ou sont sacrifiés pendant la période de trichinose intestinale, on trouve à l'autopsie des lésions plus ou moins marquées d'entérite aiguë et de péritonite. L'examen microscopique des liquides de l'intestin y fait reconnaître la présence de Trichines adultes et d'embryons.

Plus tard, lorsque la trichinose est devenue exclusivement musculaire, les lésions consistent simplement dans la présence des kystes avec les caractères que nous avons indiqués. Leurs dimensions les rendent invisibles à l'œil nu. Mais lorsque l'affection est ancienne, que la calcification est complète et étendue, on peut trouver au sein des masses musculaires, à l'œil nu ou à la loupe, de très petits points blanchâtres formés par des kystes calcifiés. En les traitant par l'acide chlorhydrique étendu (2 à 5 p. 100), on dissout les sels calcaires et les Trichines deviennent apparentes au sein des kystes. Ces points blanchâtres ne sauraient être visibles dans le lard, ni dans le tissu conjonctif intermusculaire, où cependant, d'après Chatin, les Trichines peuvent se rencontrer. L'examen microscopique est donc nécessaire.

Il doit porter de préférence sur les points où les Trichines se rencontrent le plus souvent, ainsi qu'il sera dit plus loin. Avec des ciseaux courbes, on coupe, dans le sens des faisceaux, une petite parcelle de muscle. Après l'avoir imbibée d'eau, on la place sur une lame et on la recouvre d'une lamelle que l'on presse fortement. La préparation est assez transparente pour montrer les kystes trichineux à un grossissement de 100 à 150 diamètres. Il vaut mieux faire sous l'eau, avec des aiguilles, une dissociation préalable des fibres, et examiner la préparation dans une dissolution de chlorure de sodium (à 0,75 p. 100) ou mieux d'acide acétique (à 0,1 ou 0,5 p. 100).

Tikhomiroff a décrit une méthode de dissociation des fibres musculaires destinée à faciliter la recherche des Trichines : la viande suspecte est coupée en petits fragments, qui sont mis à digérer pendant une demi-heure dans un mélange d'acide azotique (4 parties) et de chlorate de potasse (1 partie) ; on porte ensuite ces fragments dans un flacon rempli d'eau distillée et l'on agite fortement. « Les muscles se dissocient en fibrilles très minces dont quelques-unes présentent sur leur longueur des renflements fusiformes assez facilement perceptibles, même à l'œil nu, et qui ne sont autres que des Trichines enkystées, ainsi que permet de s'en assurer le plus simple examen microscopique » (1).

Les Trichines ne devront pas être confondues avec des fibrilles musculaires enroulées, des fibrilles nerveuses ou tendineuses, ni avec les divers parasites (Distomes, Haplococcus, Sarcocystes, Actinomycètes) qui peuvent se trouver dans les muscles. Il suffit d'en être averti pour éviter ces confusions. Dans les cas douteux, on pourra avoir recours à la coloration. Les coupes de viande trichinée sont laissées 10 minutes dans une solution de vert de méthyle (1 gramme pour 30 grammes d'eau distillée). On les lave ensuite soigneusement dans l'eau. Le kyste est alors bleu foncé; le ver intact se dessine très nettement à travers, et le reste de la préparation est décoloré.

Les Trichines doivent être recherchées vers les extrémités des muscles : elles sont, en effet, plus abondantes près des insertions ligamenteuses ou osseuses, où il semble qu'elles soient arrêtées dans leurs migrations.

D'après les recherches de Kühn (2), les muscles peuvent, en général,

(1) Tikhomiroff, cité par Bouley et Nocard, Mémoire lu au *Congrès national d'hygiène de Paris*, 1878.

(2) J. Kühn, *Mittheil. des landwirthsch. Institutes der Univ. Halle*, 1865.

se classer ainsi dans l'ordre décroissant, relativement à la fréquence des Trichines : le diaphragme et particulièrement ses piliers, les muscles de l'épaule, les psoas, les muscles du larynx, de la région crurale interne, du cou, de la langue, des joues, de l'œil, de l'abdomen, les fléchisseurs de la cuisse, les muscles de la nuque, les intercostaux, les muscles du dos. D'après Müller, les muscles coccygiens seraient d'ordinaire les plus infectés. Zürn a plusieurs fois trouvé des Trichines dans le cœur.

La quantité de ces parasites que le même individu peut porter est susceptible d'atteindre des chiffres extraordinairement élevés. Dans un gramme de muscle, Leuckart a compté de 1200 à 1500 kystes, ce qui en porte le nombre total de 30 à 40 millions. G. Colin (1) évalue ce chiffre à 5 millions pour les cas de trichinose grave. Fiedler estime à 94 millions ceux qui se trouvaient dans le cadavre de jeune fille examiné par Zenker. Cobbold, dans un cas, l'a porté à 100 millions. Ces nombres considérables, tout approximatifs qu'ils soient, donnent une idée de la haute intensité que l'infection peut atteindre. Probstmayer fournit des données plus étonnantes encore : dans une parcelle de muscle pesant 4 milligrammes il a trouvé 468 Trichines, soit un million par kilogramme.

Étiologie, fréquence. — Quelle que soit l'espèce animale chez laquelle on la constate, la trichinose tire toujours son origine de l'ingestion de viande renfermant des Trichines enkystées ou d'excréments contenant des Trichines sexuées ou leurs embryons. Cet enchaînement de faits a été clairement établi par les travaux de Virchow, Zencker, Leuckart, Herbst, Delpech, G. Colin, etc.) que nous avons rappelés au début de cet article.

C'est en mangeant de la viande de porc que l'homme contracte la trichinose. Le porc se contamine par l'ingestion de débris de viande trichinée, ou d'animaux trichinés, tels que surmulots, rats, souris, etc.; ses habitudes coprophages lui permettent de s'infecter aussi par l'ingestion d'excréments contenant des Trichines adultes ou embryonnaires.

Il est inutile d'insister sur la première source, celle des viandes trichinées, non plus que sur la troisième.

Quant à la seconde, celle des petits rongeurs, on sait que leurs cadavres, jetés aux fumiers, sont volontiers dévorés par les porcs qu'on laisse vaguer. Or, les rats et les souris, contractant aisément la trichinose, résistent souvent à sa période initiale et peuvent ainsi disséminer la maladie. On ne la constate guère que sur les rats qui vivent en contact avec des débris animaux ; mais elle y atteint une proportion relativement considérable.

Sur 72 rats des égouts de Paris, Goujon en a trouvé 5 trichineux,

(1) G. Colin, *C. R. de l'Acad. des sciences*, t. LX, 1868, p. 1127.

soit environ 7 p. 100. En Allemagne, la proportion est d'environ 2,3 p. 100 pour les rats de boucherie, de 22 p. 100 pour les rats d'équarrissage. A Bamberg, sur 24 rats provenant de l'abattoir et de la halle aux viandes, 12 étaient trichineux (Fessler). La proportion est plus grande aux États-Unis d'Amérique : sur 51 rats pris dans l'abattoir de Boston, 39 étaient atteints de trichinose ; 40 pris dans une grande boucherie d'exportation de la même ville étaient aussi trichineux. Sur 60 pris dans diverses écuries ne contenant pas de porcs, 6 avaient la Trichine. Dans les épidémies de trichinose, on a constaté, lorsqu'on a cherché à le vérifier, qu'en général les rats des localités atteintes étaient trichineux dans une forte proportion.

Ces rats se contaminent en rongeant des débris de viande de porc trichinée qui sont abandonnés et jetés aux ordures. Mais ils peuvent aussi prendre la maladie les uns des autres en mangeant les cadavres de leurs congénères. Aussi s'est-on demandé lequel des deux, porc ou rat, était l'hôte originel de la Trichine. Il est difficile, sinon impossible, de résoudre cette question. Si, comme c'est très plausible, le rat ou plutôt le surmulot est cet hôte primitif, la trichinose serait d'importation récente et d'origine asiatique. On sait que le rat noir est considéré comme ayant pénétré d'Asie en Europe à la suite des croisades; mais que, dans un grand nombre de localités, il a été détruit ou chassé et remplacé par le surmulot. Celui-ci n'apparut en Europe qu'en 1727, en troupes immenses qui traversèrent le Volga à la nage ; il s'est bientôt répandu dans toutes les contrées de cette partie du monde et, par les paquebots, dans les pays transatlantiques : il aurait avec lui propagé la trichinose. Peut-être aussi faut-il incriminer les porcs asiatiques, qui sont très sujets à cette maladie et qui ont été introduits dans nos pays au commencement de ce siècle pour améliorer les races locales.

Il est actuellement impossible d'admettre pour la trichinose une origine végétale : les Nématodes qu'on a trouvés parfois, enkystés ou non, dans des plantes, appartiennent à des genres absolument différents. Il en est de même d'un grand nombre d'autres Vers trouvés chez des rongeurs, reptiles, batraciens, etc., et qui n'ont avec la Trichine que de grossières analogies d'habitat.

La trichinose a été observée dans toutes les contrées de l'Europe, mais avec une fréquence variée.

Quoique les rats trichineux ne soient pas rares en France, la maladie n'y a jamais été constatée sur le porc, et ce n'est que dans la petite épidémie de Crespy-en-Valois (Oise), qu'un animal de cette espèce a pu être considéré comme la source du mal (1).

En Italie, on ne connait encore, comme trichinose indigène, que le

(1) Laboulbène, *Relation de la première épidémie de trichinose constatée en France* (*Bull. Acad. de méd.*, 1881, p. 206).

cas d'un chien errant observé par Perroncito et celui d'un homme constaté par F. Legge (1).

En Espagne, la Trichine a été signalée chez le porc, en 1879, à Villar del Arzobispo, à Séville et à Barcelone.

On l'a vue aussi en Algérie, dans les Indes, dans l'Amérique du Sud, etc.

Mais elle est surtout fréquente en Suède, en Danemark, en Russie (12 porcs trichineux sur 1000), en Allemagne et plus encore dans les États-Unis d'Amérique. A Copenhague, on compte 2,15 porcs trichineux sur 1000; à Stockholm, 3,76; à Linkeping (Suède), 15,89. Dans la totalité de l'empire d'Allemagne, cette proportion était de 0,10 à 0,13 p. 1000 en 1874. Mais, dans certaines régions de ce pays, la proportion s'élève considérablement. Tandis qu'elle est nulle en Westphalie, très faible à Brunswick (0,10 p. 1000 en 1874), en Saxe (0,18 p. 1000 à Dresde, en 1883), faible à Hambourg (0,20 p. 1000 en 1879), faible aussi en Poméranie, à Dusseldorf, à Wiesbaden (en 1884), elle a été de 0,91 p. 1000 à Cassel en 1875. En Prusse, la proportion moyenne en 1884 est de 0,57 p. 1000, soit 1 porc trichineux sur 1741; la plupart des animaux atteints provenaient du duché de Posen, où il y en avait en moyenne 5,18 p. 1000; dans certains cercles, dans celui de Schroda, par exemple, elle s'élevait à 14,71 p. 1000; à Berlin, on a trouvé, en 1885-1886, 1 porc trichineux sur 1 330 (0,75 p. 1000).

Ces chiffres sont largement dépassés par ceux que fournissent les porcs des États-Unis d'Amérique, expédiés en Europe en quantités énormes, principalement des marchés de Chicago et de Cincinnati. C'est ce qui résulte des examens faits en différents points de l'Europe et en Amérique même. Ces recherches montrent que les morceaux de viande de porc expédiés d'Amérique en Europe sont infestés de Trichines dans la proportion de 3,11 p. 100. Si l'expertise porte sur des caisses de salaisons, où un morceau suffit pour faire rejeter l'ensemble, la proportion trouvée par Chatin au Havre monte à 14,65 p. 100. — Les statistiques faites en Amérique font voir que la trichinose est très inégalement répartie dans les États de l'Union. Dans l'Indiana, la proportion qui, en 1874, était de 16,33 p. 100 tombait plus tard à 6,5 p. 100; à Chicago, en 1878, elle est de 8 p. 100; en 1883, de 2,4 p. 100; à Boston, de 1879 à 1881, 4 p. 100; à la Nouvelle-Orléans, en 1881, de 0,4 p. 100. Au département de l'agriculture, on accuse 1,66 p. 100; ailleurs 2,7 p. 100; ailleurs encore, elle tombe à 0 p. 100. Un fait ressort des chiffres fournis par les Américains : c'est qu'ils accusent beaucoup moins de Trichines depuis que les populations de l'Europe se sont émues de leurs envois infectés. L'abondance de ces vers dans les porcs des États-Unis a fait dire à Rœper que les abattoirs

(1) Perroncito, *La trichina spiralis in Italia* (*Ann. d. R. Accad. di Agric. di Torino* 1877). — Fr. Legge, *Relazione di un caso di trichinosi nell uomo* (*La clinica veterinaria*, 1887, p. 29).

d'Amérique constituent de grands centres d'élevage pour les Trichines.

Pronostic, traitement, prophylaxie de la trichinose du porc. — Comme il a été dit plus haut, la trichinose est rarement mortelle pour le porc (1); souvent elle ne détermine pas chez lui de troubles appréciables, et, dans la plupart des cas, elle s'accorde avec un engraissement normal. Ce n'est pas sous ce rapport que le pronostic offre de la gravité, mais sous celui du danger que représente pour l'homme la viande de l'animal qui en est atteint. Il y aurait donc intérêt à trouver un traitement susceptible de détruire les parasites musculaires et il serait surtout désirable pour la trichinose de l'homme : il est encore à chercher. On peut y suppléer par des mesures prophylactiques d'une efficacité sûre.

Pour supprimer la trichinose il suffirait d'apporter partout la plus rigoureuse surveillance dans l'alimentation des porcs, de ne faire entrer dans leur ration que des substances végétales, de s'opposer à la satisfaction de leurs appétits coprophages et de tenir loin d'eux tous les cadavres de surmulots, rats ou souris. Il est toujours possible de les entretenir dans une telle propreté que toute chance d'infection soit évitée, surtout si l'on s'abstient de leur donner des détritus crus, quelle qu'en soit la nature. Dans les pays où l'on est forcé de faire entrer dans leur ration des matières animales, elles devront être coupées en morceaux de 10 centimètres cubes au plus, avant d'être soumises à la cuisson, qui sera complète.

L'extrême extension de la trichinose aux États-Unis tient précisément à ce qu'elle y trouve réunies toutes les conditions favorables à son développement. Toutes les matières organiques inutilisables sont recueillies pour l'alimentation des porcs. Ceux-ci y joueraient même dans certains centres le rôle de vidangeurs.

Vitalité des trichines. — Les Trichines enkystées possèdent une vitalité remarquable, qui contribue à augmenter les chances d'infection de trichinose.

Il est souvent nécessaire de savoir si des Trichines musculaires sont ou non vivantes encore. On peut, dans ce but, recourir à deux procédés.

Dans l'un, on porte les Trichines sur une platine chauffante à une température de 35 à 40°; au bout de quelque temps, si elles sont vivantes, elles exécutent des mouvements de torsion dont l'énergie est proportionnelle à leur vitalité. Ils sont quelquefois obscurs, douteux ou, si le kyste est rompu, consistent en une extension brusque qui peut-être aussi bien considérée comme spontanée que comme un pur phénomène d'élasticité. — Le second procédé, très simple et très sûr, ne laisse pas de doute s'il est pratiqué méthodiquement. Il consiste à faire consommer la viande sus-

(1) Il n'en est pas de même en Amérique. D'après une dépêche officielle du consul d'Angleterre à Philadelphie, la trichinose en 1880 aurait fait périr 700,000 porcs rien que dans l'Illinois. En réalité, cette mortalité doit très probablement être rapportée au rouget ou à la pneumonie infectieuse plutôt qu'à la trichinose.

pecte par un animal dans l'intestin duquel les Trichines soient susceptibles d'achever leur développement. Après un, deux, trois ou quatre jours, on sacrifie le sujet d'expérience et en examinant le contenu de son intestin, on y trouve des Trichines adultes (mâles et femelles) et des embryons, si les Nématodes musculaires étaient vivants. Dans le cas contraire, on ne voit que des Trichines sorties de leur kyste dissous, plus ou moins déroulées, mais sans mouvements ni organes génitaux développés; souvent elles sont plus ou moins attaquées par les sucs digestifs. Il est avantageux d'opérer sur un petit animal pour réduire le champ des recherches à une plus faible quantité de liquide intestinal. Sous ce rapport, les petits oiseaux, employés par G. Colin, conviennent bien; en outre, ils ont l'avantage de ne pas livrer passage aux embryons nouvellement éclos, qu'on retrouve par milliers dans l'intestin.

« On fait avaler à un petit oiseau, par exemple à un moineau, deux ou trois petits morceaux de muscles pris à l'intérieur de la pièce de charcuterie à examiner, après les avoir malaxés un instant dans l'eau pour les dessaler. On tue l'animal six, huit ou dix heures après le repas; on étale sur une lame de verre le contenu de l'intestin grêle pour l'examiner au microscope à un faible grossissement. Comme on n'a, dans l'intestin grêle du petit animal, que deux ou trois gouttes de matière, qu'on délaye s'il le faut, l'examen porte sur la totalité et se fait en quelques minutes. Si les Trichines sont mortes, elles se trouvent digérées avec leurs kystes et on en voit à peine des traces sous forme de tronçons irréguliers, pointillés. Si, au contraire, elles sont vivantes, on les aperçoit très vite, les unes encore roulées en spirale et dégagées de leurs enveloppes; les autres déroulées et exécutant les évolutions les plus variées au milieu des matières qui les entourent. L'expérience ainsi faite est expéditive, sans difficulté et conduit à une certitude mathématique (1). »

On peut compléter les résultats de ces épreuves par l'emploi des matières colorantes: violet de méthylaniline, picrocarminate d'ammoniaque, bleu d'aniline, etc. Les Trichines vivantes ne se colorent pas et tranchent ainsi sur les fibres musculaires colorées, tandis que les Trichines mortes prennent facilement la couleur.

Les Trichines résistent pendant des mois à la *putréfaction* des viandes dans lesquelles elles sont enkystées.

Dans les expériences de Perroncito, répétées avec les mêmes résultats par Piana, les Trichines larvaires cessaient tout mouvement à une *température* variant de 44° à 48°. Il en conclut qu'elles sont tuées après une exposition de 5 minutes au moins à cette dernière température. Mais cela ne fournit pas de notions pratiques sur le degré de chaleur auquel les viandes doivent être portées pour perdre toute nocuité. De nombreuses expériences ont été faites à cet égard.

Krabbe, découpant en petits morceaux de la viande de porc trichineux, la plongeait ensuite dans de l'eau portée à diverses températures. Il constatait ainsi que les Trichines cessaient tout mouvement sur une platine chauffante lorsqu'elles avaient été mises pendant 5 minutes dans l'eau à 55° C., pendant 10 ou 15 minutes à 54°, pendant 20 ou 30 minutes à 52°, 5. Les viandes ainsi chauffées,

(1) G. Colin, *Sur les trichines* (*Bull. de l'Acad. de médecine*, 1881, p. 238).

données à des lapins, ne leur communiquaient pas la trichinose. Dans des recherches semblables, Piana a obtenu des résultats très sensiblement les mêmes. Des expériences bien conduites par Fjord (de Copenhague) montrent que la durée de la cuisson dans l'eau nécessaire pour tuer les Trichines du centre d'un morceau de viande est proportionnelle au poids du jambon; on peut l'évaluer à 30 ou 36 minutes pour chaque demi-kilogramme suivant que l'on opère en été ou en hiver, en défalquant de ce temps la moitié de celui qui est nécessaire pour que l'eau entre en ébullition. Un jambon de 5 kilogrammes, avec une température initiale de 7°, devra ainsi *bouillir* $36' \times 5 = 3$ heures si on le met dans l'eau bouillante, et 2 heures et demie seulement si on le met dans l'eau froide et s'il faut une heure pour que celle-ci commence à bouillir. En suivant cette règle, on a toujours, pendant la cuisson, atteint une température d'au moins 60° et, après une demi-heure ou une heure de repos, celle de 70°, la chaleur périphérique continuant à pénétrer vers le centre (1).

Les expériences de Perroncito sont pleinement confirmatives de celles-ci.

Celles de Colin sont, à beaucoup près, les plus précises, parce que les viandes traitées par la cuisson ont ensuite été données à des animaux sur lesquels on a constaté à l'autopsie la persistance ou l'absence de la vitalité des Trichines (2). Dans ces expériences, une pièce de viande trichinée de 2 kilogrammes a été soumise à l'ébullition pendant une heure et demie; un chien et un surmulot qui en ont mangé n'ont pas, à l'autopsie, présenté de traces de Trichines vivantes ou mortes. Pour une pièce de 3 kilogrammes et demi à 4 kilogrammes, le même résultat a demandé deux heures d'ébullition franche. Une heure et quart a suffi pour les oreilles, les lèvres, les joues et les pieds. L'ébullition de durée ordinaire est donc un moyen très sûr de rendre inoffensive la viande trichinée, à condition de la prolonger proportionnellement au volume des morceaux.

Piana a également constaté que, lorsque les Trichines ont été portées à une température de 54°, elles ne se développent plus dans l'intestin des rats, lapins ou cobayes.

Le rôtissage sommaire, tel qu'il se pratique ordinairement pour le bœuf et le mouton, laissant au centre des pièces des parties saignantes ou simplement rouges, ne tue pas les Trichines. Mais il y arrive à coup sûr s'il est complet, tel que nos usages culinaires l'exigent pour le porc. Une épaule de cochon, tenue à la broche devant un feu vif, pendant 16 minutes seulement, fut complètement cuite, et des hirondelles qui en prirent les parties les plus centrales ne montrèrent aucune Trichine vivante dans leur intestin (G. Colin).

(1) Fjord et Krabbe, *Bull. de la Soc. cent. de méd. vétér.*, 1867, p. 260.
(2) G. Colin, *loc. cit.* — Idem, *Influence de la chaleur sur la vitalité des trichines* (*Bull. de la Soc. cent. de méd. vét.*, 1866, p. 256).

En ce qui concerne l'influence du *froid*, moins importante au point de vue pratique, Leuckart rapporte qu'« une masse de viande fut exposée durant trois jours, en plein air, au froid d'un hiver très rigoureux (— 20° à — 25° C.). Complètement congelée, elle fut donnée à un lapin et l'on constata qu'elle possédait encore une action nocive. Ce fait n'est pas isolé : Rupprecht, Fiedler, Kühn en rapportent de semblables ; Fiedler estime cependant que les Trichines meurent lorsque leur température descend au-dessous de — 14° C. Kühn a constaté qu'une viande conservée durant 7 semaines dans une glacière renfermait encore des Trichines vivantes ; ce ne fut qu'au bout de 2 mois qu'elle devint inoffensive (1) ».

Ces faits sont absolument contredits par des expériences faites, d'une part, à l'École de médecine de Marseille par les professeurs Livon, Bouisson et Caillot de Poncy, et, d'autre part, par H. Bouley et Gibier (2). Ces derniers ont opéré sur des morceaux de jambon infestés de Trichines qu'ils ont laissés séjourner pendant deux heures et demie dans des appareils réfrigérants, système Carré. Ils ont reconnu que l'exposition des viandes à une température de — 20° et même de — 15° est suffisante pour faire périr les Trichines qui peuvent leur être incorporées.

Peut-être les différences entre ces deux sortes d'expériences tiennent-elles à ce que, dans les secondes, les Trichines avaient subi l'action préalable et plus ou moins prolongée de la salaison.

L'influence de la *salaison* sur la vitalité des Trichines est loin d'être aussi marquée qu'on serait porté à le croire. Il lui faut un temps assez long pour amener la mort des parasites. D'après les expériences de G. Colin (3), « la salaison incomplète effectuée depuis 6, 8, 10 jours ne tue pas les Trichines et ne leur ôte point la faculté de se développer dans l'intestin... La salaison complète tue promptement les Trichines dans les parties superficielles des morceaux plongés dans la saumure ou saupoudrés de sel, mais elle laisse encore pour longtemps les Trichines vivantes dans les parties profondes, qui se pénètrent de sel avec lenteur... Dans les parties de profondeur moyenne, le jambon n'a pas plus de Trichines vivantes que dans les couches superficielles ; il n'en a même plus au bout de deux mois près des os ou dans les parties les moins saturées de sel. Mais dans les parties profondes, sur les jambons de grand volume, qui n'ont pas séjourné un temps très long dans le sel, il reste des Trichines vivantes, au moment où la pièce est tirée de la saumure, et ces Trichines n'y meurent qu'à la longue, quelques semaines ou quelques mois après les plus superficielles, suivant le volume des pièces et la quantité de sel dont elles sont pénétrées... Dans les saucissons, même faiblement salés, les Trichines

(1) R. Leuckart, *Die menschlichen Parasiten*, t. II, 1876, p. 502.

(2) H. Bouley et P. Gibier, *C. R. de l'Acad. des sciences*, t. XCIV, 1882, p. 1683.

(3) G. Colin, *Bull. de l'Acad. de méd.*, 1884, p. 229.

sont tuées déjà au bout d'une quinzaine de jours. Elles le sont à toutes les profondeurs, et mieux encore que dans le jambon, à cause de la diffusion plus rapide et plus complète du sel dans toutes les parties de la masse. Les résultats que je viens d'exposer prouvent que la salaison tue assez promptement les Trichines. Quinze jours suffisent pour celles des parties superficielles, six semaines pour celles des parties profondes. »

A Paris, Lyon, Rouen, Thionville, Strasbourg, Munich, Anvers, Utrecht, Rotterdam, Bâle et en Italie, divers expérimentateurs n'ont pas réussi à développer la trichinose chez des animaux qu'ils ont nourris plus ou moins longtemps avec des viandes salées et trichinées d'Amérique.

Mais les conclusions à tirer de ces faits ne sauraient être acceptées sans réserves. Ch. Girard et Pabst ont constaté des mouvements chez des Trichines tirées de viandes salées d'Amérique, lorsqu'ils les portaient à une température de 40° à 45°. Schmidt a fait des observations analogues sur des viandes depuis longtemps salées. Bouley, André, Johne, Meissner, Duncker, Neumann, J. Chatin surtout, ont plusieurs fois réussi à rendre trichineux des cobayes, des rats ou des lapins qu'ils nourrissaient avec des viandes trichinées d'Amérique. Dans une expérience de L. Fourment (1), la viande était encore infectieuse au bout de 15 mois.

Il est donc prouvé que la salaison ne tue pas inévitablement les Trichines. Mais, d'après ce que l'on sait des effets des viandes salées trichinées, on doit admettre que la persistance de la vitalité des Trichines y est exceptionnelle; les épidémies qu'elles ont quelquefois causées ont été plus bénignes que celles dues aux viandes fraîches, et l'on ne pourrait chiffrer le nombre de fois où elles ont été consommées crues sans aucun inconvénient.

Quant au *fumage*, les expériences faites par Küchenmeister, de concert avec Haubner et Leisering, montrent que le fumage à chaud des saucisses, prolongé pendant 24 heures, tue les Trichines. Celles-ci résistent au fumage à froid de 3 jours, mais non s'il est prolongé. Leuckart est disposé à attribuer à l'action de la fumée plus de force destructrice qu'à la salaison (2). Les effets du fumage tiennent aux principes pyrogénés dont la viande est imprégnée et aussi à la température (60° à 65° C.) à laquelle elle est portée dans le fumage à chaud. Comme, le plus souvent, il est employé concurremment avec la salaison, les Trichines ont peu de chance de rester nocives dans les viandes ainsi traitées.

Elles résistent à des agents très toxiques pour d'autres helminthes :

(1) L. Fourment, *C. R. de l'Acad. des sciences*, t. XCIV, 1882, p. 1211.

(2) Haubner, Küchenmeister et Leisering, *Helminthologische Versuche*, Dresden, 1863. — Leuckart, *Gutachten d. königl. medicinal-Collegiums d. Provinz Sachsen*. Magdeburg, 1864.

plus de 30 heures à l'action d'une décoction de fougère mâle, de semen-contra, de racine de grenadier; le même temps à l'essence de térébenthine; 5 heures au chloroforme; 3 heures à la benzine et à l'huile animale de Dippel (Mosler).

Danger des viandes trichinées. Prophylaxie. — L'ingestion de viande de porc renfermant des Trichines vivantes détermine la trichinose chez l'homme comme chez tous les animaux susceptibles de la contracter.

La phase intestinale se traduit par un grand abattement, de la chaleur, de la soif, de l'anorexie; puis des sueurs profuses, une sensation de malaise et de plénitude à l'épigastre, parfois du spasme pharyngé et des vomissements, presque toujours une diarrhée abondante; il peut y avoir même une péritonite.

La phase musculaire a pour symptômes la bouffissure de la face, voire de l'œdème des membres, accompagné de prurit et de fourmillements, ou d'une anesthésie plus ou moins marquée. Bientôt les régions musculeuses se montrent douloureuses au toucher, se tuméfient et paraissent indurées. Des contractures surviennent, surtout dans les fléchisseurs; il en résulte des attitudes anormales des rayons et même une immobilisation progressive du tronc. Les invasions locales déterminent du trismus, des troubles dans les yeux et surtout dans les paupières, de la surdité, de l'aphonie, de la dyspnée et assez souvent de la broncho-pneumonie, qui emporte le malade.

C'est ordinairement sous la forme d'épidémies plus ou moins étendues que se montre la trichinose. On en compte plus de 90 de 1858 à 1882. Elles ont été observées principalement en Allemagne, moins en Danemark, moins en Amérique et en Angleterre. Les seuls cas constatés en France se rapportent à une petite épidémie, observée en 1878 à Crépy-en-Valois (Oise) par Jolivet et Laboulbène (1). Elle fut due à l'ingestion de la viande d'un porc français qui fut plus tard reconnu trichineux et qui s'était probablement infecté en mangeant le cadavre de quelque rat qu'il avait trouvé dans son étable. Sur 20 personnes qui consommèrent de cette viande, 4 seulement n'éprouvèrent rien; c'étaient les seules qui avaient mangé la viande très cuite. Les 16 autres furent plus ou moins malades et l'une d'entre elles succomba.

D'après ce qui a été dit plus haut, la trichinose ne peut se montrer que par l'ingestion de viande de porc crue ou insuffisamment cuite. Si cette maladie est aussi fréquente en Allemagne, en particulier dans l'Allemagne du Nord, cela tient précisément à l'habitude où l'on y est de manger la viande de porc crue, sous diverses formes. Et dans les épidémies des États-Unis, ce sont surtout les colons allemands qui ont été atteints, parce qu'ils ont conservé les usages alimentaires de leur pays d'origine. Par contre, si la trichinose est tout à fait ex-

(1) Laboulbène, *Bull. de l'Acad. de médecine*, 1881, p. 206.

ceptionnelle en France, cela doit surtout être attribué à ce que la viande de porc y est, en général, mangée après avoir subi une cuisson complète qui la rend blanchâtre à l'intérieur. Il faut que l'homme prenne une proportion assez notable de Trichines pour en être sérieusement incommodé. Le Dr Belfield (de Chicago) a avalé douze Trichines sans ressentir par la suite aucune indisposition, malgré le grand nombre d'embryons que chacune d'elles a dû donner dans son intestin.

Les préparations de charcuterie dans lesquelles la viande est crue ou peu cuite ne jouent pas dans la consommation un rôle assez important pour produire une infection dangereuse. Il est possible que certains malaises doivent y être rapportés ; mais ils sont passagers et cessent avec l'enkystement définitif des quelques Trichines qui en sont la cause. Puisque les rats trichineux ne sont pas rares en France, la trichinose du porc doit y être plus fréquente que ne le fait supposer la rareté des circonstances où elle a été constatée.

Ce qui a surtout préoccupé en France l'opinion et les pouvoirs publics, c'est le danger qui peut accompagner la consommation des viandes de porc salées importées des États-Unis d'Amérique. On a vu plus haut que les Trichines y sont fréquentes et que la salaison ne les tue pas nécessairement.

La production porcine des États-Unis est considérable. En 1879, on y a abattu 11 000 000 porcs. Chicago seul en a salé et expédié près de la moitié (4805000). En hiver, on tue dans cette ville de 20 000 à 60 000 porcs par jour, et l'abatage, la salaison, le fumage, etc., se font avec des appareils mécaniques. Mais ces opérations n'y sont pas toujours pratiquées avec tout le soin convenable : le lard a parfois mauvais goût, la salaison n'y est pas uniforme, et les Trichines, qui s'y trouvent dans la proportion de 8 p. 100, peuvent conserver, bien qu'exceptionnellement, tout ou partie de leur vitalité.

En présence du danger que les viandes salées américaines peuvent faire courir à la santé publique, la plupart des gouvernements de l'Europe (l'Allemagne, l'Autriche, l'Italie, le Portugal, etc.) ont interdit leur importation. En France, un décret du 10 février 1881 a fait de même pour tout le territoire de la République. Il était alors introduit annuellement en France plus de 37 millions de kilogrammes de ces viandes. En 1882, le gouvernement avait présenté aux Chambres un projet de loi qui réglementait, en l'autorisant, cette importation. Ce projet de loi, adopté par la Chambre des députés, fut rejeté par le Sénat. Le gouvernement rendit alors, le 27 novembre 1883, un nouveau décret, appuyé sur l'avis du Comité consultatif d'hygiène publique, qui rapportait celui de 1881. Moins d'un mois après, le 22 décembre, la Chambre des députés émettait le vœu qu'il fût sursis à l'exécution de ce second décret jusqu'à la discussion d'une proposition dont elle était saisie. En conséquence, troisième décret (28 décembre

1883) qui surseoit à l'exécution de celui du 29 novembre 1883 et suspend, « jusqu'à ce qu'il ait été statué par une loi sur l'introduction en France des viandes de porc, l'importation des dites viandes salées provenant des États-Unis d'Amérique. » Ce décret n'a pas été rapporté; la loi qu'il faisait prévoir n'a pas été promulguée, et la prohibition est encore le régime actuel.

Cette question des viandes américaines a soulevé de toutes parts, dans la presse et dans les sociétés savantes ou autres, de fréquentes et ardentes discussions. C'est qu'elle touche à de nombreux intérêts : ceux du commerce, qui demandent la libre importation; ceux de l'agriculture, qui se réjouissent de la prohibition, et ceux des consommateurs, dont les uns veulent la libre entrée qui ferait baisser le prix des viandes, et dont les autres réclament des mesures protectrices de la santé publique.

Ce dernier point de vue est évidemment le plus important, celui devant lequel tous les autres intérêts doivent fléchir. La question est donc de savoir s'il est nécessaire, en maintenant la prohibition, de supprimer l'appoint que représentent les viandes américaines dans l'alimentation des classes peu aisées où s'en recrutent les principaux consommateurs, ou si certaines mesures ne pourraient pas concilier tous les intérêts.

L'inspection microscopique portant sur les animaux vivants, sur les cadavres et sur les viandes dépecées, peut être pratiquée aux ports d'embarquement ou aux lieux d'arrivée. En ce qui concerne les premiers, les lois qui régissent les États exportateurs n'y permettent pas l'établissement d'inspecteurs ou d'experts et, en outre, l'impossibilité de supprimer les fraudes ou supercheries sur les marques paraît démontrée. Reste donc l'inspection aux ports français.

L'*expertise au lot*, qui consiste à faire ouvrir un petit nombre de caisses dans laquelles on prélève quelques morceaux, à repousser l'ensemble si un seul morceau est trouvé trichiné et à l'accepter intégralement si le résultat est négatif, ce mode d'expertise est aussi préjudiciable au commerce qu'illusoire pour l'hygiène publique.

Dans l'*expertise à la caisse*, on examine toutes les caisses et tous les morceaux ; la présence d'un seul échantillon trichiné entraîne la saisie de la caisse entière. C'est le procédé le plus logique, le seul recommandable.

L'*expertise au morceau*, qui examine tous les morceaux et ne repousse que ceux qui sont reconnus trichinés, outre le travail énorme qu'elle exige, donnerait, comme le premier mode, une sécurité trompeuse, car la recherche pourrait avoir été infructueuse, bien que la pièce fût infectée; ces chances d'erreur sont à peu près annihilées par le second mode.

En somme, il serait possible d'établir aux ports d'arrivée un service d'inspection n'exigeant pas un nombreux personnel et dont les frais seraient supportés par les importateurs. Mais si expérimentés et habiles que fussent les inspecteurs, leur examen sera souvent et nécessairement incomplet. Quand l'infection est modérée, il peut arriver et il arrive maintes fois qu'on ne trouve de Trichines qu'après avoir fait un certain nombre, quelquefois huit, dix, vingt préparations négatives. En Allemagne, où la trichinose a nécessité la création d'un corps considérable d'inspecteurs, on a vu plus d'une fois la maladie sévir épidémiquement chez l'homme par l'usage de viandes de porc qui avaient été soumises à l'expertise. L'épidémie d'Emersleben en 1883 en est un exemple récent. La création d'inspecteurs ne nous donnerait donc qu'une sécurité incomplète.

La prohibition absolue ne serait pas justifiée si l'innocuité des viandes salées était démontrée. On a vu plus haut que parfois les Trichines y sont encore vivantes. Mais il est douteux que des épidémies de trichinose aient été causées en Europe par des viandes salées de provenance américaine. Bien des cas leur ont été attribués sans enquête suffisante. L'épidémie qui a sévi en 1879 à bord du vaisseau-école *Cornwall*, et qui semblait, par les renseignements étiologiques, par les symptômes et les lésions, devoir être, sans conteste, rapportée à la trichinose par ingestion de viande de porc américaine, a été reconnue en être différente : les vers trouvés dans les muscles du jeune homme qui avait succombé n'étaient nullement la Trichine, mais appartenaient à une espèce bien éloignée, le *Pelodera setigera* d'après Bastian, le *Rhabditis Cornwalli*, d'après Cobbold, la *Rhab. terricola*, d'après Oerley (1).

Ce qui réduit le danger à d'étroites limites, ce sont les habitudes culinaires de nos pays, qui comportent d'ordinaire un degré de cuisson avancé. On a vu plus haut qu'il est facile d'obtenir le degré qui rend la viande inoffensive.

Mais pour les saucisses d'Amérique, qui sont rarement cuites par les consommateurs, le danger persiste, car elles sont faites en bloc avec la viande de plusieurs dizaines de porcs. Or si, parmi ces animaux, 2 à 8 p. 100 sont trichineux, comme c'est le cas à Chicago, il faut nécessairement que les Trichines se trouvent aussi dans les saucisses. Toute saucisse d'Amérique doit donc être regardée comme trichineuse ; mais les parasites y sont difficiles à trouver : en 1879, sur plus de 3600 saucisses visitées à Hambourg, on n'en a trouvé que 9 trichineuses.

En tenant compte de toutes les données qui précèdent, on voit qu'en France, au moins, les craintes soulevées à propos de l'usage des *viandes* américaines ont été fort exagérées. Ces viandes ne sont pas inoffensives en toute sûreté. Mais le danger qu'elles présentent est exceptionnel, les Trichines y étant le plus souvent mortes, ou peu vivantes, ou un petit nombre seulement ayant conservé leur vitalité.

(1) Vallin, *Revue d'hygiène et de police sanitaire*, 1881, p. 1018. — R. Blanchard, *loc. cit.*

Le danger est encore atténué par nos habitudes culinaires. S'il persiste pour les préparations de charcuterie, que l'on cuit peu, il ne justifie pas pour toutes une prohibition absolue. En créant un service d'inspection aux ports d'arrivée, service dont les frais seraient supportés par les négociants eux-mêmes, en exigeant que les viandes importées répondent au type désigné sous le nom de *fully-cured*, c'est-à-dire qu'elles soient salées profondément, grisâtres à l'extérieur, fermes au toucher, saines, bien conservées, qu'elles donnent au sondage une odeur franche, que l'on a comparée à celle de la noisette; en répandant des instructions parmi les populations pour les persuader de l'utilité d'une cuisson complète : par ces moyens, on pourra réduire à si peu le danger de ces viandes qu'il serait peu sage d'en faire le prétexte d'une prohibition absolue.

D'ailleurs, à la suite d'une discussion approfondie, l'Académie de médecine et la Société de médecine publique ont émis en 1884 l'avis que l'introduction en France des viandes de porc salées d'Amérique du type *fully cured* n'offre aucun danger.

Il n'en est pas de même pour les porcs allemands qui pénètrent en France directement ou en passant par la Belgique sous le nom de porcs belges. On sait combien la trichinose est fréquente chez eux. Aussi leur introduction sur pied ou en quartiers réclame-t-elle une surveillance active. Les bonnes habitudes culinaires qui font notre sécurité en sont pas si absolues qu'on n'y déroge souvent et qu'on ne s'expose par là à des dangers sérieux.

Les viandes trichinées, qui ont été saisies, doivent être rendues impropres à la consommation, en les imprégnant, par des incisions ou des ponctions profondes, de substances empyreumatiques, telles qu'un mélange d'acide phénique brut, de pétrole et d'huile empyreumatique ou de l'un quelconque seulement de ces liquides. Si les viandes étaient simplement enfouies, elles pourraient (cela s'est vu) être déterrées et consommées.

CHAPITRE IV

PARASITES DES OS.

Par leur compacité, les os opposent un obstacle à peu près insurmontable à l'introduction des parasites. Ils peuvent cependant y pénétrer accidentellement, apportés par le courant sanguin. C'est ainsi que l'on s'explique la présence des Échinocoques dans la cavité des os longs. Ce sont, d'ailleurs, avec l'*Actinomyces*, les seuls parasites que l'on y ait encore rencontrés.

Échinocoques. — Six cas seulement de kystes hydatiques des os ont été jusqu'ici relevés chez les animaux domestiques.

L'un d'entre eux, observé par G. Colin (1), est relatif à un cheval. Les hydatides formaient une tumeur énorme située à la région sous-lombaire, et ayant envahi les muscles de la région. Cette tumeur se reproduisit après deux ablations partielles; elle s'étendait vers l'ilium, et l'on trouva des Échinocoques dans le diploé de cet os.

Les cinq autres cas ont été fournis par des bêtes bovines (2). Deux ont été trouvés dans le fémur (Gurlt, Morot), un dans l'ilium (J. Hunter), un autre dans l'humérus (Hunter), et un dernier dans le tibia (Railliet).

Nous n'avons de renseignements que sur trois de ces cas, et encore se bornent-ils à des détails nécropsiques, les observations ayant été faites aux abattoirs. — Dans le cas de Gurlt, le canal médullaire du fémur gauche d'un bœuf gras renfermait un grand nombre d'hydatides; le foie en offrait aussi beaucoup. — Dans l'observation d'hydatides du tibia (Railliet), on ne distinguait à l'extérieur aucune lésion; mais tout le canal médullaire était envahi par la tumeur hydatique, et la partie spongieuse de l'os avait presque entièrement disparu. Les Échinocoques appartenaient à la variété exogène (V. p. 454); les vésicules-filles avaient acquis un assez grand développement et les scolex y étaient facilement reconnaissables. — Dans le cas de Morot, le fémur ne présentait non plus rien de particulier à l'extérieur. La moelle n'avait disparu qu'en partie; les hydatides occupaient la partie inférieure du canal médullaire, sur une longueur de 5 à 6 centimètres. D'après le peu qui en est dit, elles paraissaient appartenir au type endogène; le volume des vésicules-filles variait entre celui d'un grain de millet et celui d'une graine de chènevis. On n'y trouva pas de scolex.

Actinomyces bovis Harz. — Ce Champignon est le parasite le plus commun des os. Il a son siège dans les maxillaires des bêtes bovines. L'actinomycose, qu'il détermine, a été étudiée plus haut (p. 310).

Brouwier a constaté l'actinomycose du sternum sur une vache dont le maxillaire inférieur était envahi par le même Champignon. Sur une autre, avec de l'actinomycose pulmonaire il y avait envahissement de la sixième côte droite par l'Actinomycète (3).

(1) G. Colin, cité par A. Railliet, *Échinocoques dans le tibia d'un bœuf* (*Bull. et mém. de la Société centrale de médecine vétérinaire*, 1884, p. 316).

(2) Gurlt, *Nachträge zum ersten Theile des Lehrbuches der pathologischen Anatomie der Haus-Säugethiere*, Berlin, 1849, p. 56. — J. Hunter, cité par Davaine, *Tr. des entozoaires*, 2e éd., 1877, p. 666; et par Railliet, *loc. cit.* — Morot, *Échinocoques dans le fémur droit d'une vache* (*Bull. de la Soc. cent. de méd. vétér.*, 1885, p. 440). — Voy., en outre, Gangolphe, *Kystes hydatiques des os*, Paris, 1886, p. 58.

(3) L. Brouwier, *Écho vétérinaire*, mars 1888, p. 22.

LIVRE SEPTIÈME

PARASITES DES CENTRES NERVEUX ET DES ORGANES DES SENS.

A. — PARASITES DES CENTRES NERVEUX.

Malgré leur situation cachée dans un étui osseux, l'encéphale et la moelle épinière ne sont pas à l'abri de l'invasion des parasites.

On s'étonne moins de cette non-immunité quand on se rappelle que la cavité des os longs peut elle-même loger des Échinocoques. Les parasites pénètrent dans la cavité cérébro-spinale par les courants sanguins ; il n'y a guère que des larves de Gastrophiles qui s'introduisent activement dans le crâne par un des orifices dont il est percé. Tous déterminent, en général, des lésions mortelles.

D'ailleurs, les parasites trouvés dans les centres nerveux ne représentent qu'un petit nombre d'espèces et, sauf le Cénure cérébral, y sont plus ou moins exceptionnels. Ce sont des larves d'Œstridés, le Sclérostome armé, des Cysticerques, des Échinocoques et le Cénure cérébral.

On peut y joindre l'*Actinomyces bovis*, trouvé par Eggeling à l'autopsie d'une vache qui avait présenté les symptômes d'une paralysie avancée. Il y avait entre l'atlas et l'axis une tumeur dure contenant les foyers caractéristiques d'*Actinomyces* et comprimant la moelle cervicale. Dans aucun autre organe ne se trouvaient des lésions de même nature (1). L'altération des deux vertèbres avait une grande analogie avec le mal de Pott.

Larves d'Œstridés (2). — La science possède actuellement un petit nombre d'observations prouvant que, dans des cas tout exceptionnels, des larves d'Œstridés peuvent pénétrer jusque dans l'encéphale des Équidés.

(1) Eggeling, cité par Pusch, *Archiv f. wissensch. u. prakt. Thierheilkunde*, t. IX, 1883, p. 453.

(2) Röll, *Manuel de patholog. et thérap. des an. dom.* Trad. franç., t. II, 1869, p. 53. — Bruckmüller, *Lehrbuch der pathol. Zootomie*, 1870 (Zürn, *Die thierischen Parasiten*, 1882, p. 100). — A. Franchi, *Morte di un asino per larve di estro* (*Archivio di med. veter.* Milano 1876, p. 104). — Lourdel, cité par Mégnin, *Rec. de méd. vét.* 1878, p. 602; et *C. R. Soc. de biologie*, 1880, p. 193. — Sirodot, *Réunion des soc. sav. à la Sorbonne*, 1880 (*La Nature*, 8 mai 1880, p. 362). — Siedamgrotzky, *Bericht über d. Veterinärwesen im Kön. Sachsen für* 1884, p. 15.

La présence de ces parasites s'est accusée par des mouvements de manège, ou la difficulté de la station debout, une attitude anormale de la tête tenue obliquement, la dilatation des pupilles, la contracture tétanique d'un ou de deux membres, l'agitation convulsive de l'un ou des deux autres, et tous les symptômes d'une encéphalite. Parfois la maladie a eu la rapidité d'une apoplexie foudroyante (Lourdel) ou presque foudroyante (Franchi); d'autres fois, l'animal a mis trois à quatre jours à mourir (Sirodot, Siedamgrotzky).

Le diagnostic d'une semblable affection est toujours très difficile, et ne peut guère être établi qu'après la mort. Il est heureusement sans grande importance pratique, vu la terminaison fatale qui ne tarde pas à arriver.

A l'autopsie, on trouve des larves d'Œstridés non seulement dans l'estomac, mais encore dans l'orifice pharyngien des trompes d'Eustache, dans les cavités nasales et dans le crâne (Franchi). L'encéphale est dilacéré et le siège d'une vive inflammation qui s'étend plus ou moins loin du point occupé par le parasite; il y a aussi une violente méningite. Une seule larve a ordinairement pénétré dans le crâne; Franchi seul y en a vu plusieurs, qui se trouvaient à des profondeurs variées. Dans tous les cas, l'organe attaqué appartenait à la face inférieure de la moelle allongée, sauf dans le cas de Franchi, où la base du cerveau et le cervelet avait été intéressée. C'était le pédoncule cérébral gauche (Röll), le côté gauche du pont de Varole (Bruckmüller), le faisceau latéral gauche du bulbe, en arrière du calamus scriptorius (Sirodot), la partie antérieure du corps restiforme droit (Siedamgrotzky), les pédoncules cérébraux (Lourdel).

Quant à l'espèce d'Œstridé dont la larve a pu pénétrer ainsi dans le crâne, on reste à cet égard dans la plus grande incertitude. *A priori*, il est naturel de penser au *Gastrophilus hæmorrhoidalis*, qui, plus que toute autre, s'arrête quelquefois dans les régions post-buccales. Cependant Zürn paraît rapporter le cas de Bruckmüller au *Gastrophilus nasalis;* Mégnin considère la larve que Lourdel a trouvée comme celle de l'*Hypoderma bovis;* enfin la description que Siedamgrotzky donne de la sienne ne se rapporte nullement à un Œstridé.

La situation occupée par le parasite permet de rétablir le chemin qu'il a suivi pour parvenir à l'intérieur du crâne. Il est probable que cette larve, arrivée du pharynx dans les poches gutturales, traverse les parois de celles-ci pour pénétrer par le « trou déchiré » et se trouve ainsi à la base de l'encéphale.

Il faut sans doute rapporter aussi aux Œstridés la larve recueillie en 1827 par Tombs dans la moelle épinière d'un poney, et celle trouvée par Rose en 1828 dans le cerveau d'un poulain (Railliet) (1).

Hinrichsen a vu dix fois, chez des bêtes bovines généralement jeunes, des larves situées dans la graisse interposée entre la dure-mère spinale et le canal rachidien. Leur nombre variait de un à vingt. Elles avaient 8 à 13^{mm} de longueur sur 1 à 2^{mm} de diamètre. Leur présence n'était révélée, soit pendant la vie, soit à l'autopsie, par aucun trouble appréciable. Hinrichsen est porté, sans motif suffisant, à les considérer comme des larves d'*Hypoderma bovis* au premier stade (2).

Nématodes. — La forme jeune du Sclérostome armé, le Sclérostome anévrysmatique, peut se trouver dans diverses artères du cheval; celles de l'encéphale n'en sont exemptes. On en connaît deux observations (3).

(1) Railliet, art. *Œstres* (*Nouv. Dict. de médecine, de chirurgie et d'hygiène vétérinaires*, t. XIV, 1887, p. 571).

(2) Hinrichsen, *Ueber einen neuen Parasiten im Rückenmarkskanal des Rindes* (*Archiv von wissensch u. prak. Thierheilkunde*, t. XIV, 1888, p. 219).

(3) Albrecht, *Magazin f. d. gesammte Thierhk.* 1875; et *Gaz. medico-veter.*, 1876, p. 81. — Le Bihan, cité par Railliet (*Zoologie*).

Albrecht a rapporté le cas d'un cheval qui, pendant son travail, se mit subitement à chanceler; regard fixe, respiration bruyante; rémissions et rechutes. Trois heures après le début des symptômes, l'animal portait la tête basse et inclinée à gauche; il avait des mouvements convulsifs de l'encolure et des membres. Bientôt il tomba définitivement dans le décubitus latéral gauche, avec inconscience et insensibilité complètes. Il fut sacrifié. A l'autopsie, on trouva une méningite diffuse, de l'encéphalite hémorragique et, dans le lobe moyen du cervelet, un Sclérostome qui y avait été probablement amené à l'état d'embryon. — Le Bihan a trouvé le même ver dans l'artère occipitale : la rupture de l'anévrysme avait déterminé la mort en moins de dix minutes.

Abildgaard aurait rencontré le *Filaria equina* entre la dure-mère et l'arachnoïde crâniennes d'un cheval (Rudolphi).

Cysticerque. — Le *Cysticercus cellulosæ*, parasite du tissu conjonctif intermusculaire du porc, peut se trouver dans l'encéphale. Nous avons déjà mentionné (p. 582) les observations qui s'y rapportent. Et nous avons eu aussi à parler (p. 594) de la présence du même Cysticerque dans l'encéphale du chien.

Echinocoques. — La médecine de l'homme possède un assez grand nombre d'observations d'Échinocoques dans les centres nerveux. Il n'en est pas de même pour celle des animaux domestiques. Nous ne savons s'il faut y rattacher, plutôt qu'au Cénure, le cas observé par Woodger et rapporté par Varnell, d'un cheval atteint d'une sorte de vertige qui lui faisait porter la tête fortement à droite, puis tourner en cercle à droite. A l'autopsie, on trouva dans un (lequel?) ventricule latéral du cerveau une vésicule du volume d'une orange, qui avait déterminé l'atrophie de la substance cérébrale et qui fut considérée comme une acéphalocyste. Une semblable lésion aurait été décrite en 1839 par Battledore (1).

On peut citer ici une autre observation faite par Kirkman (2) et relative à un cheval atteint à droite d'un gonflement sus-orbitaire avec troubles de la vision, à l'autopsie duquel on trouva sous l'œil droit, dans la fosse temporale, un abcès dont le pus tenait en suspension de nombreux Échinocoques endogènes, du volume d'un pois à celui d'une cerise. Les muscles temporaux et oculaires étaient flasques, pâles, englobés de tissu fibreux. Une tumeur occupait la base du crâne, et l'hémisphère correspondant était atrophié ainsi que les première, deuxième, troisième, cinquième et sixième paires nerveuses (3).

Cénures. — Le *Cœnurus cerebralis*, assez fréquent chez les herbivores domestiques et surtout chez le mouton, y détermine la maladie appelée *tournis*.

CHAPITRE PREMIER

TOURNIS (3)

Définition. — Le *tournis* est une maladie due à la présence du Cénure cérébral dans les centres nerveux et particulièrement dans

(1) Woodger, *The veterinarian*, 1863; et *Annales de méd. vétér.* 1864, p. 85.

(2) Kirkman, *The veterinarian*, 1863; et *Annales de méd. vét.* 1864, p. 86.

(3) Reynal, *Essai monographique sur le tournis des bêtes ovines* (*Rec. de méd. vét.*, 1857 et 1858). — L. Lafosse, *Traité de pathologie vétérinaire*, t. III, 1867, p. 55.

l'encéphale, où l'un de ses symptômes les plus constants et les plus remarquables est le tournoiement dont l'animal est affecté.

Le tournis s'observe sur le mouton, bien moins souvent sur la chèvre et sur le bœuf, tout à fait exceptionnellement chez le cheval.

Synonymie. — *Avertin*, *tournoiement*, *étourdissement*, *vertigo*, *lourd*, *lourderie*, *hydrocéphale*. — Allem. *Drehen*, *Drehkrankheit*. — Ital. *Vertigine idatiginosa*, *Vertigine per cenuro*.

Étiologie. — Le tournis reconnaît pour cause unique le Cénure cérébral (*Cœnurus cerebralis* Rud.), forme cystique du *Tænia cœnurus* Küch. (V. p. 400).

C'est une vésicule d'un volume variable, pouvant atteindre celui d'un œuf de poule. La membrane qui la limite est très mince, translucide, contractile, distendue plus ou moins par un liquide incolore, très fluide. Elle présente à sa surface extérieure des taches blanches, inégalement groupées, agglomérées et pressées en grand nombre sur certains points, manquant absolument sur d'autres. Ces taches correspondent à autant d'invaginations de la membrane et à autant de scolex de Ténia faisant saillie dans l'intérieur même de l'ampoule. La proportion de ces scolex, très variable, peut, dans les spécimens avancés, être de 400 à 500. Ils ne sont pas tous arrivés à la même période de développement, les uns étant encore rudimentaires, les autres présentant tous les caractères d'un scolex de *Tænia cœnurus*. Ces derniers peuvent avoir 4 à 5^{mm} de longueur lorsqu'on les a évaginés, et représentent une tête de Ténia, suivie d'un retrécissement (cou), puis d'un corps trois ou quatre fois aussi long que la tête, criblé de granulations calcaires.

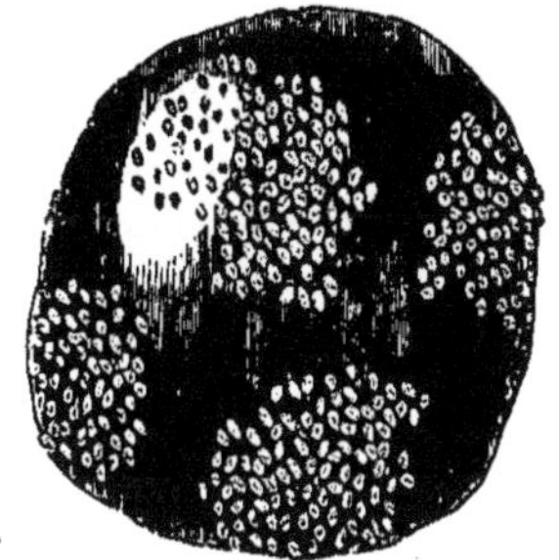

Fig. 303. — Cénure cérébral ayant séjourné dans l'alcool.

Ces scolex peuvent d'ailleurs prendre d'eux-mêmes la situation d'évagination, comme Davaine l'a vu, et l'on peut admettre avec cet auteur que les symptômes du tournis ne sont pas dus exclusivement à la compression, mais souvent à une irritation directe exercée sur la substance cérébrale par ces têtes armées de crochets (1).

Le Cénure est presque exclusif aux ruminants. Il est bien plus fréquent chez le mouton que chez la chèvre et le bœuf; on l'a observé aussi chez le mouflon d'Europe, le chamois, le chevreuil, une antilope, le renne, le dromadaire et même le cheval. Eichler l'a trouvé dans le tissu conjonctif d'un mouton, Nathusius sous la peau d'un veau, et Engelmeyer a vu dans le foie d'un chat un Cénure d'espèce indéterminée.

La nature du tournis a été longtemps ignorée. On y voyait une apoplexie séreuse, une hydropisie des ventricules, un engorgement séreux du cerveau, etc. On considérait le Cénure comme un kyste, comme le résultat

(1) C. Davaine, *De l'action du Cénure sur le cerveau* (*Mém. de la Soc. de biologie*, 1857, p. 116).

d'une métamorphose d'œufs d'insectes déposés sous le crâne, etc. On cherchait sa cause dans le régime, le chaud, le froid, l'humidité, l'obésité précoce, les contusions, etc., quoiqu'il apparût dans les conditions les plus variées. Leske reconnut le premier (1780) comme un ver cystique la vésicule aqueuse que l'on rencontre toujours dans l'encéphale des animaux atteints de tournis, et Gœze fit peu de temps après la même observation. Il faut arriver jusqu'au milieu de ce siècle pour trouver des notions exactes sur les conditions étiologiques de cette maladie.

Les premières expériences sur ce sujet sont dues à Küchenmeister (1853). Elles ont été maintes fois répétées depuis, et particulièrement par Haubner, May, Gurlt, Gerlach, Leuckart, van Beneden, Eschricht, C. Baillet, Röll, Fürstenberg, etc. Elles ont établi de la manière la plus solide l'étiologie du tournis et montré les relations ontogéniques du Cénure cérébral avec le *Tænia cœnurus*.

Lorsqu'on fait prendre à un agneau ou à un antenais des anneaux mûrs ou des œufs de *Tænia cœnurus*, la coque des œufs ne tarde pas à être dissoute par le suc gastrique et l'embryon est mis en liberté. Au moyen de ses six crochets, il traverse les parois de l'estomac ou de l'intestin, chemine à travers les tissus, pénètre très probablement dans quelque vaisseau et se trouve porté par les courants sanguins en divers points de l'économie. Ceux qui arrivent dans les centres nerveux sont à peu près les seuls qui puissent poursuivre leur développement. Ils perdent alors leurs crochets et se transforment en vésicules qui n'acquièrent que peu à peu les caractères d'un Cénure.

Si plusieurs s'établissent en même temps dans la cavité crânienne, les premiers symptômes du tournis s'observent ordinairement du huitième au vingtième jour. D'habitude, quand il n'y a dans le crâne qu'un ou deux Cénures, les signes de la maladie apparaissent beaucoup plus tard. C. Baillet les a même vus ne se montrer, chez deux agneaux, que 68 et 114 jours après l'ingestion des proglottis, bien qu'à l'autopsie il y ait eu chez l'un 33 et chez l'autre 5 Cénures plus ou moins développés.

Dès le huitième jour, on trouve une violente congestion de l'encéphale. Du quatorzième au trente-huitième jour, on voit sur les surfaces cérébrales des sillons sinueux, superficiels, d'un jaune pâle, à l'extrémité ou au voisinage desquels on rencontre des vésicules. Au bout de deux à trois semaines, le diamètre de celles-ci varie entre $0^{mm}6$, $0^{mm}8$, 1, 2 ou 3 millimètres; le vingt-quatrième jour, elles ont le volume d'un pois; mais elles n'offrent encore aucun indice de la formation des scolex. Ces derniers se montrent sous la forme de dépressions opaques sur des ampoules âgées de 38 jours et du volume d'une cerise. Celles qui ont 50 à 55 jours et sont un peu plus grosses portent à leur face interne de nombreux scolex caractéristiques, avec ventouses et crochets, mais qui sont encore incomplètement développés. Ce n'est guère qu'au bout de deux mois à deux mois et demi que l'on y voit des scolex parfaits. La vésicule n'en continue pas moins de croître et de bourgeonner de nouvelles têtes, que l'on trouve à tous les degrés de maturité (C. Baillet).

Il n'est pas rare de rencontrer dans les premiers temps de l'expérience, soit sous le feuillet viscéral du péricarde, soit sous l'endocarde, sous la plèvre pulmonaire, sous la séreuse intestinale, entre les lames de l'épiploon et jusque sur le diaphragme et les parois de l'œsophage, des traces sinueuses, identiques à celles de la surface de l'encéphale. C. Baillet, à qui nous empruntons ces détails, a même trouvé une fois quatre vésicules âgées de 20 jours réparties deux à la pointe du cœur et deux à la surface du poumon : elles provenaient de proscolex égarés, qui, plus tard, se seraient atrophiés et auraient formé de petites tumeurs fibro-calcaires, telles qu'on en trouve parfois chez les animaux qui succombent longtemps après le début de l'expérience.

Ces diverses recherches, que nous venons de résumer, mettent hors de doute l'étiologie du tournis : il tire son origine du *Tænia cœnurus* du chien, dont les anneaux mûrs et gorgés d'œufs sont rejetés avec les excréments et souillent l'herbe des prairies où ce carnivore domestique erre avec les ruminants dont il a la garde. Il n'est nullement démontré, comme on l'a avancé, que le loup, le renard et le putois puissent héberger le même Ténia et concourir, par suite, à cette infection.

Les proglottis du Ténia cénure, répandus sur le sol, s'y décomposent, laissent échapper leurs œufs, que les eaux de pluie disséminent sur l'herbe ou entraînent jusque dans les mares qui servent d'abreuvoir. L'humidité est une condition essentiellement favorable à la conservation de la vitalité de ces œufs. Aussi remarque-t-on que le tournis est plus commun dans les troupeaux qui fréquentent des pâturages humides, plus aussi lorsque le printemps et l'été sont pluvieux. Ces deux saisons sont encore celles où la maladie fait de préférence son apparition, ce qui coïncide avec la mise au pâturage et avec la durée de cette sorte d'incubation qui précède la manifestation des symptômes.

Dans des expériences de Röll et de Haubner, des proglottis de *Tænia cœnurus* avaient, après 14 jours de dessiccation à l'air, perdu tout pouvoir infectant. Par contre, Gerlach a pu communiquer la maladie à des agneaux avec des proglottis conservés trois semaines sur de l'herbe humide.

Garcin a remarqué que les mérinos et les métis-mérinos de Picardie s'infectent plus aisément que les moutons picards, parce que, coupant l'herbe jusqu'au collet de la racine, ils sont ainsi exposés à prendre des œufs ou des proglottis plus que les seconds, qui ne broutent l'herbe qu'à une certaine distance du sol (1).

L'influence des conditions étiologiques qui précèdent est subor-

(1) Garcin, *Mémoire sur le tournis*, Saint-Quentin, 1862.

donnée à l'âge des animaux : il n'y a guère que les agneaux et les antenais qui paient un large tribut au tournis; il est exceptionnel chez les moutons qui ont dépassé leur deuxième année. Les bêtes bovines y sont plus longtemps exposées : après leur septième année, elles y échappent presque sûrement. Il est difficile d'expliquer par une consistance variée des tissus cette susceptibilité de certains âges et l'immunité relative des autres.

Comme pour un grand nombre de maladies parasitaires, on a accumulé force observations pour établir le rôle que jouerait l'hérédité dans le développement du tournis. Fromage de Feugré, Girou de Buzareingues, Reynal et autres se sont surtout faits les champions de cette opinion. Les faits qu'ils ont invoqués peuvent être aisément expliqués à la lumière de l'étiologie qui précède. Il en est cependant un certain nombre dont la signification reste obscure et dont on ne peut s'empêcher de suspecter la réalité. Quant aux cas de Cénures chez des agneaux nouveau-nés, tels que ceux qu'ont cités Riem et Hering, ils peuvent se comprendre par une infection intra-utérine, au moyen de proscolex qui, partis de l'intestin de la mère, seraient arrivés jusqu'au système circulatoire du fœtus (1).

Le *Tænia cœnurus*, source première du tournis, a lui-même son origine dans le *Cœnurus cerebralis*, comme l'ont démontré les expérimentateurs dont nous avons cité plus haut les noms : c'est parce qu'on leur abandonne les têtes de moutons morts du tournis que les chiens de berger et de bouvier contractent ce Ténia; chaque scolex, se séparant de la vésicule-mère dans leur intestin, se fixe à la muqueuse et devient un *Tænia cœnurus*, dont les œufs répandus sur le sol deviennent à leur tour des Cénures, s'ils trouvent dans un ruminant les conditions favorables à leur développement.

Symptômes. — Le Tournis varie dans ses signes extérieurs selon que le Cénure est logé dans le crâne ou dans le canal rachidien.

Tournis encéphalique. — La maladie débute souvent par les signes d'une congestion ou d'une inflammation de l'encéphale ou de ses enveloppes. Cependant, d'après Möller, ces premiers symptômes de l'envahissement du cerveau font défaut chez les quatre cinquièmes des moutons qui ont reçu le germe du tournis. En général, on constate d'abord de la nonchalance, de la faiblesse, une attitude anormale de la tête, qui est tenue basse ou de côté, ou fortement relevée, une hyperthermie du crâne, une injection vasculaire de la sclérotique. Parfois, lorsqu'il y a eu immigration simultanée d'un grand nombre de Cénures, ces symptômes s'exagèrent, notamment l'élévation de la

(1) Riem, *Feuille du cultivateur*, 1805, p. 213. — Fromage de Feugré, *Corresp. sur la conservation et l'amélioration des an. dom.*, t. I, Paris, 1810, p. 78. — Dupuy, *De l'affection tuberculeuse vulg. appelée morve*, Paris, 1817, p. 342. — Girou de Buzareingues, *Mém. Soc. roy. d'agric.*, Paris, 1824. — Reynal, *loc. cit.* (*Rec. de méd. vét.* 1857, p. 895). — Letort, *Rec. des trav. de la Soc. médicale d'Indre-et-Loire*, 1863.

température du crâne, dont la pression détermine de la douleur; le pouls est plus fréquent; des impulsions irrésistibles poussent l'animal à des mouvements automatiques en avant, à droite, à gauche, en cercle, ou à une rotation sur place autour de l'axe vertical passant entre les quatre membres réunis. D'autres fois encore, le malade va comme s'il était ivre, trébuche et fait des chutes fréquentes. En même temps les yeux sont déviés en dedans ou en dehors, le cou est tordu, les dents grincent, la bouche est écumeuse et des contractions cloniques agitent les membres.

Cette sorte de vertige, précurseur du tournis, est rarement continu, mais d'ordinaire intermittent; au bout de 8 à 10 jours, les animaux paraissent avoir recouvré la santé et ce n'est qu'exceptionnellement que des agneaux succombent pendant cette première période. On peut même constater un retour définitif à l'état de santé par suite d'un arrêt de développement et d'une régression des jeunes Cénures qui ont envahi le cerveau; mais à peine voit-on 2 fois sur 100 cette heureuse solution (Zürn).

En général, les cystiques continuent de s'accroître et, pendant une période de quatre à six mois, l'observateur attentif reconnaît de temps à autre, surtout aux moments orageux, des signes certains d'un état anormal et d'une compression permanente, quoique faible, du cerveau. Cette période écoulée, à la fin de l'hiver ou au printemps, apparaissent les véritables signes du tournis.

Ce sont des troubles variés de la sensibilité, un automatisme intermittent, une attitude spéciale de la tête, qui est abaissée ou plus ou moins relevée; l'animal pousse au mur, a l'œil hagard et fixe, les pupilles dilatées. Par l'examen ophthalmoscopique, Bouchut a trouvé de la névro-rétinite, consistant en un œdème très prononcé du nerf optique et de la rétine, et un exudat qui voile presque entièrement la pupille du nerf ou un de ses côtés (1). Le mouton atteint se montre faible, nonchalant, perd peu à peu l'appétit, reste en arrière du troupeau ou même ne le suit plus. Il affectue des mouvements automatiques dont le sens et la nature sont déterminés par la situation du Cénure.

Lorsque le parasite occupe la surface de l'un des hémisphères cérébraux, l'animal marche en décrivant des cercles de plus en plus restreints jusqu'à ce qu'enfin, pivotant sur lui-même, il arrive à tomber, embarrassé par la paille, le foin, les herbes qui se sont enroulés autour de ses membres. Quelquefois, au contraire, le rayon des cercles va croissant. En général, le côté vers lequel le mouton se dirige est le même que celui de l'hémisphère comprimé par le Cénure. Si celui-ci occupe un ventricule, ou s'il comprime une des couches optiques, le mouton tourne dans le sens opposé au siège du parasite.

(1) Bouchut, *Atlas d'ophthalmoscopie médicale et de cérébroscopie*. Paris, 1876.

Il tourne tantôt à droite, tantôt à gauche, s'il y a deux ou plusieurs Cénures répartis dans les deux hémisphères.

Quelques moutons courent en ligne droite en levant fortement les membres et en tenant la tête baissée, rapprochée du poitrail, comme encapuchonnée : on les dits *trotteurs* (*Traberen* en all.). L'hydatide est alors localisée dans les parties antérieures du cerveau, soit les lobes olfactifs, soit les corps striés.

Si elle siège dans le cervelet, particulièrement dans ses lobes latéraux, ou dans la partie postérieure des lobules mastoïdes, les animaux, affaissés, se portent avec peine, ont une démarche incertaine, tombent souvent et ordinairement du même côté, mais se relèvent presque aussitôt. Si le Cénure exerce sa pression sur un des pédoncules cérébraux, le mouton est sujet à des chutes fréquentes, puis à des convulsions accompagnées de grincements de dents et du rejet de bave mousseuse.

Il arrive, quoique très rarement, que le mouton exécute des mouvements précipités de roulement autour de son axe longitudinal : alors le Cénure est placé à la base du cervelet, ou dans le pont de Varole, ou dans la moelle allongée.

On appelle *cingleurs* ou *voiliers* ceux qui se précipitent en avant, en relevant fortement la tête et même la renversant sur le dos; souvent ils se heurtent et tombent, parfois à la renverse. Le Cénure est alors placé entre le cerveau et le cervelet, ou, en raison de ses grandes dimensions, il comprime à la fois le corps strié et le lobe postérieur du cerveau.

S'il y a pression sur les tubercules quadrijumeaux, les yeux pirouettent dans les orbites et la démarche est celle d'un animal aveugle.

Il peut y avoir association variée des divers genres de mouvements décrits, lorsqu'il se trouve plusieurs parasites ou que le seul qui existe a pris une extension anormale.

Ces troubles se montrent par accès plus ou moins répétés dans le cours d'une journée.

La maladie peut se prolonger pendant quatre à six semaines : les animaux s'affaiblissent peu à peu et finissent par succomber soit à la paralysie cérébrale, soit à la faiblesse et à l'épuisement.

Tournis médullaire. — Le Cénure peut avoir son siège dans la moelle, principalement dans la région lombaire, et sa manifestation symptomatique prend le nom de *tournis lombaire* (1) ou de *paraplégie hydatique* (Röll).

(1) A. Yvart, *Journ. de méd. vét. et comparée*, 1827, p. 394. — Dupuy, *Journ. prat. de méd. vét.* 1830, p. 64. — Delafond, cité par Calmeil, *Dict de méd.* en 30 vol. t. XX, p. 53. — Raynal, *Rec. de méd. vét.* 1854, p. 423. — Hokmayer, *Archiv f. Thierheilk.* (*J. de méd. vét.* Lyon, 1854. p. 84). — Röll, *Manuel de pathol. et thérap. des an. dom.* Éd. franc. 1869, t. II, p. 76. — Forster et Oreste, *Ricettario tascabile ad uso dei veterinari*, Napoli. 1885. — Valenciennes et Delafond, *C. R. de l'Acad. des sciences*, t. XIV, 1857, p. 452.

Les premiers signes consistent dans une parésie de l'un des deux membres postérieurs ou une faiblesse particulière des reins; le train postérieur chancelle pendant la marche, et s'affaisse jusqu'à la chute pendant l'ascension d'une rampe. L'animal se balance, se berce, va de droite et de gauche, lève parfois convulsivement les membres postérieurs comme un cheval qui éparvine, ou les engage sous le corps jusqu'auprès des antérieurs, et finit souvent par tomber. Il suit le troupeau avec peine. Une légère pression sur le dos amène sa chute. Peu à peu la faiblesse lombaire fait des progrès, l'animal se tient assis sur son derrière; pour se mouvoir, avec ses membres antérieurs il traîne le train postérieur; la paraplégie complète survient enfin. On constate en même temps pendant cette évolution du mal, un commencement de paralysie du rectum et de la vessie et tous les signes apparents de la cachexie : la pâleur des muqueuses, des infiltrations, des chutes de laine et un amaigrissement progressif, malgré la conservation de l'appétit et la consommation parfois anormale d'une grande quantité de fourrages. Le mal peut se prolonger plusieurs mois, si l'abatage ne prévient pas la mort naturelle par dépérissement extrême.

Tournis du bœuf (1). — Bien moins fréquent chez les bêtes bovines que chez les moutons, le tournis s'y montre surtout pendant le cours de la première ou de la seconde année, et peut, moins exceptionnellement que dans l'espèce ovine, s'observer à l'âge adulte, de quatre à six ans. Il s'accuse d'abord par une diminution de l'appétit, par de la paresse et par l'attitude de la tête, qui est un peu élevée, portée soit à droite, soit à gauche, et exécute des mouvements latéraux spasmodiques, souvent répétés. Chez certains sujets, elle reste constamment abaissée, sans secousses convulsives, et, si l'animal est en liberté, il se livre à des mouvements de rotation comme le mouton atteint du même mal. Ou bien, il est poussé irrésistiblement en avant, appuie contre les murs de l'étable et l'on ne parvient à le faire reculer qu'avec la plus grande difficulté. Le front et surtout la base des cornes ont une température élevée, la pupille est dilatée, il y a photophobie, la respiration et le pouls sont accélérés. Le malade, très impressionnable, tressaille aux bruits subits, veut s'échapper et parfois tombe à terre. L'appétit finit par disparaître complètement, ou l'animal ne mâche que les aliments qu'on lui introduit dans la bouche, ou il les garde entre les lèvres sans paraître en avoir conscience. La percussion sur les points du crâne correspondant au Cénure provoque de

(1) Maillet, *Mémoire sur le tournis considéré dans l'espèce bovine* (*Rec. de méd. vét. prat.*, 1836, p. 113 et 169). — Hering, *Archiv f. Thierheilk.*, et *Repert d. Thierheilk.* (*J. de méd. vét.* Lyon, 1854, p. 86 et 523). — Gières, *Tournis des bêtes bovines* (*J. de méd. vét.* Lyon, 1863. p. 123, d'après *Vierteljahrsschrift*, 1862). — Cruzel, *Tr. prat. des mal. de l'espèce bovine*, 1869. — J. Rudofsky, *Die Drehkrankheit der Rinder* (*Monatsschr de Vereines d. Thierärzte in Œsterreich*, 1887, p. 137 et 153.

la douleur et donne un son plus sourd que du côté sain. La mort est la terminaison de la maladie. Elle survient par les mêmes causes que chez les moutons et, en général, au bout d'un temps plus court, parfois quelques jours (Hering), ordinairement deux à trois semaines, quelquefois deux à trois mois (Maillet), même huit mois (Gières).

Tournis du cheval. — On possède deux observations de tournis chez le cheval. — L'une a été faite par les vétérinaires du haras de Trakehnen (1), sur un cheval de pur sang, âgé de dix ans. Le mal débuta par une amaurose double avec un reflet grisâtre, tirant sur le roux, dans le fond de l'œil. Trois mois après, l'animal vacillait à la suite de l'exercice et cherchait un appui en reculant toujours et portant spasmodiquement la tête à gauche. Ces accès se renouvelérent de huit en huit jours et le cheval ne put tourner à droite. Un mois plus tard, il tomba tout à coup sur le côté droit, inerte et insensible, et la mort survint dans la soirée. A l'autopsie, on trouva, un peu au-dessous de l'extrémité antérieure de l'hémisphère cérébral droit, un Cénure (?) renfermant environ 75 grammes de sérosité. La substance cérébrale avoisinante était tout à fait ramollie. La dure-mère et le sphénoïde étaient résorbés, et cet os présentait une ouverture à bords tranchants, fermée seulement par une légère pellicule. — L'autre observation, trop sommairement rapportée (2), concerne un cheval carrossier mort de vertige aigu et subit, à l'autopsie duquel Schwanefeldt recueillit un Cénure renfermant environ 65 grammes de sérosité. Il était placé à la surface du cerveau et comprimé par les os crâniens.

Tournis de l'oie. — Il a été observé par Hering sur une oie, qui présentait des symptômes analogues à ceux des moutons atteints de tournis : tête inclinée à gauche, un œil regardant en haut, l'autre en bas; plus tard, tête tellement renversée que la gorge était dirigée en haut et le front vers la terre; enfin, tête ramenée totalement sur l'aile gauche, l'animal perdant l'équilibre, se couchant sur le dos, les pattes en l'air. Au commencement, marche en cercle à gauche; plus tard, immobilité complète, mais sans perte de connaissance. — L'autopsie, montra, à la surface du lobe cérébral gauche, une tumeur dure, jaune, du volume d'un grain de poivre, non adhérente, sans structure définie et qui fut considérée comme une hydatide morte et atrophiée; il y avait une forte injection des méninges et de la substance cérébrale; les os de la tête étaient sains, ainsi que la moelle épinière (3).

Diagnostic. — Le tournis du mouton offre des ressemblances symptomatiques avec d'autres affections du cerveau ou des parties voisines.

(1) Zundel, *Journ. de méd. vét.* Lyon, 1864, p. 422 (d'après *Thierarzt*, 1864, p. 54).
(2) Schwanefeldt, *Archiv f. wissensch. u. prakt. Thierheilk.*, Berlin, 1885, p. 230.
(3) Hering, *Repertorium der Thierheilk.*, 1861 (*J. de méd. vét.* Lyon, 1862, p. 268).

Le *vertige*, dû à une méningo-encéphalite sous l'influence de la chaleur solaire ou du séjour prolongé à la bergerie en été, se distingue du tournis par la rougeur des muqueuses nasale, buccale, conjonctive, par la chaleur du corps, le pouls rapide, la respiration haletante; l'animal ne tourne que rarement, pousse de la tête contre les murs et les râteliers de la bergerie, bêle presque continuellement et ne tarde pas à succomber.

L'*épilepsie* se reconnaît à l'état parfait de la santé en dehors des accès et à l'absence de tournoiement.

La *cécité*, qui s'observe parfois chez les agneaux, les rend incertains dans leur marche et les porte à se cogner contre les objets environnants. L'examen des yeux fait cesser toute incertitude.

La présence des larves d'*Œstrus ovis* dans les sinus frontaux (V. p. 502) a quelquefois donné lieu à une confusion avec le tournis. Ce *faux-tournis* s'accompagne très rarement de mouvement en cercle. Les symptômes propres à cette affection et, en particulier, le jetage, l'éternuement et le rejet de larves sont des signes très distinctifs.

Quelquefois une *inflammation des sinus*, avec collection purulente et altération des parois osseuses, peut avoir son retentissement dans le crâne et aboutir à des symptômes analogues à ceux du tournis. Le jetage ici encore, parfois l'âge de l'animal et la manifestation rapide du tournoiement pourront servir au diagnostic différentiel (1).

Le *tournis médullaire* se distinguera de la *tremblante* ou *prurigo lombaire* par l'absence de démangeaisons, de frottements, de morsures à la peau.

Anatomie pathologique. — A l'autopsie des animaux qui ont succombé au tournis, on trouve dans le crâne un ou plusieurs Cénures, d'autant plus développés que la maladie a duré plus longtemps. A l'occasion de l'étiologie et des expériences qui ont servi à l'établir, nous avons dit les phases du développement de la vésicule parasitaire. Dans la pratique, le nombre des Cénures est généralement restreint; cependant Huzard en a compté plus de trente dans la tête d'un agneau. Leur volume et leur développement sont, d'ordinaire, en rapport inverse de leur nombre. Huzard en a vu qui tenaient près de la moitié de la cavité crânienne.

Ces vésicules peuvent occuper des points variés de l'encéphale. Lorsqu'elles sont petites et situées profondément, elles sont enveloppées d'un exsudat pseudo-purulent, jaunâtre et crémeux par places. Si le Cénure est volumineux, l'encéphale, à son voisinage, est déprimé, atrophié, condensé, flétri, creusé d'une poche plus ou moins régulière, dont la paroi est formée par des tubes nerveux, flexueux, interrompus ou brisés, moins nombreux que dans la substance normale; par des

(1) A. Railliet, *Sur une affection non parasitaire simulant le tournis chez le mouton* (*Rec. de méd. vét.*, 1881, p. 398).

cellules nerveuses, qui ne sont plus en communication avec des tubes nerveux; par une grande quantité de substance amorphe et de granulations moléculaires; enfin et surtout par des grains calcaires, cristallins. Des vaisseaux capillaires parcourent cette couche, et se continuent avec ceux de la substance cérébrale (Ch. Robin, cité par Reynal). Cette poche renferme une matière séro-purulente, grumeleuse, et ordinairement la matière cérébrale périphérique est enflammée, dense, granuleuse.

Lorsque le Cénure est dans un ventricule, la paroi supérieure de celui-ci est amincie et réduite parfois à ses enveloppes ; le septum, le pilier postérieur du trigone, le corps calleux, amincis, perforés même, sont refoulés vers l'hémisphère ou dans le ventricule opposé, au sein duquel la vésicule fait quelquefois hernie.

Les Cénures anciens et volumineux, situés dans les points superficiels du cerveau, ont, par compression, amené une résorption, un amincissement de la paroi supérieure du crâne, qui fléchit sous la pression du doigt.

Dans le cas de tournis médullaire, le Cénure est allongé, fusiforme, de 3 à 5 centimètres et même un pied (Numan) de longueur. Ordinairement il est seul et se trouve dans la région lombaire; il peut occuper la région cervicale (May) ou la partie postérieure de la moelle allongée (Störing). Il a parfois subi la dégénérescence calcaire et n'est reconnaissable qu'à ses crochets, qui ont persisté (Röll). Tantôt il n'occupe qu'un seul cordon médullaire, tantôt les deux, ou bien il leur est intermédiaire et les a complètement séparés (Yvart). Il peut être situé profondément ou sous l'arachnoïde. La substance médullaire est atrophiée à son niveau, et hyperémiée ou a subi le ramollissement. Les muscles du train postérieur sont atrophiés et l'on constate aussi les altérations de la cachexie.

Chez un grand nombre de malades, on rencontre dans divers organes, surtout dans le cœur, les poumons, le foie, la rate, le mésentère, les muscles, quelques corpuscules arrondis ou ovoïdes, verdâtres, de 1 à 4 millimètres de diamètre; ils sont composés d'une membrane d'enveloppe et d'un contenu granuleux, riche en gouttelettes graisseuses : ce sont des Cénures atrophiés, dégénérés, provenant d'embryons erratiques, qui n'ont pas trouvé les conditions favorables à leur développement. Nathusius et Eichler ont même vu des Cénures assez volumineux dans le tissu conjonctif sous-cutané du veau et du mouton.

En général, la maladie ayant une marche franchement chronique, on constate un peu partout les lésions d'une cachexie prononcée.

Prophylaxie. — Il est inutile de conseiller de tenir le chien à l'écart des troupeaux, puisque cette promiscuité est une condition de l'élevage; mais on devra la restreindre au nécessaire. Ce qui est possible, c'est de débarrasser les chiens de leurs Ténias au moyen des vermifuges indiqués (p. 409). Ce doit être une préoccupation, à laquelle il faut satisfaire au moins une fois chaque année, au retour du printemps. Hager (cité par Zürn) conseille, dans ce but, l'oxyde noir de cuivre calciné, à la dose de 0 gr. 05, trois fois par jour, pendant dix jours. On le donne dans du pain ou de la viande, ou sous forme de pilules. Il serait bon, pendant la durée du traitement anthelminthique, de garder le chien à vue, pour recueillir les Ténias expulsés et les détruire par le feu.

Le loup, le renard et le putois, que l'on accuse d'héberger aussi le *Tænia cœnurus* sont déjà l'objet d'une chasse active, et il est superflu de la recommander.

Les têtes de moutons atteints de tournis seront détruites par le feu ou une ébullition prolongée; elles ne seront jamais abandonnées à l'avidité des chiens et, si on les enfouit, on devra prendre des précautions contre les chiens et les renards, qui seraient tentés de les déterrer.

Il pourra être utile aussi de se garder de certains pâturages humides où les germes du tournis se conservent plus particulièrement.

Enfin, on a conseillé, dans les cas où la maladie paraît enzootique, de donner de temps en temps aux jeunes animaux du troupeau, pendant le cours de l'été, des préparations anthelminthiques ou toniques. Celles qui ont été indiquées à propos de la distomatose (p. 480) conviendront parfaitement en satisfaisant à une double indication.

Traitement. — En raison de la gravité du mal et des résultats si aléatoires du traitement, on s'abstient, en général, d'y recourir et les animaux sont vendus au boucher. C'est la conduite la moins coûteuse; c'est la seule à suivre pour le tournis lombaire. Mais des raisons particulières, tirées surtout de la valeur individuelle des malades, peuvent déterminer à entreprendre un traitement curatif du tournis cérébral.

Bien des remèdes ont été conseillés. Il n'en est pas qui, administré à l'intérieur, puisse aller atteindre le parasite : avec les plus énergiques on a chance de tuer le malade. C'est donc en agissant directement sur le siège du mal, sur le crâne, que l'on peut espérer un résultat. Des nombreux traitements préconisés, nous n'indiquerons que les plus rationnels, ceux qui ont à leur actif une somme suffisante de succès : ce sont la trépanation et l'irrigation continue d'eau froide.

La trépanation a pour but l'extraction de l'hydatide.

Au préalable, il faut s'assurer que le Cénure est unique ; s'il y en a plusieurs, l'opération n'a pas de chance de réussite ; il en est de même si le Cénure est situé profondément dans l'encéphale ou dans la moelle allongée. Il faut qu'il soit presque immédiatement sous les méninges et que son siège puisse être déterminé : c'est une première et sérieuse difficulté. On la résoudra assez souvent d'après le sens du tournoiement : on a vu que, en général, le côté vers lequel le mouton se dirige est le même que celui où se trouve le Cénure cérébral; mais cela n'est pas constant. L'inclinaison du sommet de la tête est, selon L. Lafosse, un guide infaillible : « lorsque ce sommet penche d'un côté, de telle sorte que l'oreille ou la corne qui lui correspond est plus basse que l'opposée, c'est de ce côté que se trouve le ver. Cette position inclinée existe toujours lorsque le ver est placé sur l'un des côtés du crâne, lorsque même il occupe le plan médian, mais se prolonge plus dans l'une de ses parties latérales que dans l'autre (1). » Un autre signe, peu constant, c'est une tuméfaction du crâne dans le point correspondant au siège de la vésicule. On est parfois guidé aussi par la minceur locale de l'os, qui fléchit sous la pression du doigt, et par la douleur que l'on provoque par cette pression ou par la percussion après avoir tondu toute la région du crâne. Quand on ne trouve pas de motif de se déterminer pour un côté plutôt que pour l'autre, on opère près du plan médian, mais un peu en dehors pour éviter la faux du cerveau et son sinus veineux. Chez le mouton et la chèvre, la ponction doit être faite à un ou deux centimètres en avant de la ligne transversale menée par la pensée à la partie antérieure de la base des cornes ou du sinus qui en tient la place.

Le lieu d'élection étant arrêté, l'animal est mis à la diète dès la veille et saigné s'il est pléthorique. La face antérieure du crâne est rasée. On couche le malade sur une table, le point à opérer étant en dessus. On fait sur la peau une incision en forme de V (la pointe en bas), assez grande pour que l'instrument perforateur puisse s'y mouvoir aisément. Cette incision pénètre jusqu'à l'os, qui est débarrassé de son périoste par rugination.

La perforation de l'os a souvent été faite avec une vrille, un trocart, un poinçon, une alène, une mèche de vilebrequin. On agit plus rapidement et plus sûrement avec un trépan exfoliatif ou un trépan à couronne, de 7 à 8 millimètres de diamètre et dont la pointe soit aussi peu saillante que possible. On a soin de respecter la dure-mère et l'on recouvre l'ouverture d'un sindon. Il est possible que la poussée de l'hydatide distende cette méninge, et que le retour du sang dans le cerveau s'opère ainsi graduellement. Si au bout de 10 à 15 minutes, la dure-mère ne fait pas de saillie, on l'incise en croix avec le bistouri.

Lorsque l'ouverture a été pratiquée en un point convenable, on voit le Cénure faire hernie et on ne le ponctionne que lorsque ce mouvement a cessé. La piqûre doit être assez fine pour ne laisser le liquide s'écouler que goutte à goutte. Il est préférable de ne pas vider la vésicule en une seule fois : la dépression qui en résulterait pourrait amener une apoplexie fatale. Quand un ou deux centilitres sont extraits, on ferme l'ouverture avec un sindon, sur lequel on place de l'étoupe fine; on rabat le lambeau de peau, qu'on recouvre d'un léger plumasseau maintenu avec une coiffe ou une capote en toile et on l'imbibe

(1) L. Lafosse, *Traité de pathologie vétérinaire*, t. III, 1867, p. 71.

d'eau fraîche. L'évacuation se fait ainsi en 4 ou 5 fois, séparées par 6 à 10 heures d'intervalle.

Quand elle est complète, on procède à l'extraction du Cénure, en le saisissant avec les mors d'une pince, que l'on fait tourner pour l'y enrouler et on l'amène graduellement au dehors; ou bien on se sert d'une plume à bec mousse, dont la taille est longue et dentée sur les bords dans le sens des barbes, et que l'on manœuvre de la même manière.

L'opération terminée, on fait un pansement semblable à ceux qui ont été pratiqués déjà; alors, dans les cas heureux, on voit, au bout de quelques jours, disparaître le coma et la somnolence consécutifs à l'enlèvement du Cénure, et l'animal récupérer la santé.

Chez les bêtes bovines, les divers procédés qui ont été indiqués peuvent se rapporter au précédent avec quelques variantes. L'animal est abattu sur un lit de paille, du côté malade, et dans un endroit abrité du vent. Les sinus s'étendant jusque sur le crâne, on perfore d'abord la première table de l'os, on pénètre dans le sinus, puis on perfore la seconde table. La vésicule étant enlevée, on essuie la plaie, on la ferme par le lambeau de peau, on met par dessus un emplâtre de poix; on recouvre le tout d'une toile fixée par des ficelles autour de la tête et des cornes; on fait relever l'animal ou on le relève s'il est trop faible. Si ses forces le permettent, on l'attache pendant quinze à vingt jours à deux poteaux, au moyen de deux longes, pour qu'il ne puisse se frotter; mais la longueur des longes doit lui permettre de se coucher, et on lui met ses aliments sur de la paille, au-dessous de sa tête. — La nonchalance et la difficulté de mâcher qu'on remarquait avant l'opération persistent et même augmentent après elle, particulièrement pendant toute la durée de la fièvre de réaction. Certains malades sont tellement affaiblis qu'il faut, pendant plusieurs jours, leur introduire dans la bouche des aliments faciles à mâcher, et quelquefois les nourrir de soupe ou de racines cuites. Mais, après huit à dix jours, leurs forces rétablies leur permettent ordinairement de manger d'eux-mêmes. Dix-huit à vingt jours après l'opération, on enlève la toile et les plumasseaux, et l'on commence à faire sortir l'animal. Assez souvent, la première fois qu'on l'expose au grand jour, il exécute certains mouvements de tournoiement, mais cela ne dure que quelques minutes, à moins que le crâne ne renferme encore d'autres Cénures (Maillet).

Malgré les nombreux procédés plus ou moins perfectionnés qui ont été proposés contre le tournis, la trépanation n'inspire qu'une confiance médiocre. Cela tient à la difficulté de préciser le siège de la vésicule, à la possibilité de sa coexistence avec plusieurs autres, aux complications fréquentes qui succèdent à l'opération, et, en somme, à la faible proportion des guérisons qu'on en a obtenues.

Si se réalisent les espérances qu'a fait concevoir l'hydrothérapie, elle ne tardera pas à supplanter les divers procédés d'effraction que nous venons de résumer. C'est à Hartenstein (de Charleville) (1) que l'on doit surtout le mode de traitement par la réfrigération du crâne. Déjà indiqué par Gières pour le tournis des bêtes bovines, il se justifie par ce que l'on sait de l'influence du froid pour empêcher le développement des organismes inférieurs ou pour les détruire. Hartenstein a obtenu ainsi la guérison d'une pouliche, d'une génisse et de cinq moutons. Nocard a également réussi sur deux agneaux, et les succès l'emportent de beaucoup sur les échecs. Ce qui confirme encore la valeur de ce procédé, c'est le résultat des autopsies. Dans un cas où le traitement a été suspendu avant guérison complète, et l'abatage fait huit jours après cette suspension, on trouva les ventricules très dilatés et, dans celui de gauche, un Cénure du volume d'une bille à jouer, portant dix à douze scolex encore vivants. D'autres fois, les Cénures sont morts, ratatinés, réduits aux dimensions d'un grain de chènevis; ou bien ils ont complètement disparu.

L'application du traitement est des plus simples : un réservoir quelconque contient l'eau froide, qu'un tube de caoutchouc amène sur la tête du mouton; celui-ci est maintenu dans une boîte étroite dont la tête seule émerge, de façon que l'eau s'écoule au dehors sans mouiller le tronc. Au début de l'irrigation, l'animal se débat violemment, mais bientôt il se calme et après quinze à vingt minutes, on peut le laisser à lui-même. Cette irrigation est continuée pendant trois jours sans interruption, sauf le temps des repas. On peut alors en réduire la durée, mais le traitement doit, dans ce cas, être prolongé davantage. Souvent, dès le premier jour, il se manifeste une amélioration, qui va s'accentuant de plus en plus. La guérison est complète au bout de quinze à vingt jours, et plus tôt si l'on substitue à l'irrigation un sac de toile rempli de glace pilée.

B. — PARASITES DES ORGANES DES SENS.

A propos des parasites des cavités nasales (p. 491), l'essentiel a été dit en ce qui concerne le parasitisme des organes olfactifs.

On peut cependant rappeler ici l'observation de Gellé, qui, à l'autopsie d'un chien, trouva une Linguatule ténioïde dans l'oreille moyenne : la muqueuse était épaissie, rouge et enduite de pus. Le parasite avait dû pénétrer par la trompe d'Eustache, car un autre individu se trouvait dans les cavités nasales du même côté (2).

En général, les parasites de l'oreille se localisent à la conque. Ce sont tous des Acariens, qui déterminent des gales auriculaires, dues

(1) P. Hartenstein, *L'hydrothérapie appliquée à la médecine des animaux*, Paris, 1884. — Nocard, *Recueil de méd. vétér.*, 1885, p. 450; 1886, p. 330.

(2) Gellé, *Comptes rendus de la Société de biologie*, 1877, p. 394.

chez le lapin au *Psoroptes communis* (V. p. 179), chez le chien, le chat et le furet au *Symbiotes auricularum* (pp. 189, 196, 198), chez le bœuf au *Dermanyssus gallinæ* (?) (p. 217). Nous n'ajouterons rien à ce qui en a été dit et ne nous occuperons que des parasites des organes de la vue.

CHAPITRE PREMIER

PARASITES DE L'ŒIL (1).

Tous les parasites de la peau, dont le siège n'est pas strictement limité, peuvent se localiser ou s'étendre aux paupières : tels sont les Diptères, les Pédiculines, les Ixodes, les Sarcoptidés, les Démodex. On a vu que le *Demodex folliculorum* a été trouvé par Wilson dans les glandes de Meibomius du cheval, et par Oschatz exclusivement dans celles du mouton. L'*Hæmopis sanguisuga* a été recueilli par Bizard sur la conjonctive d'un cheval à Alger. Tous les autres parasites des yeux sont des Helminthes (2) (Cestodes ou Nématodes), dont la présence y est toujours plus ou moins exceptionnelle et qui se trouvent plus habituellement dans d'autres organes.

Cestodes. — C'est naturellement sous la forme cystique que ces vers ont été rencontrés, car c'est la seule sous laquelle ils soient erratiques.

Le principal est le Cysticerque ladrique (*Cysticercus cellulosæ*), trop fréquent sur le porc et qui est d'ailleurs le seul parasite signalé dans l'œil de

(1) Railliet, Art. *Parasites de l'œil* (*Nouv. Dict. de méd., de chir. et d'hyg. vétér.* t. XIV, 1887, p. 459). Cet article, très complet, donne une excellente bibliographie des travaux parus sur le sujet qu'il traite. Nous y ajouterons seulement les indications suivantes. — Brown, *Transact. of the roy. Soc. of Edinb.*, t. IX, 1821. — Frenzel, *Bemerkungen über das Thierspital in Wien*, p. 172 (Gurlt). — Hanyet, in Wolstein, *das Buch v. d. innerl. Krankh. d. Füllen*, p. 241 (Idem). — Leuckart, *Versuch einer naturgem. Einth. d. Helminthen*, p. 29 (Idem). — Anonyme. *Med. Jahrb. d. k. k. œsterreich. Staats*, II, p. 174 (Idem). — Durréchou, *Ophthalmie parasitaire du bœuf* (*Journ. des vétér. du midi*, 1864, p. 207). — Smith, *The veterinarian*, 1868 (*Journ. des vét. du midi*, 1869, p. 306.). — Cobbold, *Journal of Quekett microscop. Club*. t. VI. 1880, p. 58. — Heincke, *Blasenwurm in der Augenhöhle eines Füllens* (*Mittheil. a. d. thierärztl. Praxis im preuss. Staate*, 1880-81, p. 14; et *Zeitsch. f. vergl. Augenheilkunde*, 1883, p. 152). — Piot (Filaire lacrymale du bœuf), *Bull. de l'Institut égyptien*, 2e série, no 6, 1885. — Claes et L. Brouwier, *Relation de cas de pneumonie vermineuse précédée d'ophthalmie de même nature* (*L'écho vétérinaire belge*, déc. 1885, p. 396). — W. S. Adams, Filaria oculi *vel* Filaria papillosa *of the horse* (*The Quarterly Journal of veter. Science in India*, t. IV, 1886. p. 434). — J. Symonds, *Un cas de Filaire de l'œil* (*Ann. de méd. vétér.*, 1887, p. 619).

(2) Il faut cependant en excepter un parasite extrait par kératotomie de la chambre antérieure de l'œil d'une jument par van Setten, vétérinaire à Onderdenham (Hollande), et que Diesing a classé, avec doute, sous le nom de *Pentastoma Settenii*. Il mesurait 13 millimètres de longueur sur 2 de diamètre. Railliet, d'après la description bizarre et incomplète qu'en a donnée Numan, est plutôt porté à y voir une larve de Diptère qu'un Ver. La jument qui a fourni ce parasite avait l'œil droit très sensible à la lumière, les paupières tuméfiées, la conjonctive injectée, la cornée presque opaque. Après l'opération, l'œil revint à un état satisfaisant.

cet animal. Les premières et à peu près les seules observations qui s'y rapportent sont dues à van der Hœven, Nordmann et Gescheidt. « Nordmann, dit Davaine, a rencontré quatre fois le Cysticerque sur 18 yeux examinés; Gescheidt deux fois sur 46 yeux. Sur chaque animal un seul œil était envahi. A Paris, Rayer n'en a point trouvé sur 42 yeux examinés. — Parmi les quatre cas observés par Nordmann, dans trois il n'y avait qu'un seul ver situé : deux fois dans la chambre antérieure, une fois dans la chambre postérieure. Dans ce dernier cas, le cristallin était affecté de cataracte. » Dans le quatrième cas, il y avait six Cysticerques dans le corps vitré, qui était parsemé de corps irréguliers, brunâtres, formés de sang coagulé; la sclérotique, ossifiée à sa face interne, était en rapport avec six autres Cysticerques. « Parmi les deux cas de Gescheidt, une fois le Cysticerque était dans la chambre antérieure, une autre fois entre la choroïde et la rétine. » Dans ce dernier, il était entouré d'une légère exsudation faiblement vascularisée.

Chez le porc, le Cysticerque ladrique se rencontre assez souvent aussi dans les muscles de l'œil, sous la conjonctive, etc.

Cunier l'a trouvé une fois sous la conjonctive d'un chien, dans l'angle externe de l'œil.

Heincke a rencontré sur un poulain âgé de quatorze jours un Cysticerque logé dans une orbite dont l'œil était atrophié.

Hutchinson (1857) a vu un œil de cheval, de provenance inconnue, dont la chambre antérieure tout entière était occupée par un kyste à parois transparentes et très minces, à contenu limpide, et qu'il qualifie d' « hydatid cyst. » L'examen microscopique ne put y faire reconnaître la présence de têtes de Ténia. Les différentes parties de l'œil étaient le siège d'une inflammation très accusée.

Nématodes. — A l'exception des Trichines, qui peuvent se fixer dans les muscles oculaires comme dans tous les muscles striés en général, tous les autres Vers trouvés dans l'œil des animaux domestiques sont rapportés au genre *Filaria* (V. p. 355). Ceux qui les ont présentés sont le cheval, le bœuf, le mouton, le chien, les poules et l'oie. Ils sont relativement fréquents chez le cheval et le bœuf, exceptionnels chez les autres. Ce qui se rapporte à ces derniers peut se réduire à quelques lignes.

Haselback a observé dans l'œil d'un bélier un ver filiforme, qui avait déterminé une ophtalmie interne, et qui disparut, peut-être sous l'influence du traitement.

Gescheidt a trouvé une fois, dans la corps vitré d'un chien, un ver femelle, de 7 millimètres environ de longueur, à bouche orbiculaire et entourée de trois petites papilles rondes. C'est le *Filaria trispinulosa* Diesing. Cobbold est porté à le considérer comme une larve.

Cobbold mentionne l'existence d'un *Filaria Mansoni* dans les yeux des oiseaux de basse-cour en Chine. Les Filaires du sang sont, d'ailleurs, très fréquentes chez les corbeaux et les pies de l'Asie orientale.

Small a observé, chez un grand nombre d'oies des environs de Dublin, une ophtalmie unilatérale, avec opacité de la cornée et augmentation de volume du globe oculaire. L'incision de la cornée sur l'une d'elles donna issue à un ver filiforme, noir, semblable à une jeune sangsue, peut-être une Filaire.

A plusieurs reprises, on a trouvé, chez le cheval et chez le bœuf, des

Filaires, situées soit dans l'intérieur du globe de l'œil, soit sous les paupières et dans les conduits excréteurs des glandes lacrymales. Les premières sont rapportées aux mêmes espèces (?) que les Filaires des séreuses; les secondes en sont distinctes. Les unes déterminent une ophtalmie interne, les autres quelquefois une conjonctivite ou une ophtalmie externe.

Art I. — Ophtalmie vermineuse.

A. **Équidés**. — Cette helminthiase, due à la présence de Filaires dans le globe de l'œil est assez fréquente sur le cheval dans les Indes, exceptionnelle en Europe et en Amérique. On est porté à considérer ces vers comme une forme jeune du *Filaria papillosa* Rud. (V. p. 482) et non comme une espèce distincte, le *F. pellucida* Kennedy. Davaine, qui en avait reçu de la présidence de Madras, leur donne pour caractères :

Corps capillaire, d'un blanc roussâtre ou châtain, un peu renflé vers le premier quart de sa longueur; tégument lisse; bouche pourvue de trois (?) lèvres saillantes triangulaires; queue aiguë, avec deux longues et fortes papilles coniques, situées latéralement un peu en avant de son extrémité et dirigées en arrière. *Mâle* long de 30 à 35 millimètres; queue contournée en spirale, munie, entre les deux papilles caudales, de 6 papilles de chaque côté (3 préanales, 3 postanales); 2 spicules courts, avec une pièce accessoire. *Femelle* longue de 22 à 32 millimètres; tube génital encore dépourvu d'œufs.

B. Grassi appelle *F. inermis* un ver dont il a eu six exemplaires femelles : trois trouvés respectivement dans l'œil d'un homme, d'une femme et d'un âne, trois autres dans des organes (non déterminés) du cheval. La description que Grassi donne de cette espèce ne nous semble pas suffisante pour y rattacher les Filaires trouvées dans l'œil des Équidés par divers observateurs.

La présence d'un ver dans l'intérieur de l'œil du cheval a été signalée pour la première fois en 1622 par Spigel. Un siècle et demi plus tard (1773), une lettre d'un vétérinaire espagnol, Domingo Rayo, fait mention de deux cas semblables, relatifs à une mule et à un cheval. John Morgan et Hopkinson rapportent qu'en 1782 on exhibait à Philadelphie un cheval qui avait, disait-on, « un serpent vivant » dans l'œil. Sick, en 1804, fait à Vienne une observation analogue, et, depuis, l'helminthiase intra-oculaire a été vue à plusieurs reprises en divers points de l'Europe et de l'Amérique du Nord.

La première mention des vers de l'œil du cheval dans les Indes est due à Kennedy. Ils y ont été depuis observés bien des fois, et des détails sur l'ophtalmie qu'ils déterminent ont été fournis par Athkinson, Breton, Grelies, Twining et Gibb, Percivall, Molyneux, Macnamara, Adams, etc.

Ces vers sont connus au Bengale sous le nom de *sanp* ou serpent de l'œil. Ils y sont communs, ainsi que dans l'Inde supérieure, à Madras, à Ceylan, etc., jusque sur les confins de la Birmanie. Ils se présentent surtout pendant les mois les plus frais de l'année et lorsque les pluies ont été abondantes. Ils sont plus fréquents dans certaines localités que dans d'autres, et plus aussi parfois sur les poulains que sur les chevaux adultes.

Ordinairement un seul œil est affecté. Il s'y trouve un, deux, quelquefois trois vers, situés dans la chambre antérieure et nageant librement dans l'humeur aqueuse. On les voit, à travers la cornée effectuer des mouvements plus ou moins rapides. Il peut arriver que le ver périsse sur place et soit résorbé. Mais, d'habitude, sa présence produit une vive irritation : épiphora, photophobie, conjonctivite; l'humeur aqueuse se trouble et prend une teinte laiteuse; l'iris s'enflamme; la cornée s'épaissit et devient peu à peu opaque; à la fin, les phénomènes inflammatoires s'apaisent progressivement, mais la vue est perdue. On a plusieurs fois constaté dans les Indes, sur les chevaux atteints, une faiblesse particulière des lombes, que les habitants appellent *kumree*, *kummeree*, *kumuree*, *ad-dhrung*, et qui survient après le début de l'ophtalmie. Sa nature n'est pas connue et plusieurs vétérinaires y voient, très probablement avec raison, une simple coïncidence, sans lien avec l'affection de l'œil. Cette faiblesse des reins n'a jamais été signalée ailleurs que dans les Indes.

Tous ceux qui ont eu affaire à l'ophtalmie parasitaire du cheval l'ont traitée par la ponction de la cornée, et ils recommandent de la pratiquer dès le début pour éviter une opacité qui persisterait après l'opération. Certains maintiennent le cheval debout, ce qui facilite la sortie du ver; d'autres le couchent et l'anesthésient. La kératotomie se fait avec une aiguille à cataracte ou une lancette étroite, au bord inférieur de la cornée. L'écoulement de l'humeur aqueuse entraîne le ver, que l'on saisit au moment où il émerge par l'ouverture. Après l'opétion on fait des applications froides; on purge et l'on saigne, s'il y a lieu.

B. **Bœuf.** — L'ophtalmie vermineuse du bœuf a été vue pour la première fois par Déguillème en 1812, puis quelques années après, par Santin, de Dourgue (Tarn). En 1827, Chaignaud a publié sur ce sujet un intéressant travail basé sur plus de 150 observations, et depuis lors nombre de praticiens ont eu affaire à la même affection.

Le ver qui la produit, capillaire et de 2 à 3 centimètres de longueur, n'est pas encore passé sous les yeux d'un helminthologiste et, provisoirement, on le considère comme une forme larvaire du *Filaria cervina*, qui, à l'état adulte, vit dans les séreuses du bœuf.

Cette ophtalmie vermineuse peut sévir sous la forme épizootique. Chaignaud ne l'a jamais vue que de juin à novembre. Cependant Durréchou l'a constatée en mars, et Faure en avril.

Ordinairement un seul œil est affecté, exceptionnellement les deux à la fois. Il s'y trouve un, rarement deux ou trois vers; Roche-Lubin en a extrait sept enlacés en un faisceau. Ils sont situés dans la chambre antérieure, nageant librement dans l'humeur aqueuse. D'après Chaignaud, dans les trois à dix premiers jours, ils sont enroulés sur eux-mêmes, immobiles, et se présentent sous l'aspect de corps d'un blanc rougeâtre, du volume d'une vesce ou d'un pois, situés à la partie déclive de la chambre antérieure. Plus tard, on les voit s'agiter derrière la cornée. Les signes de l'inflammation de l'œil sont les mêmes que chez le cheval.

La kératotomie, qui a réussi dans quelques mains, est repoussée par d'autres comme dangereuse. La saignée, les émollients et les calmants ne lui ayant pas donné de résultats, Chaignaud a employé la teinture d'aloès étendue de son poids d'eau et instillée entre les paupières trois fois par jour. Après trois ou quatre jours et quelquefois dès le premier, le ver cesse de remuer et « tombe dans le fond de la chambre antérieure de l'œil; » il est ensuite résorbé à une époque plus ou moins reculée. Lorsque les altérations des milieux sont déjà avancées, la marche de la cataracte ne peut être enrayée.

La maladie peut durer trois à quatre mois avec de longues intermittences (Durréchou). Ancèze l'a vue coïncider avec la conjonctivite vermineuse, sans remarquer de différences entre les vers internes et externes. Claes et Brouwier ont constaté que, dans deux localités de la Belgique, une épizootie d'ophtalmie vermineuse attaquant presque tous les animaux de l'exploitation a été suivie, après sa guérison, d'une épizootie de strongylose bronchiale.

Art. II.— Conjonctivite vermineuse.

Bien que les phénomènes inflammatoires fassent souvent défaut, nous décrivons sous ce nom une helminthiase extra-oculaire due à la présence de Filaires dans le canal lacrymal et sous les paupières du cheval et du bœuf.

D'après Ercolani, elles auraient été observées, dès 1429, par Bartolomeo Grisoni, qui en parle dans un manuscrit inédit sur les maladies du bœuf. La première description dont elles aient été l'objet est due à Gurlt (1831), qui les appela *Filaria lacrymalis*. C. Baillet a montré que la Filaire des paupières du cheval diffère quelque peu de celle du bœuf. Celle-ci retiendrait alors, comme le montre Railliet, le nom de *F. lacrymalis*, celle du cheval étant appelée *F. palpebralis* Wilson.

A. **Cheval.** — La Filaire des paupières du cheval n'a été vue que rarement : Gurlt, Kliem, Goubaux, Baillet, Railliet, ont apporté les principales contributions à son histoire.

La **Filaire des paupières** (*P. palpebralis* E. Wilson) a le corps filiforme, blanchâtre, atténué aux deux extrémités. Bouche terminale, nue. *Mâle* long de 8 millimètres, à queue contournée en crosse; deux spicules inégaux. *Femelle* longue de 14 à 16 millimètres, à queue droite; ovovivipare.

Gurlt dit avoir souvent rencontré ce ver, soit sous les paupières, soit surtout dans les canaux lacrymaux de chevaux de dissection, sans que sa présence s'accusât par quelque symptôme. C'est aussi chez un cheval de dissection que Goubaux a trouvé une fois 54 de ces vers répartis sur les deux yeux, qui étaient de même parfaitement sains. Cependant Kliem a constaté sur un cheval de l'épiphora, de la photophobie, une grande sensibilité (*conjonctivite vermineuse*) et une opacité persistante de la cornée : il y avait cinq Filaires sous les paupières de l'œil atteint. Dans le cas observé par Railliet, la conjonctivite était accompagnée d'une légère décortication de la cornée. Goubaux a noté une dilatation des conduits lacrymaux.

L'origine de ces Filaires reste inconnue. Railliet a déposé à la surface de l'œil d'un cheval sain une femelle remplie d'embryons, sans obtenir le développement de ces ceux-ci en vers adultes. Le traitement de cette conjonctivite vermineuse consiste évidemment dans la suppression des vers qui la produisent.

B. **Bœuf.** — La **Filaire lacrymale du bœuf** (*F. lacrymalis* Gurlt) paraît avoir été vue d'abord en 1819 par Rhodes, de Plaisance (Gers). Elle a été signalée depuis par Coulom, Ancèze, Serres, C. Baillet, Randanne, etc. Elle est plus fréquente que celle du cheval, au moins dans le midi de la France. C'est en été et en automne qu'on la rencontre.

C. Baillet l'a trouvée différente de celle du cheval, par sa longueur, qui est de 10 à 14 millimètres chez le mâle, de 20 à 24 millimètres chez la femelle, et par la présence d'un seul spicule chez le mâle.

Les symptômes de cette conjonctivite vermineuse sont les mêmes que chez le cheval. On voit le ou les vers serpenter à la surface du globe de l'œil et glisser entre les plis de la muqueuse presque toujours vers l'angle interne des paupières; souvent ils s'enlacent en un petit paquet qui le plus ordinairement se loge sous le corps clignotant. L'inflammation, se propageant à la cornée, peut y provoquer une ulcération plus ou moins profonde et dangereuse.

Lorsque les vers sont nombreux, on éprouve de la difficulté à les extraire tous avec le doigt. On peut alors procéder comme l'a fait Randanne avec succès : écarter les paupières avec des érignes plates ou un blépharostat; puis injecter sur la cornée et autant que possible sous le corps clignotant, avec une petite seringue, une solution d'eau éthérée camphrée. Les vers sont ainsi entraînés hors de l'œil et quelques lotions astringentes complètent la guérison. Il peut être utile de passer légèrement le crayon de nitrate d'argent sur les ulcérations de la cornée.

LIVRE HUITIÈME

PARASITES DES ORGANES GÉNITO-URINAIRES.

A l'exception de l'Eustrongle géant, qui se développe dans les reins, et de deux Trichosomes, habitant la vessie, on ne trouve dans les organes génito-urinaires que des parasites erratiques ou à habitat varié, que nous avons déjà rencontrés dans les organes précédents et dont la localisation exceptionnelle peut être sommairement exposée.

Champignons. — A plusieurs reprises, on a trouvé dans la chambre à air, et même dans l'albumen de l'œuf de la poule, divers Champignons inférieurs, tels que *Aspergillus glaucus*, *Penicillium glaucum*, *Mucor stolonifer*, des *Botrytis*, *Stysanus*, *Macrosporium*, *Leptomitus*, *Sporothricum*, *Dactylium*, *Hætophora*, etc. Ils y forment des groupes de couleurs variées et provoquent une altération de la substance de l'œuf. Ils y pénètrent peut-être par les pores de la coquille, mais plus probablement ils y arrivent avant la formation de celle-ci, en passant du rectum dans l'oviducte (1).

Mention a été faite (p. 537) du Champignon trouvé par Rivolta dans les reins, l'utérus, la rate et les poumons d'une chienne.

Enfin, des actinomycomes ont été trouvés dans les mamelles de la truie, deux fois par Johne, une fois par Ponfick (2).

Cestodes. — Les Échinocoques peuvent se trouver dans les reins chez le porc et chez les ruminants, surtout chez le mouton; mais ils y sont bien moins fréquents que dans le foie et le poumon. La surface interne du kyste est souvent ridée et sa cavité traversée par des brides qui la rendent multiloculaire. La paroi est fréquemment calcifiée à sa surface ou dans son épaisseur; parfois elle paraît ossifiée dans une étendue variable. Des dépôts athéromateux compriment l'hydatide, qui est flétrie et ratatinée. Le kyste peut s'ouvrir par des fissures à la surface du rein ou dans le bassinet. Cadéac et

(1) Zimmermann, *Ueber die Organismen, welche die Verderbniss der Eier veranlassen* (*Ber. der naturw. Gesellsch. zu Chemnitz*, Chemnitz, 1878). — A. Caruccio, *Bull. della R. Accad. medica di Roma;* et *Journal de micrographie*, 1887, p. 407.

(2) Johne, *Die Actinomykose oder Strahlenpilzerkrankheit* (*Deutsche Zeitschr. f. Thiermed.* t. VII, 1881, p. 172).

Malet ont publié un cas remarquable d'Échinocoques dans le rein d'un cheval; ils se rapportaient à la fois aux types exogène et endogène; la substance rénale avait disparu en plusieurs endroits, où le kyste se confondait avec la tunique d'enveloppe (1).

Perroncito (2) a trouvé dans le foie d'un chien un kyste d'Échinocoque du volume d'une grosse noix.

Exceptionnellement, le Cysticerque de la ladrerie du porc (*Cysticercus cellulosæ*) peut se trouver dans les reins, comme dans la plupart des organes. Il n'y est jamais qu'en petite quantité.

Il y a eu très probablement quelque erreur ou insuffisance dans cette observation de Girard, où des Ténias indéterminés furent trouvés dans la cavité utérine d'une jument affectée de métrite (3).

Enfin Noll (cité par Zürn) aurait trouvé des Ténias dans des œufs de poule : ils auraient pénétré du rectum dans l'oviducte avant la formation de la coquille.

Trématodes. — On a vu (p. 547) que les œufs du *Bilharzia crassa*, trouvé chez un bœuf et un mouton en Égypte, peuvent être portés dans la vessie par les vaisseaux. Ils en sont ensuite expulsés par les urines.

Comme les Ténias, le *Distoma ovatum* (p. 431) peut, de la bourse de Fabricius, remonter dans l'oviducte et pénétrer même dans l'œuf de la poule avant la formation de la coquille, comme Hanow l'a, le premier, observé.

Le Distome cunéiforme (*Distoma cuneatum* Rud.) aurait été trouvé dans l'oviducte du paon par Gurlt. C'est un ver brun, de 3 à 7 millimètres de longueur, atténué en avant en forme de coin. La ventouse ventrale est près de deux fois plus large que la ventouse orale.

Nématodes. — *Filaria equina* Abilg. (*F. papillosa* Rud.). — Ce parasite des séreuses a été trouvé dans la trompe de Fallope d'une jument, par Gourdon (cité par C. Baillet). — Chez des chevaux entiers affectés d'hydrocèle, Schmidt et Pottinger ont constaté dans la gaine vaginale la présence de ce même ver au nombre de un ou deux individus (4). On s'explique aisément cette rencontre par la communication qui existe entre la cavité péritonéale et la gaine vaginale.

Sclerostoma armatum Rud. — La forme agame du Sclérostome armé, qui vit dans les divisions de l'aorte postérieure, peut se rencontrer dans les artères rénales et spermatiques. Les anévrysmes vermineux de l'aorte, ou simplement ceux de l'artère rénale, peuvent, selon Lustig, développer une néphrite par embolie (5). J. Aitken a vu une fois le Sclérostome armé dans l'artère spermatique d'un poulain. Baird l'a trouvé aussi dans le testicule d'un cheval. Clancy en a trouvé 13 à la surface d'un testicule d'un poulain de trois ans; le glande était indurée et les enveloppes infiltrées. Brodie a fait connaître un cas semblable. A l'école de Londres, on en a rencontré un dans l'artère spermatique d'un âne, un autre dans une funiculite consécutive à la castration. Un fait remarquable consiste en la fréquence de ces vers dans les testicules anormaux des chevaux atteints de cryptorchidie abdominale. Nous avons recueilli un cas de ce genre en mai 1883. Simonin et

(1) Cadéac et Malet, *Revue vétérinaire*, 1884, p. 483.

(2) Perroncito, *Trattato teorico-pratico sulle malattie più comuni degli animali domestici*, Torino, 1886, p. 208 et 209.

(3) Girard, *Mém. de la Soc. vétér. du Calvados et de la Manche*, 1831-1832, p. 135.

(4) Schmidt, *Jahresber. d. k. central-Thierarzneischule in München*, 1884. — Pottinger, *The quarterly Journ. of veter. Science in India*, octobre 1886, p. 66.

(5) Lustig, *Deutsche Zeitschr. f. Thiermed. u. vergl. Pathologie*, 1875, p. 194.

Jacoulet, en l'espace de deux mois, en ont rencontré trois semblables : les testicules avaient subi la dégénérescence fibreuse. Il serait curieux de rechercher le rapport de fréquence entre la cryptorchidie et le parasitisme testiculaire. Ce qui est certain, c'est que les testicules cachés des chevaux affectés de cryptorchidie abdominale présentent souvent des altérations telles que tumeurs fibreuses ou kystes séreux (1).

Stephanurus dentatus Dies. — Le Stéphanure denté, du porc, qui vit dans des kystes du mésentère principalement autour des reins, peut pénétrer dans ces organes et dans les capsules surrénales, et y creuser des trajets purulents (2).

Heterakis inflexa Rud. (V. p. 432). — Zürn rapporte que Krabbe (1875) a trouvé ce Ver dans des œufs de poule; lui-même a fait trois fois la même rencontre. Zambelli, Benci, Grosoli, Meloni en ont aussi publié chacun un exemple. Ce Ver a pénétré dans l'œuf de la même façon que le Ténia et le *Distoma ovatum* dont il est question plus haut (3).

Trichosoma Plica Rud. — Le Trichosome Plique vit dans la vessie urinaire du renard et du loup. Bellingham l'y a trouvé aussi en Irlande chez le chien. C'est probablement le même Ver dont Beorchia-Nigris (4) a rencontré une cinquantaine d'individus fixés à la muqueuse vésicale d'un chien d'expérience, qui, pendant la vie, rendait une urine sédimenteuse et montrant au microscope de nombreux œufs de Trichocéphalidé. Outre les caractères du genre (V. p. 355), le Trichosome Plique se reconnaît aux suivants : le *mâle*, long de 13 à 30 millimètres, à peine atténué en arrière, où il se termine en pointe, a un spicule très long dans une gaine plissée en travers. La *femelle*, longue de 30 à 60 millimètres, a la queue obtuse, l'anus terminal, la vulve située dans la partie antérieure du corps.

Trichosoma Felis cati Belling. — Ce Trichosome a été découvert par Bellingham dans la vessie d'un chat sauvage. Wedl l'a trouvé chez un chat domestique : il n'y avait que des femelles, longues de 14 à 16 millimètres, à peine atténuées en arrière, la plupart enroulées en spirale et difficiles à reconnaître sans le secours de la loupe.

Embryons de Nématodes. — Ces embryons ont été observés pour la première fois par Vulpian, et étudiés de nouveau par Bochefontaine (5). Ils déterminent dans les reins du chien la formation de petites tumeurs blanchâtres, nacrées, du volume d'une graine de tabac à celui d'une graine de chènevis, sphériques ou aplaties, situées sous la capsule propre du rein, dans la substance corticale, à la surface de laquelle elles ne font pas saillie d'ordinaire. Dans le cas de Vulpian, il y avait dans chaque rein 80 à 100 de ces tumeurs. 10 chiens sur 13 en ont offert à Bochefontaine; leur nombre variait de 4 à 18. Elles étaient constituées par une petite sphère creuse, dont la paroi était formée par des couches concentriques de tissu conjonctif et généralement entourée de tubes urinifères et de glomérules de Malpighi, entraînés avec la

(1) J. Aitken, *The veterinarian*, 1855, p. 683. — Baird, *Proceed. Zoolog. Society*, 1861. — Clancy, *The veterinarian*, 1865 (*Rec. de méd. vétér.* 1868, p. 100). — Simonin et Jacoulet, cités par Railliet, *Bull. Soc. cent. de méd. vétér.* 1884, p. 255 et 301. — J. Brodie, *The veterinary journal*, février 1886. — Degive, *Annales de méd. vétér.* 1887, p. 475.

(2) A. Lutz, *Deutsche Zeitschr. f. Thiermed. u. vergl. Pathologie*, 1885, p. 16.

(3) Zambelli et Benci, *Giorn. di med. veter. pratica*, 1880, p. 318 et 416. — F.-A. Zürn, *Die Krankheiten des Hausgeflügels*, Weimar, 1882, p. 23 et 47. — Grosoli, Meloni, cités par A. Caruccio, *Journ. de micrographie*, 1887, p. 407 et 512.

(4) A. Beorchia-Nigris, *Di un caso di tricocefalo nella vesica urinaria di un cane* (*Giornale di med. veter. pratica*, 1888, p. 31).

(5) Vulpian, cité par Davaine, *Traité des entozoaires*, Paris, 1860, p. 298. — Bochefontaine, *Comptes rendus de la Soc. de biologie*, 1874, p. 282.

petite tumeur lors de son énucléation, qui était d'ailleurs facile. Dans un petit nombre seulement de ces tumeurs se trouvait un Nématode de 0mm,14 à 0mm,30 de longueur sur 10 à 15 µ de diamètre, un peu atténué d'avant en arrière dans sa moitié postérieure, à bouche entourée de papilles, contourné en anneau et dépourvu d'organes sexuels. Il s'agit évidemment d'embryons, dont l'espèce ne peut encore être déterminée. Il est probable que le processus pathologique en a amené la régression dans la plupart des tumeurs, où sa présence n'a pu être constatée.

Enfin nous avons mentionné (p. 508) les Nématodes larvaires trouvés par Ebertz dans les muscles, les reins et le poumon d'un mouton.

Eustrongle géant (*Eustrongylus visceralis* Gmelin, *Strongylus gigas* Rud.). — Le Strongle géant est, chez nos animaux domestiques, le seul représentant de la tribu des Eustrongylinés dans la famille des Strongylidés. Son nom lui vient de ses dimensions réellement gigantesques.

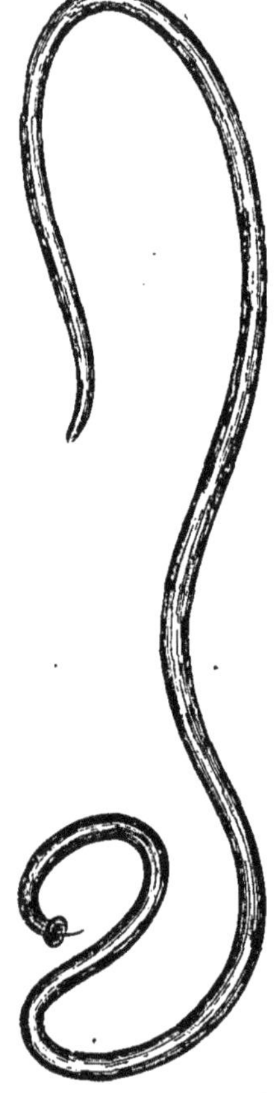

Fig. 304. — Eustrongle géant, mâle, grandeur naturelle.

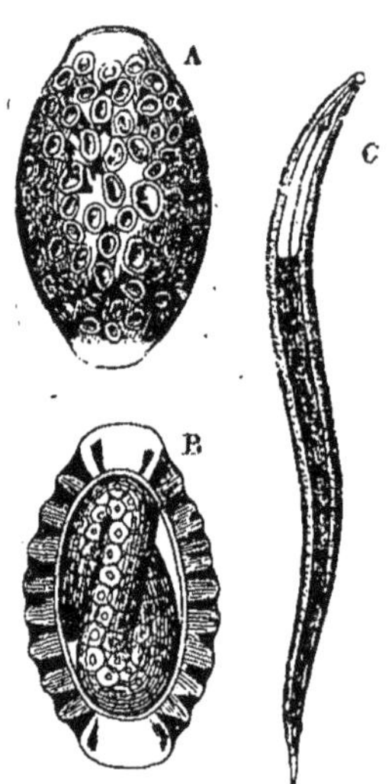

Fig. 305. — Œufs et embryon de l'Eustrongle géant, d'après Balbiani.

A, œuf mûr, extrait de l'intérieur d'une femelle fécondée, grossi 400 fois (sa surface montre les orifices des canaux nombreux qui traversent la coque de part en part). — B, œuf renfermant un embryon encore celluleux. — C, embryon extrait de la coque, grossi 250 fois.

C'est un Ver d'un rouge sanguin, en général (1), légèrement atténué aux extrémités, finement strié en travers ; à bouche triangulaire, entourée de six petites papilles. *Mâle* long de 13 à 40 centimètres, large de 4 à 6 millimètres ; queue obtuse, terminée par une bourse patelliforme, membraneuse, entière, sans rayons, traversée

(1) Cette coloration paraît tenir au liquide dans lequel le Ver est plongé et dont il se nourrit, car Chabert en a trouvé un blanchâtre dans une collection purulente.

par un seul spicule, très grêle. *Femelle* longue de 20 centimètres jusqu'à 1 mètre, large de 5 à 12 millimètres; queue obtuse, à peine recourbée; un seul ovaire; vulve très rapprochée de la bouche. Ovipare. Œufs ovoïdes, brunâtres, longs de 68 à 80 μ, larges de 40 à 43 μ.

Le Strongle géant, le plus grand des Nématodes, est un parasite des reins. On l'a rencontré chez l'homme, le cheval, le bœuf, le chien, le loup, le vison, la marte, le putois, la loutre, le phoque, etc. Il est beaucoup plus fréquent chez les carnivores et surtout chez le chien; mais sa rencontre est toujours exceptionnelle.

On ignore encore les phases de son existence. Comme sa rareté est peut-être moindre chez les mammifères ichtyophages, il est possible qu'il vive chez les poissons pendant son jeune âge. Cette opinion est rendue plus probable par la découverte de Schneider, qui a trouvé chez des poissons exotiques des Nématodes enkystés, déjà décrits par Rudolphi sous le nom de *Filaria cystica* et qui ne sont autres que des larves d'un *Eustrongylus*. Schneider tend à les rapporter à l'*E. gigas*, mais sans motif suffisant, d'après Leuckart.

Balbiani a fait quelques expériences pour résoudre cette question de migration (1). Il a reconnu d'abord que « le développement de l'œuf commence dans l'utérus de la femelle, mais s'arrête bientôt, pour ne s'achever qu'après que l'œuf a été expulsé du corps de l'hôte et mis en contact avec l'eau ou la terre humide. Entre ce dernier moment et celui de l'apparition de l'embryon, il s'écoule de cinq à six mois en hiver; en été, ce temps serait probablement beaucoup plus court. L'embryon peut séjourner un an au moins dans l'œuf sans périr; mis au contact de l'eau pure, par éclosion artificielle, cet embryon s'altère rapidement; il ne vit bien que dans des liquides albumineux. » Il est long de 240 μ et large de 14 μ, cylindrique, atténué insensiblement en arrière; la tête est pointue, la bouche terminale, sans papilles et munie (?) d'un petit dard chitineux protractile, qui sert sans doute au jeune Ver d'organe de pénétration. Balbiani n'est pas parvenu à faire éclore ces œufs dans le tube digestif du chien, de divers poissons, des couleuvres, des tritons, ni de la crevette des ruisseaux.

De nos animaux domestiques, le chien, le cheval et le bœuf sont les seuls chez lesquels le Strongle géant ait été trouvé. La plupart des observations (2) se rapportent au premier de ces animaux.

Chien. — On serait porté à penser que la présence d'un Strongle géant dans les voies urinaires doit occasionner de vives douleurs au chien qui en est porteur. Mais, dans nombre d'observations, ce parasitisme n'avait été dévoilé par aucun symptôme du vivant de l'animal et fut une des surprises de l'autopsie. Par contre, on a vu souvent le Strongle géant apporter des troubles profonds dans la santé de son

(1) Balbiani, *Comptes rendus de l'Acad. des sciences*, t. LXIX, 1869, p. 1091.
(2) Davaine, *Traité des entozaires*, 2e éd., 1877, p. 271.

hôte. Tantôt c'est un dépérissement continu qui aboutit à la consomption (Cæsalpin, de Sillol); tantôt ce sont des souffrances traduites par des cris et des hurlements nuit et jour (Kerckring, Boirel, Liefmann, Heucher, van Swieten); ou bien le chien marche le corps courbé latéralement, la concavité de la courbure correspondant au rein envahi. Il est probable qu'à une certaine période les urines sont sanguinolentes ou purulentes. Quand le Ver est dans l'uretère, il amène la rétention de l'urine et la distension du rein (Redi); dans la vessie, il agit à la façon d'un corps étranger, et la miction ne se fait que goutte à goutte (Fr. Franck). Quand il a pénétré dans le péritoine, il y a des symptômes de péritonite. Dans un cas rapporté par Magnié (1), les seuls symptômes furent des vomissements et de l'asphyxie, cinq minutes avant la mort : le Ver était dans la plèvre gauche.

Plusieurs fois, la présence de ce Ver a provoqué des troubles nerveux qui ont pu faire croire à la rage. Déjà, du temps de Boerhaave, on attribuait cette maladie à l'invasion du rein par ce parasite. Dans un cas observé par Mathis, un chien d'arrêt fut pris, pendant la chasse, d'inquiétude, de douleurs avec cris, convulsions, envies de mordre, refus absolu de manger, symptômes rabiformes; il mourut deux jours après. Le Strongle, échappé du rein droit, était dans le péritoine, mêlé aux anses intestinales. Deux faits presque identiques sont rapportés par G. Cusa : le Strongle, chaque fois, était dans le rein gauche. Lissizin a vu, chez un chien, de l'assoupissement, des mouvements automatiques, la gueule écumeuse, des contractions des masséters, des grincements de dents et une accélération notable de la respiration et de la circulation; de temps à autre, des convulsions. La mort survint au bout de trois jours. Le Strongle était logé dans le lobe gauche du foie (2).

On ne peut prévoir quelle sera l'issue de l'eustrongylose rénale. Il semble bien cependant que la tendance du Ver soit de quitter le rein lorsqu'il en a détruit la substance; témoin ceux que l'on a trouvés dans le péritoine et les plèvres, ou engagés dans un uretère, ou parvenus à la vessie. L'Eustrongle peut pénétrer dans le canal de l'urèthre, mais il y est arrêté par le rétrécissement dû à l'os pénien; il perfore alors le canal et se loge dans le tissu conjonctif voisin. U. Leblanc a observé trois cas de ce genre, où le Ver ne s'était pas manifesté par d'autres symptômes que la formation rapide d'une tumeur du volume du poing, située dans la région périnéale, en arrière et près des testicules. L'obstacle opposé par le rétrécissement de l'urèthre n'est pas absolument insurmontable : Lacoste a vu un chien évacuer un Strongle géant par le canal de l'urèthre; cette expulsion fut précédée et

(1) A. Magnié, *Recueil de médecine vétérinaire*, 1870, p. 861.

(2) Mathis, *Soc. des sc. méd. de Lyon* (*Lyon médical*, 1884, p. 499). — G. Cusa, *Giorn. de med. veter. pratica*, 1885, p. 312. — Lissizin, *Rec. de méd. vétér.*, 1887, p. 51.

accompagnée de vives douleurs, et suivie du rejet « d'environ deux cuillerées de sang »; la guérison fut presque immédiate (1).

Mégnin a fait connaître un mode d'expulsion exceptionnel : une chienne présentait au voisinage de l'ombilic une tumeur mammaire, dont l'incision donna issue à un Strongle géant; la guérison fut rapide (2).

Le Strongle géant, se développant dans le rein, occupe d'abord probablement le bassinet ou les calices. Sa présence amène de graves désordres. Le tissu de l'organe est peu à peu détruit; les vaisseaux, résistant plus longtemps, donnent lieu à de fréquentes hémorragies, et le Ver est ordinairement plongé dans un liquide sanguinolent. A la fin, les vaisseaux disparaissent et la tunique d'enveloppe du rein forme seule les parois d'une tumeur qui acquiert un volume varié,

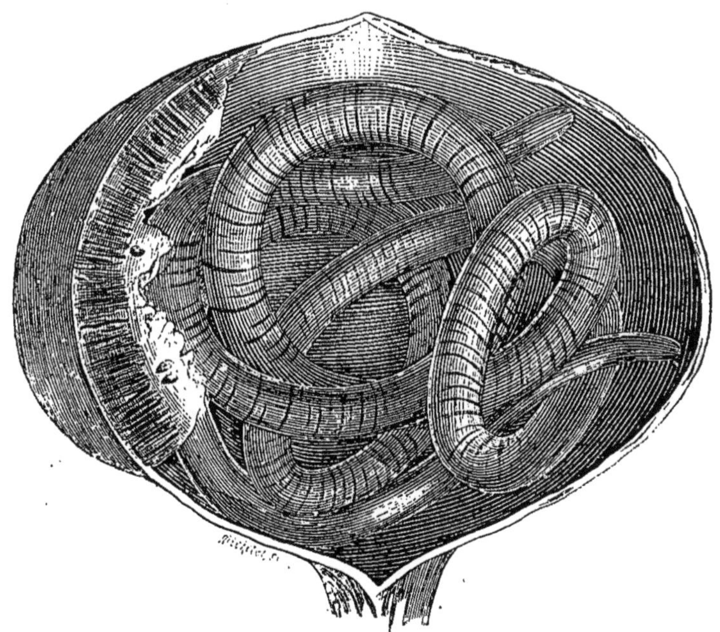

Fig. 306. — Eustrongle géant, femelle, dans le rein d'un chien. La face supérieure du rein a été excisée. Grandeur naturelle (Railliet).

considérable, et dont le contenu reste sanguinolent. La tunique du rein, en se distendant, s'épaissit et prend l'aspect de la graisse périnéphritique. L'ossification partielle de la membrane interne de la poche rénale a été signalée deux fois chez le vison d'Amérique par Fr. Miller. Le bassinet éprouve la même dilatation que le rein, et il

(1) U. Leblanc, *Bull. de l'Acad. de méd.*, 1850, p. 640. — Lacoste, *Mém. de la Soc. vétér. du Calvados et de la Manche*, 1842-1843, p. 228.

(2) Mégnin, *Comptes rendus de la Soc. de biologie*, 1880, p. 304.

peut en être ainsi de l'uretère. Drelincourt et Sperling ont trouvé ce canal oblitéré; dans un cas de Ruysch, outre deux Strongles, il y avait un calcul qui fermait complètement le bassinet.

Il n'y a jamais qu'un seul rein d'envahi, dit Davaine, et le volume du rein sain devient ordinairement plus considérable qu'à l'état normal.

Le plus souvent on ne trouve qu'un seul Strongle, rarement plus de deux. Cependant du Verney en a rencontré 4 chez un chien, et Klein 8 (6 mâles et 2 femelles) chez un loup.

Le Strongle peut se rencontrer ailleurs que dans le rein, comme on l'a vu déjà à propos des symptômes. Redi en a trouvé un qui occupait le rein et une partie de l'uretère; Kerckring, un autre étendu dans toute la longueur de l'uretère, et Fr. Franck, un logé dans la vessie. Quand on l'a trouvé en dehors de ces organes, c'était, en général, dans leur voisinage, et il est probable qu'il s'était primitivement développé dans les voies urinaires. Tels sont le cas de Mégnin et les trois de U. Leblanc, déjà cités; dans un de ces derniers, on vit que la tumeur vermineuse avait un pédicule, indiquant manifestement une communication antérieure de sa cavité avec l'urèthre. Plasse a trouvé chez un chien trois Strongles géants dont un avait pénétré dans la cavité abdominale après avoir rompu la coque du rein, qui l'enveloppait encore en partie; les deux autres étaient restés dans le rein ou plutôt dans la place du rein, qui avait complètement disparu. Stratton (au Canada) avait déjà observé un fait semblable, qui a été constaté encore par Peuch, Mathis et Mégnin (1). Dans ce dernier cas, détail remarquable, les reins étaient parfaitement sains. Ils l'étaient encore dans les observations de Rivolta (2) (Strongles géants à la surface du foie), de Lissizin (Strongle dans le lobe gauche du foie), de Magnié (Strongle dans les plèvres). Enfin, nous rappelons le cas douteux déjà cité de Jones (p. 557) qui aurait trouvé le même (?) Ver dans le ventricule droit d'un chien.

Le *diagnostic* de la présence du Strongle géant dans les voies urinaires ne peut être établi par la seule considération des symptômes, les mêmes pouvant être provoqués par des corps étrangers. Cependant l'examen microscopique des urines pourra venir à l'appui d'une supposition affirmative : il y montrera des œufs de Strongle avec leurs caractères essentiels, à moins que l'uretère ne soit obstrué.

Si le diagnostic était établi, peut-être l'usage interne de l'essence de térébenthine pourrait-il provoquer l'émigration du Ver. Si l'on reconnaissait sa présence dans la vessie, on mettrait en pratique l'uréthrotomie. Enfin, dans le cas où il aurait amené la formation de tumeurs périnéales ou mammaires, comme dans les cas de U. Le-

(1) Mégnin, *Soc. centr. de méd. vétér.* (*Recueil de méd. vétér.* 1879, p. 223).
(2) S. Rivolta, *Il medico veterinario*, 1867, p. 1.

blanc et de Mégnin, rien de plus simple que la ponction des tumeurs et l'extraction du Strongle.

Cheval et bœuf. — Chabert rapporte avoir trouvé un Strongle géant dans le rein gauche d'une jument; cet organe était très volumineux, rempli d'un liquide purulent et le Ver était blanc. Rudolphi possédait aussi un exemplaire provenant d'un cheval. U. Leblanc en avait trouvé un dans le rein d'un cheval et A. Labat a fait la même rencontre à l'autopsie d'une jument, qui n'avait pendant sa vie rien présenté qui permît d'en soupçonner la présence (Comm. inédite).

En ce qui concerne l'espèce bovine, Rudolphi dit avoir possédé un Strongle géant qui en provenait; Diesing cite un exemplaire du musée de l'Ecole vétérinaire d'Alfort; Greve a observé un taureau qui, depuis près d'un an, souffrait de dysurie; dans les derniers temps, l'urine évacuée était mêlée de flocons muqueux. Le rein gauche de cet animal fut trouvé transformé en un énorme kyste rempli d'un liquide purulent et fétide, dans lequel était un Strongle géant.

Larves. — Pendant l'été, on peut trouver à l'orifice du fourreau ou sur les lèvres de la vulve, même sans plaie préalable, des larves qui y ont été pondues par les espèces de diptères susceptibles de développer la myasis cutanée dont il a été question (p. 37). Ces faits sont fréquents au camp de Châlons, sur les chevaux et juments, où l'espèce ainsi provisoirement parasite n'a pas été déterminée (Delamotte, *in litt.*). Sur une vache en gestation, Awde a trouvé dans les parois du vagin, à environ 8 centimètres de la vulve, des aspérités dues à quantité de larves implantées jusque dans la couche musculeuse (1).

A l'autopsie d'un étalon normand, emporté en 32 heures par de violentes coliques, on ne trouva d'anormal que la présence de deux larves dans la vessie. Elles furent rapportées par Lessona au Gastrophile hémorroïdal (*Gast. hæmorrhoidalis* L.), qui, sous son premier état, est parasite du tube gastro-intestinal. Pour s'expliquer la présence insolite de ces deux larves, il faudrait admettre que, le cheval étant couché, elles sont arrivées, par reptation, de l'anus à l'orifice extérieur du canal de l'urèthre, et pénétrant dans celui-ci, parvenues à la vessie (2).

(1) Awde, *The veterinary Journal*, mars 1878.
(2) Rey, *Journ. de méd. vétérinaire*, Lyon, 1857, p. 294

FIN.

TABLE ALPHABÉTIQUE DES MATIÈRES

N. B. — Les noms latins sont imprimés en *italique*.

A

B

C

D

E

H

N

O

P

R

S

T

U

V

W, Z

FIN DE LA TABLE ALPHABÉTIQUE DES MATIÈRES.

ERRATA

Page 11, ligne 28, au lieu de : *pour eeux*, lisez : *pour la plupart de ceux*.

— 12, dernière ligne, au lieu de : *favorisent*, lisez : *peuvent favoriser*.

— 13, ligne 24, au lieu de : *en Égypte et à la Guadeloupe*, lisez : *en Égypte, à la Guadeloupe et au Sénégal*.

— 15, ligne 24, après *qu'un*, ajoutez : (*ou un petit nombre*).

— 19, ligne 26, au lieu de : *cavités en communication*, lisez : *cavités non en communication*.

— 41, ligne 29, au lieu de : *Mont-Pol*, lisez : *M^tPal*.

— 43, ligne 45, au lieu de : *européennes*, lisez : *européens*.

— 60, ligne 10, au lieu de : *Philoptérides*, lisez : *Philoptérinés*.

— 82, ligne 9, au lieu de : *Gamasidés, Ixodidés*, lisez : *Gamasidés, Trombididés, Ixodidés*.

— 82, ligne 22, au lieu de : *sont en forme*, lisez : *sont d'ordinaire en forme*.

— 90, ligne 13, au lieu de : *inférieurement de deux rangées*, lisez : *inférieurement et de chaque côté de deux rangées*.

— 105, ligne 49, au lieu de : *on aperçoit par transparence*, lisez : *on aperçoit souvent par transparence*.

— 107, ligne 10, au lieu de : (χορίον, *chorion*, πτήσσειν, *se cacher*), lisez : (σὺν, *avec*, βίος, *vie*).

9885-87. Corbeil. — Imprimerie Crété.

www.ingramcontent.com/pod-product-compliance
Ingram Content Group UK Ltd.
Pitfield, Milton Keynes, MK11 3LW, UK
UKHW022317190726
13856UKWH00001B/58